Handbuch der experimentellen Pharmakologie

Handbook of Experimental Pharmacology

Heffter-Heubner   New Series

Herausgegeben von / Editorial Board

O. Eichler	A. Farah	H. Herken	A. D. Welch
Heidelberg	Rensselaer, NY	Berlin	New Brunswick, NJ

Beirat / Advisory Board

G. Acheson · E. J. Ariëns · Z. M. Bacq · F. von Brücke · P. Calabresi · V. Erspamer

U. S. von Euler · W. Feldberg · R. Furchgott · A. Goldstein · G. B. Koelle

O. Krayer · H. Rasková · K. Repke · M. Rocha e Silva · P. Waser

W. Wilbrandt

Band XXIV

Springer-Verlag Berlin Heidelberg GmbH

Diuretica

Bearbeitet von

G. Fülgraff · O. Heidenreich · H. Herken · K. Hierholzer
T. H. Maren · G. Peters · Françoise Roch-Ramel · G. Senft
K. J. Ullrich · M. Wolf

Herausgeber
Hans Herken

Mit 124 Abbildungen

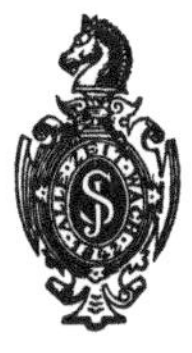

Springer-Verlag Berlin Heidelberg GmbH

ISBN 978-3-662-00912-3   ISBN 978-3-662-00911-6 (eBook)
DOI 10.1007/978-3-662-00911-6

Titel-Nr. 3862

Vorwort

„Der wichtigste Schritt in der Fortentwicklung
aller Naturwissenschaften ist mit der Einführung
der Messung von Größen gemacht worden."
(J. C. MAXWELL, Theorie der Wärme, Dt. Über-
setzung nach der 4. Aufl., 1877)

Die Analyse des Elektrolyt- und Wasserhaushaltes bei Patienten mit generali-
sierten Ödemen hat ergeben, daß die Unfähigkeit des Organismus, die mit der
Nahrung zugeführten Natriumionen quantitativ zu eliminieren, ein gemeinsames
Merkmal dieser Erkrankungen ist. Die Ansammlung von Wasser im extracellulären
Raum ist lediglich die Folge dieser Natriumretention. Der Anteil der Niere an der
Entstehung solcher Störungen des Elektrolyt- und Wasserhaushalts beruht auf
der *Imbalance glomerulär-tubulärer Funktionen*, die renale und extrarenale Ursachen
haben kann. Die Minderung der glomerulären Filtration ist für die Entstehung
der Ödeme sicher von geringerer Bedeutung als die zu intensive Rückgewinnung
des Primärharns unter den pathologischen Bedingungen, die den Ausgleich der
gestörten Salz- und Wasserbilanz verhindert.

Prinzipiell kann eine Vermehrung der Harnausscheidung sowohl durch Vergrößerung der glomerulären Filtration als auch durch Hemmung der tubulären
Rückgewinnung des Primärharns erreicht werden. Die heute gebräuchlichen
Diuretica verändern ganz überwiegend tubuläre Funktionen und beeinflussen
daher den an zweiter Stelle genannten Prozeß. Die Fortschritte, die im Laufe der
Jahre bei der Analyse der Nierenfunktion mit physiologischen und pharmakologischen Methoden erzielt wurden, betreffen nicht nur die genauen Messungen der
glomerulären Filtration und der tubulären Rückgewinnung von Wasser und Harn-
bestandteilen in den einzelnen Abschnitten des Nephrons einschließlich aller
Vorgänge der Harnkonzentrierung im Gegenstromsystem der Henleschen Schleifen, sondern erstrecken sich auch auf die sekretorischen Leistungen des Organs
bei der Elimination von anorganischen und organischen Substanzen, auf die
Mechanismen des passiven und aktiven Ionentransports, auf die Diffusion von
Verbindungen mit sauren und basischen Gruppen durch das Tubulusepithel und
schließlich auf die Regulation des Säure-/Basen-Haushalts, an dessen Kontrolle
die Niere entscheidend beteiligt ist.

Welche Probleme sich in der Vergangenheit ohne Kenntnis dieser Vorgänge
bei der Erklärung diuretischer Wirkungen ergaben, läßt sich aus Überlegungen
entnehmen, die vor nunmehr 60 Jahren von OSWALD SCHMIEDEBERG in seinem
damals viel verbreiteten Lehrbuch „Grundriß der Pharmakologie" angestellt
wurden: „Die Erklärung der diuretischen Wirkung der Purinderivate macht
einige Schwierigkeiten, weil die Ansichten über die Vorgänge bei der Harnsekretion immer noch weit auseinandergehen, indem der Sekretionstheorie die
Filtrationstheorie entgegengehalten wird. Wenn man aber alle bei pharmakologischen und physiologischen Versuchen gewonnenen Tatsachen zusammenfaßt,
so gelangt man ungezwungen zu der Annahme, daß die Nieren im wesentlichen im

Sinne HEIDENHAINs wahre drüsige Sekretionsorgane sind, die aus zwei, morphologisch und funktionell verschiedenen Abteilungen, den Glomeruli und den Harnkanälchen bestehen, als deren aktive Drüsenelemente einerseits die Epithelien auf den Gefäßknäueln innerhalb der Bowman-Müllerschen Kapsel und andererseits die Epithelien innerhalb der Harnkanälchen anzusehen sind."

Wie weit sich die damaligen Vorstellungen von den heute geltenden unterscheiden, geht auch daraus hervor, daß für die im Jahre 1907 von BOCK publizierten Untersuchungen über die konzentrierte Ausscheidung von Kaliumchlorid im Harn keine Erklärung gefunden werden konnte. SCHMIEDEBERG schreibt: „Die Annahme, daß der ursprüngliche, durch Filtration ausgeschiedene, sehr verdünnte Harn durch Rückresorption von Wasser in den Harnkanälchen concentriert werde, führt zu Consequenzen, die geradezu unmöglich erscheinen" und versucht dann im einzelnen, diesen Satz durch Heranziehung der damals bekannten Vorgänge in der Niere zu begründen.

Tatsächlich ist es erst sehr viel später nach Einführung der Clearance-Verfahren gelungen, den Befund durch die zusätzliche K-Sekretion im distalen Abschnitt des Tubulus zu erklären. Allgemein wurde damals die Ansicht vertreten, daß die Purinderivate die bei der Sekretion beteiligten Epithelien in den Nieren zur vermehrten Tätigkeit anregen. Es sind aber auch Zweifel an diesen Befunden angemeldet worden, allerdings mit einer Argumentation, die ebenfalls nicht mehr anerkannt werden kann. In ihrem Lehrbuch „Experimentelle Pharmakologie als Grundlage der Arzneibehandlung" schreiben HANS HORST MEYER und RUDOLF GOTTLIEB im Jahre 1914: „Eine solche specifische Sekretionserregung hat sich indes nicht nachweisen lassen, ja sie ist sogar unwahrscheinlich nach den Tierversuchen LOEWIS, in welchen bei bestehender Phlorrhizinglykosurie durch Coffein zwar die Harnmenge auf das Sechs- bis Siebenfache gesteigert, die Menge des unzweifelhaft durch specifische Nierensekretion ausgeschiedenen Zuckers aber nicht vermehrt wurde." Hierbei ist zu beachten, daß der Begriff „Sekretion" in anderem Sinne benutzt wurde, als es heute der Fall ist. Von einer spezifischen Nierensekretion des Zuckers ist natürlich heute nicht mehr die Rede, doch wurden zwei andere Funktionen, die eine Erklärung für die Verstärkung der Diurese durch Purinderivate geben konnten, schon damals klar erkannt. Es handelt sich um die Mehrbildung des Harns durch verstärkte Durchblutung der Niere und die Hemmung der Rückresorption des Primärharns in den Harnkanälchen durch das Pharmakon.

Natürlich besteht kein Grund zur Überheblichkeit bei der Bewertung der älteren Versuche. Ihre Erwähnung soll lediglich demonstrieren, wie schnell sich die Deutung wissenschaftlicher Befunde ändern kann, wenn mit der Verbesserung der naturwissenschaftlichen Methoden zwangsläufig neue Erkenntnisse gewonnen werden, die in analoger Weise auch einen großen Teil der in diesem Band niedergelegten Ergebnisse mit der Zeit ergänzen oder korrigieren werden. Diesem Verfahren sind zahlreiche Pharmaka zum Opfer gefallen, deren angeblich harntreibende Wirkung einer exakten Untersuchung nicht standhalten konnte. Dazu gehören unter anderem Terpinhydrat, Wacholderpräparate, Kalomel und Kohlensäurewasser, die in den älteren Lehrbüchern noch als Diuretica zu finden sind.

Physiologie und Pharmakologie haben sich bei der Analyse der Nierenfunktion und der Erforschung neuer Diuretica in den vergangenen Jahren sehr erfolgreich ergänzt. Aus diesem Grunde wird sich das einleitende Kapitel mit dem heutigen Stand der Nierenphysiologie und mit den Methoden beschäftigen, die unsere Kenntnisse über die Wirkungsweise der modernen Diuretica erweitert haben.

Die Zahl der Substanzen, die eine Mehrausscheidung von Salz und Wasser durch die Nieren herbeiführen können, ist außerordentlich groß. Auch in einem

Handbuchband muß sich die Besprechung auf solche Verbindungen beschränken, die in ihrer chemischen Struktur oder in ihrem Wirkungsmechanismus Besonderheiten aufweisen, die für die Einteilung der Diuretica in verschiedene Gruppen ausschlaggebend waren.

Aus historischen Gründen sollte das Kapitel „Xanthinderivate als Diuretica" zu den ersten dieses Buches gehören. Durch den Ausfall eines Autors mußte eine Umstellung erfolgen. Wir sind Herrn Priv.-Doz. Dr. G. FÜLGRAFF besonders dankbar, daß er dafür eingesprungen ist und diesen Beitrag kurzfristig abschließen konnte. Dadurch bewahrte er den Band vor dem Verlust eines wichtigen Kapitels.

Dem Theophyllin, das heute alleine nur noch selten verordnet wird, folgten die quecksilberhaltigen organischen Verbindungen, auf deren diuretische Wirkungen man zum ersten Mal im Jahre 1919 aufmerksam wurde. Ihr therapeutischer Wert bei Ödemkrankheiten ist bis heute unbestritten, doch war ihre allzu häufige Anwendung nicht ungefährlich, weil Nebenwirkungen auf Niere und Herz beschrieben wurden. Sie hatten außerdem den Nachteil, daß ihre volle Wirkung nur bei parenteraler Verabreichung erzielt wurde. Erst 30 Jahre später wurde mit dem Acetazolamid eine neue Verbindung bekannt, deren Wirkung auf der Anwesenheit einer Sulfonamid-Gruppe im Molekül beruhte. Die Entdeckung des Acetazolamids war praktisch und theoretisch von hoher Bedeutung, weil sie unsere Kenntnisse über den tubulären Na- und H-Ionenaustausch wesentlich erweitert hat und die Mitwirkung der Carboanhydratase am Zustandekommen der Säuerung des Harns und bei der Regulation des Säure-/Basen-Gleichgewichts durch die Niere bewies. Die Verbindung hatte den Nachteil, daß sie nach wiederholter Anwendung durch Erzeugung von Bicarbonatverlusten und Acidose wirkungslos wurde. Außerdem waren die diuretischen Effekte von starken K-Verlusten begleitet, die zu beträchtlichen Störungen des Elektrolyt-Haushalts führten.

Kurze Zeit später wurden mit dem Chlorothiazid und der analogen hydrierten Verbindung, dem Hydrochlorothiazid, die ersten sulfonamidhaltigen Benzothiadiazinderivate synthetisiert, die dem Acetazolamid deswegen überlegen waren, weil sie geringere Störungen im Säure-/Basen-Haushalt des Organismus erzeugten. Allen Substanzen aus den verschiedenen Gruppen ist gemeinsam, daß sie *direkte Wirkungen auf Tubulusfunktionen* besitzen und die Steigerung der Diurese durch eine dosisabhängige Einschränkung der tubulären Rückgewinnung des Primärharns verursacht wird. Dies gilt auch für das Anthranilsäure-Derivat Furosemid und die chemisch ganz anders strukturierte Äthacrynsäure, die im Gegensatz zu den vorgenannten Substanzen keine Sulfonamid-Gruppe mehr trägt.

Aus der Aufstellung von Ionogrammen ließ sich eine störende Begleiterscheinung jeder diuretischen Therapie erkennen, die in den erhöhten K-Verlusten bestand. In jedem Fall überstieg die K-Ausscheidung im Harn die Menge an K-Ionen, die unter vergleichbaren Bedingungen in 1 Liter extracellulärer Flüssigkeit enthalten waren. Nach Anwendung der genannten Diuretica wurde daher bei der Elimination einer definierten Menge Natrium mit dem Wasser stets mehr Kalium ausgeschieden als dem extracellulären Konzentrationsverhältnis beider Ionen entsprach.

Die Untersuchungen über die Beteiligung des Aldosterons an den Ionentransport-Prozessen in den verschiedenen Abschnitten des Tubulus gaben Veranlassung, Pharmaka zu entwickeln, die Na-retinierende Wirkungen des Hormons aufheben und gleichzeitig K-Verluste verhindern. So entstanden die Anti-Aldosterone als Derivate des Androstens, die nur in Gegenwart von Aldosteron wirken und die erwähnten Effekte dieses Mineralocorticoids durch kompetitiven Antagonismus am Erfolgsorgan, hier dem distalen Abschnitt des Nephrons, ausschalten.

Im Gegensatz zu den vorher genannten Diuretica besitzen sie daher nur eine *indirekte* Wirkung auf tubuläre Funktionen.

Inzwischen sind weitere Verbindungen bekannt geworden, die den tubulären Na- und K-Transport in analoger Weise einschränken, wie es bei den Aldosteron-Antagonisten der Fall ist. Sehr bald stellte sich aber heraus, daß diese Wirkungen auch am adrenalektomierten Tier, d.h. bei vollständigem Fehlen des Aldosterons, beobachtet werden. Sie sind daher keine Aldosteron-Antagonisten und haben mit diesen Substanzen wahrscheinlich nur die Lokalisation der Wirkung gemeinsam. Triamteren und Amilorid (Amipramizid), die als Prototypen dieser Art genannt werden, wirken direkt auf das Tubulusepithel über einen vollständig anderen Mechanismus. Sie werden daher in diesem Band als „Pseudo-Antialdosterone" bezeichnet.

Da die Nierenfunktion auch unter dem Einfluß der Nebennierenrinden-Hormone steht und Glucocorticoide unter bestimmten Bedingungen diuretische Wirkungen haben, werden die Auswirkungen solcher Steroide auf die glomeruläre Filtration und die tubulären Ionentransporte in einem gesonderten Kapitel besprochen, dem sich ein Abschnitt über die Eingriffe in die Biosynthese der Nebennierenrinden-Hormone durch spezifische Inhibitoren anschließt.

Die Kationen-Austauscher gehören nach der einleitenden Definition nicht zu den Diuretica in engerem Sinne. Sie erzeugen aber durch extrarenalen Na-Entzug eine Veränderung im Elektrolythaushalt, der zwangsläufig auch eine Elimination der Anionen und des Wassers über die Niere zur Folge hat, wobei die Änderung des Säure-/Basen-Haushalts durch Erzeugung einer Acidose an der vermehrten Diurese mitwirkt. Aus diesem Grunde schien es berechtigt, auch diese Substanzen mit aufzunehmen.

Die pharmakologischen Forschungen über die Wirkungsweise der Diuretica berühren verschiedene Stoffwechselprobleme von allgemeiner biologischer Bedeutung. Zweifellos wurden erhebliche Fortschritte sowohl auf praktischem als auch auf experimentellem Gebiet erzielt. Die theoretischen Fortschritte erweiterten unsere Kenntnisse auf dem Gebiet des Ionenaustausches durch Zellmembranen. Dies galt in gleicher Weise für renale wie extrarenale Prozesse. Sehr umfangreich waren die Versuche, die biochemischen Grundlagen dieser Vorgänge aufzuklären. Die Ausführungen in den verschiedenen Kapiteln dieses Buches zeigen, daß noch viele Fragen offen sind. Neue Impulse erhielt diese Forschungsrichtung durch die Befunde, daß die an der Funktion der Niere beteiligten Hormone der Nebennierenrinde die Synthese solcher Enzymproteine induzieren können, die möglicherweise an der Stimulierung der Ionentransportvorgänge zwischen extra- und intracellulärem Raum beteiligt sind. Wir hoffen, daß der Leser in diesem Buch neben Informationen über den heutigen Stand der Pharmakologie der Diuretica auch Anregungen für weitere Forschungen findet. Die Verfasser der einzelnen Kapitel haben sich darum bemüht, die bis zum Ende des Jahres 1968 erschienene Literatur möglichst vollständig zu verarbeiten.

Allen Autoren, Frau FRANÇOISE ROCH-RAMEL, den Herren FÜLGRAFF, HEIDENREICH, HIERHOLZER, MAREN, PETERS, ULLRICH und WOLF danke ich dafür, daß sie nicht nur mit ihrem Wissen und ihrer Urteilskraft sondern auch mit einem hohen Maß an verständnisvoller Geduld zum Gelingen des Ganzen beigetragen haben. Mein besonderer Dank gilt meinem langjährigen Mitarbeiter GERHARD SENFT, der allzu früh, kurz nach seiner Berufung auf den ersten Lehrstuhl für Klinische Pharmakologie in Deutschland, verstarb.

Dr. med. RÜDIGER SITT, der die mühevolle Arbeit der Zusammenstellung des Sachverzeichnisses übernommen hat, möchte ich auch im Namen der übrigen Autoren den herzlichsten Dank aussprechen.

H. HERKEN

Inhalt

Renal Carbonic Anhydrase and the Pharmacology of Sulfonamide Inhibitors.
By T. H. Maren. With 9 Figures

Thiazide Diuretics and Related Drugs. By G. PETERS and FRANÇOISE ROCH-RAMEL.
With 6 Figures

Furosemide. By G. Peters and Françoise Roch-Ramel. With 2 Figures

Ethacrynic Acid and Related Drugs. By G. Peters and Françoise Roch-Ramel. With 1 Figure

Aldosteron-Antagonisten. Von H. Herken. Mit 23 Abbildungen

Pseudo-Antialdosterone. Von H. Herken. Mit 29 Abbildungen

Glucocorticoids as Diuretic Agents. By G. SENFT †. With 6 Figures

Inhibitors of Biosynthesis of Corticosteroids as Diuretics. By G. SENFT †. With 7 Figures

Kationenaustauscher als Diuretica. Von M. WOLF. Mit 3 Abbildungen

Xanthinderivate als Diuretica. Von G. FÜLGRAFF. Mit 1 Abbildung

Mitarbeiterverzeichnis

Dozent Dr. G. Fülgraff, Lehrstuhl für Pharmakologie, Medizinische Fakultät der Rhein.-Westf. Technischen Hochschule Aachen, 5100 Aachen.

Professor Dr. O. Heidenreich, Lehrstuhl für Pharmakologie, Medizinische Fakultät der Rhein.-Westf. Technischen Hochschule Aachen, 5100 Aachen.

Professor Dr. H. Herken, Pharmakologisches Institut der Freien Universität, 1000 Berlin 33, Thielallee 69—73.

Professor Dr. K. Hierholzer, Institut für Klinische Physiologie, Klinikum Steglitz der Freien Universität, 1000 Berlin 45, Hindenburgdamm 30.

Professor Dr. T. H. Maren, University of Florida, College of Medicine Department of Pharmacology and Therapeutics, Gainesville, FL 32601/USA.

Professor Dr. G. Peters, Institut de Pharmacologie de l'Université, 21, rue du Bugnon, CH-1000 Lausanne.

Priv.-Doz. Dr. Françoise Roch-Ramel, Institut de Pharmacologie de l'Université, 21, rue du Bugnon, CH-1000 Lausanne.

Professor Dr. G. Senft †, Berlin.

Professor Dr. K. J. Ullrich, Max-Planck-Institut für Biophysik der Universität, 6000 Frankfurt, Kennedyallee 70.

Dr. M. Wolf, C. H. Boehringer u. Sohn, 6507 Ingelheim

Grundzüge der Nierenphysiologie

K. Hierholzer und K. J. Ullrich

Mit 22 Abbildungen

Im folgenden Beitrag sollen die Vorgänge in der Niere abgehandelt werden, die durch Diuretica beeinflußt werden, und zwar der Natriumtransportmechanismus und die damit verknüpften Prozesse wie die Wasser-, Bicarbonat- und Chloridresorption, ebenso die Kalium- und Wasserstoffionensekretion und die Harnkonzentrierung im Gegenstromsystem des Nierenmarks.

I. Ultrastruktur des Nephrons

Bevor die im Zusammenhang mit den Wirkungen der Diuretica interessierenden Transportvorgänge beschrieben werden, soll kurz auf das morphologische Erscheinungsbild des Glomerulum und der Tubulusepithelzellen in den verschiedenen Abschnitten des Nephrons (s. Abb. 1) eingegangen werden. Ausführliche Dar-

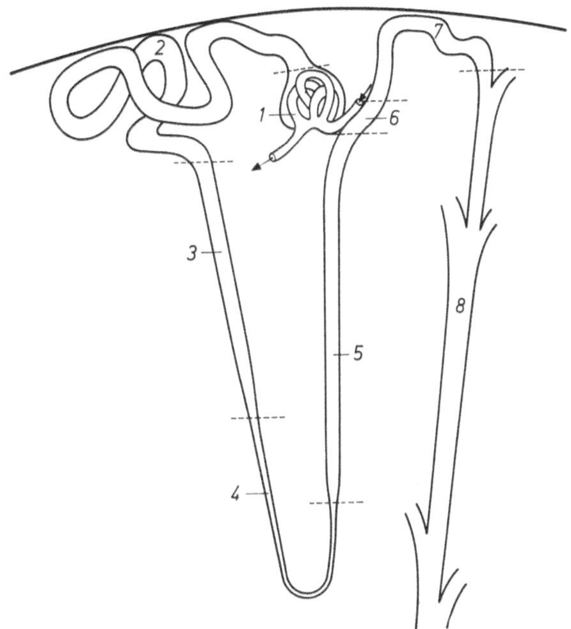

Abb. 1. Schema eines corticalen Warmblüternephrons. *1* Glomerulum, *2* proximales Konvolut, *3* Pars recta, *4* dünne Henlesche Schleife, *5* dicker aufsteigender Schenkel der Henleschen Schleife, *6* Macula densa, *7* distales Konvolut, *8* Sammelrohr. *2* u. *3* proximaler Tubulus, *5* bis *7* distaler Tubulus

stellungen der Ultrastruktur von Nierengewebe[1] finden sich bei Rhodin (1958, 1962), Farquhar u. Palade (1962), Thoenes (1965a u. b, dort ausführliches Literaturverzeichnis), Sitte (1965) und Maunsbach (1966).

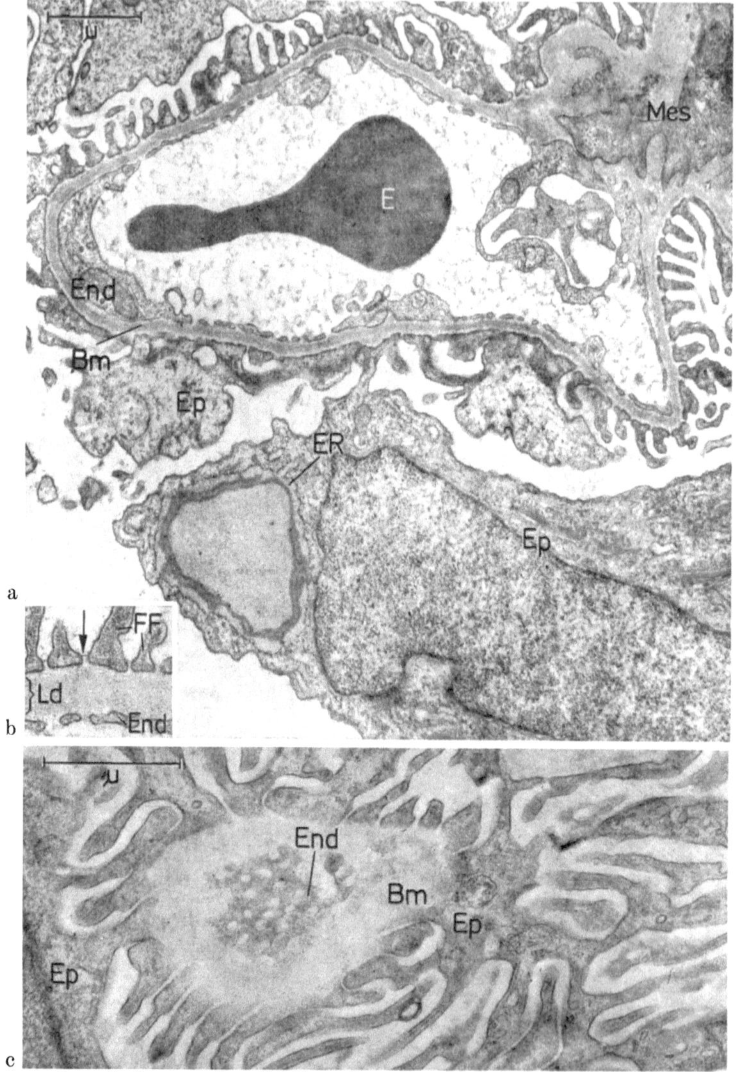

Abb. 2a—c. Ausschnitte aus dem Schlingenkonvolut des Glomerulum. a Capillarschlinge mit Erythrocyt (*E*) im Lumen. Capillarwand besteht aus Endothel (*End*), Basalmembran (*Bm*) und Epithel (*Ep*) mit Fußfortsätzen (*FF*). In erweiterter Cisterne des rauhen endoplasmatischen Retikulums (*ER*) basalmembranartiges Material. Rechts oben Mesangium (*Mes*) 16000 : 1. b Capillarwand in stärkerer Vergrößerung: Fußfortsätze (*FF*) des Epithels, dazwischen sog. Schlitzmembranen (←). Basalmembranen mit zentraler Lamina densa (*Ld*). Unten Endothel mit Poren. 34000 : 1. c Flachschnitt durch Capillarschlinge: Im Zentrum porenhaltiges Endothel (*End*), anschließend Basalmembran (*Bm*) und verzahnt Fußfortsätze (*FF*) des Epithels (*Ep*). 24000 : 1. (W. Toenes, unveröffentlicht).

[1] Da Tubuluszellen sehr empfindlich gegenüber Fixationsbedingungen sind (physikalische und chemische Eigenschaften des Fixans, Applikationsform des Fixans u. a.) und bei verzögerter Fixierung erhebliche supravitale Gewebsänderungen auftreten (z. B. Bohle und Jahnecke, 1964), ist bei der Wertung elektronenmikroskopischer Befunde streng auf die verwendete Technik zu achten (vgl. Thoenes, 1965 — Maunsbach, 1966a u. b).

Das *Glomerulum* stellt ein Knäuel von Capillarschlingen dar, welche in den Bowmanschen Kapselraum eingestülpt sind und untereinander durch ein bindegewebiges Mesangium festgehalten werden. Die Struktur der glomerulären Capillarwand wurde in elektronenmikroskopischen Untersuchungen aufgeklärt (HALL, 1957; RHODIN, 1958, 1962; SITTE, 1959; weitere Literatur bei THOENES, 1965).

Wie Abb. 2 zeigt, muß das Filtrat vom Capillarlumen bis zum Bowmanschen Kapselraum drei Schichten durchdringen: Zunächst eine äußerst flache *Endothelschicht*, deren protoplasmatische Zellfortsätze, einer Siebplatte vergleichbar, von 300—1000 Å weiten, runden Poren durchsetzt wird (Lamina fenestrata nach HALL, 1953). In Kernnähe findet sich außerdem eine „Schwammwerk"-Formation (THOENES, 1965b), welche ein aus zarten Plasmasträngen gebildetes Raumgitter mit wesentlich weiteren Maschen (1000—2000 Å) darstellt. Darauf folgt eine *Basalmembran*, welche die einzige kontinuierliche Lage der glomerulären Capillarwand und damit das eigentliche Ultrafilter ist (FARQUHAR et al., 1961; THOENES, 1965b). Sie läßt gewöhnlich eine Dreischichtung erkennen, eine ca. 1000 Å dicke Mittelschicht (Lamina densa) und zwei zu beiden Seiten gelegene dünnere Außenschichten (Lamina interna, 200—350 Å, und Lamina externa, 300—600 Å). In der Lamina densa ist bei geeigneter Behandlung eine parallel zur Membranoberfläche angeordnete Faserstruktur sichtbar (Literatur bei THOENES, 1965b), die aus 40—60Å dicken ineinander verflochtenen Filamenten aufgebaut ist. Die Siebfunktion der Basalmembran wurde kürzlich von GEKLE et al. (1965/1966) untersucht. An isolierten, glomerulären (und tubulären) Basalmembranen der Rattenniere bestimmten sie die Verteilungskoeffizienten verschieden großer Moleküle und das Grenzmolekulargewicht für die Penetration von Molekülen in die Basalmembran. Aus diesen Ergebnissen wird ein mittlerer Porenäquivalentradius von 29 ± 10 Å berechnet. Diese Ergebnisse stimmen gut mit der Erfahrung überein (vgl. PITTS, 1964, S. 55), daß Substanzen mit einem effektiven Molekülradius[2] bis zu 15 Å völlig frei permeieren können, während größere Moleküle in zunehmendem Maße beim Durchtritt durch die Glomerulummembran „behindert" werden. Makromoleküle, wie z.B. Serumalbumin mit einem Molekülradius von ca. 36 Å, treten praktisch überhaupt nicht mehr durch die Capillarwand.

Zum Kapselraum hin folgt schließlich eine *epitheliale Deckzellschicht*, deren Zellen jeweils durch mehrere Fortsätze gekennzeichnet sind, welche ihrerseits wieder tannenreiserartig angeordnete Fußfortsätze tragen (Podocyten nach HALL, 1953). Diese sitzen stempelartig der Lamina externa der Basalmembran auf und bilden einen diskontinuierlichen Zellbelag mit Schlitzporen von ca. 250—300 Å Größe.

Das Bauprinzip der glomerulären Capillarmembran besteht also in einer zentralen Filterschicht, die außen und innen durch je eine Zellschicht gestützt wird. Diese haben so große Poren bzw. Schlitze, daß sie keine zusätzliche Siebfunktion ausüben. Lediglich die korpuskulären Bestandteile des Blutes werden bereits durch die Endothelschicht zurückgehalten.

Die *Tubuluswand* ist im Prinzip ebenso aufgebaut wie die Wand der Glomerula: Tubulusepithelzellen und Capillarendothelzellen werden durch eine dazwischenliegende Basalmembran getrennt. Basalmembran und Capillarendothelzellen erscheinen in allen Abschnitten gleich, während die Tubulusepithelzellen typische regionale Unterschiede aufweisen. Diese bilden das morphologische Substrat für die unterschiedlichen Transporteigenschaften der einzelnen Nephronsegmente.

Die Zellen des *proximalen Tubulus* sind charakterisiert durch: 1. einen dichten Bürstensaum an der lumenseitigen Zelloberfläche, 2. tiefe basale Einfältelungen, die sich teilweise bis in den apikalen Zellbereich erstrecken und dadurch wechselnd

---

[2] Berechnet aus Diffusionskoeffizienten.

breite Cytoplasmafächer bilden. 3. sehr zahlreiche große und cristaereiche Mitochondrien, welche in diesen Cytoplasmafächern angeordnet sind (Abb. 3). Lumenwärts finden sich an den Berührungsstellen zweier Epithelzellen voll ausgebildete Schlußleisten-Komplexe mit einer typischen Zonula occludens, welche, zumindest für höhermolekulare Substanzen, eine undurchlässige Schranke darstellt (Farquhar u. Palade, 1962). Solche Schlußleistenkomplexe sind entlang des gesamten Nephrons nachweisbar. Als weiteres Merkmal finden sich im proximalen Konvolut Pinocytosebläschen in Nähe des Bürstensaumes. Die proximalen Tubuluszellen ähneln darin anderen resorbierenden Epithelzellen (vgl. Thoenes, 1965a und b). Die Ausstülpung der Bürstensaumfortsätze und die basalen Einfältelungen führen zu einer beträchtlichen Oberflächenvergrößerung, letztere außerdem zu einer intensiven basalen Verzahnung benachbarter Zellen. Die durch die basalen Einfältelungen gebildeten Flüssigkeitsspalten, das sog. „basale Labyrinth", ist als extracellulär anzusehen.

Nach Thoenes (1965a) u. Maunsbach (1966) besteht entlang des proximalen Tubulus eine Segmentierung in drei verschiedene, fließend ineinander übergehende Abschnitte: 1. Der Anfangsteil des Konvolutes weist eine größere Zellhöhe, längere Bürstensäume, große apicale Vacuolen, intensive Verzahnung der basalen Zellfortsätze und eine Vorstülpung von basalmembranähnlichem Material gegen das basale Labyrinth auf. 2. Die Zellen des Mittelteiles am Übergang zur Pars recta sind weniger verzahnt und besitzen eine geringere Ausdehnung des basalen Labyrinths. 3. Am Ende der Pars recta fehlt die basale Verzahnung, die Mitochondrien sind kleiner und wahllos angeordnet, außerdem besitzen die Zellen einen ausgeprägten, den Kern umgebenden Golgi-Apparat. Für weitere, histochemische und geschlechtsspezifische Unterschiede sei auf die Originalliteratur (Maunsbach, 1966, dort auch ältere Literatur) verwiesen. Die Abb. 4 zeigt Zellen an der Übergangszone von der Pars recta zur Henleschen Schleife.

Bei den *Henleschen Schleifen* sind die dünnen Zellen des absteigenden von den dicken Zellen des aufsteigenden Schenkels zu unterscheiden [3]. Die im Nierenmark gelegenen dünnen Schleifenabschnitte sind von sehr flachem und einfach strukturiertem Epithel ausgekleidet. Die Zellen enthalten wenige und cristaarme Mitochondrien und weisen an der Lumenseite nur vereinzelt kurze Mikrovilli auf. Die basalen Einfältelungen und die damit einhergehende Verzahnung der Zellen untereinander sind jedoch erhalten. Eine Differenzierung entlang der Schleifenschenkel zeigt sich darin, daß im dünnen absteigenden Schleifenteil gegen die Papillenspitze hin sowohl die Zahl der Mikrovilli als auch die Intensität der Verzahnung abnehmen (Thoenes, 1966a).

Dicke aufsteigende Schleifenschenkel und distales Konvolut, die zusammen den *distalen Tubulus* bilden, besitzen kuboidale Zellen, die im Gegensatz zu proximal statt eines Bürstensaumes nur Mikrovilli aufweisen. Im übrigen ist der Aufbau der Zellen mit ihrem Mitochondrienreichtum, mit einem ausgeprägten basalen Labyrinth und starker Verzahnung sowie mit lumennah angeordneten Schlußleistenkomplexen dem des proximalen Konvolutes sehr ähnlich (Abb. 5). Unterschiede bestehen jedoch im Gebiet der *Macula densa* (Abb. 6), also demjenigen Abschnitt des distalen Tubulus, der in engem Kontakt mit dem Gefäßpol des Glomerulum steht. Hier sind die Tubulusepithelzellen höher als im übrigen Nephron und weisen im Gegensatz zu dem angrenzenden Gebiet nicht den typischen polaren Bauplan auf (Thoenes, 1961). Meist fehlen die basalen Einfältelungen der Zellmembran, und die wenigen Mitochondrien sind über den ganzen Zelleib verstreut. Schließlich ist daran zu erinnern, daß die Macula-densa-Zellen

---

[3] Zu den morphologischen und funktionellen Unterschieden der dünnen ab- und aufsteigenden Zellen der Schleife siehe Kapitel „Mechanismus der Harnkonzentrierung" (S. 36).

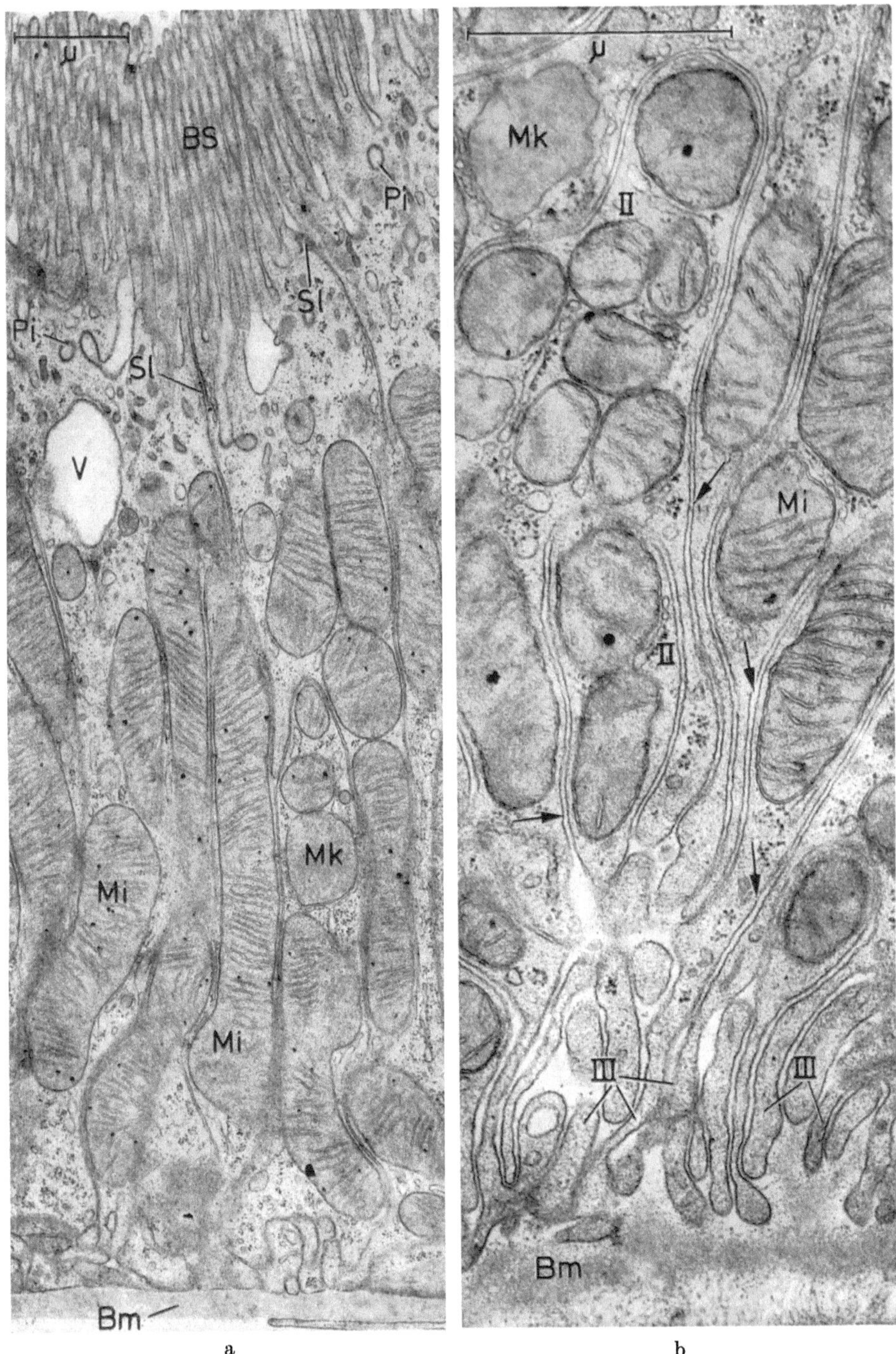

Abb. 3a u. b. Ausschnitte aus proximalen Tubuluskonvolut (intravital fixiert). a Übersicht:
In der Apicalzone Bürstensaum (*BS*), Schlußleisten (*Sl*) zwischen benachbarten Zellen, Mikro-
pinocytose-Elemente (*Pi*) und große apicale Vakuole (*V*). In Zellmitte cristareiche Mitochondrien (*Mi*) und Mikrokörper (microbody) (*Mk*). Unten peritubuläre Basalmembran (*Bm*).
15500:1. b Stärkere Vergrößerung zeigt die Spalten des Labyrinthes (→) zwischen den Fort-
sätzen *II.* und *III.* Ordnung der verzahnten Tubulusepithelien. 36000:1. (W. Thoenes u.
K. H. Langer, unveröffentlicht).

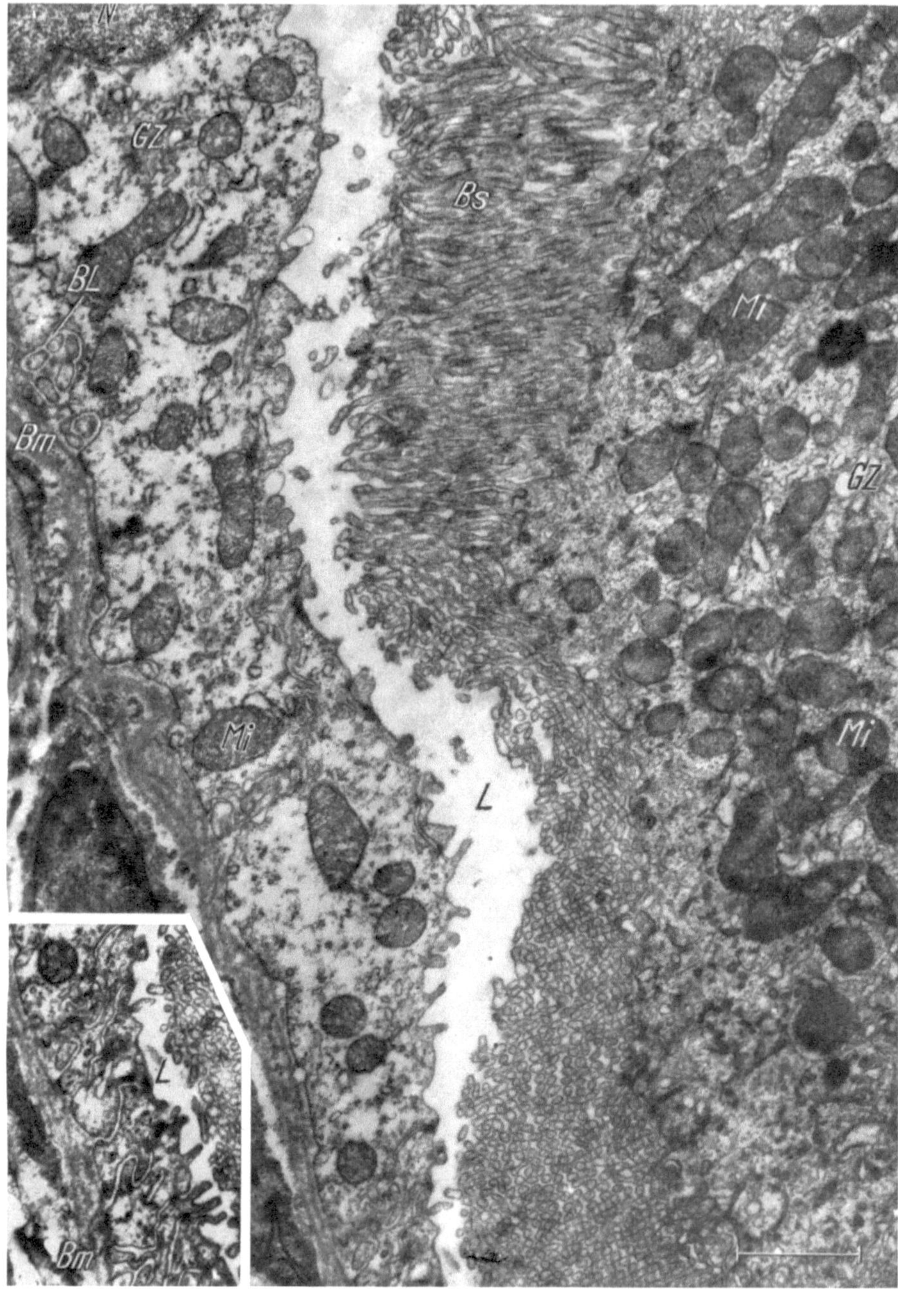

Abb. 4. Übergang von *Pars recta des proximalen Tubulus* (rechte Bildhälfte) zum absteigenden Schenkel der *dünnen Henleschen Schleife* (linke Bildhälfte). Ausschnitt: Fortsetzung des dünnen Schleifenepithels über die untere Bildgrenze hinaus mit deutlich erkennbarer intensiver Verzahnung 16000 : 1 (W. Thoenes in: Sekretion und Exkretion, 2. Symp. Dtsch. Naturf. u. Ärzte. Berlin-Heidelberg-New York: Springer 1965)

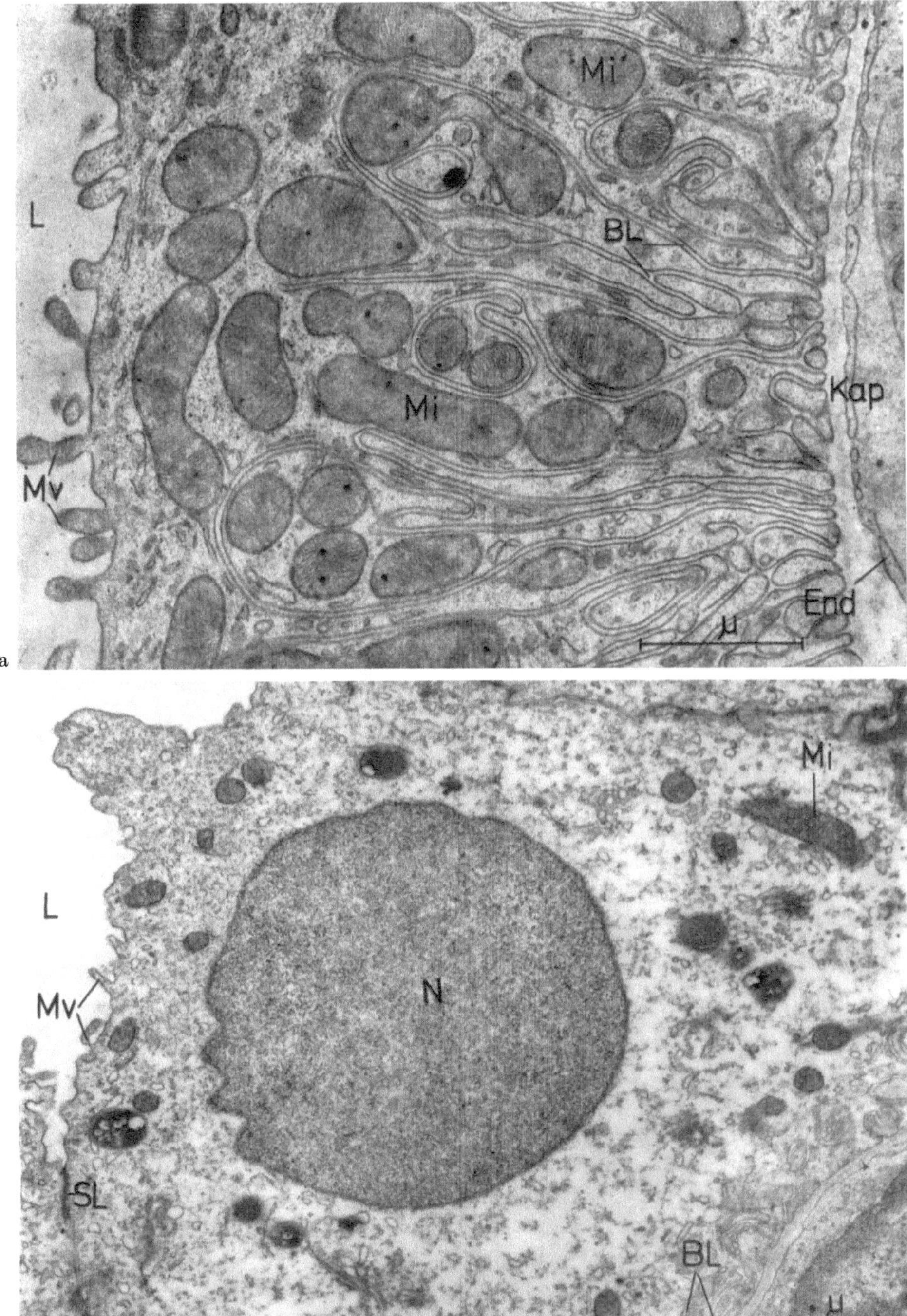

Abb. 5. a *Distales Tubuluskonvolut.* Die zum Lumen (*L*) gerichtete Zellmembran bildet kurze
Microvilli (*Mv*). Im Cytoplasma zahlreiche große Mitochondrien (*Mi*). Kräftige Verzahnung
der Epithelien mit Ausbildung eines großen basalen Labyrinthes (*BL*). Peritubuläre Capillare
(*Kap*) mit porenhaltigem Endothel (*End*) 22500 : 1. b *Sammelrohr.* Epithelzellen mit wenigen
kleinen Mitochondrien (*Mi*), Zellkern (*N*) und niedrigem basalen Labyrinth (*BL*). Zellgrenze
durch Schlußleiste (*SL*) markiert. Zum Lumen (*L*) kleine Microvilli (*Mv*) 12000 : 1 (W. Thoenes,
unveröffentlicht)

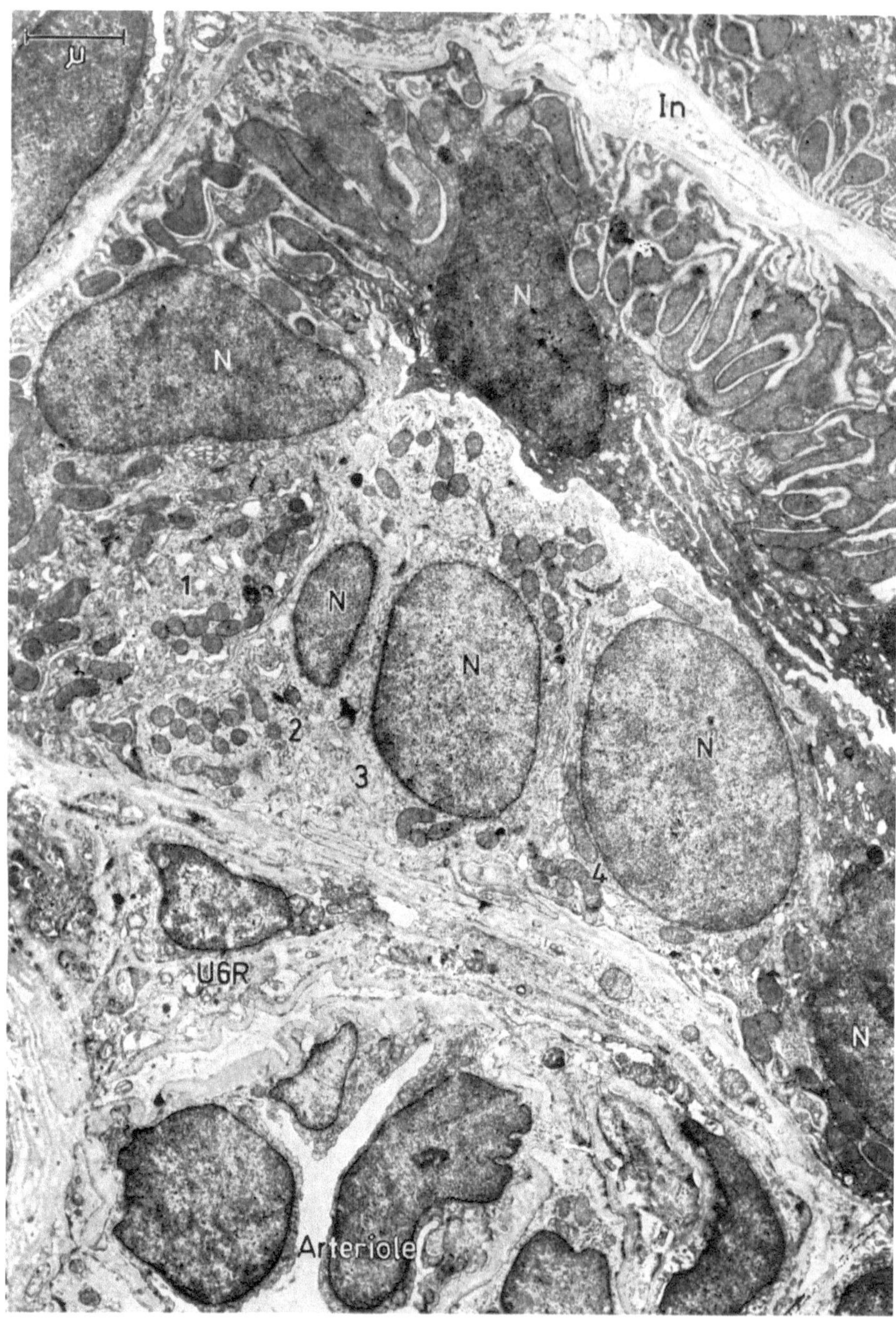

Abb. 6. Macula densa-Segment des distalen Tubulus. Die (hellen) Macula-Epithelien (*1, 2, 3, 4*) enthalten nur wenige kleine Mitochondrien und bilden nur ein kleines basales Labyrinth im Gegensatz zu den übrigen (im Bild dunklen) Epithelien des distalen Tubulus an der oberen Circumferenz des Tubulus. *N*, Zellkerne. *In*, Interstitium. Macula densa grenzt an Gefäßpol des Glomerulum mit Artenole. *UGR*, ungranulierte juxtaglomeruläre Zellen. 13700:1- (W. THOENES und K. H. LANGER, in: Nierenstoffwechsel und Transportprobleme. Int. Symp. Feldafing. Berlin-Heidelberg-New York: Springer 1969).

mit ihrer basalen Zelloberfläche nicht direkt an eine Capillare, sondern an den „Gefäßpol" des Glomerulum grenzen.

Die letzte Gruppe von Zellen, die *Sammelrohrepithelien* (Abb. 5), stammen aus der epithelialen Ureterknospe und unterscheiden sich so entwicklungsgeschichtlich vom übrigen Nephron mesenchymalen Ursprungs. Der Aufbau dieser Zellen und ihre Funktion sind jedoch im Prinzip denen der übrigen Tubuluszellen vergleichbar. Morphologisch sind die Sammelrohrepithelien durch kleine Mikrovilli, flaches, basales Labyrinth und wenige, cristaarme Mitochondrien charakterisiert. Sie sind also den dünnen Henleschen Schleifenzellen vergleichbar, von diesen jedoch durch eine wesentlich größere Zellhöhe unterschieden. Die cytoplasmatische Differenzierung (Mitochondrien, endoplasmatisches Reticulum, Ribosomen) wird gegen die Papillenspitze hin spärlicher.

II. Funktion der Glomerula

Die Urinproduktion beginnt mit einer Ultrafiltration. Die aus dem Plasma in den Kapselraum abgepreßte wäßrige Lösung, das Ultrafiltrat, ist frei von korpuskulären Bestandteilen und, abgesehen von Spuren, auch frei von Protein. Die Kristalloide und andere kleinmolekulare Substanzen liegen im Ultrafiltrat etwa in der Konzentration des Serums vor. Um die filtrierte Menge einer Substanz zu ermitteln, ist man deshalb auf die Bestimmung der Größe der glomerulären Filtrationsrate (GFR) angewiesen. Bei der quantitativen Beurteilung der Wirkung eines Diureticums genügt es nicht, lediglich die im Urin ausgeschiedenen Substanzen zu bestimmen, sondern man muß auch deren filtrierte Menge berechnen, um tubuläre Resorption und Sekretion quantitativ erfassen zu können.

Es sollen deshalb die Methoden besprochen werden, mit derer Hilfe eine Bestimmung der Filtrationsrate a) der Gesamtniere und b) einzelner Nephrone möglich ist.

Zunächst seien einige morphologische Bemerkungen vorweggeschickt. Die Ultrafiltration erfolgt durch die Wand der Glomerulacapillaren, welche aus den afferenten Arteriolen versorgt werden und in die efferenten Arteriolen münden. Sie stellen somit ein Capillargebiet dar, welches dem peritubulären Capillarnetz vorgeschaltet ist. In der juxtamedullären Zone bestehen extraglomeruläre Kurzschlüsse, die dadurch zustande kommen, daß afferente und efferente Arteriolen ein kontinuierliches Gefäß bilden, an welches das Glomerulum seitlich angeschlossen ist (LJUNGQUIST, 1964). Es ist denkbar, daß der unterschiedlichen Gefäßanordnung auch unterschiedliche Funktionen der corticalen und juxtamedullären Glomerula (z. B. Größe und Regulation des Ultrafiltrates) entsprechen.

1. Glomeruläre Filtrationsrate (GFR)

Gesamtniere. Es ist möglich, die in der Zeiteinheit filtrierte Flüssigkeitsmenge zu messen. Dazu folgende Überlegungen: Die Substanzmenge (mg) in einem Flüssigkeitsvolumen errechnet sich aus Konzentration (mg/ml) multipliziert mit dem Flüssigkeitsvolumen (ml). Entsprechend ist die in einer Minute im Urin ausgeschiedene Substanzmenge: Konzentration der betreffenden Substanz im Urin (U in mg/ml) mal Urinvolumen, das in der Minute ausgeschieden wird (V in ml/min). Ebenso gilt für die filtrierte Substanzmenge: Konzentration im Ultrafiltrat bzw. Plasmawasser (P) multipliziert mit der filtrierten Flüssigkeitsmenge (GFR).

Hat man eine Substanz, von der man sicher weiß, daß sie in der gleichen Menge filtriert wie auch ausgeschieden wird, die also in den Tubuli weder resorbiert noch sezerniert wird, so gilt $U \times V = P \times GFR$ und somit $GFR = \dfrac{U \times V}{P}$ (REHBERG, 1926). Die am besten für die Messung der glomerulären Filtrationsrate geeignete

Substanz ist das *Inulin* (Molekulargewicht ca. 5500), ein aus 32 Fructosemolekülen aufgebautes fadenförmiges Polysaccharid, das unbehindert filtriert wird (Richards et al., 1934; Shannon u. Smith, 1935). Bei Mensch und Hund kann auch die gut wasserlösliche, inulinartige Substanz Polyfructosan S verwandt werden (Harth, 1963; Mertz u. Sarre, 1963). Neuerdings stehen auch radioaktiv markierte Inuline, so das Inulin-Carboxyl-^{14}C, Inulin-Methoxy-^{3}H und Inulin-^{131}J für spezielle Forschungszwecke zur Verfügung. Beim Menschen ist mit einigem Vorbehalt das endogen gebildete Kreatinin, bei einigen Tieren, so z.B. beim Hund, auch exogen zugeführtes Kreatinin oder Ferrocyanid zur Messung der Filtrationsrate geeignet.

$$\text{Den Quotienten}\qquad \frac{U \times V}{P} = \frac{\text{pro Minute ausgeschiedene Substanzmenge}}{\text{Plasmakonzentration}}$$

bezeichnet man als *Clearance* (ml/min) (Möller et al., 1929). Die Clearance kann für jede Substanz, die im Plasma vorhanden ist, und im Urin erscheint, errechnet werden. Ihre Größe ist virtuell und wird als die Plasmamenge definiert, die pro Minute von der betreffenden Substanz vollständig befreit wird. De facto wird das durch die Niere fließende Plasma jedoch nur teilweise von den einzelnen Substanzen befreit. Die venöse Konzentration für die einzelnen Substanzen ist nie Null, aber man kann sich die aus dem Plasma in der Niere pro Minute entnommene Substanzmenge in einem entsprechenden Plasmavolumen enthalten denken.

Nur unter folgenden Bedingungen gibt die Clearance einer Substanz eine reelle Größe an: 1. die glomeruläre Filtrationsrate, wenn die Substanz frei filtriert, aber nicht sezerniert oder resorbiert wird (Beispiel: Inulin und mit Vorbehalt auch Kreatinin); 2. den renalen Plasmafluß, wenn die Testsubstanz so vollständig ausgeschieden wird, daß ihre Konzentration im Nierenvenenblut gegen Null geht (Beispiel: p-Aminohippursäure oder Diodrast).

Da die Zuverlässigkeit von *Inulin* als Testsubstanz zur Bestimmung der glomerulären Filtrationsrate verschiedentlich angezweifelt wurde, seien hier die experimentellen Befunde angeführt, die die Verwendung von Inulin gerechtfertigt erscheinen lassen:

a) Die Ausscheidung von Inulin ($U_{\text{Inulin}} \times V$) ist eine lineare Funktion der Plasmainulinkonzentration, wie das für eine filtrierbare Substanz, die weder sezerniert noch resorbiert wird, gefordert werden muß. Dementsprechend ist die Inulin-Clearance unabhängig von der Plasmainulinkonzentration (Shannon u. Smith, 1935).

b) Clearance-Werte ganz verschiedener kleinmolekularer Stoffe, wie z.B. beim Hund die Clearance von Inulin, Ferrocyanid, Allantoin und bei Vorbehandlung mit Phlorrhizin auch die Clearance von Glucose und Xylose weisen denselben Wert und gleichzeitig das unter a) genannte Kriterium der Unabhängigkeit von der Plasmakonzentration der Testsubstanz auf (vgl. Smith, 1951, S. 233). Dies läßt vermuten, daß alle diese Substanzen beim Hund nur filtriert, nicht aber tubulär transportiert werden, denn es ist unwahrscheinlich, daß so verschiedene Substanzen wie die genannten über einen weiten Konzentrationsbereich hin in genau gleicher Quantität sezerniert oder resorbiert werden.

c) Die Clearance verschiedener Substanzen, die bekannterweise tubulär resorbiert oder sezerniert werden, und deren Clearance bei niedriger Plasmakonzentration der Testsubstanz deutlich unter bzw. über dem Wert der Inulin-Clearance liegt, nähern sich mit steigender Plasmakonzentration immer mehr der Inulin-Clearance (Smith, 1951, S. 237). Hier ist anzunehmen, daß mit steigender Konzentration der Testsubstanz die tubulären Transportmechanismen gesättigt werden und der Anteil des tubulären Transportes an der ausgeschiedenen Menge immer geringer wird, während die filtrierte Menge proportional der Plasmakonzentrationszunahme ansteigt. Es sprechen also viele Beobachtungen für die Brauchbarkeit von Inulin, sie stellen jedoch keinen exakten Beweis dar.

Erst in letzter Zeit gelang es, durch Mikropunktionsuntersuchungen direkt nachzuweisen, daß Inulin als glomeruläre Testsubstanz geeignet ist (Baumann et al., 1965; Gutman et al., 1965; Marsh u. Frasier, 1965). In Versuchen an Ratten wurden einzelne Tubuli einer Niere mit einer ^{14}C-Inulinlösung perfundiert.

Dabei zeigte es sich, daß nahezu das gesamte Inulin im Ureterurin der gleichen Seite ausgeschieden wurde, und weniger als 2% der perfundierten Menge über die Blutbahn in den Ureterurin der anderen Seite gelangten (BAUMANN et al., 1965). Damit ist nachgewiesen, daß Inulin nicht nennenswert rückresorbiert wird.

In der Tabelle 1 sind Ergebnisse von Inulinclearance-Messungen an Mensch, Hund und Ratte wiedergegeben. Eine Zusammenstellung von Clearancewerten, die beim Menschen unter verschiedenen pathologischen Zuständen gemessen wurden, findet sich bei BROD (1964, S. 126). — Das Phänomen der Autoregulation der GFR wird zusammen mit der Autoregulation der Nierendurchblutung (s. Kap. III) besprochen.

2. Filtrationsrate einzelner Nephrone

Um eine Vorstellung über die Größe der GFR einzelner Nephrone zu erhalten, kann man die mit der Inulinmethode gemessene Filtrationsrate der Gesamtniere durch die Anzahl der Nephrone dividieren. Man erhält dann die in der Tabelle 1 angegebenen Werte. Eine direkte Bestimmung der GFR eines Nephrons ist möglich, wenn durch Mikropunktion an irgendeiner Stelle des Tubulus die gesamte Tubulusflüssigkeit aspiriert und in der Tubulusflüssigkeit die Inulinkonzentration gemessen wird. Aus dem Quotienten TF_{Inulin}/P_{Inulin} läßt sich das bis zum Punktionsort resorbierte Flüssigkeitsvolumen in Prozent des Filtrationsvolumens berechnen:

$$\text{Resorbiertes Volumen}\atop(\%\ \text{GFR}) = \left(1 - \frac{1}{\text{TF/P [Inulin]}}\right) \times 100 \,.$$

Tabelle 1. *Nach Werten zusammengestellt von H. W.* SMITH *(1951), bei Albinoratten wurde der Bereich der Mittelwerte neuerer Messungen angegeben* (vgl. ULLRICH et al., 1963; PETERS, 1963; MALNIC et al., 1964; BANK et al., 1964; CORTNEY et al., 1965; KLEINMAN et al., 1965; RECTOR et al., 1967; STOLTE et al., 1967)

	GFR (Inulin-Clearance) [ml/min · 1,73 m²]	[ml/min · kg K.-Gew.]	Glomerula Anzahl pro 2 Nieren	GFR/Nephron (errechnet) [ml/min]
Mensch (70 kg) männlich weiblich	127 118	2,3 2,0	2 000 000	$\sim 7 \cdot 10^{-5}$
Hund (10 kg) weiblich	146	4,3	800 000	$\sim 5 \cdot 10^{-5}$
Albinoratte (200 g) weiblich	58—140	5,0—12,0	60 000	$\sim 1,7—4,0 \cdot 10^{-5}$

Das absolute Filtrationsvolumen ergibt sich aus:

$$\text{GFR/Nephron}\atop[\text{ml/min}] = \text{Aspiriertes Volumen} \times \text{TF/P [Inulin]}\atop(\text{pro Zeiteinheit})$$

GLABMAN et al. (1965) und OKEN et al. (1966) erhielten mit dieser Methode bei der Ratte Einzelnephron-GFR-Werte um $103 \cdot 10^{-6}$ bzw. $190 \cdot 10^{-6}$ ml/min · kg K.-Gew. Dies entspricht bei einer Ratte von 200 g K.-Gew. einer Einzelfiltrationsrate von ca. $2,0 \cdot 10^{-5}$ bzw. $3,8 \cdot 10^{-5}$ ml/min. HORSTER (1967) bestimmte neben der

Filtrationsrate corticaler Nephrone auch die der juxtamedullären, indem er die Henleschen Schleifen in der Nierenpapille punktierte. Er fand, daß die Filtrationsrate in juxtamedullären Nephronen doppelt so groß ist wie in corticalen. Die Einzelfiltrationsrate corticaler Nephrone läßt sich auch aus der linearen Strömungsgeschwindigkeit der Tubulusflüssigkeit am Anfang des proximalen Konvolutes und dem Tubulusquerschnitt ermitteln:

$$\text{GFR/Nephron} = \text{Lineargeschwindigkeit} \times r^2\pi$$
$$[\text{ml/min}] \qquad [\text{cm/min}] \qquad [\text{cm}^2]$$
$$(r = \text{Radius des Tubuluslumens}).$$

Die mittlere Lineargeschwindigkeit im proximalen Konvolut kann aus der mit Lissamingrün (Steinhausen, 1963) bestimmten proximalen Transitzeit von ca. 9 sec (Giebisch et al., 1964; Gertz et al., 1965; Hierholzer et al., 1966) und der Länge dieses Segmentes von ca. 4500 µ bei 200 g schweren Ratten (Deetjen, 1965; Capek et al., 1966, eigene unveröffentlichte Messungen) berechnet werden ($= 5 \cdot 10^{-2}$ cm/sec). Geht man von der Beobachtung aus, daß am Ende des proximalen Konvolutes noch 33% des Ultrafiltrates vorhanden sind (TF/P-Inulin = 3) und nimmt man an, a) daß der Radius des Tubuluslumens entlang des proximalen Konvolutes nicht variiert und b) daß die Strömungsgeschwindigkeit in diesem Segment linear abfällt, so ergibt sich eine Anfangslineargeschwindigkeit von $100/66 \times 5{,}0 \cdot 10^{-2}$ $= 9 \cdot 10^{-2}$ cm/sec. Bei einem Tubulusradius von 10 µ läßt sich so eine Einzelfiltrationsrate von $1{,}7 \cdot 10^{-5}$ ml/min · Nephron berechnen.

Die Strömungsgeschwindigkeit im Anfangsteil des proximalen Konvolutes kann auch nach Injektion eines Farbstoffes kinematographisch bestimmt werden. Thurau u. Deetjen (1961) erhielten Werte um $1 \cdot 10^{-1}$ cm/sec und berechneten für 200 g schwere Ratten Einzelfiltrationsraten zwischen 0,6 und $2{,}4 \cdot 10^{-5}$ ml/min · Nephron. Diese Werte dürften aus methodischen Gründen noch um ca. 10—20% zu niedrig sein, da der allererste, unmittelbar an das Glomerulum anschließende Teil des proximalen Konvolutes unterhalb der Nierenoberfläche liegt und deshalb nicht erfaßbar ist.

III. Nierendurchblutung

Auffallend ist die Größe der *Gesamtdurchblutung* der Niere. Sie beträgt beim Menschen ca. 1200 ml/min. Obwohl beide Nieren nur ca. 0,4% des Körpergewichtes ausmachen, nehmen sie 20—25% des Herzminutenvolumens auf. Der Strömungswiderstand des Nierenkreislaufes ist also sehr gering. Wichtig ist, daß in der Niere Kreislaufgebiete mit unterschiedlicher Hämodynamik parallel geschaltet sind. Dies kommt vor allem in der unterschiedlichen Blutstromstärke von Rinde und Mark zum Ausdruck, ferner in der Tatsache, daß nur die corticale Durchblutung das Phänomen der Autoregulation aufweist.

1. Meßmethoden

Während man zu experimentellen Zwecken in Tierversuchen die Gesamtnierendurchblutung mit direkten Verfahren [elektromagnetische Strömungsmesser, Bubble flow meter u.a. (Lit. bei Thurau, 1967)] messen kann, ist man bei Untersuchungen am Menschen meist auf die Bestimmung des *effektiven renalen Plasmaflusses* (ERPF) angewiesen, die mit Hilfe der *Clearance von p-Aminohippursäure* (PAH) durchgeführt wird:

$$\text{ERPF} = C_{\text{PAH [ml/min]}} = \frac{[U]_{\text{PAH}} \cdot V}{[P_a]_{\text{PAH}}} \qquad (1)$$

$$[U]_{\text{PAH}} \text{ und } [P_a]_{\text{PAH}} = \text{PAH-Konzentration des Urins}$$
$$\text{bzw. des arteriellen Plasmas.}$$

Die PAH-Clearance stellt die Anwendung des Fickschen Prinzips auf die Niere dar und beruht auf der Tatsache, daß bei niedriger PAH-Konzentration des Plasmas schon bei einmaligem Durchfluß des Blutes durch funktionstüchtiges Nierengewebe eine vollständige Extraktion erfolgt (methodische Einzelheiten bei SMITH, 1957, S. 212). Tatsächlich beträgt die Gesamt-PAH-Extraktion beim Menschen jedoch nur 90—92%[4], da das Blut, welches durch das Nierenmark fließt, nicht von PAH gereinigt wird. Die PAH-Clearance ist also praktisch ein Maß für den Plasmadurchfluß durch die Nierenrinde. Der *gesamte renale Plasmafluß* (RPF) ist um ca. 10% größer und wird durch gleichzeitige Bestimmung der PAH-Clearance [ml/min] und der PAH-Extraktion [%] ermittelt:

$$\text{RPF} = \frac{C_{PAH}}{E_{PAH}} = \frac{[U]_{PAH} \cdot \dot{V}}{[P_a]_{PAH} - [P_v]_{PAH}} \qquad (2)$$

$P_{a\,[PAH]},\ P_{v\,[PAH]}$ = PAH-Konzentration des arteriellen und des Nierenvenen-Blutes.

Da die PAH-Extraktion bei verschiedenen Krankheiten abnehmen kann, ist ihre Bestimmung bei pathologischen Zuständen angezeigt.

Aus dem Hämatokritwert (Ht) lassen sich analog zu (1) und (2) die corticale (ERPF) und die Gesamtnierendurchblutung (RBF) errechnen:

$$\text{ERBF} = \text{ERPF}\left(\frac{1}{1 - Ht}\right) \quad \text{und} \quad \text{RBF} = \text{RPF}\left(\frac{1}{1 - Ht}\right).$$

Außer der Clearancetechnik und außer den oben genannten Stromstärkemessern sind weitere Methoden zur Messung der Nierendurchblutung entwickelt worden. Eine kritische Übersicht findet sich bei THURAU (1964).

BRUN et al. (1955) benutzten eine modifizierte Kety-Methode unter Verwendung von Krypton, bei der die Nierendurchblutung allein aus der Analyse arterieller und venöser Blutproben berechnet werden kann, so daß man nicht auf die Sammlung von Urin angewiesen ist. Die Methode kann deshalb bei anurischen Zuständen angewandt werden. Ferner ist hier die von verschiedenen Autoren benutzte Farbstoffverdünnungstechnik (REUBI et al., 1963; COHN u. COMBOS, 1964; DEETJEN et al., 1964; MEIER et al., 1964) zu nennen, welche ebenfalls unabhängig von der Diurese ist, aber die Katheterisierung der Nierenarterie und der Nierenvene erfordert.

Bei der Untersuchung des Wirkungsmechanismus von Diuretica ist es notwendig, nicht nur die Gesamtnierendurchblutung, sondern auch speziell die Durchblutung des Nierenmarkes zu bestimmen, da diese die Konzentrierungsfähigkeit der Nieren wesentlich mitbestimmt (s. Kapitel IX). Die exakte Messung der Markdurchblutung stößt jedoch auf große Schwierigkeiten. Einen ungefähren Anhalt gewinnt man aus der Differenz von ERBF und RBF. Unter der Voraussetzung, daß PAH aus dem durch das Markgewebe fließenden Blut nicht extrahiert wird, kann man berechnen (REUBI, 1958):

$$\text{Markdurchblutung} = \text{RBF}\,(1 - E_{PAH}).$$
[ml/min]

Tierexperimentell läßt sich die von KRAMER et al. (1960) angegebene Methode verwenden, bei der die Markdurchblutung aus dem lokalen Blutvolumen des Gewebes

---

[4] Beim Hund beträgt die PAH-Extraktion nur 75—87% (PHILLIPS et al., 1946; PITTS, 1964, S. 132).

und aus der lokalen Zirkulationszeit berechnet wird:

$$\text{Markdurchblutung} \atop [\text{ml}/100\text{ g}\cdot\text{min}]} = \frac{\text{Blutvolumen}/100\text{ g Gewebe}}{2\times\text{medulläre Zirkulationszeit}}\cdot$$

Hierbei wird das lokale Blutvolumen berechnet aus der Hämoglobinkonzentration des Gewebes, dividiert durch die Hämoglobinkonzentration des Blutes. Die medulläre Zirkulationszeit kann durch eine auf die Papillenoberfläche aufgebrachte photoelektrische Zelle nach Injektion eines geeigneten Farbstoffes bestimmt werden. Da man dabei aus methodischen Gründen nicht die gesamte Kreislaufzeit von Beginn bis zum Ende der medullären Gefäßstrecke erhält, sondern nur etwa die Hälfte dieses Wertes, wird in die Formel für die Berechnung der Markdurchblutung die doppelte medulläre Zirkulationszeit eingesetzt (weitere methodische Einzelheiten bei Thurau, 1964).

An isolierten Nieren wurde von Ochwadt (1963) eine Auswaschtechnik von markierten Erythrocyten und markiertem Plasma verwandt, die eine Berechnung der intrarenalen Blutverteilung und der Blutstromstärken erlaubt.

2. Regulation der Nierendurchblutung

Es wurde bereits darauf hingewiesen, daß der *Strömungswiderstand* des Nierenkreislaufes verglichen mit dem anderer peripherer Gefäßgebiete relativ niedrig ist. Wie aus der Abb. 7 hervorgeht, ist der Widerstand in den Nieren vor allem durch

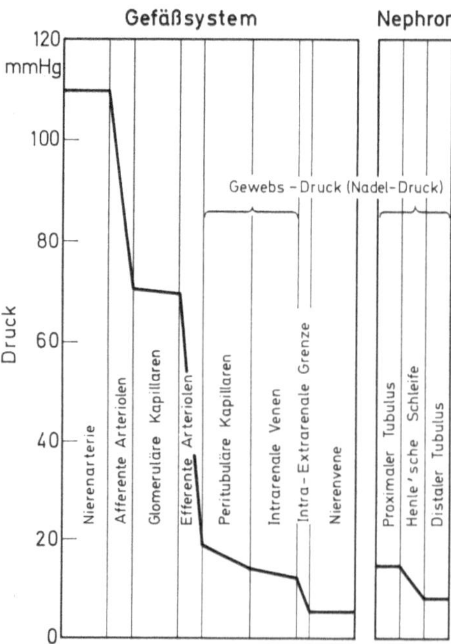

Abb. 7. Hydrostatischer Druckabfall von der Arterie zur Vena renalis und im tubulären System während Antidiurese (Nach Thurau, 1968)

die Weite der afferenten und efferenten Arteriolen gegeben, in denen ein Druckabfall von ca. 30—50 mm Hg erfolgt. Der glomeruläre Capillardruck liegt etwa bei 70 mm Hg. Dies wurde durch neuere direkte Messungen bestätigt. Gertz et al. (1966) haben an ölblockierten Rattentubuli bei gerade sistierender Filtration

Kapseldrucke um 50—60 mm Hg registriert, woraus sich unter Berücksichtigung des kolloidosmotischen Druckes (= 25 mm Hg) der oben angegebene Wert berechnen läßt. Der hydrostatische Druck in den peritubulären Capillaren beträgt ca. 15 mm Hg. Direkte Druckmessungen (WIRZ, 1955; GOTTSCHALK et al., 1956) haben ergeben, daß zwischen diesen Gefäßen und den proximalen Nierentubuli keine meßbare hydrostatische Druckdifferenz besteht.

Das Zusammenspiel der afferenten und efferenten Gefäßwiderstände reguliert die *Filtrationsfraktion* (FF). Darunter versteht man denjenigen Anteil des durch die Niere fließenden Plasmavolumens, der in den Bowmanschen Kapselraum abgepreßt wird:

$$FF = \frac{C_{Inulin}}{C_{PAH}} = \frac{GFR}{ERPF} \; .$$

Normalerweise ist die FF beim Menschen ziemlich konstant 0,16—0,2.

Autoregulation der Nierendurchblutung

Unter Autoregulation versteht man das Phänomen, daß bei steigendem Perfusionsdruck die Blutstromstärke annähernd konstant bleibt. Die für die Niere typischen Verhältnisse sind in Abb. 8a dargestellt. Oberhalb eines kritischen

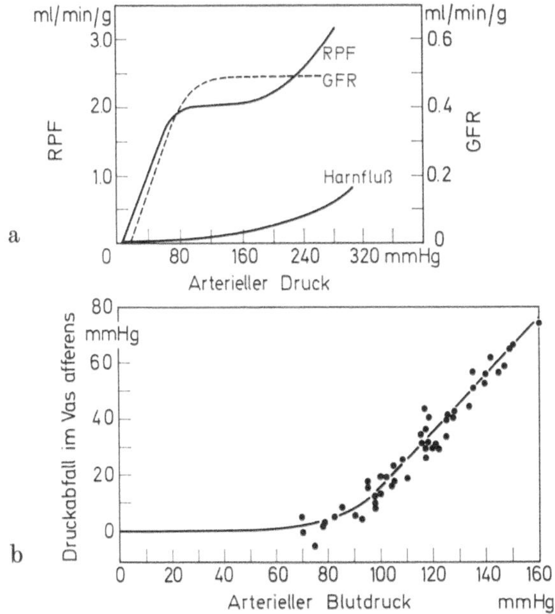

Abb. 8a u. b. Renale Autoregulation. a Renaler Plasmafluß (RPF), Glomerulumfiltrat (GFR) und Harnfluß in Abhängigkeit vom arteriellen Druck (Nach SHIPLEY u. STUDY, 1951). b Druckabfall (ΔP_{VA}) im Vas afferens als Funktion des mittleren arteriellen Blutdruckes (BP). Der Druckabfall wurde berechnet aus der Differenz zwischen arteriellem Blutdruck und dem stop-flow Druck (SFP) und kolloidosmotischem Druck (= 25 mm Hg). $\Delta P_{AV} = BP — (SFP + 25)$ (Nach GERTZ et al., 1966)

Mindestdruckes, der zur Eröffnung der Nierengefäße notwendig ist, steigt die Druck/Stromstärkenkurve bis zu einem Wert von ca. 80 mm Hg zunächst linear an. Zwischen 80 und 180 mm Hg verläuft sie nahezu horizontal, um erst bei sehr hohen Drucken erneut wieder anzusteigen. Auch die Beziehung zwischen arteriellem Blutdruck und glomerulärer Filtrationsrate zeigt das gleiche Verhalten. Im Autoregulationsbereich muß also eine Konstriktion der afferenten Arteriolen eintreten, die den Blutdruck in den Glomerulumcapillarschlingen konstant hält. Neuere Untersuchungen des Druckabfalls in den afferenten Arteriolen haben diese Ansicht voll bestätigt. Wie in Abb. 8b dargestellt ist, besteht im Autoregulationsbereich eine lineare Beziehung zwischen Druckabfall in der afferenten Arteriole und arteriellem Blutdruck (Gertz et al., 1966).

Die möglichen Ursachen der Autoregulation können hier nur summarisch besprochen werden. Im wesentlichen wurden drei verschiedene Hypothesen diskutiert:
1. die *myogene Hypothese*,
2. die *Zellseparationshypothese* und
3. die *intrarenale Na-Rückkopplungshypothese*.

Mehrere Befunde sprechen für eine *myogene Natur* der Autoregulation. Seit den Untersuchungen von Bayliss (1902) ist bekannt, daß sich die glatte Muskulatur bei Dehnung nach einem kurzen Zeitintervall von wenigen Sekunden kontrahiert. Dies läßt sich sowohl an peripheren Arterien als auch an der glatten Muskulatur des Darmes (Bülbring, 1955) nachweisen. Auf die Autoregulation der Nierendurchblutung übertragen, bedeutet dies, daß bei Zunahme des Perfusionsdruckes die Wandspannung der präglomerulären Gefäße zunimmt und diese den Reiz für die Gefäßkontraktion darstellt. In Übereinstimmung mit dieser Ansicht fand sich an der Niere bei plötzlichen Druckschwankungen eine mehrere Sekunden während Verzögerung zwischen Drucksteigerung und Einsetzen der regulierenden Vasoconstriction (Thurau u. Kramer, 1959; Waugh, 1959; Semple u. de Wardener, 1959; Schmid u. Spencer, 1961). Ferner zeigte es sich, daß die Autoregulation durch Pharmaka, die die glatte Muskulatur lähmen, aufgehoben werden kann (*Novocain* in hohen Dosen und KCN: Lochner u. Ochwadt, 1954; Ochwadt, 1956 — Papaverin: Thurau u. Kramer, 1959; Leichtweiss et al., 1967 — Chloralhydrat: Waugh u. Shanks, 1960 — Acetylcholin: Nahmod u. Lanari, 1964) und daß nach Aufhebung der Autoregulation durch diese Pharmaka der hydrostatische Druck in den peritubulären Capillaren je nach Höhe des arteriellen Blutdruckes auf Werte zwischen 90 und 190 mm Hg ansteigt (Thurau u. Wober, 1962).

Die *Zellseparationshypothese* (Pappenheimer u. Kinter, 1956), die annimmt, daß die autoregulative Widerstandsänderung durch eine am Abgang der afferenten Arteriolen erfolgende fortschreitende Trennung der Blutzellen vom Plasma zustande kommt, muß nach neueren experimentellen Befunden (Thompson et al., 1957; Ochwadt, 1957; Lilienfeld u. Rose, 1958; Thurau u. Kramer, 1959; Weiss et al., 1959; Waugh u. Shanks, 1960; Leichtweiss u. Weiss, 1967) als widerlegt gelten.

Die *Natrium-Rückkopplungshypothese* stützt sich vor allem auf experimentelle Befunde aus der Arbeitsgruppe um Thurau (Lit. bei Thurau, 1964). Diese lassen vermuten, daß die Natrium-Konzentration der Tubulusflüssigkeit im Bereich der Macula densa über eine Aktivierung des Renin-Angiotensin-Systems die Nierendurchblutung und die Filtrationsrate beeinflussen. Eine solche Hypothese würde eine funktionelle Deutung der Anlagerung des distalen Konvolutes an den Gefäßpol des Glomerulums und die Ausbildung einer Macula densa erlauben. Thurau u. Schnermann (1965) injizierten bei reninreichen Nieren iso- bzw. hypertone NaCl-Lösungen in das distale Konvolut und beobachteten einen plötzlich vorübergehenden Kollaps des zugehörigen proximalen Konvoluts. Diesen Befund deuteten sie dahin, daß durch Erhöhung der NaCl-Konzentration im Macula-densa-Segment eine Filtrationsminderung des anliegenden Glomerulum ausgelöst wird.

Der Na-Rückkopplungsmechanismus soll immer dann wirksam werden, wenn durch eine Steigerung der Durchblutung bzw. der Filtrationsrate vermehrt Na filtriert wird und aus dem proximalen Tubulus nach distal abfließt. Nach dieser Hypothese ist die Menge des filtrierten Na die eigentlich regulierte Größe. Sie bestimmt einerseits die Stoffwechselaktivität der Niere, andererseits über die Steuerung der Reninsekretion den Tonus der glatten Muskulatur im Bereich der afferenten Arteriolen. Dabei ist zu fordern, daß es durch Renin zu einer lokalen Bildung von Angiotensin I und II innerhalb der Arteriolenwand kommt. Eine ausführliche Diskussion dieser Hypothese findet sich bei Thurau (1967).

Abschließend sei hier auf Befunde verwiesen, die kürzlich an der isolierten, künstlich perfundierten Rattenniere erhoben wurden (Leichtweiss et al., 1967; Leichtweiss u. Weiss, 1967). Es zeigte sich, daß die Autoregulation bei Perfusion mit einer zellfreien Haemaccellösung erhalten ist. Bei Ersatz des Natriums in der Perfusionslösung durch Cholin$^+$ oder TRIS$^+$ verschwindet die Autoregulation unterhalb einer kritischen Konzentrationsgrenze von 60 mÄq Na$^+$/l. Dieser Befund kann nur mit Vorbehalt als Stütze für die Natriumrückkopplungshypothese betrachtet werden, solange nicht andere Effekte wie direkte Einwirkung von Cholin$^+$ oder TRIS$^+$ auf die glatte Muskulatur der Nierengefäße ausgeschlossen sind. Viel beweisender scheint indessen der Befund zu sein, daß eine Autoregulation auch bei Perfusion mit O_2-gesättigtem Paraffinöl zu erzielen ist. Da das Öl, wie histologische Untersuchungen ergeben haben, die Gefäße nicht verläßt, zeigen diese Ergebnisse, daß eine Autoregulation lediglich durch eine Erhöhung des Gefäßinnendruckes, also ohne transvasale Flüssigkeitsverschiebung und ohne Natriumrückkopplung, zustandekommen kann. In diesem Sinne muß auch die Autoregulation gedeutet werden, die GERTZ et al. (1966) am ölgefüllten Einzelnephron beobachtet haben.

Der als Autoregulation bezeichnete Vorgang stellt also einen in der Niere selbst lokalisierten Prozeß dar, der auch an denervierten und isolierten Nieren nachgewiesen werden kann.

Von anderen *extrarenalen Faktoren und Pharmaka*, die die Nierendurchblutung beeinflussen können, seien folgende erwähnt. *Adrenalin* und *Noradrenalin* lösen schon in kleinen Dosen eine Vasokonstriktion aus. Nach geringen Dosen beobachtet man zunächst nur eine Abnahme der Nierendurchblutung, nach größeren Dosen schließlich auch eine Einschränkung der Filtrationsrate (RICHARDS u. PLANT, 1922; RANGES u. BRADLEY, 1943; CORCORAN u. PAGE, 1947; WERKÖ et al., 1951; KRAMER, 1952). Der genaue intrarenale Wirkungsort der Catecholamine ist nicht im einzelnen aufgeklärt. Wahrscheinlich steht eine Konstriktion der afferenten Arteriolen im Vordergrund (ZIMMERMANN et al., 1964). Da häufig auch die Filtrationsfraktion ansteigt, muß eine Konstriktion der efferenten Arteriolen an der Reaktion beteiligt sein (MEHRIZI et al., 1959; ZIMMERMANN et al., 1964).

Acetylcholin bewirkt bereits in niedriger Dosierung eine Dilatation der Nierengefäße und führt damit zur Mehrdurchblutung. Da die Zunahme der Gesamtnierendurchblutung größer ist als die der glomerulären Filtrationsrate (PINTER et al., 1964; VANDER, 1964) muß auch hier angenommen werden, daß sowohl die afferenten als auch die efferenten Arteriolen weitergestellt werden. Atropin hebt die Wirkung von infundiertem Acetylcholin auf, hat jedoch allein ohne vorherige Acetylcholinverabreichung keine Wirkung auf die renale Hämodynamik (VANDER, 1964). Auch *5-Hydroxytryptamin (Serotonin)* bewirkt in niedriger Dosierung eine leichte Zunahme der Nierendurchblutung (SPINAZZOLA et al., 1957). In höherer Dosierung, bei direkter Injektion in die Nierenarterie bzw. an isolierten perfundierten Rattennieren wurde dagegen eine Gefäßkontraktion beobachtet (EMANUEL et al., 1959; PASSOW et al., 1960). *Angiotensin* II (Hypertensin) bewirkt eine Abnahme der Nierendurchblutung (BOCK u. KRECKE, 1958; SCHRÖDER, 1963), wobei gleichzeitig die Filtrationsfraktion leicht ansteigt.

Antidiuretisches Hormon hat in physiologischen Dosen weder einen Einfluß auf die Gesamtdurchblutung und Filtrationsrate, noch auf die Durchblutung des Nierenmarkes (vgl. THURAU, 1964). Erst nach Verabreichung sehr hoher Dosen konnte eine vasokonstriktorische Wirkung nachgewiesen werden.

IV. Transepithelialer Na-Transport

Wenn auch die chemischen Abläufe beim aktiven Transport von Natriumionen noch nicht aufgeklärt werden konnten, so ist es doch auf Grund sorgfältiger physikalisch-chemischer Analysen bereits möglich, die am transcellulären Natriumtransport beteiligten Prozesse in der Epithelzelle zu lokalisieren und aktive, energieverbrauchende von passiven Komponenten abzugrenzen. Derartige Untersuchungen wurden zunächst an Objekten durchgeführt, die für die Analyse besser zugänglich sind als die Nierentubuli, nämlich an der Froschhaut und an der Krötenblase.

Der transepitheliale Natriumtransport durch diese Membranen ist im Rahmen dieser Handbuchreihe bereits ausführlich beschrieben worden (USSING, 1960), so daß wir uns auf die Grundzüge der physikalisch-chemischen Analyse und neuere

Arbeiten beschränken können. Wenn es auch zweifelhaft ist, ob der Natrium-transportmechanismus in diesen Organen der gleiche ist wie in der Niere, so soll hier doch kurz auf die dort durchgeführte Charakterisierung des Natriumtrans-portes durch die Messung von Nettoflüssen, unidirektionalen Flüssen, Kurzschluß-strom und Transportpotential (E_{Na}) eingegangen werden. Ob ein Ionentransport aktiv oder passiv ist, läßt sich mit Hilfe der Ussingschen Flußgleichung aufklären (vgl. Ussing, 1960).

$$E_x = \frac{RT}{zF} \ln \frac{c_i}{c_0} + E + \frac{RT}{zF} \ln \frac{\vec{\Phi}}{\overleftarrow{\Phi}} \quad {}^5$$

Ist E_x gleich Null, so verhält sich die betreffende Ionenart passiv. Hat E_x dagegen einen endlichen Wert, so liegt entweder aktiver Transport, single file diffusion (Hodgkin u. Keynes, 1955) oder Austauschdiffusion [,,carrier exchange diffusion" (Ussing, 1948)] vor. Eine Unterscheidung zwischen den letztgenannten Zuständen ist nach Schlögl (1957) dann möglich, wenn man den Logarithmus der Flußraten gegen die elektrochemische Potentialdifferenz aufträgt (Abb. 9). Wird

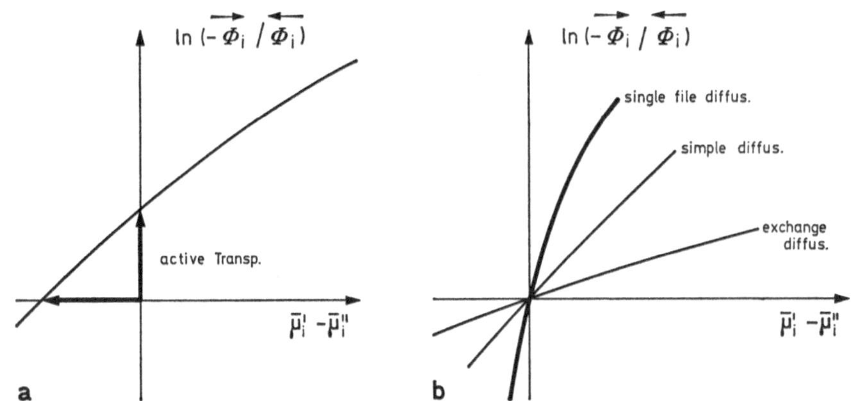

Abb. 9. Beziehung zwischen dem Logarithmus der Flußraten ($\vec{\Phi}_i/\overleftarrow{\Phi}_i$) und der elektrochemischen Potentialdifferenz ($\bar{\mu}_{i'} - \bar{\mu}_{i''}$) (Nach Schlögl, 1957)

der elektrochemische Gradient einer Ionenart auf Null gebracht und ein Netto-wasserfluß durch die Membran und dadurch bedingter solvent drag ausgeschaltet, so muß bei passivem Verhalten der betreffenden Ionenart der Logarithmus von $\vec{\Phi}/\overleftarrow{\Phi}$ auch Null werden, d.h. die unidirektionalen Flüsse ($\vec{\Phi}$, $\overleftarrow{\Phi}$) werden gleich groß und der Nettofluß ($\vec{\Phi} - \overleftarrow{\Phi}$) wird Null. Ist dies nicht der Fall, so haben wir es mit einem aktiven, Stoffwechselenergie benötigenden Transportmechanismus für die betreffende Ionenart zu tun. Der Fluß von aktiv transportierten Ionen ($\vec{\Phi} - \overleftarrow{\Phi}$) ist dann als äquivalenter elektrischer Kurzschlußstrom zu messen, es sei denn, ein zweiter aktiver Transportmechanismus ist mit im Spiel. In diesem Falle ent-spricht der Kurzschlußstrom der Summe bzw. Differenz der Nettotransportraten, je nach Transportrichtung und Ladungsvorzeichen der betreffenden Ionenarten.

---

[5] E_x = Transportpotential für die untersuchte Substanz x
c_i und c_0 = Konzentrationen von x auf beiden Seiten der Membran
$\vec{\Phi}$ und $\overleftarrow{\Phi}$ = Einstrom und Ausstrom von x durch die Membran
E \qquad = elektrische Potentialdifferenz
R, T und zF haben die übliche Bedeutung.

Man kann auch umgekehrt vorgehen: man stellt experimentelle Bedingungen her, unter denen der Nettofluß der zu untersuchenden Ionenart Null wird, und mißt dann die elektrochemische Potentialdifferenz für die betreffenden Ionen. Falls der aktive Transport nicht von einer single file-Diffusion bzw. Austausch-Diffusion überlagert ist, sollte man mit beiden Verfahren zu dem gleichen Wert für das Transportpotential (E_x) gelangen.

An der Froschhaut und Krötenblase sind beide Zustände experimentell zu verwirklichen. Bringt man in einer Kurzschlußkammer das Membranpotential E durch ein angelegtes elektrisches Gegenfeld auf Null und beschickt beide Kammerhälften mit isotoner NaCl-Lösung, so lassen sich $\overrightarrow{\Phi}$ und $\overleftarrow{\Phi}$ mit ^{22}Na bzw. ^{24}Na messen. Der Nettonatriumfluß $\overrightarrow{\Phi} - \overleftarrow{\Phi}$ entspricht in beiden Organen dem Kurzschlußstrom (Ussing, 1949; Ussing u. Zehran, 1951; Leaf, 1958). Bei der zweiten Methode wird durch Beschickung der Kammern mit isotoner Natriumsulfatlösung oder Behandlung der Haut mit Cu^{++}, wodurch sie für Cl^- impermeabel wird, der Nettoionentransport von NaCl auf Null gebracht. Dann ist $\overleftarrow{\Phi} = \overrightarrow{\Phi}$ und $\lg \dfrac{\overrightarrow{\Phi}}{\overleftarrow{\Phi}} = 0$.

Da das erste Glied der Ussingschen Gleichung $\left(\lg \dfrac{c_i}{c_0}\right)$ auch 0 ist, entspricht die elektrische Potentialdifferenz E dem aktiven Transportpotential E_{Na} (Lit. Ussing, 1960). Mit beiden Methoden wurde annähernd der gleiche Wert für E_{Na} gemessen.

E_x hängt nun nicht nur von der „Kraft der Ionenpumpe" ab, sondern auch noch von Leckstellen, worauf Linderholm (1953/54) aufmerksam gemacht hat. Es ist wahrscheinlich, daß neben den Wegen des aktiven Transportes passive Wege existieren, durch die ein Teil der aktiv transportierten Ionen wieder zurückfließt. E_x ist bei starkem Leck kleiner als bei geringem oder fehlendem Leck.

Barriere für den passiven Fluß sowie Sitz des Ionentransportmechanismus sind die Zellmembranen. Wenn nun die Ionen von der einen Seite einer epithelialen Membran auf die andere Seite transportiert werden, so kommt der transcelluläre und intercelluläre Weg in Frage. Bei letzterem werden die Zwischenzellspalten, die mit der Badlösung an der Innenseite der Haut durch die relativ permeable Basalmembran in freier Verbindung stehen, für den Transport bevorzugt (Ussing u. Windhager, 1964; Civan et al., 1965).

Beim transcellulären Weg hingegen sind mindestens zwei Zellmembranen zu überwinden. Behandelt man den Intracellulärraum als ein Kompartment, in dem die Ionenkonzentrationen und elektrischen Potentiale überall gleich sind, so kann man die Ussingsche Flußgleichung bzw. die Schöglschen Kriterien auf die luminale und basale Zellseite anwenden. Nicht ganz so einfach ist es allerdings, die vier unidirektionalen Flüsse, die intracellulären Konzentrationen und die elektrische Potentialdifferenz zwischen Interstitium und Zellinnerem an jeder Seite zu messen. Beispiele für die Drei-Kompartment-Analyse sind Untersuchungen über die ADH-Wirkung auf den Na-Transport durch die Krötenblase (Herrera et al., 1963; Curran et al., 1963). Auch von Kaltblüter-Nierentubuli liegen die ersten Ergebnisse vor (Solomon, 1963).

Ein Pharmakon kann nun den transmembranalen Netto-Transport eines Ions dadurch beeinflussen, daß es einmal auf die Permeabilität und eventuell auf den aktiven Transport des betreffenden Ions selbst oder auch auf die Permeabilität und den aktiven Transport des Gegenions einwirkt. Dadurch entsteht eine große Anzahl von Möglichkeiten, die natürlich in multiionalen Systemen noch vergrößert wird.

2*

V. Transtubulärer Natriumtransport

Das Grundprinzip bei der Harnbereitung in der glomerulären Niere ist Filtration und Resorption. Der Vorteil dieses Prinzips ist, daß alle Stoffe, die in die Blutbahn gelangt sind und in das Glomerulumfiltrat übertreten, letzten Endes im Urin ausgeschieden werden, es sei denn, sie werden aktiv resorbiert oder ihre Fähigkeit, passiv zurückzudiffundieren, ist extrem hoch. Die Natriumionen, gefolgt von den Chlorid- und Bicarbonationen machen mengenmäßig den größten Teil der im Ultrafiltrat vorhandenen Stoffe aus. Ihre Rückresorption ist mit der Rückresorption von Wasser gekoppelt bzw. bedingt dieselbe (Ullrich, 1965). Die zugrunde liegenden Prozesse sollen in den folgenden Kapiteln im einzelnen besprochen werden.

Es ist möglich, die in den einzelnen Tubulusabschnitten rückresorbierte Substanzmenge zu berechnen, wenn man in der Tubulusflüssigkeit (TF), die durch Mikropunktion an verschiedenen Stellen des Nephrons gewonnen wird, die Konzentration der betreffenden Substanz bestimmt und außerdem die Wasserrückresorption in Rechnung setzt. Letzteres ist durch Messung des Konzentrationsanstiegs von Inulin möglich (Gottschalk, 1963; Giebisch u. Windhager, 1964). Die für Wasserrückresorption korrigierte Konzentrationsveränderung einer Substanz (x) ist dann TF/P (x) dividiert durch TF/P (Inulin) $= C_\mathrm{K}$. Die rückresorbierte Substanzmenge, ausgedrückt in Prozent der filtrierten, errechnet sich nach: $100 - (100 \cdot C_\mathrm{K})$. Da Inulin das Tubuluslumen nicht in nennenswerter Menge verläßt (Baumann et al., 1965; Gutmann et al., 1965; Marsh u. Frazier, 1965; Maude et al., 1965), ist TF/P (Inulin) ein sicheres Maß für die Wasserrückresorption. Von verschiedenen Untersuchern wurde bei Ratten in Antidiurese am Ende des proximalen Konvolutes ($=$ etwa 60% der Länge des proximalen Tubulus) ein TF/P (Inulin) von etwa 3 gemessen, d.h. etwa 2/3 der filtrierten Flüssigkeitsmenge werden im proximalen Tubulus rückresorbiert (Litchfield u. Bott, 1962; Lassiter et al., 1963; Giebisch et al., 1964 u.a.). Die prozentuale Flüssigkeitsrückresorption bleibt bei mäßigen Veränderungen der glomerulären Filtrationsrate konstant (glomerulotubuläre Balance), wird aber bei starker Verminderung der GFR z.B. nach Aortendrosselung erhöht (Gertz et al., 1965) und bei starker Erhöhung der GFR, z.B. nach Infusion iso- oder hypertoner NaCl-Lösung, erniedrigt gefunden (Cortney et al., 1964; Giebisch et al., 1964; Hierholzer et al., 1965; vgl. Kapitel X).

Der Einwand, daß sich bei der Punktion des Tubulus und Entnahme von Tubulusflüssigkeit die Filtrationsrate und damit TF/P Inulin ändert, wurde dadurch entkräftet, daß die Berechnung des TF/P (Inulin) für das Ende des proximalen Konvolutes aus der Lissamingrünpassagezeit und der lokalen Resorptionszeit auch zu einem Wert von etwa 3 führte (Gertz et al., 1965). Dieser Berechnung liegen folgende Befunde und Überlegungen zugrunde: Injiziert man in einen mit Öl gefüllten Tubulus isotone Kochsalzlösung, so wird die Lösung durch die Tubuluswand resorbiert, und zwar erfolgt die Volumenabnahme exponentiell mit einer Halbwertsresorptionszeit von ca. 9 sec (Gertz, 1963; Giebisch et al., 1964; Hierholzer, 1964; Gertz et al., 1965; Brunner et al., 1965). Außerdem kann man sehr genau nach intravenöser Injektion von Lissamingrün die Zeit messen, die die Farbfront in der Tubulusflüssigkeit für die Passage des proximalen Konvolutes braucht (Steinhausen, 1963). Man kann beide Prozesse, die lokale Rückresorption und die Passagezeit, zusammenfassen und die prozentuale Flüssigkeitsresorption berechnen. Es gilt die Beziehung:

$$\frac{\mathrm{P}}{\mathrm{TF}(t)}\,(\text{Inulin}) = k \cdot t = \frac{V_t}{V_0}\;(\text{Gertz et al., 1965}). \qquad \begin{aligned} t &= \text{Verweil- bzw. Passagezeit,}\\ k &= \text{Resorptionskonstante.} \end{aligned}$$

$V_t =$ Volumen des injizierten Flüssigkeitstropfens zur Zeit t

$V_0 =$ dgl. zum Zeitpunkt 0

Bei dieser Berechnung geht man von der Annahme aus, daß die zeitabhängige Volumenabnahme einer lokal zwischen 2 Ölsäulen injizierten NaCl-Lösung der Volumenabnahme des Ultrafiltrates bei freiem Fluß entspricht.

Zu Beginn des distalen Konvolutes (= Strecke zwischen der Macula densa und den Sammelrohren, vgl. Abb. 1) wurde bei Ratten in Antidiurese ein TF/P Inulin von 6 bis 7, am Ende des distalen Konvolutes von etwa 15 und bei Ausmündung der Sammelrohre ins Nierenbecken von über 100 gemessen (LASSITER et al., 1961; ULLRICH et al., 1963; GIEBISCH et al., 1964). Daraus berechnet sich eine Wasserresorption, ausgedrückt in Prozent der filtrierten Flüssigkeitsmenge, von 15,9 und 5,5 in den genannten Tubulusabschnitten. Bei Wasserdiurese ändert sich die Flüssigkeitsresorption erst ab dem distalen Konvolut, wobei in stärkster Wasserdiurese die in den distalen Nephronabschnitten, einschließlich der Sammelrohre, resorbierte Wassermenge unmeßbar klein wird (GERTZ et al., 1964). Für die Wasserresorption ist in allen Nephronabschnitten die Resorption von NaCl verantwortlich zu machen, wenn auch der Mechanismus im einzelnen unterschiedlich ist.

In Mikropunktionsexperimenten wurde gefunden, daß die Tubulusflüssigkeit längs des gesamten proximalen Konvolutes isoton mit dem Blutplasma ist (WALKER et al., 1941). Ein meßbarer osmotischer Druckunterschied zwischen Tubulusflüssigkeit und Plasma ist nicht vorhanden. Da bei freiem Fluß auch die Natriumkonzentration im proximalen Konvolut gleich der des Plasmas bleibt, muß Wasser und Natrium (mit Cl^- oder HCO_3^- als Anion) in isotonem Verhältnis resorbiert werden (Lit. bei GIEBISCH u. WINDHAGER, 1964).

Der Mechanismus des isotonen Wassertransportes wurde von DIAMOND (1962) an der Gallenblase von Kaninchen untersucht. In diesem Organ ist die resorbierte Flüssigkeit eine reine NaCl-Lösung, die stets isoton mit der in der Gallenblase befindlichen Ringer-Raffinose-Lösung ist, und zwar unabhängig vom osmotischen Druck dieser Lösung. Die Erklärung dafür ist, daß das aktiv transportierte NaCl in einem umgrenzten Raum in oder jenseits der Zellmembran in hoher Konzentration angereichert wird. Wasser läuft auf Grund des erzeugten lokalen osmotischen Gradienten durch die Membran. In einem solchen Falle kann Wasser sogar entgegen einem osmotischen Gradienten transportiert werden, solange dieser den lokalen osmotischen Gradienten nicht ausbalanciert. Die Vorgänge bei der lokalen Osmose sind in dem Drei-Kompartment-Modell von CURRAN u. McINTOSH (1962) bei geeigneter Wahl der Bedingungen experimentell zu reproduzieren (Abb. 10). Ebenfalls an der Gallenblase haben

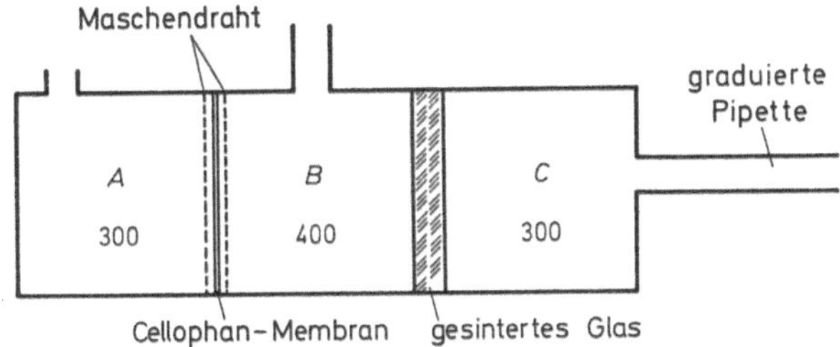

Abb. 10. Modell zur Erklärung der isotonen Resorption (Nach CURRAN u. McINTOSH, 1962). Zwischen Kompartment A und B befindet sich eine Cellophanmembran, zwischen B und C gesintertes Glas. Osmotischer Wasserfluß ist nur zwischen A und B möglich, nicht zwischen B und C, da dort die Poren zu groß sind. Erhöhung des osmotischen Druckes in B (400 mOsmol/l) führt zu osmotischem Wasserfluß von A nach B und zu hydrodynamischem Wasserfluß von B nach C. Letzterer ist unabhängig vom osmotischen Druck in C

PIDOT u. DIAMOND (1964) bei osmotischem Wasserfluß, der durch anisotone Sulfatlösungen zu beiden Seiten der Membran erzeugt war, ein Strömungspotential gesehen und aus der Tatsache, daß der mit dem NaCl-Transport gekoppelte Wasserfluß kein Strömungspotential erzeugt, geschlossen, daß der isotone Wasserfluß durch andere Kanäle geht als der passive Wasserfluß. Wie unten näher ausgeführt wird, scheint auch der aktive und passive Fluß von Ionen durch die Nierenzellmembran durch verschiedene Kanäle zu gehen.

Die Natriumresorption aus dem *proximalen Konvolut* ist als aktiver Prozeß gekennzeichnet:

1. weil einerseits die Natriumionen entgegen einer elektrochemischen Potentialdifferenz vom Tubuluslumen ins Interstitium transportiert werden können;

2. weil andererseits bei fehlendem Natriumnettofluß ein nach einwärts gerichtetes elektrochemisches Potentialgefälle für Natriumionen besteht.

Bei freiem Fluß werden die Natriumionen aus dem Tubuluslumen ins Interstitium transportiert, wo die Natriumkonzentration genau so groß ist. Der Transport erfolgt also normalerweise nicht gegen eine Konzentrationsdifferenz. Dies ist jedoch der Fall, wenn die Tubulusflüssigkeit eine nicht permeierende Substanz, wie z.B. Mannitol, Polyäthylenglykol oder Raffinose, in entsprechender Konzentration enthält.

Von vielen Autoren wurde außerdem eine transtubuläre elektrische Potentialdifferenz von etwa 20 mV (Lumen negativ) gemessen (Solomon, 1957; Bank, 1962; Clapp et al., 1962; Bloomer et al., 1963; Kashgarian et al., 1963; Giebisch et al., 1964; Marsh u. Solomon, 1964; Watson et al., 1964; Hierholzer et al., 1965). Bei freiem Fluß würde demnach das Natrium entgegen einem elektrischen Gefälle resorbiert. Neuerdings wurden allerdings Befunde mitgeteilt, die darauf hinweisen, daß die oben erwähnten Messungen, durch Artefakte bedingt, zu hoch sind, und die wirkliche transtubuläre, elektrische Potentialdifferenz nahe bei Null liegt (Frömter u. Hegel, 1966; Hegel u. Frömter, 1966).

Beschickt man den Tubulus mit einer isotonen Mannit- oder besser Raffinoselösung, so fließen Natrium-, Chlorid- und andere Ionen aus dem Blutplasma zunächst in diese ionenfreie Lösung hinein (Gertz, 1963). Nach einiger Zeit kommen alle Nettoflüsse zum Stillstand: die Flüsse von passiven Ionen, weil für sie keine elektrochemische Potentialdifferenz mehr besteht und die Flüsse von aktiven Ionen, weil durch den aktiven Transport genau so viele Ionen in einer Richtung transportiert werden wie auf Grund der für diese Ionen nun bestehenden elektrochemischen Potentialdifferenzen in umgekehrter Richtung zurückfließen. Der Nettonatriumtransport kommt im proximalen Tubulus zum Stillstand, wenn die Natriumionenkonzentration in der Tubulusflüssigkeit um 35—40 mÄq kleiner geworden ist als im Interstitium (Kashgarian et al., 1963).

Charakteristik des Natriumtransportes in den einzelnen Nephronabschnitten

Wenn auch an den Warmblütertubuli die notwendigen Meßwerte noch nicht vorliegen, um die Ussingschen Flußgleichungen auf die Natriumflüsse an der luminalen und basalen Zellseite anwenden zu können, so ist doch der transtubuläre Natriumtransport im proximalen und distalen Konvolut einigermaßen zu charakterisieren, und zwar A) durch Messung der Nettonatriumchloridresorption, wenn auf beiden Seiten der Tubuluswand die gleiche Natriumkonzentration herrscht (Methode des gespaltenen Öltropfens, Gertz, 1963), B) durch Bestimmung der Gleichgewichtskonzentration, bei der der aktive Austransport von Natrium aus dem Tubuluslumen durch passiven Rückstrom kompensiert wird, so daß der Nettonatriumtransport (Stoped-flow Mikroperfusion, Kashgarian et al., 1963) Null ist, C) durch Messung der scheinbaren unidirektionalen Flüsse mit Hilfe von radioaktiv markiertem Natrium und Chlorid (Freifluß-Mikroperfusion, Sonnenberg u. Deetjen, 1964).

Da die transtubuläre, elektrische Potentialdifferenz im proximalen Konvolut Null ist, werden die Verhältnisse im Vergleich zum distalen Konvolut einfach, und man kann durch (C) den *passiven* Cl-Transport in (A) und den *passiven* Natriumrückstrom in (B) überprüfen. Der mit der Gertz-Methode (nach A) gemessene isotone NaCl-Austransport aus dem proximalen Konvolut beträgt $8{,}5 \cdot 10^{-5}$ µÄq/mm$^2 \cdot$ sec und die Gleichgewichtskonzentration 106 mÄq/l. Aus diesen Werten und dem radioaktiven Ausstrom ergibt sich die in Abb. 11 aufgezeichnete Beziehung zwischen Natriumnettoresorption und Natriumkonzentrationsunterschied zwischen Lumen und Interstitium.

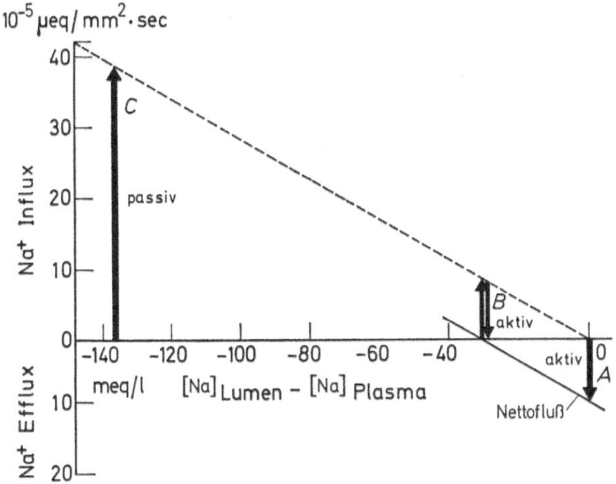

Abb. 11. Passive Ströme (↑) und aktiver Auswärtstransport (↓) von Na in Abhängigkeit von der Na-Konzentrationsdifferenz zwischen Tubulusflüssigkeit und Plasma. In Punkt A besteht keine Na-Konzentrationsdifferenz zwischen Lumen und Plasma, der Pfeil kennzeichnet den mit der Gertz-Methode gemessenen isotonen Austransport. In Punkt B ist die luminale Natriumkonzentration bei Mannitol oder Raffinosezusatz auf 106 mÄq/l abgefallen, d.h. im Lumen 35 mÄq/l niedriger als im Plasma. Es herrscht der Nettofluß Null, da der aktive Austransport durch passiven Rückstrom kompensiert ist. In Punkt C wird der unidirektionale passive Einstrom von Natrium angegeben

Der passive Einstrom von Natrium errechnet sich zu $39{,}7 \cdot 10^{-5}$ µÄq/mm$^2 \cdot$ sec, wenn die Na-Konzentrationsdifferenz zwischen Plasma und Lumen 145 µÄq/l beträgt (HIERHOLZER, 1965; HOLZGREVE et al., 1965; BAUMANN et al., 1966). Der passive Einstrom wird bei der Gleichgewichtskonzentration vom aktiven Auswärtstransport kompensiert, so daß der Nettotransport Null ist. Bei einer transtubulären Na-Konzentrationsdifferenz von Null wird die passive Komponente auch Null, und der aktive Na-Austransport wird als solcher meßbar.

Da weder bei freiem Fluß noch im stationären Zustand bei Gleichgewichtskonzentration eine transtubuläre Potentialdifferenz gemessen wurde (FRÖMTER u. HEGEL, 1966), dürfen wir annehmen, daß der Natriumtransport bei normaler Cl$^-$-Konzentration des Plasmas sowohl im Gleichgewichtsfall als auch bei isotoner NaCl-Resorption vom Cl$^-$ völlig unbeeinflußt ist. Bei der Gleichgewichtskonzentration ist nämlich die Cl$^-$-Konzentration in Lumen und Interstitium gleich, während sich bei isotoner NaCl-Resorption im Lumen eine um etwa 25 mÄq/l höhere Cl-Konzentration einstellt (GOTTSCHALK, 1963; KASHGARIAN et al., 1963 u.a.), die zu dem den Natriumaustransport begleitenden Chloridtransport führt. Daß letzterer passiv ist, erklärt sich daraus, daß die Berechnung des Chloridausstromes aus der mit ^{36}Cl gemessenen Permeabilität von $39{,}2 \cdot 10^{-4}$ mm/sec (BAUMANN et al., 1966) und der Chloridkonzentrationsdifferenz von 25 mÄq/l mit dem gemessenen Wert von $8{,}5 \cdot 10^{-5}$ µÄq/mm$^2 \cdot$ sec (s.o.) übereinstimmt.

Für das distale Konvolut sind ebenfalls isotoner NaCl-Austransport, Gleichgewichtskonzentration und unidirektionale Na-Flüsse gemessen worden (Lit. bei

Ullrich et al., 1966). Eine Analyse wie für das proximale Konvolut ist jedoch wegen des Vorhandenseins einer elektrischen Potentialdifferenz von ca. 50 mV (Lumen negativ) (Frömter u. Hegel, 1966) nicht möglich, da sich unter diesen Umständen eine Permeabilität nicht errechnen läßt, und sich deshalb auch die Flüsse nicht voraussagen lassen. Trotzdem erlauben Befunde, die am distalen Tubulus nach Adrenalektomie (Hierholzer et al., 1965, 1966) und nach Verabreichung von saluretischen Sulfonamiden (Holzgreve et al., 1965) erhoben wurden, bereits die Aussage, daß die Beeinflussung des Na-Transportes hier qualitativ die gleiche ist wie im proximalen Konvolut.

Durch Anwendung der Gertzschen Methode wurde gefunden (Hierholzer et al., 1965), daß der Nettonatriumtransport aus dem proximalen Konvolut bei Tieren, die hyper- bzw. hyponaträmisch gemacht waren, konstant bleibt und daß die Na-Gleichgewichtskonzentration proportional dem Plasmaspiegel derart ansteigt, daß die Natriumkonzentrationsdifferenz zwischen der Gleichgewichtslösung im Tubuluslumen und dem Blutplasma sich nicht ändert.

Das bisher genannte Vorgehen bei der Analyse des Na-Transportes läßt außer acht, welchen Weg die Ionen bei der transtubulären Passage nehmen und welche Energiebarrieren sie im einzelnen dabei überwinden. Die Vorstellung, daß ein aktiver Transportmechanismus nur an einer Zellseite lokalisiert ist, ist wahrscheinlich ungenügend.

Die bisher durchgeführte Drei-Kompartment-Analyse (Lumen-Zelle-Interstitium) an den proximalen Tubuli von Necturus (Solomon, 1963) führte zu der Erkenntnis, daß ein aktiver Natriumtransportmechanismus, der Na^+ aus der Zelle herauspumpt, nicht nur an der basalen, sondern auch an der luminalen Zellseite lokalisiert ist. Bei freiem Fluß überwiegt jedoch der passive Einstrom von Natrium aus dem Lumen in die Zelle und der aktive Austransport aus der Zelle ins Interstitium. Wodurch jedoch die Differenzierung auf beiden Zellseiten und dadurch letzten Endes ein transcellulärer Transport zustandekommt, ist unbekannt. Neben der Möglichkeit, daß der Natriumtransportmechanismus oder die Dichte der Na-Ionen aktiv transportierenden Stellen an der basalen Zellseite größer ist als an der luminalen, ist auch denkbar, daß nur die passive NaCl-Permeabilität an der luminalen Zellseite größer ist als an der basalen.

Über die Natriumresorption in den Sammelrohren liegen nur wenige Daten vor (Marsh, 1966; Ullrich, 1966). Sie deuten darauf hin, daß die Transportverhältnisse denen im distalen Konvolut ähnlich sind.

Wenn man den aktiven Natriumtransport in der Niere mit dem Sauerstoffverbrauch in Beziehung bringen will, so ergeben sich deshalb Schwierigkeiten, weil man eine Verknüpfung des Energieverbrauches mit den unidirektionalen, aktiven Na-Transportraten erwartet, aber meist nur die Nettonatriumresorption (= Differenz zwischen filtrierter und ausgeschiedener Natriummenge) messen kann. Obwohl sich diese zudem noch auf verschiedene Nephronsegmente verteilt, wurde trotzdem in Experimenten, in denen die glomeruläre Filtration durch Aortendrosselung erniedrigt oder durch Infusion hypertoner Kochsalzlösung erhöht worden war, eine lineare Beziehung zwischen Nettonatriumtransport und Sauerstoffverbrauch gefunden, und zwar werden pro 7 mÄq rückresorbierter Natriumionen 1 mÄq Sauerstoff verbraucht (Abb. 12) (Deetjen u. Kramer, 1961). Wenn die Vorstellung richtig ist, daß der Energieverbrauch proportional den unidirektionalen, aktiven Transportraten ist, so ergibt sich als Folgerung, daß die in den erwähnten Versuchen beobachtete Anpassung der Natriumresorption an die Filtration (glomerulotubuläre Balance) durch Veränderung der aktiven Nettotransportraten im proximalen Konvolut und nicht durch Änderung der passiven Natriumflüsse im distalen Konvolut zustandekommt. Umgekehrt scheint es im

Falle der osmotischen Mannitoldiurese zu sein: der O_2-Verbrauch der Niere ist gegenüber der Norm unverändert (KIIL et al., 1961; KNOX et al., 1966), obwohl weniger Na^+ resorbiert wird. Die verminderte Na^+-Resorption scheint demnach ihre Ursache in erster Linie im vermehrten passiven Rückfluß von NaCl ins Lumen sowohl des proximalen als auch distalen Konvolutes bei gleichbleibenden unidirektionalen, aktiven Natriumtransportraten zu haben.

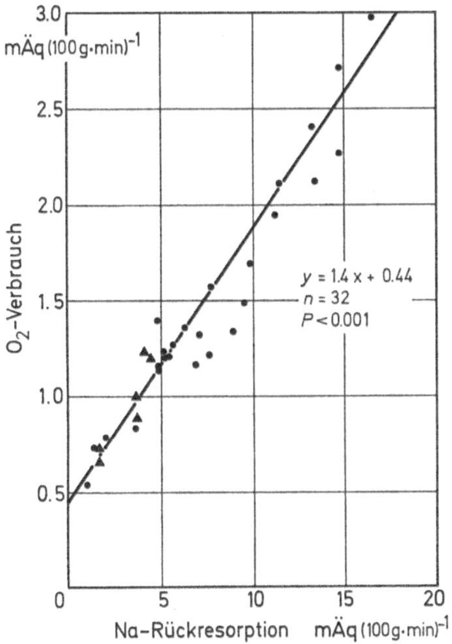

Abb. 12. Beziehung zwischen Sauerstoffverbrauch und Netto-Na^+-Resorption an der Gesamtniere gemessen. (Nach DEETJEN u. KRAMER, 1961)

VI. Regulation der Na-Resorption

Als Faktoren, die regulierend auf die Na^+-Resorption im Nephron einwirken, sind vor allem die Nebennierenrindensteroide, das Angiotensin und das antidiuretische Hormon diskutiert worden. Neuere Befunde, die auf die Existenz eines natriuretischen Hormones hinweisen, werden im Zusammenhang mit der Kochsalzdiurese (s. S. 43) diskutiert.

Aus der Inulin-Clearance und der Na^+-Konzentration des Plasmas läßt sich berechnen, daß beim Menschen ca. 18 mÄq Na^+ pro Minute in die Bowmansche Kapsel abfiltriert werden. Normalerweise werden über 99% der filtrierten Na^+-Ionen resorbiert und nur weniger als 1% mit dem Urin ausgeschieden. Die ausgeschiedene Na^+-Fraktion ist jedoch keine konstante Größe, sondern sie wird durch wechselnde Resorption von Na^+ im Nephron so abgestuft, daß Natriumzufuhr und Natriumausfuhr sich stets die Waage halten.

1. Nebennierenrindensteroide

Seit den Untersuchungen von LOEB (1932/33) ist bekannt, daß ein Ausfall der Nebennierenrindenfunktion zu einer gesteigerten NaCl-Ausscheidung im Urin führt, die mit Kaliumretention einhergeht. Da die nach Nebennierenausfall auftretende Na^+-Mehrausscheidung selbst dann nachweisbar ist, wenn Nierendurchblutung und Filtrationsrate normal sind (PITTS, 1951), muß es sich um eine im

Nephron lokalisierte Störung handeln. Dies wird auch durch die Beobachtung belegt, daß die Infusion des wirksamsten Mineralocorticosteroids Aldosteron bei adrenalektomierten Hunden ohne Beeinflussung des Glomerulumfiltrates zu einer Verminderung der vorher pathologisch gesteigerten Na⁺-Ausscheidung führt (Barger et al., 1958). Bilanzmäßig gesehen unterliegen nur 2% der filtrierten Natriumionen der hormonalen Steuerung durch Nebennierenrindensteroide (Roemmelt et al., 1948, 1949; August et al., 1959).

Durch Mikropunktionsuntersuchungen konnte gezeigt werden, daß die Na⁺-Resorption nach Nebennierenausfall sowohl im proximalen als auch im distalen Tubulus eingeschränkt ist (Abb. 13) (Hierholzer et al., 1964, 1965). Allerdings

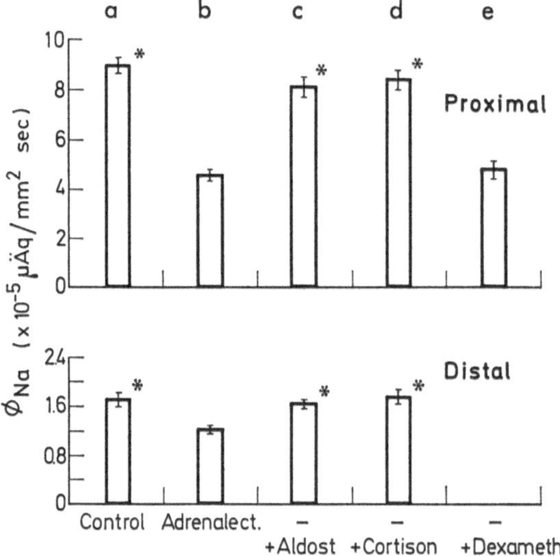

Abb. 13. Hemmung der Netto-Natriumresorption (Φ_{Na}) im proximalen (oben) und im distalen (unten) Konvolut adrenalektomierter Ratten. Die Resorptionsraten wurden berechnet nach:

$$\Phi_{\mathrm{Na}} = 0{,}347 \cdot \frac{r}{t\,1/2} \cdot |\mathrm{Na_p}| \qquad (r = \text{Radius des Tubuluslumens, } t\,1/2 = \text{Halbwertszeit der}$$

Flüssigkeitsresorption, $|\mathrm{Na_p}| = \mathrm{Na}^+$-Konzentration des Plasmas). Die Bestimmung von $t\,1/2$ erfolgte nach der Methode der gespaltenen Ölsäule (Gertz, 1963). * über den Säulendiagrammen bedeuten einen signifikanten Unterschied der Mittelwerte gegenüber der 2. Säule ($P < 0{,}001$). Wie aus den Säulen c und d hervorgeht, kann die Hemmung des Na⁺-Transportes durch d-Aldosteron und Cortison aufgehoben werden. Das Glucocorticoid Dexamethason hat dagegen proximal keine Wirkung auf die Na⁺-Resorption (Nach Daten von Hierholzer et al., 1966; Wiederholt et al., 1966)

wird die verminderte Resorptionskapazität im proximalen Konvolut durch eine verlängerte Verweilzeit der Tubulusflüssigkeit so kompensiert, daß trotz Adrenalektomie eine normale oder sogar gesteigerte, *prozentuale* Flüssigkeitsresorption erfolgt. Dies erinnert an die durch Furosemid im proximalen Konvolut ausgelösten Veränderungen (Rector et al., 1967). Im distalen Konvolut kommt es nach Nebennierenexstirpation nicht nur zu einer Hemmung der Nettonatriumresorption, sondern auch zu einer Erhöhung der intraluminalen Na-Konzentration im stationären Zustand bei Nettofluß Null (= Gleichgewichtskonzentration), was bedeutet, daß das Epithel Na⁺ nur gegen eine geringere transtubuläre Konzentrationsdifferenz resorbieren kann. Ein Anstieg der Na⁺-Konzentration des distalen Tubulus ist auch in stop-flow Versuchen nachweisbar (Vander et al., 1958, 1960; McEvoy et al., 1965). Detaillierte Untersuchungen über die Na⁺-Resorption im aufsteigenden dicken Schenkel der Henleschen Schleife liegen nicht vor, da Mikropunktionsmethoden auf dieses Segment nicht angewendet werden können. Indirekt darf man auch hier auf eine Wirkung von Mineralocorticosteroiden schließen (GUINNEBAULT u. MOREL, 1957; SONNENBLICK et al., 1961; CRABBÉ, 1962 u.a.).

Auch die K-Sekretion im distalen Konvolut ist nach Adrenalektomie vermindert (HIERHOLZER et al., 1965), ebenso die H^+- und NH_4^+-Sekretion (SARTORIUS et al., 1952; PETERS, 1959). Deshalb kommt es neben der bereits beschriebenen Hyponatriämie und Hyperkaliämie auch zur Ausbildung einer Acidose.

2. Renin-Angiotensin

Das durch Reninfreisetzung gebildete Angiotensin II bewirkt einerseits eine Kontraktion der glatten Gefäßmuskulatur (GROSS u. TURRIAN, 1959), andererseits eine vermehrte Aldosteronausschüttung durch die Zona glomerulosa der Nebennierenrinde (LARAGH et al., 1960; GENEST et al., 1961; BARTTER et al., 1961).

Ob Angiotensin den Na^+-Transport im Nephron direkt beeinflußt, ist nach den bisher vorliegenden, widersprüchlichen Befunden nicht mit Sicherheit zu entscheiden (BOCK et al., 1958; SCHRÖDER et al., 1961; GERTZ, 1962; VANDER, 1963; SCHRÖDER, 1963; URQUHART et al., 1963; PETERS, 1963; VILLARREAL et al., 1964; LEYSSAC, 1965—1967; BORKOWSKI et al., 1965; DENGLER et al., 1965; HEALY et al., 1965; LOUIS u. DOYLE, 1965; HORSTER et al., 1966; CANNON et al., 1966).

Durch Anwendung einer neu entwickelten „Okklusionszeit"-Methode erhielt LEYSSAC (zusammenfassende Arbeit 1967) Befunde, die er als Beleg für eine direkte Hemmung der proximalen Natriumresorption durch Angiotension deutete. Bei diesem Verfahren wird die Zeit bis zum vollständigen Kollaps der proximalen Tubuluslumina durch Aortenabklemmung gemessen und aus dem Kehrwert der Okklusionszeit die proximale Natriumresorption berechnet. Intravenöse Injektion von Angiotensin führte bei der Ratte zu einer sofort einsetzenden, reversiblen Verzögerung des Tubuluskollapses (LEYSSAC, 1965), während Antirenin eine Zunahme der aus der Okklusionszeit berechneten Na^+-Resorption bewirkte. Diese Befunde schienen zunächst mit einer Mitteilung von GERTZ (1962) übereinzustimmen, der nach intratubulärer Injektion von Angiotensin eine Verzögerung der Flüssigkeitsresorption beobachtet hatte. Allerdings waren dazu sehr hohe Dosen von 10^7ng pro 100 ml Perfusat notwendig gewesen, während LEYSSAC (1965) bereits mit 8—10 ng/100 g K.-Gew. die maximale Hemmwirkung auslösen konnte. Bei wiederholten Messungen mit kleineren Angiotensin-Dosen fand GERTZ (persönliche Mitteilung) keinen Effekt auf die lokale Transportkapazität des proximalen Tubulusepithels. HORSTER et al. (1966) untersuchten deshalb erneut die Frage einer direkten Angiotensinwirkung auf das Nephron in Mikropunktionsexperimenten an der Ratte. Sie erhöhten die Angiotensinkonzentration sowohl intratubulär (auf 25 bis $250 \cdot 10^3$ng/100 ml) als auch peritubulär (durch Injektion von 18 ng/100 g K.-Gew. und min), konnten aber weder im proximalen Konvolut noch in der Henleschen Schleife eine direkte, hemmende Wirkung auf die Natriumresorption nachweisen. Am distalen Konvolut wurden entsprechende Mikropunktionsuntersuchungen bisher nicht durchgeführt. Ergebnisse von stop-flow Versuchen an Hunden (VANDER, 1963) ergaben eine Erhöhung der distalen, intraluminalen Na^+-Konzentration, die jedoch sehr geringgradig war, so daß auch im distalen Tubulus eine direkte Hemmwirkung von Angiotensin als nicht erwiesen gelten muß.

3. Vasopressin

Vasopressin hat einen Einfluß auf den transepithelialen Na^+-Transport der isolierten Froschhaut (FUHRMAN u. USSING, 1951; USSING u. ZEHRAN, 1951;

Bourguet u. Maetz, 1961; Herrera u. Curran, 1963; Curran et al., 1963) und
der Krötenharnblase (Leaf u. Dempsey, 1960; Frazier et al., 1962; Frazier u.
Hammer, 1963). Hier führt Vasopressin zu einer Permeabilitätssteigerung für
Natriumionen an der äußeren bzw. mucosalen Zellmembran und damit zum vermehrten Einstrom von Na^+ in die Zelle an den Ort des aktiven Na^+-Transportes. In
analoger Weise kann man auch die von Jard und Morel (1963) am Frosch nach
Verabreichung des natürlich dort vorkommenden Hormons Arginin-Vasotocin
beobachtete Verminderung der renalen Natriumausscheidung (verknüpft mit
einem antidiuretischen Effekt) deuten.

Ergebnisse über die Effekte von ADH an der Warmblüterniere liegen als Gleichgewichtskonzentrationen im distalen Konvolut von Ratten in Wasserdiurese und
Antidiurese vor (Kashgarian et al., 1964). Na^+- und Cl^--Gleichgewichtskonzentra-
tionen sind bei Wasserdiurese im Mittel etwas niedriger als bei Antidiurese, also
gerade umgekehrt, wie man es aus den Befunden an Froschhaut und Krötenblase
erwartet hätte. In diesem Zusammenhang sei darauf hingewiesen, daß sich auch
hinsichtlich der Harnstoffpermeabilität das distale Konvolut von Rattennieren
anders verhält als die Krötenblase. An dieser wurde nach ADH eine vermehrte
Harnstoffpermeabilität gefunden, während im distalen Konvolut der Rattenniere
in Antidiurese, Wasserdiurese und Wasserdiurese + ADH die Harnstoffpermeabilität nicht signifikant verschieden war (Capek et al., 1966; Grantham u. Burg, 1966).

Gertz et al. (1964) fanden in Mikropunktionsuntersuchungen an Diabetes
insipidus Ratten sowohl eine normale Flüssigkeitsresorption aus dem proximalen
Konvolut als auch einen gegenüber antidiuretischen Kontrollen unveränderten
Inulin TF/P-Wert zu Beginn des distalen Konvolutes. Dies spricht dafür, daß
nach Ausfall der endogenen Vasopressinproduktion die Na^+-Resorption aus dem
proximalen Tubulus und aus der Henleschen Schleife unverändert abläuft. An
der Rattenniere ist also bei Untersuchung der einzelnen Segmente keine eindeutige
Wirkung von ADH auf den Na^+-Transport nachgewiesen worden. Bei Hunden in
Wasserdiurese war dagegen die aus dem Anstieg der Inulinkonzentration berech-
nete Flüssigkeitsresorption im Bereich des proximalen Konvolutes deutlich niedriger als nach Vasopressininjektion, was als Stimulierung der proximalen Na^+-
Resorption durch ADH gedeutet wurde (Clapp et al., 1963).

Worauf die an der *gesamten Niere* bei Warmblütern beobachteten Veränderungen der Natriumausscheidung nach ADH-Verabreichung (Brunner et al., 1957;
Herken et al., 1957; weitere Literatur bei Peters, 1960) zurückzuführen sind,
ist nicht zu sagen. Erstens sind in der Niere mehrere Nephronabschnitte mit unterschiedlicher Transportcharakteristik für Natrium hintereinandergeschaltet. Im
Gegenstromsystem des Nierenmarkes beeinflussen sich die dort gelegenen Nephronabschnitte außerdem gegenseitig. Zweitens hängt der Na^+-Netto-Transport, wie
oben bereits ausgeführt, in jedem Abschnitt auch von der Permeabilität anderer
osmotisch wirkender Substanzen ab. Jegliche Veränderung dieser Größen im
System muß also mit allergrößter Wahrscheinlichkeit zu einer Veränderung der
Natriumausscheidung führen.

VII. Transtubulärer Transport von Cl^-, Ca^{++} und K^+

1. Chloridtransport

Das passive Verhalten der Chloridionen im proximalen Tubulus ist experimentell gut belegt, indem nachgewiesen wurde, daß sowohl die unidirektionalen
Flüsse als auch die Nettoflüsse proportional dem Konzentrationsgradienten
zwischen Tubulusflüssigkeit und Plasma sind (Baumann et al., 1966). Die Verhältnisse sind deshalb relativ einfach überschaubar, weil im freien Fluß und auch

im Gleichgewichtszustand keine transtubuläre, elektrische Potentialdifferenz nachweisbar ist. Frühere Berechnungen eines Transportpotentials (E_{Cl}), aus denen eine Cl^--sezernierende Pumpe im proximalen Konvolut abgeleitet wurde, gingen von einer transtubulären, elektrischen Potentialdifferenz von -20 mV aus (KASHGARIAN et al., 1963, 1965). Auch im distalen Tubulus existiert für Cl^- im Gleichgewichtszustand keine transtubuläre, elektrochemische Potentialdifferenz (KASHGARIAN et al., 1963). Ein aktiver Cl^--Transport ist also hier bei Normaltieren nicht nachzuweisen. Allerdings wurden bei NaCl-verarmten Ratten in der distalen Tubulusflüssigkeit so niedrige Chloridkonzentrationen gemessen, daß sie ohne die Annahme eines aktiven Chloridaustransportes nicht erklärt werden können (RECTOR u. CLAPP, 1962). In den Sammelrohren muß man aus dem gleichen Grunde eine aktive Cl^--Rückresorption postulieren. Hier reicht nämlich die relativ kleine elektrische Potentialdifferenz von etwa 15 mV zwischen Tubuluslumen und Interstitium (WINDHAGER, 1965; MARSH u. SOLOMON, 1965) bei weitem nicht aus, um eine passive Chloridrückresorption entgegen einer Cl-Konzentrationsdifferenz von $200-300$ mÄq/l zu erklären.

2. Calciumtransport

WALSER (1961) hat als erster darauf hingewiesen, daß die Clearance von ionisiertem Calcium gleich der des Natriums ist. Die Identität geht so weit, daß nicht nur die TF/P-Werte in der proximalen und distalen Tubulusflüssigkeit für Na^+ und ionisiertes Ca^{++} (LASSITER et al., 1963; FRICK et al., 1965), sondern auch ein etwa gleich großer relativer Konzentrationsanstieg für beide Ionen im Gegenstromsystem des Nierenmarkes existiert und Diuretica die Ca^{++}- und Na^+-Rückresorption in gleichem Ausmaße hemmen. Nach akuter Erhöhung der Ca^{++}-Konzentration des Serums kann allerdings die Ca^{++}-Clearance über die Na^+-Clearance ansteigen (FÜLLGRAFF et al., 1967). Mikroperfusionsexperimente am proximalen Tubulus haben neuerdings gezeigt, daß nicht nur die Gleichgewichtskonzentration, ausgedrückt als TF/P Quotient, sondern auch die unidirektionalen Flüsse, bezogen auf gleiche Konzentrationsdifferenz zwischen Lumen und Interstitium identisch sind (BAUMANN, 1966). Weitere Experimente, vor allem die Heranziehung der Drei-Kompartmentanalyse und Ausdehnung der Perfusionsexperimente auf das distale Konvolut sind nötig, um die Frage zu beantworten, wie die passiven Flüsse und der aktive Transport des zweiwertigen Calciums zusammenwirken, so daß die mit der für Na^+ identische Nettoflußcharakteristik zustandekommt.

3. Kaliumtransport

Beim normalen Individuum ist die Kaliumausscheidung proportional der Kaliumzufuhr. Die ausgeschiedene Kaliummenge ist in der Regel kleiner als die filtrierte Kaliummenge und nur unter besonderen experimentellen Bedingungen gleich oder größer. Die ursprünglich von BERLINER geäußerte Hypothese (BERLINER et al., 1950; Lit. bei BERLINER, 1961), daß das filtrierte Kalium im proximalen Tubulus weitgehend resorbiert und das im Urin ausgeschiedene Kalium im distalen Tubulus sezerniert wird, trifft nach neueren Mikropunktionsergebnissen voll zu. Bei freiem Fluß sinken die Kaliumkonzentrationen in der proximalen Tubulusflüssigkeit unter die des Blutplasmas (LITCHFIELD u. BOTT, 1962; MARSH et al., 1963; BLOOMER et al., 1963; KHURI et al., 1963; MALNIC et al., 1964). Der TF/P-Wert liegt zwischen 0,7 und 1,0 [6], und die rückresorbierte Kaliummenge

---

[6] Bei Necturus wurden proximal höhere Werte bis TF/P-$K^+ = 1,9$ (KHURI et al., 1966) gemessen.

errechnet sich bei einem TF/P Inulin von 3 zu etwa 70% der filtrierten Kaliummenge. Bei normal ernährten und kaliumverarmten Ratten sowie bei Tieren, deren
Kaliumausscheidung durch Kaliumbelastung, Dichlorphenamid und Na_2SO_4
stimuliert worden war, zeigt sich in der proximalen Kaliumrückresorption kein
Unterschied (Malnic et al., 1964). In der Henleschen Schleife, hauptsächlich im
dicken aufsteigenden Schleifenschenkel, erfolgt eine weitere Resorption, so daß zu
Beginn des distalen Konvolutes nur noch 5—20% des filtrierten Kaliums übrig
sind. Im distalen Tubulus unterscheiden sich dann die TF/P-Werte der einzelnen
Versuchsgruppen. Bei kaliumarm ernährten Tieren ist TF/P für Kalium maximal
1,5 (Marsh et al., 1963), bei normal ernährten Tieren maximal 6 und bei kalium-
reich ernährten Tieren maximal 15 (Malnic et al., 1964). Unter Berücksichtigung
der distalen Wasserrückresorption berechnet sich dann folgendes: Eine Netto-
kaliumrückresorption von etwa 10% der filtrierten Kaliummenge bei Normaltieren
und eine starke Kaliumsekretion bis zu 180% der filtrierten Kaliummenge bei
kaliumbelasteten Tieren. In letzterem Falle beteiligen sich auch die Sammelrohre
an der Kaliumsekretion, was Hierholzer (1961) durch Mikrokatheterisation der
Sammelrohre bereits früher nachgewiesen hatte.

Im distalen Tubulus wurden von Malnic et al. (1966a und b) die Gleichge-
wichtskonzentrationen und die transtubuläre, elektrische Potentialdifferenz gemessen. Ungefähr den K^+-Konzentrationen bei freiem Fluß entsprechend, liegen die
Gleichgewichtskonzentrationsquotienten (TF/P von K^+) zu Beginn des distalen
Konvolutes in der Regel unter 1 und steigen in den distal davon gelegenen Ab-
schnitten des distalen Konvolutes verschieden hoch an: bei K^+-arm ernährten
Tieren auf etwa 2,5, bei Normaltieren auf 2,5 bis 4 und bei Na_2SO_4-Gabe auf über 5.
Als transtubuläre Potentialdifferenz wurden bei den ersten beiden Gruppen
50 mV, bei Sulfatdiurese 81 mV gemessen. Wurde das distale Konvolut mit
Cholinchlorid durchströmt, so war nicht nur keine transtubuläre Potentialdifferenz
meßbar, auch die K^+-Gleichgewichtskonzentrationen blieben im ganzen distalen
Konvolut unter 1,0. Diese Befunde zeigen, daß im distalen Konvolut bei freiem
Fluß die Kaliumkonzentrationen (wie auch die des Natriums) nahe bei den entsprechenden Gleichgewichtskonzentrationen liegen. Einer transtubulären Potentialdifferenz von 50 mV (Lumen negativ) sollte bei passivem Verhalten ein Gleich-
gewichts-TF/P von 6,5 entsprechen, einer Potentialdifferenz von 81 mV sogar ein
TF/P von 21. Nachdem die gefundenen Gleichgewichtskonzentrationen niedriger
liegen, kann abgeleitet werden, daß für den Kaliumtransport ins Lumen bis zu den
gemessenen Konzentrationen ein aktiver Transportmechanismus nicht nötig ist.
Es besagt jedoch nicht, daß die distale Kaliumsekretion ein einfacher passiver
Prozeß ist. Die einfachste Erklärung der Befunde ist, daß die Einstellung eines
elektrochemischen Gleichgewichtes durch eine K^+-resorbierende Pumpe verhindert
wird (Malnic et al., 1966).

Wenn sich bei der Drei-Kompartment-Analyse herausstellen sollte, daß die
Befunde mit einem passiven Verhalten von K^+ vereinbar sind, würde sich das
ganze Problem der Kaliumsekretion auf die Frage verlagern, welche Vorgänge
für die elektrische Potentialdifferenz an der luminalen und basalen Zellseite
verantwortlich sind. Daß die luminale Natriumkonzentration dabei eine Schlüs-
selrolle spielt, ergibt sich aus dem erwähnten Fehlen einer transtubulären
elektrischen Potentialdifferenz und gleichzeitigem Fehlen einer „Kaliumsekretion" bei Beschickung des Tubuluslumens mit Cholinchlorid. Hier liegt auch
ein Ansatzpunkt zur Erklärung des an der ganzen Niere oft erhobenen Befundes,
daß sich Kalium- und Natriumausscheidung reziprok verhalten, was zu der
revisionsbedürftigen Annahme geführt hat, daß eine $Na^+—K^+$-Austauschpumpe
vorliegt.

VIII. Renale Regulation des Säuren-Basenhaushaltes

Eine Besprechung der Grundzüge der renalen Säuren-Basen-Regulation ist wegen der engen Koppelung zwischen NaCl- (und KCl)Resorption und Säureausscheidung bzw. Bicarbonatresorption im Nephron angezeigt. Diese Koppelung wird deutlich in der diuretischen Wirkung von Carboanhydratase-hemmenden Pharmaka, welche den Austausch von Na$^+$ gegen H$^+$ im Nephron verlangsamen, so daß ein großer Prozentsatz der filtrierten Na$^+$-Ionen zusammen mit Bicarbonat, Chlorid und Wasser im Endurin ausgeschieden werden.

Die Hauptaufgabe der renalen Funktion bei der Erhaltung eines normalen Säuren-Basen-Gleichgewichtes besteht nach PITTS, 1948:

1. in der Regulation der Resorption von filtriertem Bicarbonat und der an Bicarbonat gebundenen Na$^+$- und K$^+$-Ionen und

2. in der Ausscheidung von Säuren in der Form von titrierbarer Säure und Ammoniumsalzen.

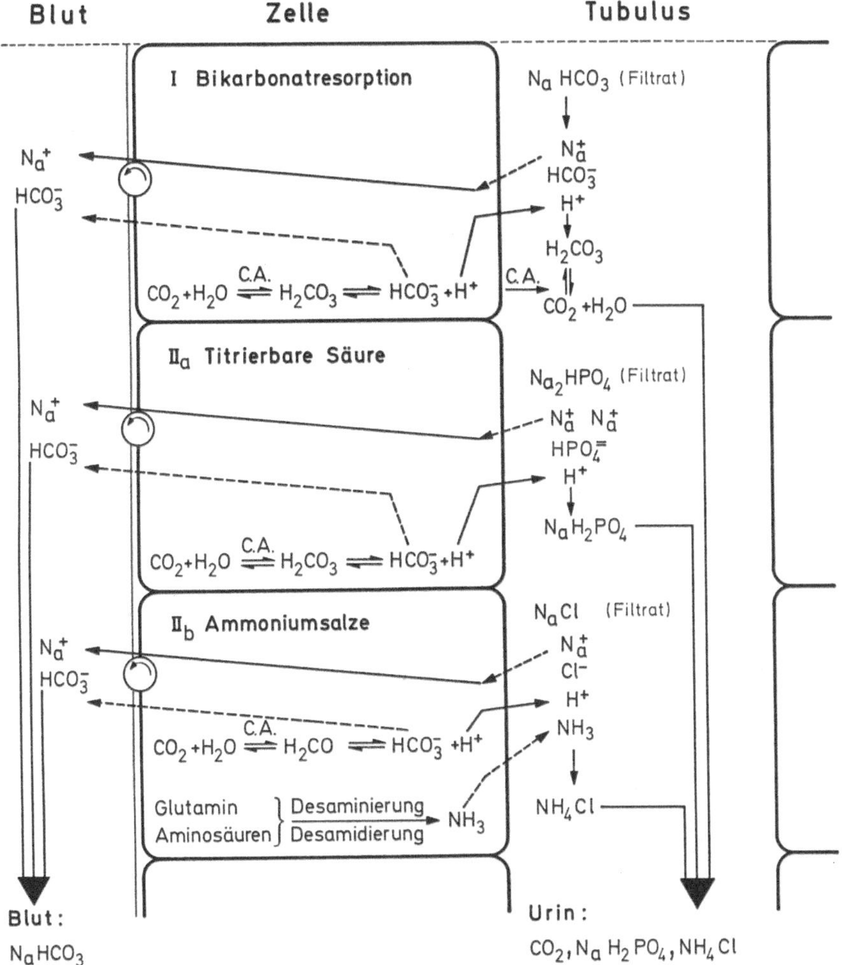

Abb. 14. Schematische Darstellung der an der renalen Säuren-Basenregulation beteiligten Vorgänge. Der Grundmechanismus besteht in einem Na$^+$—gegen H$^+$-Austausch an der tubulären Zellseite. Für Einzelheiten s. Text (Modifiziert nach PITTS, 1948)

Der erstgenannte Prozeß besteht in einer Anpassung der HCO_3^--Resorption an die Bedürfnisse des Körpers: bei ausgeglichenem Säuren-Basenhaushalt wird normalerweise das gesamte filtrierte Bicarbonat resorbiert und erst bei Erhöhung der Plasma-HCO_3^--Konzentration erscheint Bicarbonat im Endurin. Die Ausscheidung von titrierbarer Säure und von Ammonium-Ionen dagegen dient der Regeneration des bei metabolischer Acidose verminderten Bicarbonatbestandes des Körpers.

Die bisherigen Betrachtungen gingen davon aus, daß allen diesen Vorgängen ein einziger Mechanismus, nämlich die Sekretion von Wasserstoffionen durch die Tubulusepithelzellen zugrundeliegt (Pitts, 1945—1948; Berliner et al., 1952), wie dies in Abb. 14 dargestellt ist. Nachdem jedoch aus Bilanzbetrachtungen (siehe Artikel von Maren) Hinweise vorliegen, daß Bicarbonationen als solche resorbiert werden und außerdem gezeigt wurde, daß die Bicarbonationen die proximale Tubuluswand leicht permeieren, sowie tiefgreifend in den Natriumtransportmechanismus eingreifen (Ullrich, unveröff. Befunde) muß mit einer Revision bzw. Detaillerung des in Abb. 14 dargelegten Schemas gerechnet werden. Eine solche ist jedoch verfrüht, solange eine allgemeine theoretische Betrachtung über die gegenseitige Abhängigkeit der einzelnen Komponenten des Bicarbonatpuffers beim Transport durch Membranen nicht vorliegt und außerdem die Tatsache mit einbezogen ist, daß im cellulären Kompartment CO_2 aus dem Stoffwechsel entsteht. Mit diesen Vorbehalten wird im folgenden weiterhin die bisher gebräuchliche Darstellungsweise benutzt.

1. Wasserstoffionensekretion und Bicarbonatresorption

Durch die H^+-Sekretion wird die Tubulusflüssigkeit angesäuert, d.h. es entstehen transtubuläre pH-Gradienten, und zwar nicht nur im distalen Konvolut, wie man ursprünglich auf Grund von Messungen an der Amphibienniere angenommen hatte, sondern in allen Segmenten des Nephrons (Ullrich u. Eigler, 1958; Gottschalk et al., 1960; Giebisch et al., 1960; Litchfield u. Bott, 1962; Bank, 1962; Clapp et al., 1963; Rector, 1963 u. a.). Dies wird dokumentiert durch die in Abb. 15 wiedergegebenen Meßergebnisse. Mengenmäßig werden die meisten

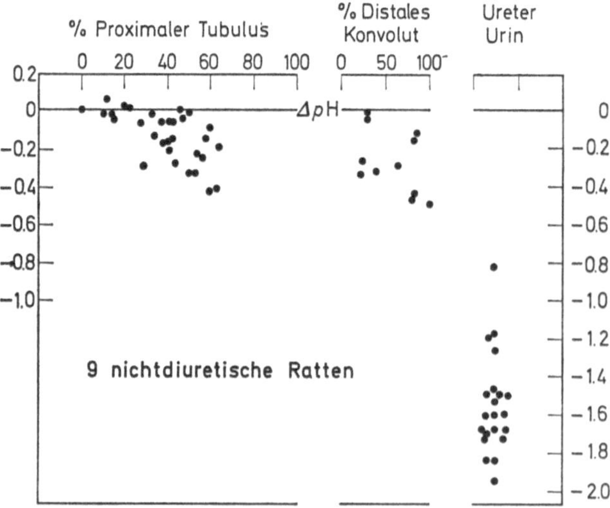

Abb. 15. Transtubuläre pH-Differenzen bei nichtdiuretischen Ratten, gemessen mit der Chinhydron-Mikroelektrode (Nach Daten von Gottschalk et al., 1960)

H$^+$-Ionen im proximalen Tubulus sezerniert, entsprechend groß ist hier die Bicarbonatresorption. Gleichzeitig sinkt der pH-Wert bis auf etwa 6,6 (GOTTSCHALK et al., 1960), und es kommt zu einem Anstieg der intraluminalen Cl-Konzentration (WALKER et al., 1941; WINDHAGER et al., 1961; GOTTSCHALK, 1963). Im distalen Konvolut und vor allem in den Sammelrohren ist die von den Tubuluszellen sezernierte H$^+$-Menge wesentlich geringer. Trotzdem resultiert hier wegen des geringen Urinvolumens und wegen des geringen Puffergehaltes eine sehr viel ausgeprägtere Azidifizierung.

Messungen der Bicarbonat-Resorption bzw. Wasserstoff-Ionen-Sekretionsrate und des maximal möglichen transtubulären H$^+$-Ionengradienten in den einzelnen Tubulusabschnitten liegen noch nicht vor, so daß wir uns bei der Erklärung von Befunden, die an der ganzen Niere erhoben wurden, auf relativ unsicherem Boden befinden. Clearance-Experimente an der gesamten Niere ergaben, daß sich die tubuläre Bicarbonat-Rückresorption auf einen relativen Maximalwert einstellt (PITTS et al., 1949). Eine Begrenzung der Resorptionskapazität an der ganzen Niere kann durch Begrenzung der Transportrate bedingt sein, wie z.B. im Falle der Glucose-Resorption. Sie kann aber auch durch Konzentrationsdifferenzen zwischen Tubulusflüssigkeit und Plasma bedingt sein, wie z.B. bei der proximalen und distalen Na$^+$-Resorption im Falle der osmotischen Diurese, wo sich eine fixe Konzentrationsdifferenz einstellt, gegen die keine Nettoresorption mehr möglich ist. Die maximale Bicarbonat-Resorption ist offenbar nicht durch die Transportrate begrenzt, da sie proportional der Filtrationsrate variiert, sondern durch Konzentrationsdifferenzen. Wie jedoch die Verhältnisse im einzelnen sind, vor allem in den Sammelrohren, wo die auszuscheidende Bicarbonatmenge am stärksten variiert werden kann, ist unbekannt.

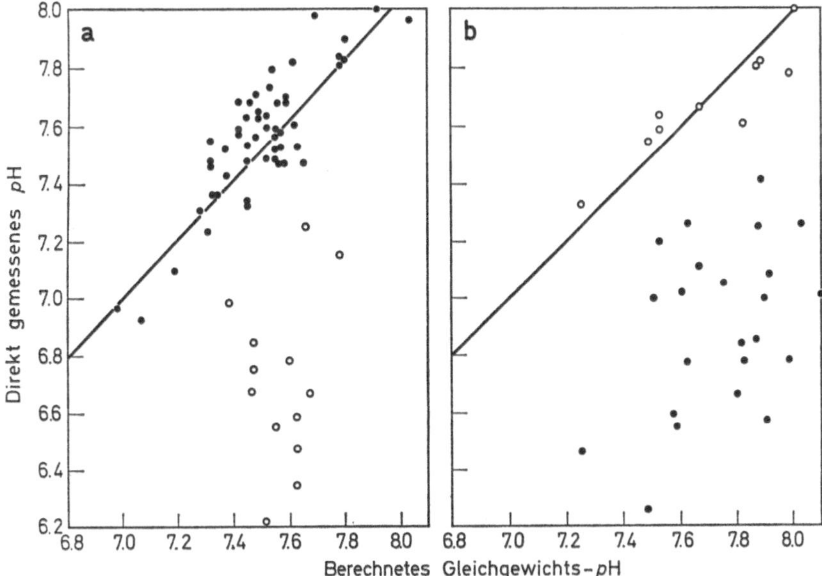

Abb. 16. Beziehung zwischen dem direkt mit der Glaselektrode gemessenen intratubulären pH und dem theoretischen Äquilibrium-pH a der proximalen (● Kontrollen; ○ nach Hemmung der C. A.) und b der distalen Tubulusflüssigkeit (● Kontrollen; ○ nach Injektion von C. A.). Berechnung des Äquilibrium-pH-Wertes aus Plasma pCO$_2$ und Bicarbonatkonzentration der Tubulusflüssigkeit. Letztere wurde aus pH-Messungen mit der Chinhydron-Mikroelektrode berechnet. ● C. A. = Carboanhydrase (Nach RECTOR, CARTER u. SELDIN, 1965) (Einzelheiten s. Text S. 34).

Um die immer wieder diskutierte Alternative einer direkten, tubulären HCO_3^--Resorption zu prüfen, bestimmten Rector u. Mitarb. (1965) (vgl. Rector, 1965) in Mikropunktionsversuchen den pH-Wert der proximalen und distalen Tubulusflüssigkeit, und zwar in vergleichenden Messungen mit einer sofort anzeigenden Mikroglaselektrode und mit einer Mikrochinhydronelektrode, bei welcher der Tubulusurin während eines mehrere Minuten dauernden Zeitraumes zunächst in eine Meßcapillare eingesaugt werden muß. Die Ergebnisse sind in Abb. 16 dargestellt. Es zeigte sich, daß die mit beiden Verfahren im proximalen Konvolut erhaltenen Ergebnisse nicht voneinander abweichen, solange die normale Carboanhydrataseaktivität der Tubuluszellen erhalten war. Eine Hemmung des Fermentes führte jedoch zum Auftreten eines sog. „Disäquilibrium-pH" (Abb. 16a — offene Kreise), d.h. die mit der Glaselektrode gemessenen aktuellen Werte waren stets niedriger als die mit der Chinhydronelektrode registrierten Daten, was auf das Vorhandensein überschüssiger Kohlensäure in der Tubulusflüssigkeit hinweist. Dieser Unterschied beweist indirekt, daß die proximale Bicarbonatresorption und damit die proximale Azidifizierung durch H^+-Ionensekretion erfolgt und nicht durch direkte HCO_3^--Resorption bedingt ist, da der letztere Prozeß nicht zum Auftreten überschüssiger Kohlensäure und damit auch nicht zu einem Disäquilibrium-pH nach unten führen würde.

Sehr brauchbar für die Erklärung der Abläufe bei der H^+-Ionensekretion bzw. Bicarbonatresorption hat sich die von Pitts (1948) und Berliner et al. (1952) aufgestellte Hypothese erwiesen, wonach die sezernierten H^+-Ionen im Stoffwechsel der Tubuluszellen durch Hydratation von CO_2 bereitgestellt werden. Wie in Abb. 14 dargestellt, spielt dabei die in den Zellen vorhandene Carboanhydratase die Rolle eines Katalysators. H^+ wird gegen Na^+ aus der Tubulusflüssigkeit ausgetauscht, wobei die sezernierten Wasserstoffionen mit den filtrierten Bicarbonationen reagieren und Kohlensäure bilden. Das Fehlen eines proximalen Disäquilibriums der H^+-Ionenkonzentration weist darauf hin, daß auch im Tubuluslumen oder zumindest an der lumenseitigen Zelloberfläche genügend Carboanhydratase vorhanden ist, so daß die entstehende Kohlensäure ohne Verzögerung in CO_2 und H_2O übergeführt wird. CO_2 kann dann in die Zelle zurückdiffundieren und dort erneut an der Bereitstellung von H^+ und HCO_3^- teilnehmen. (Einzelheiten dazu sind im Kapitel von Maren diskutiert.)

Obwohl auch im distalen Konvolut Bicarbonatresorption und Azidifizierung durch eine H^+-Ionensekretion erfolgen, unterscheiden sich die Vorgänge doch von den proximalen (Abb. 16b). Es konnte nachgewiesen werden, daß distal normalerweise ein Disäquilibrium-pH besteht, was am besten dadurch erklärt werden kann, daß hier zwar ebenso wie proximal H^+-Ionen sezerniert werden, die gebildete Kohlensäure jedoch verzögert dehydratisiert wird, obwohl auch in den Zellen des distalen Konvolutes Kohlensäureanhydratase vorhanden ist (Mattenheimer et al., 1964). Dadurch entsteht im Gegensatz zu proximal überschüssige H_2CO_3. Injiziert man Carboanhydratase, die glomerulär filtriert und im Urin ausgeschieden wird, so wird die im distalen Tubuluslumen entstehende Kohlensäure sofort dehydratisiert und der pH-Wert steigt auf den berechneten Gleichgewichtswert an (vergl. offene Kreise in Abb. 16b).

Das in der Zelle gebildete HCO_3^- läuft zusammen mit Na^+ ins Blut zurück, wobei Na^+ vermutlich aktiv gepumpt wird und HCO_3^- entlang einer elektrochemischen Potentialdifferenz nachfließt. Es ist deshalb anzunehmen, daß das Bicarbonat durch die peritubuläre Zellwand besser permeieren kann als durch die luminale Zellwand. Dafür sprechen Befunde von Wick und Frömter (1967), daß Bicarbonat unter mehreren untersuchten Anionen die Potentialdifferenz an der peritubulären Zellseite am stärksten beeinflußt.

2. Ausscheidung von titrierbarer Säure und Ammoniumsalzen

Die durch die Tubuluszellen sezernierten H^+-Ionen reagieren nicht nur mit HCO_3^-, sondern auch mit den Anionen anderer schwacher oder starker Säuren wie Phosphat, Sulfat, Kreatinin, β-Hydroxybutyrat u. a. Quantitativ gesehen sind diese Prozesse meist gegenüber der Bicarbonatreaktion zu vernachlässigen, sie gewinnen jedoch dann an Bedeutung, wenn bei einer metabolischen Acidose die Bicarbonatkonzentration des Plasmas und damit die des Ultrafiltrates absinkt und gleichzeitig die Konzentration der entsprechenden Säureanionen ansteigt.

Reagiert H^+ mit Pufferanionen (z. B. HPO_4^{--}), so entsteht dabei titrierbare Säure; gleichzeitig wird Na^+ aus der Tubulusflüssigkeit und HCO_3^- aus dem Zellstoffwechsel der Epithelzellen resorbiert, d. h. der Natriumbicarbonatbestand des Körpers wird regeneriert. Sind dagegen in der Tubulusflüssigkeit vorwiegend Anionen von Mineralsäuren (Cl^-, SO_4^-) vorhanden, so diffundieren H^+-Ionen zusammen mit Ammoniak in die Tubulusflüssigkeit und bilden dort NH_4^+-Ionen.

Titrierbare Säure: Die im Urin ausgeschiedene titrierbare Säure ist äquivalent derjenigen Menge an Lauge, welche zur Titration des Urins bis zum pH-Wert des Blutes notwendig ist. Sie hängt ab von der jeweiligen Konzentration und dem pK-Wert der verschiedenen im Urin vorliegenden Puffer zusammengenommen. Der dritte begrenzende Faktor für die Ausscheidung titrierbarer Säure ist der niedrigste Urin-pH-Wert, den die Niere erzeugen kann. Da der pH des Urins zwischen den Grenzwerten 4,4 und 8,2 schwanken kann, sind für die Ausscheidung der titrierbaren Säure Puffergemische mit pK-Werten innerhalb dieses Bereiches, vor allem Na_2HPO_4/NaH_2PO_4 von Bedeutung. Je höher der pK-Wert eines Puffers liegt, desto vollständiger kann H^+ gegen Na^+ ausgetauscht werden. Aus den bekannten Titrationskurven läßt sich ablesen, daß z. B. praktisch das gesamte primäre Phosphat in sekundäres Phosphat ($pK^1 = 6{,}8$) umgewandelt werden kann, während z. B. nur ca. 50% von Na-β-oxybutyrat durch Na^+-H^+-Austausch in β-Oxybuttersäure ($pK = 4{,}7$) übergeführt werden kann.

Ammoniumsalze: Reagieren sezernierte H^+-Ionen mit Anionen von Mineralsäuren, so wird der limitierende Urin-pH-Wert rasch erreicht, und der Prozeß müßte eigentlich zum Stillstand kommen. Es wurde bereits darauf hingewiesen, daß unter diesen Bedingungen H^+ zusammen mit NH_3 in den Tubulusurin gelangt und NH_4^+ gebildet wird, das als Kation mit den Säureanionen im Urin ausgeschieden wird (PITTS, 1948). Wieder wird dadurch eine Regeneration des $NaHCO_3$-Bestandes des Körpers erzielt.

NH_3 wird in den Tubuluszellen vor allem durch Desaminierung und Desamidierung von Glutamin, aber auch von anderen Aminosäuren gebildet (VAN SLYKE et al., 1943; PITTS, 1964; PITTS et al., 1963; PILKINGTON et al., 1964). Die Aminosäuren werden aus dem Blut extrahiert und gelangen sowohl von der Blutseite als auch vom Tubuluslumen her in das Zellinnere. Der Abtransport erfolgt nicht nur im Urin, sondern auch mit dem Nierenvenenblut. Es ist anzunehmen, daß NH_3 wegen seiner guten Lipoidlöslichkeit viel leichter die Zellmembranen durchdringt, als das ionisierte Ammoniumion NH_4^+. Dem entspricht ein einheitlicher NH_3-Druck in allen Flüssigkeitskompartments des Nierenrindengewebes (OELERT et al., 1966). Wie PITTS (1948) gezeigt hat, besteht eine umgekehrte Proportionalität zwischen Urin-pH und NH_4^+-Ausscheidung, d. h. je saurer der Urin, desto größer ist die NH_4^+-Konzentration. NH_3 diffundiert also entlang eines H^+-Gradienten aus dem Zellinneren in den sauren Urin und wird dort zusammen mit H^+-Ionen und Säureanionen zu Ammoniumsalz gebunden. Dieser Prozeß einer passiven Sekretion findet ebenso wie die H^+-Sekretion entlang des gesamten Nephrons statt (GLABMAN et al., 1965). Da die Produktion von NH_3 in den Tubuluszellen bei chronischer Acidose zunimmt, steigt der Anteil der Ammoniakausscheidung an der Gesamtsäureausscheidung und damit der Bicarbonatregeneration.

3. Mechanismus der H⁺-Sekretion

Um den Mechanismus der Acidifizierung näher zu analysieren und zu entscheiden, ob hierbei ein aktiver oder ein passiver H^+-Ionentransport erfolgt, wurden im Gleichgewichtszustand (d.h. bei Netto-Wasserstoffsekretion $= 0$) transtubuläre pH-Differenzen und transtubuläre, elektrische Potentialdifferenzen gemessen (Malnic et al., 1964; Rector et al., 1964). Durch Einsetzen beider Parameter in die Nernstsche Gleichung:

$$E \, [\text{mV}] = -\, 61{,}5 \; (\text{pH}_{\text{Blut}} - \text{pH}_{\text{Tubulusflüssigkeit}})$$

transtubuläre elek.   transtubuläre pH-Differenz
Potentialdifferenz

kann die Natur des Transportvorganges aufgeklärt werden, da nur bei passiver Verteilung der Wasserstoffionen und der begleitenden Pufferanionen die obige Gleichung erfüllt wird. Im proximalen Tubulus der Rattenniere besteht unter den verschiedensten experimentellen Bedingungen eine transtubuläre pH-Differenz, zu deren Aufrechterhaltung eine elektrische Triebkraft von mindestens 46 mV (Windhager, 1964) vorhanden sein müßte. Da tatsächlich in diesem Segment keine elektrische Potentialdifferenz besteht (Frömter u. Hegel, 1966), erfolgt der proximale H-Ionentransport gegen einen elektrochemischen Gradienten, und wir müssen daraus schließen, daß das H^+/HCO_3^--System mit einem aktiven Transportmechanismus verknüpft ist. Im distalen Konvolut ist dagegen die transtubuläre Potentialdifferenz so groß, daß H-Ionen längs des elektrochemischen Gradienten fließen. Allerdings bezieht sich diese Betrachtung nur auf einen quantitativen Vergleich der transtubulären Potential- und Konzentrationsdifferenzen. Eine erschöpfende Analyse setzt jedoch darüber hinaus eine genaue Kenntnis der elektrochemischen Gradienten für alle Pufferkomponenten sowohl an der luminalen als auch an der peritubulären Zellseite der Nierenepithelien voraus. Sie ist erst dann möglich, wenn der intracelluläre pH-Wert der H^+-Ionen-sezernierenden Zellen direkt gemessen werden kann. Die intracelluläre Wasserstoffionenkonzentration scheint bei der H^+-Sekretion überhaupt der Schlüsselpunkt zu sein (Rector, 1966). Bei vermehrter renaler H^+-Ionensekretion im Kaliummangel, in metabolischer und respiratorischer Acidose ist nämlich mit großer Wahrscheinlichkeit die H^+-Ionenkonzentration in den Zellen erhöht. Umgekehrt könnte die bei Hyperkaliämie, metabolischer und respiratorischer Alkalose, sowie die nach Kohlensäureanhydratasehemmung beobachtete verminderte H^+-Ionensekretion und Bicarbonatresorption durch eine erniedrigte intracelluläre Wasserstoffionenkonzentration bedingt sein. Bei diesen Zuständen wird ein alkalischer Urin mit hoher Bicarbonatkonzentration ausgeschieden (Lit. bei Berliner et al., 1951; Windhager, 1965; Rector, 1966).

IX. Mechanismus der Harnkonzentrierung

Eines der wichtigsten Funktionsprinzipien der Niere ist die Konzentrierung des Urins im Gegenstromsystem des Nierenmarkes. Da die daran beteiligten Mechanismen in letzter Zeit sowohl im Rahmen des Handbuches (Kruhøffer, 1960) als auch anderenorts ausführliche Darstellungen erfahren haben (Ullrich et al., 1961; Gottschalk, 1964), sollen im folgenden nur die wesentlichen Prinzipien dieses Systems und neuere Befunde abgehandelt werden.

Schon seit langem war bekannt, daß die Fähigkeit zur Ausscheidung eines konzentrierten Urins an die Entwicklung einer Henleschen Schleife gebunden ist

(CRANE, 1927), und daß die maximale Konzentrierungsfähigkeit von der Schleifenlänge bzw. vom Entwicklungsgrad des dicken aufsteigenden Schleifensegmentes abhängt (PETER, 1909; SPERBER, 1944; O'DELL u. SCHMIDT-NIELSEN, 1960). Die Aufklärung des Prinzips der Harnkonzentrierung wurde jedoch erst durch die Untersuchungen von WIRZ, HARGITAY u. KUHN (1951) eingeleitet, die die Bedeutung der haarnadelförmigen Anordnung der Henleschen Schleifen und der Vasa recta erkannten, und die zuvor von KUHN u. RYFFEL (1942) und HARGITAY u. KUHN (1951) erarbeiteten Modellvorstellungen auf die Niere übertrugen.

1. Modellvorstellungen

In dem von HARGITAY u. KUHN (1951) beschriebenen Modell kann eine starke Konzentrierung einer verdünnten Lösung dadurch erzielt werden, daß ein kleiner Einzeleffekt längs eines Weges vielfach abläuft. Dieser Einzeleffekt besteht in dem angegebenen Modell (Abb. 17 a) darin, daß durch eine hydrostatische Druck-

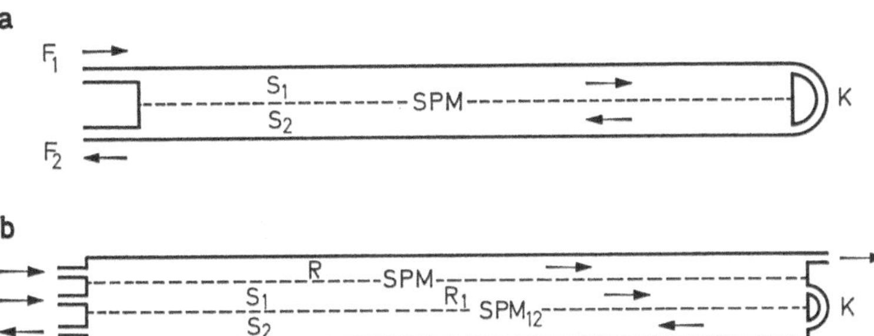

Abb. 17. Gegenstrommodell zur Herstellung konzentrierter Flüssigkeit: a ohne Entnahme; b mit Entnahme konzentrierter Flüssigkeit aus dem System (Nach HARGITAY u. KUHN, 1951)

differenz Wasser vom zuführenden Schenkel (S_1) durch eine semipermeable Membran (SPM) in den abführenden Schenkel (S_2) transportiert wird. Dadurch wird in S_1 die Flüssigkeit zur Schleifenspitze (K) hin konzentriert. Nach Passage der Schleifenspitze nimmt sie im abführenden Schenkel (S_2) das verlorene Wasser wieder auf und verläßt das System unverändert isoton.

Wie in Abb. 18 dargestellt ist, wird die höchste Konzentration am Scheitel K erreicht. Sie ist in diesem Modell vor allem abhängig a) von der Größe des hydrostatischen Druckunterschiedes, b) von der Wasserdurchlässigkeit der semipermeablen Membran und c) von der Flüssigkeitsmenge, mit der das System beschickt wird. Aus einer solchen Anordnung kann man eine konzentrierte Flüssigkeit entnehmen, indem an das Haarnadelgegenstromsystem ein Rohr R angelagert wird, dessen semipermeable Wand einen osmotischen Wasserausgleich zwischen dem eigentlichen Schleifensystem und dem Inhalt des Rohres R erlaubt (Abb. 17 b). Fließt in R eine Lösung in Richtung zum Scheitel K, so wird fortlaufend Wasser aus dem Scheitel S_1 abgegeben, d. h. auch die in R fließende Lösung wird konzentrierter. In einem solchen Modell fließt also aus R eine konzentrierte und dementsprechend aus S_2 eine hypotone Lösung ab. Ist die Wasserdurchlässigkeit der semipermeablen Membran zwischen R und S_1 groß und die Flußgeschwindigkeit in R klein, so wird in jedem Querschnitt die Lösung in R ebenso konzentriert sein wie im Gegenstromsystem.

Prinzipiell die gleichen Vorgänge können in einem solchen Modell erzielt werden, wenn der hydrostatische Druckunterschied zwischen S_1 und S_2 durch Pumpenmechanismen ersetzt wird, die gelöste Substanzen (z. B. NaCl) von S_2 nach S_1 transportieren (KUHN u. RAMMEL, 1959). Die Konzentrierungsfähigkeit ist dann von der Transportkapazität dieser Pumpen abhängig, denn es gilt:

$$C_x = C_0 \cdot e \exp\left[\frac{\xi \cdot \varepsilon \cdot x}{U_1 \cdot a}\right]$$

ξ = die Leitfähigkeit der Membran zwischen S_1 und S_2 für die transportierten Stoffe.

ε = proportional der treibenden Kraft für den aktiven Transport.

U_1, a, C_0 und x haben die gleiche Bedeutung wie in Abb. 18.

Auch hier kann ein drittes Rohr R angelagert und konzentrierte Lösung entnommen werden. Die maximale Konzentrationsfähigkeit dieses Systems wird durch folgende Größen limitiert:

$$\frac{C_2}{C_0} = \frac{1}{1 - \varepsilon \dfrac{V_1}{V_3}}$$

C_2 = Osmolalität der aus R ausfließenden Flüssigkeit,

C_0 = Osmolalität der in R einströmenden Flüssigkeit, wobei V_1 das in S_1 und V_3 das in R einfließende Flüssigkeitsvolumen angeben.

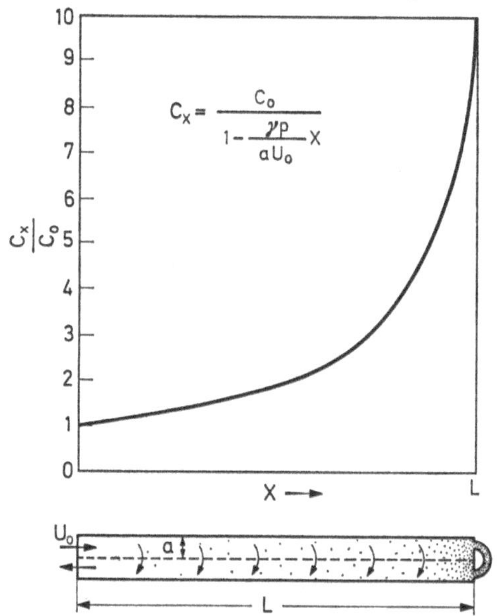

Abb. 18. Gegenstromsystem nach Hargitay u. Kuhn (1951)

C_x Konzentration der Lösung am Punkt x
C_o Konzentration der einströmenden Flüssigkeit
a Durchmesser der Flüssigkeitssäule
U_0 lineare Geschwindigkeit der einströmenden Flüssigkeit
γ Wasserpermeabilität der Membran
x Distanz vom Eingang
p hydrostatischer Druck, der auf der einströmenden Flüssigkeit lastet.

Einzelheiten s. Text.

Daraus ist abzuleiten, daß der erzielte Konzentrationseffekt nicht nur von der Transportkapazität, sondern vor allem auch von den Flüssigkeitsvolumina bestimmt wird, mit denen das Gegenstromsystem und das Rohr R beschickt werden.

2. Vorgänge in der Niere

Die Ähnlichkeit dieses Modells mit der Anordnung der Kanälchen im Nierenmark ist evident. Die Sammelrohre entsprechen dem Rohr R, während das eigentliche

Gegenstromsystem in den Henleschen Schleifen vorliegt. In Analogie zum Modell müßte der Tubulusinhalt in den Henleschen Schleifen zur Papillenspitze hin konzentriert und auf dem Rückweg zum distalen Tubulus contortus wieder verdünnt werden, also ein Anstieg des osmotischen Druckes zur Papillenspitze hin auftreten. Die endgültige Urinkonzentrierung würde durch osmotischen Wasserentzug aus den Sammelrohren in die aufsteigenden Schleifenschenkel erfolgen. Variationen im Konzentrierungsgrad könnten durch Beschickung der Schleifen und Sammelrohre mit verschiedenen Flüssigkeitsmengen, durch Veränderung des Stofftransportes aus dem aufsteigenden Schenkel oder durch Änderung der Permeabilität der Tubuluswände hervorgerufen werden.

Tatsächlich haben experimentelle Untersuchungen der letzten Jahre ergeben, daß sich diese Modellvorstellung auf die Niere übertragen läßt. Bei Bildung eines konzentrierten Urins steigt im Gewebe und in sämtlichen Kanälchen des Nierenmarkes (Henleschen Schleifen, Capillarschleifen, Sammelrohre) der osmotische Druck von der Rinde zur Papillenspitze hin an (WIRZ et al., 1951; ULLRICH u. JARAUSCH, 1956; HILGER et al., 1958; GOTTSCHALK et al., 1959; ULLRICH, 1959; BOYLAN u. ASSAUER, 1962; BERLYNE, 1963). Dort erreicht er den osmotischen Druck des ins Nierenbecken ausgeschiedenen Harns. Auch das zweite wichtige Kriterium, nämlich das Abfließen einer hypotonen Lösung aus dem eigentlichen Gegenstromsystem konnte durch Punktion frühdistaler Konvolute experimentell belegt werden (WIRZ, 1956; GOTTSCHALK u. MYLLE, 1959).

Was sind nun die treibenden Kräfte der Gegenstrommultiplikation in der Niere? In der äußeren Markzone ist es ein Auswärtstransport von NaCl aus dem Lumen des dicken aufsteigenden Schleifenschenkels durch dessen relativ wasserimpermeable Wand. Dadurch wird die in das distale Konvolut abfließende Tubulusflüssigkeit hypoton, das Markgewebe und seine Kanälchen hyperton.

Welche Vorgänge zum weiteren Anstieg der Osmolalität von Gewebe, Vasa recta-Blut und Tubulusflüssigkeit in der inneren Markzone führen, war bis jetzt Gegenstand von Kontroversen. Es wurden verschiedene Modelle beschrieben, die den Konzentrationsanstieg in dieser Zone zu erklären versuchen. Erstens ist denkbar, daß in der inneren Markzone ein hydrostatischer Druckunterschied zwischen den ab- und aufsteigenden Vasa recta-Schenkeln wie in dem in Abb. 17 dargestellten Modell an der Konzentrierung mitwirkt (THURAU et al., 1963). Capillarschleifen und Henlesche Schleifen bilden gemeinsam das Gegenstromsystem und beeinflussen sich wegen ihrer engen Nachbarschaft gegenseitig. Zweitens ist es möglich, daß im lokalen Stoffwechsel des inneren Markes osmotisch wirksame Stoffe, wie Milchsäure oder Bicarbonat, entstehen und zum weiteren Anstieg des osmotischen Druckes beitragen (ULLRICH, 1960). NIESEL u. RÖSKENBECK (1965) entwickelten die Vorstellung, daß der dem Nierenmark durch die Sammelrohre zugeführte Harnstoff einen zusätzlichen Konzentrierungseffekt verursacht, indem er in den aufsteigenden Schleifenschenkel diffundiert und dem zuführenden Schenkel der Henleschen Schleife Wasser entzieht. Als dritte Möglichkeit könnte auch in den Sammelrohren des inneren Markes eine Konzentrierung durch Codiffusion bzw. anomale Osmose eintreten (ULLRICH, 1959; MARSH, 1966).

Dies wäre z.B. dadurch möglich, daß in jedem Sammelrohrabschnitt eine im Vergleich zur zurückbleibenden Tubulusflüssigkeit hypotone Lösung in das Interstitium gepumpt wird. Dadurch würde sowohl das Interstitium als auch der Sammelrohrinhalt zur Papillenspitze hin immer konzentrierter. Diese Hypothese wurde kürzlich von MARSH (1966) in stationären Mikroperfusionsexperimenten an excidiertem Papillengewebe geprüft. Dabei zeigte sich, daß die Osmolalität einer durch Öl abgegrenzten Lösung im Sammelrohrlumen kontinuierlich ansteigt, was für das Vorhandensein eines Mechanismus spricht, der eine hypotone Lösung resorbiert. Da jedoch Sammelrohrflüssigkeit die gleiche Osmolalität aufweist wie in gleichem Abstand von der Papillenspitze gewonnenes Vasa recta-Plasma und Tubulusflüssigkeit der Henleschen Schleifen (Gottschalk, 1964), scheint sich dieser Effekt unter Freiflußbedingungen nicht meßbar auszuwirken.

Schließlich könnte die sich bis zur Papillenspitze hin erstreckende Konzentrierung auch dadurch bedingt sein, daß im Bereich der inneren Markzone ebenfalls ein aktiver NaCl-Transport aus den aufsteigenden Henleschen Schleifenschenkeln erfolgt, d.h. die Vorgänge denen der äußeren Markzone vergleichbar sind. Diese letzte Vorstellung, die unterschiedliche Funktionen der ab- und aufsteigenden Schenkel voraussetzt, wurde in den letzten Jahren durch experimentelle Befunde gestützt. Zunächst konnten von Lapp u. Nolte (1962) und kürzlich von Osvaldo u. Latta (1966) elektronenmikroskopisch sichtbare Unterschiede der Epithelzellen beider Abschnitte nachgewiesen werden, welche in einer ausgeprägteren Oberflächenvergrößerung (Mikrovilli und basale Einfältelungen) der Wandzellen des absteigenden Schleifenschenkels bestehen. Nach Marsh u. Solomon (1963) und Windhager (1964) unterscheiden sich die dünnen aufsteigenden Schleifenschenkel durch eine höhere transtubuläre elektrische Potentialdifferenz (Lumen negativ), die durch Kaliumcyanid und Monojodessigsäure aufgehoben werden kann.

Um die Möglichkeit eines aktiven Na^+-Transportes im inneren Mark direkt zu untersuchen und eventuell bestehende Funktionsunterschiede zwischen ab- und aufsteigendem dünnen Schleifenschenkel nachzuweisen, wurden von verschiedenen Autoren Mikropunktionsuntersuchungen angestellt. Wenn man, wie oben dargelegt, eine durch Ölsäulen abgegrenzte NaCl-Lösung in das proximale oder distale Konvolut injiziert, so wird diese Lösung rasch resorbiert. Die Anwendung dieser Methode an den dünnen Henleschen Schleifen ergab keine eindeutigen Hinweise auf das Vorhandensein eines aktiven Na-Resorptionsmechanismus. Es findet zwar eine Resorption der injizierten NaCl-Lösung statt (Marsh u. Solomon, 1963), dieser Vorgang ist jedoch sehr druckabhängig: Schaltet man den hydrostatischen Druck, der von proximal her auf der Öl-Flüssigkeits-Ölsäule lastet, durch Perforation des stromaufwärts gelegenen Tubulusabschnittes aus, so unterbleibt die Resorption der NaCl-Lösung aus dem aufsteigenden dünnen Schleifenschenkel. Während Marsh u. Solomon (1963) keine Unterschiede zwischen dem Verhalten der dünnen absteigenden und aufsteigenden Schleifenschenkel sahen, fand Gottschalk (1964) mit der gleichen Methode nur eine Resorption der NaCl-Lösung aus dem absteigenden Schenkel. Lösung, die papillennah in aufsteigende Schleifenabschnitte injiziert und dann reaspiriert wurde, wies bei unverändertem Volumen jedoch meist eine geringere Osmolalität als der Endurin auf (im Mittel um 60 mOsmol/l), was für Stofftransport aus der aufsteigenden dünnen Schleife spricht. Dieser konnte in letzter Zeit von Jamison, Bennett u. Berliner (1967) durch Anwendung der von Sakai et al. (1965) entwickelten partiellen Nephrektomietechnik bei Ratten direkt nachgewiesen werden. Tubulusflüssigkeit, die in 2—4 mm Abstand von der Papillenspitze aus freigelegten dünnen aufsteigenden Schleifenabschnitten aspiriert wurde, hatte eine im Mittel um 117 mOsmol/l niedrigere Osmolalität als Flüssigkeitsproben absteigender Schleifenschenkel. Diese Unterschiede waren beinahe quantitativ durch eine Abnahme der Na-Konzentration der aufsteigenden Schleifenflüssigkeit bedingt (Δ [NaCl]/Δ Osmolalität = 0,91).

Es ist möglich, daß eine NaCl-Resorption, wie in den übrigen Nephronabschnitten, auch in den dünnen Henleschen Schleifen erfolgt, jedoch mit Unterschieden zwischen ab- und aufsteigenden Schenkeln. In den absteigenden Schenkeln könnte eine geringgradige isotone und in den aufsteigenden Schenkeln eine zunehmend hypertone Flüssigkeitsresorption stattfinden mit dem Resultat, daß sich im Nierenmark zur Papillenspitze hin ein osmotischer Gradient aufbaut.

3. Funktion der Vasa recta im Gegenstromsystem

Anatomisch entstehen die Vasa recta aus den efferenten Arteriolen der juxtamedullären Zone. Sie bilden Capillarschlingen, die gebündelt von der Rinden-Markgrenze in das innere Mark absteigen und als venöse Vasa recta wieder in das äußere Mark zurückkehren. Hier bilden die Gefäße ein sehr engmaschiges Capillarnetz (ROLLHÄUSER et al., 1964). In der inneren Markzone ordnen sich die Capillaren in längs orientierten weniger dichten Maschen an. Wichtig für das Verständnis der Funktion ist die Tatsache, daß absteigende und aufsteigende Capillarschenkel in der äußeren Markzone eng aneinanderliegen und so einen Stoffaustausch durch Diffusion ermöglichen. Dadurch bilden die Gefäße des Nierenmarks ein Gegenstrom-Austauschdiffusionssystem, welches einerseits die Durchblutung des Markes gewährleistet, andererseits aber ein Auswaschen des medullären osmotischen Gradienten durch den Blutstrom weitgehend verhindert.

Bereits WIRZ (1953) hat auf die funktionelle Bedeutung der Capillarschlingen im Nierenmark aufmerksam gemacht. Eine eingehende Analyse der Austauschdiffusionsvorgänge findet sich bei BERLINER et al. (1958), ULLRICH et al., (1959), GOTTSCHALK (1964) und JAMISON et al. (1967). Durch die enge anatomische Nachbarschaft der arteriellen und venösen Vasa recta, vor allem im äußeren Mark, ist es bedingt, daß Wasser und alle diffusiblen Stoffe im Bereich der zu- und abführenden Gefäße entlang ihrer Konzentrationsgefälle fließen. Dies bewirkt, daß Wasser und permeierende Stoffe, die mit dem Blut antransportiert werden, nur sehr langsam in das Nierenmark eindringen. Wichtiger für das Funktionieren des Gegenstromsystems aber ist die Tatsache, daß die im Nierenmark angereicherten Substanzen (vor allem NaCl und Harnstoff) mit dem venösen Blutstrom nicht einfach abtransportiert werden, sondern teilweise aus den aufsteigenden wieder in die absteigenden Capillarschleifenschenkel zurückdiffundieren und somit dem Mark erhalten bleiben.

Trotz dieser Verhältnisse wird mit dem Blutstrom ein Teil der im Mark angereicherten osmotisch wirksamen Substanzen abgeführt, und es ist zu erwarten, daß die Konzentrierungsfähigkeit der Nieren mit steigender Markdurchblutung durch den dadurch bedingten Auswascheffekt abnimmt. GÜNZLER hat an einem Modell folgende Beziehung abgeleitet (ULLRICH et al., 1961):

$$c_1 = c_0 + \frac{\Phi m_a}{V}\left(1 + 2\,\frac{P m_i}{V}\,L\right)x - \frac{\Phi m_a \cdot P m_i}{V^2}\,x^2,$$

c_1 = osmotische Konzentration an der Schleifenspitze;

c_0 = osmotische Konzentration am Anfang des Schleifensystems;

Φm_a = Einstrom osmotisch aktiver Teilchen über die Außenwände der Gefäße in das Vasa recta-Blut pro Fläche pro Zeit;

$P m_i$ = Gegenstromdiffusion osmotisch aktiver Teilchen über die Grenzflächen der ab- und aufsteigenden Gefäße pro Fläche pro Zeit;

L = Gesamtlänge der Gefäßschleife;

x = Abstand vom Beginn der Schleife;

V = Blutstromstärke.

Daraus geht hervor, daß bei gegebener Länge der Schleife die maximale Konzentrierung in umgekehrter Beziehung zur Blutstromstärke steht. Ein Auswascheffekt und eine dadurch verursachte Diurese ist also bei allen Zuständen zu erwarten, bei denen durch Pharmaka oder aber druckpassiv (vgl. unten „Druckdiurese") die Markdurchblutung zunimmt. In diesem Zusammenhang sei darauf verwiesen, daß die Durchblutung des Nierenmarks nicht autoreguliert ist. Ein Auswascheffekt durch eine in ihren Ursachen noch nicht im einzelnen aufgeklärte hämodynamische Umstellung wird neuerdings auch für die Kochsalzdiurese mitverantwortlich gemacht (s. Kapitel X).

4. Verdünnungsmechanismus (Wasserdiurese)

Nach exogener Zufuhr von Wasser, verdünnten Salz- oder Zuckerlösungen beobachtet man eine verstärkte Urinausscheidung, die 20—30 min nach der Flüssigkeitsaufnahme beginnt und nach ca. 60 min ihren Höhepunkt erreicht. Dabei können pro Minute maximal 15 ml eines stark hypotonen Urins ausgeschieden werden. Sehr ausgeprägt findet sich dieser Zustand der Wasserdiurese bei Diabetes insipidus.

Da die bei der Wasserdiurese ausgeschiedene Menge des Urins ca. 13% des Filtrationsvolumens niemals übersteigt, lag es nahe anzunehmen, daß die distale Flüssigkeitsresorption gehemmt ist. Diese konnte durch Mikropunktionsuntersuchungen nachgewiesen werden (Gottschalk, 1961; Gertz et al., 1964). Bei Ratten mit Diabetes insipidus bleibt die in das frühdistale Konvolut einströmende Tubulusflüssigkeit entlang der stromabwärts gelegenen Nephronabschnitte hypoton, d.h. die Wände der distalen Tubuli und der Sammelrohre sind praktisch wasserimpermeabel. Dadurch kann Wasser beim Durchfluß durch die distalen Tubuli und Sammelrohre nicht mehr ins Interstitium diffundieren, so daß das gesamte, aus den Henleschen Schleifen in das distale Konvolut abfließende Flüssigkeitsvolumen als Endurin ausgeschieden wird. Das für die Wasserpermeabilität verantwortliche Hormon ist das im Hypothalamus gebildete Adiuretin, dessen Ausschüttung durch den Hypophysenhinterlappen nach Zufuhr hypotoner Lösungen gehemmt wird. — Das Gegenstromsystem arbeitet zwar in Richtung Konzentrierung weiter, jedoch ist der osmotische Druckanstieg im Nierenmark während einer Wasserdiurese viel geringer als in Antidiurese (Ullrich u. Jarausch, 1956).

X. Diureseformen

1. Osmotische Diurese

Wie im Modell ist auch in der Niere der Konzentrierungsgrad von den Flüssigkeitsmengen abhängig, die in das Gegenstromsystem einfließen. Wird die proximale und distale Resorption von NaCl und damit die von Wasser gehemmt, so nimmt das in die Henleschen Schleifen und vor allem das in die Sammelrohre einströmende Flüssigkeitsvolumen zu, und das Gegenstromsystem wird „überschwemmt". Dies ist der Fall bei der osmotischen Diurese.

Infundiert man eine Mannit- oder Natriumsulfatlösung, so erhält man eine Diurese, die sich von der Wasserdiurese in zwei wesentlichen Punkten unterscheidet: a) Die Diurese kann bis zu 40% des Filtrationsvolumens betragen und b) der ausgeschiedene Urin ist nicht hypoton, sondern leicht hyperton oder bei sehr starker Diurese isoton (Wesson u. Anslow, 1948). Daraus läßt sich folgern, daß die tubuläre Resorption von Wasser nicht nur im distalen, sondern auch im proximalen Tubulus stark vermindert ist, wo ja normalerweise ca. 70% des Glomerulumfiltrates resorbiert werden.

Der Mechanismus ist folgender: Die Tubulusmembranen sind für Mannitol praktisch impermeabel (Gertz, 1964), so daß von der filtrierten Substanz nur geringste Mengen resorbiert werden können. Durch die Resorption von NaCl und Wasser aus dem proximalen Konvolut steigt die Mannitolkonzentration im Lumen an. Dies führt zu einer entsprechenden Abnahme der NaCl-Konzentration, da die Tubulusflüssigkeit isoton bleibt, d.h. NaCl muß entgegen einem immer größer werdenden Konzentrationsgefälle aus dem Lumen heraustransportiert werden. Die Netto-Natrium-Resorption wird dadurch immer kleiner und sistiert bei einer intraluminalen Na^+-Konzentration von 110 mÄq/l. Wie Messungen der Inulinkonzentration am Ende des proximalen Konvolutes und am Anfang des distalen Konvolutes ergeben haben, fließt ein größeres Flüssigkeitsvolumen durch die Henleschen Schleifen. Auch im distalen Konvolut wird die Na^+-Resorption durch Mannitol gehemmt, so daß auch die Sammelrohre mit einer größeren Flüssigkeitsmenge beschickt werden. Hinzu kommt, daß durch einen bisher ungeklärten Mechanismus die Durchblutung des Nierenmarkes gesteigert wird (THURAU et al., 1960), was zum Verlust der Hypertonizität der Markzone führt und die Resorption von Wasser zusätzlich hemmt.

Ähnliches gilt auch für Na^+-Sulfat, nur daß hier die Begrenzung der Resorption nicht nur durch den transtubulären Na^+-Konzentrationsgradienten, sondern in analoger Weise durch Anstieg der transtubulären elektrischen Potentialdifferenz bedingt ist. Diese konnte bisher allerdings nur im distalen Tubulus direkt nachgewiesen werden (CLAPP et al., 1962). Die Ursache des Potentialanstieges ist in der geringeren Permeabilität der Tubulusmembranen für Sulfat zu suchen. In analoger Weise führt das schlecht permeable Sulfatanion auch an der Froschhaut zur Zunahme der elektrischen Potentialdifferenz (KOEFOED-JOHNSON u. USSING, 1958).

Angaben über die praktische Verwendung von Stoffen zur Auslösung einer osmotischen Diurese finden sich bei PITTS (1959). Verschiedene organische Verbindungen (Mannitol, Harnstoff, Glucose, Xylose, Sucrose, Kreatinin), aber auch Natriumsulfat und Natriumphosphat wurden experimentell verwendet. Von therapeutischer Bedeutung ist heute vor allem Mannitol (Lit. bei HALLWACHS, 1965), welches, in 20—25%iger Konzentration infundiert, eine starke osmotische Diurese auslöst, die bis zu 50% des Filtrationsvolumens betragen kann.

Bei der Verwendung von hypertonen Harnstofflösungen (verwandt wurden bis zu 30%ige Lösungen) ist zu berücksichtigen, daß Harnstoff relativ leicht in den intracellulären Raum eindringt. Das gleiche gilt für Glucose, die zusätzlich noch im proximalen Konvolut aktiv resorbiert wird.

Die früher verwandten „ansäuernden" Diuretica wie Ammoniumchlorid, Ammoniumnitrat und Calciumchlorid haben nur eine vorübergehende und geringe diuretische Wirkung (PITTS, 1959). Therapeutisch wurden sie früher zusammen mit quecksilberhaltigen Diuretica verabreicht.

2. Kochsalzdiurese

Die Kochsalzdiurese, die nach Einnahme von NaCl oder nach Infusion von NaCl-Lösungen auftritt, ist als eine Sonderform der osmotischen Diurese anzusehen. Während normalerweise bei Mensch, Hund und Ratte in Antidiurese über 99% der filtrierten Na^+-Ionen resorbiert werden, kommt es hierbei zu einer Hemmung der Na^+-Resorption, so daß bis zu 20% des tubulären „Na^+-Load" (RECTOR et al., 1967) mit dem Urin ausgeschieden werden. Die durch die Kochsalzzufuhr bedingte Zunahme des extracellulären Flüssigkeitsvolumens bewirkt eine Reihe von Änderungen der Nierenfunktion, die im folgenden etwas eingehender analysiert werden sollen, da sie einen Einblick in das Ineinandergreifen verschiedener Parameter bei der Auslösung einer Diurese gestatten. Wir gehen von Befunden aus, die in letzter Zeit in Clearance- und Mikropunktionsexperimenten an Hund und Ratte erhoben wurden (MILLS et al., 1961; DE WARDENER et al., 1961; LEVINSKY et al., 1963; RECTOR et al., 1964; EARLY u. FRIEDLER, 1964; KAMM et al., 1964; STEIN et al., 1964; LASSITER et al., 1964; GIEBISCH et al., 1964; DIRKS et al., 1965; HIERHOLZER et al., 1965; STEIN et al., 1965; KAMM et al., 1965; EARLY u.

Friedler, 1965; McDonald u. De Wardener, 1965; Levinsky u. Lalone, 1965; Cirksena et al., 1966; Landwehr et al., 1966; Early u. Friedler, 1966; Rector et al., 1967).

Zunächst läßt sich feststellen, daß vermehrte Kochsalz- und Flüssigkeitsaufnahme einen Anstieg der glomerulären Filtrationsrate bewirkt. Die Zunahme des effektiven Filtrationsdruckes, die von Gertz et al. (1967) durch Messung des stop-flow-Druckes nach NaCl-Injektion direkt bestimmt wurde, ist zumindest im cortikalen Gefäßgebiet durch eine Dilatation der vor den Glomerula liegenden Gefäße bedingt. Außerdem ist bei großen Kochsalzinfusionen vermutlich eine Abnahme des kolloidosmotischen Druckes am Anstieg des Filtrationsdruckes beteiligt.

Die Kochsalzdiurese wird jedoch nicht durch die Vermehrung des Filtrationsvolumens verursacht, denn sie bleibt bestehen, wenn die Zunahme der GFR durch Drosselung der Aorta verhindert wird (Rector, 1967; Dirks, 1965 u. a.). Die Ursache ist also eine von der Größe der Filtration unabhängige Hemmung der Na^+-Resorption, die mit Hilfe der Mikropunktionstechnik im proximalen und distalen Tubulus der Ratten- und Hundeniere direkt nachgewiesen werden konnte (Gottschalk; Giebisch-Windhager; Dirks et al.; Hierholzer et al.; Rector u. a.).

Die Veränderungen, die im TF/P Inulin nach Kochsalzinfusion beobachtet werden, können durch folgende von Gertz et al. (1965) angegebene Formeln auf die maßgeblichen Parameter zurückgeführt werden:

$$- \ln \left(\frac{P}{TF} \right)_{\text{Inulin}} = \frac{0{,}693 \cdot T}{t_{\text{halb}}} = - \ln \left(1 - \frac{0{,}693 \, l_T \, r^2 \, \pi}{\text{GFR}_E \cdot t_{\text{halb}}} \right)$$

t_{halb} ist die mit der Methode der gespaltenen Ölsäule (Gertz, 1963) gemessene proximale Rückresorptionsrate, T die mit Lissamingrün meßbare Transitzeit durch das proximale Konvolut (Steinhausen, 1963), l_T ist dessen Länge, r der Radius des Tubuluslumens und GFR_E die Filtrationsrate im betreffenden Nephron, daraus ergibt sich:

$$1 - \frac{P}{TF} = \frac{0{,}693 \, l_T \, r^2 \, \pi}{t_{\text{halb}} \, \text{GFR}_E}$$

Die prozentuale proximale Rückresorption $(1 - P/TF) \cdot 100$ ist demnach direkt proportional der Tubuluslänge und dem Tubulusquerschnitt $r^2 \, \pi$ und umgekehrt proportional der Halbwertszeit und dem Einzelfiltrat. Aus diesen Beziehungen geht hervor, daß eine Veränderung der isotonen NaCl Rückresorption im proximalen Konvolut durch Messung von TF/P Inulin allein nicht erfaßt werden kann. Dies ist jedoch allein durch Messung von t_{halb} möglich. Eine Verlängerung der Halbwertszeit, d.h. eine Verminderung der lokalen Rückresorptionsrate wurde sowohl nach hypertoner (Hierholzer et al., 1964) als auch nach isotoner NaCl-Infusion (Rector et al., 1967; Heller u. Nováková, 1967) gefunden. Gleichzeitig war das Gesamt-GFR und damit wohl auch das Einzel-GFR erhöht (was sich auch in einer Verkürzung der Lissamingrünpassagezeit ausdrückte) und dementsprechend die prozentuale proximale Rückresorption stark eingeschränkt (Giebisch et al.; Hierholzer et al.; Rector et al., 1967).

Ganz anders sind die Verhältnisse nach Adrenalektomie (s. auch S. 26) und nach Gabe von Diuretica (Rector et al., 1967). In beiden Fällen ist t_{halb} verlängert. Gleichzeitig nimmt GFR_E ab bzw. der Lumenradius zu, so daß die prozentuale Rückresorption unverändert bleibt.

Welche Vorgänge zur Hemmung der tubulären Na^+-Resorption führen, ist trotz vielfacher experimenteller Bemühungen im einzelnen nicht aufgeklärt. Neuerdings nehmen verschiedene Autoren eine hormonelle Steuerung an (Mills, 1964; Linkenbach et al., 1967; weitere

Literatur bei RECTOR et al., 1967; DAVIS et al., 1967), wobei allerdings die Natur des für die Hemmung der Na^+-Resorption verantwortlichen „natriuretischen" Hormons bisher unbekannt ist. Versuche, den Bildungsort des hypothetischen Hormons durch Organexstirpation aufzuklären, sind bisher erfolglos geblieben. Es soll jedoch erwähnt werden, daß in letzter Zeit (SELDIN, 1967) im Jugularvenenblut kochsalzbelasteter Hunde ein natriuretischer Faktor in einer verglichen mit dem Systemvenenblut 200mal höheren Konzentration nachgewiesen werden konnte. Diese Befunde sprechen dafür, daß der natriuretische Faktor im Zentralnervensystem gebildet wird.

Eine humorale Hemmung der Na^+-Resorption allein vermag jedoch die NaCl-Diurese noch nicht zu erklären. Das geht aus folgender Beobachtung hervor: Injiziert man „diuretisches Plasma" einer NaCl-belasteten Ratte in ein zweites Versuchstier, so läßt sich zwar die typische proximale Natriumresorptionshemmung erzielen, nicht aber eine Natrium-Chlorid-Diurese auslösen. Es ist deshalb angenommen worden (SELDIN, 1967, persönliche Mitteilung), daß die Expansion der extracellulären Flüssigkeit außer der Freisetzung eines natriuretischen Hormons weitere, vermutlich hämodynamische Veränderungen in der Niere auslöst, die zur Diurese führen. Prinzipiell könnte das eine vermehrte Markdurchblutung oder aber eine gesteigerte Perfusion bestimmter Nephronenbezirke sein. Die letztere Möglichkeit ist deshalb zu diskutieren, weil die Einzelfiltrationsrate corticaler Nephrone unter NaCl-Belastung eine stärkere Zunahme aufweist als die GFR der Gesamtniere (SELDIN et al., persönliche Mitteilung).

Die Bedeutung der renalen Hämodynamik für die tubuläre Na^+-Resorption wurde in letzter Zeit von verschiedenen Autoren (LEVINSKY u. LALONE, 1965; CIRKSENA et al., 1966; EARLEY u. FRIEDLER, 1966; EARLEY, 1966) am Hund untersucht. Es konnte gezeigt werden:

1. daß während großer Infusionen von isotoner NaCl-Ringerlösung gleichzeitig mit der vermehrten NaCl-Ausscheidung die Gesamtnierendurchblutung und vermutlich die Markdurchblutung ansteigen (s. Tabelle 2);

Tabelle 2. *Renale Hämodynamik während der Infusion von isotoner Bicarbonat-Ringerlösung bei Hunden. — Mittelwerte der linken Niere $\pm$ Standardabweichung; 28 Experimente. — GFR = glomeruläre Filtrationsrate, RBF = Nierendurchblutung, $U_{Na} \cdot V$ = Na-Ausscheidung im Urin* (Nach L. E. EARLEY and R. M. FRIEDLER, 1965)

	GFR [ml/min]	PAH-Clearance [ml/min]	PAH-Extraktion	RBF Gesamt [ml/min]	RBF nicht cortical [ml/min]	$U_{Na} \cdot V$ [µÄq/min]
Kontrollen	40 ± 14	126 ± 49	0.786 ± 0.072	261 ± 76	32 ± 10	97 ± 83
NaCl-Infusion	49 ± 15	195 ± 70	0.635 ± 0.149	425 ± 120	116 ± 54	1075 ± 538

2. daß Maßnahmen, die zu einer renalen Vasodilatation führen, wie Injektion von Acetylcholin (EARLEY u. FRIEDLER, 1965) oder Papaverin (MEYER u. GOLDBERG, 1965) auch ohne Kochsalzverabreichung eine Hemmung der tubulären Na^+-Resorption bewirken und

3. daß diese Hemmung durch Verabreichung von blutdrucksteigernden Substanzen weiter verstärkt werden kann (Abb. 19);

4. daß andererseits die Konstriktion der vena cava inferior, die eine Abnahme des arteriellen Blutdruckes und der Nierendurchblutung bedingt, selbst bei NaCl-belasteten Tieren eine Kochsalzdiurese verhindert. An all diesen Reaktionen sind Mineralocorticoide und antidiuretisches Hormon nicht beteiligt.

Daraus läßt sich schließen, daß außer dem oben diskutierten humoralen Faktor der arterielle Perfusionsdruck und der renale Strömungswiderstand auf die tubuläre Na^+-Resorption einwirken und über im einzelnen noch nicht ganz aufgeklärte Weise an der Auslösung der Kochsalzdiurese teilhaben.

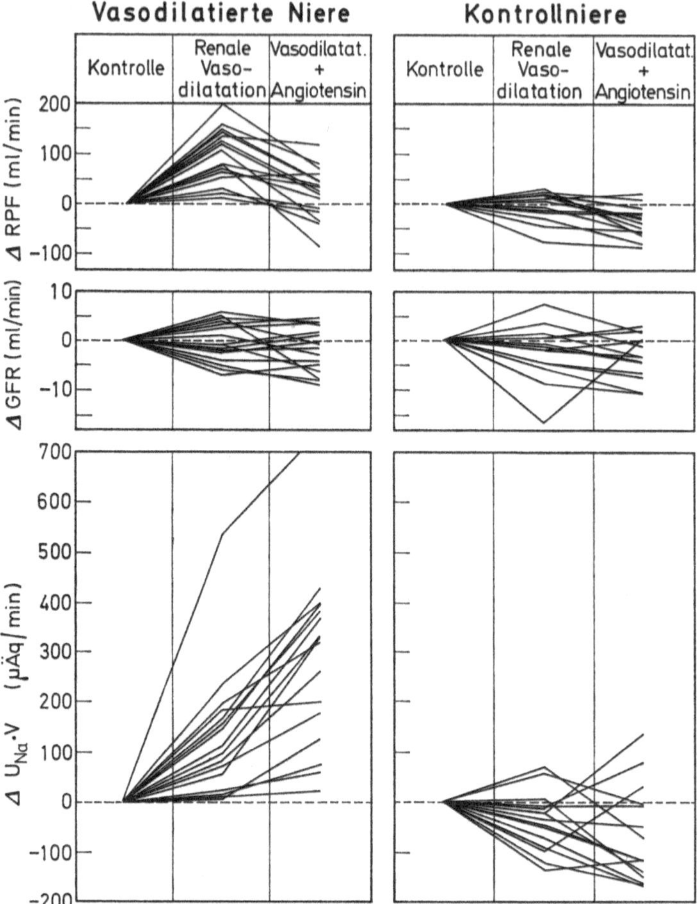

Abb. 19. Wirkung von unilateraler renaler Vasodilatation und Angiotensin-Infusion auf RPF, GFR und Natriumausscheidung. Die Vasodilatation wurde durch Infusion von Acetylcholin, Bradykinin oder Kallidin in die Arterie der Versuchsniere aufgelöst. Die nachfolgende Angiotensininfusion bewirkt einen Blutdruckanstieg um ca. 30 mm Hg (Umgezeichnet nach Daten von Earley u. Friedler, 1966)

3. Diurese bei arteriellen Drucksteigerungen

Die bei arteriellen Drucksteigerungen auftretende Diurese (Goll, 1854) läßt sich durch Vorgänge im Gegenstromsystem erklären. Nach Thurau u. Deetjen (1962) ist die „Druckdiurese" mit der Tatsache zu erklären, daß die Durchblutung des Nierenmarkes nicht autoreguliert ist (Lit. bei Thurau, 1964), sondern druckpassiv schwankt. Die durch Anstieg des arteriellen Perfusionsdruckes bedingte vermehrte Markdurchblutung führt zu einem Abbau des corticomedullären Konzentrationsgradienten und dadurch zu einer Hemmung der Flüssigkeitsresorption aus den absteigenden Henleschen Schleifen und Sammelrohren, so daß in den stromabwärts gelegenen Abschnitten des Nephrons die Strömungsgeschwindigkeit ansteigt. Dadurch wird der osmotische Ausgleich der hypoton aus den Henleschen Schleifen abfließenden Lösung im distalen Konvolut und in den Sammelrohren vermindert und bei hohen arteriellen Drucken eine große Menge eines hypotonen Urins ausgeschieden.

XI. Methoden zur Analyse der Wirkungsweise von Diuretica

Die Erforschung der Wirkungsweise der Diuretica ist eng mit der Erforschung des Natriumtransportes verknüpft, da die Diuretica den Natriumtransport derart verändern, daß letzten Endes ein verminderter Nettotransport von NaCl resultiert. Der Elementarprozeß beim Natriumtransport ist bisher unbekannt und über die Wirkungsweise der Diuretica ist selbst für die Gruppe der saluretischen Sulfonamide eine einheitliche Hypothese nicht möglich, nachdem sich gezeigt hat, daß die Hemmung der Erythrocyten-Carboanhydrase nicht mit der Hemmwirkung auf den Natriumtransport in der Niere parallel geht.

Man kann heutzutage mit Hilfe der Methode des gespaltenen Öltropfens, der stop-flow-Mikroperfusion sowie der Mikroperfusion die Transportcharakteristik von Elektrolyten in den einzelnen zugänglichen Nephronabschnitten und deren Beeinflussung durch Diuretica direkt messen und kommt zu exakten Aussagen unter definierten Bedingungen. Befunde jedoch, die durch Mikropunktion des proximalen Konvolutes bei freiem Fluß gewonnen werden, haben nur beschränkte Aussagekraft, sofern nicht außer dem Inulin TF/P noch die Passagezeit gemessen wurde. Eine Erweiterung des Tubulus kann nämlich genauso wie eine Verkleinerung der Filtrationsrate zu einer solchen Verlängerung der Passagezeit führen, daß eine durch Diuretica hervorgerufene verzögerte Kochsalz- und Flüssigkeitsrückresorption durch die verlängerte Verweilzeit voll ausgeglichen wird. Bei Vergleich der unter definierten Verhältnissen am Nephronabschnitt gewonnenen Ergebnisse mit denen im freien Fluß ist jedoch zu bedenken, daß der Nettotransport von NaCl durch die aus dem vorgeschalteten Nephronsegment einfließende Menge an Tubulusflüssigkeit und deren NaCl-Konzentration beeinflußt wird. So ist es durchaus denkbar, daß durch Diuretica im distalen Konvolut die NaCl-Transportcharakteristik in Richtung verminderter NaCl-Nettotransport (bei isotoner NaCl-Lösung auf beiden Seiten der Tubuluszellschicht) mit erhöhter Gleichgewichtskonzentration (vermindertem $Na^+_{Plasma} - Na^+_{TFGleichgewicht}$) verändert und trotzdem in dem betroffenen Tubulusabschnitt der Nettonatriumaustransport gegenüber den Kontrollen gesteigert ist, einfach weil aus dem aufsteigenden Schleifenschenkel eine Tubulusflüssigkeit mit sehr hoher NaCl-Konzentration zugeleitet wird. Mit anderen Worten: bei den Kontrollen kann der Netto-NaCl-Transport im distalen Tubulus praktisch bei Null liegen, da die Natriumkonzentration der zufließenden Flüssigkeit der Gleichgewichtskonzentration entspricht; unter der Einwirkung von Diuretica kann da gegen die NaCl-Konzentration so hoch sein, daß trotz Verschiebung der Transportcharakteristik in Richtung Hemmung eine beträchtliche NaCl-Menge rückresorbiert wird, weil dem Segment eine Lösung erhöhter NaCl-Konzentration angeboten wird.

Da nach Experimenten am einzelnen Tubulussegment weder für die saluretischen Sulfonamide noch für Mineralocorticoide ein umschriebener Angriffspunkt im Nephron vorliegt, darf man sich fragen, ob ein solcher für Diuretica überhaupt existiert. Außerdem ist in Experimenten am ganzen Organ die Lokalisation des Angriffspunktes von Diuretica nur bedingt möglich. Stop-flow- bzw. slow-flow-Experimente sind wohl geeignet, einen distalen Angriffspunkt ausfindig zu machen, nicht aber einen proximalen, da die Zusammensetzung des „proximalen Urins" beim Durchfluß durch den distalen Tubulus verändert wird. Qualitativ kann man jedoch auf einen proximalen Angriffspunkt schließen, wenn die osmotische Clearance so gesteigert ist, daß dies nicht allein durch die Tätigkeit des distalen Konvolutes bedingt sein kann.

Viel schwieriger ist es hingegen, Veränderungen der positiven und negativen Wasserclearance zu beurteilen, da bei der Rückresorption bzw. Bildung von freiem

Wasser mehrere Faktoren, wie Angebot aus dem proximalen Konvolut, Rückresorption von NaCl im dicken aufsteigenden Schleifenschenkel, im distalen Konvolut und Sammelrohr, Wasserpermeabilität dieser Strukturen und Nierenmarkdurchblutung zusammenwirken. Trotzdem kann man mit diesen Methoden vergleichende Studien über den Wirkungsmechanismus verschiedener Diuretica anstellen.

Sehr erschwert wird die Situation, wenn die dosisabhängige quantitative Wirkung einzelner Diuretica an den verschiedenen Nephronabschnitten ermittelt werden soll. Je nach dem Ausmaß, in dem ein Diureticum filtriert und sezerniert wird und wieder zurückdiffundiert, wird die maßgebliche intracelluläre Konzentration ganz unterschiedlich sein. Es ist versucht worden, aus der Anreicherung einzelner Diuretica in den Zellelementen Aufschlüsse hinsichtlich ihrer Wirkungsweise zu bekommen. Am stärksten fand man die lipoidlöslichen Diuretica in der Mikrosomenfraktion, die auch Zellmembranen enthält, angereichert. Diese Befunde kann man wohl mit ähnlichen von Gekle et al. (1966) in Beziehung setzen, die gezeigt haben, daß sich lipoidlösliche Stoffe besonders gut in isolierten Basalmembranen anreichern[7]. Nach Herauslösen der Lipoide wird die Anreicherung jedoch nicht verändert. Es handelt sich möglicherweise um eine Bindung an Eiweiß, wobei die Bindungsstelle von Lipoiden umgeben ist, die nur von lipoidlöslichen Substanzen erreicht wird.

XII. Ausscheidung organischer Säuren und Basen

Zum Abschluß soll kurz auf das Verhalten von organischen Säuren und Basen eingegangen werden, weil verschiedene Diuretica, so die Carboanhydratasehemmer Acetazolamide und Dichlorphenamide, die saluretischen Sulfonamide und die Ethacrynsäure zu dieser Stoffgruppe gehören.

Für viele der in Diagnostik und Therapie verwendeten organischen Säuren (p-Aminohippursäure, Phenolrot, Kreatinin, Penicillin, Sulfonamide und einige Röntgenkontrastmittel) sowie für organische Basen (Cholin, Histamin, Tetraäthylammonium, Hexamethonium u. a.) wurde nachgewiesen, daß sie nicht nur filtriert[8], sondern zusätzlich tubulär sezerniert werden, so daß ihre Clearance größer ist als die Inulinclearance[9].

Ursprünglich nahm man an, daß die genannten organischen Säuren und Basen durch zwei getrennte, im proximalen Tubulus lokalisierte Transportsysteme sezerniert werden, und zwar mit einer fixierten maximalen Transportkapazität (T_m) bei entsprechend hoher Plasmakonzentration (Smith et al., 1945). Außerdem konnte gezeigt werden, daß sich die Säuren bzw. die Basen untereinander kompetitiv beeinflussen, d. h., daß die Transportrate einer Substanz bei Erhöhung der Plasmakonzentration eines konkurrierenden Stoffes absinkt[10].

In letzter Zeit sind Zweifel an dem Konzept von Tm limitierten Transportmechanismen entstanden, nachdem die Transportcharakteristik am Beispiel von PAH genauer analysiert wurde (Deetjen u. Sonnenberg, 1965). In Mikro-

---

[7] Zur Methodik: vgl. v. Bruchhausen u. Merker (1965—1967).

[8] Bei der Berechnung der filtrierten Mengen dieser Stoffe ist zu berücksichtigen, daß viele von ihnen teilweise an die Plasmaproteine gebunden sind (p-Aminohippursäure: ca. 20%, Phenolrot: ca. 80%).

[9] Verwendung von p-Aminohippursäure zur Messung des effektiven Plasmastromes durch die Niere s. S. 12.

[10] Eine Ausnahme stellt die Benzoesäure und ihre Abkömmlinge dar (Despopoulos, 1965, s. dort Übersicht über gemeinsame Strukturmerkmale von tubulär transportierten organischen Säuren).

perfusionsexperimenten an einzelnen proximalen Tubuluskonvoluten der Rattenniere konnte nämlich gezeigt werden, daß die pro Zeiteinheit sezernierte PAH-
Menge bei hohen Plasma -PAH-Konzentrationen abhängig war von der Perfusionsstromstärke (s. Abb. 20a).

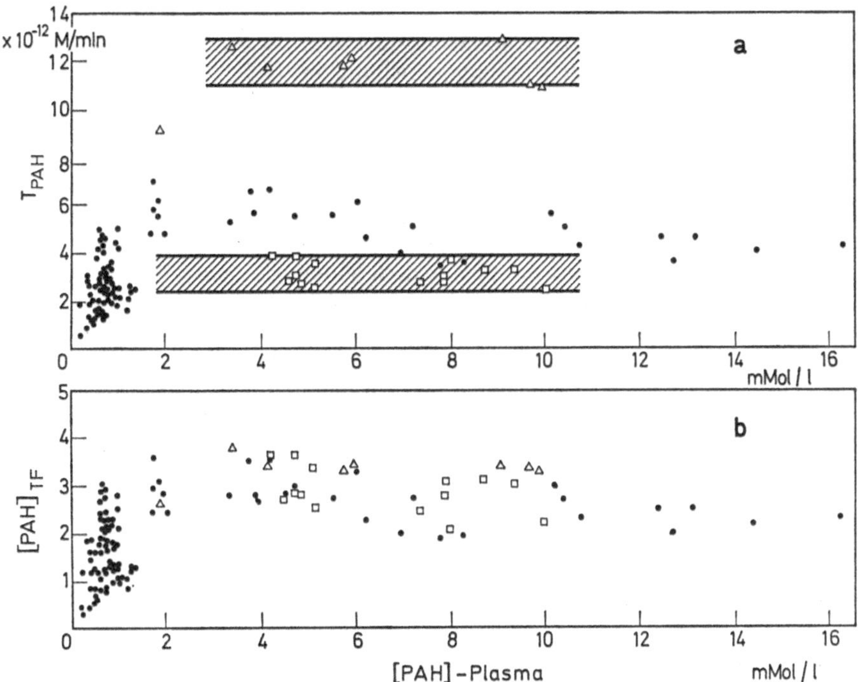

Abb. 20. Mikroperfusionsuntersuchungen an einzelnen proximalen Tubulussegmenten der
Rattenniere in situ bei Perfusionen mit Gleichgewichtslösung. Oberer Bildteil: Beziehung
zwischen PAH-Konzentration im Plasma und PAH-Transport in die Tubulusflüssigkeit.
Unterer Bildteil: Beziehung zwischen den PAH-Konzentrationen in Plasma und Tubulusflüssigkeit. Die Perfusionsgeschwindigkeiten variierten zwischen $11 \cdot 10^{-6}$ ml/min (□),
$19 \cdot 10^{-6}$ ml/min (·) und $35 \cdot 10^{-6}$ ml/min (△) [Modifiziert nach DEETJEN u. SONNENBERG:
(1965)]

Ferner konnte sowohl bei Perfusion mit Gleichgewichtslösung, bei der die
Nettoflüssigkeitsresorption Null ist, als auch bei Perfusion mit Ringerlösung,
bei der eine Nettoflüssigkeitsresorption stattfindet, gezeigt werden, daß sich im
Tubuluslumen durch den Sekretionsprozeß eine maximale PAH-Konzentration
(um 2—4 mMol/l) einstellt, die unabhängig ist von a) der PAH-Konzentration
und b) von der Perfusionsstromstärke (Abb. 20b).
    Von früheren Untersuchungen an Schnitten von Kaltblüternieren war be-
kannt, daß PAH nicht nur in das Tubuluslumen hineinsezerniert wird, sondern
auch wieder aus dem Lumen herausdiffundieren kann (KINTER, 1959). Außerdem
wußte man, daß der PAH-Sekretion in der Flunderniere ein zweiphasiger Vorgang
zugrunde liegt: eine von der Anwesenheit von Kaliumionen abhängige Aufnahme
von PAH aus der interstitiellen Flüssigkeit in die Zellen und einen von K^+ und
Ca^{++} abhängigen Übertritt in die Tubulusflüssigkeit (PUCK u. Mitarb., 1952). Es
war also zunächst daran zu denken, daß die in den Perfusionsexperimenten an der
Warmblüterniere beobachtete maximale intraluminale PAH-Konzentration durch

aktive lumenwärts gerichtete Sekretion und passive Rückdiffusion bedingt ist. Nach Deetjen (1967) kommt diese Erklärung für die Rattenniere nicht in Betracht, weil hier die PAH-Rückdiffusion, im Gegensatz zur Kaltblüterniere, zu gering ist. Für die Warmblüterniere ist deshalb die Hypothese formuliert worden, daß der limitierende Schritt in der PAH-Aufnahme durch die Tubuluszellen besteht, welche nur eine fixierte maximale PAH-Konzentration aufbauen können. Eine solche maximale intracelluläre Konzentration des Substrates PAH könnte durch Substrathemmung der Umsatzgeschwindigkeit bedingt sein (Sonnenberg, 1964; Deetjen, 1967). Der Übertritt von PAH aus der Zelle würde dann passiv erfolgen, was der Vorstellung früherer Untersucher (Forster u. Copenhaver, 1956; Foulkes, 1963; Huang u. Lin, 1965) entspricht (Abb. 20b).

Bei der Besprechung des Verhaltens von organischen Säuren und Basen in der Niere ist auch der Prozeß der non-ionic Diffusion zu berücksichtigen. Dies gilt für lipoidlösliche Verbindungen, deren nicht dissoziierte Form die Tubuluswand leicht permeieren kann, so daß diese Stoffe aus dem Tubuluslumen wieder in die interstitielle Flüssigkeit zurückdiffundieren können. Da das Verhältnis von dissoziierter zu nicht dissoziierter Form vom pH der Flüssigkeitsräume und vom pK-Wert der Substanz abhängt, bestimmen diese beiden Parameter die Rate der Rückdiffusion. Dies soll am Beispiel eines lipoidlöslichen Sulfonamides (Sulfamerazin) gezeigt werden (Abb. 21). Der pK-Wert dieser Substanz ist 6,98. Bei pH 5 liegt Sulfamerazin zu 99%, bei pH 8 nur zu 9% in der nicht ionisierten Form vor. Bei dem in Abb. 21 dargestellten Versuch wurden proximale Tubulusabschnitte mit Hilfe einer Mikroperfusionspumpe durchströmt. Bei pH 5 diffundiert 1,5mal soviel Sulfamerazin ins Blut zurück wie bei pH 8.

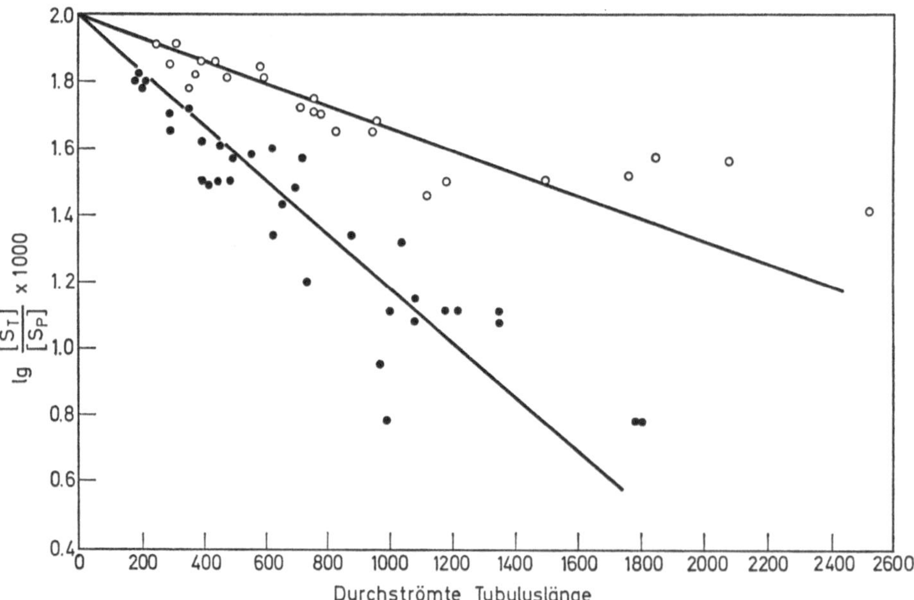

Abb. 21. Rückdiffusion von Sulfamerazin aus einem künstlich durchströmten proximalen Tubulussegment. Aufgetragen ist die Beziehung zwischen dem Logarithmus des Konzentrationsverhältnisses S_T/S_P. S_T = die Konzentration in Millimol pro Liter, die in dem Perfusat nach Durchströmung bestimmt wurde. S_P = die Konzentration des Sulfonamides, die dem Perfusat zugesetzt wurde — die Ausgangskonzentration in der Perfusionsflüssigkeit [Nach Sonnenberg, (1964)]

Diese Gesetzmäßigkeiten sind deshalb von Bedeutung, weil man, je nach dem pK der in Frage kommenden Substanz, durch Alkalinisierung oder Azidifizierung eine Förderung oder Hemmung der Ausscheidung erreichen kann. Eine ausführliche Diskussion dieser Verhältnisse findet sich in einem Übersichtsreferat von WEINER u. MUDGE (1964), der wir die Abb. 22 entnehmen.

Neuere Literatur findet sich bei FORSTER (1965).

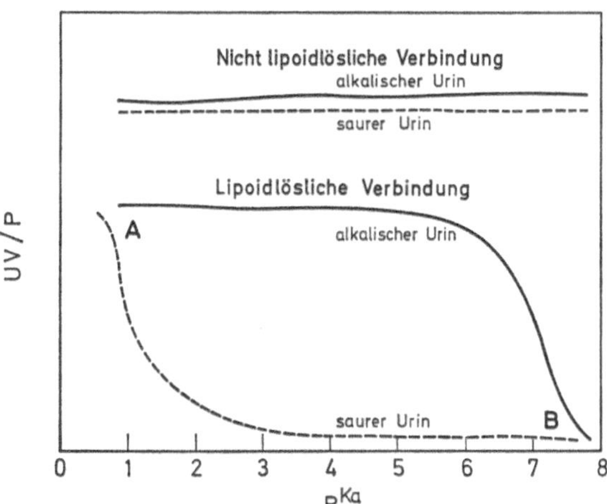

Abb. 22. Abhängigkeit der Clearance von lipoidlöslichen und nicht lipoidlöslichen Verbindungen von pK bei Ausscheidung eines alkalischen bzw. eines sauren Urins (Nach WEINER und MUDGE, 1964)

Literatur

AUGUST, J. T., and D. H. NELSON: The dual action of aldosterone on renal sodium reabsorption in normal subjects. Clin. Res. 7, 274 (1959).

BANK, N.: Relationship between electrical and hydrogen ion gradients across rat proximal tubule. Amer. J. Physiol. 203, 577 (1962).

—, and H. S. AYNEDJIAN: A micropuncture study of the renal concentrating defect of potassium depletion. Amer. J. Physiol. 206, 1347 (1964).

— — A micropuncture study of renal bicarbonate and chloride reabsorption in hypokalaemic alkalosis. Clin. Sci. 29, 159 (1965).

BARGER, A. C., R. D. BERLIN, and J. F. TULENKO: Infusion of aldosterone, 9α-flurohydrocortisone and antidiuretic hormone into the renal artery of normal and adrenalectomized unanesthetized dogs: effect on electrolyte and water excretion. Endocrinology 62, 804 (1958).

BARTTER, F. C., A. G. T. CASPER, C. S. DELEA, and J. D. H. SLATER: On the role of the kidney in control of adrenal steroid production. Metabolism 10, 1006 (1961).

BAUMANN, K., H. HOLZGREVE, F. KOLB, R. PETERS, G. RUMRICH u. K. J. ULLRICH: Unidirektionale Flüsse für Na24, K42, Ca45, Cl38, Br82 und J131 im proximalen Konvolut der Rattenniere. Pflügers Arch. ges. Physiol. 289, R 77 (1966).

— — — — — — Unidirektionale Flüsse für Na24, K42, Ca45, Cl38, Br82 und J131 im proximalen Konvolut der Rattenniere. Pflügers Arch. ges. Physiol. 1968 (im Druck).

—, H. OELERT, G. RUMRICH u. K. J. ULLRICH: Ist Inulin zur Messung des Glomerulumfiltrates beim Warmblüter geeignet? Pflügers Arch. ges. Physiol. 282, 238 (1965).

BAYLISS, W. M.: On the local reactions of the arterial wall to changes of internal pressure. J. Physiol. 28, 220 (1902).

BERLINER, R. W.: Renal mechanism for potassium excretion. Harvey Lect. 55, 141 (1961).

—, T. J. KENNEDY, and J. G. HILTON: Renal mechanism for excretion of potassium. Amer. J. Physiol. 162, 348 (1950).

Berliner, R. W., T. J. Kennedy, and J. Orloff: Relationship between acidification of the urine and potassium metabolism. Amer. J. Med. 11, 274 (1951).
—, N. G. Levinsky, D. G. Davidson, and M. Eden: Dilution and concentration of the urine and the action of antidiuretic hormone. Amer. J. Med. 24, 730 (1958).
Berlyne, G. M., and M. A. Hoerni: Urine-concentrating mechanism in man. Nature 199, 78 (1963).
Bloomer, H. A., F. C. Rector Jr., and D. W. Seldin: The mechanism of potassium reabsorption in the proximal tubule of the rat. J. clin. Invest. 42, 277 (1963).
Bock, K. D., u. H. J. Krecke: Die Wirkung von synthetischem Hypertensin II auf die PAH- und Inulin-Clearance, die renale Hämodynamik und die Diurese beim Menschen. Klin. Wschr. 36, 69 (1958).
Borkowski, A. J., S. S. Howards, and J. H. Laragh: Angiotensin and electrolyte excretion in renovascular hypertension. Amer. J. Physiol. 208, 1087 (1965).
Bourguet, J., et J. Maetz: Argument en faveur de l'indépendance des mécanismes d'action de divers peptides neurohypophysaires sur le flux osmotique d'eau et sur le transport actif de sodium au sein d'un même récepteur. Études sur la vessie et la peau de rana esculenta 1. Biochim. biophys. Acta (Amst.) 52, 552 (1961).
Boylan, J. W., and E. Asshauer: Depletion and restoration of the medullary osmotic gradient in the dog kidney. Pflügers Arch. ges. Physiol. 276, 99 (1962).
Brod, J.: Die Nieren. Berlin: VEB Verlag Volk und Gesundheit 1964.
Bruchhausen, F. von, u. H. J. Merker: Gewinnung und morphologische Charakterisierung einer Basalmembranfraktion aus der Nierenrinde der Ratte. Naunyn-Schmiedeberg's Arch. exp. Path. Pharmak. 251, 1 (1965).
— — Morphologischer und chemischer Aufbau isolierter Basalmembranen aus der Nierenrinde der Ratte. Histochem. 8, 90 (1967).
Brunner, H., G. Kuschinsky u. G. Peters: Die Wirkung von Vasopressin auf die renale Wasser- und Salzausscheidung der Ratte bei Veränderungen der Salzkonzentration des Trinkwassers und nach Nierenparenchymresektionen. Naunyn-Schmiedeberg's Arch. exp. Path. Pharmak. 228, 434 (1956).
Bülbring, E.: Correlation between membrane potential, spike discharges and tension in smooth muscle. J. Physiol. 128, 200 (1955).
Cannon, P. J., R. P. Ames, and J. H. Laragh: Indirect action of angiotensin infusion to inhibit renal tubular sodium reabsorption in dogs. Amer. J. Physiol. 211, 1021 (1966).
Capek, K., G. Fuchs, G. Rumrich u. K. J. Ullrich: Harnstoffpermeabilität der cortikalen Tubulusabschnitte von Ratten in Antidiurese und Wasserdiurese. Pflügers Arch. ges. Physiol. 290, 237 (1966).
Cirksena, W. J., J. H. Dirks, and R. W. Berliner: Effect of thoracic cava obstruction on response of proximal tubule sodium reabsorption to saline infusion. J. clin. Invest. 45, 179 (1966).
Civan, M. M., O. Kedem, and A. Leaf: Effect of vasopressin on the electrical potential of the toad bladder under conditions of zero net Na transport. Fed. Proc. 24, No. 2, 588 (1965).
Clapp, J. R., F. C. Rector, and D. W. Seldin: Effect of unreabsorbed anions on proximal and distal transtubular potentials in rats. Amer. J. Physiol. 202, 781 (1962).
— J. F. Watson, and R. W. Berliner: Osmolarity, bicarbonate concentration and water reabsorption in proximale tubule of the dog nephron. Amer. J. Physiol. 205, 273 (1963).
Cortney, M. A., M. Mylle, and C. W. Gottschalk: Renal water and solute reabsorption in isotonic saline loaded rats. Physiologist 7, 108 (1964).
— — W. E. Lassiter, and C. W. Gottschalk: Renal tubular transport of water, solute, and PAH in rats loaded with isotonic saline. Amer. J. Physiol. 209, 1199 (1965).
—, W. Nagel, and K. Thurau: A micropuncture study of the relationship between flowrate through the loop of Henle and sodium concentration in the early distal tubule. Pflügers Arch. ges. Physiol. 287, 286 (1966).
Crabbé, J.: The role of aldosterone in the renal concentration mechanism in man. Clin. Sci. 23, 39 (1962).
Crane, M. M.: Observations on the function of the frog's kidney. Amer. J. Physiol. 81, 232 (1927).
Curran, P. F., F. C. Herrera, and W. J. Flanigan: The effect of calcium and antidiuretic hormone on sodium transport across frog skin. J. gen. Physiol. 46, 1011 (1963).
Davis, J. O., C. I. Johnston, S. S. Howards, and F. S. Wright: Humoral factors in the regulation of renal sodium excretion. Fed. Proc. 26, 60 (1967).
Deetjen, P.: Zellulärer Transport organischer Säuren. Sonderdruck aus: Transport und Funktion intracellulärer Elektrolyte, Symposion in Schüren, Juni 1967. München-Berlin-Wien: Urban & Schwarzenberg 1967.

DEETJEN, P., H. BRECHTELSBAUER u. K. KRAMER: Hämodynamik des Nierenmarks. III. Mitteilung. Farbstoffpassagezeiten in äußerer Markzone und V. renalis. Die Durchblutungsverteilung in der Niere. Pflügers Arch. ges. Physiol. **279**, 281 (1964).

—, u. K. KRAMER: Die Abhängigkeit des O_2-Verbrauchs der Niere von der Na-Rückresorption. Pflügers Arch. ges. Physiol. **273**, 636 (1961).

—, u. H. SONNENBERG: Der tubuläre Transport von p-Aminohippursäure. Mikroperfusionsversuche am Einzelnephron der Rattenniere in situ. Pflügers Arch. ges. Physiol. **285**, 35 (1965).

DENGLER, H. J., H. J. KRECKE u. G. BUSCH: Die Wirkung einer kombinierten Infusion von l-Noradrenalin und Angiotensin II auf die renale Wasser- und Elektrolytausscheidung beim gesunden Menschen. Klin. Wschr. **43**, 300 (1965).

DESPOPOULOS, A.: A definition of substrate specifity in renal transport of organic anions. J. theor. Biol. **8**, 163 (1965).

DIAMOND, J. M.: The reabsorptive function of the gall-bladder. J. Physiol. **161**, 442 (1962).

— The mechanism of solute transport by the gall-bladder. J. Physiol. **161**, 474 (1962).

— The mechanism of water transport by the gall-bladder. J. Physiol. **161**, 503 (1962).

DIRKS, J. H., W. J. CIRKSENA, and R. W. BERLINER: The effect of saline infusion on sodium reabsorption by the proximal tubule of the dog. J. clin. Invest. **44**, 1160 (1965).

EARLEY, L. E.: Influence of hemodynamic factors on sodium reabsorption. Ann. N.Y. Acad. Sci. **139**, 312 (1966).

—, and R. M. FRIEDLER: Observations on the mechanism of decreased tubular reabsorption of sodium and water during saline loading. J. clin. Invest. **43**, 1928 (1964).

— — Changes in renal blood flow and possibly the intrarenal distribution of blood during the natriuresis accompanying saline loading in the dog. J. clin. Invest. **44**, 929 (1965).

— — Studies on the mechanism of natriuresis accompanying increased renal blood flow and its role in the renal response to extracellular volume expansion. J. clin. Invest. **44**, 1857 (1965).

— — The effects of combined renal vasodilatation and pressor agents on renal hemodynamics and the tubular reabsorption of sodium. J. clin. Invest. **45**, 543 (1966).

EMANUEL, D. A., J. SCOTT, R. COLLINS, and F. J. HADDY: Local effect of serotonin on renal vascular resistance and urine flow rate. Amer. J. Physiol. **196**, 1122 (1959).

FARQUHAR, M. G., and G. E. PALADE: Junctional complexes in various epithelia. J. Cell Biol. **17**, 375 (1962).

FORSTER, R. P.: Kidney, water, and electrolytes. Ann. Rev. Physiol. **27**, 183 (1965).

—, and J. H. COPENHAVER JR.: Intracellular accumulation as an active process in mammalian renal transport system in vitro. Amer. J. Physiol. **186**, 167 (1956).

FOULKES, E. C.: Kinetics of p-aminohippurate secretion in the rabbit. Amer. J. Physiol. **205**, 1019 (1963).

FRAZIER, H. S., E. F. DEMPSEY, and A. LEAF: Movement of sodium across the mucosal surface of the isolated toad bladder and its modification by vasopressin. J. gen. Physiol. **45**, 529 (1962).

—, and E. I. HAMMER: Efflux of sodium from isolated toad bladder. Amer. J. Physiol. **205**, 718 (1963).

FRICK, A., G. RUMRICH, K. J. ULLRICH, and W. E. LASSITER: Microperfusion study of calcium transport in the proximal tubule of the rat kidney. Pflügers Arch. ges. Physiol. **286**, 109 (1965).

FRIEDMAN, S. M., J. R. POLLEY, and C. L. FRIEDMAN: The clearance of inulin and sodium p-aminohippurate in the rat. Amer. J. Physiol. **150**, 340 (1947).

FRÖMTER, E., u. U. HEGEL: Potentialmessungen am proximalen Tubulus der Rattenniere. Pflügers Arch. ges. Physiol. **283**, R 23 (1965).

— — Transtubuläre Potentialdifferenzen an proximalen und distalen Tubuli der Rattenniere. Pflügers Arch. ges. Physiol. **291**, 107 (1966).

FÜLGRAFF, G., O. HEIDENREICH u. H. LAAFF: Über die diuretische Wirkung von Calciumionen beim Hund. Naunyn-Schmiedebergs Arch. exp. Path. Pharmak. **257**, 372 (1967).

FUHRMAN, F. A., and H. H. USSING: A characteristic response of the isolated frog skin potential to neurohypophyseal principles and its relation to the transport of sodium and water. J. cell. comp. Physiol. **38**, 109 (1951).

GEKLE, D., F. v. BRUCHHAUSEN u. G. FUCHS: Über die Größe der Porenäquivalente in isolierten Basalmembranen der Rattennierenrinde. Pflügers Arch. ges. Physiol. **289**, 180 (1966).

— — — Porenäquivalentradien isolierter Basalmembranen der Rattenniere nach Einwirkung von Aminonucleosid. Pflügers Arch. ges. Physiol. **290**, 250 (1966).

GENEST, J.: Angiotensin, aldosterone and human arterial hypertension. Canad. med. Ass. J. **84**, 403 (1961).

Gertz, K. H.: Direct measurement of the transtubular flux of electrolytes and non-electrolytes in the intact rat kidney. XXII. Intern. Congr. Physiol. Sci. Intern. Congr. Series 43. Excerpta med. 17, 370 (1962).
— Transtubuläre Natriumchloridflüsse und Permeabilität für Nichtelektrolyte im proximalen und distalen Konvolut der Rattenniere. Pflügers Arch. ges. Physiol. 276, 336 (1963).
— G. C. Kennedy u. K. J. Ullrich: Mikropunktionsuntersuchungen über die Flüssigkeitsresorption aus den einzelnen Tubulusabschnitten bei Wasserdiurese (Diabetes insipidus). Pflügers Arch. ges. Physiol. 278, 513 (1964).
—, J. A. Mangos, G. Braun u. H. D. Pagel: On the glomerular tubular balance in the rat kidney. Pflügers Arch. ges. Physiol. 285, 360 (1965).
— — — — Pressure in the glomerular capillaries of the rat kidney and its relation to arterial blood pressure. Pflügers Arch. ges. Physiol. 288, 369 (1966).
Giebisch, G., R. M. Klose, G. Malnic, W. J. Sullivan, and E. E. Windhager: Sodium movement across single perfused proximal tubules of rat kidneys. J. gen. Physiol. 47, 1175 (1964).
— —, and E. E. Windhager: Micropuncture study of hypertonic sodium chloride loading in the rat. Amer. J. Physiol. 206, 687 (1964).
—, and E. E. Windhager: Renal tubular transfer of sodium, chloride and potassium. Amer. J. Med. 36, 643 (1964).
— —, and R. F. Pitts: Mechanism of urinary acidification. In: Biology of the pyelonephritis. Int. Symp. Boston: Little Brown & Co. 1960, p. 277.
Glabman, S., H. S. Aynedjian, and N. Bank: Micropuncture study of the effect of acute reductions in glomerular filtration rate in sodium and water reabsorption by the proximal tubules of the rat. J. clin. Invest. 44, 1410 (1965).
Gottschalk, C. W.: Micropuncture studies of tubular function in the mammalian kidney. Physiologist 4, 35 (1961).
— Renal tubular function: lessons from micropuncture. Harvey Lect. 58, 95 (1963).
— Osmotic concentration and dilution of the urine. Amer. J. Med. 36, 670 (1964).
— W. E. Lassiter, and M. Mylle: Localization of urine acidification in the mammalian kidney. Amer. J. Physiol. 198, 581 (1960).
—, and M. Mylle: Micropuncture study of the mammalian urinary concentrating mechanism: evidence for the countercurrent hypothesis. Amer. J. Physiol. 196, 927 (1959).
Grantham, J. J., and M. B. Burg: Effect of vasopressin and cyclic AMP on permeability of isolated collecting tubules. Amer. J. Physiol. 211, 255 (1966).
Gross, F., and H. Turrian: Pharmacology of hypertensin and synthetic analogues. In: Polypeptides which affect smooth muscles and blood vessels. M. Schachter, ed. London: Pergamon Press 1959, p. 137.
Guinnebault, M., et F. Morel: Rôle de la surrénale dans les mécanismes de concentration de l'urine. C. R. Acad. Sci. (Paris) 244, 2741 (1957).
Gutman, Y., C. W. Gottschalk, and W. E. Lassiter: Micropuncture study of inulin absorption in the rat kidney. Science 147, 753 (1965).
Hall, B. V.: Further studies of the normal structure of the renal glomerulus. Proc. of the Annual Conf. on the Nephrotic Syndrome, 6th Conf., pp. 1—39 (1954).
Hall, V.: The protoplasmic basis of glomerular ultrafiltration. Amer. Heart J. 54, 1 (1957).
Hallwachs, O.: Klinische Untersuchungen über die Mannitol-Diurese an Gesunden und postoperativen Patienten. Klin. Wschr. 43, 546 (1965).
Hargitay, B., u. W. Kuhn: Das Multiplikationsprinzip als Grundlage der Harnkonzentration der Niere. Z. Elektrochem. 55, 539 (1951).
Harth, O.: Ein neues inulinartiges Fructosepolysaccharid. Klin. Wschr. 41, 769 (1963).
Healy, J. K., C. Barcena, J. M. B. O'Connel, and G. E. Schreiner: Renal and pressor action of angiotensin in the normal dog. Amer. J. Physiol. 208, 1093 (1965).
Hegel, U., u. E. Frömter: Erfahrungen mit der Öltropfenmethode zur Lokalisation der Mikroelektrodenspitze bei transtubulären Potentialmessungen an der Rattenniere. Pflügers Arch. ges. Physiol. 291, 121 (1966).
Heller, J., and A. Nováková: The role of renal hyperaemia and plasma oncotic pressure in proximal tubular reabsorption in the rat. Experientia 23, 799 (1967).
Herken, H.: Die Rolle des Vasopressins in der Pathogenese des Ödems. Dtsch. med. Wschr. 82, 2177 (1957).
—, G. Senft u. J. Schaper: Die Beteiligung des Vasopressins an der Entstehung des Ödems. Naunyn-Schmiedebergs Arch. exp. Path. Pharmak. 230, 284 (1957).
— — u. H. von Stuckrad: Die Störungen der Nierenfunktion nach Einwirkung von Aminonucleosid. Naunyn-Schmiedebergs Arch. exp. Path. Pharmak. 240, 394 (1961).
— — u. B. Zemisch: Die Einschränkung des tubulären Natrium- und Kaliumtransportes durch Biosynthese 6-Aminonicotinsäureamid enthaltender Nucleotide. Naunyn-Schmiedebergs Arch. exp. Path. Pharmak. 249, 54 (1964).

HERRERA, F. C., and P. F. CURRAN: The effect of Ca and antidiuretic hormone on Na transport across frog skin. J. gen. Physiol. **46**, 999 (1963).

HIERHOLZER, K.: Secretion of potassium and acidification in collecting of mammalian kidney. Amer. J. Physiol. **20**, 318 (1961).

— Analyse der Natrium-Transportstörung in der Niere adrenalektomierter Ratten. Untersuchungen am Einzelnephron. Habilitationsschrift, Berlin 1964.

— Transtubulärer Elektrolyttransport. Referat 3. Symp. Ges. Nephrol., Berlin 1964. In: Normale und pathologische Funktionen des Nierentubulus. Hrsg.: K. J. ULLRICH u. K. HIERHOLZER. Bern u. Stuttgart: H. Huber 1965.

—, M. WIEDERHOLT, H. HOLZGREVE, G. GIEBISCH, R. M. KLOSE, and E. E. WINDHAGER: Micropuncture study of renal transtubular concentration gradients of sodium and potassium in adrenalectomized rats. Pflügers Arch. ges. Physiol. **285**, 193 (1965).

— — u. H. STOLTE: Der Einfluß hypertoner NaCl-Infusionen auf die renale Na-Resorption intakter und adrenalektomierter Ratten. Pflügers Arch. ges. Physiol. **283**, R 71 (1965).

HILGER, H. H., J. D. KLÜMPER u. K. J. ULLRICH: Wasserrückresorption und Ionentransport durch die Sammelrohrzellen der Säugetierniere. Pflügers Arch. ges. Physiol. **267**, 218 (1958).

HODGKIN, A. L., and R. D. KEYNES: The potassium permeability of a giant nerve fibre. J. Physiol. **128**, 61 (1955).

HOLZGREVE, H., A. FRICK, G. RUMRICH, M. WIEDERHOLT u. K. J. ULLRICH: Wirkungsweise von Diuretica auf den transtubulären Transport von Natriumchlorid. In: 3. Symp. Ges. f. Nephrologie (1964). Normale und pathologische Funktionen des Nierentubulus. S. 147

HORSTER, M.: Das Einzelglomerulumfiltrat superfizieller und juxtamedullärer Nephrone der Rattenniere (Mikropunktionsversuche). Pflügers Arch. ges. Physiol. **297**, R 10 (1967).

— W. NAGEL, J. SCHNERMANN u. K. THURAU: Zur Frage einer direkten Angiotensinwirkung auf die Natriumresorption im proximalen Tubulus und in der Henleschen Schleife der Rattenniere. Pflügers Arch. ges. Physiol. **292**, 118 (1966).

HUANG, K. C., and D. S. T. LIN: Kinetic studies on transport of PAH and other organic acids in isolated renal tubules. Amer. J. Physiol. **208**, 391 (1965).

JAMISON, R. L., C. M. BENNETT, and R. W. BERLINER: Countercurrent multiplication by the thin loops of Henle. Amer. J. Physiol. **212**, 357 (1967).

JARD, S., and F. MOREL: Actions of vasotocin and some of its analogues on salt and water excretion by the frog. Amer. J. Physiol. **204**, 222 (1963).

KAMM, D. E., and N. G. LEVINSKY: Effect of plasma sodium elevation on renal sodium reabsorption. Amer. J. Physiol. **206**, 1131 (1964).

— — Inhibition of renal tubular sodium reabsorption by hypernatremia. J. clin. Invest. **44**, 1144 (1965).

KASHGARIAN, M., H. STÖCKLE, C. W. GOTTSCHALK, and K. J. ULLRICH: Transtubular electrochemical potentials of sodium and chloride in proximal and distal renal tubules of rats during antidiuresis and water diuresis (Diabetes insipidus). Pflügers Arch. ges. Physiol. **277**, 89 (1963).

—, Y. WARREN, and H. LEVITIN: Micropuncture study of proximal renal tubular chloride transport during hypercapnea in the rat. Amer. J. Physiol. **209**, 655 (1965).

KHURI, R. N., W. J. FLANIGAN, and D. E. OKEN: Potassium in proximal tubule fluid of rats and Necturus measured with glass electrodes. J. appl. Physiol. **21**, 1568 (1966).

—, D. A. GOLDSTEIN, D. L. MAUDE, C. EDMONDS, and A. K. SOLOMON: Single proximal tubules of Necturus kidney. VIII: Na and K determinations by glass electrodes. Amer. J. Physiol. **204**, 743 (1963).

KIIL, F., K. AUKLAND, and H. REFSUM: Renal sodium transport and oxygen consumption. Amer. J. Physiol. **201**, 511 (1961).

KINTER, W. B.: Renal tubular transport of Diodrast-I[131] and PAH in Necturus: evidence for simultaneous reabsorption and secretion. Amer. J. Physiol. **196**, 1141 (1959).

KLEINMAN, L. I., E. P. RADFORD JR., and G. TORELLI: Urea and inulin clearances in undisturbed, unanesthetized rats. Amer. J. Physiol. **208**, 578 (1965).

KNOX, F. G., J. S. FLEMING, and D. W. RENNIE: Effects of osmotic diuresis on sodium reabsorption and oxygen consumption of kidney. Amer. J. Physiol. **210**, 751 (1966).

KOEFOED-JOHNSON, V., and H. H. USSING: The nature of the frog skin potentials. Acta physiol. scand. **42**, 298 (1958).

KRAMER, K., and P. DEETJEN: Sodium reabsorption and oxygen consumption in the mammalian kidney. Proc. 1st Int. Congr. Nephrol. Genève/Evian 1960. Basel, New York: S. Karger 1961, p. 687.

KRUHØFFER, P.: Handling of alkali metal ions by the kidney. In: Handbuch der experimentellen Pharmakologie, Erg.-Werk, Bd. 13, S. 233. Berlin: Springer 1960.

Kuhn, W., u. A. Rammel: Aktiver Salztransport als möglicher (und wahrscheinlicher) Einzeleffekt bei der Harnkonzentrierung in der Niere. Helv. chim. Acta **42**, 628 (1959).

—, u. K. Ryffel: Herstellung konzentrierter Lösungen aus verdünnten durch bloße Membranwirkung. Ein Modellversuch zur Funktion der Niere. Hoppe-Seylers Z. physiol. Chem. **276**, 145 (1942).

Lapp, H., u. A. Nolte: Vergleichende elektronenmikroskopische Untersuchungen am Mark der Rattenniere bei Harnkonzentrierung und Harnverdünnung. Frankf. Z. Pathol. **71**, 617 (1962).

Laragh, J. H., M. Angers, W. G. Kelly, and S. Liebermann: Hypotensive agents and pressor substances. The effect of epinephrine, norephinephrine, angiotensin II and others on the secretory rate of aldosterone in man. J. Amer. med. Ass. **74**, 234 (1960).

Lassiter, W. E., C. W. Gottschalk, and M. Mylle: Micropuncture study of renal tubular reabsorption of calcium in normal rodents. Amer. J. Physiol. **204**, 771 (1963).

Leaf, A.: Ion transport by the isolated bladder of the toad. Résumés des Communications, 3ème Congrès Int. de Biochem., p. 107, Brussels 1955.

—, and E. Dempsey: Some effects of mammalian neurophysical hormones on metabolism and active transport. J. biol. Chem. **235**, 2160 (1960).

Leichtweiss, H.-P., H. Schröder u. Ch. Weiss: Die Beziehung zwischen Perfusionsdruck und Perfusionsstromstärke an der mit Paraffinöl perfundierten isolierten Rattenniere. Pflügers Arch. ges. Physiol. **293**, 303 (1967).

—, u. Ch. Weiss: Untersuchungen über den Mechanismus der Autoregulation der Nierendurchblutung. Bruns' Beitr. klin. Chir. **214**, 100 (1967).

Levinsky, N. G., and R. C. Lalone: The mechanism of sodium diuresis after saline infusion in the dog. J. clin. Invest. **42**, 1261 (1963).

— — Sodium excretion during acute saline loading in dogs with vena cava constriction. J. clin. Invest. **44**, 565 (1965).

Leyssac, P. P.: The in vivo effect of angiotensin on the proximal tubular reabsorption of salt in rat kidneys. Acta physiol. scand. **62**, 436 (1964).

— The in vivo effect of angiotensin and noradrenaline on the proximal tubular reabsorption of salt in mammalian kidneys. Acta physiol. scand. **64**, 167 (1965).

— Intrarenal function of angiotensin. Fed. Proc. **26**, 55 (1967).

Lichtfield, J. B., and P. A. Bott: Micropuncture study of renal excretion of water, K, Na, and Cl in the rat. Amer. J. Physiol. **203**, 667 (1962).

Linderholm, H.: The electrical potential across isolated frog skins and its dependence on the permeability of the skins to chloride ions. Acta physiol. scand. **28**, 211 (1953).

— On the behaviour of the "Sodium Pump" in frog skin at various concentrations of Na ions in the solution on the epithelial side. Acta physiol. scand. **31**, 36 (1954).

Linkenbach, H. J., P. Eckert u. O. H. Gauer: Nachweis eines diuretischen Faktors im menschlichen Serum während der durch Expansion des intrathorakalen Blutvolumens ausgelösten Diurese. Pflügers Arch. ges. Physiol. **293**, 107 (1967).

Ljungqvist, A.: Structure of the arteriole-glomerular units in different zones of the kidney. Micro-angiographic and histologic evidence of an extraglomerular medullary circulation. Nephron **1**, 329 (1964).

Lochner, W., u. B. Ochwadt: Über die Beziehung zwischen arteriellem Druck, Durchblutung, Durchflußzeit und Blutfüllung an der isolierten Hundeniere. Pflügers Arch. ges. Physiol. **258**, 275 (1954).

Loeb, R. F.: Chemical changes in the blood in Addison's disease. Science **76**, 420 (1932).

— Effect of sodium chloride in treatment of a patient with Addison's Disease. Proc. Soc. exp. Biol. Med. **30**, 808 (1933).

—, D. W. Atchley, E. M. Benedict, and J. Leland: Electrolyte balance studies in adrenalectomized dogs with particular reference to the excretion of sodium. J. exp. Med. **57**, 775 (1933).

Louis, W. J., and A. E. Doyle: The effects of varying doses of angiotensin on renal function and blood pressure in man and dogs. Clin. Sci. **29**, 489 (1965).

Malnic, G., R. M. Klose, and G. Giebisch: Micropuncture study of renal potassium excretion in the rat. Amer. J. Physiol. **206**, 674 (1964).

— — — Micropuncture study of distal tubular potassium and sodium transport in rat nephron. Amer. J. Physiol. **211**, 529 (1966).

— — — Microperfusion study of distal tubular potassium and sodium transfer in rat kidney. Amer. J. Physiol. **211**, 548 (1966).

Marsh, D. J.: Hypoosmotic reabsorption due to active salt transport in perfused collecting ducts of the rat renal medulla. Nature **210**, 1179 (1966).

—, and C. Frasier: Reliability of inulin for determining volume flow in rat renal cortical tubules. Amer. J. Physiol. **209**, 283 (1965).

MARSH, D. J., and S. SOLOMON: Analysis of electrolyte movement in thin Henle's loops. Fed. Proc. **22**, No. 2 277 (1963).
— — The relationship of electrical potential differences to net ion fluxes in rat proximal tubules. Nature (Lond.) **201**, 714 (1964).
— — Analysis of electrolyte movement in thin Henle's loops of hamster papilla. Amer. J. Physiol. **208**, 1119 (1965).
—, K. J. ULLRICH, and G. RUMRICH: Micropuncture analysis of the behavior of potassium ions in rat renal cortical tubules. Pflügers Arch. ges. Physiol. **277**, 107 (1963).
MATTENHEIMER, H., V. E. POLLAK, R. C. MUCHREKE u. R. M. KARK: Quantitative Enzymverteilung im Nephron. Verh. dtsch. Gesellschaft für innere Medizin **70**, 579 (1964).
MAUDE, D. L., W. N. SCOTT, I. SHEHADEH, and A. K. SOLOMON: Further studies on the behaviour of inulin and serum albumin in rat kidney tubule. Pflügers Arch. ges. Physiol. **285**, 313 (1965).
MAUNSBACH, A. B.: The influence of different fixatives and fixation methods on the ultrastructure of rat kidney proximal tubule cells. I. Comparison of different perfusion fixation methods and of glutaraldehyde, formaldehyde and osmium tetroxide fixatives. J. Ultrastruct. Res. **15**, 242 (1966).
— The influence of different fixatives and fixation methods on the ultrastructure of rat kidney proximal tubule cells. II. Effects of varying osmolality, ionic strength, buffer system and fixative concentration of glutaraldehyde solutions. J. Ultrastruct. Res. **15**, 283 (1966).
— Observations on the segmentation of the proximal tubule in the rat kidney. Comparison of results from phase contrast, fluorescence and electron microscopy. J. Ultrastruct. Res. **16**, 239 (1966).
McDONALD, S. J., and H. E. DE WARDENER: The relationship between the renal arterial perfusion pressure and the increase in sodium excretion which occurs during an infusion of saline. Nephron **2**, 1 (1965).
— — Some observations on the production of a hypo-osmotic urine during the administration of 0,9% saline and vasopressin in the dog. Clin. Sci. **28**, 445 (1965).
McEVOY, J., G. HOLLMANN, and G. SENFT: Einfluß von Mineralcorticoiden auf die tubuläre Rückgewinnung von Na-Ionen. Naunyn-Schmiedebergs Arch. exp. Path. Pharmak. **250**, 318 (1965).
MEHRIZI, S., and W. F. HAMILTON: Effect of levarterenol on renal blood flow and vascular volume in dogs. Amer. J. Physiol. **197**, 1115 (1959).
MEIER, M., H. BRECHTELSBAUER u. K. KRAMER: Hämodynamik des Nierenmarks. IV. Mitteilung. Farbstoffverdünnungskurven in verschiedenen Abschnitten des Nierenmarks. Pflügers Arch. ges. Physiol. **279**, 294 (1964).
MERTZ, D. P.: Nierenfunktion bei unterschiedlicher Hydratation unter Berücksichtigung volumenregulatorischer Gesichtspunkte. I. Mitteilung: Beziehungen zwischen extrazellulärem Flüssigkeitsvolumen und Nierenhämodynamik. Klin. Wschr. **38**, 269 (1960).
—, u. H. SARRE: Polyfructosan-S: Eine neue inulinartige Substanz zur Bestimmung des Glomerulumfiltrates und des physiologisch aktiven extrazellulären Flüssigkeitsvolumens beim Menschen. Klin. Wschr. **41**, 868 (1963).
MEYER, M. B., and L. I. GOLDBERG: Natriuretic effect of papaverine. Fed. Proc. **24**, 258 (1965).
MILLS, I. H.: The extra-adrenal hormonal control of sodium. In: Water and electrolyte metabolism II. Proc. Second Symp. Water and Electrolyte Metabol. Amsterdam 1963. Amsterdam: Elsevier 1964, p. 105.
—, H. E. DE WARDENER, C. J. HAYTER, and W. F. CLAPHAM: Studies on the afferent mechanism of the sodium chloride diuresis which follows intravenous saline in the dog. Clin. Sci. **21**, 259 (1961).
MÖLLER, E., J. R. MAC INTOSH, and D. D. VAN SLYKE: Studies of the urea excretion: II. Relationship between urine volume and rate of urea excretion by normal adults. J. clin. Invest. **6**, 427 (1929).
MOYER, J. H., and C. A. STANLEY: Norepinephrine and epinephrine effect on renal hemodynamics. Circulation **5**, 91 (1952).
NAHMOD, V. E., and A. LANARI: Abolition of autoregulation of renal blood flow by acetylcholine. Amer. J. Physiol. **207**, 123 (1964).
NIESEL, W., u. H. RÖSKENBLECK: Konzentrierung von Lösungen unterschiedlicher Zusammensetzung durch alleinige Gegenstromdiffusion und Gegenstromosmose als möglicher Mechanismus der Harnkonzentrierung. Pflügers Arch. ges. Physiol. **283**, 230 (1965).
OCHWADT, B.: Zur Selbststeuerung des Nierenkreislaufes. Pflügers Arch. ges. Physiol. **262**, 207 (1956).
O'DELL, R., and B. SCHMIDT-NIELSEN: Concentrating ability and kidney structure. Fed. Proc. **19**, 366 (1960).

Oelert, H., A. G. Hills, G. Rumrich u. K. J. Ullrich: Corticaler Ammoniakdruck und Ammoniakausscheidung in der Rattenniere. In: Aktuelle Probleme der Nephrologie. IV. Symp. Ges. Nephrol. Hrsg.: H. P. Wolff u. F. Krück. Berlin-Heidelberg-New York: Springer 1966, S. 537.

Oken, D. E., M. L. Arce, and D. R. Wilson: Glycerol-induced hemoglobinuric acute renal failure in the rat. I. Micropuncture study of the development of oliguria. J. clin. Invest. 45, 724 (1966).

Osvaldo, L., and H. Latta: The thin limbs of the loop of Henle. J. Ultrastruct. Res. 15, 144 (1966).

Passow, H., H. Schniewind u. C. Weiss: Die Wirkung von 5-Hydroxytryptamin auf das Gefäßsystem der isolierten Rattenniere. Naunyn-Schmiedebergs Arch. exp. Path. Pharmak. 240, 179 (1960).

Peter, K.: Die Nierenkanälchen des Menschen und einiger Säugetiere. Untersuchungen über Bau und Entwicklung der Niere. III. Zum feineren Bau der menschlichen Niere. S. 451, Jena 1927.

Peters, G.: Die renale Säure- und Ammonium-Ionen-Ausscheidung normaler und adrenalektomierter Ratten und ihre Beeinflussung durch Nebennierenrindenhormone. Naunyn-Schmiedebergs Arch. exp. Path. Pharm. 235, 196 (1959).
— Nebennierenrinden-Inkretion und Wasser-Elektrolythaushalt. Leipzig: G. Thieme 1960.
— Compensatory adaptation of renal functions in the unanesthetized rat. Amer. J. Physiol. 205, 1042 (1963).
— Renal tubular effect of val 5-angiotensin II amide in rats. Proc. Soc. exp. Biol. (N. Y.) 112, 771 (1963).

Phillips, R. A., V. P. Dole, P. B. Hamilton, K. Emerson Jr., R. M. Archibald, and D. D. van Slyke: Effects of acute hemorrhagic and traumatic shock on renal function of dogs. Amer. J. Physiol. 145, 314 (1945).

Pilkington, L. A., H. Preuss, and R. F. Pitts: Origin of urinary ammonia. Fed. Proc. 23, No. 2, 258 (1964).

Pinter, G. G., C. C. C. O'Morchoe, and R. S. Sikand: Effect of acetylcholine on urinary electrolyte excretion. Amer. J. Physiol. 207, 979 (1964).

Pitts, R. F.: The renal regulation of acid base balance with special reference to the mechanism for acidifying the urine. Science 102, 49 and 81 (1945).
— Renal excretion of acid. Fed. Proc. 7, 418 (1948).
— The physiological basis of diuretic therapy. Springfield, Ill.: Ch. C. Thomas 1959.
— Effects of adrenal cortical hormones on renal function. Third Conf. on Adrenal Cortex by Josia Macy, jr. Found. 1951, p. 11.
— Physiology of the kidney and body fluids. Chicago: Year Book Medical Publ. Inc. 1963.
— Renal production and excretion of ammonia. Amer. J. Med. 36, 720 (1964).
—, and R. S. Alexander: The nature of the renal mechanism for acidifying the urine. Amer. J. Physiol. 144, 239 (1945).
—, J. L. Ayer, and W. A. Schiess: The renal regulation of acid-base balance in man. III. The reabsorption and excretion of bicarbonate. J. clin. Invest. 28, 35 (1949).

Puck, T. T., K. Wasserman, and A. Fishman: Some effects of inorganic ions on the active transport by isolated kidney tubules of the flounder. J. cell. comp. Physiol. 40, 73 (1952).

Ranges, H. A., and S. E. Bradley: Systemic and renal circulatory changes following the administration of adrenin, ephedrine and paredrinol to normal man. J. clin. Invest. 22, 687 (1943).

Rector, F. C.: Role of the kidney in the homeostatic control of hydrogen ion concentration in body fluids. In: Proc. Int. Union Physiological Sci. IV, p. 176, XXIII Int. Congr. 1965, Tokyo. Excerpta Med. Int. Congr. Series No. 87.
—, and J. R. Clapp: Evidence for active chloride reabsorption in the distal renal tubule of the rat. J. clin. Invest. 41, 101 (1962).
—, G. van Giesen, F. Kiil, and D. W. Seldin: Influence of expansion of extracellular volume on tubular reabsorption of sodium independent of changes in glomerular filtration rate and aldosterone activity. J. clin. Invest. 43, 341 (1964).

Rector, F. C., Jr.: Renal tubular secretion of hydrogen ion: Current studies with the micropuncture technique. 15th Annual Conf. on the Kidney, National Kidney Disease Foundation, 1963.
—, and N. W. Carter: Mechanism of bicarbonate reabsorption in the proximal tubule of the rat. J. clin. Invest. 43, 1263 (1964).
— —, and D. W. Seldin: The mechanism of bicarbonate reabsorption in the proximal and distal tubules of the kidney. J. clin. Invest. 44, 278 (1965).
—, J. C. Sellman, M. Martinez-Maldonado, and D. W. Seldin: The mechanism of suppression of proximal tubular reabsorption by saline infusions. J. clin. Invest. 46, 47 (1967).

REHBERG, P. B.: Studies on kidney function: I. The rate of filtration and reabsorption in the human kidney. Biochem. J. **20**, 447 (1926).

RHODIN, J.: Electron microscopy of the kidney. Amer. J. Med. **24**, 661 (1958).

RICHARDS, A. N., and O. H. PLANT: The action of minute dosis of adrenaline and pituitrin on the kidney. Amer. J. Physiol. **59**, 191 (1922).

—, B. B. WESTFALL, and P. A. BOTT: Renal excretion of inulin, creatinine, and xylose in normal dogs. Proc. Soc. exp. Biol. Med. **32**, 73 (1934).

ROEMMELT, J. C., O. W. SARTORIUS, and R. F. PITTS: Excretion and reabsorption of sodium and water in the adrenalectomized dog. Amer. J. Physiol. **159**, 124 (1949).

ROLLHÄUSER, H., W. KRIZ, and W. HEINKE: Das Gefäßsystem der Rattenniere. Z. Zellforsch. **64**, 381 (1964).

RUSKA, H., D. H. MOORE, and J. WEINSTOCK: The base of the proximal convoluted tubule cells of rat kidney. J. biophys. biochem. Cytol. **3**, 249 (1957).

SAKAI, F., R. L. JAMISON, and R. W. BERLINER: A method for exposing the rat renal medulla in vivo: micropuncture of the collecting duct. Amer. J. Physiol. **209**, 663 (1965).

SARTORIUS, O. W., D. CALHOON, and R. F. PITTS: The capacity of the adrenalectomized rat to secret hydrogen and ammonium ions. Endocrinology **51**, 444 (1952).

— — — Studies on the interrelationships of the adrenal cortex and renal ammonia excretion by the rat. Endocrinology **52**, 256 (1953).

SCHLÖGL, R.: Zum Materietransport durch Porenmembranen. Neuere theoretische und experimentelle Untersuchungen. Habilitationsschrift, Göttingen 1957.

SCHMIDT-NIELSEN, B.: Urea excretion in white rats and kangaroo rats as influenced by excitement and by diet. Amer. J. Physiol. **181**, 131 (1955).

SCHRÖDER, R.: Die Beeinflussung der Angiotensinwirkung auf die renale Elektrolyt- und Wasserausscheidung durch Aldosteronvorbehandlung. Klin. Wschr. **41**, 620 (1963).

—, C. MEYER-BURGEDORFF, D. ROTT u. O. BRAHMS: Vergleichende Untersuchungen über die Wirkung von ADH Hypertensin und Renin auf die renale Wasser- und Elektrolytausscheidung der Ratte. Naunyn-Schmiedebergs Arch. exp. Path. Pharmak. **240**, 285 (1961).

SHANNON, J. A.: The excretion of inulin by the dog. Amer. J. Physiol. **112**, 405 (1935).

—, and H. W. SMITH: The excretion of inulin, xylose, and urea by normal and phlorizinized man. J. clin. Invest. **14**, 393 (1935).

SHIPP, J. G., I. B. HANENSON, E. E. WINDHAGER, H. J. SCHATZMANN, G. WHITTEMBURY, H. YOSHIMURA, and A. K. SOLOMON: Single proximal tubules of the Necturus kidney. Methods for micropuncture and microperfusion. Amer. J. Physiol. **195**, 563 (1958).

SITTE, H.: Beziehungen zwischen Zellstruktur und Stofftransport in der Niere. In: Sekretion und Exkretion, 2. wiss. Konf. d. Ges. dtsch. Naturforscher u. Ärzte, 1964. Berlin-Heidelberg-New York: Springer 1965.

SMITH, H. W.: The kidney. Structure and function in health and disease. New York: Oxford Univ. Press 1951.

— Principles of renal physiology. New York: Oxford Univ. Press 1957.

—, N. FINKELSTEIN, L. ALIMINOSA, B. CRAWFORD, and M. GRABER: The renal clearances of substituted hippuric acid derivatives and other aromatic acids in dog and man. J. clin. Invest. **24**, 388 (1945).

—, W. GOLDRING, and H. CHASIS: The measurement of the tubular excretory mass, effective blood flow, and filtration rate in the normal human kidney. J. clin. Invest. **17**, 263 (1938).

SOLOMON, A. K.: Single proximal tubules of Necturus kidney. VII: Ion fluxes across individual faces of cell. Amer. J. Physiol. **204**, 381 (1963).

SOLOMON, S.: Transtubular potential differences of rat kidney. J. cell. comp. Physiol. **49**, 351 (1957).

SONNENBERG, H.: Transportkinetik einiger schwacher organischer Säuren im proximalen Konvolut der Rattenniere. Inaugural-Dissertation, Berlin 1964.

SONNENBLICK, E. H., P. J. CANNON, and J. H. LARAGH: The nature of the action of intravenous aldosterone: evidence for a role of the hormone in urinary dilution. J. clin. Invest. **40**, 903 (1961).

SPERBER, I.: Studies in the mammalian kidney. Zool. Bidrag (Uppsala) **22**, 249 (1944).

SPINAZZOLA, A. J., and T. R. SHERROD: The effect of serotonin (5-hydroxytryptamine) on renal hemodynamics. J. Pharmacol. exp. Ther. **119**, 114 (1957).

STEIN, R. M., R. G. ABRAMSON, D. D. BERCOVITCH, and M. F. LEVITT: Effects of unilateral renal arterial constriction on tubular reabsorption of sodium and water during an osmotic diuresis. J. clin. Invest. **44**, 1720 (1965).

—, D. D. BERCOVITCH, and M. F. LEVITT: Dual effects of saline loading on renal tubular sodium reabsorption in the dog. Amer. J. Physiol. **207**, 826 (1964).

STEINHAUSEN, M.: Eine Methode zur Differenzierung proximaler und distaler Tubuli der Nierenrinde von Ratten in vivo und ihre Anwendung zur Bestimmung tubulärer Strömungsgeschwindigkeiten. Pflügers Arch. ges. Physiol. **277**, 23 (1963).

Stolte, H., J. P. Brecht, M. Wiederholt u. K. Hierholzer: Einfluß von Adrenalektomie und Glucocorticoiden auf die Wasserpermeabilität kortikaler Nephronabschnitte der Rattenniere. Pflügers Arch. ges. Physiol. **299**, 99 (1968).

Thoenes, W.: Zur Feinstruktur der Macula densa im Nephron der Maus. Z. Zellforsch. **55**, 486 (1961).

— Transportwege in den Harnkanälchen der Säugetierniere. In: Funktionelle u. morphologische Organisation der Zelle. Sekretion und Exkretion, S. 315. Berlin-Heidelberg-New York: Springer 1965.

— Feinstrukturen des normalen und des funktionsgestörten Nephron. Verhandlungen Dtsch. Ges. Path., **49**. Tagung, 1965. Stuttgart: Gustav Fischer 1965.

Thurau, K.: Renal hemodynamics. Amer. J. Med. **36**, 698 (1964).

— Hämodynamik des Nierenkreislaufes. Handbuch d. inn. Medizin, Bd. VIII/1, S. 47. Berlin-Heidelberg-New York: Springer 1967.

—, u. P. Deetjen: Kinematographische Untersuchungen am Warmblüternephron. Nachrichten d. Akad. d. Wiss. Göttingen **1961**, No. 2, S. 27.

— — Die Diurese bei arteriellen Drucksteigerungen der Goldhamsterniere. Pflügers Arch. ges. Physiol. **274**, 567 (1962).

— — u. K. Kramer: Hämodynamik des Nierenmarks. II. Mitt. Pflügers Arch. ges. Physiol. **270**, 270 (1960).

—, u. G. Henne: Dynamik des Harnstromes in der Henleschen Schleife. Arch. ges. Physiol. **278**, 45 (1963).

—, u. K. Kramer: Weitere Untersuchungen zur myogenen Natur der Autoregulation des Nierenkreislaufs. Pflügers Arch. ges. Physiol. **269**, 77 (1959).

—, u. J. Schnermann: Die Natriumkonzentration an den Macula densa-Zellen als regulierender Faktor für das Glomerulumfiltrat (Mikropunktionsversuche). Klin. Wschr. **43**, 410 (1965).

—, W. S. Wilde, J. Henne, J. Schnermann, and K. Prchal: Flow dynamics in the inner part of the medulla: protein concentration in vasa recta and urine flow rates in the loops of Henle. In: Proc. 2nd Internat. Congr. Nephrol. Prague 1963.

—, u. E. Wober: Zur Lokalisation der autoregulativen Widerstandsänderungen in der Niere. Pflügers Arch. ges. Physiol. **274**, 553 (1962).

Tobian, L., K. Coffee, D. Ferreira, and J. Meuli: The effect of renal perfusion pressure on the net transport of sodium cut of distal tubular urine as studied with the stop-flow technique. J. clin. Invest. **43**, 118 (1964).

Ullrich, K. J.: Das Nierenmark: Struktur, Stoffwechsel und Funktion. Ergebn. Physiol. **50**, 433 (1959).

— Über die Funktion des Nierenmarks. Dtsch. med. Wschr. **84**, 1197 (1959).

— Function of the collecting ducts. Circulation **21**, 869 (1960).

— Permeabilität der kortikalen Nephronabschnitte in Beziehung zu Transportvorgängen und Struktur. In: Funktionelle und morphologische Organisation der Zelle. Sekretion und Exkretion. Berlin-Heidelberg-New York: Springer 1965, S. 293.

— Renal transport of sodium. Proc. 3rd int. Congr. Nephrol. Washington 1966, 1,48. Basel-New York: Karger 1967.

—, K. Baumann, K. Loeschke, G. Rumrich u. H. Stolte: Micropuncture experiment with saluretic sulfonamides. Ann. N. Y. Acad. Sci. **139**, Art. 2, 273—539 (D. W. Seldin ed.) (1966).

—, u. F. W. Eigler: Sekretion von Wasserstoffionen in den Sammelrohren der Säugetierniere. Pflügers Arch. ges. Physiol. **267**, 491 (1958).

—, u. K. Hierholzer: Normale und pathologische Funktionen des Nierentubulus. 3. Symp. Ges. Nephrol. 1964. Hrsg.: K. J. Ullrich u. K. Hierholzer. Bern und Stuttgart: Hans Huber 1965.

—, u. K. H. Jarausch: Untersuchungen zum Problem der Harnkonzentrierung und Harnverdünnung. Pflügers Arch. ges. Physiol. **262**, 537 (1956).

—, K. Kramer u. J. Boylan: Present knowledge of the counter-current system in the mammalian kidney. Progr. cardiovasc. Dis. **3**, 395 (1961).

—, and D. J. Marsh: Kidney, Water, and Electrolyte Metabolism. Ann. Rev. Physiol. **25**, 91 (1963).

—, B. Schmidt-Nielsen, R. O'Dell, G. Pehling, C. W. Gottschalk, W. E. Lassiter, and M. Mylle: Micropuncture study of composition of proximal and distal tubular fluid in rat kidney. Amer. J. Physiol. **204**, 527 (1963).

Urquhart, J., J. O. Davis, and J. T. Higgins: Effects of prolonged infusion of angiotensin II in normal dogs. Amer. J. Physiol. **205**, 1241 (1963).

Ussing, H. H.: The use of tracers in the study of active ion transport across animal membranes. Cold Spr. Harb. Symp. quant. Biol. **13**, 193 (1948).

Ussing, H. H.: The active ion transport through the isolated frog skin in the light of tracer studies. Acta physiol. scand. **17**, 1 (1949).
— The distinction by means of tracers between active transport and diffusion. Acta physiol. scand. **19**, 43 (1949).
— The alkali metal ions in isolated systems and tissues. Handb. exp. Pharm., Erg. Werk **13**. Berlin-Heidelberg-New York: Springer 1960.
—, and E. E. Windhager: Nature of shunt path and active sodium transport path through frog skin epithelium. Acta physiol. scand. **61**, 484 (1964).
—, and K. Zehran: Active transport of sodium as source of electric current in the short-circuited isolated frog skin. Acta physiol. scand. **23**, 110 (1951).
Vander, A. J.: Inhibition of distal tubular sodium reabsorption by angiotensin II. Amer. J. Physiol. **205**, 133 (1963).
— Effects of acetylcholine, atropine and physostigmine on renal function in the dog. Amer. J. Physiol. **206**, 492 (1964).
—, R. L. Malvin, W. S. Wilde, J. Lapides, L. P. Sullivan, and V. M. McMurry: Effects of adrenalectomy and aldosterone on proximal and distal tubular sodium reabsorption. Proc. Soc. exp. Biol. Med. **99**, 323 (1958).
—, W. S. Wilde, and R. L. Malvin: Stop-flow analysis of aldosterone and steroidal antagonist SC 8109 on renal tubular sodium transport kinetics. Proc. Soc. exp. Biol. Med. **103**, 525 (1960).
Villarreal, H., J. N. de Pasquale, H. Arcila, C. L. Vinas, and P. Sierra: The action of angiotensin on renal transport of sodium in the dog. Nephron **1**, 338 (1964).
Walker, A. M., P. A. Bott, J. Oliver, and M. C. Mac Dowell: The collection and analysis of fluid from single nephrons of the mammalian kidney. Amer. J. Physiol. **134**, 580 (1941).
Walser, M.: Calcium clearance as a function of sodium clearance in the dog. Amer. J. Physiol. **200**, 1099 (1961).
de Wardener, H. E., I. H. Mills, W. F. Clapham, and C. J. Hayter: Studies on the efferent mechanism of the sodium diuresis which follows the administration of intravenous saline in the dog. Clin. Sci. **21**, 249 (1961).
Watson, J. F., J. R. Clapp, and R. W. Berliner: Micropuncture study of potassium concentration in proximal tubule of dog, rat, and Necturus. J. clin. Invest. **43**, 595 (1964).
Waugh, W. H., and R. G. Shanks: Cause of genuine autoregulation of the renal circulation. Circulat. Res. **8**, 871 (1960).
Weiner, I. M., and G. H. Mudge: Renal tubular mechanisms for excretion of organic acids and bases. Amer. J. Physiol. **36**, 743 (1964).
Werkö, L., H. Bucht, B. Josephson, and J. Ek: The effect of noradrenalin and adrenalin on renal hemodynamics and renal function in man. Scand. J. clin. Lab. Invest. **3**, 255 (1951).
Wesson, L. G., and W. P. Anslow: Excretion of sodium and water during osmotic diuresis in the dog. Amer. J. Physiol. **153**, 465 (1958).
Wick, T., u. E. Frömter: Das Zellpotential des proximalen Konvoluts der Rattenniere in Abhängigkeit von der peritubulären Ionenkonzentration. Pflügers Arch. ges. Physiol. **294**, R 17, H 3 (1967).
Wiederholt, M., K. Hierholzer, and J. P. Brecht: Die Wirkung von Aldosteron und Cortison auf den tubulären Na-Transport adrenalektomierter Ratten. Pflügers Arch. ges. Physiol. **283**, R 71 (1965).
Windhager, E. E.: Electrophysiological study of renal papilla of golden hamsters. Amer. J. Physiol. **206**, 694 (1964).
— Säureexkretion und Ammoniakausscheidung. In: 3. Symp. Ges. Nephrol. Berlin 1964. Bern: Hans Huber 1965.
—, and G. Giebisch: Micropuncture study of renal tubular transfer of sodium chloride in the rat. Amer. J. Physiol. **200**, 581 (1961).
— — Electrophysiology of the nephron. Physiol. Rev. **45**, 214 (1965).
Wirz, H.: Der osmotische Druck des Blutes in der Nierenpapille. Helvet. physiol. Acta **11**, 20 (1953).
— Druckmessungen in Kapillaren und Tubuli der Niere durch Mikropunktion. Helv. physiol. Acta **13**, 42 (1955).
— Der osmotische Druck in den corticalen Tubuli der Rattenniere. Helv. physiol. pharmacol. Acta **14**, 353 (1956).
—, B. Hargitay u. W. Kuhn: Lokalisation des Konzentrierungsprozesses in der Niere durch direkte Kryoskopie. Helvet. physiol. Acta **9**, 196 (1951).
Zimmerman, B. G., F. M. Abboud, and J. W. Eckstein: Effects of norepinephrine and angiotensin on total and venous resistance in the kidney. Amer. J. Physiol. **206**, 701 (1964).

Quecksilberhaltige Diuretica

O. Heidenreich

Mit 15 Abbildungen

I. Einleitung

Metallisches Quecksilber ist seit dem 15. oder 16. Jahrhundert v. Chr. bekannt und wurde von Hippokrates schon um 400 v. Chr. als Pharmakon benutzt (King, 1957). Die Anwendung von Quecksilberverbindungen als Diuretica geht auf Paracelsus zurück, der „präcipitierten Mercurius", wahrscheinlich Quecksilber-(I)-chlorid, verwendete (Sternberg, 1923). In manchen Ländern, besonders in England, scheint das Kalomel ständig in Gebrauch geblieben zu sein. 1854 empfahl W. Stokes in seinem Buch „The diseases of the heart and the aorta" dieses Salz zur Ödemtherapie: „The exhibition of mercury will, as by enchantment, remove the anasarca" (Thomson, 1937). In der britischen Pharmakopoe von 1871 ist eine Pille aufgeführt, die Digitalis, Meerzwiebel und 1—3 grain Kalomel enthält. Diese Pille wurde unter dem Namen „Guy's Hospital Pill" bekannt, war aber auch als Bailley's oder Niemeyer's Pille weit verbreitet (Editorial, 1950). Im deutschen Sprachraum hat Jendrassik (1886) die diuretische Wirkung von Kalomel, die er für völlig unbekannt hielt, wiederentdeckt und praktisch ausgewertet. Er verabreichte bei Wassersucht 4—5mal täglich 0,2 g Kalomel und berichtete bereits über Nebenwirkungen wie Stomatitis und Diarrhoe (Jendrassik, 1891). Auch der Wirkungsmechanismus wurde damals schon eingehend diskutiert. Neben extrarenalen Wirkungen durch geänderte Diffusionsverhältnisse (Jendrassik, 1886), wurden zentralbedingte Gefäßerweiterungen in der Niere (Cohnstein, 1892) oder lokal bedingte Änderungen der Nierenhämodynamik (Frey, 1906) als diureseauslösend angenommen. Einen gewissen Abschluß fand das Problem der diuretischen Kalomeltherapie durch die klinischen und experimentellen Arbeiten von Fleckseder (1911 und 1912).

Sehr frühzeitig wurden aber auch schon tierexperimentelle Untersuchungen mit organischen Quecksilberverbindungen ausgeführt. Bemerkenswert ist eine Arbeit von Rosenheim (1888), der als Präparat eine 5%ige Asparaginsäurelösung benutzte, die 24 Std über gelbem Quecksilberoxyd gestanden hatte und dadurch 2—3 % Hg enthielt. An einer genau beschriebenen isolierten, mit Blut perfundierten Hundeniere beobachtete er einen guten diuretischen Effekt dieser Lösung, während reines Asparagin ohne Wirkung blieb. Da die Nierendurchblutung sich nur wenig änderte, zog er den Schluß, daß Quecksilber durch eine „Nierenepithelienreizung" diuretisch wirkt. Später berichteten Blumenthal und Oppenheim (1913) über gute diuretische Wirkungen von Salicylquecksilber, acetylaminomercuribenzoesaurem Natrium und Asurol an Kaninchen. Das Asurol war ein Doppelsalz aus Quecksilbersalicylat und aminooxyisobuttersaurem Natrium mit 40,3 % Hg (Schoeller u. Schrauth, 1909), das zur parenteralen Syphilistherapie benutzt wurde (Neisser, 1909). Aus dieser Verbindung wurde später das Novasurol entwickelt, das als die bestverträgliche Quecksilberverbindung für diese Therapie bezeichnet wurde (ZIELER, 1917). Die 1919 erfolgte zufällige Beobachtung einer diuretischen Wirkung dieser Substanz in der Wenckebachschen Klinik in Wien leitete dann die Ära der Ödemtherapie mit organischen Quecksilberdiuretica ein.

Ein Medizinstudent im dritten Jahr seiner Ausbildung, ALFRED VOGL, wurde auf die diuretische Wirkung des Novasurols aufmerksam, als er die Fieberkurve einer nichtödematösen 19jährigen Patientin mit kongenitaler Lues betrachtete, auf der eine neu eingetretene Krankenschwester das tägliche Harnvolumen in Form von Säulen aufgezeichnet hatte (HEILIG u. VOGL, 1935; VOGL, 1950). Der Stationsarzt Dr. SAXL versuchte, das Novasurol dann bei einem ödematösen luischen Patienten und berichtete erstmalig über die diuretische Wirkung dieser Substanz vor der Gesellschaft der Ärzte in Wien im Februar 1920 (SAXL, 1920). Die erste Publikation darüber stammt von SAXL und HEILIG (1920), die sich anschließend intensiv mit dem Wirkungsmechanismus beschäftigten, den sie für überwiegend extrarenal ansahen (SAXL u. HEILIG, 1922). Die zweite über Novasurol erschienene Arbeit betonte schon die große Ausscheidung von Kochsalz mit dem Harn (BRUNN, 1921). Mit der Einführung weiterer, weniger toxischer Quecksilberverbindungen in der Reihenfolge Salyrgan (= Mersalyl), Neptal (= Mercuderamid), Novurit (= Mercurophyllin) und Mercuhydrin (= Meralluride) setzte dann die weite Verbreitung der Quecksilberdiuretica ein (RAY u. BURCH, 1949). Zwischen 1920 und 1950 wurden tausende von organischen Quecksilberverbindungen synthetisiert und auf ihre diuretischen Wirkungen hin untersucht (DE STEVENS, 1963), wobei besonders auf geringe Toxicität und orale Resorbierbarkeit Wert gelegt wurde. Durch die Entdeckung neuer, oral wirksamer Diureticaklassen ging die therapeutische Anwendung der Quecksilberdiuretica deutlich zurück. Markiert mit ^{203}Hg oder ^{197}Hg erlangen sie aber wegen ihrer geringen biologischen Halbwertszeit im Organismus gegenwärtig wieder großes Interesse für die Tumorlokalisation und für die Nierendiagnostik. Vom pharmakologischen Standpunkt aus sind sie die am eingehendsten untersuchten Diuretica, die auch heute noch das Bezugssystem darstellen, an dem Wirkungsstärke und Brauchbarkeit neuer Diuretica gemessen werden.

Über die Quecksilberdiuretica sind bereits zahlreiche Übersichten erschienen, von denen u. a. folgende vor allem klinische Gesichtspunkte in den Vordergrund stellen: KEITH (1936), NEWMAN (1947), RAY u. BURCH (1951), VOGL (1953), MODELL (1956) und WILSON (1963). Von einem mehr theoretisch-pharmakologischen Standpunkt aus sind folgende Artikel verfaßt worden: HAAS (1947), PITTS u. SARTORIUS (1950), SHORT (1954), RICHTERICH u. LEMON (1955), PITTS (1959, 1962), HERKEN (1960, 1961), KESSLER (1960), KRUHØFFER (1960), KUSCHINSKY (1960), LAPIERE (1960), ORLOFF u. BERLINER (1961), FARAH u. MILLER (1962), MILNE (1962), DE STEVENS (1963) und WHITELOCK u. FARNESS (1957) als Herausgeber eines Symposiums über Quecksilberverbindungen an der N. Y. Acad. of Sciences.

II. Chemie der organischen Quecksilberdiuretica

Die meisten organischen Quecksilberverbindungen sind diuretisch unwirksam. Alle klinisch verwendeten Quecksilberdiuretica mit Ausnahme des Merbaphens sind aber gleichartig strukturierte Mercuripropylverbindungen, die sich nur durch verschiedene Substituenten an 3 bestimmten Stellen unterscheiden.

Hier soll zunächst ihre chemische Konstitution, die Nomenklatur und die Bedeutung der verschiedenen Substitutionen besprochen werden, wobei besonders auch Arbeiten zitiert werden, die Erstbeschreibungen oder nähere Charakterisierungen einzelner Präparate enthalten. Eine Diskussion des Problems „Struktur und Wirkung" erfolgt im Kapitel X, 2.

Tabelle 1. *Therapeutisch angewandte Quecksilberdiuretica*

Trivialname	Chemische Bezeichnung	Handelsnamen
Chlormerodrin	N-(3-Chlormercuri-2-methoxy-propyl)-harnstoff	Katonil-Tabletten Neohydrin Oramercur Promeran
Diglucomethoxan	3-[3-(d-Glucopentahydroxy-hexylmercapto-mercuri-2-hydroxy)-propyl]-d-mannit	Mersoben
Meragidone	Natriumsalz der 1-(3-Hydroxymercuri-2-methoxy-propyl)-2-pyridon-5-carbonsäure mit Theophyllin	Merdroxone Mergamate Theragidone
Meralluride	Natriumsalz des N-(3-Hydroxymercuri-2-methoxy-propyl)-N′-succinyl-harnstoff mit Theophyllin	Katonil-Ampullen Mercardan Mercuhydrin
Merbaphen	Barbitalderivat der o-Hydroxymercuri-o′-chlor-phenoxyessigsäure	Novasurol
Merbiurelidin	N-(3-Hydroxymercuri-2-methoxy-propyl)-biuret	Meterox
Mercaptomerin	Natriumsalz des N-(3-Carboxymethyl-mercaptomercuri-2-methoxy-propyl) α-camphersäuremonoamids	Diucardin Thiomerin
Mercuderamide	o-[N-(3-Hydroxymercuri-2-hydroxy-propyl)-carbamyl]-phenoxyessigsäure mit Theophyllin	Neptal Unephral
Mercumatilin	Natriumsalz der 8-(3-Hydroxymercuri-2-methoxy-propyl)-3-cumarincarbonsäure mit Theophyllin	Cumertilin
Mercurophylline	Natriumsalz des N-(3-Hydroxymercuri-2-methoxy-propyl)-α-camphersäure-monoamids mit oder ohne Theophyllin	Mercupurin Mercurin Mercuzanthin Novurit
Merethoxylline	Natriumsalz der o-[N-(3-Hydroxymercuri-2-methoxyäthoxy-propyl)-carbamyl]-phenoxyessigsäure mit Theophyllin und mit oder ohne Procain	Dicurin Dicurin-Procain
Mersalyl	Natriumsalz o-[N-(3-Hydroxymercuri-2-methoxy-propyl)-carbamyl]-phenoxy-essigsäure mit Theophyllin	Mercurosalyl Salyrgan
Wy 1204	N-(3-Hydroxymercuri-2-methoxy-propyl)-succinimid mit Theophyllin	Oradon Oradur
—	Natriumsalz des N-(3-Carboxymethyl-mercaptomercuri-2-methoxy-propyl)-N′-succinylharnstoff	Diurgin
—	Natriumsalz des N′-(3-Hydroxymercuri 2-methoxy-propyl)-1-chinolinsäuremono-amids mit Theophyllin	Esidron
—	Natriumsalz der 2-[N-(3-Hydroxymercuri-2-hydroxyäthoxy-propyl)-carbamyl] 5-acetamido-phenoxyessigsäure mit Theophyllin	Meluginan
—	1-(3-Mercuriacetoxy-2-hydroxy-propyl) 3,7-dimethylxanthin	Rediralt

Tabelle 2. *Chemische Struktur von therapeutisch verwendeten Quecksilberdiuretica*

Name	R——CH_2——CH——CH_2——Hg——X $\quad\quad\quad\quad\quad\quad O$–$Y$		
	R–	–Y	–X
Mercurophylline	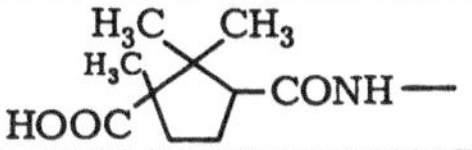 H_3C $\;$ CH_3 H_3C $\;$ $HOOC$ (Cyclopentanring) –CONH—	$-CH_3$	Theophyllin
Mercaptomerin	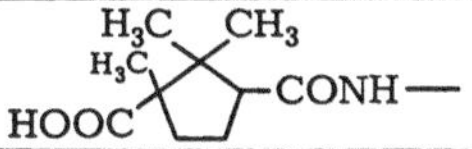 H_3C $\;$ CH_3 H_3C $\;$ $HOOC$ (Cyclopentanring) –CONH—	$-CH_3$	$-S-CH_2-COOH$
Mersalyl	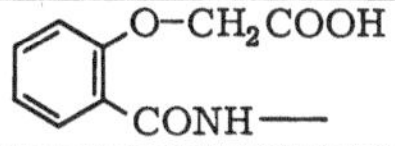 (Benzolring) $O-CH_2COOH$ / $CONH$—	$-CH_3$	Theophyllin
Mercuderamid	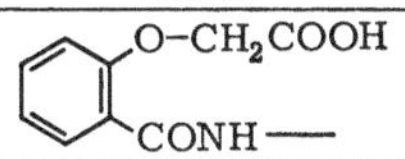 (Benzolring) $O-CH_2COOH$ / $CONH$—	$-H$	Theophyllin
Merethoxyllin	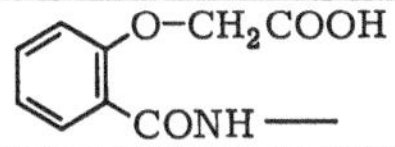 (Benzolring) $O-CH_2COOH$ / $CONH$—	$-CH_2-CH_2-O-CH_3$	Procain Theophyllin
Meluginan	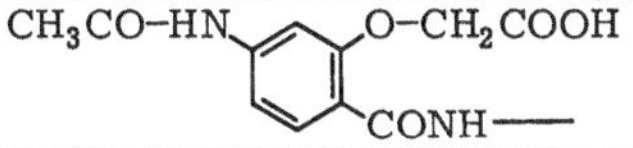 CH_3CO-HN (Benzolring) $O-CH_2COOH$ / $CONH$—	$-CH_2-CH_2-OH$	Theophyllin
Meragidone	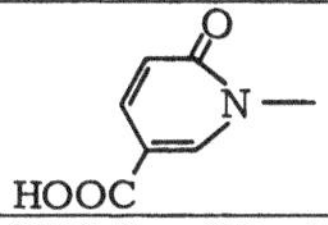 (Pyridonring) N— , $HOOC$	$-CH_3$	Theophyllin
Esidron	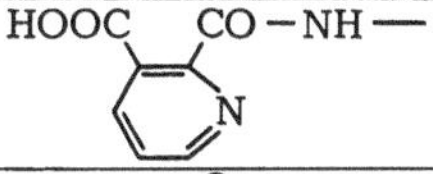 $HOOC$ $\;$ $CO-NH$— (Pyridinring) N	$-CH_3$	Theophyllin
Wy - 1204	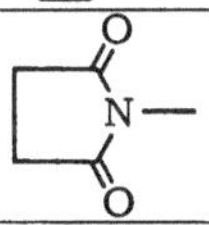 (Succinimidring) N—	$-CH_3$	Theophyllin
Rediralt	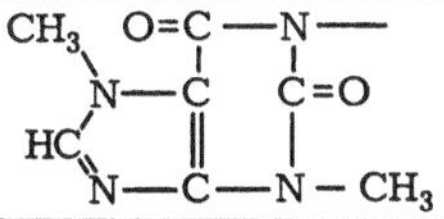 CH_3 $\;$ $O=C-N$— / $N-C$ $\;$ $C=O$ / HC $\;$ $N-C-N-CH_3$	$-H$	$-OOC-CH_3$
Mercumatilin	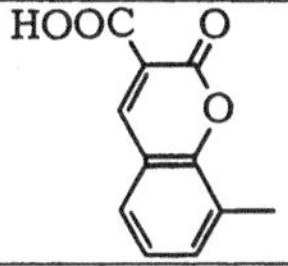 $HOOC$ $\;$ O (Cumarinring)	$-CH_3$	Theophyllin
Meralluride	$COOH-CH_2-CH_2-CO-NH$⌐ $\quad\quad\quad\quad\quad\quad\quad\ ⌊CO-NH$—	$-CH_3$	Theophyllin
Diurgin	$COOH-CH_2-CH_2-CO-NH$⌐ $\quad\quad\quad\quad\quad\quad\quad\ ⌊CO-NH$—	$-CH_3$	$-S-CH_2-COOH$
Merbiurelidin	$H_2N-CO-NH-CO-NH$—	$-CH_3$	$-OH$
Chlormerodrin	$H_2N-CO-NH$—	$-CH_3$	$-Cl$
Diglucomethoxan	$HO-CH_2$ $HO-C-H$ $HO-C-H$ $H-C-O$— $H-C-OH$ $HO-CH_2$	$-H$	$-S-CH_2-(CHOH)_4$⌐ $\quad\quad\quad\quad\quad⌊CH_2OH$

Die Tabelle 1 gibt in alphabethischer Reihenfolge die Trivialnamen, die chemischen Namen und die wichtigsten registrierten Handelsnamen der Quecksilberdiuretica wieder, die klinische Bedeutung erlangt haben und besonders häufig in Publikationen erscheinen. Um die chemischen Namen möglichst einheitlich anzugeben, wurden die Bezeichnungen den „Pharmacological and chemical synonyms" (Marler, 1961) entnommen, so weit sie dort zu finden sind.

Merbaphen, das erste organische Quecksilberdiureticum, unterscheidet sich in seiner chemischen Struktur von allen später verwendeten. Es ist das Natriumsalz der o-Hydroxymercuri-o'-chlorphenoxyessigsäure verbunden mit 5,5-Diäthylbarbitursäure (Zieler, 1917; Saxl u. Heilig, 1920):

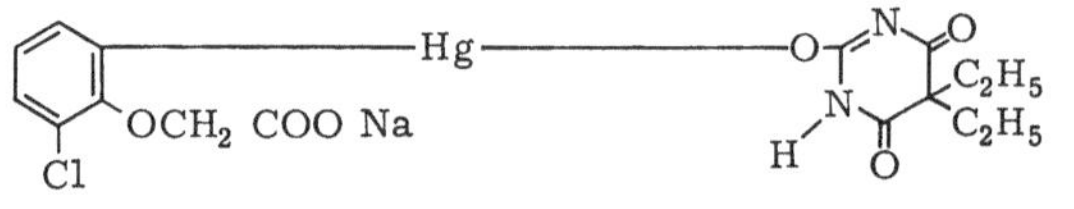

Merbaphen

Trotz seiner guten diuretischen Wirkung (Hubert, 1921; Saxl u. Heilig, 1923; Kulcke, 1922), wurde es wegen seiner hohen Toxicität bald nicht mehr verwendet (Bernheim, 1924; Brunn, 1924; Rosenberg, 1925; Johnstone u. Keith, 1928; Johnstone, 1931). Alle späteren Quecksilberdiuretica sind Mercuripropylderivate, die häufig auch als mercurierte Allylverbindungen bezeichnet werden. Sie haben folgende Grundstruktur (Friedman, 1957; Sprague, 1958):

$$R-CH_2-CH-CH_2-Hg-X$$
$$\quad\quad\quad\quad\overset{|}{O}Y$$

In der Tabelle 2 sind die Strukturformeln dieser Diuretica wiedergegeben. Dabei ist zu betonen, daß die Trivialnamen von einigen Autoren einfach zur Bezeichnung der Mercuripropylverbindungen ohne Berücksichtigung des X-Substituenten verwendet werden, so daß manchmal unklar bleibt, ob eine Verbindung mit oder ohne Theophyllinzusatz gemeint ist.

In neutraler oder alkalischer Lösung ist die Bindung des Quecksilbers an den Propylrest stabil (Grossmann, 1925; Möller, 1930d). Eingeleiteter Schwefelwasserstoff ruft keine Fällung hervor. Chromatographische Untersuchungen zeigten, daß z.B. Chlormerodrin in schwach alkalischer Lösung auch nach 60 Tagen noch unverändert war und keine freien Quecksilberionen abgab (Anghileri, 1963).

1. Substitution in Stellung X des Mercuripropylmoleküls

Im Gegensatz zur festen Hg—C-Bindung hat die Hg—X-Bindung einen ionischen Charakter. Der Substituent X ist in den aufgeführten 16 Verbindungen 9mal Theophyllin, 1mal Theophyllin mit oder ohne Procain, 2mal Thioessigsäure und je 1mal Thiosorbitol, Acetat, Chlorid oder Hydroxyd. Die Natur des X-Substituenten beeinflußt in erster Linie die akut toxischen Effekte, die lokalen Reizwirkungen und die Resorption aus dem Gewebe, wodurch dann mindestens indirekt auch die diuretische Wirkung modifiziert wird.

Die Beobachtung, daß *Theophyllin* in dieser Position die toxischen Wirkungen von Mersalyl und Mercurophyllin herabsetzt, machten zuerst v. Issekutz u. v. Vegh (1928). Das daraufhin in die Therapie eingeführte Mercurophyllin-Theophyllin erwies sich als ein klinisch brauchbares, mit relativ wenigen Nebenwirkungen behaftetes Diureticum (HAHN, 1929; POPPER, 1929). Die Bedeutung des Theophyllinzusatzes wurde später von DE GRAFF et al. (1936) durch vergleichende Untersuchungen noch einmal unterstrichen. Die unterschiedlichen Wirkungen von Theophyllin auf die akute Toxicität bei anderen Quecksilberverbindungen werden in Abschnitt XII, 1 besprochen.

Auch die lokale Reizwirkung vieler Quecksilberdiuretica wird durch Theophyllin deutlich herabgesetzt (DE GRAFF u. BATTERMAN, 1935). Das gleiche gilt für die hämolytische Aktivität von Mersalyl in vitro (MINATOYA et al., 1960). Um möglichst geringe lokale Reizwirkungen hervorzurufen, müssen Theophyllin und die Quecksilberverbindung in molarem Verhältnis vorliegen, was für eine Verbindung des schwach sauren Theophyllins mit dem basischen Quecksilberdiureticum spricht (DE GRAFF et al., 1938b). MODELL u. KROP (1944) sahen nur dann eine Herabsetzung der Toxicität von Mersalyl mit Theophyllin, wenn das Gemisch beider Lösungen längere Zeit stehen blieb.

Die Schnelligkeit und Vollständigkeit der intramuskulären Resorption wird durch Theophyllin gesteigert (DE GRAFF et al., 1938a), wobei nicht geklärt ist, ob die gefäßerweiternde Wirkung des Theophyllins dabei eine Rolle spielt. Etwas geringer ist die resorptionsfördernde Wirkung anderer schwach saurer Verbindungen wie Succinimid, Uracil, Hydantoin, Ammoniumchlorid und Glycin, so daß möglicherweise die Herabsetzung des pH-Wertes der Lösungen eine Rolle spielt (LEHMAN u. DATER, 1938).

Schließlich wird auch die Ausscheidungsgeschwindigkeit in den ersten 6 Std durch Theophyllin gesteigert. Nach intramuskulärer Injektion beträgt die Zunahme 100 bis 300%, wobei dieser Effekt aber wegen der gleichzeitigen Steigerung der Resorptionsgeschwindigkeit schwer zu beurteilen ist. Doch ist auch nach intravenöser Gabe eine um 30 bis 40% erhöhte Ausscheidung innerhalb der ersten 6 Std nachgewiesen worden (DE GRAFF et al., 1938; DE GRAFF, 1948).

Weniger klar ist die Bedeutung des Theophyllins für die diuretische Wirkung der mit ihm verbundenen Quecksilberverbindung. Bei der Injektion von 2 ml handelsüblicher Mersalyl-Theophyllinlösung werden immerhin 100 mg Theophyllin verabreicht, die im unteren Bereich diuretisch wirksamer Dosen liegen. Bei der Injektion von wasserlöslichen Wismutverbindungen mit äquimolaren Theophyllinmengen (3,4—10 mg/kg) ist bei Hunden ein zweizeitiger Diureseeffekt zu beobachten, dessen erster Teil dem Theophyllin zuzuschreiben ist (HEIDENREICH u. SCHNEIDER, 1960a). Offenbar kommt es dort nicht zu einer festeren Verbindung. Bei Quecksilberdiuretica, von denen das Theophyllin nur langsam abdissoziiert, fehlt nun ein zweigipfeliger Verlauf der Diuresekurve, aber v. ISSEKUTZ u. v. VEGH (1928) sowie DE GRAFF et al. (1936) beobachteten eine deutliche Verstärkung der diuretischen Gesamtwirkung von Mersalyl oder Mercurophyllin in Kombination mit Theophyllin. Dagegen besteht nach ROBY u. PFEIFFER (1942) nur ein mäßig diuresesteigernder Theophyllineffekt bei Mersalyl oder Esidron, und beim Mercurophyllin soll dieser ganz fehlen.

Theophyllin modifiziert ferner die Wirkung von Quecksilberdiuretica auf die Clearance des freien Wassers (s. Abschnitt VII, 3d). Auch Kreislaufeffekte der Quecksilberdiuretica werden durch Kombination mit Theophyllin verändert, wobei es sich aber vermutlich um typische Wirkungen des Theophyllins nach Lösung seiner Bindung an die freie Valenz des Quecksilberatoms handelt (s. Abschnitt XI, 1).

Monothiole als X-Substituenten führen zu Verbindungen, deren gewebsirritierende und herztoxische Wirkungen besonders gering sind. Durch Bindung von Glutathion oder Cystein an einen Mercuripropylrest wird die Herztoxicität herabgesetzt, ohne daß die diuretische Wirkung abnimmt (FARAH u. MARESH, 1948).

Lehman u. King (1949) berichteten bald darauf über die Pharmakologie von Mercaptomerin, das chemisch Mercurophyllin darstellt, bei dem an Stelle des Theophyllins die Thioessigsäure steht. Die Toxicität dieses Mercaptids ist in den ersten 30 min etwa 20mal niedriger als die von theophyllinhaltigen Quecksilberdiuretica (Lehman et al., 1950; weitere Lit. s. Abschnitte XI, 1 u. XII, 1). Bei längerer Beobachtungszeit und erst recht bei chronischer Verabreichung liegt die Toxicität wegen der Unbeständigkeit der Mercaptidbindung aber nicht mehr günstiger als die anderer Quecksilberdiuretica. Bei 3 Monate langer Verabreichung wirkt Mercaptomerin bei Hunden oder Kaninchen nach Befunden von Lehman et al. (1950) ebenso toxisch wie Mercurophyllin oder Meralluride, während andere Autoren sogar über eine besonders hohe Toxicität mit verzögerter Ausscheidung von Mercaptomerin bei längerer Anwendung berichten (Handley, Sigafoos et al., 1949; Barret, 1950; Capps et al., 1950; Koch u. Piolino, 1960).

Die lokale Reizwirkung nach Injektion ins Gewebe ist bei Thio-Quecksilberverbindungen besonders gering. Die große Affinität reaktionsfähiger Quecksilberverbindungen für Sulfhydryl- und andere metallbindende Gruppen von Proteinen führt zu ihrer Bindung und Konzentration an den nächstliegenden Eiweißmolekülen und dadurch zu Reizwirkungen (Hughes, 1957). Wenn Quecksilberverbindungen aber von vornherein als Mercaptide zugeführt werden, wird die schnelle Verteilung und Resorption ins Blut gefördert und die gewebsirritierende Wirkung herabgesetzt. Mercaptomerin ist deshalb selbst bei subcutaner Injektion relativ gut verträglich (s. Abschnitt III, 3).

Inzwischen sind zahlreiche weitere Mercaptide pharmakologisch untersucht worden. In die Therapie eingeführt wurde die Thioessigsäureverbindung des Merallurides unter dem Namen Diurgin. In der diuretischen Wirkung und in der renalen Ausscheidung ähnelt dieses Mercaptid dem Mercaptomerin (Campbell, 1957a). Diuretisch gut wirksam sind auch die beiden Propylharnstoffderivate 3-Carboxymethylmercaptomercuri-2-methoxypropylharnstoff (= Ex 1353) und 3-(α-Carboxyäthylmercaptomercuri)-2-methoxypropylharnstoff (= Ex 1431) (White u. Nuhfer, 1951; Moyer u. Handley, 1952). Die akute Herztoxicität war deutlich niedriger als die von Meralluride (Handley et al., 1951), und selbst die Giftwirkung nach 9 Monate langer Verabreichung an Hunde war relativ gering (Handley et al., 1953). Nach oraler Verabreichung ließ sich eine diuretische Wirkung nachweisen, doch war diese bei dem erheblich besser resorbierten Chlormerodrin, bei dem in Stellung X ein Chloratom steht, deutlich stärker (Nuhfer u. White, 1951; Greiner, Gold, Palumbo et al., 1952; Moyer, Handley, Seibert et al., 1952; Moyer, Handley u. Wilford, 1952; Moyer et al., 1953).

Gering ist auch die lokale und die akute Toxicität einer anderen Thio-Quecksilberpropylverbindung, des Trinatriumsalzes des N-[2-Methoxy-3-(1,2-dicarboxyäthylmercaptomercuri)-propyl]-o-carboxymethyl-salicylamids (Smith et al., 1950). Eine weitere Serie von Mercaptiden wurde von Werner u. Scholz (1954) untersucht. Die niedrigste Herz- und Nierentoxicität hatten Verbindungen, die folgender Struktur entsprachen:

$$NaOOC\text{-}R\text{-}CONHCH_2\text{-}CH(OCH_3)\text{-}CH_2\text{-}Hg\text{-}S\text{-}CH_2\text{-}(CHOH)_4\text{-}CH_2OH \,.$$

Ein anderes stark wirksames Diureticum ist das Diglucomethoxan, das ebenfalls Thiosorbitol in Mercaptidbindung am Quecksilber enthält (Chaney u. Maronde, 1956). Bei Hunden wirkt es nach chronischer intramuskulärer Verabreichung weniger toxisch als Mercaptomerin oder Meralluride (Gardier u. Woodbury, 1956).

Quecksilberdiuretica, die ein Dithiol als X-Substituenten enthalten, können in Abhängigkeit der Konfiguration von R diuretisch wirksam oder unwirksam sein. „Balmersal", das aus

1 Mol Dimercaprol und 2 Molen Mersalyl besteht, war an Ratten diuretisch wirksam, „Balmer-camph" (1 Mol Dimercaprol und 2 Mol Mercurophyllin) dagegen nicht (SHARP, 1952; SHORT, 1952).

Im Merethoxyllin ist das Quecksilber in Stellung X mit der Base Procain verbunden. Die subakute Toxicität und die lokale Verträglichkeit ähneln der von Mercaptomerin (BEST et al., 1953). Dagegen treten starke lokale Reizwirkungen auf, wenn X wie im Chlormerodrin ein Chloratom oder wie im Merbiurelidin eine Hydroxylgruppe ist. Beide Diuretica sind dafür oral wirksam, das Merbiurelidin allerdings schwächer als das Chlormerodrin (MOYER, KINARD u. HERSCHBERGER, 1956).

2. Substitution in Stellung Y des Mercuripropylmoleküls

Der Einfluß des Y-Substituenten auf diuretische oder toxische Wirkungen ist geringer als der von X oder R. Die Art der Y-Gruppe hängt vom Lösungsmittel ab, in dem die Mercurierungsreaktion erfolgt. Eine OH-Gruppe tritt auf, wenn das Lösungsmittel Wasser ist. Sind Alkohole die Lösungsmittel, so kann Y eine Alkyl-, Hydroxyalkyl- oder Alkoxyalkylgruppe sein (FRIEDMAN, 1957). Eine Methoxy- oder Äthoxygruppe tritt auf, wenn die Reaktion in Methanol bzw. Äthanol abläuft. In 11 der 16 Handelspräparate der Tabelle 2 findet sich die Methoxygruppe. Die im Merethoxyllin vorkommende 2-Methoxyäthoxygruppe soll die akute Toxicität herabsetzen und die lokale Reizwirkung vermindern, wobei aber der Einfluß des X-Substituenten Procain nicht klar abzugrenzen ist (ROBBINS u. CHEN, 1951; BEST et al., 1953). Mercuderamid unterscheidet sich durch eine Hydroxygruppe vom methoxy-substituierten Mersalyl (MOUQUIN u. SCHMIDL, 1927), ohne daß sich dadurch erkennbare Unterschiede ergäben (SAXL, 1930). HALPERN et al. (1948) untersuchten Verbindungen vom Typ der N-(2-Alkoxy-3-hydroxymercuripropyl)-barbitalderivate. Am wirksamsten war die Methoxyverbindung, dann folgte die Äthoxy- und schließlich die Isopropoxyverbindung.

Werden sekundäre Amine als Lösungsmittel benutzt, so entstehen Verbindungen, die eine Aminogruppe am mittleren Kohlenstoffatom der Propylkette enthalten (WRIGHT, 1957). Eine Reihe solcher Verbindungen mit der Grundstruktur

$$NH_2-CO-NH-CH_2-CH-CH_2-Hg-Cl$$

sind von WENDT et al. (1958, 1959) synthetisiert worden. Sechs dieser Verbindungen mit den Y-Substituenten

$$-N(CH_3)_2, -N(C_2H_5)_2, -N(C_3H_7)_2, -N \quad , -N \quad \text{und} -N \quad O$$

waren bei Hunden nach oraler Verabreichung in Dosen von 2 bis 8 mg Hg/kg diuretisch wirksam, am besten der 3-Chlormercuri-2-dimethyl-aminopropylharnstoff (ROSEN et al., 1957). Zwei andere Substanzen, eine mit der Diäthylaminogruppe (= Wy 864) und eine mit der Pyrrolidinogruppe (= Wy 935) wirkten nach oraler Verabreichung beim Menschen diuretisch, allerdings nicht besonders stark (BRADEN et al., 1957; MOYER et al., 1958).

3. Substitution in Stellung R des Mercuripropylmoleküls

So gut wie jede substituierte Allylverbindung ($R-CH_2-CH = CH_2$) hat nach Mercurierung in Methanol diuretische Wirkungen (Pitts, 1959). In der chemischen Struktur des Restes R finden sich dennoch die größten Unterschiede bei den nach diesem Prinzip aufgebauten, klinisch verwendeten Diuretica. Obwohl sie alle die Ausscheidung eines gleichartigen, sehr typischen Ionenmusters im Harn hervorrufen, hängen viele der sonst vorhandenen pharmakodynamischen Unterschiede, wie die Wirkungsstärke pro Mol Quecksilber, die Verteilung und Ausscheidung oder die Toxicität entscheidend von der Konfiguration dieses Restes R an der Propylkette ab. Allerdings gelingt es nicht, klare Beziehungen zwischen Struktur und Wirkung von R aufzustellen. Schon kleine sterische Veränderungen an diesem Rest führen zu Wirkungsänderungen (Gladych u. Taylor, 1960). So sind das para- und das meta-Isomer des Mercuderamids gleich toxisch, aber unterschiedlich stark diuretisch wirksam (Fourneau u. Melville, 1931b).

In der Reihenfolge der Tabelle 2 ist R 2mal alicyclisch, 4mal aromatisch, 5mal heterocyclisch und 5mal acyclisch. Über die diuretische Wirkung weiterer Quecksilberpropylverbindungen mit noch anders konfigurierten Resten R berichten Pontius et al. (1936) sowie Geiger u. Vargha (1939).

Die Art der Bindung von R an die Propylkette ist für den diuretischen Effekt offenbar nicht entscheidend. Bei der großen Mehrzahl der Quecksilberdiuretica liegt dort eine Amidbindung vor, die noch von Hunt et al. (1942) als notwendige Voraussetzung für eine diuretische Wirkung angesehen wurde. Diese Annahme hat sich nicht bestätigt, obwohl sie zunächst durch weitere Befunde gestützt zu werden schien. So war mercurierte 1,3,7-Trimethyl-9-allyl-harnsäure, in der der Rest durch eine Amidbindung mit der Propylkette verbunden war diuretisch wirksam, wogegen mercuriertes 8-Allyloxycoffein mit einer Bindung des Restes über ein Sauerstoffatom unwirksam war und in Dosen über 2 mg Hg/kg an Ratten sogar anti-diuretisch wirkte (Wiese u. Jones, 1950). Auch mercurierte Allylderivate der Barbitursäure riefen nur dann eine deutliche Diurese hervor, wenn die Quecksilberpropylkette an ein Stickstoffatom und nicht an ein Kohlenstoffatom des Barbitursäureringes gebunden war (Nadkarni u. Jones, 1950). Jedoch beobachteten Gubitz u. McKeon (1962) später auch diuretische Wirkungen von Quecksilberderivaten einiger Allylhydantoine, bei denen es gleichgültig war, ob eine Amid- oder eine Kohlenstoff-Kohlenstoffbindung vorlag. Jones et al. (1961) synthetisierten isostere Quecksilberverbindungen folgender Struktur:

$$\text{(Benzolring)}-CO-O-CH_2-\overset{\displaystyle OCH_3}{\overset{|}{C}H}-CH_2-Hg-OH$$
$$\text{(Benzolring)}-COONa$$

und

$$\text{(Benzolring)}-CO-NH-CH_2-\overset{\displaystyle OCH_3}{\overset{|}{C}H}-CH_2-Hg-OH$$
$$\text{(Benzolring)}-COONa$$

$$NaO-CO-CH_2-CH_2-CO-O-CH_2-\overset{\displaystyle OCH_3}{\overset{|}{C}H}-CH_2-Hg-OH$$

$$NaO-CO-CH_2-CH_2-CO-NH-CH_2-\overset{\displaystyle OCH_3}{\overset{|}{C}H}-CH_2-Hg-OH.$$

Nach intravenöser Injektion waren alle 4 Verbindungen bei Hunden diuretisch wirksam und auch in der Toxicität ergaben sich keine deutlich von der Bindung abhängige Unterschiede (Jones et al., 1962).

Zwei neuere, auch klinisch untersuchte Diuretica haben keine Amidbindung des Restes R. Beim Mercumatilin ist die Quecksilberpropylkette über eine Kohlenstoff-Kohlenstoffbindung mit einem Cumarincarbonsäurerest verbunden. Die intravenöse DL_{50} liegt bei der Ratte mit 9,8 mg Hg/kg in der gleichen Größenordnung wie die von Mersalyl oder Meralluride (BLUMBERG et al., 1950, 1952). Die diuretische Wirksamkeit bei ödematösen Patienten und die lokale Verträglichkeit sind gut (SHAPIRO u. WEINER, 1950; ROSE et al., 1950; SIGLER u. TULGAN, 1951). Auch bei oraler Applikation in Dosen zwischen 20 und 100 mg Hg/Tag erwies sich Mercumatilin beim Menschen als wirksam (POLLOCK u. PRUITT, 1953). Eine ätherartige Bindung zwischen der Propylkette und einem Mannitrest findet sich beim Diglucomethoxan. Es wird nach oraler Gabe nicht resorbiert (ASSALI et al., 1957), seine diuretische Wirkung ist aber, bezogen auf den Quecksilbergehalt, bei parenteraler Verabreichung größer als die von Meralluride oder Mercaptomerin und wird nur von der des Chlormerodrins übertroffen (MOYER et al., 1955; FORD et al., 1957).

Chlormerodrin mit seinem einfachen Harnstoffrest an der Quecksilberpropyl-kette führt bei Hunden nach i. v. Injektion von 1,2 mg Hg/kg zu einer 2- bis 7mal größeren Harnflußsteigerung als die gleiche Dosis Meralluride (WHITE u. NUHFER, 1951). Nach oraler Verabreichung zeigt Chlormerodrin nur noch ein Viertel der Wirkung einer gleichgroßen i. m. injizierten Dosis, was aber bei dieser Applikations-weise noch als relativ günstig zu bezeichnen ist (GREINER, GOLD, PALUMBO et al., 1952). Daher gilt Chlormerodrin als ein verhältnismäßig gut oral anwendbares Quecksilberdiureticum (Council on pharmacy and chemistry, 1953). Über seine klinische Anwendung liegen sehr zahlreiche Publikationen vor (GOLDMAN u. STEIGMANN, 1952; GREINER, GOLD, WARSHAW et al., 1952; DIMITROFF et al., 1953; KAPLAN et al., 1953; SILVERTHORNE u. MOYER, 1954; MISCENKO u. POVINSKAJA, 1959; MNACAKANOV u. BOSTANDZJAN, 1960, 1961; SOLDATOVA, 1960; SEMENOV, 1961).

Chlormerodrin wirkt aber, bezogen auf den Quecksilbergehalt, nicht nur stärker diuretisch, sondern auch erheblich toxischer als andere Verbindungen. 4,5 mg Hg/kg als Chlormerodrin entspricht nach parenteraler Gabe bei Ratten einer DL$_{60}$. Die gleiche Quecksilbermenge in Form des schwächer diuretisch wirkenden Mersalyls ruft dagegen keinen Todesfall hervor (BRUNNER, 1959c). Wenn aber diuretisch gleich stark wirksame Dosen miteinander verglichen werden, so ist die Toxicität von Chlormerodrin bei chronischer Verabreichung etwa gleich groß wie die von Meralluride (HANDLEY et al., 1951).

Ein anderes, oral wirksames Diureticum ist das ähnlich konfigurierte Oradon, das an Stelle des Harnstoffes eine Succinimidgruppe enthält. Seine Resorbier-barkeit nach oraler Applikation ist bei Ratten und Schweinen etwas besser als die von Chlormerodrin (LUND, 1957; 1958). Auch die renale Quecksilberausscheidung beim Menschen ist nach oralen Oradongaben relativ am größten (HVIDBERG u. NIELSEN, 1957). Wird die diuretische Wirkung einer parenteral verabreichten Dosis von Meralluride gleich 1 gesetzt, so beträgt die Wirkung einer gleich großen oralen Oradondosis 0,81, einer entsprechenden oralen Chlormerodrindosis (alles bezogen auf den Quecksilbergehalt) aber nur 0,5 (MOYER et al., 1958).

Nachdem es nicht möglich erscheint, gesetzmäßige Beziehungen zwischen bestimmten Wirkungen und der Struktur des Restes R oder seiner Bindung an die Propylkette aufzustellen, soll die nähere Charakterisierung der Eigenschaften der bisher noch nicht besprochenen Diuretica in der Reihenfolge der Tabelle 2 erfolgen. Das als zweites Quecksilberdiureticum eingeführte Mersalyl (BRUNN, 1924) wies bereits die typische Grundstruktur aller später verwendeten Quecksilberdiuretica auf (COLLINS, 1928). Bei gleicher Wirksamkeit war es weniger toxisch als Merbaphen, das es bald völlig verdrängte (BERNHEIM, 1924; GÜNSBERG, 1925; ROSENBERG, 1925; GRUNKE, 1926; PETZAL, 1926).

Das ähnlich strukturierte Meluginan hat sich ebenfalls als wirksam erwiesen, insbesondere bei i. v. Applikation (SCHMIDT-VOIGT, 1959). Einen heterocyclischen

Pyridonrest enthält Meragidone (HUNT et al., 1942). Bei Ratten und Kaninchen ist es gleich stark diuretisch wirksam wie Mersalyl-Theophyllin, bei Katzen etwas schwächer (CAHEN, 1947). Auch die Toxicität ist mit der von Mersalyl-Theophyllin vergleichbar (MINATOYA u. HOPPE, 1951). Esidron hat an der Propylkette einen Chinolinsäuremonoamidrest. Es wird bei Hunden schnell (HARTMANN u. PANIZZON, 1938), beim Menschen aber relativ langsam, in 24 Std nämlich nur zu 47%, ausgeschieden (BOCKSTAHLER u. KOMANT, 1937a). Trotz anfänglich günstiger pharmakologischer und klinischer Berichte (UHLMANN, 1938; BOCKS-THALER u. KOMANT, 1937b; KOMANT, 1937), scheint es recht häufig Nebenwirkungen gezeigt zu haben und wird von BROWN (1955) als ein besonders toxisches Präparat bezeichnet. Das 1953 eingeführte Rediralt enthält in Stellung R Theobromin, das über den Stickstoff in Stellung 1 mit dem Propylrest verbunden ist. 5 mg/kg Rediralt (= 2 mg Hg/kg) wirken bei gewässerten Meerschweinchen etwa gleich stark wie die doppelte Dosis von Mersalyl-Theophyllin (NITZ u. PERSCH, 1953). Bei einem klinischen Vergleich an 28 Patienten waren das Harnzeitvolumen und die Kochsalzausscheidung nach Rediralt etwa doppelt so groß wie nach der gleichen Dosis von Mersalyl-Theophyllin (PAULI et al., 1956). Das letzte hier zu erwähnende Diureticum ist das Succinylharnstoffderivat Meralluride. Es ist ein stark wirksames, parenteral gut verträgliches Präparat (MODELL, GOLD u. CLARKE, 1945), das klinisch sehr häufig angewandt wurde. Der Diureseablauf ist gegenüber anderen Quecksilberdiuretica etwas protrahiert (LEMKE, 1959). Wegen seiner zuverlässigen Wirkung ist es bei vergleichenden Diureticatesten mehrfach als Standardsubstanz benutzt worden (GREINER et al., 1951).

Schon die in diesem Kapitel mitgeteilten Unterschiede zeigen, daß trotz vieler gemeinsamer Eigenschaften erhebliche Differenzen zwischen einzelnen Quecksilberdiuretica bestehen. Es geht daher nicht an, Beobachtungen an einem bestimmten Diureticum zu verallgemeinern und bei Schlußfolgerungen einfach von Wirkungen im Verlauf einer „Quecksilberdiurese" zu sprechen, wie das häufig geschieht. In manchen Arbeiten werden die verwendeten Quecksilberdiuretica gar nicht näher bezeichnet. Bei einfacher Angabe des Trivialnamens bleibt es öfter unklar, ob die betreffende Mercuripropylverbindung mit oder ohne Theophyllinzusatz verwendet wird. Schließlich ist es manchmal nicht möglich, verabreichte Dosen auf mg Hg umzurechnen, da eine Dosisangabe nur in ml Ampulleninhalt eines in seiner Zusammensetzung nicht näher bezeichneten Handelspräparates erfolgt. Trotzdem soll im folgenden versucht werden, so genaue Angaben wie möglich zu machen, auch wenn die Übersichtlichkeit des Textes darunter leiden sollte.

Das Verständnis der Wirkungen organischer Quecksilberdiuretica wird vertieft durch Vergleiche mit anorganischen ionisierbaren Quecksilbersalzen und diuresesteigernden Wismutverbindungen. Die Pharmakologie des Wismut und seiner Verbindung ist von FORST (1935) in diesem Handbuch eingehend besprochen worden. Neuere Untersuchungen über die diuretischen Wirkungen von Wismut wurden mit Wismutcolamincitrat und der Wismut-Natriumverbindung der α-Oxy-α-phosphonopropionsäure ausgeführt, die beide gut wasserlöslich sind (HEIDENREICH u. SCHNEIDER, 1960a, b, dort auch weitere Literatur). Anorganisches Quecksilber-(II)-chlorid wird stets als Quecksilber-Cysteinverbindung ausgeschieden (WEINER et al., 1962), so daß seine pharmakologischen und toxikologischen Wirkungen auch als die eines leicht spaltbaren Mercaptids aufgefaßt werden können und aufschlußreiche Vergleichsmöglichkeiten mit den Wirkungen von fest an Kohlenstoff gebundenem Quecksilber geben.

4. Chemische Nachweismethoden

In der Mehrzahl der neueren experimentellen Arbeiten über die Verteilung oder Ausscheidung von Quecksilberdiuretica werden Verbindungen benutzt, die mit ^{203}Hg markiert sind. Bei der Verwendung von Quecksilberdiuretica zur

Nierenszintigraphie oder Tumordiagnostik spielt auch das ^{197}Hg eine zunehmend wichtige Rolle, wobei die physikalischen Eigenschaften dieser Isotope bei GÖTTE et al. (1955) nachzulesen sind.

Eine Übersicht über chemische Quecksilbernachweismethoden gibt LANG (1955). Bewährt hat sich der Nachweis mit Diphenylthiocarbazon (= Dithizon), der darin besteht, daß nach Veraschung der organischen Substanz die Quecksilberionen mit Dithizon extrahiert und die Konzentration des gefärbten Quecksilber-Dithizonkomplexes photometrisch bestimmt wird. Folgende methodische Arbeiten befassen sich besonders mit dem Quecksilbernachweis im Harn: MILTON u. HOSKINS (1947), ROLFE et al. (1955), MILLER u. SWANBERG (1957) sowie JACOBS u. SINGERMAN (1962). Die Modifikation von CAFRUNY (1961) ist auch für den Quecksilbernachweis im Nierengewebe geeignet, die von POLLEY u. MILLER (1955) wurde besonders für den Nachweis kleiner Quecksilbermengen in pflanzlichen oder tierischen Geweben und in Bodenproben ausgearbeitet. Beide Verfahren benutzen ebenfalls die Dithizonreaktion. Besonders empfindliche Methoden sind die Quecksilberanalyse nach Neutronen-Aktivierung (WESTERMARK u. SJÖSTRAND, 1960) und ein photometrischer Nachweis von Quecksilberdampf (ULFVARSON, 1967).

Nur ausnahmsweise ist der Versuch gemacht worden, Quecksilberdiuretica als organische Verbindungen einschließlich etwa aufgetretener Metabolite im Harn nachzuweisen. Die Ausscheidungsprodukte von Mersalyl sowie verschiedene Quecksilber-Thiolkomplexe können mit polarographischen Methoden erfaßt werden (WEINER u. MÜLLER, 1955; WEINER et al., 1962). Für den gleichen Zweck arbeitete LEUSCHNER (1957; 1957/58) einen papierchromatographischen Nachweis aus. Schließlich ist versucht worden, Ausscheidungsprodukte von Meralluride säulenchromatographisch mit Hilfe von saurem Aluminiumhydroxyd zu trennen (HANDLEY u. SEIBERT, 1956a, b; MOYER, HANDLEY u. SEIBERT, 1956), doch ist dabei eine Abgrenzung gegenüber Quecksilber-Cystein nicht möglich (WEINER et al., 1962).

III. Applikationswege, lokale Reizwirkungen und Resorption von Quecksilberdiuretica

Bei der therapeutischen Anwendung der Quecksilberdiuretica beim Menschen sind alle üblichen Applikationsweisen mit mehr oder weniger großem Erfolg versucht worden.

1. Intravenös

Diese Applikationsart hat den großen Vorzug, Quecksilberdiuretica ohne Resorptionsverzögerung und unter Umgehung stärkerer lokaler Gewebsreizungen zur Wirkung zu bringen. Es ist behauptet worden, daß die diuretische Wirkung bei dieser Verabreichung am stärksten ist (EVANS u. PAXON, 1941) und bei schlecht reagierenden Patienten selbst dann noch ein Effekt auftritt, wenn er mit intramuskulärer Verabreichung nicht mehr zu erzielen ist (GORDON et al., 1957). Die i. v. Anwendungsweise ist aber damit sehr belastet, daß fast alle akuten Todesfälle nur bei dieser Applikationsart vorgekommen sind (s. Abschnitt XII, 1). BLUMGART (1953) schlägt deshalb vor, notfalls nur Mercaptomerin i. v. anzuwenden, dessen akute Toxicität besonders gering ist. Grundsätzlich erscheint aber die i. v. Injektion von Quecksilberdiuretica wegen der nachweislich damit verbundenen Gefahren unangebracht, zumal sie wegen der Möglichkeit einer i. m. Applikation auch nicht unbedingt notwendig ist.

2. Intramuskulär

Die Mehrzahl der Autoren vertritt die Ansicht, daß nach i.m. Injektion von Quecksilberdiuretica gleich große Effekte wie nach i.v. Gabe auftreten, wofür die Daten der Tabelle 3 ein Beispiel geben (Modell, Gold u. Clarke, 1945; Marsh et al., 1952). Die Quecksilberausscheidung ist zwar nach i.m. Applikation etwas langsamer als bei i.v. Verabreichung, die Diuresesteigerung verläuft aber bei beiden Anwendungsweisen fast gleich (Sollmann et al., 1936; Burch et al., 1950).

Tabelle 3. *Vergleich der diuretischen Wirkungen von Mercurophylline und Meralluride bei i.v. bzw. i.m. Applikation bei ambulanten, herzinsuffizienten Patienten*

Dosis in ml (1 ml = 39 mg Hg)	Anzahl der Patienten	Anzahl der Vergleiche	Durchschnittlicher Gewichtsverlust in Pfund*	
			Mercurophylline	Meralluride
Intravenös				
1,0	21	71	4,0	4,1
2,0	18	54	4,4	4,2
Intramuskulär				
1,0	11	16	3,6	3,3
2,0	13	19	4,2	4,3

Nach Modell, Gold u. Clarke (1945). — * Amerikanische Pfund.

Dagegen ist die lokale Reizwirkung eine oft unangenehme Begleiterscheinung. Nach i.m. Injektion von Merbaphen bei Kaninchen sind histologisch stets Muskelzellnekrosen und fibroblastische Reaktionen nachzuweisen (Lazarus-Barlow, 1928). Selbst nach i.m. Verabreichung der als gut verträglich geltenden Präparate Mercurophyllin, Meralluride und Mercaptomerin treten im M. tibialis anterior von Ratten regelmäßig polymorphkernige Infiltrate auf. Nach Mercaptomerin bilden sich diese innerhalb von 96 Std völlig zurück, bei den beiden anderen Substanzen kommen dann aber noch fibroblastische Reaktionen hinzu (Taube et al., 1949). Mercusal, eine selten verwendete Mersalyl-Barbitalverbindung, führt an der Injektionsstelle häufig zu 0,3—2 cm großen nekrotischen Bezirken. Aus dem Fehlen von Gefäßreaktionen und Leukocyten schließt Poljakova (1959) in diesem Fall auf eine durch Quecksilberionen hervorgerufene Schädigung.

Durch Zusatz von Theophyllin zum Mersalyl oder Mercurophyllin nehmen nicht nur die lokalen Reizwirkungen ab, es wird auch die Resorption beschleunigt, wie sich durch Röntgenaufnahmen (Fulton u. Bryan, 1935) oder durch chemische Quecksilberanalysen in excidierter Muskulatur nachweisen läßt (de Graff et al., 1938a; Lehman u. Dater, 1938; Hunt et al., 1942). Etwa gleich groß wie bei diesen theophyllinhaltigen Quecksilberdiuretica ist die Resorptionsgeschwindigkeit der Thiolverbindung Mercaptomerin (Lehman et al., 1950).

3. Subcutan

In größerem Umfange hat diese Applikationsweise erst durch Einführung des Mercaptomerins Verbreitung gefunden. Der diuretische Effekt dieser Substanz ist dann etwa gleich groß wie nach i.v. oder i.m. Gabe (Herrmann, 1949; Herrmann, Chriss, Schwab u. Sims, 1949; Grossman et al., 1949). Die lokale Reizwirkung wird aber recht unterschiedlich beurteilt. Über eine relativ gute lokale Verträglichkeit berichten Borg u. Craig (1948), Batterman et al. (1949a, b),

Feinberg et al. (1949), Grossman et al. (1949), Herrmann (1949), Herrmann, Chriss, Schwab u. Sims (1949), Herrmann, Chriss, Hejtmancik u. Sims (1949), Lehman, Taube u. King (1949), Winik u. Benedict (1949), Enselberg u. Simmons (1950), Ruskin, Rabinowitz u. Damiani (1950), Stewart et al. (1950), Vander Veer, Kuo u. Marshall (1950) sowie Short (1952). Bei 71 ambulanten Patienten, die sich selbst insgesamt 1425 subcutane Mercaptomerininjektionen gaben, traten nur 3mal kleine Nekrosen auf, wahrscheinlich durch intradermale Injektion (Krebiehl u. Stewart, 1951). Starke Nebenwirkungen mit Schmerzen, entzündlicher Induration und fibröser Knotenbildung beobachteten dagegen Modell et al. (1950). Gold et al. (1952) berichten über Lokalreaktionen bei mehr als 25% der Patienten, so daß sie dieses Präparat für ungeeignet zur Selbstinjektion halten.

Ebenso widersprüchlich sind die Berichte bei subcutaner Anwendung von Meralluride. Sussman u. Stein (1950) sahen bei 1000 s.c. Meralluride-Injektionen keine wesentlichen Lokalreaktionen, während Warshaw et al. (1951), die über ähnlich große Erfahrungen verfügen, bei einem Viertel aller Patienten wegen solcher Reaktionen sogar zum Absetzen der Therapie gezwungen waren. Schließlich ist auch Merethoxyllin-Procain s.c. appliziert worden, wobei in ca. 20% der Fälle Lokalreaktionen auftraten, die aber alle nur als geringfügig betrachtet wurden (Best et al., 1953).

4. Intrapleural und intraperitoneal

Den Versuchen, Quecksilberdiuretica auf diese Weise zuzuführen, liegt anscheinend der Gedanke zugrunde, daß sie eine extrarenale „ödemmobilisierende" Wirkung haben könnten. Die Resorption aus dem Peritonealraum geht schnell von statten (Ray et al., 1950). Braulke (1934) berichtet über eine kräftige Diurese nach Injektion von Mersalyl-Theophyllin in eine hydropische Pleuralhöhle. Nach intraperitonealer Injektion von 6 ml des gleichen Diureticums (= 240 mg Hg!) bei einem Ascitespatienten kam es zur Ausscheidung von 15,3 l Harn innerhalb von 2 Tagen (Hartl, 1933). Im allgemeinen scheint aber der diuretische Effekt bei dieser Applikation schwächer zu sein als bei i.v. oder i.m. Verabreichung (Engel u. Epstein, 1931; Schmidt-Voigt, 1959).

5. Oral

Die orale Anwendung ist trotz schlechter Resorbierbarkeit und oft starker gastro-intestinaler Reizwirkung (Dickens, 1942) weit verbreitet gewesen und hat erst durch die Einführung der Thiaziddiuretica, die den an oral wirksame Diuretica zu stellenden Anforderungen besser entsprechen, stark an Bedeutung verloren (Ford, Moyer et al., 1958). Zur Erhaltung eines ödemfreien Zustandes bei herzkranken Patienten verabreichte schon Saxl (1926) mit Erfolg mehrmals täglich 0,2 g Merbaphen in Geloduratkapseln. Auch Mersalyl-Theophyllintabletten waren in Dosen von ca. 150 mg Quecksilber pro Tag wirksam, führten aber öfters zu Nebenwirkungen wie Übelkeit, Abgeschlagenheit, Magenschmerzen, Erbrechen, Diarrhöen etc. (Batterman et al., 1941; Borg, 1942). Ähnlich lautende Berichte liegen über oral verabreichtes Mercurophyllin-Theophyllin vor, wobei eine protrahierte 24—72 Std anhaltende Wirkung hervorgehoben wird (Batterman et al., 1944, 1946; Derow u. Wolff, 1947; Vander Veer, Clark u. Marshall, 1950). Meralluridetabletten riefen bei mehr als einem Viertel aller Patienten intestinale Symptome hervor (Shaffer et al., 1950). Mercumatilin in Dosen von täglich 1—5 Tabletten zu je 20 mg Hg wird besser beurteilt. Bei 20 Patienten, die ins-

gesamt 7726 Tabletten einnahmen, traten nur gelegentlich harmlose gastrointestinale Nebenwirkungen auf (Pollock u. Pruitt, 1953). Auch Merbiurelidin
ist oral anwendbar, doch wirkt es wesentlich schwächer diuretisch als Chlormerodrin (Moyer, Kinard u. Herschberger, 1956).

Das Harnstoffderivat Chlormerodrin ist das am häufigsten oral verwendete
Präparat. Seine auch bei dieser Applikation vorhandene diuretische Wirksamkeit
ist durch klinische Untersuchungen vielfach nachgewiesen worden (Greiner,
Gold, Warshaw et al., 1952; Dimitroff et al., 1953; Moyer et al., 1954;
Silverthorne u. Moyer, 1954; Griffith u. Butt, 1956; Griffith, Dimitroff
u. Thorner, 1956; Ford, Rochelle et al., 1958). Dosen von täglich 40 mg Hg
als Chlormerodrin stellen etwa die Schwellendosis dar, während 60—70 mg Hg
schon fast maximale Effekte hervorrufen (Moyer et al., 1955). Der Wirkungseintritt erfolgt langsam, die Diuresesteigerung hält dafür aber manchmal mehrere
Tage lang an (de Vries et al., 1960). Abgesehen von nicht seltenen gastrointestinalen Beschwerden (Goldman u. Steigman, 1952; Greiner u. Gold, 1953;
Gerasimova u. Suljateva, 1961), sind sonstige toxische Wirkungen unbedeutend
und eine Langzeittherapie gut durchführbar (Leff u. Nussbaum, 1957; 1959).
Etwas stärker wirksam als Chlormerodrin soll bei oraler Verabreichung die
Propylsuccinimidverbindung Oradon sein (Moyer et al., 1958).

Unterschiede in der Wirkungsstärke von oral anwendbaren Quecksilberdiuretica
hängen sicher in der ersten Linie von ihrer intestinalen Resorbierbarkeit ab. Diese
ist ganz generell als gering zu bezeichnen, wie ein Vergleich der Ausscheidung des
noch besonders gut resorbierbaren Oradons im Harn und im Stuhl von Kaninchen
bei oraler bzw. intravenöser Applikation zeigt. Er ist in der Tabelle 4 dargestellt.

Tabelle 4. *Ausscheidung von Quecksilber in Urin
und Faeces in Prozent der Dosis (3 mg Hg/kg)
von oral oder i.v. appliziertem Oradon bei
Kaninchen*

		oral	i. v.
Urin	1. Tag	7,1	85,0
	2. Tag	10,5	0
	3. Tag	0,0	
Faeces	1. Tag	16,5	0
	2. Tag	52,0	2,1
	3. Tag	1,2	
Gesamt		87,3%	87,1%

Nach Lund (1958).

Zwischen den verschiedenen Präparaten und Tierarten bestehen aber beträchtliche Unterschiede. Versuche mit ^{203}Hg-markierten Substanzen zeigten, daß
Oradon bei Ratten zu 15%, Chlormerodrin aber nur zu 5% intestinal resorbiert
werden. Bei Schweinen liegen diese Werte bei 50 bzw. 25% (Lund, 1957, 1958).
Die Resorptionsverhältnisse beim Menschen dürften ähnlich sein, denn im Harn
wurden 46—61% von oral zugeführtem Oradon, aber nur 11—15% von Chlormerodrin ausgeschieden (Hvidberg u. Nielsen, 1957). Eine nur 5—10%ige
Chlormerodrinresorption fanden Moyer et al. (1953).

Noch geringer ist die Resorption von Meralluride, die in den oberen Abschnitten des Gastrointestinaltraktes vor sich geht. Von diesem Diureticum sind
im Harn durchschnittlich nur 3,86% wiederzufinden, bei manchen Versuchs-

personen auch fast gar nichts (OVERMAN et al., 1950). Oral sind 25mal größere
Dosen zur Erzielung des gleichen Effektes wie nach i. m. Gabe notwendig (MARSH
et al., 1952). Mehr als 90% einer oral zugeführten Meralluridedosis finden sich im
Stuhl wieder (HUFFMAN, 1949). Gering ist auch die Resorption von Mersalyl
und Mercurophyllin bei Hunden. Um gleiche diuretische Effekte hervorzurufen,
waren etwa 4mal größere orale (4,8 mg Hg/kg) als intravenöse Dosen notwendig.
Großen Einfluß auf die Resorption hat der allgemeine Zustand der Patienten.
Bei schwangeren Frauen wirkten orale Gaben von Chlormerodrin oder Merbiurelidin gar nicht, obwohl parenteral zugeführte Quecksilberdiuretica starke
Diuresesteigerungen hervorriefen (ASSALI et al., 1957). Gewisse Präparate, etwa
Mercaptomerin und Diglucomethoxan, werden intestinal nicht resorbiert und
können daher oral nicht appliziert werden (NUHFER u. WHITE, 1951; ASSALI
et al., 1957).

6. Rectal

Die Wirkung von Quecksilberdiuretica bei rectaler Anwendung ist meist noch
schwächer und verzögerter als nach oraler Gabe (BATTERMAN et al., 1941). Die
ersten Versuche wurden mit Mersalyl gemacht. NATANSON (1930) berichtet über
einen guten, 1—2 Tage anhaltenden Diureseeffekt nach Instillation von 6 ml
einer 10%igen Mersalyllösung in das Rectum. Suppositorien wirkten dagegen
unregelmäßig und riefen starke lokale Reizwirkungen hervor. Bei Untersuchungen
an Kaninchen mit verschiedenen Mersalylzubereitungen in Zäpfchenform fanden
sich in etwa 50% der Versuche im Dickdarm zum Teil schwere Schädigungen
(BRIGHTMAN u. LEHMAN, 1939). Die rectale Resorption ist so variabel, daß eine
exakte Dosierung nicht gelingt. Besser resorbierbar und auch weniger lokal-
reizend ist Mercurophyllin (DE GRAFF et al., 1939). Nur ein „modifiziertes Salyr-
ganzäpfchen", bestehend aus Mersalyl-Natrium-Theophyllin und Mersalylsäure-
Theophyllin, war beim Menschen etwa gleich gut verträglich wie Mercurophyllin
(BRIGHTMAN u. BATTERMAN, 1939). In den USA wurde die Genehmigung für die
Anwendung von Mersalylsuppositorien zurückgezogen, weil 44% der Patienten
rectale Reizerscheinungen einschließlich tiefer Ulcerationen aufwiesen (Council on
Pharmacy and Chemistry, 1939). Mercurophyllinzäpfchen blieben erlaubt und
werden überwiegend als brauchbar bezeichnet (HERRMANN et al., 1937; THOMSON,
1937; VEKSLER et al., 1960). Aber auch bei ihrer Anwendung sind lokale oder allgemeine Unverträglichkeitserscheinungen aufgetreten (FLEXNER, 1938; SADRENKO,
1961). Meralluridesuppositorien wurden nach KISSIN u. STEIN (1949) in Dosen
von 195—1365 mg Hg pro Woche relativ gut vertragen.

IV. Verteilung der Quecksilberdiuretica im Körper

1. Bedeutung der chemischen Struktur für die Organverteilung
von Quecksilberverbindungen

Spuren von Quecksilber finden sich in jedem Lebensalter und in allen Organen
des menschlichen und tierischen Organismus. Bei Menschen, die nie naturfremde
Quecksilberverbindungen erhalten hatten, fand STOCK (1940) in der Niere einen
Quecksilbergehalt von 3—10,2 µg/100 g Feuchtgewicht, in der Leber von 1,2 bis
11,8 µg/100 g und in der Hypophyse von 4—13,3 µg/100 g. Schon das Vorhandensein von Amalgamplomben in den Zähnen steigert den Quecksilbergehalt deutlich,
in der Niere z. B. auf 513 µg/100 g. FORNEY u. HARGER (1949) untersuchten die
Quecksilberkonzentration in nicht ausgelesenem Autopsiematerial. In den Nieren
von Personen, die keine Quecksilberdiuretica erhalten hatten, fand sich bei einem

Drittel ein Quecksilbergehalt von weniger als 0,1 mg-%, nach therapeutischer Anwendung von Quecksilberdiuretica traten aber Werte bis zu 27,5 mg-% Quecksilber in der Niere und 2,5 mg-% in der Leber auf. In der Nierenrinde war stets 1,1—6,8mal mehr Quecksilber enthalten als im Mark. Ähnliche Werte werden von Griffith et al. (1954) angegeben.

Die Verteilung und Ausscheidung von Quecksilber im Organismus hängt weitgehend von der chemischen Konstitution der zugeführten Quecksilberverbindung ab. Im Blut einer Kontrollgruppe von gesunden Versuchspersonen fanden Lundgren et al. (1967) eine Blutkonzentration von 6—12 ng Hg/g, bei Arbeitern, die mit Methyl-Quecksilberverbindungen zu tun hatten, 70—180 ng Hg/g und bei Personen, die Quecksilberdämpfen ausgesetzt waren, 12—90 ng Hg/g Blut. Bei der letzten Gruppe war auch die Quecksilberkonzentration im Harn erhöht, bei den Personen, die mit Methyl-Quecksilberverbindungen arbeiteten, lag sie jedoch durchaus im Bereich von Normalwerten. Quecksilberalkylverbindungen haben lipotrope Eigenschaften. Methylquecksilberhalide sind 100mal besser fett- als wasserlöslich, diffundieren durch alle Zellmembranen und verteilen sich daher schnell im Organismus (Hughes, 1957). Sie rufen ausgedehnte, histologisch nachweisbare Schäden im Nervensystem hervor (Hunter et al., 1940). Äthylquecksilberchlorid wird besonders in der Leber angereichert (Miller, Klavano et al., 1961). Zunächst gilt das auch für Phenylquecksilberacetat. Das durch bald einsetzende Abbauvorgänge entstehende anorganische Quecksilber wird dann aber in den Nieren gespeichert (Miller, Klavano u. Csonka, 1960).

Schwer lösliche Quecksilberverbindungen, wie gelbes Quecksilberjodid oder Quecksilbersuccinimid, verteilen sich im Organismus ähnlich wie Blei. Solange die Blutkonzentration erhöht ist, findet sich das meiste Quecksilber in Muskeln, Knochen, Nieren und in der Leber. Später sinkt der Quecksilbergehalt ab und bleibt nur noch in den Knochen für sehr lange Zeit erhöht. Eine acidotische Stoffwechsellage steigert die Quecksilberkonzentration im Plasma und die Ausscheidung. In der Alkalose wird dagegen mehr Quecksilber in den Knochen deponiert (Young et al., 1930). Freie zweiwertige Quecksilberionen reagieren sehr schnell mit Cystein und anderen Monothiolen (Stricks u. Kolthoff, 1953; Levy et al., 1958). Der Quecksilber-Cysteinkomplex folgt ähnlichen Verteilungsmustern wie die organischen Quecksilberdiuretica und ähnelt ihnen auch in der diuretischen Wirkung (Weiner et al., 1962). Eingeatmeter Quecksilberdampf wird in den Lungen durch Oxydation in Quecksilberionen überführt. Diese reichern sich dann so bevorzugt in den Nieren an, daß dort nach 15 Tagen 150mal höhere Konzentrationen als in den anderen Organen vorkommen (Hayes u. Rothstein, 1962). Bei chronischer Sublimatvergiftung finden sich außer in den Nieren und einigen anderen Organen auch im Gehirn histologisch erfaßbare Schäden (Kolmer u. Lucke, 1921) oder histochemisch nachweisbares Quecksilber (Timm, 1962). Bei den ausgezeichnet wasserlöslichen organischen Quecksilberdiuretica fehlt aber diese Affinität zum Nervengewebe. Im Gehirn eines Hundes, der 2 Std nach einer i.v. Injektion von Mersalyl getötet wurde, war Quecksilber daher nicht nachweisbar (Müller, 1929).

2. Plasmaeiweißbindung der Quecksilberdiuretica

Ins Blut gelangte organische Quecksilberdiuretica werden sehr schnell an Plasmaeiweiße gebunden. Reines menschliches Serumalbumin bindet maximal $^1/_2$ Mol Quecksilber pro Mol Eiweiß (Hughes, 1947). Der Bindungsgrad ist abhängig von der Konzentration. Bei einer Verdünnung von Meralluride im Plasma von 1:1000 sind mehr als 90% des Quecksilbers eiweißgebunden, bei höheren Konzentrationen nimmt dieser Anteil ab. In der ersten Minute nach einer i.v.

Injektion ist mit einer Konzentration von etwa 1:500 zu rechnen, so daß kurzfristig freie Quecksilberverbindungen vorhanden sind, die in der Lage sind, Reaktionen ganz in Gefäßnähe auszuführen (MILNOR, 1950). Nach HUGHES (1957) liegen außerdem 5—10% des gesamten Thiolgehaltes im Blut in Form kleiner Moleküle vor, so daß daran gebundenes Quecksilber leicht den intravasalen Raum verlassen kann.

Bei s.c. injiziertem und daher langsamer resorbiertem Mercaptomerin fanden aber CALESNICK u. WASE (1963), daß dieses Diureticum fast vollständig an die Albumin- und β-Globulinfraktionen gebunden war. Für Chlormerodrin ermittelten MUNDINGER u. GERHARD (1963) das Plasmaalbumin als alleiniges Vehikelprotein. TAUGNER (1967) bestimmte den ultrafiltrierbaren Anteil im Plasma von Quecksilber-(II)-chlorid mit 1,13%, von Chlormerodrin mit 2,6% und von Mersalyl mit 4,6%.

3. Verteilung von Quecksilberdiuretica in den Organen

Nach i.v. Injektion von Quecksilberdiuretica nimmt ihre Konzentration im Plasma als multiple Exponentialfunktion der Zeit schnell ab (THREEFOOT et al., 1949). Nach Injektion von 1 mg ^{203}Hg/kg als Chlormerodrin bei Hunden hat die erste Komponente eine Halbwertzeit von 0,5—1,5 min und entspricht dem physikalischen Mischungsprozeß mit dem zirkulierenden Plasmavolumen, wie ihn auch Evans Blau zeigt. Der zweite Exponent reflektiert mit einer Halbwertzeit von 6—9 min die Übertrittsgeschwindigkeit aus dem Plasma in die verschiedenen Organe, die u.a. von der Durchblutungsgröße und der Affinität der Gewebe für Quecksilber abhängt. Bei der dritten Komponente überwiegt dann die Quecksilberausscheidung, deren Halbwertzeit beim Chlormerodrin 50—80 min beträgt. Der zeitliche Verlauf der Verteilung und Ausscheidung von Chlormerodrin bei einem Hund, der 1 mg Hg/kg i.v. zur Zeit 0 erhalten hat, ist in der Abb. 1 wiedergegeben (BORGHGRAEF, KESSLER u. PITTS, 1956).

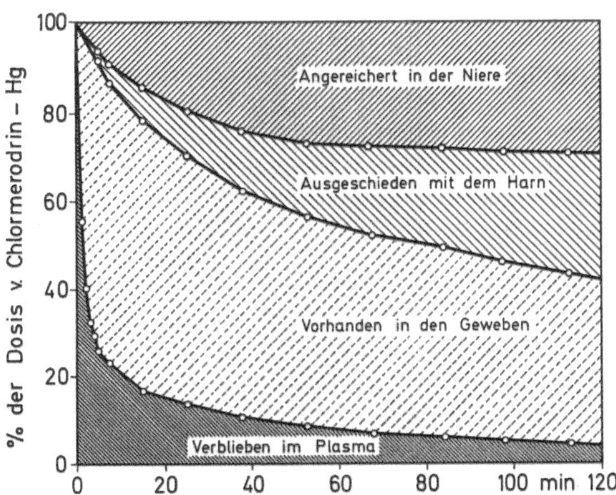

Abb. 1. Die Verteilung und Ausscheidung von Chlormerodrin in Abhängigkeit von der Zeit nach i.v. Injektion von 1 mg ^{203}Hg/kg als Chlormerodrin beim Hund. Nach BORGHGRAEF, KESSLER u. PITTS (1956)

Die höchste Konzentration findet sich stets in der Niere, die übrigen Organe folgen in weitem Abstand (MÜLLER, 1928; AIKAWA et al., 1955; AIKAWA u. FITZ,

1956; Leuschner, 1957/58). Als Beispiel seien aus einer Arbeit von Borghgraef u. Pitts (1956) die Werte bei zwei Hunden angegeben, die 2 Std vorher 1 mg ^{203}Hg/kg als Chlormerodrin erhalten hatten (Tabelle 5). Chlormerodrin tritt auch diaplacentar auf Rattenfeten über. Wird die Quecksilberkonzentration beim Muttertier gleich 1 gesetzt, so beträgt sie in den Feten etwa 38/1000, während die Placenta selbst erheblich mehr Quecksilber speichert (Allmaras, 1963).

Tabelle 5. *Die Verteilung von Chlormerodrin in der Niere und verschiedenen Geweben von 2 Hunden*

Gewebe	Hund A		Hund B	
	µg Hg/g oder ml	Verhältnis Gewebe/Plasma	µg Hg/g oder ml	Verhältnis Gewebe/Plasma
Plasma	0,91	—	1,02	—
Niere, Rinde	163	179	131	128
Papille	2,17	2,38	3,38	3,31
Leber	2,82	3,10	2,30	2,26
Milz	1,93	2,12	0,86	0,84
Intestinum	0,71	0,78	—	—
Nebenniere	0,51	0,56	1,66	1,63
Herz	0,27	0,30	0,29	0,28
Muskel	0,16	0,18	0,11	0,11
Ausscheidung in 2 Std: 40,3% der Dosis			40,8% der Dosis	

Nach Borghgraef u. Pitts (1956).

Von den übrigen Körperflüssigkeiten enthält die Galle nach Gabe von Meralluride die höchsten Konzentrationen. Im Speichel, der Peritoneal- und Pleuralflüssigkeit finden sich nur Spuren, der Liquor, Schweiß und Magensaft sind praktisch quecksilberfrei (Ray et al., 1950).

Für die Organverteilung spielen Speciesunterschiede eine gewisse Rolle. In der Niere von Ratten und Kaninchen findet sich nach Gabe von Mersalyl bis zu 60% der Quecksilbergesamtdosis, bei Mäusen aber nur 10% (Schmidt, 1962). Nach i. m. Injektion von 1 mg Hg/kg als Chlormerodrin reichert die Rattenniere so viel Quecksilber an, daß dort eine Konzentration in der Größenordnung von $5 \cdot 10^{-4}$ mol erreicht wird (Pitts u. Borghgraef, 1955; Borghgraef u. Pitts, 1956). Diese besondere Affinität für Quecksilber zeigt auch das Nierengewebe poikilothermer Tiere. Sehr hohe Quecksilberkonzentrationen finden sich im Ausscheidungsorgan von Phascolosoma Gouldi (Greif, 1957). Bei Flundern und Fischen wie Opsanus tau und Mustelus canis ist das Verhältnis der Quecksilberkonzentration von Niere zu Plasma stets größer als 2:1, gelegentlich größer als 500:1 (Greif u. du Vigneaud, 1957). Auch bei verschiedenen Amphibien, Reptilien und anderen Fischen (Necturus maculosus, Rana catesbiana, Terrapene carolina, Cypria carpio) wurde markiertes Chlormerodrin am höchsten in den Nieren und am geringsten in der Skeletmuskulatur konzentriert. Dabei erfolgten Akkumulation und Abgabe des ^{203}Hg bei den poikilothermen langsamer als bei homoiothermen Tieren (Giebisch u. Dorman, 1958).

4. Verteilung der Quecksilberdiuretica innerhalb der Niere

Innerhalb der Niere findet sich bei weitem die größte Quecksilberkonzentration in der Rinde. Bei Kaninchen, die 14—30 mg ^{203}Hg/kg als Mercaptomerin erhalten hatten, betrug dort der Quecksilbergehalt 2,53 mg Hg/g Trockengewebe, im Mark aber nur 0,77 mg Hg/g (DE METRY u. AIKAWA, 1955). Größer ist der Unterschied in der Hundeniere. Bei einer Rindenkonzentration von 163 µg Hg/g Feuchtgewicht enthält die Nierenpapille nur 2,17 µg Hg/g und damit weniger als der

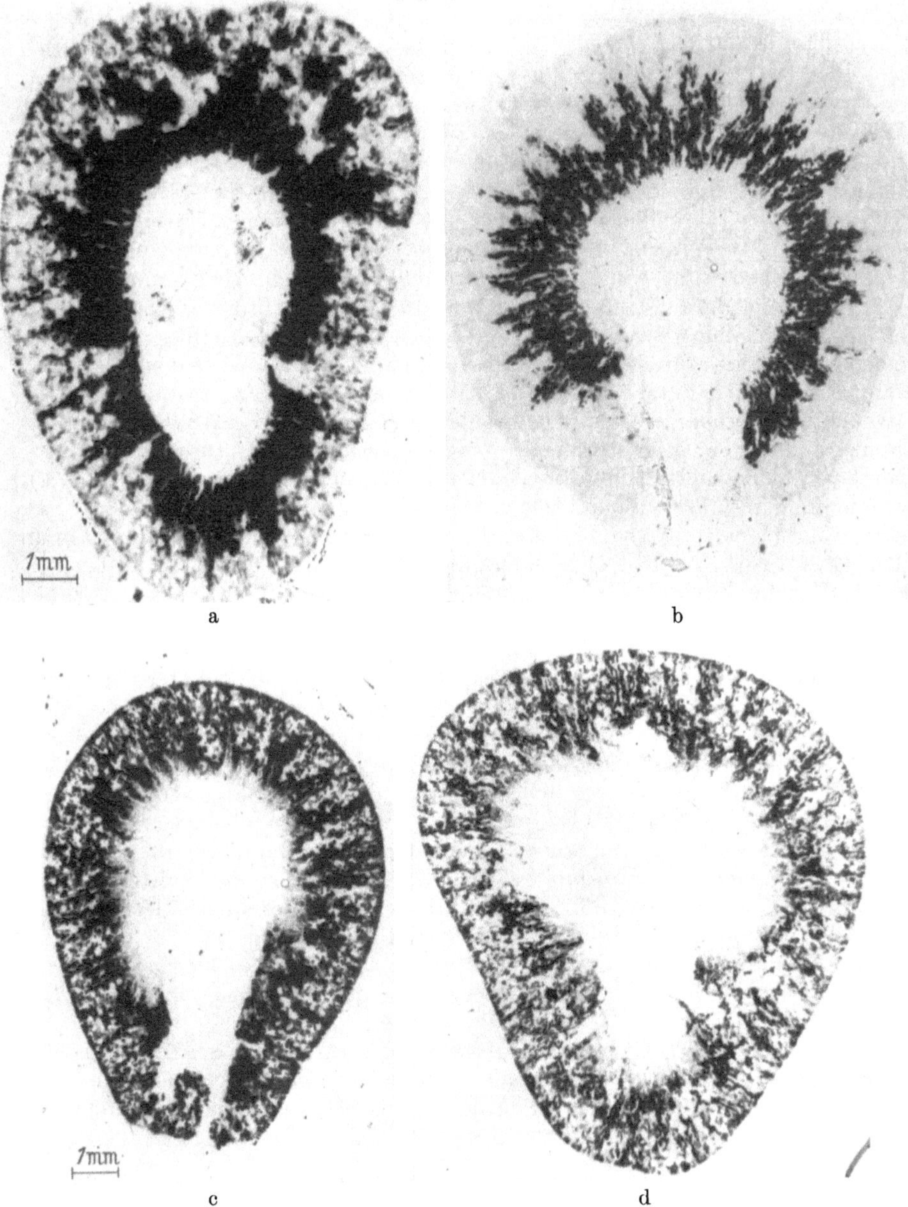

Abb. 2a—d. Die unterschiedliche Verteilung von Mersalyl (Rinden-Markgrenze) und Chlormerodrin (ganze Rinde) in der Rattenniere. Übersichtsaufnahmen von Gefrierschnitt-Autoradiogrammen. a Ratte von 180 g, 3,6 mg Hg entsprechend 100 µCi/kg als ^{203}Hg-Mersalyl i.m. b Ratte von 180 g mit osmotischer Mannit-Diurese, 5,2 mg Hg entsprechend 118 µCi/kg als ^{203}Hg-Mersalyl i.m. c Ratte von 170 g, 0,25 mg Hg entsprechend 15 µCi/kg als ^{203}Hg-Chlormerodrin i.m. d Ratte von 175 g mit osmotischer Mannit-Diurese, 0,25 mg Hg entsprechend 15 µCi/kg als ^{203}Hg-Chlormerodrin i.m. Nach TAUGNER et al. (1963)

ausgeschiedene Harn (Borghgraef u. Pitts, 1956). Unter ähnlichen Versuchsbedingungen (1 mg Hg/kg i.v.) war der Quecksilbergehalt der Nierenrinde von Hunden nach Gabe von Chlormerodrin am höchsten, dann folgten der Reihe nach Meralluride, Mersalyl und Quecksilber-(II)-chlorid (Kessler et al., 1957a).

Auch autoradiographische Untersuchungen zeigen in der Lokalisation des Quecksilbers Unterschiede zwischen verschiedenen Tierarten und verschiedenen Diuretica. Bei Hunden war markiertes Chlormerodrin besonders im gewundenen Teil des proximalen Tubulus nachweisbar, bei Ratten mehr im geraden Abschnitt (Wedeen u. Goldstein, 1963). Nach Gabe von markiertem Chlormerodrin fand sich die Aktivität in der gesamten Rindenzone, nach Mersalyl aber besonders im Bereich der Rinden-Markgrenze (Abb. 2). Die Henleschen Schleifen, distalen Tubuli und die Sammelrohre blieben bei beiden Diuretica weitgehend frei (Taugner et al., 1963; Zum Winkel, 1963b). Eine nähere Analyse der anscheinend unterschiedlichen Verteilung von Chlormerodrin und Mersalyl in der Niere ergab, daß es entscheidend darauf ankommt, zu welcher Zeit die Autoradiogramme angefertigt werden. Zuerst werden die Diuretica, aber auch Quecksilber-(II)-chlorid, in den gewundenen Anteilen der Hauptstücke gespeichert (= Verteilungsmuster 1). Dann erfolgt nach unterschiedlichen Zeiten eine Umlagerung in der Niere mit Betonung der terminalen, geraden Anteile der Hauptstücke in der Rinden-Mark-Grenze und in den Markstrahlen (= Verteilungsmuster 2). Diese Umlagerung hängt von der renalen Halbwertzeit der Quecksilberverbindungen und ihrer Eiweißbindung im Plasma ab und erfolgt beim Quecksilber-(II)-chlorid nach 24 Std, beim Chlormerodrin nach 3—6 Std, beim Mersalyl aber bereits nach 15 min (Taugner, 1966b, 1967). Taugner nimmt an, daß das 1. Verteilungsmuster über eine Aufnahme durch die Basalmembranen, das 2. jedoch durch Resorption aus dem Tubulusharn zustande kommt, wobei es sich sowohl um glomerulär filtriertes, als auch um stromaufwärts sezerniertes Quecksilber handeln könnte. Hinsichtlich der Frage, ob die Orte höchster Quecksilberkonzentration auch den Orten der diuretischen Wirkung entsprechen, sei auf den Abschnitt VII, 3b verwiesen.

Mit histochemischen Quecksilbernachweisen (Timm, 1933, 1961) läßt sich zeigen, daß bei Ratten dieses Metall nach Gabe hoher Dosen von Quecksilberdiuretica besonders in den Basalmembranen und den Tubuluszellen der Hauptstücke zu finden ist (Timm u. Arnold, 1959). Nach Mersalyl ist Quecksilber auch in den Deckzellen der Glomerula und dicht unter dem Bürstensaum der Hauptstücke zu erkennen, von wo aus es in das Tubuluslumen überzutreten scheint. Sublimat ist dagegen fester an die Basalstäbchen gebunden und bildet mit ihnen argyrophile Umsetzungsprodukte (Timm u. Arnold, 1960).

In fraktionierten Nierenhomogenaten war nach Gabe von Chlormerodrin oder Quecksilber-(II)-chlorid das meiste Quecksilber in der löslichen Proteinfraktion der äußeren Schicht der Nierenrinde vorhanden (Greif et al., 1956; Yagi u. White, 1958). Dagegen fanden Bergstrand et al. (1959/60) auch beträchtliche Quecksilbermengen in den Mitochondrien und Mikrosomen der Nierenrinde, an denen übrigens Timm (1960) den wichtigsten Angriffsort der Quecksilberdiuretica vermutet.

5. Eintrittsweg der Quecksilberdiuretica in die Nierentubuluszellen

Quecksilberverbindungen könnten durch glomeruläre Filtration und anschließende Resorption in die Tubuluszellen gelangen oder aber von der peritubulären Seite her direkt aus dem Plasma bzw. der extracellulären Flüssigkeit aufgenommen werden. Die bereits besprochene Bindung der Quecksilberdiuretica an das Plasmaeiweiß spricht auf den ersten Blick gegen eine Filtration. Da aber die Eiweißbindung unvollständig ist und geringe Eiweißmengen auch noch im Glomerulusfiltrat vorkommen, kann diese Frage nur durch quantitative Untersuchungen beantwortet werden. HUGHES (1957) hält eine aktive Resorption aus dem Glomerulusfiltrat für wahrscheinlich und führt zur Unterstützung dieser Ansicht den Befund an, daß der Quecksilbergehalt in allen anderen Organen viel niedriger als in der Niere ist. GAYER, GRAUL u. HUNDSHAGEN (1962) vermuteten zunächst aufgrund von Dialyseversuchen und Lokalisationsstudien mit der Stop-flow-Methode an Hunden, daß Quecksilber-(II)-chlorid zu einem beträchtlichen Teil glomerulär filtriert und 50% davon im proximalen Tubulus resorbiert werden. In später ausgeführten Versuchen an Ratten sprechen sich GAYER u. PARTOWI (1962) dann aber doch für eine Quecksilberaufnahme vom peritubulären Blut her aus, da ein nicht ultrafiltrierbares Quecksilberkolloid die gleichen Tubulusschäden hervorrief wie Mersalyl oder Quecksilber-(II)-chlorid.

Eindeutig für eine Aufnahme von Quecksilberdiuretica direkt aus dem Blutplasma sprechen Versuche mit Nierenvenenkatheterisierung an Menschen, in denen markiertes Meralluride trotz seiner hohen Plasmaeiweißbindung zu 5 bis 25% aus dem Nierenblut extrahiert wurde (MILNOR et al., 1950). Eine noch größere prozentuale renale Quecksilberextraktion $\left(E_{\mathrm{Hg}} = \dfrac{A - V}{A} \cdot 100\right)$, die zwischen 10 und 38% lag, fanden WESTON, GROSSMAN, LEHMAN et al. (1951) bei 6 Versuchspersonen, deren arterielle Plasmakonzentrationen 0,6—1,5 mg-% Quecksilber betrugen. Da diese Extraktionswerte zum Teil über den gleichzeitig bestimmten Filtrationsfraktionen lagen (d.h. selbst über Werten, die auch bei nicht eiweißgebundenen Quecksilberdiuretica maximal filtriert werden könnten), sind sie nur durch eine direkte Aufnahme von der peritubulären Seite her zu erklären. Die mit dem Harn ausgeschiedenen Quecksilbermengen waren anfangs kleiner als die extrahierten Mengen. So ließ sich also auch rechnerisch zeigen, daß die Niere zunächst das Quecksilber speichert. Eine im Prinzip ähnliche Rechnung, nach der der größte Teil des in Rattennieren vorgefundenen und mit dem Harn ausgeschiedenen Quecksilbers nicht durch Filtration und Resorption, sondern durch direkte Aufnahme durch die peritubulären Membranen aus dem Plasma dorthin gelangt sein muß, legen auch HAYES u. ROTHSTEIN (1962) sowie TAUGNER (1966a, 1967) vor.

Für den gleichen Aufnahmeweg sprechen Versuche, in denen Quecksilberdiuretica unter Umgehung der Glomerula direkt an die Nierentubuli herangebracht wurden. WEINER et al. (1956) infundierten nach der Methode von LINDAHL u. SPERBER (1956) 20—40 µg Hg/min in Form von Mersalyl in eine Beinvene von Hühnern. Da Hühner einen renalen Portalkreislauf haben, lassen sich Substanzen auf der injizierten Seite direkt an die Nierentubuli heranbringen, während der Antransport durch glomeruläre Filtration, der erst nach Auftreten der Substanz im arteriellen Teil des Blutkreislaufs möglich ist, auf beiden Seiten gleichmäßig erfolgt. Da die Mersalylausscheidung auf der infundierten Seite vergrößert war und noch über den Werten lag, die bestenfalls durch passive Diffusion in den Tubulusharn zustande kommen könnten, ist beim Huhn auf eine renale Mersalylaufnahme aus dem peritubulären Blut mit anschließender aktiver Sekretion in den Harn zu schließen.

Mit der gleichen Methode an Hühnern untersuchte CAMPBELL (1957a, b) die diuretische Wirkung von 9 einseitig injizierten Quecksilberdiuretica. Streng unilateral wirkten Mercaptomerin, Meralluride und Diurgin, wogegen Oradon und Mercumatilin das Harnzeitvolumen auf beiden Seiten vergrößerten. Sieben Diuretica zeigten eine eindeutige tubuläre Sekretion. Wurden aber vorher 50 mg/kg Probenecid oder 10 mg/kg Bromkresolgrün i.m. injiziert, so wurde die diuretische

Wirkung von Mercaptomerin verhindert (Campbell, 1959, 1960a). Der Autor nimmt eine Hemmung der Quecksilberausscheidung durch diese Inhibitoren an, doch könnte ebenso gut auch die tubuläre Aufnahme des Quecksilbers blockiert worden sein. Probenecid und Bromkresolgrün verhindern die Diuresesteigerung auch nach Gabe anderer Quecksilberdiuretica wie Chlormerodrin, Diurgin oder Mercumatilin, können aber die diuretische Wirkung von Quecksilber-(II)-chlorid nicht einschränken. Möglicherweise existiert für Quecksilberionen daher die Möglichkeit, auch auf andere Weise, etwa durch einfache Diffusion, in die Tubuluszellen zu gelangen, während organische Quecksilberdiuretica durch einen aktiven Transportvorgang aufgenommen werden (Campbell, 1960b). Auch die Ausscheidung von Quecksilberdiuretica in den Harn der aglomerulären Fische Opsanus tau (Greif u. du Vigneaud, 1957) oder Lophius americanus (Cafruny et al., 1966) zeigen, daß Quecksilberdiuretica von der peritubulären Membran aus in die Nierenzellen und in den Harn gelangen. Für eine aktive Komponente bei der Aufnahme von Chlormerodrin sprechen Versuche von Gussin u. Cafruny (1965) an Nierenschnitten von Hunden und Ratten, in denen Sauerstoffmangel oder Temperatursenkung auf 4 °C die Quecksilberaufnahme beträchtlich hemmen. Über die Richtung des Transports kann dabei allerdings nichts ausgesagt werden.

Abschließend ist noch ein interessanter, wenn auch nicht leicht zu deutender Befund von Cafruny u. Gussin (1963) sowie von Cafruny, Cho u. Gussin (1966) zu erwähnen. Wird Chlormerodrin nämlich durch Bindung an Thiogel B, eine Gelatine mit einem Molekulargewicht von 100000 und 10 Sulfhydrylgruppen pro Molekül, gänzlich unfiltrierbar gemacht, so rufen 1—2 mg Hg/kg keine Diurese mehr hervor. In den ersten 40 min wird Chlormerodrin Thiogel B dann auch langsamer ausgeschieden als Chlormerodrin-Albumin, später verschwindet dieser Unterschied aber. Das an Thiogel B gebundene nicht filtrierbare Chlormerodrin muß also von der peritubulären Seite her aufgenommen und dann ausgeschieden worden sein. Da es nicht diuretisch wirkt, ist zu diskutieren, ob nicht allein jene kleine Fraktion des Chlormerodrin, die normalerweise glomerulär filtriert wird, zu den „diuretischen Receptoren" in der Niere gelangt, die wegen ihrer besonderen Lokalisation und Eigenschaften für die Diuresesteigerung verantwortlich sind. Für diese Annahme könnte auch der Befund sprechen, daß selbst das bei Hunden nicht wirksame p-Chlormercuribenzoat eine schnell einsetzende, kurzfristige Diuresesteigerung hervorruft, wenn es durch retrograde Injektion vom Nierenbecken aus in direkten Kontakt mit der luminalen Tubulusmembran gebracht wird.

Zusammengefaßt spricht die Mehrzahl aller Befunde dafür, daß Quecksilberverbindungen von der peritubulären Seite her in die Zellen, besonders der proximalen Tubuli, gelangen, und dort stark angereichert werden. Die Frage, ob sie dann durch passive Diffusion oder aktive Sekretion in den Harn gelangen, wird bei der Ausscheidung von Quecksilberdiuretica am Ende des Abschnittes V, 1 besprochen.

6. Art der Bindung in den Zellen und Einfluß von Mono- und Dithiolen auf die Verteilung der Quecksilberdiuretica

Die große Affinität der Tubuluszellen für viele Quecksilberverbindungen läßt vermuten, daß diese dort an spezifische, in anderen Zellen nicht vorhandene Haftsysteme gebunden und dadurch konzentriert werden. Da nicht diuretisch wirkende Quecksilberverbindungen in der Niere aber ebenso stark angereichert werden können wie Quecksilberdiuretica (Kessler et al., 1957b), brauchen Bindungsmechanismus und Wirkungsmechanismus nichts miteinander zu tun zu haben. In diesem Abschnitt soll nur auf die Bindungsvorgänge in den Tubuluszellen eingegangen werden. Dabei sind auch Verteilungsänderungen durch Substanzen zu besprechen, deren Affinität zum Quecksilber noch größer ist als die des Nierengewebes.

Die biologisch wichtigste Reaktion des Quecksilbers ist die Mercaptidbildung mit Thiolen (HUGHES, 1957). Sie erfolgt nach der allgemeinen Gleichung: $R-Hg-X + R'-SH \rightarrow R-Hg-SR' + HX$. Bei der Reaktion mit Dithiolen vom Typ des Dimercaprols bildet sich nach LEHMAN et al. (1951) zuerst ein Monomercaptid, das dann unter Aufbrechen der Quecksilber-Kohlenstoffbindung und Anlagerung eines zweiten Dimercaprolmoleküls in folgende Verbindung übergeht:

$$H_2C-S-Hg-S-CH_2$$
$$HC-SH \quad HS-CH$$
$$H_2C-OH \quad HO-CH_2.$$

Auch bei polarographischen Untersuchungen der Reaktionen zwischen einigen Quecksilberdiuretica und Dimercaprol war eine zweistufige Reaktion zu beobachten, wobei aber auch die Bildung eines Dimercaptids folgender Konstitution

$$CH_2-OH$$
$$CH-S-Hg-R$$
$$CH_2-S-Hg-R$$

mit anschließender Umwandlung in ein cyclisches Quecksilbermercaptid nicht auszuschließen war (BENESCH u. BENESCH, 1952).

Eine Bindung der Quecksilberdiuretica an Sulfhydrylgruppen von Nierenzellproteinen läßt sich mit verschiedenen Methoden eindeutig zeigen. CAFRUNY, DI STEFANO u. FARAH (1955) modifizierten den qualitativen histochemischen Nachweis von proteingebundenen Sulfhydrylgruppen von BARRNETT u. SELIGMAN (1952) zu einer quantitativen Methode. Mit ihr ließ sich zeigen, daß bei Ratten 2—3 Std nach i. m. Injektion von 2,5—20 mg/kg Mersalyl die Zahl der Sulfhydrylgruppen in den proximalen Tubuluszellen, besonders in ihrem Bürstensaum, stark

Tabelle 6. *Relative Sulfhydrylkonzentrationen im Cytoplasma von Nierenzellen der Ratte. Mittelwerte von 10—20 verschiedenen Zellen bei je 4—18 Ratten 2—3 Std nach i.m. Injektion von 20 mg/kg Mersalyl*

	Extinktionswerte						
	Proximaler Tubulus gewundener Anteil	Proximaler Tubulus gerader Anteil	Bürstensaum des geraden Anteils	Absteigender Schenkel der Henleschen Schleife	Aufsteigender Schenkel der Henleschen Schleife	Distaler gewundener Tubulus	Sammelrohr im Mark
Kontrollen	0,619 ± 0,006	0,415 ± 0,002	0,701 ± 0,004	0,355 ± 0,005	0,373 ± 0,003	0,592 ± 0,004	0,279 ± 0,004
Mersalyl 20 mg/kg	0,613 ± 0,004	0,227 ± 0,005	0,545 ± 0,003	0,238 ± 0,007	0,229 ± 0,005	0,596 ± 0,005	0,136 ± 0,012

Nach CAFRUNY, FARAH u. DI STEFANO (1955).

reduziert war (Tabelle 6). Durch Dimercaprol ließ sich dieser Effekt verhindern (CAFRUNY et al., 1954; CAFRUNY, FARAH u. DI STEFANO, 1955). In den Sammelrohren trat die Abnahme der Sulfhydrylgruppen erst später auf, in den distalen Tubuli blieb sie ganz aus. Wurden dagegen Nierenschnitte in 0,02 molarer Mersalyllösung inkubiert, so ging die Spezifität der Bindung verloren und alle proteingebundenen Sulfhydrylgruppen wurden unabhängig von ihrer Lokalisation zahlenmäßig vermindert (Farah, Cafruny u. di Stefano, 1955). de Metry u. Aikawa (1955) bestimmten die Sulfhydrylkonzentrationen in Kaninchennieren, ausgedrückt als l-Cystein in mg/g Trockengewebe. Die Nierenrinde unbehandelter Tiere hatte eine Sulfhydrylkonzentration von 10,08 mg/g, nach Gabe hoher Dosen von Mercaptomerin sank sie auf 6,76 mg/g ab.

Shore u. Shore (1962) versuchten die Sulfhydryl- und Disulfidkonzentrationen (−SH und −SS−) in Nierenhomogenaten von unbehandelten Ratten und von Tieren, die Chlormerodrin, Quecksilber-(II)-chlorid oder p-Chlormercuribenzoat i. p. erhalten hatten, amperometrisch zu ermitteln. In normalen Nierenhomogenaten überwiegt die Zahl der Sulfhydryl- bei weitem die Zahl der Disulfidgruppen. Chlormerodrin hemmte nun zwar die Aktivität der Disulfidreduktase, aber eine signifikante Umwandlung von Sulfhydryl- in Disulfidgruppen fand in den ersten 3 Std nicht statt. Erst nach 6—24 Std stieg die Disulfidgruppenzahl deutlich an. Doch halten die Autoren das schon für eine toxische Manifestation, da dieser Quecksilbereffekt am deutlichsten in der anurischen Phase auftrat.

Die Affinität der renalen Sulfhydrylgruppen für Quecksilber ist größer als die von Monothiolen wie Cystein oder Glutathion, aber kleiner als die von Dithiolen wie dem Dimercaprol (Handley u. la Forge, 1947). Bei genau äquivalenten Dimercaprolmengen bleibt noch ein Teil des Quecksilbers im Nierengewebe gebunden, bei 10mal größeren Dimercaprolmengen wird es aber so vollständig mobilisiert, daß die diuretische Wirkung aufhört (Short, 1952). Die Quecksilber-

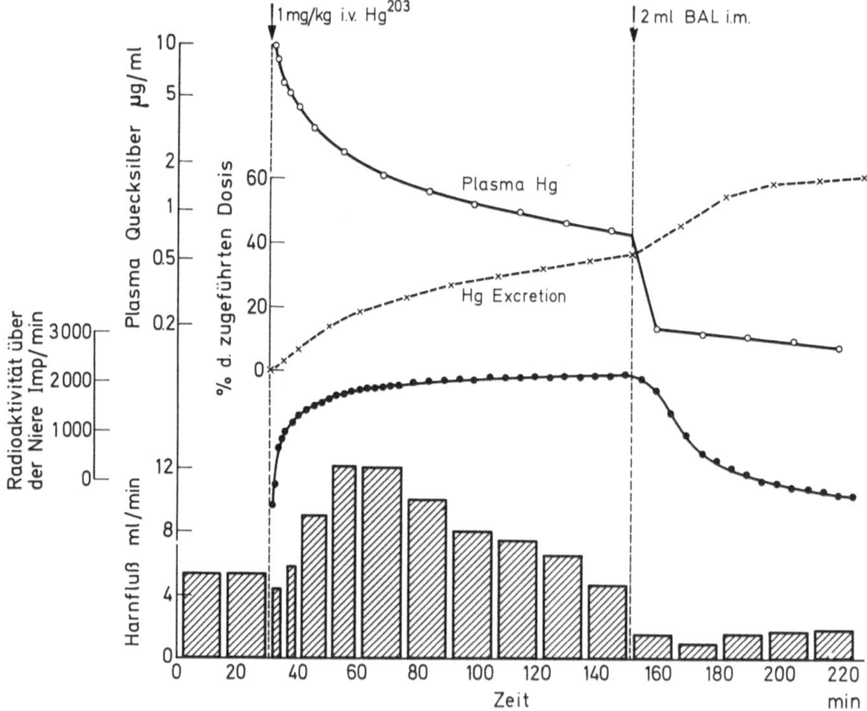

Abb. 3. Die Wirkung von 2 ml einer 10%igen öligen Lösung von Dimercaprol i.m. auf die Quecksilberkonzentrationen im Plasma und in der Niere sowie auf das Harnzeitvolumen und die Quecksilberausscheidung bei einem Hund, der 1 mg 203Hg/kg als Chlormerodrin i.v. erhalten hatte. Nach Borghgraef, Kessler u. Pitts (1956)

konzentration im Nierengewebe sinkt dann schnell auf $1/4-1/20$ ihres Ausgangswertes ab (ADAM, 1951). In allen anderen Organen nimmt sie wegen der nun gegebenen höheren Diffusionsfähigkeit des Quecksilbers dagegen zu (BORGHGRAEF u. PITTS, 1956). Die Abb. 3 zeigt einen Versuch mit Chlormerodrin an einem Hund, bei dem auch die renale Ausscheidung stark erhöht wird, so daß die Quecksilberclearance steil ansteigt (PITTS u. BORGHGRAEF, 1955; BORGHGRAEF, KESSLER u. PITTS, 1956).

Zwischen den verschiedenen Quecksilberdiuretica bestehen Unterschiede. Im Gegensatz zum Chlormerodrin wird die Ausscheidung von Mersalyl durch Dimercaprol nicht gesteigert. Die Wirkung dieses Dithiols auf die Chlormerodrineliminierung ist unabhängig von Änderungen des Säure-Basengleichgewichts, während die dimercaprolbedingte Ausscheidung von Quecksilbercystein in der Alkalose besonders groß ist (WEINER et al., 1959). Bei Mäusen, die mit $^{203}HgCl_2$ vergiftet waren, führt die Gabe von Dimercaprol lediglich zu einer Neuverteilung des Quecksilbers im Organismus. Der Quecksilbergehalt des Gehirns steigt an, der in der Niere nimmt ab. Die Quecksilberausscheidung bleibt dabei unverändert niedrig (BERLIN u. LEWANDER, 1965). BERGSTRAND et al. (1959/60) reicherten Quecksilber in den Nieren von Ratten an, indem sie den Tieren 10 Tage lang 0,5 mg/kg markiertes Quecksilber als Quecksilber-(II)-chlorid s.c. verabreichten. Später gegebenes, nicht radioaktives Quecksilber-(II)-chlorid oder Methylquecksilberdicyandiamid verdrängten dann das vorher gebundene markierte Quecksilber, so daß im Harn plötzlich eine hohe Strahlungsaktivität erschien. Umgekehrt gelingt es aber nicht, vorher gegebenes markiertes Methylquecksilberdicyandiamid durch Quecksilber-(II)-chlorid zu verdrängen (BERGSTRAND et al., 1961), so daß hier eine sehr unterschiedliche Affinität der beiden Quecksilberverbindungen zu ihren Bindungsstellen bestehen muß.

Die bei der intakten Niere stets vorhandene elektive Bindungsfähigkeit für die meisten Quecksilberverbindungen geht in vitro schnell verloren. In Versuchen von KLEINZELLER u. JANACEK (1962) an isolierten Organschnitten wurden Quecksilber-(II)-chlorid oder Chlormerodrin am stärksten von Kaninchenhirnrinde und von Rattendiaphragmastreifen aufgenommen. Erst dann folgten Kaninchennieren- und Kaninchenleberschnitte. Anders als in vivo führte jetzt der Zusatz von Cystein und erst recht auch der von Dimercaprol innerhalb von 1 Std zum Verlust von 50—80% des in den Nierenschnitten gebundenen Quecksilbers. Diese Befunde weisen auf die Bedeutung eines intakten Stoffwechsels bei der so charakteristischen Quecksilberbindungsfähigkeit der Nieren hin.

V. Ausscheidung der Quecksilberdiuretica

1. Ausscheidung durch die Nieren

Quecksilberdiuretica werden sehr schnell durch die Nieren ausgeschieden. Nach einer Einzelinjektion beträgt die Ausscheidungsrate innerhalb von 24 Std bei Menschen, Hunden oder Kaninchen 70—97% der zugeführten Dosen (MÖLLER, 1930c, e; HARTMANN u. PANIZZON, 1938; HANDLEY et al., 1951; MOYER, HANDLEY u. SEIBERT, 1956). Der größte Teil, 50—70%, wird bereits in den ersten 2—3 Std eliminiert (SOLLMANN et al., 1935; GROSSMAN et al., 1951; KESSLER et al., 1957a). Auch bei monatelanger Zufuhr bleibt diese schnelle Ausscheidung unverändert erhalten (HANDLEY et al., 1953). Nur bei Patienten mit eingeschränkter Nierenfunktion ist die Ausscheidungsgeschwindigkeit erheblich kleiner und daher eine Kumulation möglich (BURCH et al., 1950; CALESNICK u. WASE, 1963). Speciesbedingte Differenzen sind erheblich. Bei der Ratte verläuft die Elimination sehr langsam. Trotz hoher Konzentrierung in der Niere wird Chlormerodrin in 2 Std nur zu 1% ausgeschieden, beim Hund dagegen zu 40% (BORGHGRAEF u. PITTS, 1956). Zwei typische Beispiele beim Hund sind aus den Abb. 1 u. 3 zu entnehmen.

Zwischen den einzelnen Diuretica gibt es Unterschiede, die bei ihrer Anwendung zu diagnostischen Zwecken von Interesse sind (s. Abschnitt VI). Beim Menschen wird Mersalyl-Theophyllin besonders schnell ausgeschieden (ZUM WINKEL u.

Scheer, 1961; Kloss, 1962; Scheer, 1963; Schmidt, 1963). Chlormerodrin wird dagegen langsamer in 2 Phasen eliminiert. Die schnelle Phase, in der 75% der zugeführten Dosis ausgeschieden werden, hat eine Halbwertzeit von 5 $1/4$ Std. Sie ist von einer erheblich langsameren Phase gefolgt, deren Halbwertzeit bei ca. 7 Tagen liegt (Greenlaw u. Quaife, 1962; Desgrez et al., 1961). Beim Hund sind die Verhältnisse ähnlich. Nach Mersalylgaben erscheinen in 160 min 62% der Dosis im Harn, nach Meralluride oder Chlormerodrin nur knapp 50% (Kessler et al., 1957a). Auch beim Mercaptomerin bleibt die Ausscheidungsgeschwindigkeit deutlich hinter der des Mersalyl-Theophyllins zurück (Lehman et al., 1950).

Anorganische Verbindungen wie Quecksilber-(II)- oder Quecksilber-(I)-chlorid werden ungleich langsamer eliminiert, obwohl doch beide diuretisch wirksam sind. Die renale Exkretion von oral verabreichtem Kalomel beginnt nach 6—12 Stunden, erreicht ihren Höhepunkt nach 2—3 Tagen und ist erst nach 6 Tagen beendet (Beinhauer, 1920). Selbst parenteral zugeführtes Quecksilber-(II)-chlorid (1 mg Hg/kg) wird bei Hunden noch etwa 5mal langsamer als Mersalyl ausgeschieden (Kessler et al., 1957a).

Die Mehrzahl der Autoren nimmt an, daß Quecksilberdiuretica durch aktive tubuläre Sekretion in den Harn gelangen (Weiner et al., 1956; Campbell, 1957a, 1959). Der Ort der Ausscheidung liegt beim Hund im proximalen Tubulus, in der Nähe der Stelle, an der auch Paraaminohippurat sezerniert wird (siehe auch Abb. 9) (Kessler et al., 1958). Die sehr eingehenden Untersuchungen von Cafruny et al. (1966) haben aber gezeigt, daß wesentliche Unterschiede im Ausscheidungsmodus verschiedener Quecksilberverbindungen bestehen. In Stop-flow-Versuchen an Hunden wurde gefunden, daß Mersalyl und das nicht diuretisch wirksame p-Chlormercuribenzoat, Verbindungen also, in denen das Quecksilber an organische Säuren gebunden ist, tubulär sezerniert werden. Diese Sekretion ist durch Probenecid hemmbar. Chlormerodrin zeigte zwar auch einen Konzentrationsgipfel im proximalen Tubulus, doch lag dieser distal vom PAH-Gipfel. Ferner war die Ausscheidung von Chlormerodrin nicht durch Probenecid hemmbar. Die Autoren schließen daraus auf eine passive Diffusion von Chlormerodrin aus den Tubuluszellen in den Harn hinein. Bestätigt wird diese Schlußfolgerung durch Versuche an dem aglomerulären Fisch Lophius americanus: beim Chlormerodrin betrug die U/P-Ratio für Hg im Mittel 0,49, beim Mersalyl aber 21,6. Probenecid hatte keinen Einfluß auf die U/P-Ratio von Chlormerodrin, reduzierte sie aber beim Mersally auf Werte unter 1.

2. Quecksilberausscheidung und diuretische Wirkung

Zwischen Eliminationsgeschwindigkeit und diuresesteigernder Wirkung von Quecksilberverbindungen besteht keine direkte Beziehung. Zwar werden diuretisch wirksame organische Quecksilberverbindungen in der Regel schneller ausgeschieden als unwirksame (Hunt et al., 1942; Weiner et al., 1962), doch bietet eine schnelle Ausscheidung keineswegs die Gewähr für das Vorhandensein eines diuretischen Effektes. Kessler et al. (1957b) fanden unter 7 unwirksamen Verbindungen 6, deren Ausscheidung in 3 Std nur 0,1—6,6% der zugeführten Dosis betrug. p-Chlormercuribenzoat als siebente Verbindung wurde aber in dieser Zeit zu 44% ausgeschieden, ohne die geringste Diuresesteigerung hervorzurufen.

Bei der sich über Tage hinziehenden Kalomeldiurese besteht nach Bürgi (1909) eine gewisse Parallelität zwischen dem Diureseverlauf und der Quecksilberausscheidungskurve. Bei organischen Quecksilberdiuretica fällt das Erreichen der höchsten Quecksilberkonzentrationen im Harn aber nicht mit dem Diuresemaximum zusammen. Nach i.v. Injektion erscheint Quecksilber schon nach 5 min im

Harn (Burch et al., 1950). Wegen des anfänglich noch kleinen Harnzeitvolumens sind nach i.v. Mersalylgaben Quecksilberkonzentrationen bis zu 70 mg-% beim Menschen (Möller, 1930c) und bis zu 350 mg-% beim Kaninchen gemessen worden (Möller, 1930e). Nach s.c. injiziertem Mercaptomerin findet sich die größte Quecksilberkonzentration im Harn nach 35—100 min, während die Diurese erst nach 175—235 min ihren Höhepunkt erreicht (Abb. 4) (Calesnick u. Wase, 1963). Geht man jedoch nicht von der Quecksilberkonzentration im Harn, sondern von der Ausscheidungsrate (Konzentration × Volumen) aus, so ergibt sich eine überraschend klare Beziehung zwischen Quecksilberausscheidung und diuretischem Effekt, wie Levy, Calesnick und Wase (1964) zeigen konnten.

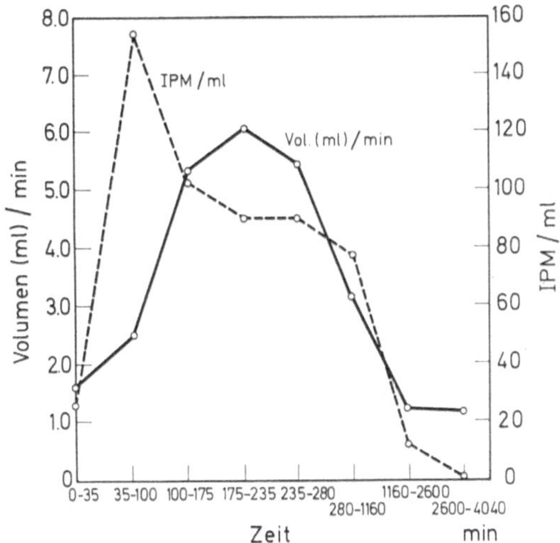

Abb. 4. Harnzeitvolumen und Quecksilberkonzentration im Harn bei einer Versuchsperson, die 80 mg ^{203}Hg als Mercaptomerin s.c. erhalten hatte. Angabe der Hg-Konzentration in Impulsen pro min und ml (IPM/ml). Nach Calesnick u. Wase (1963)

Da die arterio-venöse Differenz im Nierenblut nach ca. 30 min am größten ist, nehmen Calesnick et al. (1960) an, daß eine direkte Beziehung zwischen A-V-Differenz und Quecksilberausscheidung besteht. Dabei sollte allerdings die transitäre renale Speicherung von Quecksilber nicht außer acht gelassen werden, die größere zeitliche Verschiebungen mit sich bringt und auch zu Schwierigkeiten bei allen Berechnungen der Quecksilberclearance führt. Kurz nach der Injektion sind die Clearancewerte niedrig, da Quecksilber gespeichert wird. Später, wenn dann das in den Tubuluszellen gebundene Quecksilber in den Harn sezerniert wird, ergeben sich rechnerisch Clearancewerte, die höher sein können als der Nierenplasmafluß.

3. Ausscheidungsformen von Quecksilberdiuretica im Harn

Ähnlich wie Quecksilber-(II)-chlorid werden auch alle Quecksilberdiuretica der allgemeinen Formel R—Hg$^+$ als Cysteinverbindungen (R—Hg—S-Cystein) im Harn ausgeschieden. Polarographische Bestimmungen der Ausscheidungsprodukte von Mersalyl i.v. beim Hund zeigten, daß in den ersten 3 Std fast nur eine Mersalyl-Thiolverbindung im Harn auftritt (Weiner u. Müller, 1955). Später erscheint noch eine acetylierte Mersalyl-Cysteinverbindung, die wahrscheinlich in der Leber gebildet wird (Müller, 1956). Auch parenteral zugeführtes Chlormerodrin wird in

Bindung an Cystein eliminiert. Bei oraler Verabreichung oder bei Injektion in die Pfortader tritt auch bei diesem Diureticum eine acetylierte Cysteinverbindung auf (Müller u. Weiner, 1956; Müller, 1956). Beim Menschen fand Leuschner (1957) in der ersten Stunde nach i.v. Gabe von Mersalyl, also noch vor dem Einsetzen einer Diurese, papierchromatographisch nur Mersalyl-Cystein. Später, parallelgehend mit dem Diureseanstieg, wurde dann auch unverändertes Mersalyl ausgeschieden. An isoliert durchströmten Lebern von Meerschweinchen und Mäusen beobachtete Leuschner (1957/58), daß Mersalyl zunächst in der Leber gespeichert wird, aber bald als Mersalyl-Cystein dieses Organ wieder verläßt. Nach Leuschner ist dieses Produkt eine wenig reaktionsfähige Verbindung, die schnell eliminiert wird und für den Diureseeffekt ohne Bedeutung ist. Dagegen spricht jedoch die gute diuretische Wirksamkeit vieler in vitro hergestellten Quecksilber-Cysteinverbindungen. Handley u. Seibert (1956a, b) versuchten die Ausscheidungsprodukte von Meralluride chromatographisch in Säulen, die mit saurem Aluminiumhydroxyd gefüllt waren, zu trennen. Meralluride wird als Natriumsalz einer Carbonsäure an das anionische Adsorbens gebunden, während decarboxylierte Bruchstücke oder anorganisches Quecksilber leicht auszuwaschen sind. Bei Hunden waren nach 6 Std 97% der zugeführten Meralluridemenge ausgeschieden. Davon gehörten 87% zu der in der Säule adsorbierten Fraktion und nur 10% konnten als decarboxylierte Produkte gelten. Beim Menschen ist die nichtgebundene Fraktion mit 5% sogar noch kleiner (Moyer, Handley u. Seibert, 1956). Aus dem Fehlen größerer Mengen von Abbauprodukten und Quecksilberionen schließen die Autoren, daß Meralluride als ganzes Molekül diuretisch wirkt. Dagegen machen Weiner et al. (1962) geltend, daß Quecksilberionen stets als Cystein-S-Hg-S-Cysteinverbindung ausgeschieden werden. Dieser Komplex mit seinen beiden Carboxylgruppen kann aber durch Adsorption an saures Aluminiumhydroxyd nicht von Meralluride getrennt werden, so daß mit dieser Methode keine Aussage über die Beteiligung von ionisiertem Quecksilber an der Diurese zu machen ist.

4. Extrarenale Ausscheidung von Quecksilberverbindungen

Oral zugeführte Quecksilberdiuretica werden wegen ihrer schlechten intestinalen Resorbierbarkeit zu 50—95% mit dem Stuhl ausgeschieden (s. Abschnitt III, 5). Bei Ratten kann auch parenteral zugeführtes Mersalyl bis zu 40% mit den Faeces ausgeschieden werden (Schmidt, 1963), doch stellt diese Species wegen ihrer schlechten renalen Ausscheidungsfähigkeit für Quecksilber einen Ausnahmefall dar. Beim Menschen erfolgt die Eliminierung parenteral verabreichter Quecksilberdiuretica denn auch höchstens zu 4—6% durch den Darm (Möller, 1930c, e; Handley et al., 1951). Der größte Teil des Quecksilbers gelangt durch Sekretion mit der Galle dorthin (Müller, 1928). Beim Kaninchen schätzt Möller (1930e) die Ausscheidung von Mersalyl durch die Leber auf höchstens 3,5% in 24 Std und Ray et al. (1950) fanden ähnliche Werte für markiertes Meralluride beim Menschen.

Viel höhere Quecksilberkonzentrationen bis zu 79,8 mg-% fanden Kaewel u. Kühn (1927) nach Mersalyl in der Blasengalle von Hunden. Claussen (1932) schätzt die durch die Leber ausgeschiedenen Mersalylmengen ebenfalls sehr hoch ein, nämlich auf 30%, und hält einen guten Gallefluß für eine Voraussetzung einer quecksilberbedingten Diuresesteigerung. Schon vorher hatten Molitor u. Pick (1923) aber gezeigt, daß eine Merbaphendiurese auch nach Ausschaltung der Leber normal abläuft und später berichteten Pratt et al. (1951), daß Mersalyl bei Gallenfistelhunden auch nach Ableitung der Gallenflüssigkeit noch diuretisch wirkt. Befunde von Evans (1936), nach denen Hunde mit permanenter Gallenfistel auf Mersalyl keinen Diureseanstieg zeigten, bedeuten keinen Widerspruch, denn diese Tiere waren hypochlorämisch und wasserverarmt und sprachen auf das Diureticum wieder an, wenn sie vorher Kochsalz und Wasser erhielten.

Ein sehr kleiner Teil des Quecksilbers wird mit dem Speichel und dem Schweiß eliminiert (LOMHOLT, 1920). Eine Ausscheidung mit der Milch erfolgt ebenfalls nur in Spuren. REED (1908) fand etwas Quecksilber in der Milch von Ziegen, die bis zu 4 g Kalomel pro Tag erhalten hatten. ALLMARAS (1963) wies kleine Mengen markierten Quecksilbers in der Milch von Ratten nach, die Chlormerodrin bekommen hatten. Eine praktische Bedeutung kommt diesem Ausscheidungsweg aber sicherlich nicht zu (SHOEMAKER, 1957).

VI. Markierte Quecksilberdiuretica zur Nierenfunktionsdiagnostik und zur Tumorlokalisation

Die besonderen Verteilungs- und Ausscheidungsmerkmale der Quecksilberdiuretica eröffnen ganz neue Anwendungsmöglichkeiten für diese Substanzen, wenn sie mit ^{203}Hg oder ^{197}Hg markiert werden. Es handelt sich um Nierenfunktionsproben und um szintigraphische Untersuchungen zur Lokalisierung funktionstüchtigen Nierengewebes oder gewisser Tumorformen, besonders solchen im Gehirn. Der Tumornachweis beruht auf einer unterschiedlichen Verteilung des radioaktiven Quecksilberdiureticums zwischen Tumor und angrenzendem Gewebe, so daß Strahlenkontraste entstehen. Die Dosierung erfolgt lediglich nach der Strahlenemission und liegt bei etwa $^1/_{10}$ der diuretisch wirksamen Schwellendosen (RAYNAUD et al., 1963).

Der Grund für die Anwendung markierter Quecksilberdiuretica liegt in der schnellen Ausscheidung dieser Substanzen durch die Niere. Dadurch wird die biologische Halbwertzeit des markierten Quecksilbers im Organismus verkürzt und die Strahlenbelastung herabgesetzt. Dieses Anwendungsgebiet der Quecksilberdiuretica befindet sich in rascher Entwicklung und kann hier nur in Grundzügen umrissen werden.

1. Isotropennephrographie und Nierenszintigraphie

Bei der Radionephrographie wird die Nierenfunktion mit Hilfe von Aktivitätskurven beurteilt, die über den beiden Nierenlagern aufgenommen werden. Diese Kurven geben einen Anhalt für die akut ablaufenden Konzentrationsänderungen von radioaktiven, harnpflichtigen Verbindungen in Nieren und Harnwegen. Häufig werden dazu mit ^{131}J-markierte Nierenkontrastmittel verwendet, die sehr schnell durch tubuläre Sekretion ausgeschieden werden (ZUM WINKEL, SCHÜTTERLE u. SCHEER, 1961). Den gleichen Zweck erfüllt auch ^{203}Hg-Mersalyl, obwohl seine Aktivitätskurve in der Entleerungsphase etwas flacher abfällt (ZUM WINKEL, 1963a). ^{203}Hg-Chlormerodrin ist zur Nephrographie weniger geeignet, da es langsamer aufgenommen und auch langsamer ausgeschieden wird (SCHEER, 1963). Aus der Abb. 5 sind die Unterschiede im Verlauf der außen über den Nierenlagern gemessenen Aktivitätskurven nach Injektion von ^{203}Hg-Mersalyl bzw. ^{203}Hg-Chlormerodrin gut zu erkennen. Die Strahlenbelastung ist daher ebenfalls größer, wenn das markierte Quecksilber in Form von Chlormerodrin verwendet wird. KLOSS (1962) rechnet nach Injektion von 100 µCi ^{203}Hg mit einer mittleren Gonadendosis für die Frau von 0,06 Rad[1] beim Mersalyl, gegenüber 0,075 Rad beim Chlormerodrin. Die entsprechenden Gonadendosen für den Mann liegen bei 0,018 bzw. 0,028 Rad.

---

[1] Rad = radiation absorbed dose. Die absorbierte Dosis einer ionisierenden Strahlung ist die Energie, die an Materie durch ionisierende Teilchen pro Masseneinheit des bestrahlten Stoffes an der interessierenden Stelle abgegeben wird.

$$1 \text{ Rad} = \frac{100 \text{ erg}}{1 \text{ g}}$$

Für die Nephrographie bietet ^{203}Hg kaum Vorteile gegenüber markierten jodhaltigen Verbindungen. Aber für die Nierenszintigraphie, bei der es auf eine möglichst große Anreicherung radioaktiven Materials für mindestens 2—3 Std ankommt, sind ^{203}Hg oder ^{197}Hg viel besser geeignet als ^{131}J, weil sie länger in der Niere verbleiben (zum Winkel u. Scheer, 1961; Woodruff et al., 1963). Mit modernen elektronisch gesteuerten Geräten können Nierenszintigramme innerhalb von 45 min aufgenommen werden (Izenstark et al., 1964). Szintigramme erlauben nicht nur einen Seitenvergleich von quecksilberanreicherndem und daher wahrscheinlich funktionstüchtigem Gewebe, sondern vermitteln auch ein anatomisches Bild, aus dem Größenunterschiede, Lageanomalien, atypische Bildungen und Tumoren zu erkennen sind (Horst et al., 1961).

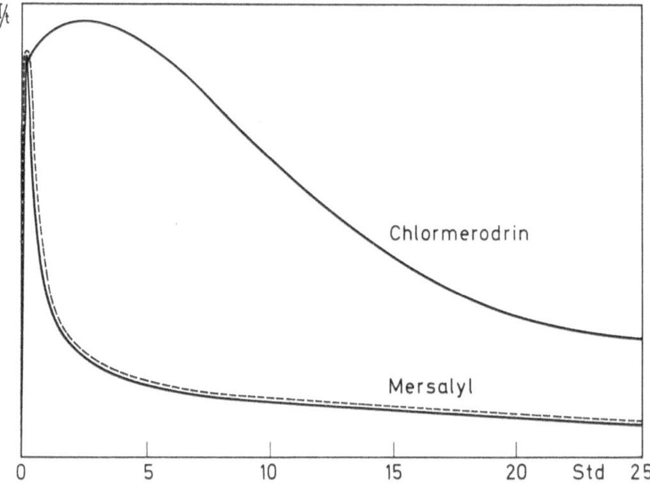

Abb. 5. Unterschiedlicher Aktivitätsverlauf in der Niere nach Gabe von ^{203}Hg-Chlormerodrin bzw. ^{203}Hg-Mersalyl. Die Aktivität (i/t) wurde durch äußere Messungen über den Nierenlagern bestimmt. Nach Kloss (1962)

Die ersten Nierenszintigramme mit ^{203}Hg-Chlormerodrin führten McAfee u. Wagner (1961) aus. Die Brauchbarkeit dieser Methode wurde sehr bald von Desgrez et al. (1961) bestätigt und heute sind solche Szintigramme eine routinemäßig ausgeführte diagnostische Maßnahme. Bei Berechnung der Strahlenbelastung gingen McAfee u. Wagner (1961) von einer biologischen Halbwertzeit des Chlormerodrins von 3 Std aus und kamen zu einer Strahlendosis in den Nieren von nur 0,5 Rad. Da die Ausscheidung von Chlormerodrin aber biphasisch erfolgt, liegt dieser Wert sicher zu niedrig (Zum Winkel u. Scheer, 1961; Greenlaw u. Quaife, 1962). Die Mehrzahl der Untersucher rechnen jetzt mit vielfach höherer renaler Strahlenbelastung, die bei Verabreichung von 100—250 µCi ^{203}Hg zwischen 5 und 50 Rad liegen soll (Desgrez et al., 1961; Allen u. Riley, 1963; Woodruff et al., 1963).

Zur Herabsetzung dieser großen Strahlenbelastung der Nieren bestehen mehrere Möglichkeiten. Zunächst kann die Dosis von ^{203}Hg-Chlormerodrin verkleinert werden, wobei aber die untere Grenze bei ca. 50 µCi liegt (Dettman u. Brooks, 1962; Brooks et al., 1963). 30—45 min nach der Injektion ist dann ein Aktivitätsplateau erreicht und das Szintigramm kann innerhalb der nächsten Stunden aufgenommen werden. Die zweite Möglichkeit ist die Verwendung des Isotops ^{197}Hg im Chlormerodrin (Sodee, 1964). ^{203}Hg hat eine Halbwertzeit von 48 Tagen und emittiert eine β-Strahlung von 0,21 MeV und eine γ-Strahlung von

0,28 MeV. Dagegen hat das in 2 Isomeren vorkommende ^{197}Hg Halbwertzeiten von nur 24 bzw. 65 Std und sendet eine energieärmere γ-Strahlung aus (GÖTTE et al., 1955). Um gute Szintigramme zu erhalten, müssen dann zwar größere Aktivitäten, mindestens 200 µCi beim Chlormerodrin, verabreicht werden, die Strahlenbelastung ist aber immer noch erheblich geringer als nach ^{203}Hg (RAYNAUD et al., 1963; IZENSTARK et al., 1964).

Die dritte Möglichkeit ist das Szintigraphieren mit dem erheblich schneller ausgeschiedenen Mersalyl (SCHMIDT, 1963). 4—6 Tage nach der Injektion von 200 µCi ^{203}Hg findet sich bei Patienten nach Gabe von Chlormerodrin noch 25% der anfänglichen Aktivität in der Niere, nach Mersalyl aber nur noch 10% (ZUM WINKEL u. SCHEER, 1961). Diese schnelle Ausscheidungsgeschwindigkeit des Mersalyls gestattet es ferner, zunächst eine Radionephrographie und direkt anschließend eine Renoszintigraphie auszuführen, wodurch ohne zusätzliche Strahlenbelastung die diagnostischen Möglichkeiten erweitert werden (HORST et al., 1961; SCHEER, 1963).

Klinisch liegen zahlreiche Berichte über die diagnostischen Möglichkeiten der Szintigraphie vor, wobei jeweils Erfahrungen an 50 bis zu mehreren 100 Patienten ausgewertet wurden. Meist werden Szintigramme 2—6 Std nach der Injektion aufgenommen. Mit Chlormerodrin gibt es noch nach 16 Std gute Bilder und erst nach 24 Std werden sie fleckig und unregelmäßig (SIMMONS u. JONES, 1963). Besonders indiziert sind Quecksilberszintigramme bei Patienten, bei denen Ausscheidungsurogramme keine Ergebnisse mehr bringen (BROOKS et al., 1963; SIMMONS u. JONES, 1963), bei der Beurteilung von Funktionsunterschieden beider Nieren (SODEE, 1963a; BONTE et al., 1963) und zum Nachweis anatomischer Anomalien und raumbeanspruchender Prozesse, wofür die Abb. 6 ein Beispiel gibt (KIBLER et al., 1962; WOODRUFF et al., 1963). Eine weitere Indikation ist bei jodüber-

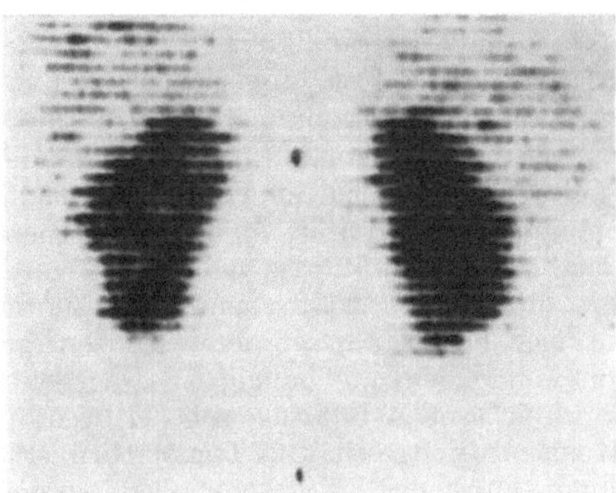

Abb. 6. Nierenszintigramm eines 68jähr. Mannes, 2 Std nach i. v. Injektion von 150 µCi ^{203}Hg-Chlormerodrin. Füllungsdefekt des rechten unteren Nierenpols. Die anschließend vorgenommene Nephrektomie ergab dort ein 2 cm großes Hypernephrom. Nach WOODRUFF et al. (1963)

empfindlichen Patienten gegeben (BROOKS et al., 1963; IZENSTARK et al., 1964). Bei der Ausführung einer Nierenbiopsie genügt zur Lokalisation der Nieren schon die Injektion von 10 µCi ^{203}Hg-Chlormerodrin, wonach sich die Bezirke stärkster γ-Strahlung schon mit einem tragbaren Szintillationsdetektor festlegen lassen (TELFER et al., 1964). In urämischen Zuständen mit zunehmender Niereninsuffizienz wird immer weniger Quecksilber von der Niere aufgenommen. Dafür steigt dann die Quecksilberkonzentration in der Leber an, bis schließlich deren Konturen im Szintigramm erscheinen (SIMMONS u. JONES, 1963).

2. Tumorszintigramme nach Gabe markierter Quecksilberdiuretica

Zur szintigraphischen Darstellung von Hirntumoren wurde früher meist [131]J-haltiges Serumalbumin verwendet, das aber wegen seiner langen biologischen Halbwertzeit tagelang nachweisbar blieb und hohe Strahlenbelastungen hervorrief. Die ersten Versuche mit [203]Hg Chlormerodrin stammen von Blau u. Bender (1960), die zeigten, daß primäre Hirntumoren damit besser und Metastasen etwa gleich gut sichtbar gemacht werden können als mit [131]J-Albumin. Die niedrige Konzentration von Chlormerodrin im Blut ermöglicht eine Tumorerkennung auch in der Nähe von normalen Gefäßstrukturen und in Bezirken mit hohem Blutgehalt (Blau u. Bender, 1962). Die üblicherweise verabreichte Aktivität beträgt 10 μCi [203]Hg/kg, maximal etwa 700 μCi bei einem Patienten. Die Strahlenbelastung der Nieren läßt sich durch vorherige Injektion von nicht radioaktivem Chlormerodrin oder Meralluride sehr wirksam herabsetzen, und zwar von 35—40 auf 12—13 Rad, also um etwa zwei Drittel (Sklaroff et al., 1963; Brinkman et al., 1962). Außerdem soll diese Gabe von stabilem Chlormerodrin auch die Ausscheidung von [203]Hg-Chlormerodrin beträchtlich beschleunigen (Croll et al., 1962). Die Anwendung von [197]Hg ermöglicht eine weitere Verminderung der renalen Strahlenbelastung, die dann im Vergleich zu [203]Hg auf $1/12$ oder noch weniger herabgesetzt wird (Sodee, 1963c; Rhoton et al., 1964a).

Von besonderem Interesse ist die Frage nach den Verteilungsrelationen der Quecksilberdiuretica zwischen Tumor und umgebendem Gewebe. In Modellversuchen an Suspensionen von isolierten Ascitestumorzellen von Ratten beobachteten Mundiger u. Gerhard (1963) eine etwa 10—20%ige Anreicherung der mit [203]Hg-Chlormerodrin angebotenen Aktivität in den Zellen. Die angebotene Aktivität von [206]Bi fand sich in den Tumorzellen sogar zu 35—50%, während [74]As und [131]J gar nicht intracellulär eindrangen. Die letzten beiden Isotope lassen also in erster Linie das Ausmaß der capillären Permeabilitätsstörungen im Hirntumor erkennen, während [203]Hg doch eine gewisse Akkumulation zeigt. Die gleichen Autoren untersuchten die Verteilung von [203]Hg-Chlormerodrin innerhalb verschiedener Zellfraktionen des Tumors 48 bei der Maus, die sie durch Dichtegradienten-Zentrifugierung gewonnen hatten. Im Cytoplasma fanden sich 30—50% der insgesamt aufgenommenen Aktivität, in den Zellkernen 25—40%, in den Mitochondrien 15—25% und in den Mikrosomen weniger als 10%.

Auch Matthews u. Molinaro (1963) sehen [203]Hg-Chlormerodrin als eine in die Tumorzellen eindringende Substanz an, deren Konzentration im Tumor von der Blutkonzentration weitgehend unabhängig ist. Dagegen ist die [203]Hg-Konzentration im kaum anreichernden Gehirngewebe etwa proportional der Blutkonzentration. Das Konzentrationsverhältnis Tumor/Hirn ist also am größten für Substanzen, die bald ganz aus dem Blut verschwinden. An der Spitze steht dabei das [206]Bi, doch liegt [203]Hg auch noch relativ günstig. Eine Stunde nach der Injektion von [203]Hg-Chlormerodrin an Ratten fanden diese Autoren in einem transplantierten Fibrosarkom 0,38% der injizierten Aktivität pro g Gewebe, im Hirn 0,049%/g Gewebe und in der Niere 15,2%/g Gewebe. Die Anreicherung von [203]Hg im Tumor ist also keineswegs besonders groß. Ein für die Szintigraphie ausreichender Strahlenkontrast ist aber vorhanden, weil die Aktivität im Gehirn nach Gabe markierter Quecksilberdiuretica nahe Null liegt.

Die klinische Brauchbarkeit der Methode zur Erkennung von Hirntumoren wird allgemein als gut bezeichnet. Rhoton et al. (1964a) berichten über Hirnszintigraphien an 67 Patienten. In 84% gelang eine korrekte Lokalisierung. Aber 7 Szintigramme zeigten eine fokale Quecksilberaufnahme, ohne daß ein Tumor vorhanden war, ergaben also falsch positive Befunde. Sechs davon waren jedoch

Hirninfarkte und damit pathologische Prozesse. Beim 7. Patienten war vorher ein Angiogramm aufgenommen worden, so daß auch hier die Blut-Hirnschranke möglicherweise alteriert worden war. Die gleichen Autoren (1964b) konnten Tumoren in der Fossa posterior in 85% der Fälle richtig lokalisieren, ohne je falsch positive Befunde zu erhalten. SODEE (1963c) berichtet über ausgezeichnete Ergebnisse bei 350 Gehirnszintigraphien zur Lokalisation raumfordernder Tumoren. BRINKMAN et al. (1962) geben die richtige Erkennung von 60 Tumoren bei 92 Tumorpatienten an. Von SODEE (1963b) stammen erste Versuche, auch intraoculare Tumoren szintigraphisch nachzuweisen. Interessant sind schließlich Bestrebungen, Myokardinfarkte auf ähnliche Weise zu erfassen. CARR et al. (1962) unterbanden den Ramus descendens der A. coronaria sin. von 7 Hunden und injizierten 1—4 Tage später jeweils 700 µCi ^{203}Hg-Chlormerodrin i.v. In allen Fällen zeigten sich in den Szintigrammen scharf lokalisierte Bezirke, die sich bei der anschließenden Excision der Herzen als infarziert erwiesen. 4 Kontrollversuche hatten ein negatives Ergebnis. MALEK et al. (1967) berichten über gute Erfahrungen mit Hydroxymercurifluorescein (^{203}Hg) beim Nachweis von geschädigten Gebieten im Herz- oder Skeletmuskel. Positive Szintigramme waren mit dieser Substanz schon nach 1—2 Stunden nach der Injektion der Quecksilberverbindung zu erhalten.

VII. Orte der diuretischen Wirkung von Quecksilberdiuretica

1. Extrarenale Faktoren bei der Quecksilberdiurese

Ein renaler Angriffsort der Quecksilberdiuretica schließt nicht aus, daß zusätzliche extrarenale Wirkungen eine quecksilberbedingte Diurese verstärken. Ein Teil der dieses Problem betreffenden Arbeiten geht von heute überholten Vorstellungen aus oder enthält methodische Fehler. Andere Arbeiten geben aber Hinweise auf mehr oder weniger ausgeprägte extrarenale Effekte, wobei es allerdings oft nicht möglich ist, die mitgeteilten Beobachtungen auf physiologisch faßbare Grundvorgänge zurückzuführen und entsprechend zu deuten.

In einer Reihe von klinischen Berichten wird übereinstimmend festgestellt, daß Quecksilberdiuretica in irgendeiner Weise Ödemdepots mobilisieren können. Als erster berichtet KOLLERT (1920) über 4 Patienten mit Lebercirrhosen, bei denen nach Injektion von Merbaphen aus Stichkanälen, die von Ascitespunktionen herrührten und seit Tagen geschlossen waren, plötzlich große Mengen seriöser Flüssigkeit austraten. Völlig gleichartige Beobachtungen machten HOFF (1925), RECHT (1926), TSCHERNING (1927) und OFFENBACHER (1928). Daher empfiehlt SAXL (1930) in besonders schweren Fällen ausdrücklich eine Hautdrainage mit liegenbleibenden Kanülen und eine anschließende Mersalylinjektion, wodurch nicht nur eine Diurese, sondern auch ein rascheres Auslaufen von Drainageflüssigkeit erreicht werden sollen. TEZNER (1923) beobachtete, daß Merbaphen die Resorption von Kochsalzlösung, die unter die Haut des Fußrückens injiziert worden war, beschleunigte. Auch die Resorption von s.c. verabreichter 1%iger Fluorescinnatriumlösung ging nach Merbaphen- oder Mersalylgaben schneller vonstatten als sonst (DONATH u. TANNE, 1927). THREEFOOT (1963) prüfte die Änderungen von Resorption und Ausscheidung verschiedener intradermal injizierter Farbstoffe, durch Meralluride oder Mercaptomerin, wenn diese direkt in die Farbflecke oder auch i.v. injiziert wurden. Meralluride zeigte dabei „extrarenale Effekte", denn es steigerte die Aufnahme der Farbstoffe in Capillaren und Lymphgefäße und förderte auch ihre Ausscheidung. Mercaptomerin wirkte dagegen viel unregelmäßiger.

Eine Serie von konsequent aufgebauten Versuchen führten Edlund u. Linderholm (1947—1952) aus. Bei Kaninchen erhöhten 4—5 mg/kg Mersalyl i. v. die Resorption von Wasser oder Hämoglobinlösung aus dem Kniegelenk. Das trat schon ein, bevor eine Diuresesteigerung einsetzte (Edlund u. Linderholm, 1947). Hautquaddeln, die durch intracutane Injektion von Hämoglobinlösung erzeugt wurden, breiteten sich schneller aus, wenn der Lösung Mersalyl zugesetzt wurde. Um dem Einwand zu begegnen, daß Mersalyl wirkt, weil es eine Entzündung hervorruft, wurden auch Versuche an toten Tieren gemacht, die das gleiche Ergebnis hatten. Nach Ansicht der Autoren zeigt Mersalyl in diesen Versuchen die Wirkung eines „spreading factors", wobei der nähere Mechanismus nicht zu klären war (Edlund u. Linderholm, 1949 b). Wird isotone Kochsalzlösung in ein Kniegelenk von Kaninchen infundiert, so bleibt die Einflußgeschwindigkeit bis zu einem Druck von 95 mm H_2O zunächst konstant, nimmt dann bei höheren Drucken aber plötzlich zu. Mersalyl senkte nun den Einflußwiderstand der Synovialmembran in 8 von 15 Versuchen beträchtlich, so daß die Kochsalzlösung schon bei niedrigeren Drucken leicht zu infundieren war (Edlund u. Linderholm, 1950). Bei Kaninchen mit experimentell erzeugtem Hydrops war die Einflußgeschwindigkeit bei niedrigen Drucken von Anfang an schon doppelt so groß wie bei gesunden Tieren, und 5 mg/kg Mersalyl konnten sie dann nicht weiter steigern. Am ödematösen Tier läßt sich also kein Beweis für eine extrarenale Wirkung der Quecksilberdiuretica auf diese Weise bringen, vielleicht, weil die fibrillären Elemente der Synovialmembran von vornherein durch das Ödem auseinandergedrängt sind (Edlund u. Linderholm, 1952).

Hinweise für Permeabilitätsänderungen von Membranen durch Quecksilberdiuretica finden sich auch an isolierten Organen. Unter der Annahme, daß Quecksilberdiuretica die Gewebe „entquellen", prüften Fröhlich u. Zak (1935), ob Mersalyl oder Merbaphen am isolierten Froschherz die Aufnahme und Bindung von Kristallviolett fördern. Das war bei Mersalyl, nicht aber beim Merbaphen der Fall. Die Permeabilität der Gefäßwände von isolierten Arterien wurde durch Mersalyl in der Mehrzahl der Fälle vergrößert (Zettler, 1937). Umgekehrt vermuten Beutner et al. (1940), daß Mersalyl, ähnlich wie Calciumsalze, die Membranpermeabilität vermindert, weil es beim Meerschweinchen eine anticonvulsive Wirkung gegen Krampfgifte wie Procain, Strychnin oder Pikrotoxin zeigt. Sie nehmen an, daß eine Herabsetzung der Membranpermeabilität zur Wasserverarmung der Gewebe führt, wobei die Gründe dafür aber völlig unklar bleiben. Molitor u. Pick (1922) halten Merbaphen für ein „Gewebsdiureticum", weil die Injektion von 2—4 mg bei im Wasser sitzenden Fröschen in 24 Std zu einer Gewichtszunahme von 9,7—28% führt, die erst nach 7 Tagen wieder verschwindet. Vielleicht wirkt diese große Dosis schon toxisch und führt zum Eindringen von Wasser durch die Haut der geschädigten Tiere aus rein osmotischen Gründen. Melville u. Stehle (1927) sehen die Wirkung von Quecksilberdiuretica ebenfalls als extrarenal an. Versuche, diese Annahme durch Nachweis eines gesteigerten Lymphflusses im Ductus thoracicus von Hunden zu unterstützen, verliefen aber negativ (Melville u. Stehle, 1928). Watkins u. Fulton (1938) fanden sogar eine Abnahme. Nonnenbruch (1921, 1924) denkt an einen extrarenalen Diureseeffekt durch Einstrom von Eiweiß in die Blutbahn, während umgekehrt Yamaguchi (1927) die Behauptung aufstellt, daß die extrarenale Wirkung von Merbaphen diuresehemmend wäre und in einem Ausstrom von Wasser aus dem Blut in das Gewebe bestünde. Grossmann (1925) schließt unbegründet auf einen extrarenalen Wirkungsmechanismus, weil bei einem Patienten eine vorher vorhandene Harneiweißausscheidung nach Mersalylgaben zurückging.

Ein häufig angeführtes Argument für die extrarenale Wirkung der Quecksilberdiuretica sind Änderungen der Blutzusammensetzung im Sinne einer Verdünnung („Wassereinstrom aus dem Gewebe") oder eines Anstiegs der Chloridkonzentration im Plasma („Chloridmobilisierung"), die vor dem Einsetzen der Diurese auftreten sollen. Die ersten derartigen Befunde wurden von Saxl u. Heilig (1922, 1923) mitgeteilt, die kurz nach der Injektion von Merbaphen einen Anstieg des Blutchlorids und eine refraktometrisch gemessene Abnahme des Eiweißgehaltes im Plasma beobachteten. Entsprechende Befunde, wobei der Plasmaeiweißgehalt refraktometrisch, kolloidosmotisch oder durch Messung des Blutwassergehaltes erfaßt wurde, teilten bald auch andere Autoren mit (BOHN, 1922, 1924; CRAWFORD u. MCINTOSH, 1924; SERBY, 1926; MEYER, 1931; KYLIN, 1932; DECOURT et al., 1936). Bei nephrektomierten Kaninchen fand MÖLLER (1930a) nach 5—7 mg/kg Mersalyl eine Abnahme des Hämoglobingehalts bei gleichzeitiger Zunahme der Chloridkonzentration. Auch bei direkter Bestimmung des zirkulierenden Plasmavolumens mit Farbstoffen wurden initiale Volumenzunahmen festgestellt. GA RAN u. TUNA (1952) fanden bei Patienten mit kardialbedingten Ödemen 45—60 min nach i.v. Injektion von 2 ml Mercurophyllin (ca. 86 mg Hg) eine Zunahme des Plasmavolumens um 19%, VAN RIEZEN (1964) sah nach Injektion von 1 mg Hg/kg als Mercaptomerin bei Hunden eine solche von 5—10%. CALVIN et al. (1940) und DECHERD et al. (1940) fanden bei Patienten, die auf Quecksilberdiuretica gut ansprachen, zwar nur eine mit der Diurese parallel verlaufende Abnahme des Plasmavolumens. In Fällen mit verzögerter oder ausbleibender Diurese beobachteten sie aber eine leichte Zunahme des Plasmavolumens, so daß auch diese beiden Arbeiten noch als positive Hinweise für extrarenale Quecksilberwirkungen zu werten sind.

Den eben geschilderten Befunden steht nun eine etwa gleichgroße Anzahl von Mitteilungen gegenüber, in denen entweder keine Blutveränderungen oder aber eine Hämokonzentration als Folge der gesteigerten Diurese beobachtet wurden. Dabei müssen Daten wie die von LYONS et al. (1944) unberücksichtigt bleiben, weil sie nur Änderungen 24 Std nach der Diureticumgabe wiedergeben und daher initiale Blutverdünnungen übersehen worden wären. Keine oder nur geringe und variable Änderungen der in diesem Zusammenhang interessierenden Blutwerte fanden MÜHLING (1921), BLEYER (1922), KEITH u. WHELAN (1925), TAKAHASHI (1927), KEITH u. JOHNSTONE (1929), HERRMANN et al. (1932), BOUYOUCOS (1934) und EDLUND u. LINDERHOLM (1949a). In vielen anderen Arbeiten wird dagegen über eine mit der Diurese parallel gehende Abnahme des direkt bestimmten zirkulierenden Plasmavolumens (EVANS u. GIBSON, 1937; LYONS et al., 1946; SPÜHLER et al., (1948) oder über eine Zunahme des kolloidosmotischen Druckes (OELKERS, 1931; BRYAN et al., 1935) oder des Plasmaeiweißgehaltes berichtet (SCHMITZ, 1933; DE VRIES, 1946). Das Ausmaß der Bluteindickung hängt außer von der Diuresestärke auch von der Verfügbarkeit interstitieller Flüssigkeit ab (SCHMITZ, 1933; BRYAN et al., 1935), wobei als Folge der Verkleinerung des extracellulären Raumes häufig eine Steigerung der Aldosteronausscheidung zu beobachten ist (BARTTER et al., 1956).

Bei Hunden mit experimentell erzeugtem Ascites trat nach Gabe von Mercaptomerin eine gesteigerte Resorption von Wasser und Soluta aus dem Peritonealraum erst auf, als die Diuresesteigerung voll eingesetzt hatte. Eine direkte Wirkung auf die Peritonealmembran war nicht nachweisbar (SHEAR et al., 1966). LANGGARD (1965) bestimmte bei Mäusen den Elektrolyt- und Wassergehalt außer im Plasma auch in der Haut und im Subcutangewebe, wobei sich kein Anhalt für extrarenale Wirkungen von Mersalyl-Theophyllin ergab. Bei 13 nephrektomierten Hunden, die Mercaptomerin i.v. erhalten hatten, fand BEAVERS (1960) stets einen geringfügigen Anstieg des Hämatokrits, der vermutlich auf Wasserverluste mit der Atmung etc. zurückzuführen ist. Auch Wismutdiuretica bewirken bei solchen Hunden nur eine angedeutete Hämatokritsteigerung ohne Veränderung der Elektrolytkonzentrationen (HEIDENREICH u. SCHNEIDER, 1960b), so daß eine größere flüssigkeitsmobilisierende Wirkung schwermetallhaltiger Diuretica nicht anzunehmen ist.

2. Die Niere als Wirkungsort

Schon durch die in der Einleitung erwähnten Versuche von ROSENHEIM (1888) an der isolierten Hundeniere war entschieden, daß Quecksilberverbindungen ihre diuretische Wirkung ganz oder wenigstens teilweise in der Niere selbst hervorbringen. Einen frühen Hinweis gaben auch Versuche von Barcroft u. Straub (1910), die Katzennieren in situ kurz mit Quecksilber-(II)-chloridlösung durchspülten und anschließend einen deutlichen Diureseanstieg beobachteten. Versuche an isolierten perfundierten Frosch- oder Kaninchennieren zeigten ebenfalls diuretische Wirkungen, wobei wirksame Schwellenkonzentrationen von Merbaphen bei 1:1 Milliarde und von Quecksilber-(II)-chlorid bei 1:2 Milliarden lagen (Schmidt, 1922; Lemesic, 1923; Hartwich, 1926; Noguchi, 1926b). Am Starlingschen Herz-Lungen-Nierenpräparat von Hunden wirkten 5—10 mg Merbaphen oder Mersalyl kräftig diuretisch (Gremels, 1928a, b; 1929).

Einen eindrucksvollen Nachweis für die direkte Nierenwirkung führte Govaerts (1928; 1930). Wenn die Niere eines Hundes, der Quecksilberdiuretica erhalten hatte, exstirpiert und in den Hals eines unbehandelten zweiten Hundes transplantiert wurde, so blieb der Harnfluß dieser Niere weiterhin stark vermehrt. Wurde aber die Niere eines unbehandelten Hundes an die Halsgefäße eines mit Quecksilberdiuretica behandelten Tieres angeschlossen, so blieb der Diureseanstieg im transplantierten Organ aus. Bartram (1932) sowie Christian u. Bartram (1932) injizierten 0,5—2 mg/kg Merbaphen oder Mersalyl direkt in die Nierenarterie von Hunden, wonach auf der betroffenen Seite eine Diuresesteigerung einsetzte. Etwas höhere Dosen bewirkten auf beiden Seiten einen Diureseanstieg, während große Dosen um 20 mg/kg auf der Injektionsseite toxisch und damit antidiuretisch wirkten. Durch einen solchen toxischen Effekt ist wohl auch das Mißlingen der Versuche von Melville u. Stehle (1928) und von Kupfer et al. (1951) zu erklären, die Quecksilber-(II)-chlorid bzw. Mersalyl in die Nierenarterie injizierten. Pitts (1958) zeigte unter Verwendung von ^{203}Hg-Chlormerodrin, daß die Bindung in der injizierten Niere nicht vollständig ist und ein Teil des Quecksilbers in den großen Kreislauf und in die gegenüberliegende Niere gelangt. Am Ende des in der Abb. 7 wiedergegebenen Versuches betrug der Queck-

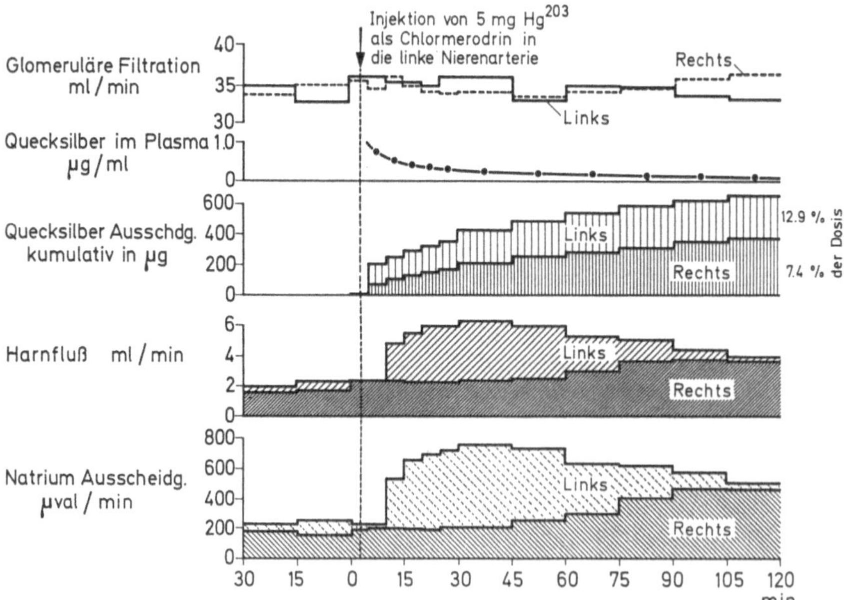

Abb. 7. Die diuretische Wirkung sowie die Verteilung und Ausscheidung von ^{203}Hg-Chlormerodrin, das in einer Dosis von 5 mg Hg in die linke Nierenarterie eines Hundes injiziert wurde. Nach Pitts (1958)

silbergehalt in der Nierenrinde links 18,8 µg Hg/g Rinde, rechts 11,6 µg Hg/g. Zu erwähnen sind schließlich auch die Versuche von CAMPBELL (1959) beim Huhn, bei dem nach einseitiger Injektion von Mercaptomerin in den Nierenportalkreislauf auch nur ein einseitiger Diureseanstieg erfolgte.

Alle diese Befunde beweisen nicht nur einen renalen Wirkungsort, sondern zeigen auch, daß Quecksilberdiuretica schon bei einem Durchgang durch die Niere weitgehend gebunden werden, sofern die Dosis nicht zu groß ist. Ganz ähnlich verhalten sich in solchen Versuchen Wismutdiuretica (HEIDENREICH u. SCHNEIDER, 1960b), während Xanthinderivate nicht fixiert werden und bei Injektion in eine Nierenarterie auf beiden Seiten gleich stark wirken (BARTRAM, 1932).

3. Lokalisation der Wirkung von Quecksilberdiuretica innerhalb des Nephrons

Quecksilberdiuretica müssen ihre Hauptwirkung in den Nierentubuli haben, da die Nierendurchblutung und die Filtrationsrate nicht wesentlich beeinflußt werden (s. Abschnitt VIII, 1). Die genaue Lokalisation innerhalb des Tubulussystems ist aber schwierig und hat zu widersprüchlichen Ergebnissen geführt. Das liegt zum Teil an den verwendeten Methoden, die nur indirekte Hinweise geben und deren Aussagen meist auf Analogieschlüssen beruhen. Insgesamt spricht aber die Mehrzahl aller gegenwärtig vorhandenen, tragfähigen Befunde dafür, daß Quecksilberdiuretica die Elektrolyt- und Flüssigkeitsresorption nicht im proximalen Tubulus, sondern in den distalen Abschnitten des Nephrons hemmen.

a) Lokalisation aufgrund morphologischer Veränderungen

Elektronenmikroskopisch sind bei Ratten nach Gabe von 0,25—4 mg Meralluride pro Tier Strukturveränderungen in den proximalen, nicht aber in den distalen Nierentubuli nachzuweisen (SANABRIA, 1963). Sie bestehen in einer Vacuolisierung der proximalen Tubuluszellen, Separation des Bürstensaumes und Mitochondrienschwellung. Lichtmikroskopisch sind morphologische Veränderungen erst nach Gabe höherer, toxisch wirkender Quecksilbermengen zu erfassen. Minimal toxische Dosen von Quecksilber-(II)-chlorid oder von Quecksilberdiuretica schädigen stets zuerst den proximalen Tubulus und da besonders die distaleren Abschnitte der Hauptstücke (LAZARUS-BARLOW, 1928; EDWARDS, 1942; WILMER, 1944; SIMONDS u. HEPLER, 1945). Ungefähr am dritten Tag setzt an diesen Stellen auch die Regeneration ein, die nach etwa 10 Tagen beendet ist (NOLTENIUS et al., 1963). Besonders empfindlich gegenüber Quecksilberschäden ist die Kaninchenniere, in deren Rindenbereich schon nach 0,1 mg/kg Quecksilber-(II)-chlorid einzelne Zellnekrosen auftreten sollen (MENTEN, 1922). 6 mg/kg Mersalyl sind optimal diuretisch wirksam, führen aber bei diesem Tier gleichzeitig zu hauptsächlich in der Pars recta der Hauptstücke lokalisierten Zellnekrosen (MÖLLER, 1930b; DEJUNG, 1963). Von Interesse sind in diesem Zusammenhang auch Versuche an Mäusen und Meerschweinchen, die auf dem Höhepunkt einer quecksilberbedingten Diurese mit 1400 r bestrahlt wurden (SOKOLOVA u. GORSENINA, 1959). Sie zeigten eine deutliche Schädigung der proximalen Tubulusepithelien, wogegen bei theophyllinbehandelten Tieren besonders die Glomerula und andere Gefäßabschnitte betroffen waren.

Mit höheren Dosen dehnen sich die toxischen Schädigungen auch auf die distalen Tubulusabschnitte und die aufsteigenden Schenkel der Henleschen Schleifen aus (MACNIDER, 1916/17; 1918; JOHNSTONE u. KEITH, 1928; KEITH u. JOHNSTONE, 1929; EDWARDS, 1934). An der gleichen Stelle finden sich auch Tubulusschäden bei Menschen, die bei bestehender Niereninsuffizienz mit Quecksilberdiuretica behandelt wurden (FREEMAN et al., 1962). Ausgedehnte Schädigungen, zum Teil mit größeren Nekrosebezirken und Verkalkungen, sind bei nierenkranken Menschen häufig beschrieben worden, die über längere Zeit verschiedene Quecksilberdiuretica (Merbaphen, Mercurophyllin, Mercuderamid oder Meralluride) erhalten hatten (SPRUNT, 1930; WAIFE u. PRATT, 1946; BRUNO, 1948; PREEDY u. RUSSEL, 1953).

SIMONDS u. HEPLER (1945) halten die Folgerung für berechtigt, daß toxische Dosen gerade in jenen Tubulusabschnitten Zellnekrosen hervorrufen, in denen kleinere, ungiftige Quecksilbermengen nur zu Funktionsstörungen führen. Folgte man dieser Ansicht, so läge der diuretische Wirkungsort der Quecksilberdiuretica vor allem in den mittleren und distalen Portionen der Hauptstücke, während die aufsteigenden Schenkel der Henleschen Schleifen und die distalen Tubulusabschnitte erst in zweiter Linie betroffen wären.

b) Lokalisation aufgrund histochemischer Befunde

Quecksilber, das Ratten oder Hunden in Form organischer Verbindungen oder als Quecksilber-(II)-chlorid zugeführt wurde, ist histochemisch besonders in den Basalmembranen und dicht unter dem Bürstensaum der Hauptstückzellen nachzuweisen, während das Nierenmark fast völlig frei bleibt (TIMM u. ARNOLD, 1959; 1960, CAFRUNY 1962). Die Ergebnisse autoradiographischer Untersuchungen über die Lokalisation markierter Quecksilberdiuretica wurden in Abschnitt IV, 4 besprochen.

Es ist jedoch nicht möglich, aus Untersuchungen über die Verteilung von Quecksilberdiuretica direkt auf ihren Wirkungsort im Nephron zu schließen. CAFRUNY (1962) glaubte zwar, Beziehungen zwischen Verteilung und diuretischer Wirkung nachgewiesen zu haben, indem er zeigte, daß bei Hunden der diuretische Effekt und die renale Quecksilberkonzentration gleichartig zunahmen, wenn eine Acidose erzeugt wurde. Nach Gabe von nicht diuretisch wirkendem p-Chlormercuribenzoat war die Quecksilberkonzentration in den proximalen Tubuli durch Änderungen des Säure-Basengleichgewichtes dagegen nicht zu beeinflussen. CAFRUNY nimmt daher an, daß der proximale Tubulusabschnitt der Hauptwirkungsort der Quecksilberdiuretica ist, und eine Acidose dort entweder die Zahl der verfügbaren Receptoren erhöht oder die Affinität des Quecksilbers für diese Receptoren steigert.

Auf Grund der autoradiographischen Untersuchungen von LITTMAN et al. (1966) besteht aber keine Korrelation zwischen der Höhe der Quecksilberkonzentration in der Niere und dem diuretischen Effekt. Acidotische Hunde, die 1 mg ^{203}Hg/kg als Chlormerodrin erhalten hatten, zeigten hohe Quecksilberkonzentrationen in den gewundenen Teilen der Hauptstücke. Hunde, die wegen einer metabolischen Alkalose auf Quecksilberdiuretica keine Diuresesteigerung zeigten, hatten aber einen noch höheren Quecksilbergehalt in der Nierenrinde. Zusätzlich war Quecksilber in den geraden Anteilen der Hauptstücke nachweisbar. Die Autoren vermuten daher, daß der größte Teil des Chlormerodrin ohne Bedeutung für die diuretische Wirkung ist und diese möglicherweise durch kleine Quecksilbermengen in einem anderen Tubulusabschnitt ausgelöst wird. Erhalten Hunde vor oder nach der Gabe eines Quecksilberdiureticums p-Chlormercuribenzoat, so wird der diuretische Effekt gehemmt, ohne daß sich die Verteilung des Quecksilbers in der Niere merkbar verändert (LEVITT et al., 1966).

Da der Ort höchster Quecksilberkonzentration offensichtlich nicht einfach mit dem diuretischen Wirkungsort gleich gesetzt werden kann, hat man versucht, ihn durch die Änderung der Anzahl von proteingebundenen Sulfhydrylgruppen in den Nierentubuluszellen zu erfassen. Nach Gabe von Quecksilberdiuretica wird die

Zahl dieser Gruppen zuerst im geraden Teil des proximalen Tubulus vermindert. Später nimmt sie auch in den Henleschen Schleifen und in den Sammelrohren ab (s. auch Tabelle 6) (CAFRUNY, FARAH u. DI STEFANO, 1955; FARAH, CAFRUNY u. DI STEFANO, 1955). Zwischen dem Ausmaß dieser Veränderungen und der diuretischen Wirkung lassen sich Korrelationen herstellen (CAFRUNY u. FARAH, 1956). Bei Hunden, die durch Infusion von 0,08 n-Salzsäure acidotisch wurden, führten 2—4 mg Hg/kg als Mersalyl nicht nur zu einer stärkeren Diuresewirkung, sondern auch zu einer stärkeren Abnahme der proteingebundenen Sulfhydrylgruppen. Beide Effekte waren bei Hunden vermindert, wenn Natriumbicarbonatlösung infundiert wurde (FARAH et al., 1959). Bei Ratten waren die Ergebnisse ähnlich (FARAH u. KRUSE, 1960).

Bemerkenswert in diesem Zusammenhang ist auch eine Beobachtung von KOMORN u. CAFRUNY (1965), die einen Vergleich zwischen Quecksilberdiuretica und Ethacrynsäure bei Hunden und Ratten anstellten. Bei Hunden wirken beide Substanzen diuretisch und reduzieren die Zahl der proteingebundenen Sulfhydrylgruppen in den proximalen Tubuli und in den Sammelrohren. Bei Ratten wirken diese Quecksilberverbindungen ebenfalls (schwach) diuretisch und SH-Gruppen reduzierend. Dagegen ist Ethacrynsäure bei dieser Species diuretisch unwirksam und hat auch keinen Einfluß auf die Zahl der proteingebundenen SH-Gruppen. Die Autoren sehen in dieser Parallele einen Hinweis dafür, daß zwischen der Anzahl histochemisch nachweisbarer Sulfhydrylgruppen und der diuretischen Wirkung von Quecksilberdiuretica tatsächlich ein Zusammenhang besteht.

Eine andere Möglichkeit, die Wir kung von Quecksilberdiuretica zu lokalisieren besteht in dem Nachweis der Aktivitätshemmung von histochemisch darstellbaren Fermenten, wobei allerdings nicht bekannt ist, welche Beziehungen zwischen diesen Enzymen und der tubulären Elektrolytrückresorption bestehen. Auch rufen anscheinend nur toxisch wirkende Quecksilberdosen histochemisch faßbare Aktivitätsänderungen hervor. So untersuchten BICKERS et al. (1960) bei Ratten die Wirkung von Meralluride auf 5 tubuläre Enzymsysteme (Bernsteinsäuredehydrogenase, Diphosphopyridinnucleotid-Diaphorase, Triphosphopyridinnucleotid-Diaphorase, Glucose-6-phosphatase und β-Glycerylphosphatase), konnten aber bei therapeutischen Dosen bis zu 4 mg Hg/kg innerhalb von 24 Std keine Fermenthemmung nachweisen. Höhere, die Aktivität dann hemmende Dosen, zeigten keine selektive Empfindlichkeit irgendeines der geprüften Enzyme, so daß die Hemmung nur auf einen unspezifischen toxischen Effekt zurückzuführen ist.

Eines der ersten histochemisch faßbaren Fermente war die besonders im Bürstensaum der proximalen Tubuluszellen vorhandene Phosphatase. Nekrosenerzeugende Quecksilber-(II)-chloriddosen setzten die alkalische Phosphataseaktivität herab, subnekrotische Dosen erhöhten sie aber (HEPLER et al., 1945). Zahlreiche Befunde liegen über die Wirkung von Quecksilberdiuretica auf die Bernsteinsäuredehydrogenase vor, einem sulfhydrylgruppenhaltigen Ferment, das überall im Nephron vorkommt. MUSTAKALLIO u. TELKKÄ (1953) untersuchten die Wirkung von 10—60 mg Hg/kg als Mercurophyllin bei Ratten. Die Bernsteinsäuredehydrogenaseaktivität verschwand zuerst in den dickeren Teilen der Henleschen Schleifen, wobei die Zahl der Sulfhydrylgruppen übrigens nicht meßbar vermindert war. Aus diesen Befunden wurde geschlossen, daß Quecksilberdiuretica in den distalen Nephronabschnitten wirken (TELKKÄ u. MUSTAKALLIO, 1954). Im Gegensatz dazu stellten RENNELS u. RUSKIN (1954) sowie WACHSTEIN u. MEISEL (1954a) fest, daß die Dehydrogenaseaktivität zuerst in den proximalen Tubulusabschnitten gehemmt wird.

Diese Autoren arbeiteten ebenfalls mit Ratten, verwendeten aber als Diureticum Meralluride. Die verabreichten Dosen von 10 mg Hg/kg oder mehr setzten aber schon Nekrosen.

Eine Wiederkehr erster Aktivität war frühestens nach einigen Tagen zu beobachten, und selbst nach 26 Tagen war die Aktivität noch nicht vollständig wiederhergestellt (Wachstein u. Meisel, 1954b). Telkkä u. Mustakallio (1955) wiederholten dann ihre Versuche mit Meralluride und konnten nun mit dieser Substanz die Befunde von Rennels u. Ruskin (1954) und Wachstein u. Meisel (1954a) bestätigen. Einige später untersuchte oral wirksame Quecksilberdiuretica hemmten die Dehydrogenaseaktivität besonders in den mittleren Abschnitten der Hauptstücke, wodurch noch einmal unterstrichen wird, wie sehr die Lokalisation der Fermentinhibierung von der Struktur der Diuretica abhängt (Mustakallio et al., 1960). Außerdem wird auch der zeitliche Verlauf der Fermenthemmung von der Art des Diureticums beeinflußt, denn Meralluride führt schon nach 2—6 Std zu Nekrosen im proximalen Tubulus, Mercurophyllin aber erst sehr viel später (Wachstein u. Meisel, 1954c).

Nekrotisch wirkende Dosen von Quecksilberdiuretica hemmen im proximalen Tubulus auch die Aktivität der Glucose-6-phosphatase (Wachstein, 1955). Bei dem Vergleich einer Ischämie mit der Wirkung extrem großer Merallurideedosen (400 mg Hg/kg i.m.) zeigte sich, daß die Quecksilberverbindung viel schneller schädigend wirkte als einfacher Sauerstoffmangel. Zuerst wurde in den Hauptstücken die Aktivität der Bernsteinsäuredehydrogenase vermindert. 30—60 min später nahmen die Aktivitäten der DPN-Diaphorase, der Glucose-6-phosphatase und der Glucuronidase ab. Dagegen waren Esterasen, wie die saure und alkalische Phosphatase, selbst in nekrotischen Zellen noch nachweisbar (Wachstein u. Meisel, 1957). Da die Aktivität aller dieser Enzyme in den Henleschen Schleifen und den distalen Tubuli stets erhalten blieb, schließen diese Autoren auf einen proximalen Angriffsort.

Das Bild ändert sich aber wesentlich, wenn über längere Zeit therapeutische Merallurideedosen von 2mal täglich 5 mg/kg verabreicht werden. Nach 10 Tagen treten dann nämlich Mitochondrienschwellungen und eine Abnahme oxydierender Fermentaktivitäten vorwiegend im distalen Tubulusbereich auf. Erst nach 30 Tagen finden sich solche Veränderungen auch in den Hauptstücken (Hess, 1959). Diese Befunde unterstreichen die Schwierigkeiten, die sich bei der Auswertung histochemischer Befunde im Hinblick auf den Hauptwirkungsort der Quecksilberdiuretica ergeben.

Quecksilberverbindungen werden also vorwiegend in den proximalen Tubuluszellen angereichert und histochemische Untersuchungen erbringen daher auch zahlreiche Hinweise auf die Hemmung von Enzymaktivitäten besonders in diesen Zellen. Aber die Bedeutung der untersuchten Fermente für den Elektrolyttransport ist nicht geklärt. Die enzymhemmenden Dosen und Konzentrationen liegen meist im toxischen Bereich. Unterschiede zwischen diuretisch und nicht diuretisch wirkenden Quecksilberverbindungen fehlen häufig. Schließlich bestehen Schwierigkeiten bei der zeitlichen Korrelierung von Fermenthemmung und Diuresesteigerung. Aus diesen Gründen kann aus den geschilderten Beobachtungen nicht geschlossen werden, daß der diuretische Wirkungsort von Quecksilberdiuretica in den proximalen Tubulusabschnitten liegt.

c) Hinweise für den Wirkungsort aufgrund der Hemmung von tubulären Funktionen mit bekannter Lokalisation

Als gesichert ist anzusehen, daß die Resorption von Glucose und die Sekretion von Paraaminohippurat, Phenolrot und ähnlichen Substanzen im proximalen Tubulus vor sich gehen. Beim Menschen beobachteten Grossman et al. (1949) sowie Weston et al. (1949), daß therapeutische Dosen von Quecksilberdiuretica die maximale tubuläre Transportkapazität für Glucose (Tm_G) um 40—80% herabsetzen. Dagegen sahen McDonald u. Miller (1949) sowie Letteri et al. (1962) mit den gleichen Diuretica und etwa gleicher Dosierung keine Änderungen des Tm_G. Die Ursache dieses Widerspruchs ist unbekannt.

Beim Hund zeigten sich dosisabhängige Wirkungen. Bei 4—5 mg Hg/kg als Meralluride blieb das Tm_G noch unbeeinflußt (HANDLEY, TELFORD u. LA FORGE, 1949; BARRET, 1950), durch höhere Dosen wurde es jedoch stark herabgesetzt (BARRET, 1950). 1 mg Hg/kg als Quecksilbercystein senkte das Tm_G beträchtlich (VANDER, 1963), größere Dosen von Quecksilber-(II)-chlorid riefen schon bei normalen Blutzuckerkonzentrationen Glucosur e hervor (HEPLER u. SIMONDS, 1946).

Die maximale tubuläre Sekretionskapazität für Paraaminohippurat (Tm_{PAH}) wird beim Menschen nach übereinstimmenden Angaben durch therapeutische Dosen von Quecksilberdiuretica um 50—75% gesenkt (BRUN et al., 1957; BERLINER et al., 1948; McDONALD u. MILLER, 1949). Das war selbst bei Patienten der Fall, die gegen Quecksilberdiuretica „refraktär" waren, d. h. keinen Anstieg des Harnzeitvolumens oder der Chloridausscheidung erkennen ließen (WESTON, 1957). Auch die Phenolrotausscheidung nimmt beim Menschen häufig ab (BINGER u. KEITH, 1933). Bei der Ratte hemmen 2—10 mg/kg Quecksilber-(II)-chlorid die Sekretion von ^{131}J-Hippuran im Isotopennephrogramm (ZUM WINKEL, SCHÜTTERLE u. SCHEER, 1961). In der perfundierten Froschniere verhindert Quecksilber-(II)-chlorid die sonst vorhandene Konzentrierungsfähigkeit für Phenolrot (RICHARDS, 1929), und Mersalyl oder Quecksilber-(II)-chlorid hemmen die Akkumulation dieses Farbstoffes auch in isolierten Nierentubuli der Flunder (FORSTER u. TAGGART, 1950).

Dagegen zeigt sich beim Hund nach ebenfalls übereinstimmenden Angaben keinerlei Hemmung des Tm_{PAH} durch Quecksilberverbindungen (BERLINER et al., 1948; HANDLEY, TELFORD u. LA FORGE, 1949; VANDER, 1963). Hier handelt es sich um eine Speciesdifferenz, die beweist, daß die Wirkung auf den PAH-Transport unabhängig vom Diureseeffekt ist und solche Befunde daher keinen Hinweis für den Wirkungsort der Quecksilberdiuretica geben können.

Auf eine proximale Wirkung schließen WESTON, GROSSMAN u. LEITER (1951), weil die distal stattfindende Ausscheidung von Ammoniumionen und auch die Sekretion von Wasserstoffionen nicht wesentlich verändert wird. GARDIER u. WOODBURY (1955) vermuten einen proximalen Angriffsort aufgrund von schwer zu deutenden Befunden über die Resorption von Bicarbonat. Gesichert ist dagegen eine Wirkung der Quecksilberdiuretica in den distalen Abschnitten des Nephrons, denn sie rufen dort eine Hemmung der Kaliumsekretion hervor, wenn diese aus irgendwelchen Gründen erhöht ist. Darauf wird ausführlich im Abschnitt VIII, 2 b eingegangen. Über den natriuretischen Wirkungsort sagt dieser Befund aber nichts aus, denn auch das bei Hunden unwirksame p-Hydroxymercuribenzoat hemmt in Dosen von 2—5 mg Hg/kg die Kaliumausscheidung (CAFRUNY, ROSS u. DAVITT, 1961).

Immer wieder ist versucht worden, die Wirkung von Quecksilberdiuretica aufgrund des Prozentsatzes zu lokalisieren, mit dem die tubuläre Natriumresorption gehemmt wird. PITTS u. DUGGAN (1949) sowie DUGGAN u. PITTS, 1949; 1950) nahmen vorübergehend (s. PITTS, 1958) an, daß die Quecksilberdiuretica im distalen Tubulus wirken, weil sie nur eine bestimmte Fraktion der tubulären Natriumresorption, nämlich 13—15% der filtrierten Menge, hemmen können und diese Menge mit den Werten übereinstimmt, die aufgrund verschiedener Versuchsanordnungen für die distale Natriumresorption geschätzt werden. Einen typischen Versuch an einem Hund, bei dem Meralluride die tubuläre Resorption von Natrium gegenüber den Kontrollperioden um 13% der filtrierten Mengen hemmt, ist in der Tabelle 7 wiedergegeben. Anschließend injiziertes Dimercaprol hebt die Quecksilberwirkung auf und erhöht die Resorption um fast genau den gleichen Betrag. MUDGE et al. (1949) sowie WESSON u. ANSLOW (1952) beobachteten während einer zusätzlich hervorgerufenen osmotischen Diurese aber Natrium-resorptionshemmungen von mehr als 25% der filtrierten Mengen, und während großer Infusionen von Kochsalzlösung ließen sich durch Mersalyl oder Esidron sogar 35—40% der tubulären Natriumresorption blockieren (Farah et al., 1952 b).

Tabelle 7. *Der diuretische Effekt einer großen Dosis von Meralluride beim Hund und der anti-diuretische Effekt von Dimercaprol*

Harn-fluß	Glom.-Filtra-tionsrate	Plasma-Natrium	Harn-Natrium	Natrium			
				filtriert	ausge-schieden	resorbiert	
							% der
ml/min	ml/min	mval/l	mval/l	mval/min	mval/min	mval/min	Filtration
	10 ml isotone Kochsalzlösung/min i.v. in den vorausgehenden 2½ Std
8,93	80,0	151	90,5	11,49	0,81	10,68	93,0
9,07	81,7	152	89,7	11,81	0,81	11,00	93,1
	100 mg Hg als Meralluride i.v.
11,58	86,5	152	114	13,16	1,33	11,83	89,8
11,52	85,7	153	129	12,44	1,47	10,97	88,3
15,60	83,0	154	126	12,10	1,96	10,14	84,8
16,86	83,8	152	135	12,11	2,28	9,83	81,1
17,06	83,4	153	137	12,10	2,34	9,76	80,6
16,53	80,4	153	142	11,60	2,33	9,27	79,9
	100 mg Dimercaprol i.m.
10,33	71,3	155	139	9,82	1,44	8,38	85,3
5,40	85,2	156	125	12,60	0,67	11,93	94,7
6,33	82,5	157	128	12,39	0,81	11,58	94,3

Nach Duggan u. Pitts (1950).

Eine Hemmung der Natriumresorption über 20% hinaus ist häufig als Argument für eine Wirkung im proximalen Tubulus benutzt worden. Neuere Erkenntnisse über die Elektrolytresorption in den verschiedenen Abschnitten des Nephrons machen es jedoch unmöglich, solche Schlußfolgerungen zu ziehen. Das Ausmaß der proximalen Natriumresorption hängt wesentlich von der Natriumkonzentration und der Größe des extracellulären Raumes sowie von hormonalen Einflüssen ab (Berliner et al., 1966; Brunner et al., 1966; Cirksena et al., 1966; Clapp et al., 1963; Rector et al., 1964; 1967; Seldin et al., 1966). Werden den distaleren Abschnitten vermehrt Salze und Wasser angeboten, so nimmt deren Resorption dort zu. Ein rein proximaler Effekt eines Diureticums würde also vor allem zu einer vermehrten distalen Resorption führen, wodurch der diuretische Gesamteffekt nur sehr gering wäre (Berliner et al., 1966; Dirks et al., 1965; Seldin et al., 1966).

Zusammenfassend ist zu sagen, daß sehr große diuretische Effekte eher für eine alleinige oder mindestens zusätzliche Wirkung im aufsteigenden Ast der Henleschen Schleife oder noch weiter distal sprechen. Die anderen nach Gabe von Quecksilberdiuretica nachgewiesenen Hemmwirkungen auf die Resorption oder Sekretion verschiedener Substanzen im proximalen Tubulus brauchen nichts mit der Hemmung der Elektrolytresorption zu tun zu haben und zeigen außerdem zum Teil noch ausgeprägte Speciesdifferenzen.

d) Lokalisation aufgrund der Wasserausscheidung unter verschiedenen Bedingungen

Große Anstrengungen sind gemacht worden, um den diuretischen Wirkungsort von Quecksilberverbindungen aufgrund von Änderungen der Ausscheidung

von „freiem" oder „osmotisch gebundenem" Wasser, im Durstzustand oder
während einer Wasserdiurese, festzulegen. Die gewonnenen Ergebnisse sind sehr
unterschiedlich gedeutet worden, nicht nur, weil widersprüchliche Befunde erhoben wurden, sondern auch, weil die Autoren ihre Schlußfolgerungen auf unterschiedlichen Hypothesen über die Resorption von Wasser aufbauten. Dabei ist
zu trennen zwischen Arbeiten, die sich einfach mit der Ausscheidung von Soluta
oder mit der Wirkung von Vasopressin etc. befassen und solchen, in denen die
C_{H_2O} (= V — C_{osm}) bzw. die Tc_{H_2O} (= C_{osm} — V) mit dem Ziel bestimmt wurde,
den Wirkungsort von Quecksilberdiuretica festzulegen. Hier sollen bei der Auswertung der Ergebnisse folgende Vorstellungen über die Möglichkeit, den Wirkungsort aufgrund der Wasserausscheidung zu lokalisieren, zugrunde gelegt
werden: 1. Hemmt ein Diureticum die Resorption im proximalen Tubulus, so
gelangt mehr Natrium in den aufsteigenden Ast der Henleschen Schleife und in
den distalen Tubulus. Sofern in diesen Abschnitten die Kapazität, Natrium zu
resorbieren, noch nicht erreicht ist, müßte die distale Natriumresorption zunehmen. Durch die vermehrte, wasserfreie Natriumresorption müßte mit steigendem Harnfluß dann die C_{H_2O} ebenso wie die Tc_{H_2O} zunehmen. 2. Wirkt dagegen
ein Diureticum im aufsteigenden Ast der Henleschen Schleife, so nimmt sowohl
die Konzentrierungs- als auch die Verdünnungsfähigkeit der Niere ab. Bei steigendem Harnfluß wird daher bei Vorperioden mit hypotonem Harn die C_{H_2O} bzw.
bei Vorperioden mit hypertonem Harn die Tc_{H_2O} relativ niedriger werden als in
entsprechenden Kontrollversuchen ohne das Diureticum. 3. Schließlich gibt es
die Möglichkeit, daß ein Diureticum die C_{H_2O} während einer Wasserdiurese vermindert, aber die Tc_{H_2O} unverändert läßt. Hier ist eine Wirkung auf ein zweites
Verdünnungszentrum zu postulieren, das distal des im aufsteigenden Schleifenschenkel liegenden Verdünnungs- und Konzentrierungszentrums liegt, vermutlich
also im corticalen distalen Konvolut (SELDIN et al., 1966). Diese hier stark ver-
einfacht geschilderten Verhältnisse können in der Praxis erheblich kompliziert
werden, weil ein Diureticum gleichzeitig an mehreren Stellen im Nephron angreifen kann.

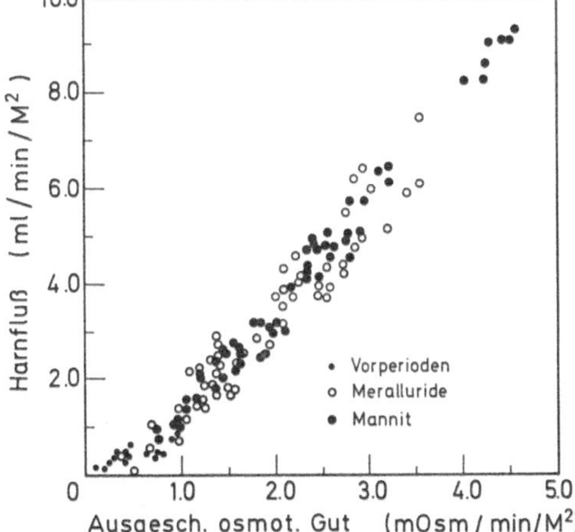

Abb. 8. Die Beziehungen zwischen Harnfluß in ml/min/m² und ausgeschiedenen osmotisch
wirksamen Stoffen in mosmol/min/m² bei narkotisierten Hunden im Durstzustand. Punkte:
Kontrollperioden (13 Messungen). Offene Kreise: 5—10 mg/kg Meralluride i.v. (65 Messungen
an 6 Hunden). Ausgefüllte Kreise: Osmotische Diurese durch Infusion von Mannitlösung
(44 Messungen an 6 Hunden). Die Ergebnisse zeigen, daß das Harnzeitvolumen nach Quecksilberdiuretica ebenso wie nach Mannit allein von der Menge des auszuscheidenden osmotisch
wirksamen Materials abhängt. Nach BRODSKY u. GRAUBARTH (1953)

Wie alle Substanzen, die die tubuläre Elektrolytresorption hemmen, rufen auch Quecksilberdiuretica eine osmotische Diurese hervor, bei der das Harnzeitvolumen in erster Linie von der Menge der ausgeschiedenen Soluta bestimmt wird. Bei wachen oder narkotisierten Hunden im Wassermangelzustand bestanden nach Gaben von 5—10 mg/kg Meralluride die gleichen Beziehungen zwischen Harnfluß und Ausscheidung von osmotischem Material wie nach Infusion von hypertoner Mannitlösung (Abb. 8) (BRODSKY u. GRAUBARTH, 1953). In beiden Fällen nahm die Osmolalität mit steigendem Harnminutenvolumen ab und näherte sich den Werten des Plasmas (GIEBISCH et al., 1952). Auch bei Ödempatienten bestand nach Gabe von Quecksilberdiuretica eine lineare Beziehung zwischen dem Harnzeitvolumen und der osmolaren Clearance (SPRITZ et al., 1959). Gegen eine besondere Wirkung auf die Wasserresorption spricht weiter, daß Quecksilberdiuretica die osmotischen Verhältnisse im Plasma auch bei großen Harnflußsteigerungen nicht wesentlich verändern (GILMAN u. KIDD, 1938).

In einer Reihe von Arbeiten wurde gefunden, daß exogene Vasopressingaben ihre Wirkung auf die Harnkonzentrierung mindestens teilweise behalten und direkte Wirkungen von Quecksilberdiuretica auf die Wasserpermeabilität in den Sammelrohren offenbar fehlen. Bei Versuchspersonen mit reichlicher Wasserzufuhr, deren Harnzeitvolumen durch eine Vasopressininfusion von 1—3 mE je kg · Std aber nur 0,6—1 ml/min betrug, kam es nach Gabe von Mercaptomerin zu Harnflußsteigerungen auf 4—18 ml/min, jedoch blieb der Harn stets hyperton (WESTON, GROSSMAN et al., 1952; GROSSMAN et al., 1955). Auch während einer osmotischen Diurese mit gleichzeitiger Vasopressininfusion blieb die $T_{C_{H_2O}}$ nach Gabe von Meralluride unverändert erhalten (ZAK et al., 1954). Dagegen beobachteten AU u. RAISZ (1960) sowie PORUSH et al. (1961) eine durch Quecksilberdiuretica verminderte, wenn auch nicht aufgehobene Vasopressinwirkung und schließen daraus auf eine distale Wirkung, die möglicherweise in einer Hemmung der Natriumresorption in der Henleschen Schleife und dadurch verminderter osmotischer Konzentration im Nierenmark bestände. Der umgekehrte Versuch, nämlich eine durch Quecksilberdiuretica hervorgerufene Diurese durch spätere Vasopressingaben zu verringern, gelingt ebenfalls. Bei Hunden oder Menschen nimmt dann das Harnzeitvolumen, nicht aber die Chloridausscheidung deutlich ab (FULTON et al., 1934; BOUYOUCOS, 1935; FARAH et al., 1952a). Auch beim Seehund (Phoca vitulina L.) wird die harnkonzentrierende Wirkung von Vasopressin durch Quecksilberdiuretica nicht aufgehoben (PAGE et al., 1954).

Andere Befunde haben zu der Vermutung Anlaß gegeben, daß Quecksilberdiuretica auf 2 voneinander unabhängige Mechanismen wirken, von denen einer die Natrium-, der andere die Wasserresorption kontrolliert. FARAH u. KODA (1954) fanden bei Hunden, daß nach Mersalyl zwar nicht die Elektrolytausscheidung in der Zeiteinheit, wohl aber die Konzentrationen von Natrium und Chlorid im Harn von der Plasmakonzentration dieser Ionen bestimmt wird. Dagegen hing das Harnzeitvolumen von der Flüssigkeitsbilanz während der vorausgehenden Harnsammelperioden ab. Kleine Mersalyldosen steigerten nur die Natriumkonzentration im Harn, ohne das Volumen zu erhöhen. Größere Mersalylgaben erhöhten Natriumkonzentration und Harnzeitvolumen. Große Dosen von Dimercaprol hoben beide Anstiege auf. Aber mit kleineren Dimercaprolmengen gelang es, die Volumenzunahme rückgängig zu machen, ohne daß die Natriumkonzentration abnahm (FARAH u. KODA, 1955). Ähnlich liegen die Verhältnisse auch bei Ratten (BRUNNER, 1959b). Die Aussagekraft der Befunde mit Dimercaprol wird aber dadurch stark eingeschränkt, daß diese Substanz eine Sekretion von Vasopressin aus dem Hypophysenhinterlappen hervorruft (EARLE u. BERLINER, 1947).

Hier tritt überhaupt die Frage auf, ob Quecksilberdiuretica selbst nicht direkt oder indirekt eine Sekretion von Hypophysenhinterlappenhormonen anregen. Nach HOFF u. WERNER (1928) steigert Merbaphen bei Hunden die Sekretion von Pituitrin, doch fand der Hormonnachweis im Liquor statt. PAK (1926) beobachtete bei Ratten nach tagelanger Gabe von Quecksilber-(II)-chlorid eine Abnahme der oxytocischen und KUSCHINSKY (1939) nach Gabe von Merbaphen eine Abnahme der antidiuretischen Aktivität im Hypophysenhinterlappen. Es ist jedoch sehr schwierig, aus dem Hormongehalt einer Drüse auf die vorangegangene Sekretion zu schließen. Übrigens würde eine gleichzeitige Sekretion beider Hormone nicht diuresehemmend wirken. Bei Hunden steigern 10 V.E. Pituitrin nämlich die Natriumchloridausscheidung nach Merbaphen, Mersalyl oder Mercurophyllin deutlich (UNNA u. WALTERSKIRCHEN, 1937). Bei Ratten verstärkt Oxytocin allein den diuretischen Effekt von Mersalyl-Theophyllin. Vasopressin hat eine hemmende Wirkung und beide Hormone zusammen erhöhen bei etwa gleichbleibendem Harnzeitvolumen die Chloridausscheidung (SCHAUMANN u. SCHMIDT, 1948). Die zuletzt angeführten Befunde lassen also keine bindenden Schlüsse auf die Sekretion von Hypophysenhinterlappenhormonen zu, und gegen eine isolierte Vasopressinsekretion sprechen die Beobachtungen, daß die Clearance des freien Wassers nach Gabe von Quecksilberdiuretica nicht herabgesetzt wird.

Die größte Gruppe von Arbeiten befaßt sich mit den Wirkungen von Quecksilberdiuretica auf die Clearance des freien Wassers bei bereits bestehender Wasserdiurese. Über ein Ansteigen der C_{H_2O} wird in Versuchen berichtet, in denen theophyllinhaltige Quecksilberdiuretica verwendet wurden. Dieser Theophyllinzusatz ist für den Anstieg der C_{H_2O} verantwortlich zu machen (GOLDSTEIN, LEVITT, HAUSER u. POLIMEROS, 1961). Nach alleiniger Gabe von Aminophyllin steigt die Ausscheidung von freiem Wasser erheblich an (KLEEMAN et al., 1962). Purinderivate steigern die glomeruläre Filtrationsrate und erhöhen dadurch, selbst bei gleichbleibender prozentualer Resorption im proximalen Tubulus, das Natriumangebot an die distaleren Abschnitte, in denen dann die Natriumresorption ansteigt und die C_{H_2O} entsprechend zunimmt. Die Steigerung der C_{H_2O} durch theophyllinhaltige Meralluride- oder Mersalylpräparate ist mehrfach beobachtet worden (LARAGH et al., 1958; BLACKMORE, 1959; HEINEMANN et al., 1959; BECKER u. GINN, 1962). Andere Autoren sahen nach Meralluride-Theophyllin bei maximal gewässerten Versuchspersonen nur einen vorübergehenden Anstieg der C_{H_2O} in der ersten Stunde, der dem Theophyllin zuzuschreiben ist. Im Verlauf der weiteren, allein durch Quecksilber bedingten Diuresesteigerung blieb dann die C_{H_2O} konstant (GOLDSTEIN et al., 1960; GOLDSTEIN, LEVITT, HAUSER u. POLIMEROS, 1961).

Tabelle 8. *Die Wirkungen von Mercurophyllin und Vasopressin auf die Wasser- und Elektrolytausscheidung bei einem 19 kg schweren Hund. Narkose mit Chloralose. Wasserdiurese durch orale Gabe von 1450 ml Wasser*

Zeit	Harnfluß	Filtrationsrate	Konzentration im Filtrat		Konzentration im Harn		Ausscheidung im Harn		Na-Ausscheidung in % des filtrierten	Clearance des freien Wassers
			Na	K	Na	K	Na	K		
min	ml/min	ml/min	mmol/l		mmol/l		mmol/min		%	ml/min
148	9,2	88	137	3,4	3,0	2,4	0,03	0,022	0,2	+ 7,8
193	11,9	96	139	3,1	5,5	1,5	0,07	0,018	0,5	+ 10,1

400 mg Mercurophyllin (= 156 mg Hg) + 120 mg Cystein i.v.

230	13,0	99	141	3,1	5,0	1,0	0,07	0,013	0,5	+ 11,2
258	15,1	103	142	3,1	35	1,1	0,52	0,016	3,6	+ 10,1
289	20,5	107	142	3,4	59	1,4	1,22	0,028	8,0	+ 10,2
320	21,8	114	142	3,5	64	2,2	1,39	0,048	8,6	+ 10,9
351	20,5	112	141	2,9	64	3,2	1,32	0,066	8,4	+ 9,8

Vasopressin 10 mE i.v. + 80 mE/Std

384	16,5	114	141	2,9	114	6,9	1,89	0,114	11,7	+ 2,3
415	11,7	121	137	2,9	140	9,4	1,63	0,110	9,8	− 0,9
447	8,7	129	134	2,8	159	11,8	1,39	0,103	8,1	− 2,6

Nach WESSON u. ANSLOW (1952).

Eine konstante C_{H_2O} nach Gabe von Quecksilberdiuretica ist der am häufigsten erhobene Befund (Ladd, 1951; Dale u. Sanderson, 1954b; Lambie u. Robson, 1961; Kleeman et al., 1962). Als Beispiel ist in der Tabelle 8 ein Hundeversuch von Wesson u. Anslow (1952) wiedergegeben, der zeigt, daß die C_{H_2O} trotz Zunahme der Elektrolytausscheidung unverändert blieb. Die anschließend verabreichte Vasopressininfusion führte dann zu einem kräftigen Anstieg der osmotischen Konzentration im Harn, behielt also ihre Wirksamkeit. Natürlich nahm der Harnfluß weniger stark ab als in Kontrollversuchen, weil die Menge des vergrößerten osmotischen Gutes einen limitierenden Faktor darstellt. Ganz ähnliche Beobachtungen sind von Capps et al. (1952), Pitts et al. (1952) sowie von Goldstein, Levitt u. Hauser (1961) gemacht worden. Dieser Befund spricht eindeutig gegen eine Wirkung von Quecksilberdiuretica im proximalen Tubulus. Wenn nämlich Versuchspersonen, bei denen ein Quecksilberdiureticum zum Anstieg der C_{osm} ohne Änderung der C_{H_2O} geführt hat, zusätzlich noch ein proximal wirkendes Diureticum wie Mannit oder Acetazolamid erhalten, dann steigt auch die C_{H_2O} deutlich an (Levitt et al., 1966). Die Autoren schließen daraus, daß auch der aufsteigende Ast der Henleschen Schleifen nicht der Wirkungsort von Quecksilberdiuretica sein kann, weil sonst an dieser Stelle nicht vermehrt Natrium resorbiert werden könnte. Sie halten es stattdessen für wahrscheinlich, daß der Wirkungsort noch distal der beiden Verdünnungszentren in der Niere liegt, d.h. also in sehr weit distalen Tubulusabschnitten. Weiter fanden Levitt et al. (1966) ähnlich wie Welt et al. (1953) bei Versuchspersonen, die sich im Zustand eines Wassermangels befanden, keine Änderung der Tc_{H_2O} nach Gabe von Quecksilberdiuretica. Auch dieser Befund spricht gegen einen Effekt im proximalen Tubulus und ist mit einem weit distalen Wirkungsort vereinbar.

Etwas anders sind die Ergebnisse von Seldin et al. (1966). Zwar fanden auch diese Autoren keinen Hinweis für eine Wirkung im proximalen Tubulus, beobachteten aber, daß Chlormerodrin oder Mersalyl bei Hunden sowohl die C_{H_2O} als auch die Tc_{H_2O} unter die Werte senkte, die in zahlreichen Kontrollversuchen erhalten worden waren. Der Deutung, daß Quecksilberdiuretica demnach eine diffuse Wirkung am aufsteigenden Schenkel der Henleschen Schleife ausüben, muß entsprechend den eingangs gemachten Ausführungen zugestimmt werden.

Ergänzend seien schließlich noch einige Beobachtungen an Menschen und Hunden mit einem Diabetes insipidus angeführt. Ein vereinzelt dastehender Bericht von Hitzenberger u. Kauftheil (1926) besagt, daß Merbaphen bei einem 49jährigen Patienten zu einer Abnahme des Harnzeitvolumens bei erhöhter Kochsalzausscheidung führte. Nach anderen Autoren, die aber alle theophyllinhaltige Quecksilberdiuretica verwendeten, stieg die C_{H_2O} parallel zur C_{osm} an, so daß diese Präparate im Gegensatz zu Thiazidderivaten unbrauchbar für die Therapie des Diabetes insipidus sind (Heinemann u. Becker, 1958; Crawford et al., 1960; Editorial, 1960). Verwertbar für die Klärung der Frage nach dem Wirkungsort sind die Befunde von Miller u. Riggs (1958, 1961), die Diabetes insipidus-Hunden Mercaptomerin injizierten und keine Änderung der C_{H_2O} beobachteten. Zwar schließen sie aus diesem Befund auf einen proximalen Wirkungsort, doch gehen sie von Überlegungen aus, die gegenwärtig kaum aufrecht zu erhalten sind.

Somit kann festgestellt werden, daß theophyllinfreie Quecksilberdiuretica die C_{H_2O} nicht vergrößern und daher keine Wirkung im proximalen Tubulus haben. Diese indirekte Schlußfolgerung wird wesentlich unterstützt durch die Mikropunktionsversuche an Hunden von Berliner et al. (1966) sowie von Dirks et al. (1966), die im proximalen Tubulus keine Hemmung der Rückresorption feststellen konnten. Der Ort der Wirkung von Quecksilberdiuretica liegt also in den distalen Tubulusabschnitten, wobei einige Befunde für eine Hemmung der Natriumresorption im aufsteigenden Ast der Henleschen Schleife sprechen, andere sogar für einen noch weiter distal gelegenen Wirkungsort.

e) Lokalisation des Wirkungsortes mit Hilfe der Stop-flow-Analyse

Die Ergebnisse der Mehrzahl von Versuchen mit der Stop-flow-Technik an
Hunden sind dahin gedeutet worden, daß die Hemmung der Natriumresorption
durch Chlormerodrin, Meralluride oder Mercaptomerin vorwiegend im proximalen
Tubulusabschnitt stattfindet (KESSLER et al., 1958; VANDER et al., 1958; CAFRUNY
u. ROSS, 1962; HEIDENREICH et al., 1964). Ein typischer Versuch dieser Art ist
in der Abb. 9 dargestellt. Die Annahme einer Wirkung im proximalen Tubulus

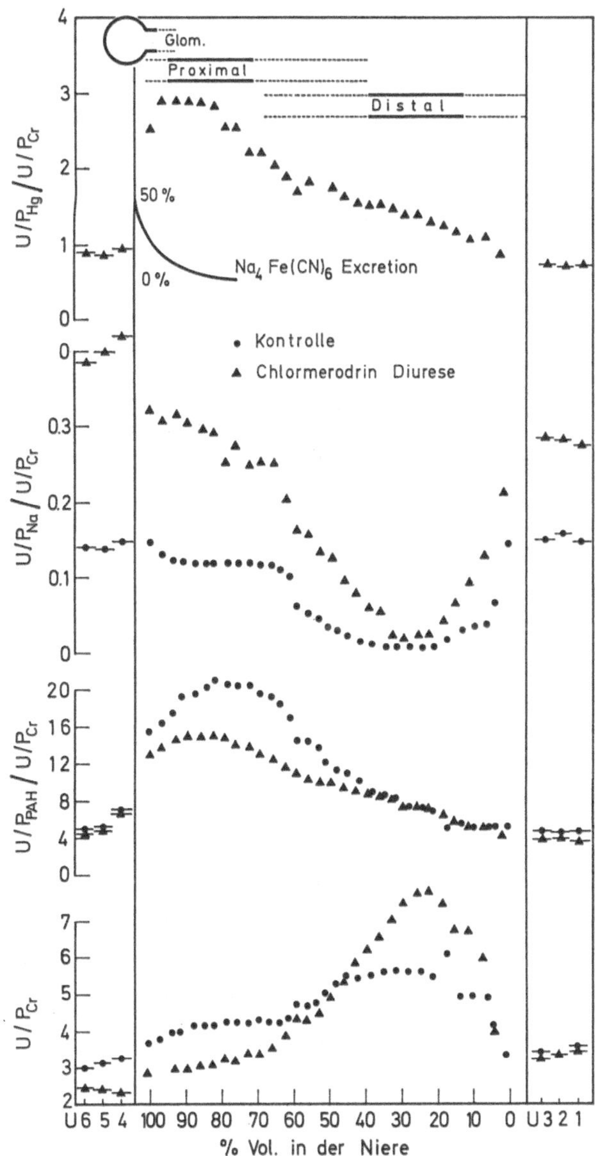

Abb. 9. „Stop-flow"-Versuche an einem Hund. Sie zeigen, daß Chlormerodrin die Resorption
von Natrium im proximalen Tubulusabschnitt hemmt. Im gleichen Abschnitt erfolgt auch die
Ausscheidung dieses Diureticums. Nach KESSLER et al. (1958)

beruht aber lediglich darauf, daß in diesen Versuchen die Natriumkonzentration im distalen Tubulusbereich unter der Wirkung von Quecksilberdiuretica genauso stark abnimmt wie vorher in den Kontrollperioden, während die Harnportionen aus den proximalen Tubulusabschnitten höhere Natriumkonzentrationen aufweisen, ohne jedoch diejenigen des freifließenden Harnes zu übersteigen. White u. Rolf (1963) nahmen Untersuchungen im „slow flow" vor, also bei einem Harnfluß, der durch partielles Abklemmen des Ureters unter 0,5 ml/min lag. Auch bei dieser Versuchsanordnung fanden sich distal so niedrige Natriumkonzentrationen im Harn, daß kein Anhalt für eine distale Resorptionshemmung gegeben war und daher eine proximale Wirkung vermutet wird.

Diesem Befund entgegen stehen aber die Ergebnisse von Schmidt u. Sullivan (1966), die nach Gabe von 4 mg Hg/kg als Meralluride eine deutliche Verminderung der distalen Natriumresorption fanden. Diese war um so ausgeprägter, je höher die Natriumkonzentration im Plasma war. Diese Autoren vermuten, daß in den Versuchen ohne distalen Effekt eine Hyponatriämie bestand (bei Vander et al., (1958) z.B. 122 mval Na/l). Auch Bresler et al. (1963) nehmen an, daß Quecksilberdiuretica distal wirken, allerdings aufgrund von Stop-flow-Versuchen, in denen statt der üblichen Mannitlösung eine hypertone Kochsalzlösung infundiert wurde. Da dann der Harn aber auch nach der Ureterabklemmung fast ungehindert tubulär resorbiert wird, kann ständig frisches Glomerulumfiltrat nachfließen und das resorbierte Volumen ersetzen. Dadurch werden die Versuchsbedingungen so unübersichtlich, daß eine Auswertung kaum möglich erscheint.

In fast allen Arbeiten wurde die Wasserbewegung in den Tubuli mit Hilfe von infundiertem Kreatinin beurteilt. Interessant sind in diesem Zusammenhang Befunde von O'Connell et al. (1962), nach denen unter Stop-flow-Bedingungen (nicht aber bei freiem Fluß) Kreatinin meßbar tubulär sezerniert wird, und zwar mehr bei männlichen als bei weiblichen Hunden. Quecksilberdiuretica hemmen nun diese Kreatininsekretion, so daß Fehler bei Vergleichen mit der Wasserbewegung in den Vorperioden ohne Quecksilbergaben auftreten. Doch sind diese nicht groß genug, um das Endergebnis entscheidend zu verändern.

Zusammenfassend läßt sich feststellen, daß Aussagen über eine proximale Wirkung von Diuretica mit Hilfe der Stop-flow-Methode nicht möglich sind. Alle Diuretica täuschen eine solche Wirkung vor. Ein normal erniedrigtes distales Natrium-Minimum beweist noch nicht, daß das Diureticum dort nicht wirkt. Mit der Stop-flow-Technik kann nur die Fähigkeit der Nierentubuli erkannt werden, einen Konzentrationsgradienten in der stehenden Harnsäule aufzubauen. Eine Beurteilung der Resorptionsrate in der Zeiteinheit ist jedoch nicht möglich. Eine Zunahme der minimalen distalen Natriumkonzentration zeigt dagegen das Vorhandensein einer distalen Wirkung an, ohne daß damit aber Angriffsorte in anderen Tubulusabschnitten ausgeschlossen wären (Orloff, 1966).

VIII. Pharmakologische Wirkungen von Quecksilberdiuretica auf die Nierenfunktion

1. Änderungen der Nierenhämodynamik

a) Beeinflussung der Nierendurchblutung

Die Wirkung von Quecksilberdiuretica auf die Nierendurchblutung ist bei therapeutischer Dosierung gering. An der isolierten perfundierten Froschniere tritt eine Diuresesteigerung durch Sublimat ohne Änderung der Durchflußgeschwindigkeit auf (Hartwich, 1926). Am Herz-Lungen-Nierenpräparat des Hundes ändert sich nach Gabe von Merbaphen oder Mersalyl die Nierendurchblutung nicht wesentlich (Gremels, 1928b), während der Sauerstoffverbrauch der Niere angeblich ansteigt (GREMELS, 1929). Beim eviscerierten Kaninchen nimmt die Durchblutung mit Beginn einer durch Quecksilber-(II)-chlorid bedingten Diurese meistens zu, fällt aber bald unter die Ausgangswerte herab (SCHMIDT, 1924). Auch bei direkter Injektion von Mersalyl in eine Nierenarterie ist kein deutlicher Effekt auf die Größe der PAH-Clearance oder den direkt gemessenen Nierenblutfluß zu erkennen (SIEBERTH et al., 1962).

Nach intravenöser Verabreichung größerer Dosen führt Mersalyl bei Kaninchen und Hunden in der Regel zu einer Verminderung des Nierenvolumens (JACKSON, 1926 MÜLLER, 1932; DAUTREBANDE et al., 1939). Gleichzeitige Messungen des Blutflusses mit Bubble-flow-metern an verschiedenen Stellen zeigten, daß diese Volumenabnahme durch eine Minderdurchblutung der Niere zustande kommt (FARAH u. MARESH, 1948). 5—10 mg/kg Mersalyl i.v. führten zu einer kräftigen Vasokonstriktion der Nierengefäße, die durch Monothiole oder Dimercaprol zu verhindern war, wie aus der Abb. 10 hervorgeht. Höhere Dosen reduzierten dann den Nierenblutfluß und

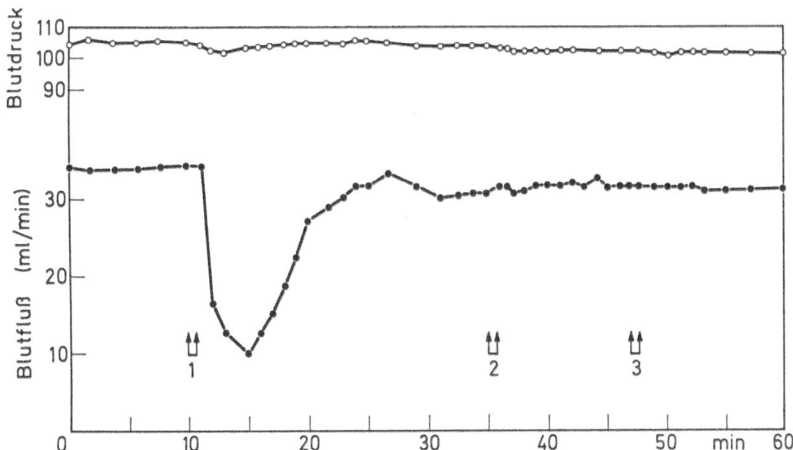

Abb. 10. Arterieller Blutdruck und Durchblutung der linken Niere eines 9,7 kg schweren narkotisierten Hundes. Blutflußmessung mit einer Blasenstromuhr. Bei 1: 50 mg Mersalyl i.v. Bei 2: 50 mg Mersalyl + 25 mg Cystein-Hydrochlorid i.v. Bei 3: 25 mg Cystein-Hydrochlorid i.v. Nach FARAH u. MARESH (1948)

die Filtrationsrate durch eine zusätzliche herztoxische Wirkung noch weiter (FARAH, 1952a). Messungen mit der Thermostromuhr ließen keine konstanten Änderungen der Nierendurchblutung nach Mersalylgaben erkennen, doch liefert diese Methode ungenaue Ergebnisse (SCHLOSS, 1930; GLASER et al., 1932; WALKER et al., 1937). Bei Bestimmung des effektiven renalen Plasmaflusses mit Diodrast oder Paraaminohippurat fand sich entweder keine Änderung oder eine geringe Abnahme dieser Clearancewerte (FARNSWORTH, 1946; HARSING et al., 1957). 10 Hunde, die 7 Tage lang täglich 1 ml Meralluride (= 39 mg Hg) i.m. erhalten hatten und denen dann für 30 min ein totaler kardiopulmonaler Bypass angelegt wurde, zeigten keine Änderungen der Nierenhämodynamik im Vergleich zu 10 Kontrolltieren, die die gleiche Operation ohne vorangehende Verabreichung von Meralluride überstanden hatten (BEALL u. DE BAKEY, 1962; BEALL et al., 1963).

Bei Hunden, deren linke Niere mit Hilfe einer Sigma-Motorpumpe konstant durchblutet wurde, nahm der Perfusionswiderstand nach Gabe von nicht diuretisch wirkendem p-Chlormercuribenzoat (4 mg Hg/kg) stärker zu als nach Gabe der gleichen Dosis Meralluride. Unter diesen Bedingungen stieg auch nach p-Chlormercuribenzoat das Harnzeitvolumen an. Dagegen fehlte die Zunahme der Natriumkonzentration im Harn, wie sie nach Meralluride auftrat (Vargas u. Cafruny, 1962). Die Autoren vermuten, daß diese nur das Harnzeitvolumen betreffende Wirkung von p-Chlormercuribenzoat entweder durch eine erhöhte Nierenmarkdurchblutung oder durch die Unfähigkeit der konstringierten postglomerulären Nierengefäße, resorbierte Flüssigkeit aufzunehmen, hervorgerufen wird.

Größere Dosen von Quecksilberdiuretica erhöhen nicht nur den Gesamtwiderstand der Nierengefäße, sie bewirken auch eine Änderung der intrarenalen Blutverteilung. Bei Ratten kommt es während einer Mersalylvergiftung zu einer Ischämie der Nierenrinde bei maximaler Blutfülle im Mark (Höpker, 1950). Hunde zeigen diese Rindenischämie ebenfalls, doch fehlt bei ihnen die medulläre Hyperämie völlig (Cafruny, 1957). Hämoglobinbestimmungen im Nierenrindenhomogenat von Ratten zeigten schon nach Dosen von 5 mg Hg/kg als Mercaptomerin eine Abnahme des Hämoglobingehaltes, wobei die tiefsten Werte nach 1—3 Std zu beobachten waren (Palmer u. Cafruny, 1958). p-Hydroxymercuribenzoat, das bei Ratten (nicht aber bei Hunden) diuretisch wirkt, war hinsichtlich der Blutverteilungsänderungen viel wirksamer als Mercaptomerin. Für die Diuresewirkung hat dieser Effekt wahrscheinlich keine Bedeutung, denn quecksilberbedingte Diuresesteigerungen können auch bei normaler Blutverteilung auftreten und andere Diuretica, wie Chlorothiazid, verändern selbst in hohen Dosen die Hämoglobinkonzentrationen innerhalb der Niere nicht (Cafruny u. Palmer, 1961). Der Lymphfluß im Ductus thoracicus sinkt bei Hunden nach Mercurophyllin deutlich ab (Watkins u. Fulton, 1938). Dagegen nimmt der Fluß in den Lymphgefäßen der Nierenkapsel nach Mercaptomerin mit ansteigendem Harnfluß zu, weil durch den Druckanstieg in den Tubuli und im Interstitium die Nierengefäße komprimiert werden (le Brie u. Mayerson, 1960).

b) Beeinflussung der glomerulären Filtrationsrate

Bei akuten Quecksilbervergiftungen tritt die Oligo- oder Anurie durch eine starke Abnahme der glomerulären Filtrationsrate ein, wie Flanigan u. Oken (1965) mit Mikropunktionsmethoden an Ratten nachgewiesen haben. Nach Gabe therapeutischer Dosen von Quecksilberdiuretica wird die GFR aber nur relativ wenig verändert. Bei Ratten, die 10—16 Stunden nach der Gabe von Mersalyl-Theophyllin oder Chlormerodrin mit einer Diuresesteigerung reagierten, ist sogar eine Zunahme der Inulin-Clearance bis auf das 3fache der Ausgangswerte beobachtet worden (Dicker, 1946; Brunner, 1959d).

Beim Menschen bleibt das Glomerulumfiltrat während der quecksilberbedingten Diurese annähernd konstant (Herrmann et al., 1932; Blumgart et al., 1934; Berglund u. Sundh, 1935; Farnsworth, 1946; Brun et al., 1947) oder es nimmt leicht ab (Chrometzka u. Unger, 1931). 2 Versuchspersonen, die vor der i.v. Gabe von 2 ml Meralluride (= 78 mg Hg) lediglich 500 ml Wasser per os erhielten, zeigten eine deutliche Verminderung der Filtration. In einem Versuch kam es zu einem Kollaps, in dem die Filtrationsrate von 153 auf 45 ml/min absank. Den Grund für diese Abnahme sehen die Autoren in der Toxicität der Quecksilberverbindung. Jegliche toxischen Effekte blieben aber aus, wenn die Wasser- und Kochsalzreserven durch große Infusionen von 0,9%iger NaCl-Lösung vor und während des Versuches aufgefüllt wurden (Pitts u. Duggan, 1949, 1950). Beim Hund fanden Baldwin et al. (1948) einen geringfügigen Anstieg, Schmitz et al. (1937) sowie Gardier u. Woodbury (1956) keine wesentliche Änderung, und Harsing et al. (1957) in 4 von 6 Versuchen eine Abnahme der Filtrationsrate. Nach den Beobachtungen von Farah (1952a) blieben die Filtrationsrate und der Nierenblutfluß unverändert, wenn Hunden, die 25 mg/kg Mersalyl i.v. erhalten hatten, eine 0,9%ige Kochsalzlösung mit einer Geschwindigkeit von 13,5—17,5 ml/min · m² infundiert wurde. Dagegen sanken Filtration und Blutfluß 1—2 Std nach Einsetzen der Diurese um ca. 50% ab, wenn die Infusion aus einer Lösung bestand, die 3% Glucose und nur 0,25% Natriumchlorid enthielt.

Die direkt nach einer i.v. Gabe häufig zu beobachtende, nur kurz anhaltende Filtrationsminderung (DUGGAN u. PITTS, 1949) wird anscheinend durch eine toxische Wirkung auf das Herz ausgelöst, die durch Gabe von Mono- oder Dithiolen aufzuheben ist (FARAH u. MARESH, 1948; FARAH, 1952a). HANDLEY, SIGAFOOS et al. (1949) berichten, daß die Kreatinin-Clearance bei Hunden nach einer Woche abnahm, wenn die Tiere täglich Meralluride, Mersalyl oder Mercaptomerin i.v. erhielten. Die Wirkung von Mercaptomerin auf die Filtrationsrate war am stärksten, so daß dieses Diureticum als besonders nephrotoxisch bezeichnet wird. Es wäre aber durchaus möglich, daß die Filtration einfach wegen der zunehmenden Flüssigkeitsverarmung der Tiere abnahm und nicht Ausdruck einer Nierenschädigung war.

Aus den geschilderten Befunden geht hervor, daß die diuretische Wirkung von Quecksilberverbindungen nicht durch eine Steigerung der Filtrationsrate zustande kommt. Entscheidend ist allein die nun zu besprechende Hemmung der tubulären Resorption von Elektrolyten, denen aus osmotischen Gründen sekundär das Wasser folgt (s. Abschnitt VII, 3d).

2. Ausscheidung von Elektrolyten und Nichtelektrolyten und ihre Rückwirkung auf die Zusammensetzung des Plasmas

a) Natrium und Chlorid

Die diuretische Wirkung der Quecksilberdiuretica ist bei gesunden ode ödematösen Menschen (SAXL u. HEILIG, 1920; SCHUR, 1923; ROWNTREE et al. 1925; BLUMGART et al., 1934; FARNSWORTH, 1946; THREEFOOT et al., 1947), und bei den meisten Versuchstieren mit der wichtigen Ausnahme von Ratten (s. Abschnitt VIII, 5) durch die bevorzugte Ausscheidung von Natrium- und Chloridionen gekennzeichnet (MELVILLE u. STEHLE, 1927; MÖLLER, 1930a; RACHMILEWITZ u. STRANSKY, 1930; SCHMITZ, 1932; FULTON et al., 1934; MUDGE et al., 1949). Dabei rufen alle Quecksilberdiuretica, unabhängig von ihrer Struktur oder der Applikationsweise, das gleiche Elektrolytmuster im Harn hervor (FORD, ROCHELLE et al., 1958). Kurz vor Beginn der Diurese oder nach Gabe sehr kleiner Dosen steigt zunächst allein die NaCl-Konzentration im Harn an (KEITH u. WHELAN, 1925; REASER u. BURCH, 1946; SCHROEDER, 1951a; FARAH u. KODA, 1955). Fast immer werden mehr Chlorid- als Natriumionen mit dem Harn ausgeschieden (HERRMANN et al., 1937; SCHWARTZ u. WALLACE, 1950; STOCK et al., 1951). Unabhängig von der Ausgangslage ruft Mersalyl beim Menschen ein U/P-Verhältnis von ca. 1,0 für Natrium und ca. 1,4 für Chlorid hervor (DALE u. SANDERSON, 1954b). Auch bei großen Harnzeitvolumina ist die Chloridkonzentration im Harn meist erheblich höher als im Plasma, während die des Natriums kaum über die Plasmawerte ansteigt (MELVILLE u. STEHLE, 1927; MÖLLER, 1930a; FULTON et al., 1934; SCHROEDER, 1951a; LESSER et al., 1952). Bei Herzkranken, die oft eine Hyperchlorämie haben, wird darin ein sich günstig auswirkender Korrekturfaktor gesehen (Fox et al., 1949).

Der Chloridüberschuß im Harn wird durch die Ausscheidung von Kalium-, Ammonium- und Wasserstoffionen ausgeglichen, wodurch die Tendenz zur Ausbildung einer hypochlorämischen Alkalose, eventuell mit Hypokaliämie, entsteht (FRIEDBERG, 1957; JAHRMÄRKER, 1960). Nach längerer Verabreichung stellt diese Alkalose eine charakteristische Nebenwirkung der Therapie mit Quecksilberdiuretica dar (Proger u. O'Connor, 1950; Schwartz u. Wallace, 1950, 1951; Stock et al., 1951; Lesser et al., 1952).

b) Kalium

Bei gesunden Versuchspersonen oder Hunden wird die Kaliumausscheidung durch Quecksilberdiuretica meist etwas gesteigert (Keith u. Whelan, 1925; Blumgart et al., 1934; Baldwin et al., 1948; Dale u. Sanderson, 1954a; Hiatt, 1957).

Bei ödematösen Patienten wirken Quecksilberdiuretica stärker kaliuretisch als bei Gesunden (Rowntree et al., 1925; Fox et al., 1949; Schwartz u. Wallace, 1950; Lesser et al., 1952; Gordon et al., 1957; Chagoya et al., 1961). Die Kaliumausscheidung ist aber stets geringer als nach Thiaziden oder Chlorthalidon (Stewart u. Constable, 1961). Dagegen scheidet die Ratte nach Quecksilberdiuretica fast ebenso viel Kalium wie Natrium aus (Brunner, 1959a, b, c; van Pilsum et al., 1961).

Bei Menschen oder Hunden ist ein kaliuretischer Effekt weniger durch eine Hemmung der tubulären Kaliumresorption als durch ein vermehrtes Angebot von Natrium an die distalen Nephronabschnitte zu erklären, wodurch dort der Austausch gegen Kalium gesteigert wird (Davidson et al., 1958). Bei ödematösen Patienten wird dieser Austauschprozeß noch durch das natriumkonservierende Aldosteron stimuliert (Berliner, 1958; Edmonds, 1960). Patienten mit Hyperaldosteronismus scheiden daher unter der Wirkung von Quecksilberdiuretica relativ große Kaliummengen aus (de Vries et al., 1960).

Abgesehen von dieser mäßigen kaliuretischen Wirkung können Quecksilberdiuretica aber eine Kaliumsekretion hemmen, wenn diese durch eine Hyperkaliämie oder andere Ursachen gesteigert ist und wenn größere Quecksilberdosen verabreicht werden. Berliner u. Kennedy (1948a, b) fiel auf, daß Mersalyl bei Hunden eine von den filtrierten Mengen unabhängige, sehr konstante Kaliumausscheidung bewirkt. Diese Beobachtung führte zu der Annahme, daß Kalium im proximalen Tubulusabschnitt mehr oder weniger vollständig resorbiert, distal aber sezerniert werden kann (Berliner et al., 1950). Quecksilberdiuretica hemmen nun sowohl die Kaliumresorption als auch die Kaliumsekretion. Im Zustand der Wasserdiurese wird Kalium proximal weitgehend resorbiert, bei minimaler distaler Sekretion. Daher wirken Quecksilberdiuretica in dieser Situation bei Hunden kaliuretisch. Wird Kalium aber sezerniert, etwa während einer Kaliumchloridinfusion, so gewinnt die Sekretionshemmung durch Quecksilber das Übergewicht, und die Kaliumausscheidung nimmt ab (Mudge et al., 1950). Auch beim Huhn läßt sich die Kaliumsekretion durch Mersalyl hemmen (Orloff u. Davidson, 1959). Eine durch Acetazolamid, Chlorothiazid oder Lysininfusionen gesteigerte Kaliumsekretion kann durch Mersalyl oder Mercaptomerin ebenfalls blockiert werden (Berliner et al., 1951; Pitts et al., 1958; Dickerman u. Walker, 1962). Die Tabelle 9 gibt einen Versuch aus einer Arbeit von Berliner et al. (1954) wieder, der die Hemmwirkung eines Quecksilberdiureticums auf die Kaliumsekretion besonders klar zeigt: Wird Acetazolamid, das die Kaliumsekretion anregt, während einer Mersalyldiurese verabreicht, so steigt die Kaliumausscheidung kaum an, da das Quecksilberdiureticum seine Sekretion hemmt. Wenn dann die Mersalylwirkung aber durch Dimercaprol ausgeschaltet wird, bleibt der Acetazolamideffekt übrig und die Kaliumausscheidung steigt auf Werte an, wie sie bei alleiniger Gabe von Acetazolamid zu erwarten wären. In Stop-flow-Versuchen an Hunden konnten Schmidt u. Sullivan (1966) auch direkt nachweisen, daß die Hemmung einer gesteigerten Kaliumsekretion durch Meralluride im distalen Tubulusabschnitt erfolgt.

Tabelle 9. *Die Wirkung von Mersalyl und Acetazolamid allein und gemeinsam auf die Elektrolytausscheidung eines Hundes*

Zeit min	Kreatinin- Clearance ml/min	Harnausscheidung			
		Chlorid μval/min	Bicarbonat μval/min	Natrium μval/min	Kalium μval/min
$-$ 58	Beginn der Infusion: Kreatinin 15 mg/min, Natriumphosphat (pH 7,4) 200 μmol/min, Natriumchlorid 450 μmol/min in Wasser mit einer Infusionsgeschwindigkeit von 5,1 ml/min				
0$-$ 40	73	4	1	13	56
41	200 mg Mersalyl i. v.				
64$-$ 94	69	864	102	1060	68
99	10 mg/kg Acetazolamid i.v. und 20 mg/kg · Std i.v.				
108$-$139	55	832	481	1527	92
141	10 mg Dimercaprol i. m.				
155$-$190	58	74	446	745	208

Nach BERLINER et al. (1954).

McBRIDGE et al. (1958) beobachteten, daß Meralluride die Kaliumsekretion schon in kleinen Dosen hemmt, während nicht diuretisch wirkendes p-Chlormercuribenzoat keine hemmende Wirkung hatte. Dagegen zeigten CAFRUNY, Ross u. DAVITT (1961), daß p-Hydroxymercuribenzoat die kaliuretische Wirkung von Hydrochlorothiazid vermindert, ohne dessen übrige saluretische Wirkung zu verändern. Diese Kaliumsekretionshemmung durch eine nicht natriuretisch wirkende Quecksilberverbindung zeigt, daß den Effekten auf die Natrium- und Kaliumausscheidungen unterschiedliche Wirkungsmechanismen zugrunde liegen.

Ein Mangel an Kaliumionen steigert physiologischerweise die Sekretion von Wasserstoffionen und könnte daher auch an der Wirkung der Quecksilberdiuretica, den Harn anzusäuern, beteiligt sein (MILLER u. RIGGS, 1961). Befunde von DAVIES (1962) an 2 Patientinnen mit renaler tubulärer Acidose lassen sich ebenfalls so erklären. Bei diesen Patientinnen ging nämlich die pathologisch gesteigerte Kaliumausscheidung nach Gabe von 2 ml Mersalyl-Theophyllin ($=$ 80 mg Hg) stark zurück. Dafür wurden vermehrt Wasserstoffionen ausgeschieden, so daß nun der Harn seine deutlich alkalische Reaktion verlor und pH-Werte bis etwa 5 erreicht wurden.

Ähnlich wie auf Kalium wirken Quecksilberdiuretica auch auf die Ausscheidung von Cäsium und Rubidium. Bei Ratten hemmt Meralluride eine durch Acetazolamid gesteigerte ^{137}Cs-Sekretion genauso wie die Kaliumsekretion (SASTRY u. BUSH, 1962, 1964). In sehr ähnlichen Versuchen an Hunden zeigte sich eine analoge Wirkung auf die Rubidiumausscheidung (KUNIN et al., 1959).

c) Übrige Elektrolyte

Die Wirkung der Quecksilberdiuretica auf die Ausscheidung von *Wasserstoffionen* oder *titrierbarer Säure* wird meist als gering bezeichnet (KEITH u. WHELAN, 1925; BLUMGART et al., 1934; BERLINER et al., 1954). Andere Autoren beobachteten aber auch eine Aciditätszunahme im Harn (DALE u. SANDERSON, 1954a; WESTON, GROSSMAN u. LEITER, 1951; JAHRMÄRKER, 1960; VAN PILSUM et al., 1961). Die *Bicarbonatausscheidung* nimmt nach übereinstimmender Meinung stets ab (DALE u. SANDERSON, 1954a; FORD, ROCHELLE et al., 1958; PITTS et al., 1958). Eine Ansäuerung des Harnes wäre als Folge einer Kaliumsekretionshemmung und/oder eines vermehrten Kationenaustausches durch ein erhöhtes Natriumangebot eigentlich zu erwarten. Möglicherweise sind die uneinheitlichen Befunde auf den wechselnden Umfang dieser distalen Prozesse zurückzuführen. Die variable Ausscheidung von *Ammoniumionen* wäre ebenfalls so zu erklären. Nach Ford, Rochelle et al. (1958) ist die Ammoniumausscheidung beim Menschen in den ersten 2—6 Std vermindert, später aber erhöht. Van Pilsum et al. (1961) sahen bei Ratten ebenfalls eine vorübergehende Hemmung der Ausscheidung und denken sogar an eine spezifische Hemmung der Ammoniaksynthese. Andere Autoren berichten dagegen über eine unveränderte Ammoniumausscheidung (Crawford u. McIntosh, 1924; Ketih u. Whelan, 1925; Blumgart et al., 1934; Weston, Grossman u. Leiter, 1951) oder über eine geringfügige Erhöhung (Rowntree et al., 1925; Dale u. Sanderson, 1954a). Die sich fast regelmäßig nach längerer Verabreichung von Quecksilberdiuretica ausbildende metabolische Alkalose des Blutes ist wohl weniger eine Folge der erhöhten renalen Wasserstoffionenausscheidung, als vor allem das Resultat des exzessiven Chloridverlustes, der im Plasma durch einen Anstieg der Bicarbonatkonzentration kompensiert wird.

Die Ausscheidung des aktiv sezernierten *Tetraäthylammoniumions* wird beim Hund durch Mersalyl gehemmt. Cystein hebt diese Transporthemmung auf, obwohl es als Monothiol den diuretischen Effekt von Quecksilberdiuretica nicht beeinträchtigt (Rennick u. Farah, 1956).

Die *Calciumausscheidung* wird beim Menschen durch Quecksilberdiuretica gesteigert, wodurch eine Hypocalciämie entstehen kann (Noguchi, 1926a; Nothmann, 1933; Schroeder, 1951b; Ray u. Burch, 1951). Gelegentlich sind nach längerer Anwendung Tetanien beobachtet worden, die durch Calciumgaben zu beheben waren (Nothmann, 1932; Marshall, 1947; Ray u. Burch, 1951). Die *Magnesiumexkretion* nimmt beim Menschen nach 40 mgHg als Mersalyl-Theophyllin um ca. 100% zu (Hänze, 1960). Öfter treten Hypomagnesiämien auf, die aber klinisch symptomlos verlaufen (Jahrmärker, 1960). Bei Hunden, die 8—10 mgHg/kg als Mercurophyllin erhielten, wurden 25% des filtrierten Calciums und 40% des filtrierten Magnesiums ausgeschieden (Wesson, 1962a). Dabei handelt es sich um eine spezifische Hemmung der tubulären Resorption dieser Kationen, denn bei osmotischen Mannit- oder Harnstoffdiuresen war ihre Ausscheidung viel geringer (Wesson, 1962b). Bei Kaninchen scheint die Calciumausscheidung durch Mersalyl nicht verändert zu werden (Rachmilewitz u. Stransky, 1930).

Nach übereinstimmenden Beobachtungen zeigt die *Phosphatausscheidung* beim Menschen keine charakteristischen Änderungen (Keith u. Whelan, 1925, 1926; Nothmann, 1933; Farnsworth, 1946; Dale u. Sanderson, 1954a; Ford, Rochelle et al., 1958; Wesson, 1962a, b). Das gleiche gilt für die *Sulfatausscheidung* bei Menschen und Ratten (Blumgart et al., 1934; van Pilsum et al., 1961). Als Ausnahme wird über einen Patienten mit Stauungsödemen berichtet, bei dem eine „Diskrepanz" zwischen einer hohen Natrium- und niedrigen Chloridausscheidung durch einen 3fachen Anstieg der Phosphatausscheidung ausgeglichen wurde (Farnsworth u. Krakusin, 1948).

Die Ausscheidung von *Urat* wird, bis auf gegenteilige Befunde von Brest u. Onesti (1962), meist vergrößert gefunden. Hunde scheiden normalerweise etwa 10% der glomerulär filtrierten Harnsäure aus. Meralluride steigert die Exkretion auf etwa 30% der filtrierten Mengen. Bei Dalmatiner-Hunden, deren Harnsäureausscheidung durch tubuläre Sekretion mehrfach größer ist, hat dieses Diureticum aber keinen uricosurischen Effekt, so daß anscheinend nur die tubuläre Harnsäureresorption gehemmt wird (Miller et al., 1951). Beim Menschen nimmt die Harnsäureausscheidung ebenfalls zu, jedenfalls in den ersten Stunden nach der Gabe eines Quecksilberdiureticums (Engel u. Epstein, 1931; Ferrannini u. Fontana,

1939; COOMBS et al., 1940; SCHROEDER, 1951 b). Mercaptomerin erhöhte bei 8 Patienten die Urat-Clearance von 8—38 auf 19—75 ml/min, wobei die maximale Uratausscheidung schon 8—30 min nach der Injektion auftrat, also lange bevor die diuretische Wirkung einsetzte (GROSSMAN et al., 1950; DALE u. SANDERSON, 1954a).

Bei Hunden, die Natriumbromid erhalten hatten, wurde die *Bromidausscheidung* durch 5 mg/kg Mersalyl stärker gesteigert als die von Chlorid. Anfangs betrug das Br/Cl-Verhältnis im Harn 0,109, nach Mersalyl stieg es auf 0,204 an (BODANSKY u. MODELL, 1941). Klinisch sind gute Resultate bei der Therapie von Bromidvergiftungen beobachtet worden (HENDRICK, 1956; HUSSAR u. HOLLEY, 1956; SIEGLER, 1963). Bei Ratten und Hunden sahen KAGAWA u. VAN ARMAN (1960) nach Meralluride ebenfalls eine absolute Zunahme der Bromidausscheidung, doch blieb in ihren Versuchen das Br/Cl-Verhältnis im Harn konstant. Die Ausscheidung von proteingebundenem ^{131}Jod wurde durch Meralluride nicht beeinflußt (SCHTEINGART et al., 1960).

d) Nichtelektrolyte

Die Ausfuhr von *Gesamt-Stickstoff* wird durch Quecksilberdiuretica nicht signifikant geändert (SAXL u. HEILIG, 1920; ROWNTREE et al., 1925; BLUMGART et al., 1934). Auch eine spezifische Wirkung auf die Harnstoffresorption, die über harnflußbedingte Änderungen hinausginge, ist nicht nachzuweisen (BOUYOUCOS, 1935). Entsprechend bleibt die *Harnstoffausscheidung* bei Menschen und Hunden auch annähernd konstant (CRAWFORD u. MCINTOSH, 1924; KEITH u. WHELAN, 1925; POLLAND, 1928; PAGE, 1933; FULTON et al., 1934). Nur bei Patienten mit hepatogenem Ascites oder kardial bedingten Ödemen nahm die Harnstoffausscheidung deutlich zu (ROWNTREE et al., 1925; HERRMANN et al., 1932). Bei Ratten wird dagegen über ein Absinken der Harnstoff-Clearance nach Chlormerodrin berichtet (BRUNNER, 1959 g).

Beobachtet man die 10-Tagesausscheidung dieser Tiere nach einmaliger Gabe von 2,8 mg Hg/kg als Meralluride, so werden in dieser Zeit (neben α-Aminosäuren und Citronensäure) auch *Kreatinin* und *Glucose* vermehrt ausgeschieden (VAN PILSUM et al., 1961). Die Ausscheidung von *Gonadotropin* ändert sich bei postklimakterischen Frauen nach 2 ml Meralluride i.m. (= 78 mg Hg) nicht (CIPRUT et al., 1962). Quecksilberdiuretica sollen die Ausscheidung von *Barbituraten* beschleunigen und sind deshalb zur Therapie der Barbituratvergiftung empfohlen worden (OHLSSON u. FRISTEDT, 1962). Vermutlich handelt es sich dabei um eine ganz unspezifische Wirkung, die durch die Diuresesteigerung hervorgerufen wird.

3. Zeitverlauf der diuretischen Wirkung

Nach i.v. oder i.m. Verabreichung von Quecksilberdiuretica setzt beim Menschen die Diurese innerhalb von 1—4 Std ein, erreicht nach 3—9 Std ihren Höhepunkt und ist nach 12—24 Std meist beendet (BLEYER, 1922; BERNHEIM, 1924; CRAWFORD u. MCINTOSH, 1924; MÖLLER, 1930c; DE GRAFF et al., 1936; FORD, ROCHELLE et al., 1958). Dabei sind die Unterschiede im zeitlichen Ablauf der Diurese bei diesen beiden Applikationsweisen anscheinend recht gering. Bei älteren oder stark ödematösen Patienten hält eine eben nachweisbare Wirkung manchmal bis zu 48 Std an (SERBY, 1926; ENGEL u. EPSTEIN, 1931). Subcutan injiziertes Mercaptomerin wirkt langsamer, ein schwacher Effekt ist meist noch am 2. Tag nachweisbar (ENSELBERG u. SIMMONS, 1950; VANDER VEER, KUO u. MARSHALL, 1950). Oral verabreichte Quecksilberdiuretica zeigen wegen verzögerter Resorption eine sehr protrahierte und entsprechend geringe Diuresewirkung, die meist 2—3, manchmal sogar bis zu 5 Tagen anhalten soll (BATTERMAN et al., 1944, 1946; DE VRIES et al., 1960).

Bei Hunden beginnt die Diurese schon nach 30—45 min, erreicht ihr Maximum nach 90—120 min und ist nach 6 Std fast beendet (Pitts u. Duggan, 1949; Brodsky u. Graubarth, 1953). Meerschweinchen und Kaninchen reagieren etwas langsamer (Möller, 1930a; Nyary, 1931; Nitz u. Persch, 1953). Bei Ratten wirken Quecksilberdiuretica stark verzögert und nur in Dosen, die schon im toxischen Bereich liegen. Relativ am schnellsten, nämlich schon nach 3 Std, beginnt ein gegenüber Kontrollversuchen gesteigerter Harnfluß, wenn gleichzeitig 0,9%ige Kochsalzlösung parenteral gegeben wird (Fawaz u. Fawaz, 1954). Nach oralen Wassergaben wirkt Mersalyl erst nach 10—13 Std (Dicker, 1946). Bei hungernden und durstenden Ratten tritt eine Diuresesteigerung nach i.m. Gabe von Meralluride (1,2 mg Hg/Ratte) oder nach oraler Gabe von Chlormerodrin (8,2 mg Hg/Ratte) sogar erst nach 24 Std ein (Cummings et al., 1960). Brunner (1959b, i) sah unter diesen Versuchsbedingungen einen spät einsetzenden, 1—2 Tage lang anhaltenden Effekt. Wenn die Tiere dann wieder freien Zugang zu Wasser und Futter hatten, kam es am 4.—6. Tag zu einem erneuten Diureseanstieg, der sog. 2. Harnflut. Diese ist bereits der Ausdruck einer toxischen Tubulusschädigung, denn 4,5 mg Hg/kg als Chlormerodrin waren bei einer Beobachtungszeit von 4 Wochen schon eine DL_{60} (Brunner, 1959c).

4. Wirkungsstärke der Quecksilberdiuretica

Ödematöse Patienten scheiden nach parenteralen Gaben von Quecksilberdiuretica oft Harnmengen von 4—8 l pro Tag aus (Engel u. Epstein, 1931). Über extreme Harnflußsteigerungen von 20 l pro Tag nach Merbaphen bzw. von 14 l pro Tag nach Mercuderamid bei stark ödematösen Patienten berichten Fodor (1923) und Ramsden (1936). Die Beurteilung der Wirkungsstärke nach dem ausgeschiedenen Harnvolumen ist aus verschiedenen Gründen sehr unsicher. Bei alleiniger Betrachtung des prozentualen Anstiegs der Harnausscheidung gilt natürlich das sog. „Gesetz der Ausgangswerte", demzufolge auch der Diureseanstieg nach Quecksilberpräparaten um so größer ist, je kleiner die Ausgangswerte waren (Mock et al., 1959; Mock, 1962). Die absolute Größe des Harnflusses hängt aber wesentlich von der vorhandenen Flüssigkeitsreserve ab, so daß bei ausgeprägten Ödemen die größten Harnzeitvolumina zu erwarten sind (Cusnhy, 1926; de Graff et al., 1936; Borg, 1942; Modell, 1944). Bei gesunden Tieren bestehen ähnliche Beziehungen zwischen Diureseanstieg und Flüssigkeitszufuhr (Möller, 1930a; Bryan et al., 1935; Evans, 1936; Stehle u. Melville, 1943). Das ist verständlich, da Bilanzuntersuchungen gezeigt haben, daß die ausgeschiedene Flüssigkeit zu 90% aus dem extracellulären und nur zu 10% aus dem intracellulären Raum stammt (Blumgart et al., 1934).

Als durchschnittlicher Effekt von 2 ml i.v. injiziertem Mercurophyllin (= 76 mg Hg) oder Mersalyl (= 80 mg Hg) ist eine Flüssigkeitsausscheidung anzusehen, die etwa 2,5% des Körpergewichtes beträgt (Friedenson, 1944; Lyons et al., 1944).

Von äußeren Einflüssen weniger abhängig ist die Beurteilung der Wirkungsstärke auf Grund der tubulären Resorptionshemmung von Elektrolyten, die in % der filtrierten Mengen ausgedrückt werden kann. Aber auch hierbei spielt die Infusion von Flüssigkeit, auf die bei der Ausführung solcher Clearance-Versuche nicht zu verzichten ist, eine Rolle. Bei Hunden liegt die Resorptionshemmung von Natrium oder Chlorid durch Quecksilberdiuretica bei kleineren Infusionen von isotoner NaCl-Lösung zwischen 13 und 20% (Duggan u. Pitts, 1950; Heidenreich u. Schneider, 1960a). Bei einer Infusionsgeschwindigkeit von mindestens 10 ml/min pro Hund läßt sich die Natriumresorption um etwa 25—30% senken

(PITTS et al., 1958; HEIDENREICH u. BAUMEISTER, 1964a, b), und mit Infusionen isotoner Kochsalzlösung bis zu 42 ml/min · m² ist maximal eine tubuläre Resorptionshemmung von 35—40% des filtrierten Natriums zu erreichen (FARAH et al., 1952b).

Einen guten Anhalt für die Wirkungsstärke ergeben vergleichende Untersuchungen mit anderen Diuretica unter möglichst ähnlichen Versuchsbedingungen. Quecksilberdiuretica wirken viel stärker natriuretisch als acidifizierende Salze (KEITH, 1931), Aminophyllin (GREINER et al., 1955) oder Acetazolamid (HIATT, 1957). Wismuthaltige Diuretica hemmen die tubuläre Elektrolytresorption etwa gleich stark wie Quecksilberverbindungen, haben aber eine noch länger anhaltende Wirkung (HEIDENREICH u. SCHNEIDER, 1960a). Maximal wirksame Dosen von Hydroflumethiazid erreichen, beurteilt nach dem Gewichtsverlust ödematöser Patienten, nur 66,9% der Wirkung von 2 ml Meralluride (= 78 mgHg) (GOLD et al., 1961). Bei Versuchspersonen, denen stundenlang isotone Kochsalzlösung in einer Menge von 650 µval/min Natrium i.v. infundiert wurde, führten maximal wirksame Dosen von Meralluride (160 mgHg pro Mensch) zu einer Natriumausscheidung von 1392 µval/min, während durch maximal wirksame Mengen von Chlorothiazid oder Acetazolamid nur 892 bzw. 397 µval/min ausgeschieden wurden (FORD u. ROCHELLE, 1959). In Versuchen an bettlägerigen Ödempatienten erreichten maximal wirksame orale Chlorothiaziddosen etwa 40% der Wirkung von parenteral verabreichtem Meralluride (GOLD et al., 1960). Auch zwischen einzelnen Quecksilberdiuretica bestehen Unterschiede in der Wirkungsstärke (SOLLMANN et al., 1936; EVANS u. PAXON, 1941; ROBY u. PFEIFFER, 1942; GREINER u. GOLD, 1953; MOYER et al., 1954, 1955; PAULI et al., 1956; BRUNNER, 1959c). Bei Menschen ergab sich nach parenteraler Verabreichung folgende Reihenfolge der auf den Quecksilbergehalt bezogenen Wirkungsstärke: Chlormerodrin > Meralluride > Mercurophyllin > Mercaptomerin > Mersalyl > Merethoxyllin > Mercumatilin (GREINER, 1956). Wenn die Wirkungsstärke aufgrund der Natriumausscheidung des als Standard benutzten Merallurides gleich 1 gesetzt wurde, so zeigte sich folgende relative Abstufung der Wirkung (FORD et al., 1957):

Chlormerodrin	parenteral	3,3
Diglucomethoxan	parenteral	1,3
Meralluride	parenteral	1,0
Mercaptomerin	parenteral	0,6
Chlormerodrin	oral	0,5 .

5. Pharmakologische und klinische Testung und Dosierung von Quecksilberdiuretica. Species-Differenzen

Bei der pharmakologischen Testung diuretischer Quecksilberverbindungen sind die sehr großen Unterschiede zwischen den verschiedenen Tierarten zu beachten. Mäuse zeigen nach Gabe von Quecksilberdiuretica nur schwache und verzögerte Effekte und sind zu Testzwecken kaum brauchbar (BONSMANN u. MÜLLER-NEFF, 1935; UHLMANN, 1938; LANGECKER u. KUSCHINSKY, 1947). Häufig werden Ratten verwendet, obwohl auch diese Tiere dafür wenig geeignet sind. Das ergibt sich aus dem verzögerten Diureseablauf (CUMMINGS et al., 1960; BRUNNER, 1959b, i; LIGHT, 1959), den notwendigen hohen Dosen (SCHAUMANN u. SCHMIDT, 1948; BRUNNER, 1959c), der Art des Ionenmusters im Harn (BRUNNER, 1959a, b; VAN PILSUM et al., 1961), dem atypischen Ansteigen der Filtrationsrate (DICKER, 1946; BRUNNER, 1959d) und der sehr langsamen Ausscheidung der Quecksilberverbindungen selbst (BORGHGRAEF u. PITTS, 1956). Bei älteren Tieren steigt auch noch die Tendenz zur Retention von Kochsalz und Wasser, wodurch die Diuretica weiter an Wirkung verlieren (Herken, 1961). Ein mäßiger diuresesteigernder Effekt von Quecksilberdiuretica läßt sich nur erreichen, wenn den Ratten entweder ein größeres Volumen von Wasser oder besser noch isotoner Kochsalzlösung (25—50 ml/kg), eventuell sogar parenteral, zugeführt wird (Haas, 1947; Bergmann, 1951; Minatoya u. Hoppe, 1951; Fawaz u. Fawaz, 1954; Wiebelhaus et al., 1960) oder die Harnsammelperioden auf 24 Std ausgedehnt werden (Lipschitz et al., 1943; Cahen, 1947; Cummings et al., 1960). Wichtig ist ferner, daß bei Ratten p-Chlormercuribenzoat diuretisch wirkt (Mussini, 1958), während es bei Hunden nicht nur unwirksam ist, sondern eine quecksilberbedingte Diurese sogar hemmt (Levitt et al., 1966). Allerdings kann man die Diuresesteigerung bei Ratten nach Gabe von p-Chlormercuribenzoat wiederum nicht mit den typischen Reaktionen von Menschen oder Hunden auf ein Quecksilberdiureticum vergleichen, denn im 24-Std-Harn der Ratte geht die Ausscheidung von Natrium, Kalium und Chlorid herunter und nur das Harnzeitvolumen nimmt zu (Clarkson u. Greenwood, 1966).

Bei stark gewässerten Meerschweinchen setzt nach Mersalyl-Theophyllin oder Rediralt die Diurese nach 1 Std ein, ist aber nach 6 Std noch nicht beendet (Nitz u. Persch, 1953). Beim Kaninchen sind Dosen von 2—4 mg/kg Mersalyl, die beim Menschen oder Hund schon wirken, noch ohne Effekt. Nach größeren Dosen tritt zwar eine Diurese ein (Möller, 1930a; Uhlmann, 1938), doch führen solche Dosen bei diesen Tieren schon zu Tubulusnekrosen (Möller, 1930b; Dejung, 1963). Befunde von Fourneau u. Melville (1931b), nach denen Quecksilberdiuretica bei Kaninchen erst nach 3 Tagen diuretisch wirken, geben keine Hinweise mehr für therapeutisch auswertbare Effekte. Das geeignetste und entsprechend oft verwendete Versuchstier ist der Hund, da er weder in der Dosierung noch in den Wirkungen auf die Nierenfunktion, abgesehen von der Beeinflussung des Tm_{PAH}, wesentliche Unterschiede zum Menschen zeigt.

An gesunden Versuchspersonen und ödematösen Patienten ist die Wirkungsstärke von Quecksilberdiuretica mehrfach exakt getestet worden. An 96 ambulanten Patienten mit Herzfehlern wurden Dosis-Wirkungskurven von Meralluride festgelegt. Untersucht wurden i.v. Dosen von 0,25—2,5 ml (1 ml = 130 mg Meralluride-Na und 10 mg Theophyllin), die Beurteilung der Wirkung erfolgte nach dem Gewichtsverlust in 24 Std. Es ergab sich eine typische S-förmige Kurve, deren steilster Verlauf zwischen 0,5 und 1,5 ml lag (Modell et al., 1946; Clarke et al., 1950). Mit der gleichen Methode wurde die Wirksamkeit auch anderer parenteral oder oral wirksamer Quecksilberdiuretica untersucht (Greiner et al., 1951; Greiner, Gold, Warshaw et al., 1952; Greiner u. Gold, 1953; Greiner, 1956).

Konstantere Ergebnisse sind zu gewinnen, wenn die Beurteilung auf Grund der Natriumausscheidung bei gleichmäßiger Natriumzufuhr erfolgt (Moyer et al., 1954). Allerdings ist der Aufwand solcher Untersuchungen sehr groß. Bei der Prüfung parenteraler oder oraler Quecksilberdiuretica zeigten sich große Unterschiede in den Dosis-Wirkungskurven, wenn die Versuchspersonen über mehrere Monate entweder mit einer Standardkost, die 150 mval Natrium pro Tag enthielt, oder salzarm, mit 50 mval Natrium pro Tag, ernährt wurden (Ford et al., 1957; Ford, Moyer et al., 1958).

Ödematöse Patienten verlieren mehr Gewicht, wenn sie 2mal die Woche 1 ml eines Quecksilberdiureticums (wohl ca. 40 mg Hg) erhalten, als 1mal 2 ml pro Woche. Größere Einzeldosen als 2 ml bringen meist keine Vorteile (Modell, 1944). Häufig ist mit 0,75 ml auszukommen und insbesondere bei älteren Patienten werden 2 ml als Erstinjektion für zu hoch erachtet (Russek u. Zohmann, 1949).

Da Quecksilberdiuretica schnell ausgeschieden werden, hält GOLD (1946) häufige, eventuell tägliche Injektionen für angebracht. Wenn täglich 1—2 ml Meralluride (= 39—78 mg Hg) i.m. verabreicht wurden, gelang es, 90% der behandelten herzinsuffizienten Patienten ödemfrei zu halten. In einer Kontrollgruppe mit Injektionen in 3—4tägigen Abständen war das nur bei 50% der Fall (KWIT et al., 1948).

IX. Hemmende und fördernde Faktoren bei der diuretischen Wirkung von Quecksilberverbindungen

1. Ursachen für eine Resistenzentwicklung gegen die Wirkung von Quecksilberdiuretica

Mit dem klinischen Problem einer vorhandenen oder sich entwickelnden Resistenz gegen die diuretische Wirksamkeit von Quecksilberdiuretica befassen sich zahlreiche Arbeiten. Dieser Zustand kann mit Sicherheit durch mehrere verschiedene Faktoren hervorgerufen werden, deren Abgrenzung in vielen Fällen auch im Tierexperiment gelungen ist.

a) Elektrolytstörungen

Die in Abschnitt VIII, 2a besprochene, bevorzugte Ausscheidung von Chlorid führt bei längerer Anwendung zwangsläufig zur Entstehung einer hypochlorämischen Alkalose, in der Quecksilberdiuretica unwirksam werden (PROGER u. O'CONNOR, 1950; SCHWARTZ u. WALLACE, 1951; STOCK et al., 1951; MODELL, 1956; FRIEDBERG, 1957; WESTON, 1957). Ebenso wirkt eine Alkalose, die bei Hunden durch Ableitung des Magensaftes zu erzeugen ist (EBEL u. MAUTNER, 1934). Bei Herzkranken findet sich nach LUCKEY u. RUBIN (1960) gelegentlich von vornherein eine Hyponatriämie, die aber häufiger erst nach intensiver Anwendung von Quecksilberdiuretica entsteht, besonders wenn auch noch die Natriumaufnahme eingeschränkt wird. Auch diese Hyponatriämie hemmt die Wirkung von Quecksilberdiuretica (POLL u. STERN, 1936; MacGUIRE, 1948; SCHROEDER, 1949; SOLOFF u. ZATUCHNI, 1949; ELKINTON, SQUIRES u. BLUEMLE, 1952; FRIEDBERG, 1957). Orale oder parenterale Kochsalzgaben stellen die Wirksamkeit der Quecksilberdiuretica oft, aber nicht immer wieder her. RICE, FRIEDEN, KAPLAN u. SMITH (1953) beobachteten bei 3 Tage lang salzarm ernährten Hunden eine geringere diuretische Wirkung von Meralluride als bei normalen Tieren. Beide Gruppen erhielten aber während des Versuches eine Infusion von 1,5%iger Kochsalzlösung, so daß mindestens die akuten Effekte eines Natriummangels teilweise wieder aufgehoben wurden.

b) Herabgesetzte Nierenfunktion

Wenn bei Hunden die glomeruläre Filtration durch arterielle Drosselung der Nierendurchblutung akut um 25% herabgesetzt wird, so nimmt die diuretische Wirkung von Meralluride durch eine „relative Überabsorption" in den Tubuli stark ab (PITTS u. DUGGAN, 1950; FARAH, 1952). Diese Befunde können jedoch nicht auf Nierenkranke übertragen werden, da bei diesen die Filtrationsrate durch einen chronischen Prozeß langsam abnimmt und anscheinend genügend Zeit vorhanden ist, um das glomerulotubuläre Gleichgewicht auf einem niedrigeren Niveau wieder herzustellen. Nach Untersuchungen von REUBI u. COTTIER (1961) waren die diuretischen und saluretischen Effekte von Meralluride oder Chlorothiazid bei Nierenkranken und Hypertonikern weitgehend unabhängig von der Filtrationsrate. Selbst bei einem Glomerulumfiltrat von nur 15—20 ml/min war die Natriumausscheidung noch etwa ebenso groß wie bei Normalwerten von

120 ml/min. Diuretica hemmen dann einen größeren, in Relation zur Abnahme der Filtration stehenden Bruchteil der tubulären Elektrolytresorption, der allerdings auf 30—40% der filtrierten Mengen begrenzt ist.

Die experimentelle Einschränkung der Nierenfunktion von Ratten durch Röntgenbestrahlung der Nieren, Pyelonephritis, Resektion von 75% des Nierengewebes oder durch Erzeugung einer Aminonucleosidnephrose führt gleichzeitig mit einer Abnahme der Nierendurchblutung und Filtration auch zu einer Hemmung der diuretischen Wirkung von Chlormerodrin (BRUNNER, 1959e, f, g, h; 1960/61; BRUNNER et al., 1960). Chlorothiazid oder Acetazolamid zeigten geringere Wirkungsverluste, wobei aber zu bedenken ist, daß Quecksilberdiuretica bei Ratten weniger wirksam sind (s. VIII, 5). Bei Hunden ließ sich eine durch Terpentininjektionen ins Nierenparenchym herabgesetzte Harnausscheidung wieder beträchtlich steigern (STEJNBERG, 1959).

Refraktär gegen Quecksilberdiuretica können sich auch Patienten mit einer Lipoidnephrose verhalten, vielleicht, weil die schon mit Eiweiß vollgepfropften Mitochondrien der Tubuluszellen weniger Quecksilber aufnehmen (ZOLLINGER, 1955). Während gesunde Menschen in 12 Std 80% einer parenteralen Meralluridedosis ausscheiden, sind bei refraktären Patienten innerhalb von 24 Std nur 50% im Harn wieder zu finden (MOYER, HANDLEY, SEIBERT, 1956). Eine einfache Hypoxie des Nierengewebes kommt als Faktor für die Resistenz gegenüber Quecksilberdiuretica wohl nicht in Frage, denn Sauerstoffmangel kann kaum ein Anreiz für eine gesteigerte Natriumresorption sein. AXELROD (1951) beobachtete zwar, daß bei Beatmung von Hunden mit einem Gemisch von 8% Sauerstoff und 92% Stickstoff der natriuretische Effekt von Mersalyl aufgehoben wird, nahm aber an, daß der Sauerstoffmangel nur indirekt durch Ausschüttung von Nebennierenrindenhormonen diuresehemmend wirkt.

c) Nebennierenrindenhormone und diuretische Quecksilberwirkung

Nach AXELROD u. PITTS (1952b) heben große Dosen von adrenocorticotropem Hormon (ACTH) bei Hunden die natriuretische Wirkung von Quecksilberdiuretica auf. Dagegen konnte FARAH (1952b) mit ACTH die Wirkung von Quecksilberdiuretica nicht unterdrücken und nach PETERS (1959) ist die Wirkung von Chlormerodrin bei adrenalektomierten Ratten sogar besonders gering. Gegen eine Hemmung der Quecksilberwirkung durch Glucocorticoide sprechen auch die Beobachtungen, daß Quecksilberdiuretica sehr wirksam bei Ödemem sind, die durch therapeutische Anwendung dieser Hormone entstanden sind (GORDON, 1960; OPPERMANN u. DERLAM, 1962). Nach RADO et al. (1959) verstärken Prednison und 6-Methylprednisolon die Diurese nach Mercurophyllin- oder Esidrongaben, besonders dann, wenn die Wirkung dieser Diuretica bei herzinsuffizienten Patienten langsam nachläßt.

Eher wäre ein diuresehemmender Effekt durch die Wirkung natriumkonservierender Mineralocorticoide zu erwarten (HERKEN, 1956). Bei gesunden Menschen oder Hunden können aber auch sehr große Dosen von Desoxycorticosteronacetat (DOCA) (25 mg/kg) und ähnlichen Steroiden den Effekt von Quecksilberdiuretica nicht aufheben (FARAH, 1952b; GOODKIND et al., 1956; MUDGE et al., 1956; GREENBLATT et al., 1956). Bei herzkranken Patienten beobachteten GROSSMAN et al. (1951) sowie WESTON, ESCHER et al. (1952) jedoch eine Hemmung der diuretischen Mercaptomerinwirkung durch DOCA und MALAMOS et al. (1960) sahen das gleiche bei Patienten, die vermehrt Aldosteron im Harn ausschieden. In Übereinstimmung damit stehen die Erfolge bei ödematösen Patienten nach kombinierter Anwendung von Quecksilberdiuretica mit Spironolactonen oder Metopiron (SLATER et al., 1959; EDMONDS, 1960; TRAISSAC et al., 1963; FRANKEN et al., 1962).

Bei gesunden Menschen oder Tieren können also Mineralocorticoide, die nur die Ausscheidung von ca. 2% des filtrierten Natriums kontrollieren, die natriuretische Wirkung von Quecksilberdiuretica nicht entscheidend hemmen. Aber schon jede größere Diuresesteigerung kann eine Stimulierung des Renin-Angiotensin-Aldosteron-Systems bewirken. Bei Hunden wiesen BROWN et al. (1966) 1—2 Std nach der Gabe von Meralluride oder Chlorothiazid einen Anstieg der Reninaktivität im Plasma und der Konzentration von Aldosteron und Corticosteron im Nebennierenvenenblut auf. VANDER u. LUCIANO (1967) konnten eine direkte Wirkung der Quecksilberdiuretica auf die reninsezernierenden Zellen in der Niere ausschließen und sehen in der Reninfreisetzung einen Effekt, der erst sekundär nach den Salz- und Wasserverlusten auftritt.

Eine auf diese Weise gesteigerte Aldosteronsekretion könnte bei der oft recht plötzlich eintretenden Beendigung der diuretischen Quecksilberwirkung durchaus eine Rolle spielen. Auch bei Ödempatienten könnte die natriumretinierende Aldosteronwirkung eine gewisse Bedeutung erlangen, besonders wenn andere Faktoren, wie Elektrolyt- oder Kreislaufstörungen, die quecksilberbedingte Diuresesteigerung sowieso schon eingeschränkt haben.

2. Verstärkung oder Wiederherstellung der diuretischen Wirkung durch acidoseerzeugende Substanzen

a) Acidifizierende Salze

Bald nach Entdeckung des Merbaphens beobachteten KEITH, BARRIER u. WHELAN (1925), daß eine vorausgehende orale Verabreichung von Ammoniumchlorid in Dosen von 5—16 g pro Tag die Wirkung von Quecksilberdiuretica erheblich verstärkt. Diese praktisch wichtige Beobachtung ist in zahlreichen experimentellen und klinischen Arbeiten bestätigt worden (KEITH u. WHELAN, 1926; SAXL u. ERLSBACHER, 1929b; SAXL, 1930; ENGEL u. EPSTEIN, 1931; FULTON et al., 1934; HAYMAN, 1936; VOLINI et al., 1943; ATKINSON, 1954). Besondere Bedeutung erlangte eine alternierende Anwendung von Quecksilberdiuretica und Ammoniumchlorid bei Patienten mit einer „Quecksilberresistenz", die häufig durch eine hypochlorämische Alkalose entsteht und durch Ammoniumchloridgaben ausgezeichnet zu korrigieren ist (MARVIN, 1926; SAXL u. ERLSBACHER, 1929a; SCHWARTZ u. WALLACE, 1950; 1951; RUBIN et al., 1955; MODELL, 1956; FRIEDBERG, 1957). Nach ROSE et al. (1950) sowie BATTERMAN (1954) soll die vorherige Ansäuerung die Wirkung von Mercumatilin weniger stark steigern als die von Meralluride und anderen Präparaten. Dabei addieren sich die diuretischen Wirkungen von Ammoniumchlorid und Quecksilberverbindungen nicht einfach, wie das noch KEITH u. WHELAN (1926) glaubten, sondern sie verstärken sich überadditiv, wie die Abb. 11 zeigt (ETHRIDGE et al., 1936; DE GRAFF et al., 1936; VOLINI et al., 1943; LYONS et al., 1946; GREINER, GOLD et al., 1953).

Da Ammoniumverbindungen oft schlecht vertragen werden und besonders bei Leberkranken, ähnlich wie nach i.v. Infusion (KARR u. HENDRICKS, 1949), toxisch wirken können, haben auch andere acidifizierende Salze therapeutische Verwendung gefunden. Deutlich schwächer wirkt Kaliumchlorid. Eine Hyperkaliämie mit gesteigertem Kaliumaustausch in den distalen Abschnitten des Nephrons hemmt die Sekretion von Wasserstoffionen. Dadurch wird die Bicarbonatausscheidung erhöht und es kommt zu einer mäßigen metabolischen Acidose,

die auf den Extracellulärraum beschränkt ist. 4—6—8 g Kaliumchlorid pro Tag
erhöhen den diuretischen Effekt von Quecksilberdiuretica und sind besonders bei
gleichzeitig vorhandener Hypokaliämie geeignet, Ammoniumsalze zu ersetzen
(Luckey u. Rubin, 1960; Atamanov, 1962). Weiter kann eine hypochlorämische

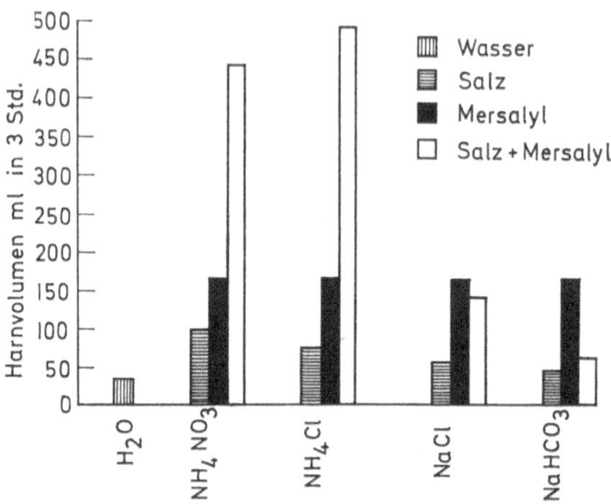

Abb. 11. Die potenzierende Wirkung acidifizierender Salze auf den diuretischen Effekt von
Mersalyl. Harnzeitvolumina nach oraler Gabe von 200 ml Wasser allein oder 30—40 mg Hg
als Mersalyl i.v. und verschiedenen Salzen allein oder in Kombination. Dosierung der Salze:
0,209 g/kg Ammoniumchlorid oral bzw. isomolare Mengen der anderen Salze. Jede Säule stellt
den Mittelwert des Harnzeitvolumens während 3 Std dar, das jeweils von denselben 4 Tieren
ausgeschieden wurde. Nach Ethridge et al. (1936)

Alkalose auch durch orale Calciumchloridgaben korrigiert werden. 4mal täglich
10 ml einer 25%igen Calciumchloridlösung wurden auch von Leberkranken gut
vertragen und stellten die Wirkung von Quecksilberdiuretica bei 12 refraktär ge-
wordenen Patienten wieder her (Hollister et al., 1958). Auch oral verabreichte
Kationenaustauscher, wie Amberlite IRC-50, erwiesen sich als wirksam (Kleiber
u. Pickar, 1951; Elkinton, Squires u. Klingensmith, 1952; Herken, 1953).
    In den letzten Jahren sind Versuche mit den Monohydrochloriden der Diamino-
Monocarbonsäuren l-Lysin und l-Arginin gemacht worden, die im Prinzip nur
dazu dienen, Salzsäure unter möglichst geringen lokalen Reizwirkungen zuzuführen (Milne, 1962). Da l-Lysin-monochlorid pro Gramm nur 5,5 mval Chlorid
enthält (1 g NH_4Cl = 18,7 mval Cl), müssen 20—40 g täglich 3—7 Tage lang
eingenommen werden. Dadurch kommt es zu einem signifikanten Anstieg der
Chloridkonzentration im Plasma, einem Absinken des Blut-pH bis auf 7,1 und
auch bei schlecht reagierenden Patienten zu einer kräftigen Wirkung von Quecksilberdiuretica (Brailovsky et al., 1959; Lasser et al., 1960; Luckey u. Rubin,
1960; Rubin, Spritz et al., 1960). Da größere oral verabreichte l-Lysin-mono-
hydrochloridmengen besonders bei Patienten mit Leberschädigungen zu toxischen
Erscheinungen geführt haben, ist die i.v. Infusion von 20—40 g l-Arginin-mono-
hydrochlorid empfohlen worden, das anscheinend weniger toxisch wirkt (Gidekel
et al., 1960). Nach Ogden et al. (1961) sind i.v. Dosen von 40 g täglich für 1 bis
3 Tage von Patienten mit Lebercirrhose oder Herzinsuffizienz gut vertragen
worden. Mizgala et al. (1963) sahen dann gute diuretische Effekte von 2 ml
Meralluride (= 78 mg Hg) bei 15 vorher refraktären Patienten, beobachteten
aber auch Nebenwirkungen wie Diarrhöen und gastrointestinale Blutungen.

b) Carboanhydrasehemmer

Eine andere Möglichkeit zur Erzeugung einer metabolischen Acidose ist die längere Verabreichung von carboanhydrasehemmenden Substanzen. So lassen sich mit Acetazolamid gute Voraussetzungen für die Wirkung von Quecksilberdiuretica schaffen (RUBIN et al., 1955; MODELL, 1956; MAREN, 1958; FRIEDBERG, 1959; SOKOLOVA, 1959; SIJAN, 1960; GILL, 1963).

c) Abgrenzung der Anionenverschiebung gegenüber Änderungen der Wasserstoffionenkonzentration

Alle hier genannten Substanzen rufen eine hyperchlorämische Acidose hervor. Dabei ist zunächst nicht zu entscheiden, ob ein Salz wie Ammoniumchlorid die Wirkung von Quecksilberdiuretica steigert, weil das Ammoniumion als Wasserstoffdonator eine Acidose hervorruft, oder weil durch die entstehende Hyperchlorämie das Chloridangebot an die Tubuli (load) erhöht wird. Außer acht soll dabei zunächst bleiben, auf welche Weise eine Acidose die diuretische Quecksilberwirkung steigern könnte (s. Abschnitt X, 2).

Der wichtigste Befund, der gegen die Bedeutung der Acidose und für eine wichtige Rolle des Chloridangebots an die Tubuli spricht, ist die Beobachtung, daß die diuretische Wirkung von Mersalyl durch die Gabe von Ammoniumchlorid potenziert, durch eine respiratorische Acidose bei Einatmung von $6-8\%$ Kohlendioxyd aber unbeeinflußt bleibt, obwohl die pH-Werte im Blut dann ganz besonders niedrig sind (AXELROD et al., 1950; AXELROD u. PITTS, 1952a).

In die gleiche Richtung deuten Versuche, in denen eine durch Infusion von Natriumbicarbonat aufgehobene Chlormerodrinwirkung durch Beatmung der Hunde mit 12% Kohlendioxyd nicht wieder herzustellen war, obgleich es dadurch zu einer Acidose kam (KESSLER, 1960). Dieser Befund ist von RIGGS u. FRIEDMAN in einer persönlichen Mitteilung an FARAH u. MILLER (1962) bestätigt worden. Diesen Beobachtungen stehen aber Ergebnisse von MUDGE u. WEINER (1958) entgegen, nach denen Meralluride bei Infusion von isotoner Natriumbicarbonatlösung und gleichzeitiger Beatmung mit Kohlendioxyd doch diuretisch wirkte. Auch Wismutdiuretica erlangten ihre durch Bicarbonatinfusion unterdrückte diuretische Wirkung während einer respiratorischen Acidose wieder, obwohl dann der Harn, wie in den Versuchen mit Quecksilberdiuretica, anhaltend alkalisch blieb (HEIDENREICH u. SCHNEIDER, 1960b).

Für die Bedeutung der Wasserstoffionenkonzentration ist anzuführen, daß oral verabreichtes Ammoniumnitrat den diuretischen Effekt von Quecksilberdiuretica genauso stark steigert wie gleich große Ammoniumchloriddosen (BARKER u. O'HARE, 1928; BINGER u. KEITH, 1933; WESTON, 1957). Das gilt auch für Ammoniumphosphat und Ammoniumbromid (FLIEDERBAUM u. KRASUCKA, 1932). In Diureseversuchen an Hunden fanden sich keine Beziehungen zwischen der diuretischen Wirkung von Mersalyl und der Chloridkonzentration im Blut, wohl aber der Alkalireserve (CO_2-Bindungsvermögen). Wie die Abb. 12 zeigt, potenzieren acidifizierende Salze wie Ammoniumchlorid, Ammoniumnitrat, Calciumchlorid und Calciumnitrat den Mersalyleffekt, während alkalisierende Salze wie Kaliumacetat und Natrium- oder Kaliumbicarbonat ihn aufheben (ETHRIDGE et al., 1936). Bei Hunden, denen Salzlösungen infundiert wurden, die Natriumsulfat oder -nitrat oder -bicarbonat enthielten, hemmte nur der Bicarbonatzusatz den Diureseeffekt von Quecksilberdiuretica. Dabei war das Chloridangebot an die Tubuli bei allen Infusionen gleich groß (LEVY et al., 1958; MUDGE u. WEINER, 1958). Große Natriumnitratinfusionen, die die Plasmachloridkonzentration bis auf 86 mval/l senkten, verminderten die Quecksilberwirkung nicht (RICE, FRIEDEN u. SMITH, 1953). Dagegen macht nach RIGGS u. FRIEDMAN (persönliche Mitteilung an MUDGE u. WEINER, 1958) schon eine einfache respiratorische Alkalose den quecksilberbedingten Diureseeffekt zunichte.

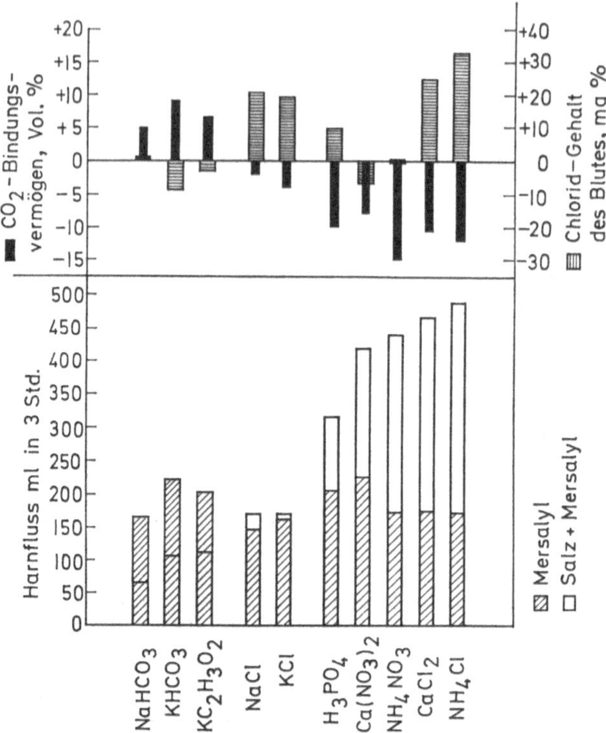

Abb. 12. Die Wirkungen von Mersalyl und verschiedenen Salzen auf das Harnzeitvolumen sowie den Chloridgehalt und die Alkalireserve des Blutes bei Hunden von 15—22 kg Gewicht. Dosierung: 30—40 mg Hg als Mersalyl i. v. entsprechend dem Tiergewicht. 0,209 g/kg Ammoniumchlorid oral bzw. isomolare Mengen der anderen Salze. Jedes Resultat stellt den Mittelwert von 4 verschiedenen Tieren dar. Das Harnzeitvolumen nach alleiniger Gabe von Mersalyl schwankt entsprechend den verwendeten Hunden. Besprechung der Ergebnisse im Text. Nach Ethridge et al. (1936)

In Versuchen von Benesch u. Benesch (1952), Farah et al. (1959) und Farah u. Kruse (1960) war eine pH-Abhängigkeit bei der Reaktion von organischen Quecksilberverbindungen mit Mono- und Dithiolen nachweisbar. Zu erwähnen sind auch die schwer zu deutenden Befunde über pH-bedingte Änderungen der Diffusionsgeschwindigkeit von Quecksilberverbindungen durch Kollodiummembranen, wobei Merbaphen und Mersalyl am schnellsten diffundierten, wenn das Diffusionsmedium statt einer Säure oder Base eine 10%ige Ammoniumchloridlösung war (Taylor u. Young, 1930).

Wenn also eine Reihe von Hinweisen für die Bedeutung der Wasserstoffionenkonzentration bei der diuretischen Wirkung spricht, so ist damit noch nicht gesagt, daß gerade der pH-Wert des Blutes der entscheidende Faktor ist. Hilton (1951) beobachtete, daß bei 30 Tage langer oraler Verabreichung von Ammoniumchlorid eine verstärkte diuretische Wirkung von Meralluride erhalten blieb, obwohl die Plasmaelektrolyte und das Blut-pH durch Kompensationsvorgänge längst wieder normale Werte erreicht hatten. Allerdings lag das Harn-pH auch am Ende dieser Periode stets bei Werten um 5. Schwartz u. Wallace (1951) kamen nach sorgfältigen Bilanzstudien bei 10 Patienten zu dem Schluß, daß die potenzierende Wirkung von Ammoniumchlorid unabhängig vom pH und der Bicarbonatkonzentration im Plasma ist. Da auch die Harnwerte keine einheitliche Tendenz erkennen ließen, deuten sie ihre Befunde durch eine ungeklärte Änderung des Stoffwechsels in den Tubuluszellen.

Nach der Akkumulation von Quecksilberdiuretica in den Tubuluszellen vergeht noch einige Zeit, bis die Diurese einsetzt. Daher hat die Annahme viel für sich, daß der Wasserstoffionenkonzentration innerhalb der Tubuluszellen die größte Bedeutung zukommt. In den ersten 2 Std nach gleichzeitiger Gabe von Meralluride und Acetazolamid, das die Protonenkonzentration in den Tubuluszellen senkt, ist die Natriumausscheidung kaum größer als nach Gabe jedes der beiden Diuretica für sich allein. Die Chloridausscheidung ist sogar geringer als nach alleiniger Zufuhr von Meralluride. Dieser Befund spricht sehr für eine Abschwächung der Wirkung des Quecksilberdiureticums durch intracelluläre Alkalose (MAREN, 1955; 1958). Wird das Quecksilberpräparat aber am 2. Tag nach Absetzen des Carboanhydraseblockers gegeben, so tritt bei dann vorhandener hyperchlorämischer Acidose ein starker Effekt ein (RUBIN et al., 1955).

MUDGE et al. (1956) prüften die Wirkung von Meralluride bei 2 verschiedenen Formen einer extracellulären metabolischen Alkalose an Hunden. Eine Infusion von Natriumbicarbonat, die sicher auch eine intracelluläre Alkalose hervorruft, hob die Wirkung von Meralluride auf. Eine hypokaliämische Alkalose des Blutes, erzeugt durch kaliumarme Ernährung und tägliche Injektionen von DOCA, verminderte aber den diuretischen Effekt nicht. Da das Harn-pH in diesem Versuch bei Werten um 6 lag, könnte vielleicht die Harnacidität eine Rolle spielen. Aber ebenso gut kann dieser Befund auch durch die Zunahme der intracellulären Protonenkonzentration erklärt werden. Denn ein extracellulärer Kaliummangel führt wegen der, von ANDERSON u. MUDGE (1955) auch an Nierenrindenschnitten nachgewiesenen, Beziehungen zwischen der extracellulären Kalium- und der intracellulären Bicarbonatkonzentration mit größter Wahrscheinlichkeit, unabhängig vom Blut-pH, zu einer intracellulären Acidose.

Eine endgültige Stellungnahme zu der Frage, ob und gegebenenfalls wo eine Steigerung der Wasserstoffionenkonzentration entscheidend für die Wirkung von Quecksilberdiuretica ist, läßt sich gegenwärtig nicht geben, weil es nicht gelingt, 2 gegensätzliche Befunde in Übereinstimmung zu bringen. Das ist einmal die Beobachtung, daß eine respiratorische Acidose den Effekt von Quecksilberdiuretica nicht erhöht, obwohl Kohlendioxyd doch ungehindert diffundieren kann und daher eine extra- und intracelluläre Acidose erzeugen müßte. Zum anderen ist das der Befund, daß Kaliumchlorid die diuretische Wirkung steigert, obwohl dann doch der Harn alkalisch reagiert und auch die Wasserstoffionenkonzentration in den Nierenzellen besonders niedrig sein muß.

3. Verstärkung der Wirkung durch andere Diuretica

a) Theophyllinderivate

Die Bedeutung des Theophyllins als Substituent an der Mercuripropylkette ist in den Abschnitten II, III und V besprochen worden. Hier ist nur die Verstärkung der Wirkung von Quecksilberdiuretica durch zusätzliche, evtl. alternierende Theophyllingaben gemeint. Die bei herzinsuffizienten Patienten verminderte Filtrationsrate stellt häufig einen limitierenden Faktor für den diuretischen Effekt dar. GUBNER (1948) empfiehlt daher, Quecksilberdiuretica abends zu injizieren, weil dann durch eine verbesserte Nierenhämodynamik eine Wirkungssteigerung ähnlich wie nach Aminophyllingaben eintritt. Aus klinischen Versuchen mit alternierender Anwendung von Theophyllin und Mersalyl schlossen HERRMANN et al. (1933), daß die Erhöhung der Filtrationsrate der wesentliche Grund für die gesteigerte Quecksilberwirkung wäre. Stärkere Wirkungen traten nach gleichzeitiger i.v. Injektion von 0,48 g Aminophyllin und 80 mg Hg als Mersalyl auf

(Ruskin u. Herrmann, 1944; Vogl u. Esserman, 1951). Am besten wirkt Aminophyllin aber 2 Std nach der Injektion der Quecksilberdiuretica, weil dann die akut eintretende Steigerung der Filtrationsrate mit einer schon deutlichen, quecksilberbedingten Hemmung der tubulären Elektrolytresorption zusammenfällt (Weston u. Escher, 1948; Friedberg, 1959a). Auf diese Therapie hin reagierten 28 von 35 Patienten ausgezeichnet, die vorher auf die kombinierte Anwendung von Digitalis, Chlorothiazid und Spironolacton nicht mehr angesprochen hatten (Domenet et al., 1961). Weston, Escher et al. (1952) weisen darauf hin, daß Theophyllin durch Verbesserung der Filtration eine Steigerung des Natriumchloridangebotes an die Tubuli herbeiführt. Manche gegen Quecksilberdiuretica refraktäre Patienten reagierten etwa gleich gut auf die Infusion von 4,5%iger Natriumchloridlösung wie auf Theophyllin (Weston u. Escher, 1948).

Bei herabgesetzter Filtrationsrate kann Theophyllin die Wirkung von Quecksilberdiuretica im strengen Sinne potenzieren, wie das Silverthorne u. Moyer (1953) beobachteten. Bei Dosis-Wirkungsvergleichen an ambulant behandelten Patienten kam es aber nur zu einer einfachen Addition der tubulären Effekte, wobei 0,5 g Aminophyllin i.m. etwa gleich stark wirkte, wie 0,6 ml Meralluride i.m. (= 23,4 mg Hg) (Greiner et al., 1955). Additionseffekte nach Verabreichung maximal wirksamer Dosen von Aminophyllin und Mercaptomerin sah Nechay (1961) auch bei Hunden ohne jede Änderung der glomerulären Filtrationsrate, wobei also die tubuläre Elektrolytresorption durch 2 voneinander unabhängige Wirkungsmechanismen gehemmt worden sein muß.

b) Thiazidderivate und andere Saluretica

Patienten mit Lebercirrhose und Ascites sind häufig gegen Diuretica resistent Oft ist dann aber noch ein Effekt durch die Kombination von Quecksilberdiuretica mit Thiazidderivaten zu erzielen (Dies et al., 1963). Durch zusätzliche Verabreichung von Glucocorticoiden und Spironolactonen läßt sich bei solchen Patienten fast immer eine Diuresesteigerung erreichen (Morrison u. Chalmers, 1960; Edmonds, 1960). Unter dem Gesichtspunkt einer klinischen Anwendung kann eine kombinierte Verabreichung also durchaus sinnvoll sein.

Eine Reihe von rein experimentellen Untersuchungen befaßt sich nun mit der Frage, wie weit sich verschiedene Diuretica additiv in ihrer Wirkung verstärken können. Dabei wird von der Annahme ausgegangen, daß sich unterschiedliche, jeweils maximal dosierte Diuretica nur dann verstärken, wenn sie auch einen unterschiedlichen Wirkungsmechanismus haben. Diese Annahme kann, wie Peters (1966) ausgeführt hat, nicht aufrecht erhalten werden. Ferner müßte exakt zwischen Wirkungsmechanismus und Wirkungsort unterschieden werden. So könnten Diuretica mit einem im Prinzip gleichen Wirkungsmechanismus an unterschiedlichen Stellen im Nephron wirken. Ferner ist denkbar, daß zwei Diuretica zwar einen unterschiedlichen Wirkungsmechanismus haben, sich in ihrer Wirkung aber nicht verstärken, weil sie die Natriumresorption an der gleichen Stelle hemmen oder aufheben. Selbst die erste Voraussetzung für die Ausführung solcher Versuche, nämlich die Anwendung wirklich maximal diuresesteigernder Dosen, ist nicht leicht zu erreichen. Beim Menschen stößt man schon wegen der Toxicität des Quecksilbers auf Schwierigkeiten. Ford u. Rochelle (1959) konnten einen Merallurideeffekt durch Chlorothiazid verstärken, während ihren Befunden nach ein maximaler Chlorothiazideffekt durch Meralluride nicht mehr zu steigern war. Dagegen sahen Reubi u. Cottier (1961) additive Effekte selbst bei Nierenkranken mit sehr niedrigen Filtrationsraten. Über eine gegenseitige Wirkungssteigerung von Thiazidderivaten und Meralluride oder oral verabreichtem Oradon berichten übereinstimmend LARAGH et al. (1958), HEINEMANN et al. (1959), POZNANSKI u. CROMIE (1959) sowie STEIGMANN et al. (1960).

Bei Hunden zeigten PITTS et al. (1958), daß ein maximaler diuretischer Effekt von Chlormerodrin additiv verstärkt wird, wenn auf dem Höhepunkt dieser Diurese Chlorothiazid verabreicht wird. Das gleiche ist bei umgekehrter Reihenfolge der Verabreichung der Fall. Ein entsprechendes Ergebnis erhielt NECHAY (1961) mit Mercaptomerin und Hydrochlorothiazid. Auch das Thiazolidonderivat Etozolin verstärkt den Effekt einer maximal wirksamen Chlormerodrindosis. Erhalten Hunde als 3. Diureticum noch Chlorothiazid, so wird die tubuläre Resorption in 3 Stufen gehemmt, bis schließlich ca. 60% des glomerulär filtrierten Natriums ausgeschieden werden (HEIDENREICH u. BAUMEISTER, 1964a, b).

Bei normaziden Hunden wird eine maximale Wirkung von Chlormerodrin durch Furosemid gesteigert. Bei acidotischen Hunden, bei denen Chlormerodrin stärker wirkt, fehlt jedoch der additive Effekt von Furosemid. HOOK u. WILLIAMSON (1966) erklären diese Beobachtung damit, daß in der Acidose die Wirkung von Chlormerodrin im Nephron ausgedehnter ist und auch den aufsteigenden Ast der Henleschen Schleife erfaßt. Entsprechend konnten sie nach Chlormerodrin auch nur in der Acidose eine Abnahme des Natriumkonzentrationsgradienten im Nierenmark finden. Für gewisse Beziehungen im diuretischen Wirkungsmechanismus von g-Strophanthin, Mercaptomerin, Chlormerodrin und Ethacrynsäure spricht der Befund, daß Strophanthin-Infusionen in die Nierenarterie von Hunden nicht mehr natriuretisch wirken, wenn vorher eines der 3 genannten Diuretica verabreicht worden war. Eine Vorbehandlung mit Hydrochlorothiazid, Acetazolamid oder Mannit hob die Strophanthinwirkung dagegen nicht auf (NECHAY et al., 1967).

Auf besonders enge Beziehungen zwischen der Wirkung von Quecksilberdiuretica und Ethacrynsäure weisen mehrere Autoren hin. Diese betreffen nicht nur das Ionenmuster im Harn, sondern auch die sehr ähnliche Reduktion von proteingebundenen SH-Gruppen im Nephron des Hundes (KOMORN u. CAFRUNY, 1965). Eine maximale Diuresesteigerung durch Chlormerodrin läßt sich durch i.v. Gaben von Ethacrynsäure nicht weiter verstärken (BEYER et al., 1965). Jede Ähnlichkeit im Wirkungsmechanismus dieser beiden Substanzen wird jedoch durch die Untersuchungen von BABA et al. (1966) in Frage gestellt, die an der isolierten Froschhaut feststellten, daß sie den Kurzschlußstrom und den Natriumflux in genau entgegengesetzter Weise beeinflussen.

c) Osmotische Diuretica

Bei Ratten und Hunden führt die kombinierte Verabreichung von Harnstoff und Quecksilberdiuretica zu ungewöhnlich starken Wirkungen (HAAS, 1947; MUDGE et al., 1949; WESSON u. ANSLOW, 1952). Dabei dürften zunächst Kreislaufeffekte eine Rolle spielen, da insbesondere nach i.v. Infusion das zirkulierende Plasmavolumen, der Nierenplasmafluß und oft auch die Filtrationsrate ansteigen. Dann schränken die osmotischen Diuretica im proximalen Tubulus die Resorption von Wasser und in geringerem Ausmaß auch von Elektrolyten ein, so daß ein größeres Angebot die distalen Nephronabschnitte erreicht. Wenn in dieser Situation die Resorption durch distal angreifende Diuretica, zu denen die Quecksilberverbindungen gerechnet werden können, gehemmt wird, so kommt der proximale Effekt der osmotischen Diuretica noch stärker als sonst zur Geltung. Auch klinisch ist diese Möglichkeit der Wirkungssteigerung genutzt worden. Die orale Gabe von 3mal 10 g Harnstoff pro Tag und noch stärker die i.v. Injektion

von 40%iger Harnstofflösung steigern die Wirkung von Mersalyl beim Menschen
erheblich (Weese, 1934a, b). Sehr gute diuretische Ergebnisse erzielten Bernstein u. Grossman (1962) durch Mercaptomerin und intravenöse Mannitinfusionen
bei 10 nephrotischen Kindern.

4. Beeinflussung der diuretischen Wirkung durch andere Pharmaka

Über sehr starke Diuresewirkungen bei 12 Patienten, die Mersalyl und 10 ml
einer 20%igen *Natriumdehydrocholatlösung* i.v. erhalten hatten, berichtet Weigand
(1935). Bei ambulanten Patienten fanden Modell u. Gold (1945) nur einen rein
additiven Effekt, wenn 2 g Natriumdehydrocholat und 1—2 ml Mercurophyllin
(= 38—76 mg Hg) i.v. injiziert wurden, wobei 2 g Cholat etwa so stark wirkten
wie 1 ml des Quecksilberdiureticums. Hierbei handelt es sich wohl um einen
synergistischen diuresesteigernden Effekt von Natriumdehydrocholat (Engel u.
Epstein, 1931), das möglicherweise, ähnlich wie freie Gallensäuren im Darm
(Rummel, 1965), die aktive Natriumresorption hemmt. *Ascorbinsäure* soll die
diuretische Wirkung von Meralluride um ca. 50% steigern (Chapman u. Shaffer,
1947a, b). Bei oraler Verabreichung waren 19,5 mg Hg als Meralluride zusammen
mit 100 mg Ascorbinsäure ebenso wirksam wie 39 mg Hg als Meralluride allein
(Shaffer et al., 1950). Bei 10 gegen Quecksilberdiuretica refraktären Patienten
sahen Waldman u. Pelner (1953) einen kräftigen Diureseanstieg, wenn 100 mg
Pyridoxin und 78 mg Hg als Meralluride parenteral injiziert wurden. Nach
Dingman u. Yoffee (1960) kann bei refraktären Ödempatienten die Kombination
von Meralluride mit i.v. injiziertem *Calciumgluconat* und *Cortison* starke diuretische Effekte hervorrufen. Köhler u. Jenninger (1940) berichten über eine Erhöhung der diuretischen Wirkung von Mersalyl durch die Injektion des Hypo-
physenvorderlappenpräparates *Praephyson*, das allein keine Diuresesteigerung
macht. Sie schließen auf ein diuretisches Prinzip im Hypophysenvorderlappen,
wogegen Schaumann u. Schmidt (1948) annehmen, daß es sich eher um eine
Wirkung von *Oxytocin* handelt, das als Verunreinigung in diesem Präparat enthalten ist. Über *Atropin* liegen widersprüchliche Befunde vor. Saxl u. Heilig
(1920, 1922) beobachteten bei Menschen eine Hemmung der diuretischen Wirkung
von Merbaphen durch Gabe von 1 mg Atropin, die aber nicht konstant auftrat.
Melville u. Stehle (1927) sahen bei Hunden keinen Atropineffekt auf die
Diurese. Dagegen fanden Langecker u. Kuschinsky (1947) sowie Kuschinsky
u. Langecker (1949) eine Steigerung der diuretischen Wirkung von theophyllin-
freiem Mersalyl durch Atropin um 50—250%. Eine Deutung dieser unterschiedlichen Befunde ist nicht möglich, zumal Shufflebarger u. Knoefel (1953) gezeigt haben, daß akut oder chronisch denervierte Nieren von Hunden auf Mercaptomerin unverändert ansprachen. — *Reserpin* soll beim Huhn die diuretische
Wirkung von Hydrochlorothiazid, Theophyllin und Acetazolamid, nicht aber die
von Mercaptomerin hemmen (Nechay u. Sanner, 1961). *Phenazocine* (= Prina-
dol) reduziert die diuretische Wirkung von Mercaptomerin, vielleicht durch Freisetzung von Vasopressin (Calesnick u. Milligan, 1962b). Die diuresehemmende
Wirkung von *Pyrazolonderivaten* und *Chinin* läßt sich durch Mercurophyllin unter-
brechen (Averbuck, 1930). *Narkotica* beeinflussen den Diureseeffekt von Quecksilberverbindungen nicht wesentlich. Sehr viele Versuche an Hunden, Katzen
und Kaninchen wurden in Narkose ausgeführt. Giebisch et al. (1952) verwendeten
wache oder mit Barbiturat narkotisierte Hunde, ohne daß deutliche Unterschiede
zu sehen waren. Die diuresehemmende Wirkung von *Dimercaprol* wird in Abschnitt X, 1 besprochen.

X. Wirkungsweise der Quecksilberdiuretica in der Tubuluszelle

1. Wirkungen auf Fermente — biochemische Grundlagen der quecksilberbedingten Diurese

Die Fähigkeit des Quecksilbers, bevorzugt mit sulfhydrylgruppenhaltigen Systemen zu reagieren (HELLERMAN, 1937), hat dazu geführt, auch die diuretische Wirkung von Quecksilberverbindungen mit einer Hemmung dieser Enzyme in Beziehung zu bringen. Zur Gruppe dieser Fermente gehören u. a. Adenosintriphosphatase, Carboxylase, Pyruvatoxydase, α-Ketoglutaratoxydase, Lipasen, Aminosäureoxydasen und Transaminasen, die nachweislich in den Kohlenhydrat-, Fett- oder Eiweißstoffwechsel eingreifen und durch Quecksilber-(II)-chlorid oder p-Chlormercuribenzoat hemmbar sind (BARRON u. SINGER, 1945; SINGER u. BARRON, 1945). Ebenfalls inaktiviert werden viele proteolytische Fermente (HATA, 1909) und auch die Katalase, die keine SH-Gruppen enthält (SOHLER et al., 1952).

Völlig ungeklärt ist aber, ob Zusammenhänge zwischen der Hemmung von Sulfhydrylenzymen und der Hemmung der Elektrolytresorption bestehen, denn auch dreiwertige organische Arsenverbindungen oder Jodacetamid und Jodessigsäure reagieren mit SH-Gruppen (BARRON u. SINGER, 1945; TAYLOR, 1963), ohne deswegen die Elektrolytausscheidung zu steigern. Der in vitro-Hemmstoff p-Chlormercuribenzoat wird sogar wie ein Quecksilberdiureticum in der Nierenrinde konzentriert und schnell mit dem Harn ausgeschieden, wirkt aber bei Hunden nicht diuretisch (KESSLER et al., 1957 b). Auch die Annahme, daß die Bernsteinsäuredehydrogenase etwas mit der energetischen Versorgung der Resorptionsprozesse zu tun hat, ist fragwürdig (MUDGE u. WEINER, 1958). Diäthylmalonat wirkt in Dosen, die dieses Ferment stark hemmen, keineswegs diuretisch (FAWAZ u. FAWAZ, 1954). Ferner sind die in vitro verwendeten Konzentrationen oder die in vivo verabreichten Dosen häufig so groß, daß sie in toxischen Bereichen liegen und an Tieren eher eine Anurie als eine Diurese erzeugen. Unter diesen Vorbehalten müssen alle Befunde über die Wirkung von Quecksilberverbindungen auf die Aktivität von Nierenfermenten betrachtet werden. Sie schließen aber natürlich nicht aus, daß die Bildung von Mercaptiden eine wichtige Teilreaktion darstellen könnte, die an der Hemmung der Elektrolytresorption beteiligt ist.

Hinsichtlich der Besprechung rein histochemischer Untersuchungen, die der Lokalisierung der Quecksilberwirkung im Nephron dienen, wird auf den Abschnitt VII, 3 b verwiesen. Arbeiten, die nur die Bindung des Quecksilbers an Sulfhydrylgruppen von Nierenzellproteinen betreffen, ohne auf Änderungen der Fermentaktivitäten näher einzugehen, sind in Abschnitt IV, 6 besprochen worden.

Ein typisches Sulfhydrylenzym, die Bernsteinsäuredehydrogenase, wird in vitro durch Quecksilber-(II)-chlorid in einer Konzentration von $1{,}25 \cdot 10^{-5}$ mol zu 50% gehemmt. Ebenso wirksam ist Natrium-Kalium-Wismuttartrat, während von anderen Schwermetallsalzen vielfach höhere Konzentrationen benötigt werden (BARRON u. KALNITSKY, 1947). Nach i.v. Injektion nicht tödlicher Dosen einiger Quecksilberdiuretica (4—8 mg Hg/kg) nimmt die Aktivität dieses Fermentes auch in Nierenhomogenaten um 20—50% ab, doch gilt das, wie aus der Tabelle 10 zu ersehen ist, nicht für Homogenate der Leber oder des Herzens. In diesen Organen kommt es erst zu einer gleichgroßen Fermenthemmung, wenn ihren Gewebsbreien in vitro so viel Quecksilber zugesetzt wird, daß die gleichen Konzentrationen wie im Nierenhomogenat erreicht werden (HANDLEY, 1949; HANDLEY u. LAVIK, 1950). Die Autoren schließen aus diesen Befunden, daß die Sonderstellung der Niere nur darin besteht, daß in ihr Quecksilberkonzentrationen er-

9*

reicht werden, die zur Fermenthemmung ausreichen. Dagegen bestreiten Fawaz
u. Fawaz (1951, 1954), daß diuretisch wirksame Dosen von Mersalyl (4 mg Hg/kg)
schon die Aktivität der Bernsteinsäuredehydrogenase hemmen und vermuten,

Tabelle 10. *Die Wirkung von 8 mg Hg/kg als Meralluride auf das
Bernsteinsäuredehydrogenase-System in verschiedenen Organen der
Ratte 1 Std nach i.v. Injektion. Mittelwerte aus je 15 Versuchen*

Gewebe	Q_{O_2} (Luft) Kontrolle	Meralluride	Hemmung in %
Niere	162	87	46
Leber	69	66	0
Herz	195	192	0

Nach Handley und Lavik (1950).

daß Quecksilber anders als über SH-Gruppen mit dem Protein reagiert und andere
Enzymsysteme betroffen sind. Auch Bahn u. Longley (1956) sahen erst nach
12 mg Hg/kg als Meralluride eine Bernsteinsäuredehydrogenasehemmung um
25—40%, die sie für einen rein toxischen Effekt halten.

In den Nierenschnitten von sublimatvergifteten Kaninchen sind Atmung und
Ammoniakbildung herabgesetzt (Steiger u. Strehler, 1946). In Rattennieren-
homogenaten findet sich eine Hemmung der Gesamtaktivität von Adenosin-
triphosphatasen, wenn den Tieren 24 Std vorher Meralluride, Mersalyl oder
Quecksilber-(II)-chlorid injiziert worden waren. 4 Std nach der Injektion war die
Aktivität aber selbst nach Mersalyldosen bis zu 50 mg/kg noch ganz unverändert
(Goth et al., 1950a, b). Da solche Dosen stets auch zu Tubuluszellnekrosen
führen, ist zu vermuten, daß die Fermenthemmung nach 24 Std nur eine Folge
des Zelltodes ist. Cohen (1953a) geht davon aus, daß thiolhaltige Enzyme, die
an der Synthese energiereicher Phosphate im Tricarbonsäurecyclus beteiligt sind,
durch Quecksilberdiuretica gehemmt werden. Die s.c. Injektion von toxischen
Mercaptomerindosen (26,7 mg Hg/kg) verminderten die metabolische Aktivität
isolierter Nierenmitochondrien, wobei der P/O-Quotient abnahm. Diuretische
Mercaptomerindosen zeigten diesen Effekt nicht. Durch i.v. Injektion von
10 mg/kg Mersalyl wurde aber in Nierenschnitten von Ratten schon die Aufnahme von Radiophosphor gehemmt (Cohen, 1953b), und weitere Versuche
ergaben eine verminderte Bildung von energiereichem Phosphat (Cohen et al.,
1954). Schließlich zeigte sich nach Inkubation der Nierenschnitte in malonat-
haltigen Medien auch noch ein verringerter Abbau von säurelabilem Phosphat,
der auch auf eine mersalylbedingte Hemmung der Adenosintriphosphatase
schließen läßt (de Groot et al., 1955). Dagegen konnten Greif u. Jacobs (1958)
bei Ratten auch nach sehr großen Chlormerodrininjektionen (bis zu 20 mg Hg/kg)
keine Abnahme der Fähigkeit isolierter Nierenmitochondrien zur oxydativen
Phosphorylierung nachweisen. Das gelang nur, wenn in vitro Konzentrationen
verwendet wurden, die in vivo nicht zu erreichen sind. Die Atmung von Ratten-
nierenrindenschnitten oder Herzmuskelstreifen ließ sich durch Meralluride ebenfalls nur in der außerordentlich großen Konzentration von $5,9 \cdot 10^{-3}$ mol hemmen.
Mercaptomerin wirkte gleich stark auf die Niere, aber wesentlich schwächer auf
das Herz (Ruskin et al., 1950a, b). Ein Ascorbinsäurezusatz verhinderte diesen
Effekt (Ruskin u. Ruskin, 1952). Auch die Aktivität des Coenzyms A nahm im
Nierengewebe erst nach i.v. Injektion toxischer Mersalyldosen geringfügig ab
(Leuschner et al., 1957). Nach Zusatz kleinerer Mersalylmengen zu Nieren-

mitochondrien, die in isotoner Rohrzuckerlösung suspendiert waren, schwollen diese an und verloren dabei Adenosintriphosphat in die Suspensionsflüssigkeit (LEUSCHNER, 1959). Dieser Vorgang wird als funktionelle Störung der Bindung von ATP angesehen, das dann für den Strukturstoffwechsel nicht mehr zur Verfügung stände und dessen Mangel dann die Ursache der beobachteten Mitochondrienschwellung wäre.

Nach neueren Ergebnissen hat der durch Natrium und Kalium stimulierte Anteil der ATPase-Aktivität engere Beziehungen zum aktiven Natriumtransport (SKOU, 1961, 1965). In der Niere findet sich eine Na und K abhängige ATPase in den Mikrosomenmembranen. Aldosteron aktiviert das Enzym, Calcium und Ouabain hemmen es (LANDON u. FORTE, 1964) ebenso wie Ethacrynsäure, deren diuretischer Effekt Ähnlichkeiten mit der Wirkung von Quecksilberdiuretica aufweist (DUGGAN u. NOLL, 1965). Die Na und K abhängige ATPase stimuliert die Glykolyse im Cytoplasma und kann so möglicherweise Energie für den aktiven Transport in den Membranen bereitstellen (JONES et al., 1963). TAYLOR (1963) untersuchte die Wirkung von Mersalyl, Chlormerodrin, Esidron, p-Chlormercuribenzoat und Quecksilber-(II)-chlorid in Konzentrationen zwischen 10^{-5} und 10^{-4} mol auf die ATPase-Aktivität in Kaninchennierenhomogenaten. Die organischen Verbindungen hemmten fast nur den Na und K abhängigen Anteil, Quecksilber-(II)-chlorid aber die gesamte ATPase-Aktivität. Allerdings hatte Mersalyl keine spezifische Wirkung auf die durch Natrium stimulierte Atmung von Nierenschnitten, wie sie vom Ouabain her bekannt ist und in Beziehung zum aktiven Natriumtransport gebracht wird.

LANDON u. NORRIS (1963) fanden, daß Meralluride und Mercaptomerin eine Na und K abhängige ATPase hemmt, die in der endoplasmatischen Reticulum-Fraktion von Rattennierenhomogenat vorkommt. JONES et al. (1965) versuchten eine celluläre Wirkung von Quecksilberdiuretica zu zeigen, die in vivo und in vitro mit dem diuretischen Effekt übereinstimmt. In vitro hemmten Meralluride, Mercaptomerin, p-Chlormercuribenzoat und p-Chlormercuriphenylsulfonat die Na und K abhängige ATPase in einer Rattennierenzellfraktion, die Membranen des endoplasmatischen Reticulums enthielt. Wurden diese 4 Substanzen aber in einer Dosis von 2—8 mg Hg/kg den Ratten injiziert, so hemmten nur Meralluride und Mercaptomerin dieses Enzym. Die Autoren sehen darin einen Befund, der geeignet ist, den Unterschied zwischen diuretisch wirksamen und unwirksamen Quecksilberverbindungen zu erklären. Dabei berücksichtigten sie jedoch nicht, daß p-Chlormercuribenzoat bei Ratten im Gegensatz zu Hunden diuretisch wirkt (MUSSINI, 1958; CLARKSON u. GREENWOOD, 1966).

Wichtige Befunde zum Problem der Beziehungen zwischen ATPase-Hemmung und diuretischer Quecksilberwirkung haben NECHAY et al. (1967) erhoben: In der Mikrosomenfraktion von Hundenierenhomogenaten hemmten die in vitro zugesetzten, nicht diuretisch wirksamen Substanzen p-Chlormercuribenzoat oder p-Chlormercuriphenylsulfonat die Na und K abhängige ATPase in der gleichen Konzentration wie Mercaptomerin oder Chlormerodrin. Ihre Wirkungen waren additiv. Beim Hund in vivo verhielten sich diese Substanzen jedoch entgegengesetzt, indem p-Chlormercuribenzoat den diuretischen Effekt von Mercaptomerin hemmte. Wurden Mercaptomerin oder p-Chlormercuribenzoat in Dosen von ca. 4 mg Hg/kg den Hunden injiziert, so fand sich keine Abnahme der ATPase-Aktivität in der Niere. Die erreichten Konzentrationen waren offenbar zu niedrig. Nur Chlormerodrin bewirkte eine leichte Aktivitätshemmung. Bis zur Lösung dieser Widersprüche halten es die Autoren nicht für berechtigt, die Na und K abhängige ATPase als einen Receptor für die diuretische Wirkung von Quecksilberverbindungen anzusehen.

Die Bindung von Kalium an Mitochondrien ist nach Scott u. Gamble (1961) stets von einer oxydativen Phosphorylierung begleitet. An isolierten Kaninchenlebermitochondrien konnten diese Autoren zeigen, daß Meralluride, Chlormerodrin und andere Quecksilberverbindungen die Abgabe von Kalium an die Inkubationsflüssigkeit steigern, wobei gleichzeitig die oxydative Phosphorylierung in den Mitochondrien abnimmt. An Kaninchennierenschnitten wurde die Aufnahme von Kalium schon durch viel niedrigere Meralluride- oder Quecksilber-(II)-chloridkonzentrationen herabgesetzt, als sie zur Hemmung der Atmung notwendig waren (Mudge, 1951).

Andere Quecksilberwirkungen betreffen besonders den Kohlenhydratstoffwechsel der Niere, wobei ebenfalls unklar ist, ob Zusammenhänge mit tubulären Resorptionsvorgängen bestehen. Anorganische Quecksilbersalze hemmen die Glykolyse in verschiedenen Organen (Jowett u. Brooks, 1928) und die Gluconeogenese in den Nieren eviscerierter Ratten (Reinecke et al., 1947). Invertase, die wahrscheinlich keine Sulfhydrylgruppen enthält, wird durch Quecksilber-(II)-chlorid in vitro in Konzentrationen von $7,4 \cdot 10^{-9}$ mol gehemmt. Auch Mercaptomerin und Mercurophyllin wirken in nur wenig höheren Konzentrationen (Gemmill u. Bowman, 1950). Toxische Dosen von Mersalyl (einmalig 20 mg Hg/kg oder mehrmals 10 mg Hg/kg) führen bei Ratten nach 7 Std zu einer Konzentrationserhöhung des freien und gebundenen Glykogens in der Niere (Dzurik, Brixova u. Kolesar, 1961). Auch der Gehalt an α-Ketoglutarsäure, Brenztraubensäure und Milchsäure nimmt zu (Dzurik, Krajci-Lazary u. Hostynova, 1962). Als Folge einer Hemmung des Kohlenhydratstoffwechsels in der Niere soll dann angeblich eine Hypoglykämie sowie eine Abnahme des Leberglykogens und der Milchsäure in verschiedenen Organen auftreten (Dzurik et al., 1963). Während die Aktivitätshemmung des Citronensäurecyclus in der Niere letztlich doch als toxischer Effekt angesehen wird, halten die Autoren eine beobachtete Erhöhung der Membranpermeabilität der proximalen Tubuluszellen, ähnlich wie Kleinzeller u. Cort (1957), für die entscheidende Ursache der diuretischen Wirkung von Quecksilberdiuretica (Dzurik u. Krajci-Lazary, 1962). (Näheres über diese Hypothese s. Abschnitt X, 3).

Enzymaktivitäten, die durch Quecksilberverbindungen gehemmt sind, lassen sich in vitro durch Mono- oder Dithiole wieder herstellen (Barron u. Kalnitsky, 1947; Singer u. Barron, 1945). Das molare Verhältnis des physiologischerweise besonders wichtigen Glutathions zum Inhibitor muß dabei etwa 10:1 betragen. In vivo kann aber eine quecksilberbedingte Diurese nicht durch Monothiole, sondern nur durch Dimercaprol verhindert oder unterbrochen werden (Handley u. La Forge, 1947; Earle u. Berliner, 1947; Sussman u. Schack, 1947; Farah u. Maresh, 1948; Duggan u. Pitts, 1949; Berliner et al., 1951; Short, 1952; Farah u. Koda, 1955; Brunner, 1959b). Dabei ist nach Handley u. La Forge (1947) bei Hunden pro Mol Mersalyl ein halbes Mol Dimercaprol notwendig. Short (1952) sah bei Ratten dagegen erst dann eine vollständige Diuresehemmung, wenn 10mal größere Dosen dieses Dithiols gegeben wurden. Er schließt daraus auf eine besonders große Affinität der Nierenproteine zu Quecksilberdiuretica, die nur durch einen Überschuß von Dimercaprol zu überwinden ist. Farah u. Maresh (1948) stellten fest, daß Monothiole trotz ihrer Unwirksamkeit bei der Diurese die Herztoxicität von Quecksilberverbindungen herabsetzen. Aus Cystein und Quecksilber-(II)-chlorid entsteht in vitro eine weniger giftige, aber noch stark diuretisch wirkende Verbindung (Levy et al., 1958).

Die Unterschiede zwischen den Wirkungen von Mono- und Dithiolen in der Niere könnten darauf beruhen, daß die Nierenenzyme im Gegensatz zu den Enzymen der übrigen Organe eine größere Affinität für Quecksilber als Monothiole haben. Auch die gegenüber anderen Organen viel höhere Quecksilberkonzentration in den Tubuluszellen könnte eine Rolle spielen. Schließlich kämen aber auch rein pharmakodynamische Ursachen, wie ein unterschiedliches Eindringvermögen der verschiedenen Thiole in das Zellinnere, in Frage. An sich scheint die Wirkung von Quecksilberdiuretica nämlich sehr empfindlich gegen eine Inaktivierung durch Thiole zu sein, denn sie geht verloren, wenn im Plasma 40 mg-% Thiosulfationen vorhanden sind. Das Redoxsystem Thiosulfat-Tetrathionat kann als ein SH—SS-System angesehen werden, das die Nierenenzymaktivität schon wieder herstellt (MUDGE et al., 1950).

Keinesfalls läßt sich aus der Hemmung einer quecksilberbedingten Diurese durch Dimercaprol schließen, daß Quecksilberdiuretica auch durch eine Hemmung von Sulfhydrylenzymsystemen diuretisch wirken. Der Befund beweist lediglich, daß Dimercaprol die Bindungsstellen der Quecksilberverbindungen in der Zelle erreicht und seine Affinität für Quecksilber größer ist. Die dadurch erfolgende Mobilisierung, Neuverteilung und Ausscheidung des Quecksilbers ist im Abschnitt IV, 6 besprochen worden. Trotz der intensiven Bearbeitung dieser biochemischen Probleme lassen sich spezifische enzymatische Grundlagen für die diuretische Wirkung der Quecksilberdiuretica bisher also nicht angeben.

2. Diuretische Wirkung durch Quecksilberionen oder durch organisch fest gebundenes Quecksilber — Beziehungen zwischen Struktur und Wirkung

In der Regel wirken anorganische, relativ leicht dissoziierende Quecksilberverbindungen schon in sehr niedrigen Dosen diuretisch. Bezogen auf den Quecksilbergehalt sind Quecksilber-(II)-chlorid, -cyanid, -oxycyanid und kolloidales Quecksilber stärker wirksam als die Mehrzahl der organischen Quecksilberdiuretica (BLUM u. SCHWAB, 1922; MELVILLE u. STEHLE, 1928; FOURNEAU u. MELVILLE, 1931b; SOLLMANN et al., 1936; RAY u. BURCH, 1949). Es kann daraus aber nicht geschlossen werden, daß Quecksilberionen als solche das wirksame Agens darstellen, denn Chlormerodrin und Meralluride wirken pro Mol Quecksilber stärker als Quecksilber-(II)-chlorid (FRIEDMAN, 1957; KESSLER et al., 1957a, b). Die niedrigste Schwellendosis für eine diuretische Wirkung hat die Quecksilbercysteinverbindung, die entsteht, wenn gelöstes Quecksilber-(II)-chlorid mit einem 10fachen Überschuß von Cystein zusammengebracht wird (LEVY et al., 1958).

Folgende Beobachtungen sollen gegen die Wirkung von Quecksilberionen sprechen: Die Hemmwirkung organischer Quecksilberdiuretica auf Sulfhydrylfermentsysteme bleibt in Nierenhomogenaten auch nach 24stündiger Inkubationszeit völlig konstant, woraus geschlossen wird, daß die Verbindungen in diesem Milieu stabil sind und keine Quecksilberionen abgeben (LEUSCHNER, 1956). Aufgrund von Untersuchungen über die Wirkung von Mersalyl und Quecksilber-(II)-chlorid auf die Anionendurchlässigkeit von Erythrocytenmembranen nehmen auch FORTH et al. (1962) an, daß Mersalyl als intaktes Molekül wirkt. Polarographische und chromatographische Untersuchungen haben gezeigt, daß nach der Injektion von Mersalyl so gut wie alles Quecksilber organisch gebunden als Mersalyl oder Mersalyl-Cysteinkomplex im Harn erscheint (WEINER u. MÜLLER, 1955; LEUSCHNER, 1957/58). Auch Chlormerodrin wurde bei Hunden nur in Kombination mit Cystein oder Acetylcystein ausgeschieden, ohne daß freie Quecksilberionen oder Quecksilbercystein nachweisbar waren (MÜLLER u. WEINER, 1956). Wenn wirklich nur die nach der Spaltung der Quecksilber-Kohlenstoffbindung freigewordenen Quecksilberionen diuretisch wirken würden, dann könnte es sich nur um eine sehr kleine Fraktion, weniger als 1% der Gesamtmenge, handeln (WEINER et al., 1962). Diese zunächst wenig wahrscheinlich anmutende Annahme läßt sich in der Tat nicht ausschließen. Vergleicht man nämlich die Größe der Quecksilberausscheidung im Harn nach Gabe von kolloidalem Quecksilber oder Quecksilbersulfid mit der nach Gabe von Mersalyl oder Merbaphen, so ist für die Entstehung eines gleichgroßen diuretischen Effektes etwa 1500mal weniger „ionisierbares" als „organisches" Quecksilber notwendig (Sollmann et al., 1930). Auch Versuche von Weiner et al. (1959) über die unterschiedliche Ausscheidung von Chlormerodrin und Mersalyl nach Gabe von Dimercaprol sprechen dafür, daß stets nur eine sehr kleine Fraktion des zugeführten Quecksilbers wirksam ist.

Zwischen der diuretischen Wirksamkeit von Quecksilberverbindungen und ihrer Ausscheidung mit dem Harn bestehen keine festen Beziehungen (s. auch Abschnitt V, 2). Auch eine Abhängigkeit der Diurese von der Quecksilberakkumulation in der Niere konnten Kessler et al. (1957b) bei der Untersuchung von Quecksilber-(II)-chlorid und 12 organischen Quecksilberverbindungen nicht nachweisen. Gewissermaßen per exclusionem kommen diese Autoren daher zu dem Schluß, daß die diuretische Wirkung von einer bestimmten sterischen Konfiguration abhängt. Ihren Vorstellungen nach müssen diuretische Quecksilberverbindungen a) eine Kette von nicht weniger als 3 Kohlenstoffatomen, b) ein Quecksilberatom an einem terminalen Kohlenstoffatom und c) eine hydrophile Gruppe, die nicht weniger als 3 Kohlenstoffatome vom Quecksilber entfernt ist, enthalten. Auch Quecksilber-(II)-chlorid, das stets als Cysteinverbindung ausgeschieden wird, entspräche noch diesen Forderungen, sofern ein Kohlenstoffatom durch Schwefel ersetzt werden dürfte:

$$+\text{Hg}-\text{S}-\overset{\overset{\textstyle\text{H}}{|}}{\underset{\underset{\textstyle\text{H}}{|}}{\text{C}}}-\overset{\overset{\textstyle\text{NH}_2}{|}}{\underset{\underset{\textstyle\text{H}}{|}}{\text{C}}}-\overset{\overset{\textstyle\text{O}}{\|}}{\text{C}}-\text{OH}$$

Die Autoren sind sich bewußt, daß es viele Ausnahmen von dieser Regel gibt. Schon Merbaphen gehört dazu. Andere Beispiele sind das Nitromersol (= 3-Hydroxymercuri-4-nitro-o-cresol) (Crittenden, 1932), ferner 16 von Weiner et al. (1962) untersuchte organische Quecksilberverbindungen und eine ganze Anzahl von mercurierten 1,6,8-Triacabicyclo-(4.3.0)-nonan-7,7-dionen (McKeon, 1963).

Daher haben Mudge u. Weiner (1958) versucht, auf andere Weise diuretisch wirksame von unwirksamen Verbindungen zu unterscheiden und dabei die Bedeutung des Quecksilberions wieder in den Vordergrund gerückt. Sie nehmen an, daß nur Quecksilberionen, die aus säurelabilen Verbindungen durch Aufbrechen der Quecksilber-Kohlenstoffbindung in der Tubuluszelle entstehen, diuretisch wirken. Diese Hypothese bietet zugleich die Möglichkeit, die Abhängigkeit der Diuresewirkung von den Änderungen des Säure-Basengleichgewichtes zu erklären. Entscheidend ist nach Meinung dieser Autoren eine erhöhte Acidität in einem kritischen Bezirk der Tubuluszelle, durch die es zur Abspaltung diuretisch aktiver Quecksilberionen aus der organischen Bindung kommt. Eine Stütze findet diese Ansicht durch die in der Abb. 13 wiedergegebenen Befunde, die zeigen, daß die diuretische Wirkung von leicht ionisierbarem Quecksilber durch eine metabolische Alkalose kaum beeinträchtigt wird, während vergleichbare Dosen von Meralluride mit der im alkalischen Milieu stabilen Quecksilberkohlenstoffbindung dann völlig wirkungslos werden (Levy et al., 1957; 1958; Mudge u. Weiner, 1958). Weiter konnten Farah u. Kruse (1960) zeigen, daß Mersalyl, Meralluride und Mercaptomerin die Zahl der proteingebundenen Sulfhydrylgruppen in den Tubuluszellen während einer Acidose stärker herabsetzten als während einer Alkalose, wogegen die Wirkung stabiler, diuretisch unwirksamer organischer Quecksilberverbindungen unabhängig von Änderungen des Säure-Basen-Gleichgewichtes war.

Auf die schnelle Abgabe von Quecksilberionen im sauren Milieu war schon Möller (1930d) bei seinen Versuchen mit Mersalyl aufmerksam geworden.

CLARKSON et al. (1965) untersuchten die Frage, ob Quecksilberdiuretica im Nierengewebe Hg-Ionen abgeben, mit einer Methode, die im Prinzip darauf beruht, daß die Diffusions- und Austauschgeschwindigkeit von markiertem Quecksilber aus Nierenhomogenaten von der Art der chemischen Bindung abhängt. Bei einem Vergleich der Halbwertszeiten für den Austausch von ^{203}Hg aus Nierenhomogenaten von Ratten, Kaninchen oder Hühnern, die Chlormerodrin oder Quecksilbercystein erhalten hatten, zeigte sich, daß einen Tag nach der Injektion stets der

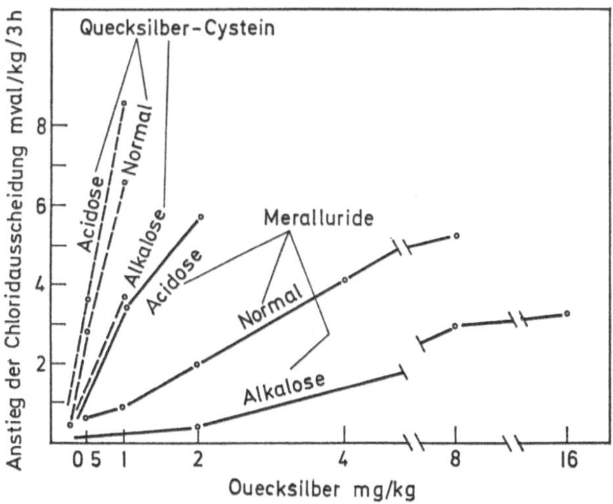

Abb. 13. Dosis-Wirkungskurven eines organischen Quecksilberdiuretikums (Meralluride) und einer ionisierten Quecksilberverbindung (Quecksilber-Cystein-Verbindung) bei normalen, acidotischen und alkalotischen Hunden. Nach MUDGE u. WEINER (1958)

größte Teil des Quecksilbers in ionisierter Form vorlag. Überraschenderweise gibt diese Methode auch eine Erklärung dafür, daß das bei Hunden unwirksame p-Chlormercuribenzoat bei Ratten diuretisch wirkt. Nach CLARKSON u. GREENWOOD (1966) wird p-Chlormercuribenzoat in der Rattenniere schnell abgebaut. Nach 15 min liegt das Quecksilber fast vollständig in ionisierter Form vor. Die Diurese setzt bei einer Quecksilberkonzentration ein, die ebenso groß ist wie nach Gabe von Chlormerodrin, nämlich ca. 35 μg Hg^{++}/g Niere. WEINER et al. (1962) prüften in vitro 32 verschiedene organische Quecksilberverbindungen auf „Säurelabilität", d.h. auf das Freiwerden von Quecksilberionen nach 180 min langer Inkubation in einem Puffergemisch mit einem pH von 4 bei 37 °C. Alle diuretisch wirksamen Verbindungen waren säurelabil. Alle säurestabilen Verbindungen wirkten nicht diuretisch. Aber auch 3 Verbindungen waren säurelabil, ohne diuretisch zu wirken. Diese wurden nur in Spuren ausgeschieden, weshalb die Autoren eine besondere Verteilung oder Bindung in der Tubuluszelle, die zu diesen Unterschieden innerhalb der säurelabilen Gruppe führen könnten, für möglich halten.

Für eine besondere Verteilung in der Nierenzelle, die manche Quecksilberverbindungen daran hindert, den entscheidenden Wirkungsort für eine Diuresesteigerung zu erreichen, gibt es einige Hinweise. Bei Hunden nicht diuretisch wirksame Quecksilberverbindungen wie p-Chlormercuribenzoat können den diuretischen Effekt eines Quecksilberdiureticums verhindern oder aufheben (MILLER u. FARAH, 1960, 1961; LEVITT et al., 1966). Das nach Ansicht dieser Autoren diuretisch wirkende Quecksilberion wird durch das p-Chlormercuribenzoat von seinen Rezeptoren verdrängt, wie Versuche mit ^{203}Hg-markierten Verbindungen gezeigt haben (MILLER u. FARAH, 1962b). Dagegen wird eine quecksilberbedingte Diurese durch sehr große

Dosen von ebenfalls säurestabilem Methyl- oder Äthylquecksilberchlorid nicht beeinflußt (Miller u. Farah, 1962a). Dieser Unterschied läßt sich durch die Annahme erklären, daß diese, übrigens auch auffallend langsam ausgeschiedenen Substanzen, den richtigen Angriffsort in der Niere gar nicht erreichen und deshalb auch keinen Einfluß auf die Diurese nehmen können.

Über die endgültige Bindung an Receptoren bestehen unterschiedliche Vorstellungen, je nachdem, ob davon ausgegangen wird, daß die intakte organische Verbindung oder abgespaltene Quecksilberionen wirken. Kessler et al. (1957b) nehmen ein „Schloß und Schlüsselsystem" folgender Art an:

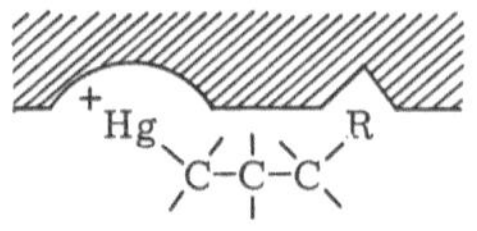

Hierbei wäre die freie Valenz des Quecksilbers mit einer Sulfhydrylgruppe verbunden, während eine zweite Anheftung des Moleküls durch die hydrophile Gruppe R erfolgte. Für ein an Ort und Stelle abgespaltenes Quecksilberion postulieren Levy et al. (1958) ebenfalls eine Bindung an 2 verschiedene Receptoren. Einer davon wäre stets eine Sulfhydrylgruppe, der 2. könnte eine nahegelegene Carboxyl- oder Aminogruppe sein:

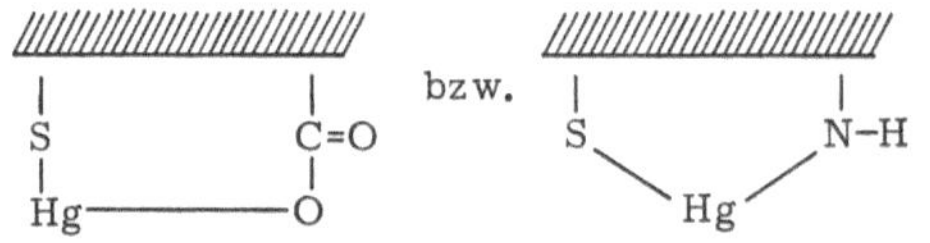

Ebenfalls auf dieser Basis erklären Miller u. Farah (1962b) die hemmende Wirkung von p-Chlormercuribenzoat während einer quecksilberbedingten Diurese:

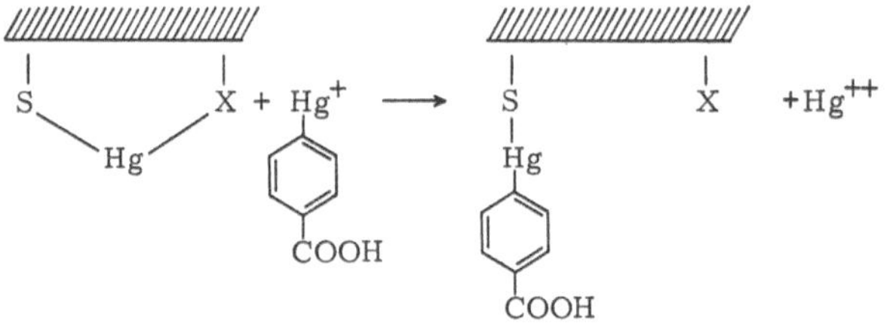

Die Hypothese von Kessler et al. (1957b), daß eine bestimmte Struktur zur Auslösung diuretischer Effekte notwendig ist, erfordert die Anerkennung zahlreicher Ausnahmen und ist in der vorliegenden Form zu eng gefaßt. Die Hypothese von Weiner et al. (1962), wonach eine diuretische Wirkung von der Säurelabilität und dem Freiwerden von Quecksilberionen abhängt, ist ebenfalls nicht ausnahmslos gültig. Eine Kompromißlösung, die den meisten vorliegenden Befunden gerecht wird, stellt eine dritte von Heller u. Ginsburg (1961) erwogene Hypothese dar: Eine geeignete organische Struktur wäre notwendig, um die Quecksilberverbindung in der Tubuluszelle bis an den richtigen Wirkungsort gelangen zu lassen. Erst dort erfolgte dann eine pH-abhängige Abspaltung von relativ wenigen Quecksilberionen, die die Hemmung der Elektrolytresorption bewirken.

3. Art der tubulären Resorptionshemmung durch Quecksilberdiuretica

Auf welche Weise Quecksilberdiuretica die tubuläre Resorption von Elektrolyten herabsetzen, ist ein noch ungeklärtes Problem. Zur Diskussion stehen im wesentlichen 3 ganz verschiedene Mechanismen, die alle zu einer vermehrten

Elektrolyt- und Wasserausscheidung führen würden: a) eine Hemmung der Chloridresorption durch eine verminderte Anionenpermeabilität, b) eine Hemmung des aktiven Natriumtransports oder c) eine Steigerung der passiven Rückdiffusion von Elektrolyten aus der peritubulären Flüssigkeit in das Tubuluslumen durch eine erhöhte Ionendurchlässigkeit der Tubuluswand.

Die im Abschnitt VIII, 2a besprochene überschießende Chloridausscheidung im Harn ist immer wieder als ein Hinweis dafür betrachtet worden, daß Quecksilberdiuretica primär die tubuläre Resorption dieses Anions hemmen (SCHWARTZ u. WALLACE, 1951; AXELROD u. PITTS, 1952a). Selbst bei Hunden, die durch große Natriumnitratinfusionen eine Plasmanitratkonzentration von mehr als 40 mval/l hatten, riefen Quecksilberdiuretica einen großen Anstieg der Natrium- und Chloridausscheidung hervor, ohne gleichzeitig die Nitratexkretion zu erhöhen. RICE, FRIEDEN u. SMITH (1953) nehmen aufgrund dieser Befunde an, daß primär nicht die Natrium-, sondern die Chloridresorption gehemmt wird, da sonst mehr Nitrationen das Natrium hätten begleiten müssen. Dagegen tritt BRUNNER (1959a) wegen des ganz anderen Ionenmusters im Harn durstender und hungernder Ratten für eine primäre Hemmung der Kationenresorption ein. Bei solchen Tieren führten nämlich 3—5 mg Hg/kg als Chlormerodrin oder Mersalyl zu einer vermehrten Natrium- und Kaliumausscheidung, die nicht von einer Mehrausscheidung von Chlorid, sondern von Phosphat, Sulfat und organischen Säureresten begleitet war. Selbst wenn auf dem Höhepunkt der Diurese intravenöse Kochsalzlösung verabreicht wurde, erschien nicht einmal halb so viel Chlorid wie Natrium und Kalium im Harn (BRUNNER, 1959b).

Aus dem Ionenmuster des Harnes kann jedoch nicht direkt auf die Wirkungsweise eines Diureticums geschlossen werden. BERLINER (1958) hat darauf hingewiesen, daß eine die Natriumausscheidung übertreffende Chloridexkretion keinen Beweis für eine primäre Wirkung an diesem Anion darstellt. Wenn nämlich durch Hemmung der Natriumresorption mehr Natrium in die weiter distalen Abschnitte des Nephrons gelangt, wird dort seine Resorption im Austausch gegen Kalium- und Wasserstoffionen gesteigert. An diesem Austauschprozeß ist das Chloridion nicht beteiligt, so daß es schließlich in größerer Konzentration im Endharn erscheint als Natrium.

Hinweise für eine Hemmung der Anionenpermeabilität durch Quecksilberdiuretica finden sich aber an einigen anderen Organsystemen. In Konzentrationen von $2 \cdot 10^{-5}$ mol hemmt Mersalyl die Permeabilität der Erythrocytenmembran für $^{35}SO_4$-Ionen um 25%, ohne den aktiven Natriumtransport einzuschränken (FORTH et al., 1962). Am isolierten Rattendarm kommt es durch das gleiche Diureticum neben einer Hemmung der Wasserresorption auch zu einer Verminderung der Chloridkonzentration in der resorbierten Flüssigkeit, wobei der Cl/Na-Quotient gegenüber Kontrollversuchen deutlich abfällt (RUMMEL u. STUPP, 1962; 1964). Durch Mersalyl wird der Chloridionendurchtritt also stärker gehemmt als der von Natriumionen, während Inhibitoren, die unmittelbar auf die Natriumpumpe wirken, dazu führen, daß der Cl/Na-Quotient gleich bleibt oder sich dem Wert 1 nähert. RUMMEL (1965) nimmt daher an, daß die Mersalylwirkung im Darm in einer indirekten Hemmung der Natriumresorption durch Verminderung der Anionenpermeabilität besteht.

Dieser Befund läßt sich aber nicht einfach auf alle anderen Organe übertragen, wie aus Messungen von elektrischen Potentialen und Ionenfluxen an der Krötenblase, in den Tubuli der Niere oder an der Froschhaut hervorgeht. An der isolierten Krötenblase führt Chlormerodrin in einer Konzentration von $1,25—1,5 \cdot 10^{-4}$ mol zu einer Verminderung des aktiven Natriumtransportes und des transcellulären Potentials. Die Permeabilität der Blasenwand für Chlorid bleibt zunächst unverändert und nimmt nach 30 min sogar zu (Jamison, 1961). Potentialmessungen an Einzelnephren vom Necturus haben ergeben, daß das Zellinnere einer proximalen Tubuluszelle 72 mV negativ gegenüber der peritubulären Flüssigkeit und 52 mV negativ gegenüber dem Tubuluslumen ist. Es existiert also normalerweise ein transtubuläres Potential von 20 mV, wobei das Tubuluslumen negativ geladen ist. Entlang diesem elektrischen Gradienten, der wahrscheinlich durch die aktive Natriumresorption geschaffen und aufrecht erhalten wird, bewegen sich dann passiv die Chloridionen aus dem Lumen in die peritubuläre Flüssigkeit (Giebisch, 1958). Wenn Quecksilberdiuretica die Chloriddurchlässigkeit erschweren würden, ohne die Leistung der aktiven Natriumpumpe zu vermindern, so müßte das transtubuläre Potential zunehmen: Chloridpermeabilität und Potentialdifferenz müßten sich dann umgekehrt proportional verhalten. Tatsächlich setzt aber Chlormerodrin das transcelluläre Potential dosisabhängig herab, wie aus der Abb. 14 zu erkennen ist. Das transtubuläre Potential wird bei höheren Quecksilberkonzentrationen in der Niere soweit erniedrigt, daß die intratubuläre Negativität gegenüber der Außenseite nur noch ca. 6 mV beträgt (Giebisch, 1958, 1960; Pitts, 1962). Dieser Potentialverlust ist entweder durch eine Hemmung der aktiven Natriumresorption oder durch eine erhöhte passive Rückdiffusion von Natrium zu erklären.

Eine Hemmung des aktiven Natriumtransportes durch Mersalyl in Konzentrationen von $1 \cdot 10^{-5}$ mol an aufwärts läßt sich an der isolierten Froschhaut zeigen (Huf et al., 1957). Wird auf die Innenseite der Froschhaut eine Mersalyllösung gebracht, so nimmt der Kurzschlußstrom ab und der Influx von Natrium geht zurück (Baba et al., 1966). Da die Atmung dabei nicht abnimmt, dürfte es sich um eine spezifische Hemmung der Natriumpumpe und

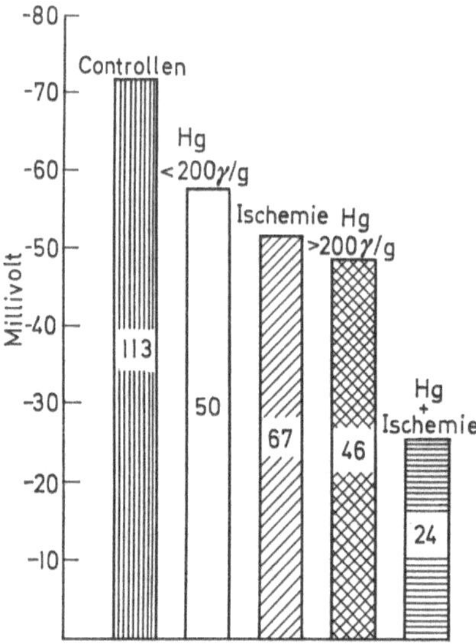

Abb. 14. Die depolarisierende Wirkung von Chlormerodrin und/oder Ischämie auf das transcelluläre Potential von Tubuluszellen der nicht perfundierten Niere von Necturus. Das normale Membranpotential von −72mV wird durch Chlormerodrin (2—10 mg Hg/kg s. c.) dosisabhängig herabgesetzt. Die Zahlen in den Säulen bedeuten die Anzahl der Beobachtungen. Nach Giebisch (1960)

nicht um einen allgemein toxischen Effekt handeln (Linderholm, 1952, 1954). Dagegen hat Mersalyl auf die Permeabilität der Froschhaut für schweres Wasser und verschiedene Ionen keinen Einfluß (Garby u. Linderholm, 1953). Nach Lodin et al. (1963) wird das spontane Potential einer Froschhaut herabgesetzt, wenn die quecksilberhaltige Lösung an ihre Außenseite gebracht wird, während ein Kontakt mit der Innenseite ohne Wirkung bleibt.

Andere Beobachtungen stellen mehr eine Hemmung des aktiven (mit Natrium gekoppelten) Kaliumtransportes in den Mittelpunkt. Parenteral gegebene therapeutische Dosen von Quecksilberdiuretica haben beim Menschen noch keinen Effekt auf den Kalium- und Natriumtransport in Erythrocyten (Calesnick u. Milligan, 1962a). Quecksilberionen in größeren Konzentrationen werden aber von menschlichen Erythrocyten schnell gebunden und rufen schon nach wenigen Minuten einen Kaliumverlust dieser Zellen hervor (Weed, 1961). In kaliumarm gemachten Kaninchennierenschnitten hemmen Meralluride und Quecksilber-(II)-chlorid eine spätere Kaliumakkumulation um 20% gegenüber Kontrollschnitten, und zwar schon in Konzentrationen, die noch keinen Einfluß auf die Atmung haben (Mudge, 1951). In vivo beobachteten Aikawa u. Pilliod (1959) nach i.v. Injektion von 0,5—2,0 mg/kg Mercaptomerin bei Kaninchen eine Abnahme der Kaliumkonzentration in der Niere bei gleichzeitigen Anstiegen der Natriumkonzentration und des Wassergehaltes.

Rattennierenschnitte schwellen in Gegenwart von Mercaptomerin in Konzentrationen von $0,9—10 \cdot 10^{-4}$ mol unter Aufnahme von Wasser an (Robinson, 1954; 1956). Das war auch in Medien der Fall, die Cholinchlorid, Natriumsulfat oder Cholinsulfat an Stelle von Natriumchlorid enthielten. Robinson (1956) geht davon aus, daß Cholin und/oder Sulfat nicht in die Zellen eindringen können und erklärt die beobachtete Schwellung daher durch die Wirkung von Mercaptomerin auf einen postulierten aktiven Wassertransport und nicht durch die Hemmung spezifischer Ionentransportprozesse. Kurz darauf wiesen aber Maizels u. Remington (1958a) nach, daß Cholin und/oder Sulfat doch in die Nierenzellen hineingelangen. Die Schwellung der Nierenschnitte durch Mercaptomerin geht mit einer absoluten Zunahme von Elektrolyten einher und macht daher die Annahme einer besonderen Wasserpumpe überflüssig. Werden Nierenschnitte in einem Medium von Lithiumchlorid inkubiert, so tritt stets eine Schwellung ein, unabhängig davon, ob Mercaptomerin zugesetzt worden war oder nicht. Unter der Voraussetzung einer rein passiv erfolgenden Lithiumbewegung ziehen Maizels u. Remington (1958b) den Schluß, daß Mercaptomerin den aktiven Natriumtransport hemmt und keinen Einfluß auf passive Ionenbewegungen hat.

Die dritte Möglichkeit einer Resorptionshemmung durch Quecksilberdiuretica, nämlich die passive Rückdiffusion von Elektrolyten durch Erhöhung der Tubuluspermeabilität, wird von Kleinzeller u. Cort (1957) angenommen. Aufgrund ihrer Untersuchungen über die Wirkungen von Quecksilber-(II)-chlorid, Esidron, Mercurophyllin und p-Chlormercuribenzoat in Konzentrationen von $5 \cdot 10^{-4}$ bis $1,45 \cdot 10^{-3}$ mol auf den Transport von Natrium, Kalium, Chlorid und Wasser in Kaninchennierenschnitten vertreten sie die Ansicht, daß die genannten Quecksilberverbindungen die passiven Bewegungen von Natrium und Chlorid in die Zellen hinein erhöhen, den aktiven Natriumtransport aus den Zellen heraus aber nicht verändern. Durch Vorbehandlung mit Quecksilber-(II)-chlorid (0,6 mmol/l) wird auch der Austausch von ^{22}Natrium und von Harnstoff-^{14}C in Nierenschnitten gegenüber Kontrollversuchen um 20% bzw. 10% erhöht (Kleinzeller u. Cort, 1961). Allerdings waren ähnliche Effekte auch mit organischen Quecksilberverbindungen vom Typ —Hg—C— und —Hg—N—, nicht aber mit solchen vom Typ —Hg—S— zu erzielen, wobei es keine Rolle spielte, ob diese Verbindungen in vivo diuretisch wirken oder nicht. Als Hinweis für eine Steigerung der Zellpermeabilität werten Kleinzeller u. Janácek (1962) auch den Befund, daß Quecksilberionen oder Meralluride zu einem Verlust von Gewebseiweiß aus Nierenschnitten führen. Dzurik u. Krajci-Lazary (1961; 1962) schließen sich dieser Hypothese einer Erhöhung der passiven Rückdiffusion durch Quecksilberdiuretica an. Sie injizierten Ratten Mersalyl in Dosen zwischen 4 und 20 mg Hg/kg und beobachteten einen erhöhten Natrium- und Wassergehalt der Nierenzellen. Gleichzeitig nahm der Calciumgehalt der Nieren ab, so daß Veränderungen der Zellpermeabilität durch Verdrängung des Membrancalciums diskutiert werden.

Sicher ist, daß Quecksilberdiuretica die Austauschdiffusion von Natrium durch die Wand des proximalen Tubulus erhöhen. Wenn bei Hunden ^{22}Natrium in eine Nierenarterie infundiert wird, so erweisen sich die proximalen Tubuluswände im Gegensatz zu den distalen Tubulusabschnitten als sehr permeabel für Natrium. ^{22}Natrium diffundiert schon normalerweise in beträchtlichem Ausmaß von der peritubulären Seite in das Tubuluslumen hinein. 3 mg Hg/kg als Meralluride setzen nun die Netto-Resorption von Natrium herab und steigern gleichzeitig den Natriumflux in Richtung auf das Tubuluslumen um das 1,5—3fache (Bisno et al., 1960; White et al., 1961). Die Autoren vermuten, daß dieser erhöhte Natriumflux Ausdruck einer passiven Rückdiffusion durch ein „Leck" in der Tubuluswand ist und dieser Vorgang zu der gesteigerten Natriumausscheidung führt.

Mit dieser Versuchsanordnung kann jedoch nicht zwischen einer einfachen Austauschdiffusion ohne Nettoeffekt und einer echten Rückdiffusion, die zu einer Abnahme der aus den Tubuli resorbierten Natriummenge führt, unterschieden werden. Auch die erwähnten Beobachtungen über Elektrolyt- und Wasserverschiebungen in isolierten Nierenschnitten geben keine überzeugenden Hinweise für eine diuretische Quecksilberwirkung durch Permeabilitätserhöhung der Tubuluswände. Gegen eine Permeabilitätserhöhung und für eine Wirkung durch Hemmung der aktiven Natriumresorption spricht schließlich der Befund, daß die engen Beziehungen zwischen Sauerstoffverbrauch und Natriumresorption auch nach Gabe von Quecksilberdiuretica voll erhalten bleiben. Nicht diuretisch wirkendes p-Chlormercuribenzoat, das wie Quecksilberdiuretica an Sulfhydrylgruppen gebunden wird, vermindert dagegen weder die Natriumresorption noch den Sauerstoffverbrauch (Kessler et al., 1965). Kessler (1966) sowie Kaufmann et al. (1967) untersuchten in diesem Zusammenhang ferner noch den Nucleotid-Stoffwechsel in der Niere und glauben Hinweise erhalten zu haben, daß die Energie für den Natriumtransport nicht über ATP, sondern durch einen direkten Elektronentransport vermittelt wird. Ob diese Vermutung nun bestätigt wird oder nicht, in jedem Fall steht die Mehrzahl der an Tieren erhobenen Befunde in Übereinstimmung mit der Annahme, daß Quecksilberdiuretica durch eine Hemmung des aktiven Natriumtransportes wirken.

XI. Wirkungen auf andere Organsysteme

1. Herz und Kreislauf

Quecksilberverbindungen wirken auf das Herz negativ inotrop und rufen bei höheren Konzentrationen irreversible Schäden hervor, auf die bei der Besprechung der akut toxischen Wirkungen von Quecksilberdiuretica bei Menschen und Versuchstieren im Abschnitt XII, 1 eingegangen wird.

Am isolierten, perfundierten Schildkrötenherzen führen Quecksilber-(II)-chlorid und organische Quecksilbersalze schon in Konzentrationen zwischen $1 \cdot 10^{-7}$ und $1 \cdot 10^{-5}$ (w/v) zu einem „Delirium cordis" mit Herzblock, Irregularitäten und Herzstillstand (Salant, 1922; Salant u. Kleitman, 1922; Johnson, 1941). Am isolierten Froschherzen vermindert Mersalyl die Herzarbeit in Konzentrationen von $2 \cdot 10^{-6}$ (w/v) (Möller, 1932). Am isolierten Meerschweinchenvorhof kommt es nach Mersalyl in Konzentrationen von $0,4-2 \cdot 10^{-4}$ mol zu einer Abnahme der Herzfrequenz und Kontraktilität, verstärkter Depolarisation und schließlich zur Asystolie, die meist eher im linken als im rechten Vorhof auftritt (Stein et al., 1960). Am isolierten durchströmten Kaninchenherzen bewirkt Meralluride eine Leitungsverzögerung im A-V-Knoten und in den Ventrikeln. Bei Dosen von 75 mg Hg/kg Herzgewicht tritt schnell der Herzstillstand ein (Ruskin u. Johnson, 1949b). Die akut toxischen Herzwirkungen der therapeutisch verwendeten Quecksilberdiuretica hängen wesentlich von der Art des X-Substituenten an der Mercuripropylkette ab (s. Abschnitt II, 1). Mercaptomerin ruft in isolierten Kaninchenherzen erst Überleitungsstörungen in Konzentrationen hervor, die 20—200mal größer als bei Meralluride-Theophyllin und 50—1000mal größer als bei Mersalyl-Theophyllin oder Mercurophyllin-Theophyllin sind (Ruskin u. Johnson, 1949a; Ruskin, Johnson u. Roddy, 1949; Lehman et al., 1950).

In kleinen Dosen können Quecksilberdiuretica gelegentlich Blutdrucksteigerungen hervorbringen (JACKSON, 1926). Die herzschädigende Wirkung größerer Dosen führt aber bei Versuchstieren eher zu einer Blutdrucksenkung, obwohl Mersalyl am isolierten Kaninchenohr in einer Konzentration von $4 \cdot 10^{-5}$ (w/v) eine Gefäßkontraktion hervorruft (MÖLLER, 1932). Auch isolierte Arterien werden zur Kontraktion gebracht (ZETTLER, 1937). Therapeutische Dosen haben in der Regel keine akuten Wirkungen auf den normalen Blutdruck. Aber ein erhöhter Venendruck wird deutlich herabgesetzt, besonders wenn vorher eine Hypervolämie bestand. SCEBAT et al. (1949) katheterisierten den rechten Vorhof oder Ventrikel von 14 herzinsuffizienten Patienten und injizierten durch den Katheter 4 ml theophyllinhaltiges Mercurophyllin (= „Novurit", das als Handelspräparat 0,1 g der Quecksilberverbindung und 0,05 g Theophyllin pro ml enthält) in das rechte Herz. Nach kurzer Zeit sanken die Drucke im rechten Vorhof um 2—18 und im rechten Ventrikel um 4—30 cm H_2O ab, wobei das Minimum schon nach 30 min erreicht wurde. GARAN u. TUNA (1952) sahen sofort nach i.v. Injektionen des gleichen Diureticums eine Abnahme des Venendruckes und erklären sie durch gefäßerweiternde Wirkungen. Mit großer Wahrscheinlichkeit sind diese akuten Effekte aber nicht den Quecksilberverbindungen selbst, sondern dem Theophyllin, das in den dabei verwendeten Präparaten enthalten war, zuzuschreiben. FERRERO et al. (1962) verglichen die Druckänderungen im rechten Herzen von 11 Patienten mit dekompensierten Mitralvitien nach i.v. Injektion von 208 mg reinem Theophyllin mit denen von 1,5 ml Mercaptomerin (= 65 mg Hg) und fanden, daß innerhalb von 60 min nur das Theophyllin den Pulmonalarteriendruck herabsetzte.

Für kardiovasculäre Wirkungen der Theophyllinkomponente in handelsüblichen Quecksilberpräparaten gibt es weitere Hinweise. Bei Patienten, die 3 ml Mersalyl-Theophyllin i.v. (= 300 mg Mersalyl und 150 mg Theophyllin) erhielten, stieg das Minutenvolumen kurzfristig an, während das nach 3 ml Mersalyl ohne Theophyllin nicht der Fall war (PUGH u. WYNDHAM, 1949). Kreislaufreaktionen wie Tachykardie, Dyspnoe oder Orthopnoe sind nach SCHROEDER (1951 a, b) ebenfalls nur nach theophyllinhaltigen Quecksilberdiuretica zu beobachten. Dabei wirkt Mersalyl-Theophyllin stärker als Mercurophyllin-Theophyllin, bei dem der Purinkörper anscheinend fester gebunden ist. Bei Hunden, denen tödliche Dosen von Quecksilberdiuretica infundiert wurden, traten nach Gaben von theophyllinfreien Präparaten nur ventrikuläre Tachykardien auf, während theophyllinhaltige Verbindung auch die Sinusfrequenz erhöhten. Da diese Frequenzsteigerung durch Dimercaprol nicht aufhebbar war, ist sie der Wirkung des Theophyllins zuzuschreiben (FARAH et al., 1951).

Von diesen akuten, theophyllinbedingten Kreislaufeffekten abgesehen, führen Quecksilberdiuretica aber auch durch ihren diuretischen Effekt zu einer allerdings langsamer einsetzenden Senkung des Venendruckes und als Folge des Flüssigkeitsverlustes zu einer Entlastung des rechten Herzens (LYONS et al., 1944; THREEFOOT et al., 1947; PUGH u. WYNDHAM, 1949; GARAN u. TUNA, 1952; RADER et al., 1964). Gleichzeitig sinkt auch ein etwa gesteigerter Liquordruck (VOLINI u. LEVITT, 1940) oder ein durch Lebercirrhose erhöhter Pfortaderdruck (ATKINSON, 1959). Diesen kreislaufentlastenden Effekten der Quecksilberdiuretica messen manche Autoren therapeutische Bedeutung bei (BARNES, 1948; WISHNOFSKY, 1960; RADER et al., 1964). So führte Meralluride, für sich allein verabreicht, bei Patienten mit Herzinsuffizienz noch zu einer kräftigen Ödemausschwemmung und Besserung der Kreislaufverhältnisse, wenn Digitalis allein schon keine Wirkungen mehr zeigte (WISHNOFSKY, 1960).

Frühzeitig ist der Versuch gemacht worden, Quecksilberdiuretica zur schnellen „Entsalzung" von Hypertonikern zu verwenden, wobei gute Erfahrungen bei der Behandlung der essentiellen Hypertonie mit parenteral verabreichten Quecksilberpräparaten gemacht wurden (VOLHARD, 1931; MEGIBOW et al., 1948). Auch oral verabreichtes Mersalyl-Theophyllin führt zu einem Abfall des erhöhten Blutdruckes, doch treten bei Dauerbehandlung erhebliche Nebenwirkungen seitens des Magen-Darmkanals auf (Losse u. Wehmeyer, 1959). Bei normotonen Menschen haben Quecksilberdiuretica keine blutdrucksenkende Wirkung. Bei Patienten mit einem Hypertonus sinkt aber der Blutdruck, wie aus der Tabelle 11 hervor-

Tabelle 11. *Die Wirkung von Quecksilberdiuretica (2 ml Meralluride = 78 mg Hg i.v. oder 2 ml Mercaptomerin = 86 mg Hg s.c.) auf den Blutdruck von normotonen und hypertonen Versuchspersonen*

	Systolischer Blutdruck mm Hg	Diastolischer Blutdruck mm Hg	Gewicht in kg
Quecksilberdiuretica bei 15 normotonen Versuchspersonen			
Kontrollwerte	118 ± 9	75 ± 9	$76,4 \pm 11,7$
Quecksilberdiuretica	119 ± 11	75 ± 9	$75,4 \pm 11,5$
Mittlere Differenz	$+1 \pm 6$	0 ± 7	$-1 \pm 0,9$
p	0,7	0,9	$< 0,01$
Quecksilberdiuretica bei 15 hypertonen Versuchspersonen			
Kontrollwerte	196 ± 22	117 ± 12	$67,1 \pm 14,4$
Quecksilberdiuretica	175 ± 32	105 ± 19	$66,2 \pm 14,0$
Mittlere Differenz	-21 ± 20	-12 ± 12	$-0,9 \pm 0,7$
p	$< 0,01$	$< 0,01$	$< 0,01$

Nach Hollander et al. (1959a).

geht, systolisch und diastolisch signifikant ab (Wilkins et al., 1958; Hollander et al., 1959a). Bei einem innerhalb von 16 Std nach der Injektion auftretenden Blutdruckabfall wurde in dieser Zeit soviel Natrium ausgeschieden, daß ein Nettoverlust von 182 mval eintrat. Bei natriumarmer Ernährung blieb der Blutdruck erniedrigt, bei Natriumzulagen von 145 mval pro Tag stieg er wieder an (Hollander et al., 1959b). Auch McQueen u. Morrison (1960) berichten über einen parallelen Verlauf von Blutdrucksenkung und Natrium- sowie Wasserverlust und halten eine Verminderung des zirkulierenden Plasmavolumens für entscheidend. Für Wirkungen, die über reine Volumenänderungen hinausgehen, sprechen aber Befunde an Aortenstreifen von Ratten. Dort setzte Meralluride in Konzentrationen von 10^{-3} bis 10^{-5} (w/v) die durch Noradrenalin auslösbaren Kontraktionen herab, so daß eine Abnahme der Gefäßreaktionen gegenüber pressorischen Reizen möglich erscheint (Rubin, Beauregard u. Freeman, 1960). Inzwischen sind umfangreiche Untersuchungen über den Wirkungsmechanismus von Diuretica bei der Blutdrucksenkung ausgeführt worden. Sie betreffen aber fast ausschließlich Versuche mit Thiaziden und anderen oral wirksamen Saluretica, so daß dieses Problem hier nicht ausführlich zu besprechen ist.

2. Blutgerinnung

Die Gerinnbarkeit des Blutes wird durch Quecksilberdiuretica erhöht. Bei Katzen und Kaninchen verkürzen Mersalyl, Meralluride oder Mercurophyllin schon bald nach ihrer Injektion die Blutgerinnungszeit von normal 6—7 min auf 1 min. Dabei nimmt die Prothrombinzeit nach Quick ab, das Blutfibrinogen steigt an. Unverändert bleiben Thrombocytenzahl und Plasmacalciumkonzentrationen (Macht, 1946a, b). Auch bei herzinsuffizienten Menschen nehmen die Prothrombin- und Heparinzeiten deutlich ab, so daß die Verabreichung von Anticoagulantien empfohlen wird (CHARCHAROV, 1959; MARX, 1960). RUSSEK u. ZOHMAN (1949) berichten über 3 Todesfälle älterer Patienten, bei denen nach intensiver Therapie mit Quecksilberdiuretica cerebrale Thrombosen mit Hemiplegien auftraten. Bei 15 Herzkranken, die längere Zeit Digitalis und fast täglich 1—2 ml Mersalyl-Theophyllin (= 40—80 mg Hg) erhalten hatten, waren in 25% der Fälle thrombo-embolische Komplikationen nachweisbar (MARVEL u. SHULLENBERGER, 1951). Gehäuft auftretende Venenthrombosen nach i.v. Injektion von reinem Mersalyl (DE GRAFF et al., 1936) dürften durch eine lokale Reizwirkung des theophyllin-freien Präparates entstanden sein. Bei allen diesen Patienten waren aber gleich-zeitig Symptome eines übermäßigen Flüssigkeitsverlustes wie Hämokonzentra-tion und Viscositätserhöhung des Blutes zu beobachten, so daß die Thrombose-neigung mindestens teilweise als sekundäre Folge der forcierten Diureticum-therapie anzusehen ist.

3. Magen-Darmtrakt

Die Befunde über den Einfluß von Quecksilberdiuretica auf die Magensaft-sekretion sind nicht einheitlich. Nach Merbapheninjektionen fand HEILIG (1924) beim Menschen eine erhebliche Verminderung der freien Salzsäure und der Ge-samtacidität im Magensaft. SOLOVEJ (1959) beobachtete dagegen 30 min nach der Verabreichung von Mercusal eine verstärkte Magensaftsekretion. Bei Magen-fistelhunden hemmten diuretische Merbaphendosen den Histamineffekt auf die Magensaftsekretion (MUTO, 1934). Da aber toxische, zur Anurie führende Dosen die Histaminwirkung nicht herabsetzten, ist zu vermuten, daß die Hemmwirkung kleinerer Dosen auf eine gesteigerte Elektrolyt- und Wasserausscheidung zurück-zuführen war. Bei Ratten sahen EBEL u. MAUTNER (1934) 30—50 min nach Merbaphengaben eine Zunahme der Magensaftsekretion, die durch Chloreton wieder zu unterdrücken war.

Am isolierten Kaninchendarm wirkte Mersalyl kontraktionssteigernd, während Mercaptomerin wirkungslos blieb (OELKERS u. OHNESORGE, 1953). Bei Hunden mit hoher Jejunalfistel wurde die Chlorid-, Natrium- und Wasserresorption durch in das Jejunum gebrachte 2%ige Meralluridelösung signifikant herabgesetzt (BLICKENSTAFF, 1954). Auch in isolierten Rattendarmstücken, besonders im 1. Abschnitt nach der Flexura duodenojejunalis, hemmte Mersalyl die Resorption von Chlorid, Natrium, Kalium und Wasser. Der Calciumdurchtritt war erleichtert, die Glucoseresorption blieb unbeeinflußt (STUPP, 1960; RUMMEL u. STUPP, 1964). Anders als in der Niere konnten diese Effekte durch Cystein wieder aufgehoben werden. Dagegen hatte Mercaptomerin bei Menschen, denen mit einer Sonde ^{24}NaCl in das proximale Jejunum eingebracht wurde, keinen Effekt auf den ge-richteten Transport von Natrium aus dem Darmlumen, obwohl zur gleichen Zeit ein diuretischer Effekt vorhanden war (GROISSER et al., 1960). Diese in vielen Organen außer in der Niere zu beobachtende Wirkungslosigkeit von Mercapto-merin läßt an eine besondere Affinität von Nierenproteinen für Quecksilber denken. Diese muß groß genug sein, die Quecksilber-Schwefelbindung im Mercaptomerin zu lösen, während das in anderen Organen anscheinend nicht im gleichen Maß ge-schieht. Rein toxische Wirkungen von Quecksilberdiuretica auf den Magen-Darm-trakt siehe in den Abschnitten III, 5 und XII, 3.

4. Übrige Organwirkungen

Auf die Kochsalzausscheidung durch die *Nasendrüse* von Seemöwen hat Meralluride in Dosen ab 3 mg Hg/kg einen hemmenden Effekt. Wahrscheinlich wird die den Transport abschließende aktive Sekretion von Natrium durch Quecksilberdiuretica blockiert. p-Chlormercuribenzoat hat, ähnlich wie in der Niere, keinen Einfluß auf diese Elektrolytausscheidung (Nechay et al., 1960). Am *isolierten Rattenzwerchfell* wirkt Mersalyl in Konzentrationen von $1-2 \cdot 10^{-3}$ (w/v) eserinartig und ruft Fibrillationen mit Aktionspotentialen hervor. Die Erschlaffungsphase nach einer elektrisch ausgelösten Kontraktion ist verlängert. Schließlich kommt es zu einer irreversiblen Kontraktur, die von der durch andere „thioloprive" Substanzen nicht zu unterscheiden ist (Kuschinsky et al., 1953; Lüllmann, 1953). Auf *glycerinextrahierte Kaninchenmuskelfasern* wirkt Mersalyl kontraktilitätshemmend. Dabei besteht ein additiver Synergismus mit Zinkverbindungen, weil wahrscheinlich beide durch eine Blockierung der gleichen funktionellen Gruppen wirken (Edman, 1960). Hohe Dosen von Mercaptomerin ($10-30$ mg Hg/kg) hemmen bei Ratten die durch Cobalt induzierbare Bildung von *Erythropoietin*. p-Chlormercuribenzoat zeigt diese Wirkung nicht, konnte aber wegen seiner Toxicität nur in Dosen von $2,5-5$ mg Hg/kg gegeben werden (Fisher et al., 1963). Auf den *Insulinbedarf* schwangerer diabetischer Frauen hat eine diuretische Therapie mit Meralluride keinen Einfluß (Lakin et al., 1960).

Die Entwicklung von *Seeigeleiern* wurd durch Mersalyl, in Konzentrationen von $1 \cdot 10^{-3}$ bis $4 \cdot 10^{-5}$ mol verzögert, wobei p-Chlormercuribenzoat und Phenylmercurichlorid noch wirksamer sind (Lallier, 1960). In vitro entwickelt Mersalyl in einer Konzentration von $1,6 \cdot 10^{-4}$ (w/v) starke *bakterizide Eigenschaften*. Ihnen wird besonders in der Blasengalle therapeutische Bedeutung zugeschrieben, da dort Konzentrationen bis zu 79,8 mg-% Hg erreicht werden sollen (Kaewel u. Kühn, 1927). Bei Patienten mit Urease bildenden *Harnweginfektionen* verändern orale Chlormerodringaben die stark alkalische Reaktion des Harnes. Seneca et al. (1960) vermuten, daß Quecksilber an die Bakterien gebunden wird und empfehlen einen Therapieversuch mit Quecksilberdiuretica. Bei Ratten, die experimentell mit harnstoffspaltenden Bakterien wie Proteus mirabilis infiziert wurden, ließ sich aber kein Effekt nachweisen (Fried et al., 1962). Diese Differenz könnte darauf beruhen, daß Ratten Quecksilberdiuretica in viel geringerer Konzentration ausscheiden als Menschen. *Entzündungshemmende Wirkungen* haben Quecksilberdiuretica, wie Versuche an Kaninchen mit Senfölmarken ergaben, nicht (Lipschitz u. Reuter, 1933).

XII. Toxische Wirkungen von Quecksilberdiuretica

Die Toxicität von Quecksilberdiuretica kann sich zeigen a) in akut toxischen Wirkungen, die vor allem das Herz betreffen, b) in Reaktionen aufgrund eines allergischen Geschehens, c) in chronisch toxischen Manifestationen durch Überdosierung oder Kumulation, die einer typischen Quecksilbervergiftung entsprechen und d) in sekundär toxischen Wirkungen durch diuresebedingte Störungen des Wasser- und Salzhaushalts. Dazu kommen noch die verschiedenen lokalen Reizwirkungen, die in Abschnitt III besprochen worden sind. Zusammenfassende Übersichten stammen u.a. von Wexler u. Ellis (1944), Kaufman (1948), Pitts u. Sartorius (1950), Batterman (1951), Vogl (1953), Brown (1955; 1956) und Bidstrup (1964).

Sichere Angaben über die Häufigkeit des Auftretens toxischer Nebenwirkungen lassen sich wegen der weit verbreiteten Anwendung von Quecksilberdiuretica nicht machen. Aus einer Anzahl klinischer Berichte geht aber hervor, daß bei richtiger Indikation Quecksilberdiuretica in großen Dosen und über Monate oder Jahre verabreicht werden können, ohne daß toxische Wirkungen aufzutreten brauchen (Bernheim, 1924; Brunn, 1924; Wiseman, 1932; Smith, 1934; de Graff u. Nadler, 1942; Goodman u. Corsaro, 1943; Feinberg et al., 1949; Enselberg u. Simmons, 1950; Griffith, Dimitroff u. Thorner, 1956; Gordon et al., 1957). Ein Patient erhielt in 7 ½ Jahren 343 Mersalyl- oder Mercurophyllininjektionen, ohne daß

Nebenwirkungen auftraten (FINEBERG, 1939). Ein 24jähr. herzkrankes Mädchen zeigte nach 627 Injektionen von Quecksilberdiuretica im Laufe von 12 Jahren keine Zeichen einer Nierenschädigung, sondern reagierte stets mit einer kräftigen Diuresesteigerung. Zusätzlich nahm sie mehrere 100 kg Harnstoff und mindestens 14 kg Ammoniumnitrat ein (FRIEDENSON, 1944). LEFF und NUSSBAUM (1957, 1959) berichten über 48 Patienten mit chronischer Herzinsuffizienz, die 4 Jahre lang peroral große Dosen von Chlormerodrin einnahmen. 39 von ihnen erhielten außerdem bis zu 10 Jahre lang Meralluride parenteral. Die Gesamtdosen lagen pro Person zwischen 6240 und 78560 mg Substanz. Bis auf gelegentliche Proteinurien bei 7 Patienten trat klinisch nie eine Beeinträchtigung der Nierenfunktion auf und bei 3 Sektionen waren auch histologisch keine toxischen Nierenveränderungen zu erkennen. TARR u. JACOBSON (1932) fanden bei Autopsien von 30 Patienten, die langfristig Mersalyl erhalten hatten, nur einmal einen quecksilberbedingten Nierenschaden. Selbst wenn schon vor Beginn der Therapie bei Herzkranken eine Azotämie und Proteinurie bestand, sahen COBLENTZ et al. (1954) nach Gabe von Quecksilberdiuretica weder einen Anstieg des Reststickstoffs im Blut noch der Eiweißausscheidung im Harn. BURACK et al. (1958) halten sogar das Auftreten eines nephrotischen Syndroms bei Herzinsuffizienten nicht für eine Kontraindikation, da mehrfach eine Besserung des Zustandes bei Fortsetzung der Behandlung mit Quecksilberdiuretica zu beobachten war. Auch zur kurzfristigen Behandlung von Flüssigkeitsretentionen während Schwangerschaftstoxikosen werden Quecksilberdiuretica empfohlen, sofern nicht ein anurischer Zustand besteht (FRIEDBERG, 1959b).

Über die Größe der Einzeldosen, die Applikationsweise, die Abstände zwischen den Injektionen, das klinische Bild etc. fehlen oft aber genauere Angaben, so daß aus diesen Beobachtungen nicht ohne weiteres auf die Ungiftigkeit von Quecksilberdiuretica geschlossen werden darf. Eine große Zahl von Arbeiten zeigt nämlich, daß Quecksilberdiuretica eben doch relativ häufig toxische Wirkungen hervorrufen. Das gilt insbesondere für intravenöse Injektionen, bei denen schädliche Wirkungen auf das Herz so häufig sind, daß diese Applikationsweise ganz verlassen werden sollte. Das gilt weiterhin auch für die große Zahl allergischer Reaktionen, die manchmal sogar tödlich verlaufen können, und für die davon abzugrenzenden chronischen Vergiftungen infolge zu geringer Ausscheidung, die besonders bei niereninsuffizienten Patienten beobachtet worden sind.

1. Akut toxische Wirkungen auf das Herz

Bei intravenöser Verabreichung großer Dosen von Quecksilberdiuretica an Versuchstiere, etwa durch eine Dauerinfusion, kommt es unter Auftreten von Reizleitungsstörungen und Abnahme der Kontraktionskraft des Herzens zu einem primären Herztod, dem erst etwas später der Atemstillstand folgt (JACKSON, 1926; BARKER et al., 1942; DE GRAFF u. LEHMAN, 1942; MODELL u. KROP, 1944; PINES et al., 1944; CHAPMAN u. SHAFFER, 1947a, b; LEHMAN, 1947; CRAVER et al., 1950; FARAH et al., 1951; HEIDENREICH, REUS u. SCHNEIDER, 1960). Intravenöse Dosen, die von Katzen gerade noch ohne Veränderungen im EKG vertragen werden, liegen, wie die Tabelle 12 zeigt, mit umgerechnet 1,56 mg Hg/kg als Quecksilber-(II)-chlorid (= 0,04 ml/kg in der Tabelle) bzw. umgerechnet 2,2 mg Hg/kg als Mersalyl-Theophyllin (= 0,058 ml/kg) sehr niedrig. Eine Ausnahme macht lediglich die Thiolverbindung Mercaptomerin (LEHMAN, 1947). Bei steigenden Dosen gebräuchlicher Quecksilberdiuretica sind im EKG folgende typische Abweichungen zu beobachten: Änderungen der T-Wellen, atrioventrikuläre Leitungsstörungen, Abnahme der Impulsfrequenz des Sinusknotens, ventrikuläre paroxysmale Tachykardie und völlig unkoordinierte Herzaktionen. Der Tod tritt dann entweder durch Kammerflimmern oder durch Herzstillstand ein, wobei anscheinend die Tierart und das verwendete Diureticum eine gewisse Rolle spielen (BARKER et al., 1942; DE GRAFF u. LEHMAN, 1942; PINES et al., 1944; CRAVER et al., 1950; HEIDENREICH, REUS u. SCHNEIDER, 1960). Hunde starben nach Infusion von Mercurophyllin-Theophyllin und Mersalyl-Theophyllin stets an

Kammerflimmern, nach Gabe von Meralluride-Theophyllin aber mit nur einer Ausnahme an ventrikulärer Asystolie (Chapman u. Shaffer, 1947a, b). Sehr ähnliche EKG-Veränderungen rufen vergleichbare Dosen von diuretisch wirksamen Wismutverbindungen bei Katzen hervor, wobei der Tod ebenfalls durch Kammerflimmern eintritt (Heidenreich, Reus u. Schneider, 1960).

Tabelle 12. *Vergleich der akut toxischen Wirkungen von Quecksilberverbindungen auf das Herz von narkotisierten Katzen, beurteilt nach EKG-Veränderungen*

Verbindung	Maximal tolerierte i.v. Dosis in ml/kg (1 ml = 39 mg Hg), beurteilt auf Grund der Verbreiterung des QRS-Komplexes	Verhältnis
Quecksilber-(II)-chlorid	0,04	1
Mersalyl-Theophyllin	0,058	1,4
Mercurophyllin	0,071	1,8
Meralluride	0,1	2,5
Mercaptomerin	> 16,0	> 400,0

Nach Lehman (1947).

Einen Einfluß auf die Toxicität hat die Infusionsgeschwindigkeit. Die akut tödliche Dosis von Mercurophyllin beträgt bei einer Infusionsgeschwindigkeit von 10 mg Hg/kg·min an Katzen 112 mg Hg/kg, bei 1 mg Hg/kg·min aber nur 24 mg Hg/kg. Erst bei ganz langsamer Injektion, wenn die Ausscheidung eine Rolle zu spielen beginnt, ist wieder ein Ansteigen der tödlichen Dosis zu erwarten (de Graff u. Lehman, 1942). Modell u. Krop (1944) fanden dagegen keine Abhängigkeit der Toxicität von Mersalyl-Theophyllin von der Infusionsgeschwindigkeit, variierten diese aber auch nur in einem Bereich von 0,4—1,6 mg Hg/kg·min (s. Tabelle 13). Ein weiterer Grund für unterschiedliche Toxicitätsangaben liegt an den Speciesdifferenzen. Besonders empfindlich sind Kaninchen, dann folgen Hunde, die relativ resistenten Katzen und schließlich Ratten und besonders Mäuse. Unter identischen Versuchsbedingungen fanden de Graff u. Lehman (1942) an Katzen folgende akut tödliche Dosen in mg Quecksilber pro kg: Esidron

Tabelle 13. *Letale Dosen von Quecksilberdiuretica nach i.v. Infusion bei wachen Katzen. Mittelwerte aus je 5 Versuchen in mg Hg/kg. Die Konzentration von Quecksilber betrug in den Lösungen der organischen Verbindungen 1,6 mg Hg/ml*

Infusionsgeschwindigkeit	HgCl$_2$ 0,1%	HgCl$_2$ 0,1% + Theophyllin 0,05%	Mercurophyllin ohne Theophyllin (=Mercurin)	Mercurophyllin mit Theophyllin (=Handelspräparat Mercupurin)	Mersalyl	Mersalyl-Theophyllin (Handelspräparat)
0,4 mg Hg/kg·min	17,2±2,9	18,0±3,9	31,1±6,1	28,7±6,5	16,4±3,8	31,7±2,0
0,8 mg Hg/kg·min	17,0±3,7	—	25,6±4,7	26,3±6,2	13,5±2,1	36,3±3,0
1,6 mg Hg/kg·min	13,3±3,4	13,9±2,1	32,6±5,7	32,6±5,1	13,9±3,9	23,2±5,1
Mittelwert aus allen 3 Gruppen	15,8±1,9	16,0±2,2	29,8±3,3	29,2±3,3	14,6±1,8	30,3±2,4

Nach Modell u. Krop (1944).

10, Esidron mit Theophyllin 11, Mersalyl 16, Mersalyl mit Theophyllin 44, Mercurophyllin 28 und Mercurophyllin mit Theophyllin 33 mg Hg/kg. Nach MODELL u. KROP (1944) waren die intravenös akut tödlichen Dosen von Quecksilber-(II)-chlorid bei Katzen mit 15,8 mg Hg/kg etwa ebenso groß wie die von Mersalyl. Ein Theophyllinzusatz setzte, wie die Tabelle 13 zeigt, die akute Toxicität von Mersalyl wiederum auf 30 mg Hg/kg herab, hatte aber keinen Einfluß auf die Giftwirkung des anorganischen Quecksilbersalzes. FARAH et al. (1951) infundierten Hunden Quecksilberverbindungen mit einer Geschwindigkeit von 3µmol/kg·min (= 0,6 mg Hg/kg·min). Die Tabelle 14 gibt nicht nur ihre

Tabelle 14. *Die Wirkung von Quecksilberverbindungen auf das EKG von narkotisierten Hunden. Konstante i.v. Infusion der Quecksilberverbindungen mit 3 µmol/kg · min. Alle Werte sind in Mikromol angegeben*

Verbindung	Änderungen der T-Welle	Änderungen des QRS-Komplexes	Toxische Dosen *	Letale Dosen **	Anzahl der Versuche
Freies Mersalyl	$16,8 \pm 6,1$	$28,9 \pm 3,2$	$44,2 \pm 4,0$	$48,6 \pm 5,0$	6
Freies Esidron	$10,2 \pm 3,0$	$16,9 \pm 5,2$	$28,7 \pm 3,2$	$33,5 \pm 2,9$	7
Esidron mit Theophyllin	$12,8 \pm 2,7$	$18,8 \pm 3,6$	$32,7 \pm 2,8$	$37,9 \pm 3,4$	6
Quecksilber-(II)-chlorid	$11,8 \pm 4,5$	$16,0 \pm 5,0$	$28,0 \pm 7,2$	$31,0 \pm 6,1$	3
p-Chlormercuribenzoat	$25,2 \pm 8,0$	—	—	160 ± 20	5

   * Dosis, die die Breite des QRS-Komplexes verdoppelt.
  ** Dosis, die Kammerflimmern oder Herzstillstand hervorruft.
Nach FARAH, MOOK u. JOHNSON (1951).

letalen Dosen wieder, sondern läßt auch erkennen, wie frühzeitig schon charakteristische Veränderungen im EKG auftreten.

Nur etwa halb so toxisch wie Mersalyl-Theophyllin wirkte bei Hunden Meralluride-Theophyllin (CHAPMAN u. SHAFFER, 1947b). Viel stärker als durch Theophyllin wird die akute Herztoxicität durch die Verbindung des Mercuripropylrestes mit einem Monothiol herabgesetzt (s. Abschnitt II, 1 und XI, 1). Wenn man die Toxicität des Mercaptomerins, das eine solche Verbindung ist, lediglich nach den während der Infusion akut auftretenden Änderungen im EKG von Katzen beurteilen würde, betrüge sie nur $1/_{400}$ der Toxicität von Quecksilber-(II)-chlorid (s. Tab. 12) oder $1/_{160}$ von Meralluride-Theophyllin (LEHMAN, 1947). An Kaninchen kamen OELKERS u. OHNESORGE (1955) zu ganz ähnlichen Ergebnissen.

Bei Bestimmung der üblichen DL_{50} mit einmaliger Injektion und einer Beobachtungszeit von einigen Tagen ergaben sich meist etwas höhere Toxicitäten als bei den akuten Infusionsversuchen. Bei einer Dauerinfusion wird häufig übertitriert und bei längerer Beobachtungszeit treten auch die Todesfälle durch einen Nierenschaden in Erscheinung. Mercaptomerin wirkt dann ebenso oder sogar noch stärker toxisch als andere mit Theophyllin substituierte Quecksilberdiuretica (CAPPS et al., 1950; LEHMAN et al., 1950; ORTH et al., 1950; OELKERS u. OHNESORGE, 1953). Die DL_{50} von mehreren Quecksilberdiuretica bei verschiedenen Tierarten haben BLUMBERG et al. (1950; 1952) unter vergleichbaren Bedingungen bestimmt. Für Meralluride beträgt die DL_{50} in mg Hg/kg i.m. bei Ratten 11,8, s.c. bei der Maus 84 mg Hg/kg, für Mersalyl-Theophyllin i.m. bei Ratten 10,8 und s.c. bei Mäusen 74 mg Hg/kg. Die Tabelle 15 zeigt am Beispiel des Mercumatilins, welche Unterschiede sich in Abhängigkeit von der Tierart und der Applikationsweise ergeben können. Quecksilber-(II)-chlorid wirkt bei 4tägiger Beobachtungszeit dann doch deutlich toxischer als die Quecksilberdiuretica, die

DL$_{50}$ i.v. bei der Maus liegt nämlich bei 4,8 mg Hg/kg (Lehman et al., 1950). Besonders niedrig liegen minimal toxische Dosen, die bei Kaninchen nach einmaliger i.v. Injektion zum Tod nach 7—14 Tagen führen können. Die größte Toxicität haben dabei anorganische Quecksilbersalze mit 1,48 bis 2,1 mg Hg/kg.

Tabelle 15. *Akute Toxicität von Mercumatilin*

Applikations-weise	Species	Anzahl der Tiere	LD$_{50}$ mg Hg/kg	LD Null (approximativ) mg Hg/kg
i. v.	Maus	48	41 $\pm$ 2	25
	Ratte	74	9,8 $\pm$ 0,8	6
	Kaninchen	20	7,4 $\pm$ 1,4	5
i. m.	Ratte	395	12,3 $\pm$ 0,5	9
	Kaninchen	28	13 $\pm$ 1	10
s. c.	Maus	70	83 $\pm$ 3	65
oral	Ratte	56	238 $\pm$ 11	176

Nach Blumberg et al. (1952).

Es folgen Propylquecksilberderivate wie Mercuderamid mit 3,1 bis 4,7 mg Hg/kg und schließlich Verbindungen vom Typ Aryl—Hg—OX mit 6,8 bis 9,6 mg Hg/kg (Fourneau u. Melville, 1931 a). Die Toxicität organischer Quecksilberverbindungen läßt sich nicht sicher voraussagen. Sie hängt von der Wirkung des intakten Moleküls ab und ist, wie Rowland (1952) an Ratten gezeigt hat, nicht vom Ionisationsgrad abhängig. Nach diesen tierexperimentellen Befunden ist es nicht überraschend, daß auch bei therapeutischer Anwendung der Quecksilberdiuretica akute Todesfälle beim Menschen aufgetreten sind.

Der erste Vergiftungsfall wurde von Redlich (1925) mitgeteilt. Da es sich hier aber um einen Patienten handelt, der erst 4 Wochen nach einer einmaligen Injektion von Merbaphen starb, ist ein Kausalzusammenhang wenig wahrscheinlich und Saxl (1925) widerspricht der Diagnose Quecksilberintoxikation ausdrücklich. Auch die beiden Todesfälle von Rosenthal (1933) und Srnetz (1934) nach i. v. Injektion von Mersalyl sind nicht mit Sicherheit durch eine toxische Wirkung auf das Herz zu erklären, da sie erst 1—8 Tage nach der Injektion auftraten.

Eindeutige Berichte über Beobachtungen bei einem oder mehreren Patienten, bei denen der Tod ganz akut wenige Minuten nach der i.v. Injektion von Quecksilberdiuretica in therapeutischen Dosen eintrat, liegen u.a. von folgenden Autoren vor: Andrews (1931), Wolf u. Bongiorno (1931), Greenwald u. Jacobson (1937), Tyson (1941), Barker et al. (1942), Brown et al. (1942), Wexler u. Ellis (1944), Volini et al. (1945), Oettle (1947), Kaufmann (1948) sowie Tepe (1950). Einen weiteren akut tödlichen Zwischenfall teilt Molnar (1935) nach intraperitonealer Gabe von 1,5 ml Mercurophyllin (= 57 mg Hg) mit. Akute Todesfälle nach intramuskulärer Injektion sind dagegen nicht bekannt geworden. Nach übereinstimmenden Angaben tritt der Tod unter folgenden Symptomen ein: Lufthunger, Blässe oder Cyanose, Atemnot, Brustschmerzen, Lungenödem, Krämpfe, Pulsirregularitäten, Blutdruckabfall, Koma, Herz- und schließlich Atemstillstand. Über Zwischenfälle mit ganz ähnlichen Symptomen, jedoch ohne tödlichen Ausgang, berichten u.a. Parade (1935), Higgins (1942), Tyson (1941) und Ben-Asher (1946).

Mehrfach gelang es, während solcher Zustände, mit oder ohne tödlichem Ausgang, elektrokardiographische Aufzeichnungen zu machen (Parade, 1935; Volini et al., 1945; Ben-Asher, 1946). Dabei traten die schon bei Versuchstieren beschriebenen Störungen der Erregungsbildung und -leitung auf. Wolff u. Segall (1948) schrieben das EKG bei 137 Patienten während i.v. Injektion von

Mercurophyllin, Meralluride oder Mersalyl. Obwohl es dabei zu keinen besonderen Zwischenfällen kam, beobachteten sie 36mal deutliche Abnormitäten im EKG wie Extrasystolen, paroxysmale ventriculäre Tachykardien etc., aus denen übrigens hervorging, daß die Ventrikel gegenüber Quecksilberverbindungen viel empfindlicher reagierten als die Vorhöfe. Nach intramuskulären Injektionen von Meralluride ließen sich dagegen bei 40 Patienten keine deutlichen EKG-Veränderungen nachweisen (FINKELSTEIN u. SMYTH, 1946).

Schwierig zu entscheiden ist die Frage, ob diese akuten Herzwirkungen durch eine direkte toxische Quecksilberwirkung zustandekommen oder eher die Folge anaphylaktischer Reaktionen sind. Beides scheint vorzukommen. Für eine primär toxische Wirkung sprechen die Todesfälle bei Kindern, denen pro kg außerordentlich große Dosen injiziert wurden. WOLF u. BONGIORNO (1931) berichten über ein 4jähriges Kind, und GREENWALD u. JACOBSON (1937) über ein 2jähriges 20 kg schweres Kind, die beide kurz nach der i.v. Injektion von 1 ml Mersalyl- bzw. Mercuderamid (= 40 mg Hg) verstarben. Auch Todesfälle, die nach der erstmaligen Injektion eines Quecksilberdiureticums auftraten (BARKER et al., 1942), sprechen eher gegen ein anaphylaktisches Geschehen, wenn sich auch nicht völlig ausschließen läßt, daß eine unbemerkte Sensibilisierung, etwa durch Inhalation von Quecksilberdampf oder durch Amalgamfüllungen (HANSEN, 1957), eingetreten sein könnte.

In der Mehrzahl der erwähnten Fälle gingen der tödlichen Injektion aber mehrere andere voraus, die gut vertragen wurden. Bei anderen Patienten kam es im Verlauf der Behandlung ein- oder mehrmalig zu Allgemeinreaktionen, die zunehmend schwerer wurden und schließlich zum tödlichen Koma führten. Als Beispiel sei eine 27jährige Frau angeführt, die 12 i.v. Injektionen von Mercurophyllin gut vertrug, auf die 13. mit heftigen Angstgefühlen reagierte und nach der 14. unter tonischen Krämpfen ganz akut verstarb (WEXLER u. ELLIS, 1944). BROWN et al. (1942) berichten über einen Patienten, der nach längerer Behandlung plötzlich auf 1 ml Mercurophyllin (= 38 mg Hg) i.v. eine starke Allgemeinreaktion zeigte. Als ihm 5 Tage später die gleiche Dosis wieder i.v. gegeben wurde, kam es zu einer 2. Attacke. Im Laufe der nächsten Zeit wurden dann 10 intramuskuläre Injektionen vorgenommen, die gut vertragen wurden. Schließlich erhielt er durch einen Irrtum wieder 2 ml Mercurophyllin (= 76 mg Hg) i.v., wodurch ein akut tödliches Koma ausgelöst wurde.

Zur Vermeidung dieser akuten Zwischenfälle ergeben sich folgende Richtlinien: Schnelle i.v. Injektionen sind prinzipiell zu vermeiden (HYMAN, 1942; BEN-ASHER, 1946; KAUFMAN, 1948). Eine parenterale Applikation sollte stets i.m. erfolgen (DE GRAFF u. NADLER, 1942; WEXLER u. ELLIS, 1944; VOGL, 1953). Bei Verdacht auf Überempfindlichkeit oder Sensibilisierung ist eine kleine orale (BROWN, 1956) oder intramuskuläre Testdosis (KEITH, 1936) zu empfehlen. Nach BROWN (1955) sind Merbaphen und Esidron die toxischsten Quecksilberdiuretica. BROWN et al. (1942) halten Mercurophyllin i.v. für besonders gefährlich. Häufig sind auch Zwischenfälle mit Mersalyl beschrieben worden, doch ist nicht zu entscheiden, ob das an einer besonderen Toxicität oder einfach an der besonders großen Verbreitung dieses Präparates liegt (KAUFMAN, 1948). Bei den zahlreichen von WOLFF u. SEGALL (1948) registrierten EKG-Veränderungen nach i.v. Injektion fand sich keine erkennbare Abhängigkeit von bestimmten Präparaten.

2. Allergische Reaktionen

Viele der nach Gabe von Quecksilberdiuretica auftretenden Nebenwirkungen sind mit großer Wahrscheinlichkeit allergischer Natur. Schwere Allgemeinreaktionen können von den im vorigen Abschnitt erwähnten, auf akut toxischen

Quecksilberwirkungen beruhenden Zwischenfällen nicht immer scharf unterschieden werden. Die hier gesondert besprochenen Nebenwirkungen sind aber zusätzlich durch Hauterscheinungen, Fieber, längere Latenzzeiten oder positive Reaktionen bei Läppchen- oder Quaddeltesten gekennzeichnet, so daß an ihrer allergischen Genese nicht zu zweifeln ist (s. auch Brown, 1955, 1956). Über Patienten, bei denen nach mehrfacher parenteraler Verabreichung von Quecksilberdiuretica Symptome wie Pruritus, Urticaria, Erytheme verschiedenen Grades, Lippenschwellungen, Paraesthesien, Brennen der Zunge, Druckgefühl auf der Brust, Schmerzen in den Beinen, Muskelkrämpfe, Sehstörungen, Fieber, Erbrechen und/oder sogar komatöse Zustände auftraten, berichten u.a. Fox et al. (1942), Kline u. Seymour (1942), Borg u. Craig (1948), Gelfand (1949), Wallner u. Herman (1950), Weissman u. Gelfand (1951), Reeves (1951), Gold et al. (1952), Whiteman u. Proudfit (1952) sowie Segal (1955). Das wiederholte Auftreten solcher Erscheinungen kann manchmal durch einen Wechsel des Präparates vermieden werden (Finkelstein u. Smyth, 1946). So berichten Fox et al. (1942) über eine 27jährige rheumatische Patientin, die schon auf kleine Dosen von Mercurophyllin (0,1 ml = 3,8 mg Hg) in der beschriebenen Weise reagierte. Dagegen vertrug sie ohne weiteres ionisierbares Quecksilber in Form von 20 mg Quecksilber-(II)-chlorid oder -oxycyanid und auch Mersalyl-Theophyllin, von dem sie anschließend etwa 200 Injektionen erhielt. Öfter beschrieben wird eine erworbene Allergie auf Mercaptomerin (Borg u. Craig, 1948; Weissman u. Gelfand, 1951; Segal, 1955), wobei Gold et al. (1952) vermuten, daß der Thiolanteil die Sensibilisierung hervorruft. In anderen Fällen wieder konnten Reaktionen, die nach i.m. Meralluridegaben auftraten, vermieden werden, wenn auf Mercaptomerin (Reeves, 1951; Whitman u. Proudfit, 1952) oder auf Mercurophyllin (Wallner u. Herman, 1950) übergegangen wurde.

Bei einer 42jährigen Patientin, die auf Meralluride Haut- und Allgemeinreaktionen zeigte, führte Gelfand (1949) eine Hauttest durch. Eine intradermale Injektion von Meralluride blieb ohne Reizwirkung. Wurden aber 0,05 ml Serum eines anderen Patienten, der Meralluride erhalten und reizlos vertragen hatte, intradermal injiziert, so traten große Quaddeln und beträchtliche Erytheme auf. Kontrollversuche mit Serum von Versuchspersonen, die keine Quecksilberdiuretica erhalten hatten, verliefen ebenso negativ wie ein 15 Monate später wiederholter Versuch mit Serum des erwähnten Patienten, der aber inzwischen kein Meralluride mehr erhalten hatte. Ganz ähnliche Beobachtungen machten Weissman u. Gelfand (1951) später mit einem Patienten, der auf Mercaptomerin mit einem generalisierten Pruritus reagierte.

Häufig bleiben die allergischen Phänomene ganz auf Hautreaktionen beschränkt, die unter dem Bild einer Erythrodermie ablaufen (Schmidt u. Hasselmann, 1963). Burrows u. Stokes (1945) sowie Gottlieb (1948) berichten über insgesamt 10 Patienten, die nach Quecksilberdiuretica Hauterytheme oder Urticaria bekamen und zum Teil im Läppchentest auf die entsprechende Substanz positiv reagierten. Dieser Test kann nach längerer Zeit wieder negativ werden, ohne daß desensibilisierende Dosen verabreicht wurden. Manchmal sprechen solche, häufig mit Juckreiz einhergehenden Hautmanifestationen gut auf Antihistaminica an (Blumgart, 1953). Bidstrup (1964) schildert bei einer 46jährigen Patientin das Auftreten einer erythematösen Hautreaktion nach Injektionen von Meralluride und Mersalyl. Eine Ausheilung der noch monatelang nach der letzten Injektion bestehenden Erytheme und Pigmentierungen erfolgte erst, nachdem alle Amalgamplomben in den Zähnen durch nichtmetallische Füllungen ersetzt worden waren, so daß hier offensichtlich eine Allergie gegen Quecksilberionen vorlag.

SNELL u. ROWNTREE (1928) sowie MOESCHLIN (1959) beobachteten bei je 4 Patienten eine Purpura, die ohne Änderungen der Thrombocyten- oder Prothrombinwerte ablief und wahrscheinlich durch eine vasculäre Sensibilisierung hervorgerufen wurde. Bei einem 51jährigen Patienten kam es aber nach s.c. Injektion von Mercaptomerin zu einem Erythem, das mit einer Thrombocytopenie und verlängerter Blutungszeit einherging. Alle Symptome verschwanden nach einem Wechsel des Quecksilberpräparates (SEGAL, 1955). Schließlich liegen Berichte über 2 ältere Patienten vor, die nach 256 ml Mercurophyllin (= 9728 mg Hg) in 10 Monaten bzw. 5 Injektionen von Mersalyl-Theophyllin (= ca. 400 mg Hg) innerhalb von 6 Wochen eine Agranulocytose bekamen (BENDER et al., 1952). Die Heilung erfolgte entweder durch Absetzen des Diureticums und Behandlung mit Dimercaprol oder im zweiten Fall einfach durch Übergang auf Mercaptomerin, das gut vertragen wurde.

3. Chronisch toxische Giftwirkungen

Von den akuten und den allergischen Schäden abzugrenzen ist eine chronische Quecksilbervergiftung, die nur durch langfristige, hochdosierte Anwendung oder durch Kumulation wegen verringerter Ausscheidung auftreten kann. Typische Symptome einer solchen Vergiftung sind chronische Dermatitis mit Ulcerationen, Stomatitis mit Salivationen, hämorrhagische Colitis und schließlich eine Quecksilbernephrose mit Niereninsuffizienz.

Bei Versuchstieren liegen diuretische Dosen nicht weit von den bei chronischer Verabreichung toxischen Dosen entfernt. Das Erscheinungsbild solcher Vergiftungen hat große Ähnlichkeiten mit den Symptomen einer durch ionisierbare Quecksilberverbindungen auftretenden Intoxikation (vgl. MACNIDER, 1916/17), wobei die Morphologie der tubulären Veränderungen im Abschnitt VII, 3a dargestellt wurde. Kaninchen tolerieren wöchentlich nur eine einmalige intramuskuläre Injektion von 5,2 mg Hg/kg, gleichgültig, ob sie in Form von Mercumatilin, Meralluride oder Mersalyl-Theophyllin erfolgt. Schon 7,8 mg Hg/kg führen zu deutlichen Nierenschäden (BLUMBERG et al., 1950; 1952). Bei Hunden liegt die maximal tolerierte Dosis von Diglucomethoxan bei 8,6 mg Hg/kg, wenn die Substanz 3 Monate lang 3mal wöchentlich i.m. injiziert wird. 12,8 mg Hg/kg sind schon toxisch und führen zu Dermatitis, Haarausfall, Paralyse der Hinterbeine, Magenulcera und Tod (GARDIER u. WOODBURY, 1956). In ähnlichen Bereichen liegt auch die chronische Toxicität von Mercaptomerin, Mercurophyllin, Meralluride und Meragidone bei dieser Tierart (LEHMAN et al., 1950; MINATOYA u. HOPPE, 1951). Das stärker diuretisch wirksame Chlormerodrin ist bei chronischer Verabreichung deutlich toxischer: Schon nach 2 mg Hg/kg 3mal wöctlich starb ein Hund und 3 weitere Tiere bekamen nach 6—7 Monaten eine schwere Dermatitis (HANDLEY et al., 1953).

Bei der nierenschädigenden Wirkung von Quecksilberverbindungen zeigen sich interessante Speciesdifferenzen. Bei Kaninchen treten akute Tubuluszellnekrosen der Hauptstücke auf, die später zu einer chronischen Nephritis führen (MÖLLER, 1930b). In den Nieren findet sich ein hoher Gehalt an Serumproteinen, der von einer erhöhten Eiweißfiltration durch die geschädigten Glomerulumcapillaren herrührt (GOTTLIEB u. COYE, 1962). Oral läßt sich bei Ratten selbst durch monatelange Verabreichung von Chlormerodrin in Dosen bis zu 55 mg Hg/kg·Woche kein Nierenschaden hervorrufen (MUNCK et al., 1959). Das liegt sicher nur an der zu geringen enteralen Resorption, denn nach einmaliger intravenöser Verabreichung von 4,5 mg Hg/kg als Chlormerodrin treten schon wenige Tage später schwere Tubulusschäden auf (BRUNNER, 1959c). Bei Niereninsuffizienz nimmt

die 7-Tage-Toxicität von Chlormerodrin deutlich zu (Brunner, 1959e), wobei als
Ursache eine verminderte Ausscheidung in Frage kommt. Während sich bei
Ratten stets nur eine typische Quecksilbernephrose mit akuten Tubuluszellnekrosen entwickelt, gelang es Zollinger (1955), bei Goldhamstern das morphologische und auch „klinische" Bild einer Lipoidnephrose durch wöchentliche s.c.
Injektionen von 0,3 mg Quecksilber-(II)-chlorid innerhalb von 1—16 Monaten
zu erzeugen. Dieser mit Hypercholesterinämie, Albuminurie und doppelbrechen-
den Lipoiden in den Tubuli einhergehende Nierenschaden findet, ähnlich wie andere
tierexperimentell beobachtete Vergiftungssymptome, ein typisches Gegenstück
in der Pathologie des chronisch mit Quecksilberdiuretica behandelten Menschen.

Beim Menschen sind Stomatitis, Speichelfluß, blutige Durchfälle und ulceröse
Colitis besonders nach Merbaphen, aber auch nach anderen Quecksilberdiuretica,
immer wieder beschrieben worden (Bleyer, 1922; Saxl u. Heilig, 1923; Marvin,
1926; Sprunt, 1930; Keith, 1936; Siegel u. Friedman, 1949). Moeschlin (1959)
berichtet über 8 Patienten, die durch zunehmende Herzinsuffizienz auf Queck-
silberpräparate nicht mehr diuretisch reagierten. Bei fortgesetzter Therapie entwickelte sich langsam eine chronische Quecksilbervergiftung mit nekrotisierender
Stomatitis, Unterkiefernekrose, ulcerösen Zungengeschwüren und schweren Hautulcerationen, wobei einmal als Folge eines Nomas eine Wangenfistel zurückblieb.
Schwere Quecksilberintoxikationen können auch durch langfristige s.c. Verabreichung von Mercaptomerin auftreten. Neben Hautulcerationen waren bei einem
Fall von Koch u. Piolino (1960) auch psychische Veränderungen, Schweiß-
ausbrüche, Tremor der Hände etc. vorhanden, die durch Behandlung mit Dimercaprol innerhalb von 6 Wochen ausheilten.

Besondere Bedeutung kommt auch bei therapeutischer Anwendung den
nephrotoxischen Wirkungen der Quecksilberdiuretica zu. Sie nachzuweisen und
gegen Nierenschäden anderer Genese abzugrenzen, ist oft schwierig. So können
Quecksilberdiuretica eine hypochlorämische Alkalose hervorrufen, die ihrerseits
zu nekrotisierenden und verkalkenden Prozessen in der Niere führen kann (Reinwein u. Anschütz, 1961). Auch Tubulusveränderungen bei gleichzeitig vorhande-
nem Salzmangelsyndrom (Preedy u. Russel, 1953) können Anlaß zu Zweifeln
über eine primär toxische Wirkung von Quecksilberverbindungen auf die Nieren
bieten. Munck u. Nissen (1956) berichten über 4 Patienten mit nephrotischen
Syndromen, als deren Ursache die toxische Wirkung von Quecksilberdiuretica
angesehen wird. Aber nur bei einem dieser Patienten wurde eine Sekretion ausgeführt, wobei sich weder makro- noch mikroskopische deutlichere Nierenveränderungen fanden. Thayer et al. (1961) halten es selbst bei autoptisch bestätigten
nephrotischen Nierenveränderungen für sehr schwierig zu entscheiden, ob Quecksilberdiuretica oder irgendwelche durch die Herzinsuffizienz hervorgerufenen
Effekte als Ursache der Nierenschädigung anzusehen sind.

In zahlreichen Fällen finden sich aber doch zusätzliche Befunde, die sehr
dafür sprechen, daß bestimmte Nierenschäden durch toxische Quecksilberwirkungen entstanden sind. Das ist etwa der Fall, wenn außer den Nierenepithel-
nekrosen gleichzeitig auch eine nekrotisierende Colitis oder andere Symptome
einer chronischen Quecksilbervergiftung vorhanden sind, wie in den Beobachtungen von Sprunt (1930) sowie Wallner u. Herman (1950), oder wenn es gelingt,
im Nierengewebe hohe Quecksilberkonzentrationen (z.B. 3—5 mg Hg/100 g)
chemisch nachzuweisen (Waife u. Pratt, 1946; Bruno, 1948; Siegel u. Friedman, 1949). Reinwein u. Anschütz (1961) berichten über eine ödematöse
Patientin, die nach zahlreichen Injektionen von Mersalyl-Theophyllin außer
einer Dermatitis auch das Bild einer chronischen Nephritis mit nephrotischem
Einschlag bot. Da diese Befunde bei einer Wiederaufnahme nach 8 Jahren völlig

verschwunden waren, ist eine Quecksilbervergiftung als Ursache dieses vorübergehenden Nierenschadens anzunehmen. Auch das charakteristische Bild einer Lipoidnephrose mit typischen Plasmaveränderungen und fettiger Degeneration der Tubuluszellen ohne Verkalkung kann nach intensiver Behandlung mit Quecksilberdiuretica auftreten (ZOLLINGER, 1955; BURSTON et al., 1958; RIDDLE et al., 1958). Die große Ähnlichkeit mit dem bei Goldhamstern beobachteten Vergiftungsbild (ZOLLINGER, 1955) spricht sehr dafür, daß es sich auch beim Menschen um eine chronisch toxische Quecksilberwirkung handelt. Bei schon bestehender Niereninsuffizienz sind Quecksilberdiuretica kontraindiziert (DENTLER u. FRANK, 1961). Ihre Ausscheidung ist dann so verzögert, daß bei fortgesetzter Anwendung durch Akkumulation zwangsläufig eine chronische Quecksilbervergiftung auftritt (BURCH et al., 1962).

4. Sekundäre Schäden durch Störungen des Elektrolyt- und Wasserhaushalts

Durch intensive Anwendung von Quecksilberdiuretica können große Elektrolyt- und Wasserverluste auftreten, die zu vielfältigen, vorher kaum zu beobachtenden Nebenwirkungen führen, deren Erkennung und Deutung zunächst Schwierigkeiten bereitete. Diese sekundär toxischen Wirkungen von Quecksilberdiuretica sind nach BATTERMAN (1951) ungleich häufiger als akute oder chronische Vergiftungen durch die Quecksilberverbindungen selbst. Im Vergleich zu Thiazidderivaten und anderen Saluretica spielt die Hypokaliämie eine geringere Rolle, da Quecksilberdiuretica die Kaliumausscheidung relativ weniger steigern (s. Abschnitt VIII, 2b). Immerhin tritt sie doch gelegentlich klinisch in Erscheinung (STOCK et al., 1951; LESSER et al., 1952; GORDON, FEDER u. GREENBLATT, 1957; JAHRMÄRKER, 1960). Viel häufiger und besonders charakteristisch für die Wirkung von Quecksilberdiuretica ist dagegen die Entstehung einer hypochlorämischen Alkalose (s. Abschnitt VIII, 2a und IX, 2a).

Von ihr abzugrenzen ist das sogenannte Salzmangelsyndrom (low salt syndrome), das durch einen exzessiven Verlust von etwa gleich viel Natrium und Chlorid entsteht und oft, aber keineswegs regelmäßig, mit einer Exsikkose einhergeht. Objektiv finden sich eine Hypochlor- und Hyponatriämie, Azotämie und ein vermindertes Harnzeitvolumen, so daß schließlich Koma und Tod eintreten können. Subjektiv klagen die Patienten über Schwäche, Lethargie, Appetitlosigkeit, unstillbaren Durst, Erbrechen und Kreislaufkollapse (POLL u. STERN, 1936; 1937; SCHROEDER, 1949; 1951b). Dieses Syndrom tritt besonders bei Patienten auf, die nicht nur diuretisch behandelt, sondern auch kochsalzarm ernährt und eventuell auch noch punktiert wurden (SOLOFF u. ZATUCHNI, 1949; JAFFE et al., 1950; HOLLEY u. McLESTER, 1951; MARTINI u. RAUSCH-STROOMANN, 1959; REINWEIN u. ANSCHÜTZ, 1961).

Bei unbeschränkter Flüssigkeitszufuhr kann es durch den Durst zusätzlich zu einer Verdünnungshyponatriämie und mehr oder weniger ausgeprägten Ödemen kommen (SOLOFF u. ZATUCHNI, 1949; McLESTER u. HOLLEY, 1952; MARTINI u. RAUSCH-STROOMANN, 1959). Häufig führt der Natriummangel, ganz besonders bei gleichzeitiger Exsikkose, zu einem Anstieg des Reststickstoffs und zu urämischen Symptomen. Therapeutisch wird dann das Absetzen der Quecksilberdiuretica und die Zufuhr von Kochsalz, z.B. durch Infusion von 5%iger NaCl-Lösung, notwendig, doch ist die Prognose in der Mehrzahl der Fälle recht ungünstig (HINES, 1938; KLINGHOFFER, 1941; MacGUIRE, 1948; CITRON et al., 1951; ELKINTON, SQUIRES u. BLUEMLE, 1952). Unter 62 herzinsuffizienten Patienten, die mit Quecksilberdiuretica und kochsalzarmer Diät behandelt wurden, beobachteten Black u. Lichtfield (1951) 8mal eine Urämie, die in 5 Fällen zum Tode führte.

Nebenwirkungen entstehen ferner durch die bevorzugte oder verminderte Ausscheidung einzelner Elektrolyte. Tetanie durch vergrößerte Calciumausscheidung wurde in Abschnitt VIII, 2c erwähnt. Unübersichtlich ist die Wirkung von Quecksilberdiuretica bei Gichtpatienten. Obwohl die Harnsäureausscheidung eher gesteigert wird (s. Abschnitt VIII, 2c), liegen Mitteilungen über gehäuft auftretende Gichtattacken nach Gabe von Quecksilberdiuretica vor. Price (1939) berichtet über 5 Patienten, die nach Mersalylinjektionen Gichtanfälle bekamen und alle kurz darauf starben. Beziehungen zur Harnsäurekonzentration im Blut waren nicht zu erkennen, wohl aber bestand ein Zusammenhang mit dem Ausmaß der Diurese.

Greiling et al. (1962) versuchen die Auslösung von Gichtanfällen durch einen diuresebedingten Natriummangel zu erklären. Da das Chondroitinsulfat des Knorpels in Gegenwart von viel Natriumchlorid als starke, in Gegenwart von Natriumurat aber als schwache Säure reagiert, nehmen sie an, daß folgende Reaktion im Knorpelgewebe abläuft und zur Abscheidung freier Harnsäure führt: Chondroitinsulfat (H-Form) + Na-Urat → Na-Chondroitinsulfat + Harnsäure ↓. Voraussetzung für die Gültigkeit dieser Hypothese wäre aber eine Abnahme der Natriumkonzentration im extracellulären Raum, die durch Quecksilberdiuretica nur ausnahmsweise hervorgerufen wird.

Klinische Beobachtungen sind widersprüchlich. De Graff u. Nadler (1942) konnten bei einem Gichtkranken Anfälle nicht durch Quecksilberdiuretica, wohl aber durch purinreiche Kost auslösen. Chamberlain (1963) beschreibt einen Patienten, bei dem Gichtanfälle nach Mersalyl auftraten, während Warshaw (1960) gerade dann Mersalyl-Theophyllin empfiehlt, wenn Thiazid- oder Benzothiadiazinderivate durch Erhöhung des Harnsäureblutspiegels Gichtanfälle provoziert hatten.

Manche Reaktionen auf Quecksilberdiuretica wie Fieber, peripherer Kreislaufkollaps oder Bradykardie können wohl ganz einfach durch eine akute Verminderung der extracellulären Flüssigkeit ausgelöst werden (Merkin, 1949; Rechtschaffen u. Gittler, 1950). Power (1959) sah bei 5 mit Mercaptomerin behandelten Patienten eine Parotitis, die durch eine Exsikkose mit entsprechend vermindertem Speichelfluß entstanden sein soll. Auch beim Auftreten thromboembolischer Komplikationen spielt die Exsikkose sicher eine Rolle (s. Abschnitt IX, 2). Eine schwer zu deutende Reaktion schildert (Schlachman (1947) bei einer 72jährigen Frau, die 4 Jahre lang mit Quecksilberdiuretica behandelt wurde. Als eine i.v. Injektion von 2 ml Mercurophyllin (= 76 mg Hg) ausnahmsweise keine diuretische Wirkung hatte, traten Erregung, Desorientiertheit und schwerste Kopfschmerzen auf, die schnell verschwanden, als am nächsten Tag doch noch eine große Diurese einsetzte. Der geäußerte Verdacht, daß Mercurophyllin den Liquordruck gesteigert hätte, wird mit objektiven Befunden nicht belegt.

Eine Komplikation bei älteren Männern ist die akute Harnverhaltung nach einer stärkeren, quecksilberbedingten Diurese (Engel u. Epstein, 1931). Tscherning (1927) beobachtete sie bei 4 Patienten, von denen 3 verstarben, und erklärt ihr Auftreten durch „Reizschwellung" einer schon vergrößerten Prostata. Auch Plaschkes (1933) fand in solchen Fällen mehrfach eine Prostatatahypertrophie, selbst wenn diese vorher nicht in Erscheinung getreten war. 3 Patienten von Plotz (1943) hatten außer Quecksilberdiuretica auch Opiate erhalten, so daß eine Harnverhaltung durch Hemmung sensorischer Reflexe der überdehnten Blasenwand in Frage kommt. Aber Schneierson u. Bergman (1949) fanden bei 5 akuten Harnverhaltungen nach Quecksilberdiuretica weder eine Prostatahypertrophie, noch waren vorher Opiate gegeben worden. Ihrer Ansicht nach ist die Retention einfach durch diuresebedingte Dehnung der Blasenwand und Schwächung einer vorher schon herabgesetzten Blasenfunktion zu erklären.

Abschließend ist noch auf die Frage einer sogenannten „Redigitalisierung" bei Patienten, die Herzglykoside und Quecksilberdiuretica erhalten hatten, einzugehen (DE GRAFF u. NADLER, 1942; BATTERMAN et al., 1946). Diese Frage tauchte auf, nachdem MILLER u. SMITH (1931) mitteilten, daß in der Ödemflüssigkeit von Patienten, die mit Digitalis behandelt worden waren, bis zu 0,9 Katzeneinheiten Digitalis pro 100 ml enthalten seien. SCHNITKER u. LEVINE (1937), die nach Gabe von Mersalyl oder Mercurophyllin immer wieder an Digitalisintoxikation erinnernde Symptome wie Kopfschmerzen, Bradykardie, Nausea und Erbrechen beobachteten, sprachen dann den Verdacht einer Redigitalisierung aus. Dabei sollte das in der extracellulären Flüssigkeit vorhandene Glykosid wieder in Kontakt mit dem Myokard gebracht werden. ST. GEORGE et al. (1953) konnten aber mit exakten Methoden zeigen, daß der Digitoxingehalt menschlicher Ödemflüssigkeit in Wirklichkeit nur sehr gering ist ($< 20\ \mu g/l$). Damit sind Nebenwirkungen durch diureticumbedingte Digitalismobilisierung so gut wie ausgeschlossen (MODELL, 1956). Da RAY et al. (1962) ferner zeigten, daß Meralluride bei Hunden die Toxicität von Acetylstrophanthin nicht verändert, können Nebenwirkungen von Quecksilberdiuretica auch nicht durch additive Digitaliseffekte erklärt werden.

XIII. Herabsetzung der Toxicität von Quecksilberdiuretica

1. Mono- und Dithiole

Gegen eine Quecksilbervergiftung und die dabei auftretenden nephrotoxischen Veränderungen haben Dimercaprol und andere Thiole eine gute Schutzwirkung (GILMAN et al., 1946; LONGCOPE et al., 1946; EARLE u. BERLINER, 1947). Die DL_{50} von Mersalyl i.v. bei Mäusen wird von 103 mg/kg auf 176 mg/kg heraufgesetzt, wenn 1 min vorher 50 mg/kg Cystein-Hydrochlorid injiziert werden. Noch wirksamer ist Glutathion, dagegen zeigen Methionin oder Cystein kaum einen Effekt (LONG u. FARAH, 1946a, b). Die Abb. 15 zeigt den Schutzeffekt von

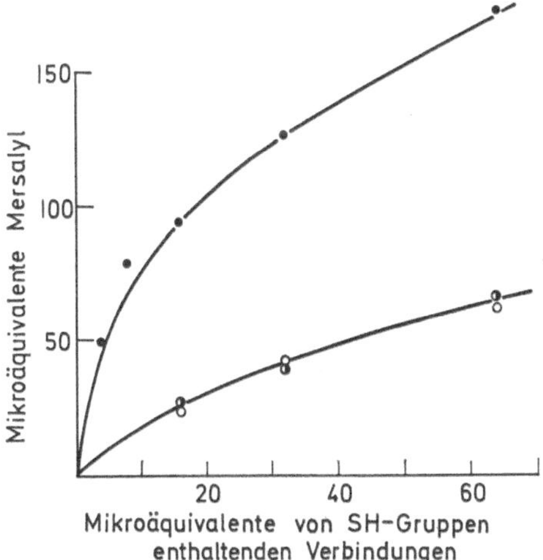

Abb. 15. Die Schutzwirkung von Glutathion, Cystein-Hydrochlorid und Dimercaprol gegen die Herztoxicität von Mersalyl bei intakten narkotisierten Hunden. Ordinate: Mikroäquivalente Mersalyl, deren toxische Wirkung auf das Herz aufgehoben wurde. Abszisse: Mikroäquivalente von injizierten SH-Gruppen: ● Dimercaprol; ○ Cystein-Hydrochlorid; ◐ Glutathion. Nach LONG u. FARAH (1946a)

Dimercaprol, Cystein-Hydrochlorid und Glutathion gegen die toxischen Wirkungen von Mersalyl auf die Herzfunktion von intakten, narkotisierten Hunden. Bei einem Vergleich dieser Thiole auf der Basis ihres Sulfhydrylgruppengehaltes ist Dimercaprol 5—8mal wirksamer als die Monothiole.

Entscheidend ist die frühzeitige Verabreichung der Thiole, da eine manifeste Zellschädigung nicht mehr rückgängig zu machen ist. Kaninchen, die eine der DL_{96} entsprechende Dosis von 3 mg/kg Quecksilber-(II)-chlorid i.v. erhielten, konnten durch 0,1 mmol/kg Dimercaprol, Dimercaprolglucosid oder Thiosorbitol vollständig geschützt werden, wenn die Therapie innerhalb von 5 min einsetzte. Aber schon bei einem Intervall von 1 Std ging der Schutzeffekt weitgehend verloren. Bei Hunden ist nach 4 mg/kg Quecksilber-(II)-chlorid ebenfalls nur ein Effekt vorhanden, wenn die Dimercaprolgabe früher als nach 2 Std erfolgt (Gilman et al., 1946). Bei akut mit Quecksilbersalzen vergifteten Menschen spielt der Zeitfaktor eine ähnliche große Rolle (Longcope et al., 1946). Trotzdem ist ein günstiger Einfluß von Dimercaprol anscheinend auch noch bei den Symptomen einer mehr chronischen Vergiftung nach langdauernder Anwendung von Quecksilberdiuretica möglich, wie aus klinischen Beobachtungen von Bender et al. (1950) und von Koch u. Piolino (1960) hervorgeht. Bei der dann notwendigen längeren Anwendung treten Nebenwirkungen durch das Dimercaprol, das selbst ein Enzymhemmstoff ist, in Erscheinung, wobei Nausea, Erbrechen, Frösteln, Paraesthesien und Blutdrucksteigerungen zu nennen sind (Sussman u. Schack, 1947). Durch Dimercaprol wird ferner die Verteilung und Ausscheidung von Quecksilberdiuretica in typischer Weise verändert (s. Abschnitt IV, 6). Auch der diuretische Effekt wird vollständig aufgehoben (s. Tabelle 7), während Monothiole in diesem Punkt fast wirkungslos sind (s. Abschnitt X, 1).

Die akute Herztoxicität von Quecksilberdiuretica wird dagegen auch durch Monothiole vermindert (Farah u. Maresh, 1948). Am Herzlungenpräparat des Hundes sind Glutathion und Cystein-Hydrochlorid in dieser Beziehung etwa ebenso wirksam wie Dimercaprol, am intakten Hund jedoch 5—8mal weniger. Beginnende, mersalylbedingte Veränderungen im EKG lassen sich bei Katzen und Hunden durch 5—10 mg/kg Cystein-Hydrochlorid und Glutathion oder durch 0,5—2 mg/kg Dimercaprol prompt aufheben (Long u. Farah, 1946a, b; Oelkers u. Ohnesorge, 1955). Isolierte Meerschweinchenvorhöfe, die durch Mersalyl zur Asystolie gebracht wurden, kommen nach Zugabe von Cystein-Hydrochlorid in einer Konzentration von $6{,}3 \cdot 10^{-4}$ mol wieder in Gang (Stein et al., 1960). Stärker als Cystein wirkt aber auch hier das Dimercaprol (Pohle, 1961). Am isolierten durchströmten Kaninchenherz wird die maximal tolerierte Dosis von Meralluride durch Dimercaprol um das 10fache, durch Thiamin um das 2,6fache gesteigert (Ruskin u. Johnson, 1949b). Die subletale Dosis von Mercaptomerin, die allerdings 200mal größer ist, läßt sich durch Dimercaprol dagegen nur verdoppeln (Ruskin u. Johnson, 1949a). Auch Natriumthiosulfat stellt die normale Kraft und den Rhythmus von isolierten Schildkrötenherzen wieder her, die durch Mersalyl oder Mercurophyllin vergiftet worden waren (Johnson, 1941). Die Schutzwirkung der Thiole kommt wahrscheinlich dadurch zustande, daß sie eine quecksilberbedingte Hemmung von Sulfhydrylenzymsystemen wieder rückgängig machen (Barron u. Kalnitsky, 1947; Singer u. Barron, 1945). In Übereinstimmung mit dieser Annahme stehen Befunde von Ruskin u. Ruskin (1953), in denen Cystein, Glutathion und Dimercaprol eine durch Meralluride in Rattenherzenhomogenaten hervorgerufene Hemmung der Bernsteinsäuredehydrogenase vollständig wieder aufhoben.

2. Andere Substanzen und Maßnahmen

Ascorbinsäure setzt bei intakten Hunden die akute Toxicität von i.v. verabreichtem Meralluride auf die Hälfte herab (Chapman u. Shaffer, 1947b). Dagegen zeigt sich keine Schutzwirkung gegenüber Mercurophyllin-Theophyllin, Mersalyl-

Theophyllin und anderen Quecksilberdiuretica, ohne daß ein Grund für diese Unterschiede zu erkennen wäre (CHAPMAN u. SHAFFER, 1947a; CRAVER et al., 1950). Am isolierten Kaninchenherz erhöht Ascorbinsäure die maximal tolerierte Dosis von Meralluride um das 7,6fache, hat aber keine Wirkung auf die Toxicität von Mercaptomerin (RUSKIN u. JOHNSON, 1949a, b). Die durch eine hohe Merralluridekonzentration ($5,5 \cdot 10^{-3}$ mol) eintretende Hemmung der Sauerstoffaufnahme von Rattenherzen und Nierenschnitten wird durch Ascorbinsäure verhindert (RUSKIN u. RUSKIN, 1952). Bei oraler Verabreichung von Meralluride zusammen mit Ascorbinsäure waren bei herzinsuffizienten Patienten weniger Nebenwirkungen zu beobachten als nach Gabe von Meralluride-Tabletten ohne Vitaminzusatz (SHAFFER et al., 1950).

Einen Schutz gegen die nephrotoxischen Wirkungen von Quecksilber-(II)-chlorid soll *Testosteron* bieten (SELYE, 1940). Nach SCHLOSSMANN u. SCHNEIDER (1932) kann durch oral verabreichtes *Renotrat*, einem Trockenpulver aus Sarsaparillawurzel, bei Kaninchen eine sonst sicher tödliche Mersalylnephritis (20 mg/kg Mersalyl i.v.) ausgeheilt werden, wobei der Wirkungsmechanismus gänzlich ungeklärt ist. *Magnesiumsulfatlösung* i.v. verringert die akut toxischen Wirkungen von Quecksilberdiuretica deutlich (PINES et al., 1944; CRAVER et al., 1950). Nephrotoxische Schäden durch 10 mg Hg/kg als Meralluride lassen sich bei Ratten durch gleichzeitige i.p. Verabreichung gewisser *Aminosäuren*, wie Arginin-Hydrochlorid und Glycin, weitgehend vermeiden (WACHSTEIN u. MEISEL, 1951). Da die Blutgerinnungszeit durch Quecksilberdiuretica stark verkürzt wird, untersuchte MACHT (1946b) den Einfluß von *Anticoagulantien* und fand, daß Heparin oder Dicumarol die akute Toxicität von Meralluride, Mersalyl und Mercurophyllin bei Katzen und Kaninchen um ca. 40% herabsetzen.

Durch große *Rohrzuckergaben* (2mal 0,5 ml 50%ige Lösung i.p.) läßt sich bei Mäusen ein Schutz vor einer Vergiftung mit Quecksilber-(II)-chlorid erzielen. Die DL_{50} und DL_{100} betragen dann etwa das Dreifache des Wertes bei unbehandelten Tieren (REBER, 1953). Als Erklärung nimmt der Autor aufgrund eines histologischen Nachweises, der allerdings große methodische Schwierigkeiten bietet, an, daß Quecksilber-(II)-chlorid in den Mitochondrien der Nierentubuluszellen gespeichert wird. Rohrzucker (oder Proteine) sollen dann diese Speicherfähigkeit für Quecksilber hemmen und dadurch eine Schutzwirkung gegen die Vergiftung der Niere ausüben. Nach SURTSHIN u. YAGI (1958) überleben auch Ratten, die 3 Wochen lang eine Zucker- und Vitaminnahrung erhalten hatten, eine i.v. Dosis von 3 mg/kg Quecksilber-(II)-chlorid, die bei normal ernährten Tieren zum Tode führt. Der gesamte Quecksilbergehalt der Nieren war bei beiden Tiergruppen gleich groß, nach Zellfraktionierung fand sich aber bei den mit Zucker gefütterten Ratten besonders viel Quecksilber in der löslichen und viel weniger in der nuclearen und granulären Fraktion. Im Nierenhomogenat der mit Zucker ernährten Tiere wurde Quecksilber mit den albuminartigen, bei normal ernährten Tieren mit den globulinartigen Proteinen gefällt (YAGI u. WHITE, 1958). Auch die Aktivität von Fermenten, die an der oxydativen Phosphorylierung beteiligt sind, war durch Quecksilber-(II)-chlorid in den Nieren der mit Zucker gefütterten Ratten weniger vermindert als bei den Kontrolltieren (SHORE u. SHORE, 1960).

HOLMAN u. DONNELLY (1942) berichten, daß bei Hunden die nephrotoxische Wirkung von 3 mg/kg Quecksilber-(II)-chlorid i.v. entscheidend herabgesetzt wird, wenn die Tiere vorher durch Plasmaphorese in den Zustand einer *Hypoproteinämie* gebracht werden. Die Ursache dieser Schutzfunktion ist unklar, denn andererseits tolerieren auch solche Hunde Quecksilber-(II)-chlorid besonders gut, die vorher mehrmals größere *Hämoglobininjektionen* erhalten hatten (HAVILL et al., 1932). Ebenfalls herabgesetzt werden cnephrotoxische Wirkungen von Meralluride, Mersalyl oder Quecksilber-(II)-chlorid bei Ratten oder Mäusen, die durch mehrfache Albumininjektionen eine *Proteinurie* entwickelt hatten (Lipp- man, 1949; Reber, 1953). Anschließende Versuche mit Gabe von markiertem Quecksilber-(II)-chlorid zeigten bei bestehender Proteinausscheidung eine ver- minderte Quecksilberaufnahme durch die Nierenrinde, die durch eine Sättigung der Tubuluszellen mit resorbierten Proteinen erklärt wird (Lippman et al., 1951). Diesen Befunden widersprechen jedoch Surtshin u. Parelman (1957), die fanden, daß Nieren von proteinurischen Ratten sogar mehr Quecksilber aufnehmen und weniger ausscheiden als Kontrolltiere ohne Proteinurie. Der Befund, daß Proteinurie und Eiweißspeicherung die Toxicität von Quecksilber-(II)-chlorid ver- mindern, wird durch diese Beobachtung nicht aufgehoben, doch steht eine Er- klärung dieser Wirkung nun noch aus.

Literatur

Adam, K. R.: The effects of dithiols on the distribution of mercury in rabbits. Brit. J. Phar- macol. **6**, 483—491 (1951).

Aikawa, J. K., A. J. Blumberg, and D. A. Catterson: Distribution of Hg^{203}-labeled mercaptomerin in organs of normal rabbits. Proc. Soc. exp. Biol. (N. Y.) **89**, 204—206 (1955).

—, and R. H. Fitz: The distribution of Hg^{203}-labeled mercaptomerin in human tissues. J. clin. Invest. **35**, 775—778 (1956).

—, and H. P. Pilliod: Changes in renal tissue composition induced in rabbits by various intravenous doses of mercaptomerin sodium. Proc. Soc. exp. Biol. (N. Y.) **101**, 61—63 (1959).

Allen, T. D., and F. W. Riley: The renal scan: A clinical evaluation of its ability to localize functioning renal tissue. J. Urol. **90**, 617—630 (1963).

Allmaras, W.: Untersuchungen zur Frage des Übertritts der zur Hirntumordiagnostik ver- wandten Verbindung Hg^{203}-Neohydrin auf Ratten-Feten und -Säuglinge. Inaugural- Dissertation Freiburg 1963.

Anderson, H. M., and G. H. Mudge: The effect of potassium on intracellular bicarbonate in slices of kidney cortex. J. clin. Invest. **34**, 1691—1697 (1955).

Andrews, C. T.: Toxic effects of intravenous salyrgan. Lancet **II/31**, 131—132 (1931).

Anghileri, L. J.: A study of the stability of neohydrin (3-acetoxymercuri-2-methoxypro- pylurea) labeled with mercury-203. J. nucl. Med. **4**, 410—412 (1963).

Assali, N. S., J. Voskian, and J. Roller: Comparison of mercurial diuretics and bed rest in normal and toxemic pregnancies. Circulation **15**, 855—858 (1957).

Atamanov, G. S.: Kaliumchlorid als salines Diureticum. Ter. Arkh. **34**, 111—115 (1962).

Atkinson, M.: The effect of diuretics on portal venous pressure. Lancet **II/59**, 819—823 (1959).

—, A. Paton, and S. Sherlock: Control of ascites in hepatic cirrhosis. Lancet **I/54**, 128—131 (1954).

Au, W. Y., and L. G. Raisz: Studies on the renal concentrating mechanism. V. Effects of diuretic agents. J. clin. Invest. **39**, 1302—1311 (1960).

Averbuck, S. H.: Über die Diuresehemmung durch Antipyretika. Arch. exp. Path. Pharmakol. **157**, 330—341 (1930).

Axelrod, D. R.: Alteration of diuretic response to salyrgan by anoxia and ACTH. Fed. Proc. **10**, 7 (1951).

—, J. N. Capps, and R. F. Pitts: Potentiation of diuretic action of salyrgan by ammonium chloride. Fed. Proc. **9**, 6 (1950).

—, and R. F. Pitts: The relationship of plasma pH and anion pattern to mercurial diuresis. J. clin. Invest. **31**, 171—179 (1952a).

— — Anoxia as a factor in resistance to mercurial diuretics. Amer. J. Physiol. **169**, 350—356 (1952b).

Baba, W. J., A. J. Smith, and M. M. Townshend: A comparison of the effects of ethacrynic acid and a mercurial diuretic (mersalyl) on sodium transport across the isolated frog skin. Brit. J. Pharmacol. **28**, 238—245 (1966).

Bahn, R. C., and J. B. Longley: Quantitative effects of a mercurial diuretic on the distribu- tion of renal succinic dehydrogenase in the rat. J. Pharmacol. exp. Therap. **118**, 365—367 (1956).

BALDWIN, D., A. P. CROSLEY, and P. J. TALSO: Influence of various diuretic substances on the renal excretion of electrolytes in the dog. Amer. J. Physiol. 155, 425—426 (1948).
BARCROFT, J., and H. STRAUB: The secretion of urine. J. Physiol. (Lond.) 41, 145—167 (1910).
BARKER, M. H., H. A. LINDBERG, and M. E. THOMAS: Sudden death and mercurial diuretics. J. Amer. med. Ass. 119, 1001—1004 (1942).
—, and J. P. O'HARE: The use of salyrgan in edema. J. Amer. med. Ass. 91, 2060—2064 (1928).
BARNES, A. R.: Recent advances in the treatment of cardiovascular disease. J. Amer. med. Ass. 136, 299—304 (1948).
BARRET, M. J.: Chronic and acute effects of mercuhydrin and thiomerin on renal tubular function in the dog. J. Pharmacol. exp. Therap. 100, 502—510 (1950).
BARRNETT, R. J., and A. M. SELIGMAN: Histochemical demonstration of proteinbound sulfhydryl groups. Science 116, 323—327 (1952).
BARRON, E. S. G., and G. KALNITSKY: The inhibition of succinoxidase by heavy metals and its reactivation with dithiols. Biochem. J. 41, 346—351 (1947).
—, and T. P. SINGER: XIX. Studies on biological oxidations. Sulfhydryl enzymes in carbohydrate metabolism. J. biol. Chem. 157, 221—240 (1945).
BARTRAM, E. A.: Experimental observations on the effect of various diuretics when injected directly into one renal artery of the dog. J. clin. Invest. 11, 1197—1219 (1932).
BARTTER, F. C., G. W. LIDDLE, L. E. DUNCAN, J. K. BARBER, and C. DELEA: The regulation of aldosterone secretion in man: the role of fluid volume. J. clin. Invest. 35, 1306—1315 (1956).
BATTERMAN, R. C.: The status of mercurial diuretics for the treatment of congestive heart failure. Amer. Heart J. 42, 311—319 (1951).
— Comparative diuretic effectiveness of mercumatilin and meralluride with and without concomittant administration of ammonium chloride. Fed. Proc. 13, 334 (1954).
—, A. C. DE GRAFF, and J. E. MCCORMACK: The effectiveness and safety of mercupurin administered orally in the treatment of congestive heart failure. J. Amer. med. Ass. 124, 1243—1247 (1944).
— —, and O. A. ROSE: Treatment of congestive heart failure with an orally administered mercurial diuretic. Amer. Heart J. 21, 98—103 (1941).
— —, and H. M. SHORR: Further observations on the use of mercupurin administered orally. Amer. Heart J. 31, 431—437 (1946).
—, D. UNTERMAN, and A. C. DE GRAFF: The subcutanous use of thiomerin, a new mercurial diuretic for treatment of congestive heart failure. Fed. Proc. 8, 272 (1949a).
— — — The subcutaneous administration of mercaptomerin (thiomerin). Effective mercurial diuretic for the treatment of congestive heart failure. J. Amer. med. Ass. 140, 1268—1271 (1949b).
BEALL, A. C., and M. E. DE BAKEY: Renal hemodynamic effects of mercurial diuretic therapy prior to cardiopulmonary bypass. Clin. Res. Proc. 10, 287 (1962).
— —, and C. P. SMITH: Renal hemodynamic effects of mercurial diuretic therapy prior to cardiopulmonary bypass. Surgery (St. Louis) 54, 612—616 (1963).
BEAVERS, W. R.: Effects of chlorothiazide on plasma electrolytes in the nephrectomized dog. Proc. Soc. exp. Biol. (N. Y.) 103, 711—712 (1960).
BECKER, E. L., and H. E. GINN: Free water excretion in normal dogs. Amer. J. Physiol. 202, 1131—1135 (1962).
BEINHAUER, L. G.: Effect of therapeutic doses of mercury on the kidneys and the duration of its excretion. Amer. J. med. Sci. 159, 897—899 (1920).
BEN-ASHER, S.: On the toxicity of the mercurial diuretics: observations on 18 cases with suggestions on the prevention of toxic reactions. Ann. intern. Med. 25, 711—724 (1946).
BENDER, C. E., R. J. HOXSEY, and Q. B. DE MARSH: Neutropenia in a patient treated with a mercurial diuretic and its response to BAL. Ann. intern. Med. 33, 1285—1290 (1950).
BENESCH, R., and R. E. BENESCH: Reactions of thiols with organic mercury compounds. Arch. Biochem. 38, 425—441 (1952).
BERGLUND, H., and B. SUNDH: The effect of salyrgan, theophylline and caffeine on diuresis, glomerular filtration and proteinuria. Acta med. scand. 86, 216—232 (1935).
BERGMANN, A.: Untersuchungen mit Quecksilberdiuretica an Ratten. Inaugural-Dissertation. Bonn 1951.
BERGSTRAND, A., L. FRIBERG, L. MENDEL, and E. ODEBLAD: The localisation of subcutaneously administered radio-active mercury in the rat kidney. J. Ultrastruct. Res. 3, 238 (1959/1960).
— — — — Studies on the excretion of mercury in the kidneys. Acta path. microbiol. scand. 51, Suppl. 144, 115—117 (1961).
BERLIN, M., and T. LEWANDER: Increased brain uptake of mercury caused by 2,3-dimercaptopropranol (BAL) in mice given mercuric chloride. Acta pharmacol. toxicol. 22, 1 (1965).

BERLINER, R. W.: The renal transport of electrolytes. Ann. N. Y. Acad. Sci. **71**, 324—326 (1958).
—, J. H. DIRKS, and W. J. CIRKSENA: Action of diuretics in dogs studied by micropuncture. Ann. N. Y. Acad. Sci. **139**, 422—433 (1966).
—, and T. J. KENNEDY: Renal tubular secretion of potassium in the normal dog. Proc. Soc. exp. Biol. (N. Y.) **67**, 542—545 (1948a).
— — The renal tubular secretion of potassium. J. clin. Invest. **27**, 525 (1948b).
— —, and J. G. HILTON: Salyrgan and renal tubular secretion of para-aminohippurate in the dog and man. Amer. J. Physiol. **154**, 537—541 (1948).
— — — Renal mechanisms for excretion of potassium. Amer. J. Physiol. **162**, 348—367 (1950).
— —, and J. ORLOFF: Relationship between acidification of the urine and potassium excretion. Amer. J. Med. **11**, 274—282 (1951).
— — — Factors affecting the transport of potassium and hydrogen ions by the renal tubules. Arch. int. Pharmacodyn. **97**, 299—312 (1954).
BERNHEIM, E.: Über das neue Quecksilberpräparat Salyrgan als Diureticum. Ther. d. Gegenw. **65**, 538—539 (1924).
BERNSTEIN, L. M., and A. GROSSMAN: Diuretic effect of mannitol in nephrotic edema. J. Lab. clin. Med. **59**, 309—319 (1962).
BEST, M. M., W. F. HURT, J. E. SHAW, and J. D. WATHEN: Study of the mercurial diuretic, dicurin procaine (merethoxylline procaine), by subcutaneous injection. Amer. J. med. Sci. **225**, 132—138 (1953).
BEUTNER, R., J. LANDAY, and A. LIEBERMAN: Evidence for the local effect of mercurial diuretics. Proc. exp. Biol. (N. Y.) **44**, 120—122 (1940).
BEYER, K. H., J. E. BAER, J. K. MICHAELSON, and H. F. RUSSO: Renotropic characteristics of ethacrynic acid: a phenoxyacetic saluretic-diuretic agent. J. Pharmacol. exp. Therap. **147**, 1—22 (1965).
BICKERS, J. N., E. H. BRESLER, and R. WEINBERGER: The acute effect of an organic mercurial on the rat kidney; a histochemical study. J. Pharmacol. exp. Therap. **128**, 283—288 (1960).
BIDSTRUP, P. L.: Toxicity of mercury and its compounds. Amsterdam-London-New York: Elsevier 1964.
BINGER, M. W., and N. M. KEITH: The effect of diuretics in different types of edema. J. Amer. med. Ass. **101**, 2009—2016 (1933).
BISNO, A., I. KASSER, D. ROLF, D. C. TOSTESON, and H. L. WHITE: Effect of a mercurial diuretic on sodium flux across proximal tubular epithelium. Fed. Proc. **19**, 365 (1960).
BLACK, A. B., and J. A. LITCHFIELD: Uremia complicating low salt treatment of heart failure. Quart. J. Med. **20**, 149—162 (1951).
BLACKMORE, W. P.: Comparative effects of chlorothiazide and mersalyl (mersalyl sodium and theophylline) on the kidney. J. Pharmacol. exp. Therap. **125**, 303—308 (1959).
BLAU, M., and M. A. BENDER: Clinical evaluation of Hg^{203}-neohydrin and J^{131}-albumin in brain tumor localization. J. nucl. Med. **1**, 106—107 (1960).
— — Radiomercury (Hg^{203})-labeled neohydrin: a new agent for brain tumor localization. J. nucl. Med. **3**, 83—92 (1962).
BLEYER, L.: Erfahrungen über die Novasuroldiurese. Klin. Wschr. **1**, 1940—1942 (1922).
BLICKENSTAFF, D. D.: Effect of meralluride and of mercuric chloride on intestinal absorption of 0,9% NaCl solution. Amer. J. Physiol. **178**, 371—374 (1954).
BLUM, L., et H. SCHWAB: L'action diurétique des composés mercur. Presse méd. **30**, 1081 (1922).
BLUMBERG, H., A. SCHLESINGER, and S. M. GORDON: Toxicological studies of a new mercurial diuretic: 8-(β-acetoxy-mercuri-γ-methoxypropyl)-3-carboxy-coumarintheophylline. Fed. Proc. **9**, 352—353 (1950).
— — — Toxicological studies of a new mercurial diuretic: mercumatilin (cumertilin). J. Pharmacol. exp. Therap. **105**, 336—342 (1952).
BLUMENTHAL, F., u. K. OPPENHEIM: Über aromatische Quecksilberverbindungen. III. Biochem. Z. **57**, 261—296 (1913).
BLUMGART, H. L.: The management of congestive heart failure. Circulation **7**, 127—138 (1953).
—, D. R. GILLIGAN, R. C. LEVY, M. G. BROWN, and M. C. VOLK: Action of diuretic drugs. I. Action of diuretics in normal persons. Arch. intern. Med. **54**, 40—81 (1934).
BOCKSTAHLER, F., u. W. KOMANT: Zur Pharmakologie und Klinik zweier neuer Quecksilberdiuretica. I. Teil. Z. ges. exp. Med. **101**, 195—204 (1937a).
— — Zur Pharmakologie und Klinik zweier neuer Quecksilberdiuretica. II. Teil. Z. ges. exp. Med. **101**, 205—210 (1937b).

BODANSKY, O., and W. MODELL: The differential excretion of bromide and chloride ions and its role in bromide retention. J. Pharmacol. exp. Therap. **73**, 51—64 (1941).

BOHN, H.: Experimentelle Studien über die diuretische Wirkung des Novasurols. Z. ges. exp. Med. **31**, 303—315 (1922).

— Fortgesetzte Studien über Novasurol, seine Wirkung bei verschiedenen Lebensaltern und bei Diabetikern, sowie sein etwaiger Einfluß auf Ionenverschiebungen im Organismus. Dtsch. Arch. klin. **143**, 225—237 (1924).

BONSMANN, M. R., u. M. MÜLLER-NEFF: Diureseversuche an der Maus. V. Mitteilung: Untersuchungen über Scillaglykoside, Salyrgan und Kalium aceticum. Arch. exp. Path. Pharmakol. **179**, 77—85 (1935).

BONTE, F. J., F. W. RILEY, V. V. KIRBY, and T. D. ALLEN: Scintillation scanning of the kidneys with neohydrin mercury 203. J. nucl. Med. **4**, 185—186 (1963).

BORG, J. E.: Treatment of edema with an orally administered mercurial diuretic. Amer. Heart J. **24**, 397—404 (1942).

—, and D. M. CRAIG: Experiences with a mercurial diuretic for subcutaneous injection. J. Lab. clin. Med. **33**, 1635—1636 (1948).

BORGHGRAEF, R. R., R. H. KESSLER, and R. F. PITTS: Plasma regression, distribution and excretion of radiomercury in relation to diuresis following the intravenous administration of Hg^{203}-labelled chlormerodrin to the dog. J. clin. Invest. **35**, 1055—1066 (1956).

—, and R. F. PITTS: The distribution of chlormerodrin (neohydrin) in tissues of the rat and dog. J. clin. Invest. **35**, 31—37 (1956).

BOUYOUCOS, B. G.: La chlorurie, l'hydrurie, la chlorémie et l'hydrémie au cours de la diurèse par les sels mercuriels organiques. C. R. Soc. Biol. (Paris) **115**, 1170—1172 (1934).

— Sur le mécanisme de la diurèse provoqueé par les composés mercuriels organiques du type „neptal" ou „salyrgan". Presse méd. **43**, 221—224 (1935).

BRADEN, D. J., R. E. BORRESON, T. K. LAU, D. W. CHAPMAN, and J. H. MOYER: Clinical results with three recently developed oral diuretics. J. Pharmacol. exp. Therap. **119**, 135 (1957).

BRAILOVSKY, D., C. SILVA, E. DEL CAMPO, and E. MARUSIC: The use of l-lysine monohydrochloride in the treatment of mercurial resistant edema. Amer. J. med. Sci. **238**, 287—296 (1959).

BRAULKE, H.: Eine neue Anwendungsart des Salyrgans: Die intrapleurale Injektion. Münch. med. Wschr. **81**, 525—526 (1934).

BRESLER, E. H., J. A. MONROE, and J. E. PEARSON: Effect of a mercurial diuretic on stop flow pattern obtained during a NaCl-diuresis. Fed. Prod. **22**, 598 (1963).

BREST, A. N., and G. ONESTI: Effect of diuresis upon uric acid clearance in gouty and non-gouty subjects. Clin. Res. Proc. **10**, 21 (1962).

LE BRIE, S. J., and H. S. MAYERSON: Effect of diuresis on flow and composition of renal lymph. Fed. Proc. **19**, 362 (1960).

BRIGHTMAN, I. J., and R. C. BATTERMAN: The treatment of edema by rectal administration of diuretics. J. Lab. clin. Med. **25**, 1038—1047 (1939).

—, and R. A. LEHMAN: An experimental study of the rectal administration of mercurial diuretics. J. Lab. clin. Med. **25**, 56—66 (1939).

BRINKMAN, C. A., A. V. WEGST, and E. A. KAHN: Brain scanning with mercury 203 labeled neohydrin. J. Neurosurg. **19**, 644—649 (1962).

BRODSKY, W. A., and H. N. GRAUBARTH: Mechanism of mercurial diuresis in hydropenic dogs. Amer. J. Physiol. **172**, 67—76 (1953).

BROOKS, R. T., P. M. DETTMANN, and A. A. GALUSZKA: Renal scans in urologic diagnosis using neohydrin Hg^{203}. J. Urol. **90**, 107—112 (1963).

BROWN, E. A.: The question of reactions to mercurial diuretics. Ann. Allergy **13**, 131—159 (1955).

— Reactions to the organomercurial compounds. Ann. N. Y. Acad. Sci. **65**, 545—552 (1956).

BROWN, G., L. FRIEDFELD, M. KISSIN, W. MODELL, and R. M. SUSSMAN: Deaths immediately following the intravenous administration of mercupurin. J. Amer. med. Ass. **119**, 1004—1005 (1942).

BROWN, T. C., J. O. DAVIS, and C. I. JOHNSTON: Acute response in plasma renin and aldosteron secretion to diuretics. Amer. J. Physiol. **211**, 437—441 (1966).

BRUN, C., T. HILDEN, and F. RAASCHOU: On the effects of mersalyl on the renal function. Acta pharmacol. et toxicol. (K'hvn) **3**, 1—12 (1947).

BRUNN, F.: Zur Wirkung des Novasurols als Diureticum. Münch. med. Wschr. **68**, 1554—1555 (1921).

— Salyrgan, ein neues injizierbares Diureticum. Wien. klin. Wschr. **37**, 901—902 (1924).

Brunner, F. P., F. C. Rector Jr., and D. W. Seldin: Mechanism of glomerulotubular balance. II. Regulation of proximal tubular reabsorption by tubular volume, as studied by stopped-flow microperfusion. J. Clin. Invest. **45**, 603—611 (1966).
Brunner, H.: Zur Frage der primären Hemmung der Anionenrückresorption durch Quecksilberdiuretica. Arch. exp. Path. Pharmakol. **236**, 171—172 (1959a).
— Renale Wasser- und Elektrolytausscheidung durstender Ratten innerhalb von 32 Stunden nach einmaliger intravenöser Gabe von Chlormerodrin oder Mersalyl. Arch. exp. Path. Pharmakol. **236**, 521—539 (1959b).
— Veränderungen der Wasser- und Salzausscheidung sowie der Nierenstruktur während des 2. bis 10. Tages nach einmaliger intravenöser Zufuhr von Chlormerodrin. Arch. exp. Path. Pharmakol. **236**, 540—558 (1959c).
— Wirkungen von Acetazolamid, Chlorothiazid und Chlormerodrin auf die Clearance von Inulin, echtem endogenen Kreatinin, PAH und Harnstoff. Abgrenzung nephrotoxischer Effekte der Diuretica von Dehydratationsfolgen bei gesunden Ratten. Arch. exp. Path. Pharmakol. **236**, 559—581 (1959d).
— Renale Wirkungen von Acetazolamid, Chlorothiazid und Chlormerodrin bei experimenteller Niereninsuffizienz. I. Schädigung der Niere durch Röntgenbestrahlung. Z. ges. exp. Med. **132**, 163—190 (1959e).
— Renale Wirkungen von Acetazolamid, Chlorothiazid und Chlormerodrin bei experimenteller Niereninsuffizienz. II. Schädigung der Nieren durch operative Blasenkatheterisierung. Z. ges. exp. Med. **132**, 191—208 (1959f).
— Renale Wirkungen von Acetazolamid, Chlorothiazid und Chlormerodrin bei experimenteller Niereninsuffizienz. III. Störung der Nierenfunktion durch partielle Nephrektomie. Z. ges. exp. Med. **132**, 209—224 (1959g).
— Renale Wirkungen von Acetazolamid, Chlorothiazid und Chlormerodrin bei experimenteller Niereninsuffizienz. IV. Mitteilung: Vergleich der Einflüsse verschiedener Nierenfunktionsstörungen. Klin. Wschr. **37**, 1129—1133 (1959h).
— Die Wirkungsdauer des Quecksilberdiureticums Chlormerodrin auf die Rattenniere. Klin. Wschr. **37**, 44—45 (1959i).
— Renale Wirkungen von Acetazolamid, Chlorothiazid und Chlormerodrin bei Ratten mit Aminonucleosid-Nephrose. Arch. exp. Path. Pharmakol. **240**, 28 (1960/61).
—, F. A. Horster, G. Kuschinsky u. I. Lönnecke: Renale Wirkungen von Acetazolamid, Chlorothiazid und Chlormerodrin bei experimenteller Niereninsuffizienz. V. Untersuchungen an Ratten mit Aminonucleosid-Nephrose. Z. ges. exp. Med. **133**, 455—466 (1960).
Bruno, M. S.: Fatal toxic nephrosis following the administration of mercurial diuretics. New Engl. J. Med. **239**, 769—773 (1948).
Bryan, A. H., W. A. Evans, M. N. Fulton, and E. A. Stead: Diuresis following the administration of salyrgan. Its effect on the specific gravity, the total nitrogen and the colloid osmotic pressure of the plasma of normal and edematous dogs. Arch. intern. Med. **55**, 735—744 (1935).
Bürgi, E.: Größe und Verlauf der Quecksilberausscheidung durch die Nieren bei den verschiedenen üblichen Kuren. Arch. Derm. Syph. (Berlin) **79**, 305—332 (1909).
Burack, W. R., J. Pryce, and J. F. Goodwin: A reversible nephrotic syndrome associated with congestive heart failure. Circulation **18**, 562—571 (1958).
Burch, G., T. Ray, S. Threefoot, F. J. Kelly, and A. Svedberg: Theu rinary excretion and biological decay periods of radiomercury labeling a mercurial diuretic in normal and diseased man. J. clin. Invest. **29**, 1131—1138 (1950).
Burrows, A., and W. Stokes: Mercurial diuretics: intolerance as shown by skin sensitivity. Brit. Heart J. **7**, 161—167 (1945).
Burston, J., E. M. Darmady, and F. Stranack: Nephrosis due to mercurial diuretics. Brit. med. J. I/58, 1277—1279 (1958).
Cafruny, E. J.: Effects of mercurial diuretics on renal volume and intrarenal blood flow. J. Pharmacol. exp. Therap. **121**, 225—233 (1957).
— A rapid procedure for determination of mercury in urine and kidney. J. Lab. clin. Med. **57**, 468—472 (1961).
— Histochemical demonstration of mercury in renal cells. Biochem. Pharmacol. **9**, 15—21 (1962).
—, K. C. Cho, and R. Z. Gussin: The pharmacology of mercurial diuretics. Ann. N. Y. Acad. Sci. **139**, 362—374 (1966).
—, and A. Farah: Effects of the mercurial diuretic, mersalyl, on the concentration of protein-bound sulfhydryl in the cytoplasma of dog kidney cells. J. Pharmacol. exp. Therap. **117**, 101—105 (1956).
— —, and H. S. di Stefano: Effects of the mercurial diuretic mersalyl on protein-bound sulfhydryl groups in the cytoplasma of rat kidney cells. J. Pharmacol. exp. Therap. **115**, 390—401 (1955).

CAFRUNY, E. J., and R. GUSSIN: Diuretic activity and excretion of mercury. Fed. Proc. **22**, 598 (1963).

—, and J. F. PALMER: Distribution of hemoglobin in kidneys of rats treated with mercurials. J. Pharmacol. exp. Therap. **131**, 250—256 (1961).

—, and C. ROSS: Involvment of the distal tubule in diuresis produced by benzothiadiazines. J. Pharmacol. exp. Therap. **137**, 324—328 (1962).

— —, and J. DAVITT: Inhibition of the kaluretic action of hydrochlorothiazide. Fed. Proc. **20**, 410 (1961).

—, H. S. DI STEFANO, and A. FARAH: Effect of mercurial diuretics on the sulfhydryl content of of kidney cells. Fed. Proc. **13**, 340 (1954).

— — — Cytophotometric determination of protein-bound sulfhydryl groups. J. Histochem. Cytochem. **3**, 354—359 (1955).

CAHEN, R. L.: On the potency and toxicity of a new mercurial diuretic: sodium N-(β-hydroxy-mercuri-γ-methoxypropyl)-2-pyridone-5-carboxylate. J. Amer. pharm. Ass., sci. Ed. **36**, 139—144 (1947).

CALESNICK, B., and D. MILLIGAN: Influence of diuretics on cellular transport of electrolytes. Fed. Proc. **21**, 430 (1962a).

— — Antidiuretic effect of subnarcotic doses of phenazocine. Anesthesiology **23**, 81—85 (1962b).

—, and A. WASE: Absorption and excretion of radioactive Hg^{203} mercaptomerin sodium in humans. J. nucl. Med. **4**, 29—34 (1963).

— —, and V. R. ALTARELLI: Distribution studies on Hg^{203}-Na-mercaptomerin in animals. Proc. Soc. exp. Biol. (N. Y.) **103**, 22—25 (1960).

CALVIN, D. B., G. DECHERD, and G. HERRMANN: Response of plasma volume to diuretics. Proc. Soc. exp. Biol. (N. Y.) **44**, 529—531 (1940).

CAMPBELL, D.: Excretion and diuretic action of mercurial diuretics. Experientia (Basel) **13**, 327—328 (1957a).

— Tubular secretion and diuretic action of mercurial diuretics. Acta physiol. scand. **42**, Suppl. 145, 27—28 (1957b).

CAMPBELL, D. E. S.: The excretion of mercaptomerin and its diuretic effect modified by bromcresol green and probenecid. Acta pharmacol. (Kbh.) **16**, 151—170 (1959).

— Modification by bromcresol green or probenecid of urinary excretion of sodium, chloride and potassium due to mercaptomerin. Acta pharmacol. (Kbh.) **17**, 137—150 (1960a).

— Modification by bromcresol green or probenecid of the excretion and diuretic effect of three mercurial diuretics, diurgin (R), chlormerodrin and mercumatilin. Acta pharmacol. (Kbh.) **17**, 213—232 (1960b).

CAPPS, J. N., W. S. WIGGINS, D. R. AXELROD, and R. F. PITTS: The effect of mercurial diuretics on the excretion of water. Circulation 6, 82—89 (1952).

CAPPS, R. T., F. L. KOZELKA, and O. S. ORTH: Chronic toxicity of thiomerin compared to other mercurial diuretics. Proc. Soc. exp. Biol. (N. Y.) 74, 511—514 (1950).

CARR, E. A., W. H. BEIERWALTES, A. V. WEGST, and J. D. BARTLETT: Demonstration of myocardial infarcts by photoscanning. J. nucl. Med. **3**, 199 (1962).

CHAGOYA, L., B. NURKO, E. SANTOS, and A. RIVERA: 6-Chloro, 6-dehydro, 17α-acetoxy-progesterone: its possible actions as an aldosterone antagonist. J. clin. Endocrin. **21**, 1364—1375 (1961).

CHAMBERLAIN, D. A.: Acute gouty pericarditis. Lancet I/63, 272 (1963).

CHANEY, R. H., and R. F. MARONDE: Clinical evaluation of diuretic mersoben. Amer. J. med. Sci. **231**, 26—29 (1956).

CHAPMAN, D. W., and C. F. SHAFFER: The mercurial diuretics: A comparison of acute cardiac toxicity in animals and the effects of ascorbic acid on detoxification in their i.v. administration. J. Lab. clin. Med. **32**, 313—314 (1947a).

— — Mercurial diuretics: A comparison of acute toxicity in animals and the effects of ascorbic acid on detoxification in their intravenous administration. Arch. intern. Med. 79, 449—456 (1947b).

CHARCHAROV, M. A.: Der Einfluß von Strophanthin, Euphyllin und einigen Diuretica auf die Blutgerinnung bei Herzinsuffizienz. Ter. Arkh. **31**, 46—52 (1959).

CHRISTIAN, H. A., and E. A. BARTRAM: Experimental observations on the action of diuretics. Trans. Ass. Amer. Phycns. 47, 292—303 (1932).

CHROMETZKA, F., u. K. UNGER: Untersuchungen über die Größe des Glomerulusfiltrates unter dem Einfluß von Diureticis und Hormonen. Z. ges. exp. Med. 80, 261—277 (1931).

CIPRUT, S., J. N. SILVERSTEIN, H. L. SCHWARTZ, E. B. FELDMAN, and A. C. CARTER: Effect of common drugs on urinary excretion of gonadotropins. J. clin. Endocrin. **22**, 535—536 (1962).

Cirksena, W. H., J. H. Dirks, and R. W. Berliner: Effect of thoracic cava obstruction on response of proximal tubule sodium reabsorption to saline infusion. J. Clin. Invest. **45**, 179—186 (1966).

Citron, D., B. Bercu, R. Lemmer, and E. Massie: Congestive heart failure and hyponatremia: Untoward effects of mercurial diuresis. Ann. intern. Med. **34**, 872—880 (1951).

Clapp, J. R., J. F. Watson, and R. W. Berliner: Osmolality, bicarbonate concentration, and water reabsorption in proximal tubule of the dog nephron. Amer. J. Physiol. **205**, 273—280 (1963).

Clarke, D. A., W. Modell, T. Greiner, N. T. Kwit, J. L. Gluck, and H. Gold: The dosageresponse curve for the comparison of mercurial diurectics. Amer. J. med. Sci. **220**, 156—159 (1950).

Clarkson, T. W., and M. Grennwood: The mechanism of action of mercurial diuretics in rats; the renal metabolism of p-chloromercuribenzoate and its effects on urinary excretion. Brit. J. Pharmacol. **26**, 50—55 (1966).

—, A. Rothstein, and R. Sutherland: The mechanism of action of mercurial diuretics in rats; the metabolism of ^{203}Hg-labelled chlormerodrin. Brit. J. Pharmacol. **24**, 1—13 (1965).

Claussen, F.: Über die Diurese der Herzkranken. I. Teil. Vom Wesen der Salyrgandiurese. Z. ges. exp. Med. **83**, 231—280 (1932).

Coblentz, B., P. Maurice, E. Lima, J. Hébert et J. Lenègre: Evolution de l'albuminurie et de l'azotémie sous influence des diurétiques mercuriels au cours du traitment de l'insuffisance cardiaque. Bull. Soc. méd. Hôp. Paris **70**, 764—774 (1954).

Cohen, E. M.: On the mechanism of action of mercurial diuretics. Acta physiol. pharmacol. neerl. **3**, 45—58 (1953a).

— Further experiments on the mechanism of action of mercurial diuretics. Acta physiol. pharmacol. neerl. **3**, 59—70 (1953b).

—, C. A. de Groot, and J. F. Weber: The influence of mersalyl on phosphate metabolism in kidney slices from intravenously injected rats. Acta physiol. pharmacol. neerl. **3**, 512—521 (1954).

Cohnstein, W.: Über den Einfluß einiger edler Metalle (Quecksilber, Platin und Silber) auf die Nierensekretion. Arch. exp. Path. Pharmakol. **30**, 126—140 (1892).

Collins, G. W.: Chemical examination of salyrgan. J. Amer. med. Ass. **91**, 1994—1995 (1928).

Coombs, F. S., L. J. Pecora, E. Thorogood, W. V. Consolazio, and J. H. Talbott: Renal function in patients with gout. J. clin. Invest. **19**, 525—535 (1940).

Council on Pharmacy and Chemistry: Salyrgan suppositories and mercurin: a warning and acceptance of salyrgan suppositories rescinded. J. Amer. med. Ass. **113**, 213—214 (1939).

— New and nonofficial remedies. Chlormerodrin. J. Amer. med. Ass. **152**, 331—332 (1953).

Craver, B. N., F. F. Yonkman, and B. R. Rennick: Anidotes to ventricular fibrillation induced by mercurial diuretics. Amer. Heart J. **40**, 590—594 (1950).

Crawford, J. D., G. C. Kennedy, and L. E. Hill: Clinical results of treatment of diabetes insipidus with drugs of the chlorothiazide series. New Engl. J. Med. **262**, 737—743 (1960).

Crawford, J. H., and J. F. McIntosh: Observations on the use of novasurol in edema due to heart failure. J. clin. Invest. **1**, 333—358 (1924).

Crittenden, P. J.: The effect of metaphen on the kidney. J. Pharmacol. exp. Therap. **46**, 39—49 (1932).

Croll, M. N., L. W. Brady, and B. M. Hand: Brain tumor localization utilizing mercury 203. Radiology **78**, 635—637 (1962).

Cummings, J. R., J. D. Haynes, L. M. Lipchuck, and M. A. Ronsberg: A sequential probability ratio method for detecting compounds with diuretic activity in rats. J. Pharmacol. exp. Therap. **128**, 414—418 (1960).

Cushny, A. R.: The action of diuretics and other drugs. In: The secretion of the urine. 2nd ed. New York: Longmans, Green and Co Ltd., 1926, p. 209—227.

Dale, R. A., and P. H. Sanderson: Observations on the character of mercurial diuresis. Brit. J. Pharmacol. **9**, 210—217 (1954a).

— — The mode of action of a mercurial diuretic in man. J. clin. Invest. **33**, 1008—1014 (1954b).

Dautrebande, L., E. Philippot, F. Nogarède et R. Charlier: Etude experimentale de l'action diurétique des petites doses d'éphédrine et de l'anhydride carbonique dans l'anurie toxique par salyrgane. Arch. int. Pharmacodyn. **62**, 445—459 (1939).

Davenport, L. F., M. N. Fulton, H. A. van Auken, and R. J. Parsons: The creatinine clearance as a measure of glomerular filtration in dogs with particular reference to the effect of diuretic drugs. Amer. J. Physiol. **108**, 99—106 (1934).

Davidson, D. G., N. G. Levinsky, and R. W. Berliner: Maintenance of potassium excretion despite reduction of glomerular filtration during sodium diuresis. J. clin. Invest. **37**, 548—555 (1958).

DAVIES, H. E. F.: Renal tubular acidosis. Excretion of acid urine by patients given mersalyl. Lancet I/62, 565—566 (1962).

DECHERD, G. M., D. B. CALVIN, and G. HERRMANN: Blood plasma volume changes following the administration of diuretics. J. clin. Invest. 19, 777—778 (1940).

DECOURT, J., CH. O. GUILLAUMIN et SAPIN: Variations de l'hydrémie et de la chlorémie globulaires et plasmatiques après injection d'un diurétique mercuriel. C. R. Soc. Biol. (Paris) 123, 466—468 (1936).

DEJUNG, K.: Beitrag zur Histologie des Salyrganschadens an der Kaninchenniere. Z. ges. exp. Med. 137, 196—210 (1963).

DENTLER, H., and H. FRANK: Zur Behandlung der chronischen Niereninsuffizienz in der Praxis. Ther. d. Gegenw. 100, 333—343 (1961).

DEROW, H. A., and L. WOLFF: Oral administration of mercupurin tablets in ambulatory patients with chronic congestive heart failure. Amer. J. Med. 3, 693—703 (1947).

DESGREZ, A., C. RAYNAUD, P. BLANCHON et C. KELLERSHOHN: Le scintigramme rénal obtenu grâce à l'utilisation d'un diurètique mercuriel marquè. Consicérations préliminaires. Bull. Soc. méd. Hôp. Paris 77, 536—542 (1961).

DETTMAN, P. M., and R. T. BROOKS: Renal scanning. J. nucl. Med. 3, 200 (1962).

DICKENS, K. L.: Oral administration of mercurial diuretics in treatment of congestive heart failure. New Orleans med. surg. J. 94, 344—345 (1942).

DICKER, S. E.: The action of mersalyl, calomel and theophylline sodium acetate on the kidney of the rat. Brit. J. Pharmacol. 1, 194—209 (1946).

DICKERMAN, H. W., and W. G. WALKER: The effect of lysine upon the concentration of potassium in plasma and urine. Fed. Proc. 21, 430 (1962).

DIES, F., V. MOLINA, and M. E. SANTOS: Medical management of ascites in cirrhosis of the liver: I. Diuretic drugs. Clin. pharmacol. Therap. 4, 28—35 (1963).

DIMITROFF, S. P., M. C. THORNER, and G. C. GRIFFITH: Mercurial diuretics: The replacement of parenteral administration by a new oral preparation in ambulatory patients with chronic congestive heart failure. Circulation 7, 380—384 (1953).

DINGMAN, J. F., and H. F. YOFFEE: Effect of calcium gluconate and adrenal steroids on sodium and water excretion in patients with cirrhosis and ascites. New Engl. J. Med. 262, 585—590 (1960).

DIRKS, J. H., W. J. CIRKSENA, and R. W. BERLINER: The effect of saline infusion on sodium reabsorption by the proximal tubule of the dog. J. Clin. Invest. 44, 1160—1170 (1965).

— — — Micropuncture study of the effect of various diuretics on sodium reabsorption by the proximal tubulus of the dog. J. clin. Invest. 45, 1875—1885 (1966).

DOMENET, J. G., D. W. EVANS, and O. BRENNER: Value of mercaptomerin and intravenous aminophylline in cardiac oedema resistant to other diuretics. Brit. med. J. I/61, 1130—1133 (1961).

DONATH, F., und B. TANNE: Über die Resorption aus der Subkutis, zugleich ein Beitrag zum Studium der Gewebsfunktion. Arch. exp. Path. Pharmakol. 119, 222—239 (1927).

DUGGAN, D. E., and R. M. NOLL: Effects of ethacrynic acid and cardiac glycosides upon a membrane adenosinetriphosphatase of renal cortex. Arch. Biochem. Biophys. 109 388—396 (1965).

— and R. F. PITTS: Site of action of mercurial diuretics. Fed. Proc. 8, 37 (1949).

— — Studies on diuretics I. The site of the action of mercurial diuretics. J. clin. Invest. 29, 365—371 (1950).

DZÚRIK, R., E. BRIXOVÁ u. P. KOLESÁR: Änderungen des Glykogens in den Nieren nach einer Applikation von Salyrgan. Biologia (Bratislava) 16, 929—932 (1961).

— —, B. KRAJČI-LÁZARY, D. HOSTÝNOVÁ, P. KOLESÁR, and T. R. NIEDERLAND: Extrarenal carbohydrate metabolism in rats after administration of salyrgan. Arch. int. Pharmacodyn. 141, 396—403 (1963).

—, and B. KRAJČI-LÁZARY On the membrane theory of the action of salyrgan. Arch. int. Pharmacodyn. 131, 450—454 (1961).

— — The mechanism of action of mercury compounds in the kidneys. Arch. int. Pharmacodyn. 135, 1—8 (1962).

— — u. D. HOSTÝNOVÁ: Metabolismus der Glycide in den Nieren nach der Applikation von Salyrgan. Biologia (Bratislava) 17, 45—49 (1962).

EARLE, D. P., and R. W. BERLINER: Effect of 2,3-dimercaptopropanol on diuresis. Amer. J. Physiol. 151, 215—220 (1947).

EBEL, A., u. H. MAUTNER: Zur Wirkung der Diuretica auf den Magendarmkanal. Arch. exp. Path. Pharmakol. 175, 128—145 (1934).

Editorial: Mercurial diuretics. Amer. Heart J. 39, 925 (1950).

— Treatment of diabetes insipidus. Lancet I/60, 1284—1285 (1960).

Edlund, T., and H. Linderholm: Studies on the effect of salyrgan on the absorption of water and colloid from joints. Acta physiol. scand. 14, 248—256 (1947).
— — The effect of salyrgan (mersalyl) on the osmotic pressure of the blood. Acta physiol. scand. 18, 139—143 (1949a).
— — The action of salyrgan on skin permeability-salyrgan as a spreading factor. Acta physiol. scand. 18, 144—150 (1949b).
— — The effect of salyrgan (mersalyl) on the resistance to movement of fluid through synovial membranes — an increased permeability of this connective tissue. Acta physiol. scand. 21, 250—257 (1950).
— — The resistance to flow of fluid through synovial membranes in hydrops of cardiac origin. The lack of influence of mersalyl. Acta physiol. scand. 26, 148—155 (1952).
Edman, K. A. P.: On the binding of zinc and mersalyl to the contractile element in muscle and the relation to its relaxing effect. Acta physiol. scand. 49, 82—91 (1960).
Edmonds, C. J.: An aldosterone antagonist and diuretics in the treatment of chronic oedema and ascites. Lancet I/60, 509—515 (1960).
Edwards, J. G.: The renal tubule of the frog and mammal as affected by mercury. Amer. J. Physiol. 109, 31—32 (1934).
— Renal tubule (nephron) as affected by mercury. Amer. J. Path. 18, 1011—1027 (1942).
Elkinton, J. R., R. D. Squires, and L. W. Bluemle: The distribution of body fluids in congestive heart failure. IV. Exchanges in patients, refractory to mercurial diuretics, treated with sodium and potassium. Circulation 5, 58—73 (1952).
— —, and W. C. Klingensmith: Cation exchange resin in the treatment of congestive heart failure. I. Elektrolyte exchanges during initial periods of resin therapy. Circulation 5, 747—753 (1952).
Engel, K., u. T. Epstein: Die Quecksilberdiurese. Ergebn. inn. Med. Kinderheilk. 40, 187 bis 261 (1931).
Enselberg, Ch. D., and H. G. Simmons: Clinical experience with thiomerin. Observations on its use in 205 patients. Amer. J. med. Sci. 219, 139—146 (1950).
Ethridge, C. B., D. W. Myers, and M. N. Fulton: Modifying effect of various inorganic salts on the diuretic action of salyrgan. Arch. intern. Med. 57, 714—728 (1936).
Evans, W. A.: The effect of changes in salt and water metabolism upon salyrgan diuresis (with special reference to the effect of permanent bile fistula). Med. papers dedicated to H. A. Christian. Baltimore: Waverly Press 1936, p. 204—222.
—, and J. G. Gibson: The blood volume in diuresis. A study employing the colloidal blue dye T—1824 in dogs rendered edematous by plasmapheresis. Amer. J. Physiol. 118, 251—259 (1937).
—, and T. Paxon: A comparison of mercurial diuretics used in heart failure. Brit. Heart J. 3, 112—120 (1941).
Farah, A.: Renal vascular changes produced by the mercurial diuretic salyrgan. Arch. exp. Path. Pharmakol. 215, 29—38 (1952a).
— Effects of desoxycorticosterone and adrenocorticotrophic hormone on mercurial diuresis. Proc. Soc. exp. Biol. (N. Y.) 80, 295—298 (1952b).
—, C. H. Bender, R. Kruse, and E. Cafruny: The influence of acidosis and alkalosis on mercurial-induced diuresis and sulfhydryl changes in the kidney. J. Pharmacol. exp. Therap. 125, 309—315 (1959).
—, E. J. Cafruny, and H. S. di Stefano: Histochemical studies on the site of action of mercurial diuretics. J. Histochem. Cytochem. 3, 271—273 (1955).
—, T. S. Cobbey, and W. Mook: Concentration changes in urinary electrolytes produced by mercurial diuretics. Proc. Soc. exp. Biol. (N. Y.) 81, 601—605 (1952a).
— — — Renal action of mercurial diuretics as affected by sodium load. J. Pharmacol. exp. Therap. 104, 31—39 (1952b).
—, and F. Koda: The influence of plasma electrolyte concentration on mercurial diuresis in the dog. J. Pharmacol. exp. Therap. 110, 361—368 (1954).
— — The action of mercurial diuretics on urinary sodium concentration and urine volume. J. Pharmacol. exp. Therap. 113, 256—261 (1955).
—, and R. Kruse: The relation of mercurial diuresis to cellular protein-bound sulfhydryl changes in renal cells. J. Pharmacol. exp. Therap. 130, 13—19 (1960).
—, and G. Maresh: The influence of sulfhydryl compounds on diuresis and renal and cardiac circulatory changes caused by mersalyl. J. Pharmacol. exp. Therap. 92, 73—82 (1948).
—, and T. B. Miller: Renal pharmacology. Annual Rev. Pharmacol. 2, 269—312 (1962).
—, W. Mook, and R. Johnson: Some actions of mercury compounds on the heart. Proc. Soc. exp. Biol. (N. Y.) 76, 403—406 (1951).
Farnsworth, E. B.: Clearance of inulin, diodrast, chloride and phosphate under mercurial diuresis, intensive study of a patient in severe cardiac failure. Amer. J. Med. 1, 246—251 (1946).

FARNSWORTH, E. B., and J. S. KRAKUSIN: Electrolyte partition in patients with edema of various origins: qualitative and quantitative definition of cations and anions in cardiac decompensation. J. Lab. clin. Med. **33**, 1534—1544 (1948).

FAWAZ, G., and E. N. FAWAZ: Mechanism of action of mercurial diuretics. Proc. Soc. exp. Biol. (N. Y.) **77**, 239—241 (1951).

— — Mechanism of action of mercurial diuretics II. Proc. Soc. exp. Biol. (N. Y.) **87**, 30—34 (1954).

FEINBERG, A. R., J. H. ISAACS, and W. S. BOIKAN: Clinical report on the toxicity of a new mercurial diuretic (thiomerin) for subcutaneous administration. Amer. J. med. Sci. **218**, 298—301 (1939).

FERRANNINI, A., e G. FONTANA: L'azione dei diuretici mercuriali sulla eliminazione dell'acido urico nei soggetti normali ed in quelli con fegato leso. Boll. Soc. ital. Biol. sper. **14**, 557—558 (1939).

FERRERO, C., E. F. ARNOLD et P. BOPP: Etude de l'influence hémodynamique immédiate d'un diurétique mercuriel pur chez les cardiaques. Cardiologia (Basel) **40**, 308—315 (1962).

FINEBERG, M. H.: Mercurial diuretics in cardiac failure, report of case in which 343 injections were given. Amer. Heart J. **17**, 494—495 (1939).

FINKELSTEIN, M. B., and C. J. SMYTH: A comparative study of mercuhydrin and mercupurin, oral and parenteral. J. Mich. med. Soc. **45**, 1618—1624 (1946).

FISHER, J. W., D. B. KNIGHT, and C. COUCH: The influence of several diuretic drugs on erythropoietin formation. J. Pharmacol. exp. Therap. **141**, 113—121 (1963).

FLANIGAN, W. J., and D. E. OKEN: Renal micropuncture study of the development of anuria in the rat with mercury-induced acute renal failure. J. Clin. Invest. **44**, 449—457 (1965).

FLECKSEDER, R.: Klinische und experimentelle Studien über Kalomeldiurese. Wien. klin. Wschr. **24**, 1421—1424 (1911).

— Die Kalomeldiurese. Ein Beitrag zur Wirkungsweise des Quecksilbers im Tierkörper. Arch. exp. Path. Pharmakol. **67**, 409—450 (1912).

FLEXNER, J.: The use of the mercurial suppository as a diuretic. Ann. intern. Med. **11**, 1962 bis 1972 (1938).

FLIEDERBAUM, J., et L. KRASUCKA: Sur l'action diurétique synergétique des composés de mercure et d'ammonium. Presse méd. **40**, 854—856 (1932).

FODOR, E.: Über das Indikationsgebiet des Novasurols als Diureticum. Med. Klin. **19**, 684—685 (1923).

FORD, R. V., J. H. MOYER, C. HANDLEY, and C. L. SPURR: The problem of bioassay and comparative potency of diuretic agents. III. Various oral diuretic agents. Antibiot. Med. **5**, 9—13 (1958).

—, and I. B. ROCHELLE: The differing mechanisms of action of mercurials, carbonic anhydrase inhibitors and chlorothiazide as diuretic agents. J. Lab. clin. Med. **53**, 53—63 (1959).

—, J. B. ROCHELLE, C. A. HANDLEY, J. H. MOYER, and C. L. SPURR: Choice of a diuretic agent based on pharmacologic principles. J. Amer. med. Ass. **166**, 129—136 (1958).

—, C. L. SPURR, and J. H. MOYER: The problem of bioassay and comparative potency of diuretics. I. Parenteral and oral mercurial diuretics. Antibiot. Med. **4**, 708—724 (1957).

FORNEY, R. B., and R. N. HARGER: Mercury content of human tissues from routine autopsy material. Fed. Proc. **8**, 292 (1949).

FORST, A. W.: Wismut. In: Handbuch der experimentellen Pharmakologie, 3. Band, 4. Teil, S. 2249—2730. Berlin: Springer 1935.

FORSTER, R. P., and J. V. TAGGART: Use of isolated renal tubules for the examination of metabolic processes associated with active cellular transport. J. cell. comp. Physiol. **36**, 251—270 (1950).

FORTH, W., K. PFLEGER u. W. RUMMEL: Einfluß von Mersalyl auf die Anionendurchlässigkeit der Erythrozytenmembran. Arch. exp. Path. Pharmakol. **243**, 350—351 (1962).

FOURNEAU, E., and K. I. MELVILLE: Studies in mercurial chemotherapy. I. Concerning mercurial toxicity, its evaluation, mechanism and relation to chemical constitution. J. Pharmacol. exp. Therap. **41**, 21—45 (1931a).

— — Studies in mercurial chemotherapy. II. The quantitative evaluation of mercurial diuresis and its relation to chemical construction. J. Pharmacol. exp. Ther. **41**, 47—64 (1931b).

FOX, C. L., C. K. FRIEDBERG, and A. G. WHITE: Elektrolyte abnormalities in chronic congestive heart failure; effects of administration of potassium and sodium salts. J. clin. Invest. **28**, 781 (1949).

FOX, T. T., H. GOLD, and J. LEON: Hypersensitiveness to mercurial diuretic, with observations on its mechanism. J. Amer. med. Ass. **119**, 1497—1499 (1942).

Franken, F. H., K. Irmscher u. H. A. von Schweinitz: Studien mit SU 4885 (Metopiron) bei Patienten mit therapierefraktärem Ascites und Ödemen. Klin. Wschr. **40**, 137—143 (1962).

Freeman, R. B., J. F. Maher, G. E. Schreiner, and F. K. Mostofi: Renal tubular necrosis due to nephrotoxicity of organic mercurial diuretics. Ann. intern. Med. **57**, 34—43 (1962).

Frey, E.: Der Mechanismus der Quecksilberdiurese. Pflügers Arch. ges. Physiol. **115**, 223—247 (1906).

Fried, F. A., E. S. Lyon, and C. W. Vermeulen: Chlormerodrin treatment for experimental urolithiasis in presence of urea-splitting infection. J. Urol. **87**, 627—629 (1962).

Friedberg, C. K.: Fluid and electrolyte disturbances in heart failure and their treatment. Circulation **16**, 437—460 (1957).

— The use of diuretics in heart disease. In: Diurese und Diuretica, p. 221—246. Berlin-Göttingen-Heidelberg: Springer 1959a.

Friedberg, V.: Die medikamentöse Beeinflussung der Flüssigkeitsretention bei den Schwangerschaftstoxikosen. Dtsch. med. Wschr. **84**, 1226—1231 (1959b).

Friedenson, M.: The prolonged use of mercurial diuretics in heart failure; report of a patient, who received 627 injections. Ann. intern. Med. **20**, 306—310 (1944).

Friedman, H. L.: Relationship between chemical structure and biological activity in mercurial compounds. Ann. N.Y. Acad. Sci. **65**, 461—470 (1957).

Fröhlich, A., u. E. Zak: Der Einfluß verschiedener Pharmaca auf die Herzwirkung des Kristallvioletts. Arch. exp. Path. Pharmakol. **177**, 103—112 (1935).

Fulton, M. N,. H. A. van Auken, R. J. Parsons, and L. F. Davenport: The comparative effect of various diuretics in dogs with special reference to the excretion of urine, chloride and urea. J. Pharmacol. exp. Therap. **50**, 223—239 (1934).

—, and A. H. Bryan: Some observations on the comparative effectiveness of mercurial diuretics with and without theophylline. J. Lab. clin. Med. **20**, 1252—1260 (1935).

Garan, R., u. N. Tuna: Klinische Untersuchungen über verschiedene Wirkungen der Quecksilberdiuretica. Arch. exp. Path. Pharmakol. **215**, 402—408 (1952).

Garby, L., and H. Linderholm: The permeability of frog skin to heavy water and to ions, with special reference to the effect of some diuretics. Acta physiol. scand. **28**, 336—346 (1953).

Gardier, R. W., and R. A. Woodbury: The renal site of action of mercurial diuretics. J. Pharmacol. exp. Therap. **114**, 453—460 (1955).

— — Chronic toxicity of a polyhydroxy alkyl mercaptomercurial. Arch. int. Pharmacodyn. **108**, 308—315 (1956).

Gayer, J., E. H. Graul u. H. Hundshagen: Die Lokalisierung des Transports von Hg^{++}-Ionen in der Niere durch Stop-flow-Analyse. Klin. Wschr. **40**, 953—955 (1962).

— u. R. Partowi: Ein Beitrag zur Pathogenese der Sublimatnephrose. Z. ges. exp. Med. **135**, 419—430 (1962).

Geiger, E., and L. Vargha: Investigation of a new mercury diuretic. Chem. Abstr. **33**, 3965 (1939).

Gelfand, M. L.: Hypersensitivity to mercuhydrin with positive skin test to post-treated mercuhydrin serum. J. Allergy **20**, 404—410 (1949).

Gemmill, C. L., and E. M. Bowman: The effects of mercurial compounds on invertase. J. Pharmacol. exp. Ther. **100**, 244—249 (1950).

Gerasimova, N. V., u. N. I. Suljateva: Promeran als diuretisches Mittel. Klin. Med. (Mosk.) **39**, 134—136 (1961).

Gidekel, L. I., P. Sherlock, A. S. Peterson, and P. Vanamee: Management of refractory fluid retention with a combination of L-arginine monohydrochloride and mercurials. New Engl. J. Med. **263**, 221—226 (1960).

Giebisch, G.: Electrical potential measurements of single nephrons of necturus. J. cell. comp. Physiol. **51**, 221—239 (1958).

— Measurements of electrical potentials and ion fluxes on single renal tubules. Circulation **21**, 879—891 (1960).

—, and P. J. Dorman: Comparative study of uptake and distribution of Hg^{203} given as labelled chlormerodrin (neohydrin). Proc. Soc. exp. Biol. (N.Y.) **98**, 50—52 (1958).

—, H. Klupp u. S. Rapoport: Quecksilberwirkung und osmotische Diurese beim Hund. Arch. exp. Path. Pharmakol. **214**, 562—578 (1952).

Gill, E.: Erfahrungen bei der Behandlung von Ödemen verschiedener Genese mit Acetazolamid. Med. Welt 326—330 (1963).

Gilman, A., R. P. Allen, F. S. Philips, and E. St. John: Clinical uses of 2,3-dimercaptopropanol (BAL). X. The treatment of acute systemic mercury poisoning in experimental animals with BAL, thiosorbitol and BAL glucoside. J. clin. Invest. **25**, 549—556 (1946).

—, and N. E. Kidd: The osmotic work of the kidney following the injection of hypertonic NaCl, urea and their combination. Amer. J. Physiol. **123**, 77—78 (1938).

GLADYCH, J. M. Z., and E. P. TAYLOR: Some further derivatives of 4-hydroxyisophthalic acid. J. chem. Soc. (Lond.) II/60, 2720—2726 (1960).

GLASER, H., D. LASZLO u. A. SCHÜRMEYER: Zur pharmakologischen Beeinflussung der Durchblutung und des Energieumsatzes der Niere. Arch. exp. Path. Pharmakol. **168**, 175—189 (1932).

GÖTTE, H., H. BECKER u. F. WEIGEL: Das Arbeiten mit radioaktiven Atomarten. In: Hoppe-Seyler/Thierfelder, Handbuch der physiologisch- und pathologisch-chemischen Analyse. Allgemeine Untersuchungsmethoden, 2. Teil, S. 866—867. Berlin-Göttingen-Heidelberg: Springer 1955.

GOLD, H.: Pharmacologic basis of cardiac therapy. J. Amer. med. Ass. **132**, 547—554 (1946).

—, T. GREINER, S. B. MATHES, R. R. MARSH, L. J. WARSHAW, W. MODELL, N. T. KWIT, H. L. OTTO, S. GARB, H. BAKST, and M. L. KRAMER: Study of the mercurial diuretic, thiomerin (mercaptomerin), by subcutaneous injection in patients with congestive failure, with special reference to local reactions. Amer. J. med. Sci. **223**, 618—632 (1952).

—, N. T. KWIT, C. R. MESSELOFF, M. L. KRAMER, A. J. GOLFINOS, T. H. GREINER, E. A. GOESSEL, J. H. HUGHES, and L. WARSHAW: Comparison of chlorothiazide and meralluride. New rapid method for quantitative evaluation of diuretics in bed-patients in congestive heart failure. J. Amer. med. Ass. **173**, 745—752 (1960).

— — — — —, D. MEHTA, W. ZAHM, and L. WARSHAW: Comparison of hydroflumethiazide and meralluride. New method for quantitative assay of diuretics in bedfast patients with edema. J. Amer. med. Ass. **177**, 239—242 (1961).

GOLDMAN, B. R., and F. STEIGMANN: Experiences with a new oral mercurial diuretic. J. Lab. clin. Med. **40**, 803—804 (1952).

GOLDSTEIN, M. H., A. D. HAUSER, and M. F. LEVITT: Meralluride-induced solute and water diuresis in hydrated man. J. clin. Invest. **39**, 991 (1960).

—, M. F. LEVITT, and A. D. HAUSER: Effect of organomercurials in hydrated man. Fed. Proc. **20**, 403 (1961).

— — —, and D. POLIMEROS: Effect of meralluride on solute and water excretion in hydrated man: comments on site of action. J. clin. Invest. **40**, 731—742 (1961).

GOODKIND, M. J., R. E. HYATT, and J. O. DAVIS: Failure of large dosis of desoxycortico-sterone acetate to block mercurial natruresis in adrenalectomized dogs with thoracic inferior vena cava constriction and ascites. Amer. J. Physiol. **187**, 361—364 (1956).

GOODMAN, J. I., and J. F. CORSARO: The basal weight level in the treatment of congestive heart failure. Amer. Heart J. **26**, 338—342 (1943).

GORDON, D. M.: Use of dexamethasone in eye disease. J. Amer. med. Ass. **172**, 311—312 (1960).

GORDON, G. B., I. FEDER, and I. J. GREENBLATT: Massive doses of mercurial diuretics in refractory patients. Ann. N.Y. Acad. Sci. **65**, 538—544 (1957).

GOTH, A., J. HOLMAN, and V. O'DELL: Effect of diuretics and nephrotoxic drugs on kidney ATP-ase. Fed. Proc. **9**, 276 (1950a).

— — — Effect of mercurials on kidney adenosine triphosphatase activity. Proc. Soc. exp. Biol. (N. Y.) **74**, 178—180 (1950b).

GOTTLIEB, L. I., and R. D. COYE: Effect of mercuric chloride on serum protein catabolism and protein content of rabbit kidney. Amer. J. Physiol. **202**, 1121—1124 (1962).

GOTTLIEB, P. M.: Sensitivity to mercurial diuretics: Report of a case of urticaria due to mercupurin. Ann. Allergy **6**, 518—533 (1948).

GOVAERTS, P.: Origin rénale ou tissulaire de la diurèse par un composé mercuriel organique. C. R. Soc. Biol. (Paris) **99**, 647—649 (1928).

— L'action diuretique du novasurol est — elle d'origine rénale ou tissulaire? Arch. int. Pharmacodyn. **36**, 99—115 (1930).

DE GRAFF, A. C.: Diuretics. J. Amer. med. Ass. **136**, 1025—1026 (1948).

—, and R. C. BATTERMAN: Reaction at site of injection of mercurial diuretics as influenced by theophylline. Proc. Soc. exp. Biol. (N. Y.) **32**, 1546—1548 (1935).

— —, and R. A. LEHMAN: The influence of theophylline upon absorption of mercupurin and salyrgan from the site of intramuscular injection. J. Pharmacol. exp. Therap. **62**, 26—36 (1938a).

— — — Limiting content of theophylline necessary to prevent local toxic action of mercurial diuretics. Proc. Soc. exp. Biol. (N. Y.) **38**, 373—374 (1938b).

— — —, and E. YASUNA: Excretion of mercury following administration of mercurial diuretics with and without theophylline. Proc. Soc. exp. Biol. (N. Y.) **39**, 250—255 (1938).

—, M. COWETT, and R. C. BATTERMAN: Rectal irritation following use of mercurial diuretics in suppository form. J. Amer. med. Ass. **113**, 214—215 (1939).

—, and R. A. LEHMAN: The acute toxicity of the mercurial diuretics. J. Amer. med. Ass. **119**, 998—1001 (1942).

De Graff, and J. E. Nadler: A review of toxic manifestations of mercurial diuretics in man. J. Amer. med. Ass. 119, 1006—1111 (1942).
— —, and R. C. Batterman: A study of the diuretic effect of mercupurin in man. Amer. J. med. Sci. 191, 526—538 (1936).
Greenblatt, I. J., G. B. Gordon, and I. Feder: The modification of sodium retaining effects of a synthetic steroid by a mercurial diuretic. Ann. N. Y. Acad. Sci. 65, 601—603 (1956).
Greenlaw, R. H., and M. Quaife: Retention of neohydrin (Hg—203) as determined with a total body scintillation counter. Radiology 78, 970—973 (1962).
Greenwald, H. W., and S. Jacobson: Sudden death due to mercurial diuretics. J. Pediat. 11, 540—546 (1937).
Greif, R. L., Uptake of a radiomercury labeled diuretic (chlormerodrin) by the nephridia of phascolosoma gouldi. Biol. Bull. (Lancaster) 113, 327 (1957).
—, and G. S. Jacobs: Effect of mercurial diuretics upon oxidative phosphorylation in rat kidney mitochondria. Amer. J. Physiol. 192, 599—602 (1958).
— W. J. Sullivan, G. S. Jacobs, and R. F. Pitts: Distribution of radiomercury administered as labelled chlormerodrin (Neohydrin) in kidneys of rats and dogs. J. clin. Invest. 35, 38—43 (1956).
—, and M. R. du Vigneaud: Distribution of a radiomercury labeled diuretic (chlormerodrin) in tissues of marine vertebrates. Fed. Proc. 16, 51 (1957).
Greiling, H., Th. Herbertz, B. Schuler u. H. W. Stuhlsatz: Biochemische Untersuchungen über die Ursache der Harnsäureablagerung im Bindegewebe der Gicht. Z. Rheumaforsch. 21, 50—55 (1962).
Greiner, T., and H. Gold: Method for therapeutic evaluation of diuretic agents administered orally. J. amer. med. Ass. 152, 1130—1131 (1953).
— —, C. I. Bliss, J. Gluck, R. Marsh, S. B. Mathes, W. Modell, H. Otto, N. T. Kwit, and L. Warshaw: Bioassay of diuretic agents in patients with congestive failure. J. Pharmacol. exp. Therap. 103, 431—440 (1951).
— —, F. Palumbo, L. Warshaw, T. McGowan, J. Weaver, and H. Otto: Bioassay of the diuretic potency of xanthines and the organic mercurials in patients with congestive failure. J. Pharmacol. exp. Therap. 113, 140—147 (1955).
— — — —, J. Weaver, R. Marsh, S. Mathes, and N. T. Kwit: Human assay of three new mercurial diuretic agents: A promising preparation for oral use. Proc. Soc. exp. Biol. (N. Y.) 80, 117—121 (1952).
— —, L. Warshaw, R. Marsh, S. Mathes, F. Palumbo, P. Mulrow, and N. Kwit: The value of ammonium chloride as an adjuvant to the mercurial diuretics determined by a bioassay in patients with congestive failure. J. Pharmacol. exp. Therap. 108, 481—487 (1953).
— — —, F. Palumbo, J. Weaver, S. Mathes, and R. Marsh: Bioassay of mercurial diuretics by oral administration in cardiac patients with congestive failure. Fed. Proc. 11, 352 (1952).
Greiner, T. H.: Bioassay of organomercurials. Ann. N. Y. Acad. Sci. 65, 604—611 (1956).
Gremels, H.: Über die Wirkung einiger Diuretica am Starlingschen Herz-Lungen-Nierenpräparat. Arch. exp. Path. Pharmakol. 130, 61—88 (1928a).
— Zur Pharmakologie der Diurese. Klin. Wschr. 7, 1791—1793 (1928b).
— Über den Einfluß von Diuretica auf den Sauerstoffverbrauch am Starlingschen Nierenpräparat. Arch. exp. Path. Pharmakol. 140, 205—219 (1929).
Griffith, G. C., and E. M. Butt: Long-term oral mercurial diuretic therapy in congestive heart failure. Ann. N. Y. Acad. Sci. 65, 623—627 (1956).
— —, and J. Walker: The inorganic element content of certain human tissues. Ann. intern. Med. 41, 501—509 (1954).
—, S. P. Dimitroff, and M. C. Thorner: Treatment of chronic congestive heart failure with neohydrin for from 8 to 65 months. Ann. intern. Med. 45, 7—13 (1956).
Groisser, V. W., J. T. Farrar, and G. C. Ferris: Absorption of radioactive sodium from the intestinal tract of man. I. Effect of intestinal motility. II. Effect of an organomercurial. J. clin. Invest. 39, 1607—1618 (1960).
de Groot, C. A., J. F. Weber, and E. M. Cohen: Mersalyl and kidney phosphatase activity. Arch. int. Pharmacodyn. 102, 459—464 (1955).
Grossman, J., R. E. Weston, E. R. Borun, and L. Leiter: Factors influencing the course of mercurial diuresis during pitressin infusion in normal subjects. J. clin. Invest. 34, 1611—1624 (1955).
— —, J. S. Edelman, and L. Leiter: Clinical and physiological studies on thiomerin, a subcutaneously injectable mercurial diuretic. Fed. Proc. 8, 62 (1949).
— — — — Studies on thiomerin, a subcutaneously administerable mercurial diuretic. Circulation 1, 508—515 (1950).

GROSSMAN, J., R. E. WESTON, R. A. LEHMAN, J. P. HALPERIN, T. D. ULLMANN, and L. LEITER: Urinary and fecal excretion of mercury in man following administration of mercurial diuretics. J. clin. Invest. **30**, 1208—1220 (1951).

GROSSMANN, M.: Novasurol und Salyrgan. Med. Klin. **21**, 1734—1736 (1925).

GRUNKE, W.: Bemerkungen über die diuretische Wirkung des Quecksilberpräparates Salyrgan. Ther. d. Gegenw. **67**, 89—90 (1926).

GUBITZ, F. W., and W. B. MCKEON: Mercury derivatives of allylhydantoins. J. med. pharm. Chem. (N. Y.) **5**, 168—175 (1962).

GUBNER, R.: Augmentation of mercurial diuresis by recumbency. J. Amer. med. Ass. **137**, 401—402 (1938).

GÜNSBERG, M.: Klinische Erfahrungen über Salyrgan, ein neues Diureticum. Dtsch. med. Wschr. **51**, 604 (1925).

GUSSIN, R. Z., and E. J. CAFRUNY: Effects of ethacrynic acid on renal uptake of mercury. J. Pharmacol. exp. Therap. **149**, 1—6 (1965).

HAAS, H. T. A.: Quecksilberdiuretica. Pharmazie **2**, 1—8 (1947).

HÄNZE, S.: Untersuchungen zur Wirkung verschiedener Diuretica auf die renale Magnesium- und Calciumausscheidung. Klin. Wschr. **38**, 1168 (1960).

HAHN, A.: Novurit, ein neues Diureticum. Wien. klin. Wschr. **42**, 1477—1478 (1929).

HALPERN, A., J. W. JONES, and E. G. GROSS: The synthesis and study of some mercurated N-allylbarbital derivatives. J. Amer. pharm. Ass., sci. Ed. **37**, 333—337 (1948).

HANDLEY, C. A.: Effect of mercurial diuretics on the succinic dehydrogenase system of the kidney. Fed. Proc. **8**, 299 (1949).

—, D. CHAPMAN, and H. J. MOYER: Some pharmacological properties of three new mercurial diuretics. Proc. Soc. exp. Biol. (N. Y.) **78**, 433—437 (1951).

—, and M. LA FORGE: Effects of thiols on mercurial diuresis. Proc. Soc. exp. Biol. (N. Y.) **65**, 74—75 (1947).

—, and P. S. LAVIK: Inhibition of kidney succinic dehydrogenase system by mercurial diuretics. J. Pharmacol. exp. Ther. **100**, 115—118 (1950).

—, J. H. MOYER, and J. R. THOMAS: The effects from prolonged administration of mercurial derivatives of 2-methoxy-propylurea in dogs. J. Pharmacol. exp. Ther. **108**, 424—427 (1953).

—, and R. A. SEIBERT: The urinary excretory products after meralluride administration. J. Pharmacol. exp. Ther. **116**, 27 (1956a).

— — Chromatographic fractionation of the urinary excretory products from meralluride. J. Pharmacol. exp. Ther. **117**, 253—257 (1956b).

—, R. B. SIGAFOOS, J. TELFORD, and M. LA FORGE: Effect of chronic administration of mercurial diuretics on glomerular filtration in the dog. Proc. Soc. exp. Biol. (N. Y.) **72**, 201—203 (1949).

—, J. TELFORD, and M. LA FORGE: Xanthine and mercurial diuretics and renal tubular transport of glucose and p-aminohippurate in the dog. Proc. Soc. exp. Biol. (N. Y.) **71**, 187—188 (1949).

HANSEN, K.: Allergie. 3. Auflage. Stuttgart: Thieme 1957, S. 200 und 650.

HARSING, L., S. FONYODI, M. KABAT, and G. KÖVER: Effect of phlorizin and of mercurial diuretics on renal haemodynamics. Acta physiol. Acad. Sci. hung. **12**, 363—371 (1957).

HARTL, K.: Intraperitoneale Injektion von Salyrgan. Klin. Wschr. **12**, 148—149 (1933).

HARTMANN, M., u. L. PANIZZON: Zur Kenntnis der Quecksilberdiurese und über Esidron, ein neues Diureticum. Arch. exp. Path. Pharmakol. **188**, 554—561 (1938).

HARTWICH, A.: Einfluß pharmakologisch wirksamer Substanzen auf die isolierte Froschniere. II. Mitteilung: Diuretica und andere Substanzen. Arch. exp. Path. Pharmakol. **111**, 206—217 (1926).

HATA, S.: Über die Sublimathemmung und die Reaktivierung der Fermentwirkungen. Biochem. Z. **17**, 156—187 (1909).

HAVILL, W. H., J. A. LICHTY, and G. H. WHIPPLE: Tolerance for mercury poisoning increased by frequent hemoglobin injections. J. exp. Med. **55**, 627—635 (1932).

HAYES, A. D., and A. ROTHSTEIN: The metabolism of inhaled mercury vapor in the rat studied by isotope techniques. J. Pharmacol. exp. Ther. **138**, 1—10 (1962).

HAYMAN, J. M.: The clinical use of diuretics. J. Amer. med. Ass. **107**, 1937—1941 (1936).

HEIDENREICH, O., u. L. BAUMEISTER: Über die stufenweise Hemmung der tubulären Elektrolytrückresorption durch gleichzeitige Gabe von Diuretica mit unterschiedlichen Wirkungsmechanismen. Arch. exp. Path. Pharmakol. **247**, 347—348 (1964a).

— — Über die additive Wirkung von chemisch und wirkungsmäßig unterschiedlichen Diuretica. Klin. Wschr. **42**, 1236—1240 (1964b).

—, G. FÜLGRAFF, L. BAUMEISTER u. K. SCHMIZ: Lokalisierung der Wirkungssorte des Diureticums Etozolin im Nephron des Hundes und Mitteilung einer rechnerischen Auswertungsweise von Stop-flow-Versuchen. Arch. exp. Path. Pharmakol. **249**, 432—445 (1964).

Heidenreich, O., E. Reus u. W. Schneider: Vergleichende Untersuchungen über die toxischen Eigenschaften von diuretisch wirkenden Wismutverbindungen und von Salyrgan. Arch. exp. Path. Pharmakol. **238**, 270—280 (1960).

—, u. W. Schneider: Diureseversuche mit wasserlöslichen organischen Wismutverbindungen an Hunden. Arch. exp. Path. Pharmakol. **238**, 245—257 (1960a).

— — Untersuchungen über den Angriffsort und die Wirkungsweise diuresefördernder Wismutverbindungen. Arch. exp. Path. Pharmakol. **238**, 258—269 (1960b).

Heilig, R.: Über die Wirkung einiger Diuretica auf die Magensekretion. Z. ges. exp. Med. **40**, 427—436 (1924).

—, u. A. Vogl: Bemerkungen zur Entdeckung und Indikationsstellung des Novasurols als Diureticum. Wien. klin. Wschr. **48**, 400—401 (1935).

Heinemann, H. O., and E. L. Becker: Effect of a mercurial diuretic on the excretion of "free water" in diabetes insipidus. J. appl. Physiol. **12**, 51—54 (1958).

—, F. E. Demartini, and J. H. Laragh: The effect of chlorothiazide on renal excretion of electrolytes and free water. Amer. J. Med. **26**, 853—861 (1959).

Heller, H., and M. Ginsburg: Diuretic drugs. In: Progress in medicinal chemistry. London: Butterworths 1961, p. 132—186.

Hellerman, L.: Reversible inactivations of certain hydrolytic enzymes. Physiol. Rev. **17**, 454—484 (1937).

Hendrick, J. W.: Mercurial diuretics in pre-eclampsia and other clinical indications for the use of mercurials. Ann. N. Y. Acad. Sci. **65**, 633—639 (1956).

Hepler, O. E., H. Gurley, and J. P. Simonds: Experimental nephropathies. II. Renal phosphatase after poisoning with mercury bichloride, uranyl nitrate and potassium dichromate. Arch. Path. **39**, 133—141 (1945).

—, and J. P. Simonds: Experimental nephropathies. IV. Glycosuria in dogs poisoned with uranyl nitrate, mercury bichloride and potassium dichromate. Arch. Path. **41**, 42—49 (1946).

Herken, H.: Die Therapie von Ödemen mit Kationenaustauschern. Dtsch. med. Wschr. **78**, 8—12 (1953).

— Hormonale Ursachen der Therapieresistenz von Ödemkrankheiten. Münch. med. Wschr. **98**, 1181—1185 (1956).

— Die Regulation der gestörten Diurese durch Pharmaka. Arch. exp. Path. Pharmakol. **238**, 158—195 (1960).

— Diuretica und tubuläre Funktionen der Niere. Dtsch. med. Wschr. **86**, 2091—2100 (1961).

Herrmann, G., G. M. Decherd, P. S. Erhard, C. C. Pearson, R. C. Douglas, and E. Roberts: Further studies on the mechanism of diuresis with especial reference to the action of some newer diuretics. J. Lab. clin. Med. **22**, 767—779 (1937).

—, E. H. Schwab, C. T. Stone, and W. L. Marr: On the advantage of alternating the vegetable and metallic diuretics in the treatment of edema of congestive heart failure. J. Lab. clin. Med. **18**, 902—915 (1933).

—, C. T. Stone, E. H. Schwab, and W. W. Bondurant: Diuresis in patients with congestive heart failure. J. Amer. med. Ass. **99**, 1647—1651 (1932).

Herrmann, G. R.: Myocardial insufficiency. Mechanisms and management with data on a new and safer mercurial diuretic. J. Amer. med. Ass. **140**, 509—513 (1949).

—, J. W. Chriss, M. R. Hejtmancik, and P. M. Sims: Treatment of myocardial failure. Studies of a new and safe diuretic-thiomerin. Tex. St. J. Med. **45**, 79—82 (1949).

— — E. H. Schwab, and P. M. Sims: Mechanism and management of edema. Fed. Proc. **8**, 74 (1949).

Hess, R.: Die histochemische Analyse enzymatischer Vorgänge im Nierentubulus. In: Diurese und Diuretica. Berlin-Göttingen-Heidelberg: Springer 1959, S. 121—136.

Hiatt, E. P.: Comparison of the diuretic effects of nitrate salts with other diuretic agents. Amer. J. Physiol. **189**, 173—176 (1957).

Higgins, W. H.: Acute toxic effects of mercurial diuretics. J. Amer. med. Ass. **119**, 1182—1183 (1942).

Hilton, J. G.: Potentiation of diuretic action of mercuhydrin by ammonium chloride. J. clin. Invest. **30**, 1105—1110 (1951).

Hines, L. E.: The effect of diuresis by mercurials on the clinical course of congestive heart failure. J. Amer. med. Ass. **110**, 202—205 (1938).

Hitzenberger, K., u. L. Kauftheil: Zur Behandlung des Diabetes insipidus mit Novasurol per os. Wien. klin. Wschr. **39**, 1365 (1926).

Höpker, W.: Über die Durchblutung der Rattenniere bei Polyurie. Arch. exp. Path. Pharmakol. **210**, 257—264 (1950).

Hoff, F.: Ödem und Novasuroldiurese. Verh. dtsch. Ges. inn. Med. **37**, 351 (1925).

HOFF, H., u. P. WERMER: Untersuchungen über die Sekretion des Pituitrins unter dem Einfluß harntreibender Mittel. Arch. exp. Path. Pharmakol. 133, 84—96 (1928).

HOLLANDER, W., A. V. CHOBANIAN, and R. W. WILKINS: Relationship between diuretic and antihypertensive effects of chlorothiazide and mercurial diuretics. Circulation 19, 827—838 (1959a).

— — — The antihypertensive actions of mercurial, thiazide, and spirolactone diuretics. In: Diurese und Diuretica. Berlin-Göttingen-Heidelberg: Springer 1959b, p. 297—312.

HOLLEY, H. L., and J. S. McLESTER: Salt depletion syndrome associated with decompensated cirrhosis of the liver. J. Amer. med. Ass. 145, 392—393 (1951).

HOLLISTER, J. M., G. D. LUBASH, B. D. COHEN, W. S. BRAVEMAN, A. L. RUBIN, and E. H. LUCKEY: Refractory edema treated with calcium chloride in combination with mercurial diuretics. Amer. Heart J. 56, 629—636 (1958).

HOLMAN, R. L., and G. L. DONELLY: Hypoproteinemia as protection against mercuric chloride injury in dogs. J. exp. Med. 76, 511—518 (1942).

HOOK, J. B., and H. E. WILLIAMSON: The effect of chlormerodrin on renal medullary sodium transport. Arch. Int. Pharmacodyn. 163, 47—60 (1966).

HORST, W., H. RÖSLER, C. SCHNEIDER u. B. CONRAD: Die kombinierte Untersuchung von Nierenfunktion und Nierenanatomie durch Radionephrographie und Renoszintigramm. Dtsch. med. Wschr. 86, 2485—2487 (1961).

HUBERT, G.: Erfahrungen mit Novasurol als Diureticum. Münch. med. Wschr. 68, 1555—1557 (1921).

HUF, E. G., N. S. DOSS, and J. P. WILLS: Effects of metabolic inhibitors and drugs on ion transport and oxygen consumption in isolated frog skin. J. gen. Physiol. 41, 397—417 (1957).

HUFFMAN, E. R.: Mercury excretion following oral mercurial diuretics in man. Amer. J. Med. 6, 663 (1949).

HUGHES, W. L.: An albumin fraction isolated from human plasma as a crystalline mercuric salt. J. Amer. chem. Soc. 69, 1836—1837 (1947).

— A physiochemical rationale for the biological activity of mercury and its compounds. Ann. N. Y. Acad. Sci. 65, 454—460 (1957).

HUNT, W. H., L. A. WALTER, and R. J. FOSBINDER: Organic mercurials: The influence of structure on absorption and excretion. J. Amer. pharm. Ass., sci. Ed. 31, 278—281 (1942).

HUNTER, D., R. R. BOMFORD, and D. S. RUSSELL: Poisoning by methyl mercury compounds. Quart. J. Med. 9, 193—213 (1940).

HUSSAR, A. E., and H. L. HOLLEY: Treatment of bromide intoxication with mercurial diuretics. Amer. J. Med. 20, 100—106 (1956).

HVIDBERG, E., and K. BONDRUP NIELSEN: On urinary excretion of mercury following oral administration of "oradon" and other diuretics. Scand. J. clin. Lab. Invest. 9, 62—65 (1957).

HYMAN, H. T.: Sudden deaths after use of mercurial diuretics. J. Amer. med. Ass. 119, 1444 (1942).

ISSEKUTZ, B. v., u. F. v. VEGH: Über die diuretische Wirkung organischer Quecksilberverbindungen. Arch. exp. Path. Pharmakol. 138, 245—255 (1928).

IZENSTARK, J. L., J. J. BURDEN, H. K. MARDIS, and R. VARELLA: Clinical indications for kidney scanning. J. Amer. med. Ass. 188, 136—139 (1964).

JACKSON, D. E.: The pharmacologic action of mercury in organic combination. J. Pharmacol. exp. Ther. 29, 471—484 (1926).

JACOBS, M. B., and A. SINGERMAN: One color method for the determination of mercury in urine. J. Lab. clin. Med. 59, 871—877 (1962).

JAFFE, H. L., A. M. MASTER, and W. DORRANCE: Salt depletion syndrome following mercurial diuresis in elderly persons. Amer. J. med. Sci. 220 60—65 (1950).

JAHRMÄRKER, H.: Störungen des Wasser- und Elektrolythaushaltes bei diuretischer Therapie. Klin. Wschr. 38 351—359 (1960).

JAMISON R. L.: The action of a mercurial diuretic on active sodium transport, electrical potential and permeability to chloride of the isolated toad bladder. J. Pharmacol. exp. Ther. 133, 1—6 (1961).

JENDRASSIK, E.: Das Calomel als Diureticum. Dtsch. Arch. klin. Med. 38, 499—524 (1886).

— Weitere Untersuchungen über die Quecksilberdiurese. Dtsch. Arch. klin. Med. 47, 226—288 (1891).

JOHNSON, R. L.: Cardiac depression by mercurial diuretics. J. Lab. clin. Med. 27, 303—307 (1941).

JOHNSTONE, B. I.: The comparative toxicity of merbaphen and salyrgan. J. Pharmacol. exp. Therap. 42, 107—121 (1931).

—, and H. M. KEITH: Toxicity of novasurol (merbaphen). Arch. intern. Med. 42, 189—216 (1928).

Jones, V. D., G. Lockett, and E. J. Landon: A cellular action of mercurial diuretics. J. Pharmacol. exp. Therap. **147**, 23—31 (1965).
—, J. L. Norris, and E. J. Landon: Interaction of a ratkidney endoplasmic reticulum fraction with glycolytic enzymes. Biochim. Biophys. Acta, **71**, 277—284 (1963).
Jones, W. R., D. B. Meyers, and J. W. Martin: Isosteric mercurial diuretics. J. pharmaceut. Sci. **50**, 487—490 (1961).
— — —, and L. C. Weaver: Diuretic properties of some isosteric mercury compounds. Arch. int. Pharmacodyn. **138**, 175—184 (1962).
Jowett, M., and J. Brooks: The effect of metallic salts on the glycolysis and respiration of tissues. Biochem. J. **22**, 720—738 (1928).
Kaewel, R., u. R. Kühn: Gibt es bakterizid wirkende Mittel, welche in die Gallenblase ausgeschieden werden? (Unter besonderer Berücksichtigung der Behandlung der Typhusbazillenträger.) Arch. exp. Path. Pharmakol. **125**, 242—250 (1927).
Kagawa, C. M., and C. G. van Arman: Bromide and chloride excretion with diuretic agents in animals. J. Pharmacol. exp. Ther. **129**, 343—349 (1960).
Kaplan, B. M., I. H. Zitman, S. D. Solarz, G. Miller, J. S. Mehlman, and L. G. Kaplan: Clinical experience with a new oral mercurial diuretic, 3-chloromercuri-2-methoxypropylurea (1347 Ex). J. Lab. clin. Med. **42**, 269—272 (1953).
Karr, N. W., and E. L. Hendricks: The toxicity of intravenous ammonium compounds. Amer. J. med. Sci. **218**, 302—307 (1949).
Kaufman, R. E.: Immediate fatalities after intravenous mercurial diuretics. Ann. intern. Med. **28**, 1040—1047 (1948).
Kaufmann, W., S. Wesely, and R. H. Kessler: Energiestoffwechsel und renaler Natriumtransport. In: Diureseforschung. Stuttgart: Thieme 1967, S. 18—24.
Keith, N. M.: The action of diuretics in the normal individual. J. Pharmacol. exp. Ther. **42**, 260—261 (1931).
— The action and use of diuretics with especial reference to mercurial compounds. J. Amer. med. Ass. **107**, 2047—2051 (1936).
—, C. W. Barrier, and M. Whelan: The diuretic action of ammonium chloride and novasurol in cases of nephritis with edema. J. Amer. med. Ass. **85**, 799—806 (1925).
—, and B. I. Johnstone: The action of merbaphen (novasurol) on the kidney of the dog. A combined functional and pathologic study. Arch. intern. Med. **44**, 438—454 (1929).
—, and M. Whelan: The effect of novasurol on the composition of blood and urine. Amer. J. Physiol. **72**, 195—196 (1925).
— — A study of the action of ammonium chloride and organic mercury compounds. J. clin. Invest. **3**, 149—202 (1926).
Kessler, R. H.: The clinical pharmacology of the mercurial diuretic compounds. Clin. pharmacol. Ther. **1**, 723—734 (1960).
— The effects of metabolic inhibitors and diuretics on sodium chloride reabsorption and oxydative metabolism in the mammalian kidney. Ann. N. Y. Acad. Sci. **139**, 356—361 (1966).
—, K. Hierholzer, R. S. Gurd, and R. F. Pitts: Localization of diuretic action of chlormerodrin in the nephron of the dog. Amer. J. Physiol. **194**, 540—546 (1958).
—, R. Lozano, and R. F. Pitts: A comparison of the pharmacological behavior of chlormerodrin, meralluride, mersalyl and mercuric chloride in the dog. J. Pharmacol. exp. Ther. **121**, 432—442 (1957a).
— — — Studies on structure diuretic activity relationships of organic compounds of mercury. J. clin. Invest. **36**, 656—668 (1957b).
—, S. W. Weinstein, F. D. Nash, and M. Fujimoto: Effects of chlormerodrin, p-chlormercuribenzoate an dichlorphenamide on renal sodium reabsorption and oxygen consumption. Nephron **1**, 221 (1965).
Kibler, R. S., M. Blau, and M. A. Bender: The interpretation of renal photoscans. J. nucl. Med. **3**, 199 (1962).
King, C. V.: Mercury: Its scientific history and its role in physical chemistry and electrochemistry. Ann. N. Y. Acad. Sci. **65**, 360—368 (1957).
Kissin, M., and J. J. Stein: Mercuhydrin (meralluride) suppositories as a diuretic in congestive heart failure. Amer. Practit. **3**, 684—687 (1949).
Kleeman, Ch. R., R. Cutler, M. H. Maxwell, L. Bernstein, and J. T. Dowling: Effect of various diuretic agents on maximal sustained water diuresis. J. Lab. clin. Med. **60**, 224—244 (1962).
Kleiber, E. E., and G. Pickar: Treatment of chronic congestive cardiac failure with ion exchange resins. Ann. intern. Med. **34**, 407—414 (1951).
Kleinzeller, A., and J. H. Cort: The mechanism of action of mercurial preparations on transport processes and the role of thiol groups in the cell membrane of renal tubular cells. Biochem. J. **67**, 15—24 (1957).

KLEINZELLER, A., and J. H. CORT: Concerning the mechanism of action of mercurial preparations on the swelling and transport of solutes in kidney cortex slices at 0 °C. Physiol. bohemoslov. **10**, 349—361 (1961).

—, and K. JANÁCEK: The binding of mercury (^{203}Hg) by animal tissues in vitro. Physiol. bohemoslov. **11**, 285—293 (1962).

KLINE, E. W., and W. B. SEYMOUR: Systemic reactions to mercurial diuretics. Amer. J. med. Sci. **203**, 874—879 (1942).

KLINGHOFFER, K. A.: Dehydration from diuretics. New int. Clin. **1**, 221—226 (1941).

KLOSS, G.: Strahlenbelastung durch Hg^{203}-markierte Testpräparate zur Nierendiagnostik. Nucl.-Med. (Stuttg.) **3**, 82—89 (1962).

KOCH, J., u. G. PIOLINO: Quecksilberintoxikation mit schweren Hautulcerationen nach Behandlung mit Thiomerin. Ther. Umsch. **17**, 179—182 (1960).

KÖHLER, V., u. E. JENNINGER: Beobachtungen über Steigerung der Salyrgandiurese durch Praephyson bei Fettsüchtigen und dekompensierten Herzkranken. Klin. Wschr. **19**, 949—950 (1940).

KOLLERT, V.: Über die diuretische Wirkung des Novasurols. Ther. Gegenw. **61**, 340—344 (1920).

KOLMER, J. A., and B. LUCKE: A study of the histologic changes produced experimentally in rabbits by mercurial compounds. Arch. Derm. Syph. **3**, 531—570 (1921).

KOMANT, W.: Esidron, ein neues Quecksilberdiureticum. Dtsch. med. Wschr. **63**, 1411—1412 (1937).

KOMORN, R., and E. J. CAFRUNY: Effects of ethacrynic acid on renal proteinbound sulfhydryl groups. J. Pharmacol. exp. Therap. **148**, 367—372 (1965).

KREBIEHL, S., and H. J. STEWART: Self-administration of a mercurial diuretic. Experience of patients with mercaptomerin (thiomerin) sodium. J. Amer. med. Ass. **146**, 250—253 (1951).

KRUHØFFER, P.: Handling of alkali metal ions by the kidney. In: Handbuch der experimentellen Pharmakologie, 13. Band. Berlin-Göttingen-Heidelberg: Springer 1960, S. 395—410.

KULCKE, E.: Novasurol als Diureticum. Klin. Wschr. **1**, 622—625 (1922).

KUNIN, A. S., E. H. DEARBORN, B. A. BURROWS, and A. S. RELMAN: Comparison of renal excretion of rubidium and potassium. Amer. J. Physiol. **197**, 1297—1302 (1959).

KUPFER, S., D. D. THOMPSON, and R. F. PITTS: The isolated kidney and its response to diuretic agents. Amer. J. Physiol. **167**, 703—713 (1951).

KUSCHINSKY, G.: Über den Einfluß des Wassers und des Novasurols auf den Hormongehalt des Hypophysenhinterlappens. Arch. exp. Path. Pharmakol. **192**, 536—543 (1939).

— Methoden zur Prüfung diuretisch wirkender Stoffe. Arch. exp. Path. Pharmakol. **238**, 195—217 (1960).

—, u. H. LANGECKER: Über die Wirkung des Atropins auf die Nierenfunktion. Arch. exp. Path. Pharmakol. **208**, 35—36 (1949).

—, H. MERCKER, E. WESTERMANN u. H. LÜLLMANN: Über die Wirkung des Salyrgan auf das isolierte Rattenzwerchfell. Arch. exp. Path. Pharmakol. **217**, 401—405 (1953).

KWIT, N. T., W. MODELL, L. W. HANLON, J. G. BENTON, E. W. COTLOVE, M. PEARLMUTTER, S. M. GREENBERG, M. L. KRAMER, and H. GOLD: The daily dose of the mercurial diuretic and the maintenance dose to control congestive failure. Fed. Proc. **7**, 236 (1948).

KYLIN, E.: Studien über den kolloidosmotischen (onkotischen) Druck: XVIII. Über die Einwirkung verschiedener Diuretica auf den kolloidosmotischen Druck. Arch. exp. Path. Pharmakol. **164**, 33—39 (1932).

LADD, M.: Renal excretion of sodium and water in man as effected by prehydration, saline infusion, pitressin and thiomerin. J. appl. Physiol. **4**, 602—619 (1951).

LAKIN, M., I. ZEYTINOGLU, M. D. YOUNGER, and P. WHITE: Effect of chlorothiazide on insulin requirements of pregnant diabetic women. J. Amer. med. Ass. **173**, 353—354 (1960).

LALLIER, R.: Effects d'un dérivé organique du mercure, le salyrgan, sur le dévelopement et la détermination embryonnaire de l'oeuf de l'oursin Paracentrotus lividus. C. R. Acad. Sci. (Paris) **250**, 3380—3382 (1960).

LAMBIE, A. T., and J. S. ROBSON: The effect of mersalyl on the renal tubular reabsorption of solute free water. Clin. Sci. **20**, 123—129 (1961).

LANDON, E. J., and L. FORTE: Kidney membrane ATPase in the adrenalectomized rat. Fed. Proc. **23**, 437 (1964).

—, and J. L. NORRIS: Sodium- and potassium-dependent adenosine triphosphate activity in a rat-kidney endoplasmatic reticulum fraction. Biochem. Biophys. Acta **71**, 266—276 (1963).

LANG, K.: Anorganische Stoffe. Quecksilber. In: HOPPE-SEYLER/THIERFELDER: Handbuch der physiologisch- und pathologisch-chemischen Analyse, Bausteine des Tierkörpers I. Berlin-Göttingen-Heidelberg: Springer 1955, S. 88—94.

Langecker, H., u. G. Kuschinsky: Diurese, Filtration und Sekretion der Niere unter dem Einfluß verschiedener Pharmaka. V. Die diuretische Wirkung organischer Quecksilberverbindungen bei Hund, Ratte und Maus unter dem Einfluß des Atropins. Arch. exp. Path. Pharmakol. **204**, 742—751 (1947).

Langgard, H.: The effect of the mersalyl-theophylline complex on connective tissue electrolytes. Acta pharmacol. et toxicol. **22**, 79—82 (1965).

Lapiere, C. L.: Les diuretiques. Farmaco, Ed. prat. **15**, 547—566 (1960).

Laragh, J. H., O. H. Heinemann, and F. E. Demartini: Effect of chlorothiazide on electrolyte transport in man. Its use in the treatment of edema of congestive heart failure, nephrosis and cirrhosis. J. Amer. med. Ass. **166**, 145—152 (1958).

Lasser, R. P., M. R. Schoenfeld, and Ch. K. Friedberg: L-Lysine monohydrochloride. A clinical study of its action as a chloruretic acidifying adjuvant to mercurial diuretics. New Engl. J. Med. **263**, 728—733 (1960).

Lazarus-Barlow, P.: The effect of intravenous and intramuscular inoculations of novasurol in rabbits. Lancet I/28, 127—128 (1928).

Leff, W. A., and H. E. Nussbaum: Chlormerodrin: Clinical effectiveness and absence of toxicity in congestive heart failure. Brit. med. J. I/59, 883—889 (1959).

— — Renal tolerance to long-term administration of organomercurial diuretics. Ann. N.Y. Acad. Sci. **65**, 520—537 (1957).

Lehman, J. F., C. P. Barrack, and R. A. Lehman: Reactions of mercurial diuretics with mono- and dithiols. Science **113**, 410—412 (1951).

Lehman, R. A.: Further studies on the acute toxicity of mercurial diuretics. Proc. Soc. exp. Biol. (N.Y.) **64**, 428—433 (1947).

—, and A. Dater: Further studies on the absorption of mercurial diuretics as influenced by theophylline and other substances. J. Pharmacol. exp. Ther. **63**, 443—452 (1938).

—, and E. E. King: Pharmacology of thiomerin. Fed. Proc. 8, 314 (1949).

— —, and H. Taube: The pharmacology of thiomerin. J. Pharmacol. exp. Ther. **99**, 149—162 (1950).

—, H. Taube, and E. E. King: A comparative study of the local toxic action of mercurial diuretics. Proc. Soc. exp. Biol. (N.Y.) **71**, 1—6 (1949).

Lemesic, M.: Prüfung diuretischer Mittel an der isolierten Kaninchenniere. Klin. Wschr. 2, 1455—1456 (1923).

Lemke, D.: Behandlung Ödemkranker mit Katonil. Ther. Gegenw. **98**, 527—531 (1959).

Lesser, G. T., M. F. Dunning, F. H. Epstein, and E. Y. Berger: Mercurial diuresis in edematous individuals. Circulation 5, 85—90 (1952).

Letteri, J. M., J. A. Bard, and L. G. Wesson: Effect of mercurial diuretics on maximal rate of renal glucose transport in man. Proc. Soc. exp. Biol. (N.Y.) **110**, 176—178 (1962).

Leuschner, F.: Über die Stabilität und die Bindungsart von Hg-Diuretica im Nierengewebe. XXth International physiological Congress, Abstracts of communications, Brussels 1956, S. 559.

— Ausscheidungsprodukte des Salyrgans im Harn. Arch. exp. Path. Pharmakol. **230**, 513—523 (1957).

— Über die celluläre Bindung und Umsetzung des Salyrgans in Beziehung zur Diurese. Arch. exp. Path. Pharmakol. **232**, 249—250 (1957/58).

— Über die Schwellung isolierter Nierenmitochondrien durch Hg-Diuretica. Arch. exp. Path. Pharmakol. **236**, 56—59 (1959).

—, F. Heim u. H. Poertzel: Über die Beziehungen des Coenzyms A zur Quecksilber-Diurese. Arch. int. Pharmacodyn. **110**, 177—185 (1957).

Levitt, M. F., M. H. Goldstein, P. R. Lenz u. R. Wedeen: Mercurial diuretics. Ann. N.Y. Acad. Sci. **139**, 375—387 (1966).

Levy, G., B. Calesnick, and A. Wase: Relationship between Hg^{203}-excretion rate and diuretic response following Hg^{203}-mercaptomerin sodium administration. J. nucl. Med. 5, 302—303 (1964).

Levy, R. I., I. M. Weiner, and G. H. Mudge: Effects of acid-base balance on diuresis induced by organic and inorganic mercurials. Fed. Proc. **16**, 317 (1957).

— — — The effects of acid-base balance on diuresis produced by organic and inorganic mercurials. J. clin. Invest. **37**, 1016—1023 (1958).

Light, A. E.: Diuretic activity of various compounds as determined by urinary excretion studies in rats. J. Amer. pharm. Ass. (sci. Ed.) **48**, 335—345 (1959).

Lindahl, K. M., and I. Sperber: Tubular excretion of histamine in the hen. Acta physiol. scand. **36**, 13—16 (1956).

Linderholm, H.: Active transport of ions through frog skin with special reference to the action of certain diuretics. A study of the relation between electrical properties, the flux of labelled ions, and respiration. Acta physiol. scand. **27**, Suppl. **97**, 1—144 (1952).

LINDERHOLM, H.: On the behavior of the "sodium pump" in frog skin at various concentrations of Na ions in the solution on the epithelial side. Acta physiol. scand. 31, 36—61 (1954).

LIPPMAN, R. W.: Effect of proteinuria on toxicity of mercurial diuretics in the rat. Proc. Soc. exp. Biol. (N.Y.) 72, 682—687 (1949).

—, R. D. FINKLE, and D. GILLETTE: Effect of proteinuria on localization of radiomercury in rat kidney. Proc. Soc. exp. Biol. (N.Y.) 77, 68—70 (1951).

LIPSCHITZ, W., u. E. REUTER: Studien zur Pharmakologie der Entzündung. IX. Mitteilung: Die Wirkung wasser- und salzmobilisierender Mittel auf die Entzündungsreaktion. Arch. exp. Path. Pharmakol. 171, 650—667 (1933).

LIPSCHITZ, W. L., Z. HADIDIAN, and A. KERPCSAR: Bioassay of diuretics. J. Pharmacol. exp. Ther. 79, 97—110 (1943).

LITTMAN, E., M. H. GOLDSTEIN, L. KASEN, M. F. LEVITT, and R. P. WEDEEN: The relationship of the intrarenal distribution of Hg^{203}-chlormerodrin to the diuretic effect. J. Pharmacol. exp. Ther. 152, 130—138 (1966).

LODIN, Z., K. JANACEK, and J. MÜLLER: The localization and effects of mercury bound by the surviving frog skin. J. cell. comp. Physiol. 62, 215—222 (1963).

LOMHOLT, S.: The absorption and elimination of mercury in the different methods used in the treatment of syphilis. Brit. J. Derm. 32, 353—374 (1920).

LONG, W. K., and A. FARAH: The influence of certain sulfhydryl compounds on the toxicity of an organic mercurial diuretic. J. Pharmacol. exp. Ther. 88, 388—399 (1946a).

— — Effects of some sulfhydryl-containing substances on the toxicity of an organic mercurial compound. Science 104, 220—221 (1946b).

LONGCOPE, W. T., J. A. LUETSCHER, E. CALKINS, D. GROB, S. W. BUSH, and H. EISENBERG: Clinical uses of 2,3-dimercaptopropanol (BAL). XI. The treatment of acute mercury poisoning by BAL. J. clin. Invest. 25, 557—567 (1946).

LOSSE, H., u. H. WEHMEYER: Antihypertensive Wirkung der Diuretica. In:Diurese und Diuretica. Berlin-Göttingen-Heidelberg: Springer 1959, S. 313—324.

LUCKEY, E. H., and A. L. RUBIN: The correction of hyponatremia in congestive heart failure. Circulation 21, 229—235 (1960).

LÜLLMANN, H.: Beiträge zur pharmakologischen Analyse der Muskelwirkung des Salyrgan. Arch. exp. Path. Pharmakol. 218, 137 (1953).

LUND, A.: Absorption and excretion of orally active mercurial diuretics. Acta physiol. scand. 42, Suppl. 145, 101—102 (1957).

— The absorption and the elimination of orally active mercurial diuretics with special reference to oradon. Acta pharmacol. (Kbh.) 14, 219—230 (1958).

LUNDGREN, K. D., A. SWENSSON, and U. ULFVARSON: Studies in humans on distribution of mercury in the blood and the excretion in urine after exposure to different mercury compounds. Scand. J. Clin. Lab. Invest. 20, 164—166 (1967).

LYONS, R. H., N. L. AVERY, and S. D. JACOBSON: Effect of dehydration, produced by mercupurin, on the plasma volume of normal persons. Amer. Heart J. 28, 247—255 (1944).

—, S. D. JACOBSON, and N. L. AVERY: Change in plasma volume and body weight in normal subjects after low salt, ammonium chloride and mercupurin. Amer. J. med. Sci. 211, 460—466 (1946).

MACGUIRE, W. B.: Risk of uremia due to sodium depletion. J. Amer. med. Ass. 137, 1377 bis 1378 (1948).

MACHT, D. I.: Thromboplastic properties of some mercurial diuretics. Amer. Heart J. 31, 460—463 (1946a).

— Thromboplastic properties of digitaloids and mercurial diuretics employed in cardiology. Arch. int. Pharmacodyn. 72, 297—311 (1946b).

MACNIDER, W. DE B.: A study of the acid-base equilibrium of the blood in acute bichloride intoxications in the dog. Proc. Soc. exp. Biol. (N.Y.) 14, 140—143 (1916/17).

— A study of acute mercuric chloride intoxications in the dog with reference to the kidney injury. J. exp. Med. 27, 519—538 (1918).

MAIZELS, M., and M. REMINGTON: Mercaptomerin and water exchange in cortex slices of rat kidney. J. Physiol. (Lond.) 143, 275—282 (1958a).

— — The effects of mercaptomerin on the water and cation exchange in slices of rat tissue. J. Physiol. (Lond.) 143, 283—299 (1958b).

MALAMOS, B., K. MOIRAS u. G. LEVIS: Urin-Aldosteron bei Herzpatienten, die resistent gegenüber Quecksilber-Diuretica waren. Münch. med. Wschr. 102, 827—829 (1960).

MALEK, P., B. VAVREJN, J. RATUSKY, L. KRONRAD u. J. KOLC: Geschwindigkeit der selektiven Akkumulation von Mercurascan-203 im geschädigten Muskel und im ischämischen Myocard. Experientia 23, 649—650 (1967).

MAREN, T. H.: Combined action of a mercurial and a carbonic anhydrase inhibitor on renal sodium excretion in dogs. Fed. Proc. 14, 366 (1955).

Maren, T. H.: Carbonic anhydrase inhibition. IX. Augmentation of the renal effect of meralluride by acetazolamid. J. Pharmacol. exp. Ther. **123**, 311—315 (1958).

Marler, E. E. J.: Pharmacological and chemical synonyms. Amsterdam, London, New York: Excerpta medica foundation 1961.

Marsh, R., T. Greiner, H. Gold, S. Mathes, F. Palumbo, L. Warshaw, and J. Weaver: A comparison of the diuretic effects of mercuhydrin (meralluride) administered by several routes. New Engl. J. Med. **247**, 593—596 (1952).

Marshall, F. A.: Tetany following mercurial diuresis. J. Amer. med. Ass. **133**, 1007—1008 (1947).

Martini, G. A., u. J. G. Rausch-Stroomann: Das Hyponatriämiesyndrom nach kochsalz-freier Kost, erzwungener Diurese und/oder Ascitespunktion bei chronischer Leberinsuffizienz, Hyponatriämie, Hypochlorämie, Hyperkaliämie, Azotämie. Klin. Wschr. **37**, 385—394 (1959).

Marvel, R. J., and W. A. Shullenberger: Thromboembolic phenomena associated with rapid diuresis in the treatment of congestive heart failure. Amer. Heart J. **42**, 194—211 (1951).

Marvin, H. M.: Merbaphen (novasurol) as a diuretic in congestive heart failure. J. Amer. med. Ass. **87**, 1016—1020 (1926).

Marx, R.: Antithrombotica in der Behandlung der Herzinsuffizienz bei rheumatischen Kardiopathien. Internist **1**, 22—29 (1960).

Matthews, C. M. E., and G. Molinaro: A study of the relative value of radioactive substances used for brain tumour localisation and of the mechanism of tumour: brain concentration. Uptake in transplantable fibrosarcoma, brain and other organs in the rat. Brit. J. exp. Path. **44**, 260—277 (1963).

McAfee, J. G., and H. N. Wagner: Visualization of renal parenchyma by scintiscanning with Hg^{203}-neohydrin. Radiology **75**, 820—821 (1961).

McBridge, W. O., I. M. Weiner, and G. H. Mudge: Inhibition of potassium secretion by mercurial diuretics. Fed. Proc. **17**, 107 (1958).

McDonald, R. K., and J. H. Miller: Effect of mercury on renal tubular transfer of p-amino-hippurate and glucose in man. Proc. Soc. exp. Biol. (N.Y.) **72**, 408—410 (1949).

McKeon, N. B.: Comparative studies on mercurated 1,6,8-triazabicyclo(4.3.0)nonane-7,9-diones and chlormerodrin. Arch. int. Pharmacodyn. **143**, 181—194 (1963).

McLester, J. S., and H. L. Holley: Salt depletion syndrome with increasing edema occurring during mercurial diuretic therapy. Ann. intern. Med. **36**, 562—564 (1952).

McQueen, E. G., and R. B. I. Morrison: The hypotensive action of diuretic agents. Lancet **I/60**, 1209—1212 (1960).

Megibow, R. S., H. Pollack, G. H. Stollermann, E. H. Roston, and J. J. Bookman: The treatment of hypertension by accelerated sodium depletion. J. Mt. Sinai Hosp. **15**, 233 (1948).

Melville, K. I., u. R. L. Stehle: Novasuroldiurese. Arch. exp. Path. Pharmakol. **123**, 175—185 (1927).

— — Mercury diuresis. J. Pharmacol. exp. Ther. **34**, 209—222 (1928).

Menten, M. L.: Pathological lesions produced in the kidney by small doses of mercuric chloride. J. med. Res. **43**, 315—321 (1922).

Merkin, L.: Untoward effects of treatment with mercurial diuretics. N.Y. State J. Med. **49**, 2429—2432 (1949).

Merty, J. P. de, and J. K. Aikawa: Effect of Hg^{203}-labeled mercaptomerin on renal sulf-hydryl-concentration in normal rabbits. Proc. Soc. exp. Biol. (N.Y.) **90**, 413—415 (1955).

Meyer, P.: Untersuchungen über den kolloidosmotischen Druck des Blutes: II. Die Salyrgan-diurese. Z. klin. Med. **116**, 174—184 (1931).

Miller, G. E., L. S. Danzig, and J. H. Talbott: Urinary excretion of uric acid in the dalmatian and non-dalmatian dog following administration of diodrast, sodium salicylate and a mercurial diuretic. Amer. J. Physiol. **164**, 155—158 (1951).

Miller, G. H., and F. M. Smith: The presence of digitalis in edema fluid and its possible clinical significance. J. clin. Invest. **10**, 666 (1931).

Miller, T. B., and A. Farah: Inhibition of mercurial diureses by non-diuretic mercurials. Fed. Proc. **19**, 363 (1960).

— — On the mechanism of the blocking of mercurial diuresis by p-chlormercuribenzoate. Fed. Proc. **20**, 411 (1961).

— — Inhibition of mercurial diuresis by non-diuretic mercurials. J. Pharmacol. exp. Ther. **135**, 102—111 (1962a).

— — On the mechanism of the inhibition of mercurial diuresis by p-chlormercuribenzoic acid. J. Pharmacol. exp. Ther. **136**, 10—19 (1962b).

—, and D. S. Riggs: Mercurial diuresis in dogs with diabetes insipidus. Fed. Proc. **17**, 395 (1958).

MILLER, T. B., and D. S. RIGGS: Mercurial diuresis in dogs with diabetes insipidus. J. Pharmacol. exp. Ther. **132**, 329 bis 338 (1961).

MILLER, V. L., P. A. KLAVANO, and E. CSONKA: Absorption, distribution and excretion of phenylmercuric acetate. Toxicol. appl. Pharmacol. **2**, 344—352 (1960).

— — A. C. JERSTAD, and E. CSONKA: Absorption, distribution and excretion of ethylmercuric chloride. Toxicol. appl. Pharmacol. **3**, 459—468 (1961).

—, and F. SWANBERG: Determination of mercury in urine. Anal. Chem. **29**, 391—393 (1957).

MILNE, M. D.: Diuretics and electrolyte balance. In: J. M. ROBSON and R. S. STACEY: Recent advances in pharmacology, 3. ed. London: J. and A. Churchill Ltd. 1962, p. 214 bis 260.

MILNOR, J. P.: Binding of the mercury of an organic mercurial diuretic by plasma proteins. Proc. Soc. exp. Biol. (N.Y.) **75**, 63—65 (1950).

MILNOR, P., G. BURCH, T. RAY, S. THREEFOOT, and G. BERENSON: Considerations of renal, hepatic and extremital arteriovenous differences in concentration of radiomercury of a mercurial diuretic. J. clin. Invest. **29**, 72—86 (1950).

MILTON, R. F., and J. L. HOSKINS: The estimation of traces of mercury in urine. Analyst. (Lond.) **72**, 6—10 (1947).

MINATOYA, H., and J. O. HOPPE: Effects of mercurial diuretics on urine volume and chloride excretion in the rat with additional observations on toxicity. J. Amer. pharm. Ass., sci. Ed. **40**, 394—398 (1951).

—, F. P. LUDUENA, and L. v. EULER: Effect of xanthines on in vitro lytic action of mercurials on rabbit erythrocytes. Fed. Proc. **19**, 65 (1960).

MIŠČENKO, P. I., u. A. I. POVINSKAJA: Diuretische Wirkung von Promeran (vorläufige Mitteilung). Sovetsk. Med. **23**, 99—104 (1959).

MIZGALA, H. F., R. P. LASSER, and C. K. FRIEDBERG: The treatment of refractory retention of fluid with oral L-arginine monohydrochloride and meralluride. Amer. Heart J. **65**, 5—11 (1963).

MNACAKANOV, T. S., u. O. S. BOSTANDŽJAN: Die Wirkung eines neuen einheimischen Diureticums Promeran. Klin. Med. (Mosk.) **38**, 86—91 (1960).

— — Vergleichende Beurteilung der Wirkungen einiger Diuretica (Mercusal, Promeran, Novurit, Phonurit). Klin. Med. (Mosk.) **39**, 82—87 (1961).

MOCK, D. C.: The effects of the law of initial value on drug-induced diuresis. Ann. N.Y. Acad. Sci. **98**, 1296—1301 (1962).

—, A. A. KYRIAKOPOULOS, M. L. CLARK, J. A. HAGANS, E. N. BRANDT, and S. WOLF: Variability of diuretic response as influenced by the state of the organism: a note on the law of initial values. Amer. J. med. Sci. **238**, 193—201 (1959).

MODELL, W.: The optimal dose of mercurial diuretics. Ann. intern. Med. **20**, 265—274 (1944).

— Recent contributions to diuretic therapy. Amer. J. med. Sci. **231**, 564—596 (1956).

—, and H. GOLD: Comparison of the diuretic action of sodium dehydrocholate and mercupurin in man. J. clin. Invest. **24**, 384—387 (1945).

— —, and D. A. CLARKE: Quantitative observations on mercuhydrin and mercupurin. J. Pharmacol. exp. Ther. **84**, 284—290 (1945).

— — — Dosage-response to mercuhydrin in patients with heart failure. Fed. Proc. **5**, 193 (1946).

— —, N. KWIT, L. WARSHAW, H. OTTO, and W. ZAHM: Incidence of local reactions to mercuhydrin and thiomerin by subcutaneous injection in patients with congestive failure. Fed. Proc. **9**, 302 (1950).

—, and S. KROP: Acute toxicity of mercurial diuretics. Proc. Soc. exp. Biol. (N.Y.) **55**, 80 (1944).

MÖLLER, K. O.: Experimentelle Untersuchungen über die Pharmakologie des Salyrgans. I. Mitteilung: Untersuchungen über die Salyrgandiurese bei Kaninchen. Arch. exp. Path. Pharmakol. **148**, 56—66 (1930a).

— Experimentelle Untersuchungen über die Pharmakologie des Salyrgans. II. Mitteilung: Untersuchungen über die nierenschädigende Wirkung des Salyrgans bei Kaninchen. Arch. exp. Path. Pharmakol. **148**, 67—80 (1930b).

— Experimentelle Untersuchungen über die Pharmakologie des Salyrgans. III. Mitteilung: Untersuchungen über die Quecksilberausscheidung nach Verabfolgung von Salyrgan an Menschen. Arch. exp. Path. Pharmakol. **148**, 81—92 (1930c).

— Experimentelle Untersuchungen über die Pharmakologie des Salyrgans. IV. Mitteilung: Untersuchungen über die Chemie des Salyrgans. Arch. exp. Path. Pharmakol. **153**, 109 bis 119 (1930d).

— Experimentelle Untersuchungen über die Pharmakologie des Salyrgans. V. Mitteilung: Das Verhalten des Quecksilbers im Organismus nach Verabfolgung von Salyrgan. Fortgesetzte Untersuchungen über die Salyrgannephritis bei Kaninchen. Arch. exp. Path. Pharmakol. **154**, 263—279 (1930e).

Möller, K. O.: Experimentelle Untersuchungen über die Pharmakologie des Salyrgans. VI. Mitteilung: Die Kreislaufwirkung des Salyrgans. Arch. exp. Path. Pharmakol. **164**, 242—257 (1932).

Moeschlin, S.: Klinik und Therapie der Vergiftungen, 3. Aufl. Stuttgart: Thieme 1959, S. 84—86.

Molitor, H., u. E. P. Pick: Über die Wirkung der Gewebsdiuretica. Wien. klin. Wschr. **35**, 389—391 (1922).

— — Die Bedeutung der Leber für die Diurese. Arch. exp. Path. Pharmakol. **97**, 317—343 (1923).

Molnar, S.: Plötzlicher Tod nach einer intraperitonealen Novurit-Injektion. Klin. Wschr. **14**, 239—240 (1935).

Morrison, R. S., and T. C. Chalmers: Combined diuretic and steroid therapy in cirrhosis with ascites. Ann. N.Y. Acad. Sci. **88**, 907—914 (1960).

Mouquin, G. R., et S. Schmidl: Un nouveau diurétique mercuriel; le 440-B. Paris méd. **1**, 457—462 (1927).

Moyer, J. H., R. Ford, C. A. Handley, C. Spurr, C. P. Smith, J. Gaffney, C. Marsh, A. Alexander, C. House, and A. Hall: Results of laboratory and clinical studies on three new mercurial diuretics and a comparison with those currently available. Antibiot. Med. **5**, 254—264 (1958).

—, and C. A. Handley: Clinical diuretic studies on three new mercurial compounds. Fed. Proc. **11**, 378 (1952).

— —, and R. A. Seibert: An analysis of the excretory products of a mercurial diuretic (meralluride) by column chromatography. Ann. N.Y. Acad. Sci. **65**, 511—519 (1956).

— — —, S. Mitchell, and D. Papandrianos: Clinical diuretic studies on three new mercurial compounds. Amer. Heart J. **44**, 281—293 (1952).

— — —, and H. B. Snyder: Elektrolyte water and mercury excretion after oral administration of neohydrin. Arch. intern. Med. **92**, 847—855 (1953).

— —, and I. Wilford: Results over a 2 year period on three experimental diuretics administered orally to patients with cardiac failure. Amer. Heart J. **44**, 608—614 (1952).

—, S. Kinard, and R. Herschberger: Results of laboratory and clinical studies on two new oral diuretics and a comparison with currently available oral diuretics. Antibiotic. Med. clin. Ther. **3**, 179—192 (1956).

—, R. G. McConn, R. A. Seibert, E. W. Dennis, and W. Hughes: A comparative study of mersoben, mercuhydrin (parenteral diuretics), neohydrin and diamox (oral diuretics). J. chron. Dis. **2**, 670—677 (1955).

—, C. L. Spurr, and R. V. Ford: Bioassay of two oral mercurial diuretics as compared to two carbonic anhydrase inhibitors. Fed. Proc. **13**, 390 (1954).

Mudge, G. H.: Electrolyte and water metabolism of rabbit kidney slices: effect of metabolic inhibitors. Amer. J. Physiol. **167**, 206—223 (1951).

—, A. Ames, J. Foulks, and A. Gilman: Effect of drugs of renal secretion of potassium in the dog. Amer. J. Physiol. **161**, 151—158 (1950).

—, J. Foulks, and A. Gilman: Effect of urea diuresis on renal excretion of electrolytes. Amer. J. Physiol. **158**, 218—230 (1949).

—, B. Hardin, and T. J. Lannon: Response to mercurial diuretics during alkalosis: A comparison of acute metabolic and chronic hypokalemic alkalosis in the dog. J. clin. Invest. **35**, 155—163 (1956).

—, and I. M. Weiner: The mechanism of action of mercurial and xanthine diuretics. Ann. N. Y. Acad. Sci. **71**, 344—354 (1958).

Mühling, A.: Studie über die diuretische Wirkungsweise von Quecksilber, ausgeführt mit dem organischen Quecksilberpräparat Novasurol. Münch. med. Wschr. **68**, 1447—1449 (1921).

Müller, J.: Über die Verteilung des Quecksilbers auf die verschiedenen Organe von Hunden nach Salyrganinjektionen. Dtsch. med. Wschr. **54**, 1881—1882 (1928).

— Tierexperimentelle Untersuchungen über die Verteilung des Quecksilbers im Organismus und klinische Erfahrungen über die Ausscheidung desselben nach Salyrganinjektionen. (Unter Berücksichtigung der Pathologie und Therapie der Typhusbazillenträger.) Arch. exp. Path. Pharmakol. **141**, 1—18 (1929).

Müller, O. H.: Diskussionsbemerkung. Ann. N. Y. Acad. Sci. **65**, 553 (1956).

—, and I. M. Weiner: Polarographic evidence for the existence of two excretion products of mercurials in the dog. J. Pharmacol. exp. Ther. **118**, 461—469 (1956).

Munck, O., and N. I. Nissen: Development of nephrotic syndrome during treatment with mercurial diuretics. Acta med. scand. **153**, 307—313 (1956).

—, J. G. A. Pedersen, J. Ringsted, and F. Speggers: Mercurial diuretics and the nephrotic syndrome in the rat. Acta pharmacol. (Kbh.) **16**, 6—9 (1959).

Mundinger, F., u. H. Gerhard: Untersuchungen über die Verteilung der zur Hirntumordiagnostik verwendeten Radioisotope in der Blutbahn, in experimentellen Tumoren und menschlischen Hirngeschwülsten. Acta neurochir. 11, 398—415 (1963).

Mussini, E.: Distribution in the organism and diuretic activity of p-chloromercuribenzoate. Boll. Soc. ital. Biol. sper. 34, 1586—1588 (1958).

Mustakallio, K. K., E. Raekallio, and J. Raekallio: Mercurial inhibition of succinic dehydrogenase and sulfhydryl groups in rat kidney tubules with a note on the effect of some new oral diuretics. Ann. Med. exp. Fenn. 38, 21—25 (1960).

—, and A. Telkkä: Histochemical localization of the mercurial inhibition of succinic dehydrogenase in rat kidney. Science 118, 320—321 (1953).

Muto, M.: Über die Beeinflussung der Histaminreizsekretion des Magensaftes durch Störung der Leberfunktion in Versuchen an Hunden. I. Mitteilung. Arch. exp. Path. Pharmakol. 176, 431—445 (1934).

Nadkarni, M. V., and J. W. Jones: The synthesis and pharmacological study of some mercurated allyl derivatives of barbituric acid. J. Amer. pharm. Ass., sci. Ed. 39, 297—302 (1950).

Natanson, H.: Wirksamkeit des Salyrgans bei rectaler Applikation. Klin. Wschr. 9, 2207 (1930).

Nechay, B., Aminophylline and its relationship to some other diuretic agents in dogs. J. Pharmacol. exp. Ther. 132, 339—344 (1961).

—, J. L. Larimer, and T. H. Maren: Effects of drugs and physiologic alterations on nasal salt excretion in sea-gulls. J. Pharmacol. exp. Ther. 130, 401—410 (1960).

—, R. F. Palmer, D. A. Chinoy, and V. A. Posey: The problem of $Na^+ + K^+$ adenosine triphosphatase as the receptor for diuretic action of mercurials and ethacrynic acid. J. Pharmacol. exp. Ther. 157, 599—617 (1967).

—, and E. Sanner: Interference of reserpine with the diuretic action of theophylline and hydrochlorothiazide on the chicken. Acta pharmacol. (Kbh.) 18, 339—350 (1961).

Neisser, A.: Asurol, ein neues Quecksilbersalz zur Syphilisbehandlung. Ther. Mh. 23, 627—631 (1909).

Newman, E. V.: Therapeutic conference: treatment of heart failure. II. The use of diuretics. Bull. Johns Hopk. Hosp. 81, 430—447 (1947).

Nitz, R. E., u. W. Persch: Pharmakologische Untersuchungen mit dem Diureticum Rediralt. Medizinische 1052—1054 (1953).

Noguchi, I.: Experimentelle Beiträge zur Kenntnis der Novasurolwirkung. Arch. exp. Path. Pharmakol. 111, 295—300 (1926a).

— Giftwirkungen an der überlebenden Froschniere. Hypophysenhinterlappenextrakt. Novasurol. Arch. exp. Path. Pharmakol. 112, 343—358 (1926b).

Noltenius, H., H. Schellhas u. W. Oehlert: Histoautoradiographische Untersuchungen mit ^{3}H-Thymidin der Tubuluszellregeneration nach akuter Sublimatvergiftung von Ratten. Beitr. path. Anat. 129, 90—117 (1963).

Nonnenbruch, W.: Über die Wirkung des Novasurols auf Blut und Diurese. Münch. med. Wschr. 68, 1282—1283 (1921).

— Über Diurese. Ergebn. inn. Med. Kinderheilk. 26, 119—206 (1924).

Nothmann, M.: Beobachtungen bei der Salyrgandiurese. Z. klin. Med. 120, 158—170 (1932).

— Weitere Untersuchungen über den Mineralstoffwechsel bei der Salyrgandiurese. Arch. exp. Path. Pharmakol. 172, 402—406 (1933).

Nuhfer, P. A., and S. White: A study concerning orally active mercurial diuretics. J. Pharmacol. exp. Ther. 101, 30 (1951).

Nyary, A. v.: Über die Wirkungen der Diuretica im Chloreton- und Luminalschlaf. Arch. exp. Path. Pharmakol. 162, 565—574 (1931).

O'Connell, J. M. B., J. A. Romeo, and G. H. Mudge: Renal tubular secretion of creatinine in the dog. Amer. J. Physiol. 203, 985—990 (1962).

Oelkers, H. A.: Untersuchungen über den kolloidosmotischen Druck des Serums. Z. klin. Med. 115, 854—863 (1931).

—, u. G. Ohnesorge: Zur Pharmakologie der Hg-Diuretica. Ärztl. Forsch. 7, 435—438 (1953).

— — Untersuchungen über die Herzgiftigkeit der Quecksilberdiuretica. Z. ges. inn. Med. 10, 244—247 (1955).

Oettlé, A. G.: Sudden death after intravenous injection of a mercurial diuretic ("Neptal"). Brit. med. J. II/47, 530—532 (1947).

Offenbacher, R.: Über die Behandlung anhydropischer Herzkranker mit Novasurol. Arch. Verdau-Kr. 42, 487—489 (1928).

Ogden, D. A., L. Scherr, N. Spritz, A. L. Rubin, and E. H. Luckey: The management of resistant fluid-retention states with intravenous L-arginine monohydrochloride in combination with mercurial diuretics. Amer. Heart J. 61, 16—20 (1961).

Ohlsson, W. T. L., and B. I. Fristedt: Blood lavage in acute barbiturate poisoning. Ten years' experience. Lancet II/62, 12—16 (1962).

Oppermann, H. J., u. G. Derlam: Leitsymptom: Fuß- und Beinödeme. Münch. med. Wschr. 104, 2551—2555 (1962).

Orloff, J.: Pitfalls in the use of stop-flow for the localisation of diuretic action, with special reference to Na-reabsorption. Ann. N. Y. Acad. Sci. 139, 344—355 (1966).

—, and R. W. Berliner: Renal pharmacology. Ann. Rev. Pharmacol. 1, 287—314 (1961).

—, and D. G. Davidson: The mechanism of potassium excretion in the chicken. J. clin. Invest. 38, 21—30 (1959).

Orth, O. S., F. L. Kozelka, and R. T. Capps: Subacute toxicity of thiomerin compared to other mercurial diuretics. Fed. Proc. 9, 305 (1950).

Overman, W. J., W. H. Gordon, and G. E. Burch: Tracer studies of the urinary excretion of radioactive mercury following oral administration of a mercurial diuretic. Circulation 1, 496—501 (1950).

Page, I. H.: The action of certain diuretics on the function of the kidney as measured by the urea clearance test. J. clin. Invest. 12, 737—739 (1933).

Page, L. B., J. C. Scott-Baker, G. A. Zak, E. L. Becker, and C. F. Baxter: The effect of variation in filtration rate on the urinary concentrating mechanism in the seal, Phoca vitulina L. J. cell. comp. Physiol. 43, 257—269 (1954).

Pak, C.: Der Gehalt des Hypophysenhinterlappens an uteruserregender Substanz unter verschiedenen Bedingungen. Arch. exp. Path. Pharmakol. 114, 354—361 (1926).

Palmer, J., and E. Cafruny: Effects of diuretics on intrarenal blood distribution. J. Pharmacol. exp. Ther. 122, 59—60 A (1958).

Parade, G. W.: Gibt es Schädigungen nach Salyrganinjektion? Klin. Wschr. 14, 918—919 (1935).

Pauli, H., E. Wita u. F. Franzen: Klinische und analytische Untersuchungen zur Quecksilberdiurese unter besonderer Berücksichtigung cardialer Ödeme. Med. Klin. 51, 57—59 (1956).

Peters, G.: Diskussionsbemerkung. Arch. exp. Path. Pharmakol. 236, 186 (1959).

— Pharmacology of diuretics. In: Gross, F., Antihypertensive Therapie, Springer-Verlag, Berlin, Heidelberg, NewYork 1966, S. 31—57.

Petzal, E.: Erfahrungen mit Salyrgan. Dtsch. med. Wschr. 52, 1651—1652 (1926).

van Pilsum, J. F., E. Z. Wickens, and L. K. Filonowich: Alteration of urine composition of the normal forcefed rat by an organic mercurial diuretic agent. Tox. appl. Pharmacol. 3, 431—444 (1961).

Pines, J., A. Sanabria, and R. T. H. Arriens: Mercurial diuretics: The addition of magnesium sulphate to prevent the toxic effects of their intravenous administration. Brit. Heart J. 6, 197—213 (1944).

Pitts, R. F.: Some reflections on mechanisms of action of diuretics. Amer. J. Med. 24, 745 bis 763 (1958).

— Physiological basis of diuretic therapie. Springfield, Ill.: Charles C. Thomas, 1959, p. 214 bis 248.

— A comparison of the modes of action of certain diuretic agents. In: C. K. Friedberg: Heart, kidney and electrolytes. New York-London: Grune and Stratton 1962, p. 143—168.

—, D. R. Axelrod, W. S. Wiggins, and J. N. Capps: Effect of mercurial diuretics on excretion of water. Fed. Proc. 11, 123—124 (1952).

—, and R. Borghgraef: Binding of a radiomercurial diuretic in the kidney in relation to diuresis. Fed. Proc. 14, 115 (1955).

—, and J. J. Duggan: Filtration rate and sodium and water excretion following mercurial diuretics. Fed. Proc. 8, 127 (1949).

— — Studies on diuretics. II. The relationship between glomerular filtration rate, proximal tubular absorption of sodium and diuretic efficacy of mercurials. J. clin. Invest. 29, 372 bis 379 (1950).

—, F. Krück, R. Lozano, D. W. Taylor, O. Heidenreich, and R. H. Kessler: Studies on the mechanism of diuretic action of chlorothiazide. J. Pharmacol. exp. Ther. 123, 89—97 (1958).

—, and O. W. Sartorius: Mechanism of action and therapeutic use of diuretics. Pharmacol. Rev. 2, 161—226 (1950).

Plaschkes, S.: Akute Harnretention der Prostatiker bei Diurese. Med. Klin. 29, 152 (1933).

Plotz, M.: Acute urinary retention following the use of mercurials in heart disease. Urol. Cutan. Rev. 47, 286 (1943).

Pohle, W.: Die Wirkung von SH-Blockern auf die Herzfunktion. Acta biol. med. germ. Suppl. 1, 189—192 (1961).

Poljakova, K. K.: Morphologie örtlicher Gewebsreaktionen nach Injektion von Quecksilberdiuretica. Sovetsk. Med. 23, 85—87 (1959).

POLL, D., and J. E. STERN: Untoward effects of diuresis with special reference to mercurial diuretics. Arch. intern. Med. 58, 1087—1094 (1936).
— — Dangers of dehydration treatment in heart disease. Med. clin. N. Amer. 21, 1873—1885 (1937).
POLLAND, W. S.: The effect of some diuretics on urea excreting capacity of the kidney. Amer. J. Physiol. 85, 141—148 (1928).
POLLEY, D., and V. L. MILLER: Rapid microprocedure for determination of mercury in biological and mineral materials. Anal. Chem. 27, 1162—1164 (1955).
POLLOCK, B. E., and F. W. PRUITT: Oral therapy with mercumatilin (cumertilin), a new mercurial diuretic. Amer. J. med. Sci. 226, 172—176 (1953).
PONTIUS, J. R., L. A. CRANDALL, and L. E. HINES: Diuretic properties of organic mercurial compounds. J. Amer. med. Ass. 106, 416 (1936).
POPPER, L.: Ein neues Quecksilberdiureticum "Novurit". Med. Klin. 25, 912—913 (1929).
PORUSH, J. G., M. H. GOLDSTEIN, G. M. EISNER, and M. F. LEVITT: Effect of organomercurials on the renal concentrating operation in hydropenic man: Comments on site of action. J. clin. Invest. 40, 1475—1485 (1961).
POWER, L.: Parotitis after diuretic therapy. New Engl. J. Med. 260, 1079 (1959).
POZNANSKI, W. J., and B. W. CROMIE: Action of chlorothiazide and "Oradon", alone and in combination. Brit. med. J. I/59, 1553—1560 (1959).
PRATT, E. B., F. D. BURDICK, and M. G. GOLDNER: Salyrgandiuresis in the bile fistula dog. Amer. J. Physiol. 164, 639—645 (1951).
PREEDY, J. R. K., and D. S. RUSSEL: Acute salt depletion associated with the nephrotic syndrome developing during treatment with a mercurial diuretic. Lancet II/53, 1181—1184 (1953).
PRICE, N. L.: Gout following salyrgan diuresis. Lancet I/39, 22—23 (1939).
PROGER, S., and J. J. O'CONNOR: Intractable heart failure. Ann. intern. Med. 33, 1349—1356 (1950).
PUGH, L. G. C., and C. L. WYNDHAM: The circulatory effects of mercurial diuretics in congestive heart failure. Clin. Sci. 8, 11—19 (1949).
RACHMILEWITZ, M., u. E. STRANSKY: Über die Beeinflussung der Kalkausscheidung durch Diuretica. Arch. exp. Path. Pharmakol. 158, 129—153 (1930).
RADER, B., W. W. SMITH, A. R. BERGER, and L. W. EICHNA: Comparison of the hemodynamic effects of mercurial diuretics and digitalis in congestive heart failure. Circulation 29, 328—345 (1964).
RADO, J. P., G. BLUMENFELD, and S. HAMMER: The effect of prednisone and 6-methyl-prednisolone on mercurial diuresis in patients with refractory cardiac edema. Amer. J. med. Sci. 238, 542—551 (1959).
RAMSDEN, G. F. E.: Extreme response to a mercurial diuretic. Brit. med. J. I/36, 1159 (1936).
RAY, C. T., and G. E. BURCH: The mercurial diuretics. Amer. J. med. Sci. 217, 96—110 (1949).
— — Clinical aspects of mercurial diuretics. Circulation 3, 926—937 (1951).
— —, S. A. THREEFOOT, and F. J. KELLY: The distribution of radio-mercury of a mercurial diuretic in some of the body fluids of man. Amer. J. med. Sci. 220, 160—165 (1950).
RAYNAUD, C., A. DESGREZ et C. KELLERSHOHN: Exploration rénale à l'aide de la Nèohydrine et du bichlorure de mercure marqués aux mercures radioactifs Hg^{197} et Hg^{203}. In: Radioaktive Isotope in Klinik und Forschung, Band V. München-Berlin: Urban u. Schwarzenberg 1963, S. 317—343.
REASER, P. B., and G. E. BURCH: Radiosodium tracer studies in congestive heart failure. Proc. Soc. exp. Biol. (N. Y.) 63, 543—546 (1946).
REBER, K.: Blockierung der Speicherfunktion der Niere als Schutz bei Sublimatvergiftung. Schweiz. Z. Path. Bakt. 16, 755—771 (1953).
RECHT, G.: Zur gewebsdiuretischen Wirkung des Salyrgans. Wien. klin. Wschr. 39, 1046 (1926).
RECHTSCHAFFEN, J. S., and R. D. GITTLER: Acute dehydration due to a mercurial diuretic. J. Amer. med. Ass. 144, 237 (1950).
RECTOR, F. C., Jr., G. V. GIESEN, F. KILL, and D. W. SELDIN: Influence of extracellular volume on tubular reabsorption of sodium independent of changes in glomerular filtration rate and aldosterone activity. J. Clin. Invest. 43, 341—348 (1964).
—, J. C. SELLMAN, M. MARTINEZ-RALDONADO, and D. W. SELDIN: The mechanism of suppression of proximal tubular reabsorption by saline infusions. J. Clin. Invest. 46, 47—57 (1967).
REDLICH, F.: Letale Quecksilberintoxikation nach einmaliger Novasurolinjektion. Wien. klin. Wschr. 38, 359—360 (1925).
REED, C. B.: A study of the conditions that require the removal of the child from the brest. Surg. Gynec. Obstet. 6, 514—527 (1908).

Reeves, G. A.: Toxic reactions to meralluride injection (mercuhydrin sodium solution). J. Amer. med. Ass. **146**, 1594—1595 (1951).

Reinecke, R. M., G. G. Rudolph, and M. J. Bryson: The effect of ureteral ligation, mercury bichloride and phloridzin on the gluconeogenic function of the kidney of the eviscerated rat. Fed. Proc. **6**, 364 (1947).

Reinwein, H., u. F. Anschütz: Nierenschädigungen durch quecksilberhaltige Diuretica. Münch. med. Wschr. **103**, 2506—2511 (1961).

Rennels, E. G., and A. Ruskin: Histochemical changes in succinic dehydrogenase activity in rat kidney following administration of mercurial diuretics. Proc. Soc. exp. Biol. (N.Y.) **85**, 309—314 (1954).

Rennick, B., and A. Farah: Studies on the renal tubular transport of tetraethylammonium ion in the dog. J. Pharmacol. exp. Ther. **116**, 287—295 (1956).

Reubi, F. C., and P. T. Cottier: Effects of reduced glomerular filtration rate on responsiveness to chlorothiazide and mercurial diuretics. Circulation **23**, 200—210 (1961).

Rhoton, A. L., A. M. Carlsson, and M. M. Ter-Pogossian: Brain scanning with chlormerodrin Hg^{197} and chlormerodrin Hg^{203}. Arch. Neurol. (Chic.) **10**, 369—375 (1964a).

— — — Posterior fossa tumors. Localization with radioactive mercury (Hg^{197} or Hg^{203}) labeled chlormerodrin. Arch. Neurol. (Chic.) **10**, 521—526 (1964b).

Rice, L., J. Frieden, B. M. Kaplan, and M. Smith: Renal tubular resistance to mercurial action in sodium deficiency. Amer. J. Physiol. **175**, 45—46 (1953).

— —, and M. Smith: Tubular action of mercurial diuretics. Amer. J. Physiol. **175**, 47—50 (1953).

Richards, A. N.: Direct observations of change in funktion of the renal tubule caused by certain poisons. Trans. Ass. Amer. Phycns. **44**, 64—67 (1929).

Richterich-van Baerle, R., u. H. M. Lemon: Quecksilberdiuretica: Angriffspunkte und Wirkungsmechanismus — orale Medikation — Nebenerscheinungen. Schweiz. med. Wschr. **85**, 987—991 (1955).

Riddle, M., F. Gardner, I. Beswick, and I. Fishie: The nephrotic syndrome complicating mercurial diuretic therapy. Brit. med. J. I/58, 1274—1277 (1958).

van Riezen, H.: Evidence for an extrarenal factor in the action of diuretics. An experiment in dogs with mercaptomerin, theophylline and chlorothiazide. Arch. intern. Pharmacodyn. **147**, 83—98 (1964).

Robbins, E. B., and K. K. Chen: A new mercurial diuretic. J. Amer. pharm. Ass., sci. Ed. **40**, 249—251 (1951).

Robinson, J. R.: Secretion and transport of water. Symp. Soc. exp. Biol. **8**, 42—62 (1954).

— The effect of sodium and chloride ions upon swelling of rat kidney slices treated with a mercurial diuretic. J. Physiol. (Lond.) **134**, 216—228 (1956).

Roby, C. C., and C. Pfeiffer: Relative increase in chloride excretion in dog after graduated doses of mercurial diuretics. Amer. J. Physiol. **135**, 591—594 (1942).

Rolfe, A. C., F. R. Russell, and N. T. Wilkinson: The absorptiometric determination of mercury in urine. Analyst (Lond.) **80**, 523—530 (1955).

Rose, O. A., J. Lhowe, and R. C. Batterman: Mercumatilin (cumertilin): A new mercurial diuretic for the treatment of congestive heart failure. Amer. Heart J. **40**, 779—783 (1950).

Rosen, H., A. Blumenthal, M. H. Nead, R. Tislow, and J. Seifter: Diuretic effects of some mercurated substituted N-n-propylurea derivatives. Proc. Soc. exp. Biol. (N. Y.) **95**, 635—636 (1957).

Rosenberg, M.: Über Salyrgan, ein neues Diureticum der Quecksilbergruppe. Klin. Wschr. **4**, 573—574 (1925).

Rosenheim, T.: Experimentelles zur Theorie der Quecksilberdiurese. Z. klin. Med. **14**, 170 bis 176 (1888).

Rosenthal, M.: The anatomic lesions of fatal mercurial intoxication from salyrgan. Arch. Path. **15**, 352—356 (1933).

Rowland, R. L.: Mercurial diuretics. VI. Ionization of organic mercurials. J. Amer. chem. Soc. **74**, 5482 (1952).

Rowntree, L. G., N. M. Keith, and C. W. Barrier: Novasurol in the treatment of ascites in hepatic disease. J. Amer. med. Ass. **85**, 1187—1193 (1925).

Rubin, A. A., S. C. Beauregard, and B. G. Freeman: The influence of diuretics on vascular reactivity. Fed. Proc. **19**, 101 (1960).

Rubin, A. L., N. Spritz, A. W. Mead, R. A. Herrmann, W. S. Braveman, and E. H. Luckey: The use of l-lysine monohydrochloride in combination with mercurial diuretics in the treatment of refractory fluid retention. Circulation **21**, 332—336 (1960).

—, H. G. Thompson, W. S. Braveman, and E. H. Luckey: The management of refractory edema in heart failure. Ann. intern. Med. **42**, 358—368 (1955).

RUMMEL, W.: Enterale Resorptionsvorgänge und ihre Beeinflussung Arch. exp. Path. Pharmakol. **250**, 189—209 (1965).
—, and H. F. STUPP: The influence of diuretics on the absorption of salts, glucose, and water from the isolated small intestine of the rat. Experientia (Basel) **18**, 303—309 (1962).
— — Die resorptive Aktivität verschiedener Dünndarmabschnitte der Ratte und ihre Beeinflussung durch Mersalyl. Arch. exp. Path. Pharmakol. **248**, 552—560 (1964).
RUSKIN, A., and G. HERRMANN: Studies in combined diuretic therapy. J. Lab. clin. Med. **29**, 486—492 (1944).
—, and J. E. JOHNSON: Cardiodepressive effects of thiomerin: Cardioprotective attempts with BAL, ascorbic acid and thiamin. Proc. Soc. exp. Biol. (N. Y.) **72**, 572—576 (1949a).
— — Cardiopressive effects of mercurial diuretics: Cardioprotective value of BAL, ascorbic acid and thiamin. Proc. Soc. exp. Biol. (N. Y.) **72**, 577—583 (1949b) .
—, — and W. N. RODDY: Thiomerin: Toxicity and diuretic effects. Fed. Proc. **8**, 329 (1949).
—, H. RABINOWITZ, and M. DAMIANI: A comparative study of human cutaneous reactivity to thiomerin and other mercurial diuretics. J. Lab. clin. Med. **36**, 1—6 (1950).
—, and B. RUSKIN: Effect of mercurial diuretics upon the respiration of the heart and kidney. III. The protective action of ascorbic acid against mercuhydrin in vitro. Tex. Rep. Biol. Med. **10**, 429—438 (1952).
— — Effect of mercurial diuretics upon the respiration of the rat heart and kidney. IV. The inhibition of the succinic dehydrogenase activity of the rat heart by mercuhydrin and the protective action of some sulfhydryl compounds. J. Pharmacol. exp. Ther. **107**, 325—331 (1953).
RUSKIN, B., W. W. NOWINSKI, and A. RUSKIN: Effect of mercurial diuretics upon the respiration of the rat heart and kidney. I. Effect of mercuhydrin and its fraction. Tex. Rep. Biol. Med. **8**, 384—390 (1950a).
— — — Effect of mercurial diuretics upon the respiration of rat heart and kidney slices. II. The effect of thiomerin. Tex. Rep. Biol. Med. **8**, 391—394 (1950b).
RUSSEK, H., and B. L. ZOHMAN: Cerebral thrombosis precipitated by injection of a mercurial diuretic. J. Amer. med. Ass. **139**, 922—923 (1949).
RYAN, A. H., P. NOBLE, and E. S. COLBY: The effect of a mercurial diuretic on the toxicity of acetyl strophanthin (AcS) in dogs. Fed. Proc. **21**, 125 (1962).
ŠADRENKO, A. P.: Vergleichende Beurteilung der diuretischen Wirkung von Novurit und Mercusal. Sovetsk. Med. **25**, 104—107 (1961).
SALANT, W.: Pharmacology of mercury. J. Amer. med. Ass. **79**, 2071—2074 (1922).
—, and N. KLEITMAN: Some observations on the action of mercury. J. Pharmacol. exp. Ther. **19**, 315—330 (1922).
SANABRIA, A.: Ultrastructural changes produced in the rat kidney by a mercurial diuretic (meralluride). Brit. J. Pharmacol. Chemother. **20**, 352—361 (1963).
SASTRY, B. V. R., and M. T. BUSH: Effects of carbonic anhydrase inhibition on the renal excretion of Cs^{137} in the rat. Fed. Proc. **21**, 432 (1962).
— — Enhancement of the renal excretion of cesium-137 in rats treated with acetazolamide and related compounds. J. Pharmacol. exp. Ther. **143**, 30—41 (1964).
SAXL, P.: Offizielles Protokoll der Gesellschaft der Ärzte in Wien vom 6. Februar 1920. Wien. klin. Wschr. **33**, 179—180 (1920).
— Letale Quecksilberintoxikation nach einmaliger Novasurolinjektion. Wien. klin. Wschr. **38**, 437 (1925).
— Über perorale Novasuroltherapie. Wien. klin. Wschr. **39**, 816—817 (1926).
— Fortschritte der Diuresetherapie. Wien. klin Wschr. **43**, 916—917 (1930).
—, u. O. ERLSBACHER: Über die Verstärkung der Novasurol(Salyrgan-)diurese durch Ammoniumchlorid. Wien. klin. Wschr. **42**, 36—37 (1929a).
— — Entwässerungstherapie bei Exsudaten, speziell bei chronischem Gelenkrheumatismus. Wien. klin. Wschr. **42**, 1013—1016 (1929b).
—, u. R. HEILIG: Über die diuretische Wirkung von Novasurol- und anderen Quecksilberinjektionen. Wien. klin. Wschr. **33**, 943—944 (1920).
— — Über die Novasuroldiurese. Wien. Arch. inn. Med. **3**, 141—152 (1922).
— — Über die Novasuroldiurese. Z. ges. exp. Med. **38**, 94—101 (1923).
SCÉBAT, L., P. MAURICE et J. LENÉGRE: L'action d'un diurétique mercurial sur la pression sanguine des cavités droites du coeur chez les cardiaques. Arch. Mal. Cœur **42**, 1149—1153 (1949).
SCHAUMANN, O., u. L. SCHMIDT: Die Beeinflussung der Wirkung von Oxytocin und Vasopressin auf die Salzdiurese durch Salyrgan. Arch. exp. Path. Pharmakol. **205**, 367—375 (1948).
SCHEER, K. E.: Diskussion zum Vortrag Raynaud. In: Radioaktive Isotope in Klinik und Forschung, Band V. München-Berlin: Urban u. Schwarzenberg 1963, S. 344—345.
SCHLACHMAN, M.: An unusual toxic reaction to a mercurial diuretic. N. Y. St. J. Med. **46**, 1236—1238 (1946).

Schloss, A.: Salyrgandiurese und Nierendurchblutung. Arch. exp. Path. Pharmakol. **152**, 27—33 (1930).

Schlossmann, H., u. F. Schneider: Die Beeinflussung der experimentellen Salyrgan-nephritis durch Renotrat. Arch. exp. Path. Pharmakol. **166**, 62—73 (1932).

Schmidt, E.: Tierexperimentelle Untersuchungen über die Beeinflussung der Nierenfunktion durch intravenös einverleibtes Sublimat und Neosalvarsan unter besonderer Berücksichtigung des sogenannten Linserschen Gemisches (Neosalvarsan + Sublimat). Arch. exp. Path. Pharmakol. **101**, 66—99 (1924).

Schmidt, H. A. E.: Untersuchungen über die Verwendbarkeit von Radio-Salyrgan zur Nierenszintigraphie. Die Verteilung von Salyrgan-^{203}Hg im Organismus von Versuchstieren. Klin. Wschr. **40**, 1245—1252 (1962).

— Diskussion zum Vortrag Raynaud. In: Radioaktive Isotope in Klinik und Forschung, Band V. München-Berlin: Urban u. Schwarzenberg 1963, S. 343—344.

Schmidt, K., u. C. M. Hasselmann: Zum Problem der Erythrodermien. Z. Haut- u. Geschl.-Kr. **34**, 74—76 (1963).

Schmidt, R.: Über Diureseversuche an überlebenden Froschnieren. Arch. exp. Path. Pharmakol. **95**, 267—280 (1922).

Schmidt, R. W., and L. P. Sullivan: Effect of meralluride on distal nephron transport of sodium, potassium and chloride. J. Pharmacol. exp. Ther. **151**, 180—188 (1966).

Schmidt-Voigt, J.: Klinische Erfahrungen mit Meluginan, einem neuen Quecksilberdiureticum. Med. Klin. **54**, 1206—1209 (1959).

Schmitz, H. L.: Studies on the action of diuretics. I. The effect of euphyllin and salyrgan upon glomerular filtration and tubular reabsorption. J. clin. Invest. **11**, 1075—1097 (1932).

— Studies on action of diuretics. II. The effect of salyrgan upon the water content of the plasma as measured by the refractive index. J. clin. Invest. **12**, 741—750 (1933).

Schneierson, S. J., and H. Bergman: Mercurial diuretics and acute urinary retention. J. Amer. med. Ass. **141**, 382—384 (1949).

Schnitker, M. A., and S. A. Levine: Presence of digitalis in body fluids of digitalized patients. Arch. intern. Med. **60**, 240—250 (1937).

Schoeller, W., u. W. Schrauth: Zur Synthese des Asurol. Ther. Mh. **23**, 631 (1909).

Schroeder, H. A.: Renal failure associated with low extracellular sodium chloride. The low salt syndrome. J. Amer. med. Ass. **141**, 117—123 (1949).

— Studies in congestive circulatory failure. IV. The effect of various diuretics on the excretion of water and chlorides. Circulation **4**, 87—99 (1951a).

— Use of diuretic agents. J. Amer. med. Ass. **147**, 1109—1118 (1951b).

Schteingart, D. E., M. Perlmutter, and M. Numeroff: Effect of diuretics upon the serum protein bound iodine and the thyroidal uptake of radioactive iodine. Amer. J. med. Sci. **239**, 571—577 (1960).

Schur, H.: Klinisch experimentelle Studien über Novasuroldiurese und Nierenfunktion. Wien. Arch. inn. Med. **6**, 175—214 (1923).

Schwartz, W. B., and W. M. Wallace: Observations on electrolyte balance during mercurial diuresis in congestive heart failure. J. clin. Invest. **29**, 844 (1950).

— — Electrolyte equilibrium during mercurial diuresis. J. clin. Invest. **30**, 1089—1104 (1951).

Scott, R. L., and J. L. Gamble: Effect of mercurial compounds on potassium binding by mitochondria. J. biol. Chem. **236**, 570—573 (1961).

Segal, R. L.: Toxic reaction to mercaptomerin (thiomerin): Case report. Ann. intern. Med. **43**, 435—441 (1955).

Seldin, D. W., G. Eknoyan, W. N. Suki, and F. C. Rector: Localization of diuretic action from the pattern of water and electrolyte excretion. Ann. N. Y. Acad. Sci. **139**, 328—343 (1966).

Selye, H.: On the protective action of testosterone against the kidney damaging effect of sublimate. J. Pharmacol. exp. Ther. **68**, 454—457 (1940).

Semenov, V. I.: Die Anwendung von Promeran bei Herzinsuffizienz. Sovetsk. Med. **25**, 109—114 (1961).

Seneca, H., J. K. Lattimer, and H. H. Zinsser: The chemotherapy of urease — and citraseproducing bacteria of the urinary tract. Ann. intern. Med. **53**, 468—474 (1960).

Serby, A. M.: The pharmacology and therapeutics of novasurol. Arch. intern. Med. **38**, 374—384 (1926).

Shaffer, C. F., D. W. Chapman, and E. M. McPeak: The use of oral mercuhydrin combined with ascorbic acid in cardiac decompensation. Amer. J. med. Sci. **219**, 673—678 (1950).

Shapiro, S., and M. Weiner: The diuretic action of a coumarin-mercurial compound. J. Lab. clin. Med. **36**, 224—229 (1950).

Sharp, T. M.: A note on the preparation of compounds of mercurial diuretics with 2:3-dimercaptopropanol (dimercaprol). J. Pharm. Pharmacol. **4**, 998—999 (1952).

SHEAR, L., J. J. CASTELLOT, J. H. SHINABERGER, L. POOLE, and K. G. BARRY: Enhancement of peritoneal fluid absorption by dehydration, mercaptomerin and vasopressin. J. Pharmacol. exp. Ther. **154**, 289—297 (1966).

SHOEMAKER, H. A.: The pharmacology of mercury and its compounds. Ann. N.Y. Acad. Sci. **65**, 504—510 (1957).

SHORE, V., and B. SHORE: Effect of mercuric chloride on some kidney enzymes in chow-fed and sucrose-fed rats. Amer. J. Physiol. **198**, 187—190 (1960).

— — Effects of mercurials on renal sulfhydryl and disulfide groups. Amer. J. Physiol. **203**, 15—18 (1962).

SHORT, E. I.: The combination of mercurial diuretics with dimercaprol (2:3-dimercaptopropanol); the effect on diuretic activity and toxicity. J. Pharm. Pharmacol. **4**, 985—998 (1952).

— Mercurial diuretics. Pharmacy and pharmacology. Malay. pharm. J. **3**, 1—12 (1954).

SHUFFLEBARGER, H., and P. KNOEFEL: Effects of thiomerin on denervated kidneys. Fed. Proc. **12**, 366 (1953).

SIEBERTH, H. G., M. PAPP, J. HAGEMANN u. H. DUTZ: Über die Wirkung eines quecksilberhaltigen Diureticums bei direkter Injektion in die Arteria renalis. Z. ges. exp. Med. **135**, 331—342 (1962).

SIEGEL, M. B., and A. J. FRIEDMAN: Fatal mercurialism due to prolonged intravenous administration of a mercurial diuretic. Ann. intern. Med. **31**, 343—353 (1949).

SIEGLER, P. E.: Bromide and phenacetin ingestion. J. Amer. med. Ass. **183**, 816—817 (1963).

SIGLER, L. H., and J. TULGAN: Report on a new mercurial diuretic, cumertilin, brand of mercumatilin. Amer. Heart J. **41**, 125—129 (1951).

ŠIJAN, I. V.: Die Verabreichung von Diacarb in der Internen Klinik. Sovetsk. Med. **24**, 132—135 (1960).

SILVERMAN, J. J., and J. F. WORTHEN: Agranulocytosis in a patient treated with mercurial diuretics. J. Amer. med. Ass. **148**, 200—203 (1952).

SILVERTHORNE, C. C., and J. H. MOYER: Diuretic effect of oral diethyl-amino-ethyltheophylline hydrochlorate used alone and with an oral mercurial compound in congestive heart failure. Fed. Proc. **12**, 367 (1953).

— — Observations on the diuretic response to parephyllin (R-3588), neohydrin and mercuhydrin when administered alone and in combination. Amer. J. med. Sci. **227**, 83—93 (1954).

SIMMONS, J. I., and M. A. JONES: Use of the renal scintiscan in urology. J. Urol. **90**, 642—654 (1963).

SIMONDS, J. P., and O. E. HEPLER: Experimental nephropathies. I. A method of producing controlled selective injury of renal units by means of chemical agents. Arch. Path. **39**, 103—108 (1945).

SINGER, T. P., and E. S. G. BARRON: Studies on biological oxidations. XX. Sulfhydryl enzymes in fat and protein metabolism. J. biol. Chem. **157**, 241—253 (1945).

SKLAROFF, D., P. P. POLAKOFF, P. M. LIN, and N. D. CHARKES: Cerebral scanning with radioaktive chlormerodrin (neohydrin). Neurology (Minneap.) **13**, 79—85 (1963).

SKOU, J. C.: Symposium on membrane transport and metabolism. New York: Academic Press 1961.

— Enzymatic basis for active transport of Na$^+$ and K$^+$ across cell membrane. Physiol. Rev. **45**, 596—617 (1965).

SLATER, J. D. H., A. MOXHAM, R. HURTER, and J. D. N. NABARRO: Clinical and metabolic effects of aldosterone antagonism. Lancet II/59, 931—934 (1959).

SMITH, C.: The use of salyrgan in one patient over a period of 3 years for recurring ascites and edema associated with cardiac failure. J. Amer. med. Ass. **102**, 532 (1934).

SMITH, J. K., R. E. BRIDENSTINE, C. R. THOMPSON, and H. W. WEINER: Toxicity and irritation studies on some organic mercurial diuretics. Fed. Proc. **9**, 316 (1950).

SNELL, A. M., and L. G. ROWNTREE: Purpuric skin manifestations following the use of merbaphen. Ann. intern. Med. **2**, 97—103 (1928).

SODEE, D. B.: Renal uptakes and renal scanning with radioactive mercury ^{197}neohydrin and mercury ^{203}neohydrin. J. nucl. Med. **4**, 190 (1963a).

— Localization of eye tumors by external counting, utilizing mercury ^{203}neohydrin. J. nucl. Med. **4**, 194 (1963b).

— The results of 350 brain scans with radioactive mercurial diuretics. J. nucl. Med. **4**, 185 (1963c).

— Letters to the editor: "Characteristics of Hg^{197} "and" Radiation dosimetry of Hg^{197} neohydrin". J. nucl. Med. **5**, 74—75) 1964).

SOHLER, M. R., M. A. SEIBERT, C. W. KREKE, and E. S. COOK: Depression of catalase activity by organic mercurial compounds. J. biol. Chem. **198**, 281—291 (1952).

Sokolova, N. V., u. T. I. Goršenina: Die Abhängigkeit der Lokalisation der Strahlenschädigung vom Funktionszustand des Organs (1. Mitteilung). Bull. exp. biol. med. (Moskau) 48, 29—34 (1959).

Sokolova, T. V.: Über die diuretische Wirkung von Diacarb (Diamox). Klin. Med. (Mosk.) 37, 134—138 (1959).

Soldatova, T. G.: Promeran (Neohydrin). Farmakol. i Toksikol. 23, 90—91 (1960).

Sollmann, T., N. E. Schreiber, and H. N. Cole: Excretion of mercury after clinical intramuscular and intravenous injection. Arch. Derm. Syph. 32, 1—48 (1935).

— — — Comparative diuretic response to clinical injections of various mercurials. Arch. int. Med. 58, 1067—1086 (1936).

— — — J. A. Gammel, and J. E. Rauschkolb: The diuretic effects of various mercurial treatments. Amer. J. Physiol. 93, 689 (1930).

Soloff, L. A., and J. Zatuchni: Syndrome of salt depletion. Induced by a regimen of sodium restriction and sodium diuresis. J. Amer. med. Ass. 139, 1136—1139 (1949).

Solovej, M. G.: Der Magen und der Wasserhaushalt. Sovetsk. Med. 23, 36—39 (1959).

Sprague, J. M.: The chemistry of diuretics. Ann. N.Y. Acad. Sci. 71, 328—343 (1958).

Spritz, N., G. W. Frimpter, W. S. Braveman, and A. L. Rubin: Osmole and water excretion in mercurial diuresis in congestive heart failure. Circulation 19, 600—605 (1959).

Sprunt, D. H.: Renal damage following administration of merbaphen (novasurol). Arch. intern. Med. 46, 494—501 (1930).

Spühler, O., K. Wiesinger u. E. Meili: Diuretica und zirkulierende Plasmamenge. Helv. med. Acta 15, 95—103 (1948).

Srnetz, K.: Vorsicht mit Salyrgan bei schwerer Herzschwäche. Münch. med. Wschr. 81, 1891 (1934).

Stehle, R. L., and K. I. Melville: The rate of urine secretion in the dog following the administration of mercuric chloride and dextrose solutions. Rev. canad. Biol. 2, 350—359 (1943).

Steiger, M., u. E. Strehler: Atmung und Ammoniakbildung der Niere bei sublimatvergifteten Kaninchen. Klin. Wschr. 24—25, 171—174 (1946).

Steigmann, F., A. Dubin, and S. Alvarez: Flumethiazide produced electrolyte patterns in cirrhotic and cardiac patients with ascites. Curr. Ther. Res. 2, 532—538 (1960).

Stein, E., J. Magin, and M. Kleinfeld: Effect of mersalyl on isolated perfused guinea pig atria. Amer. J. Physiol. 199, 460—462 (1960).

Štejnberg, A. D.: Der Einfluß von Diuretica auf die Urinausscheidung bei einigen experimentell ausgelösten pathologischen Zuständen der Nieren. Farmakol. i Toksikol. 22, 275 (1959).

Sternberg, M.: Altes und neues über Quecksilberdiurese. Med. Klin. 19, 424—425 (1923).

Stevens, G. de: Diuretics. Chemistry and pharmacology. New York, London: Academic Press 1963.

Stewart, H. J., H. I. McCoy, E. M. Shepard, and E. H. Luckey: Experience with thiomerin, a new diuretic. Circulation 1, 502—507 (1950).

Stewart, W. K., and L. W. Constable: The diuretic response to hygroton, mersalyl, and aldactone. Lancet I/61, 523—529 (1961).

St. George, S., C. F. Naegele, F. S. French, R. H. Rosenman, and M. Friedman: A quantitative study of the digitoxin content of edema fluids. J. clin. Invest. 32, 1222—1224 (1953).

Stock, A.: Der Quecksilbergehalt des menschlichen Organismus. XXX. Mitteilung über die Wirkung und Verbreitung des Quecksilbers. Biochem. Z. 304, 73—80 (1940).

Stock, R. J., G. H. Mudge, and M. J. Nurnberg: Congestive heart failure. Variations in electrolyte metabolism with salt restriction and mercurial diuretics. Circulation 4, 54—69 (1951).

Stokes, W.: The diseases of the heart and the aorta. Dublin 1854.

Stricks, W., and I. M. Kolthoff: Reactions between mercury and cysteine and glutathione. Apparent dissociation constants, heats and entropes of formation of various forms of mercuric mercapto-cysteine and -glutathione. J. Amer. chem. Soc. 75, 5673—5681 (1953).

Stupp, H. F.: Die Beeinflussung von Wasser-, Salz- und Glucoseresorption der Darmepithelien durch Salyrgan. Arch. exp. Path. Pharmakol. 238, 224—225 (1960).

Surtshin, A., and A. G. Parelman: Effect of intraperitoneal serum albumin on the excretion and renal localization of mercury after mercuric chloride injection in rats. Amer. J. Physiol. 190, 278—280 (1957).

—, and K. Yagi: Distribution in renal cell fractions of sulfhydryl groups in rats on normal and sucrose diets and its relation to renal mercury distribution after mercuric chloride injection. Amer. J. Physiol. 192, 405—409 (1958).

SUSSMAN, R. M., and J. A. SCHACK: BAL inhibition of mercurial diuresis in congestive heart failure. Proc. Soc. exp. Biol. (N.Y.) **66**, 247—248 (1947).

—, and J. STEIN: Successful subcutaneous injections of a mercurial diuretic. N.Y. State J. Med. **50**, 987—988 (1950).

TAKAHASHI, H.: Das Wesen der Quecksilberdiurese. Tohoku J. exp. Med. **9**, 478—500 (1927).

TARR, L., and S. JACOBSON: Toxicity of mersalyl (salyrgan). A clinical and anatomic study. Arch. intern. Med. **50**, 158—166 (1932).

TAUBE, H., R. A. LEHMAN, and E. E. KING: Comparative study of the local toxic action of thiomerin, mercuzanthine and mercuhydrin. Fed. Proc. **8**, 336 (1949).

TAUGNER, R.: Renale „Stapelung" und Ausscheidung von Hg^{203}-Mersalyl bei der Ratte. Arch. Pharmak. exp. Path. **255**, 254—265 (1966a).

— Mersalyl-Dosis, Versuchsdauer und renale Verteilungsmuster von Mersalyl-Hg^{203}. Arzneimittelforsch. **16**, 555—558 (1966b).

— Renale Verteilungsmuster von Hg-Verbindungen. Nucl. Med. **6**, 287—290 (1967).

—, J. IRAVANI, K. ZUM WINKEL u. M. ASLAM: Die Verteilung von Hg^{203}-Mersalyl und Hg^{203}-Chlormerodrin in der Niere, untersucht mit Hilfe der Gefrierschnitt-Autoradiographie. Arch. exp. Path. Pharmakol. **244**, 539—549 (1963).

TAYLOR, C. B.: The effect of mercurial diuretics on adenosinetriphosphatase of rabbit kidney in vitro. Biochem. Pharmacol. **12**, 539—550 (1963).

TAYLOR, F. H. L., and A. G. YOUNG: Biochemical studies of mercury compounds; the effect of acids, bases, salts and blood serum on the diffusion of mercury compounds in vitro. J. Pharmacol. exp. Ther. **38**, 217—229 (1930).

TELFER, N., A. E. ACKROYD, and S. L. STUCK: Radioisotope localization for renal biopsy. Lancet I/64, 132—133 (1964).

TELKKÄ, A., and K. K. MUSTAKALLIO: Sulfhydryl groups and succinic dehydrogenase in rat kidney after administration of mercurial diuretics. Experientia (Basel) **10**, 216—218 (1954).

— — Proximal or distal mercurial inhibition of succinic dehydrogenase in the kidney tubules of rat. Science **121**, 146 (1955).

TEPE, H. J.: Über tödliche Zwischenfälle nach intravenöser Gabe quecksilberhaltiger Diuretica. Dtsch. med. Wschr. **75**, 241—242 (1950).

TEZNER, O.: Zum Mechanismus der Novasurolwirkung. Med. Klin. **19**, 788—790 (1923).

THAYER, J. M., W. J. GLECKLER, and R. O. HOLMES: The development of the nephrotic syndrome during the course of congestive heart failure: Case report and review of the literature. Ann. intern. Med. **54**, 1013—1025 (1961).

THOMSON, W. A. R.: The organic mercurial diuretics in the treatment of cardiac oedema. Quart. J. Med. **6**, 321—351 (1937).

THREEFOOT, S. A.: The effect of local injection of drugs on the uptake and excretion of intradermally injected dye. Evidence of an extrarenal action of mercurial diuretics. Amer. Heart J. **66**, 73—81 (1963).

—, T. B. GIBBONS, and G. E. BURCH: Relationship of weight, venous pressure and radiosodium (Na 22) excretion in chronic congestive heart failure. Proc. Soc. exp. Biol. (N.Y.) **66**, 369—372 (1947).

—, C. T. RAY, G. E. BURCH, J. A. CRONVICH, J. P. MILNOR, W. OVERMAN, and W. GORDON: Concentration-time course in the plasma of man of radiomercury introduced as a mercurial diuretic. J. clin. Invest. **28**, 661—670 (1949).

TIMM, F.: Histochemischer Quecksilbernachweis. Z. ges. exp. Med. **88**, 191—195 (1933).

— Tätigkeitsbericht der Max-Planck-Gesellschaft. Naturwissenschaften **47**, 583 (1960).

— Der histochemische Nachweis der Sublimatvergiftung. Beitr. gerichtl. Med. **21**, 195—197 (1961).

— Zur Histochemie der chronischen Quecksilbervergiftung. Beitr. gerichtl. Med. **22**, 321—325 (1962).

—, u. H. ARNOLD: Der celluläre Verbleib kleiner Quecksilbermengen in der Rattenniere. Arch. exp. Path. Pharmakol. **239**, 393—399 (1960).

— — Histochemische Untersuchungen über den Verbleib von Quecksilberdiuretica und ihren Cysteinderivaten in der Rattenniere. Arch. exp. Path. Pharmakol. **235**, 478—489 (1959).

TRAISSAC, F.-J., H. BRICAUD, C. BERAUD et P. GRATADOUR: Etude comparative chez les cardiaques et chez les hépatiques de l'effet diurétique des spironolactones. Thérapie **18**, 113—122 (1963).

TSCHERNING, R.: Über Salyrgan. Dtsch. med. Wschr. **53**, 1465—1466 (1927).

TYSON, M. C.: Danger of intravenous mercurial injections in nephrosis. J. Amer. med. Ass. **117**, 998—999 (1941).

UHLMANN, F.: Über ein neues Diureticum Esidron. Klin. Wschr. **17**, 352—354 (1938).

ULFVARSON, U.: Determination of mercury in small quantities in biologic material by a modified photometric mercury vapor procedure. Acta chem. scand. **21**, 641—646 (1967).

Unna, K., u. L. Walterskirchen: Der Einfluß von Pituitrin auf die Wirkung einiger Diuretica. Arch. exp. Path. Pharmakol. 186, 539—548 (1937).

Vander, A. J.: Effects of zinc, cadmium, and mercury on renal transport systems. Amer. J. Physiol. 204, 781—784 (1963).

—, and J. R. Luciano: Effects of mercurial diuresis and acute sodium depletion on renin release in dog. Amer. J. Physiol. 212, 651—656 (1967).

—, R. L. Malvin, W. S. Wilde, and L. P. Sullivan: Localization of the site of action of mercurial diuretics by stop-flow analysis. Amer. J. Physiol. 195, 558—562 (1958).

Vander Veer, J. B., T. W. Clark, and D. S. Marshall: The prolonged use of an oral mercurial diuretic in ambulatory patients with congestive heart failure. Circulation 1, 516—522 (1950).

—, P. T. Kuo, and D. S. Marshall: Clinical experiences with a new mercurial diuretic for subcutaneous administration. Ann. intern. Med. 33, 1215—1223 (1950).

Vargas, R., and E. J. Cafruny: Effects of mercurial compounds on renal perfusion pressure. J. Pharmacol. exp. Ther. 135, 112—119 (1962).

Veksler, M. I., M. A. Ksenofontova u. S. L. Lejman: Die diuretische Wirkung von Novurit. Sovetsk. Med. 24, 82—84 (1960).

Vogl, A.: The discovery of the organic mercurial diuretics. Amer. Heart J. 39, 881—883 (1950).

— Diuretic therapy. Baltimore: Williams & Wilkins Co. 1953.

—, and P. Esserman: Aminophylline as supplement to mercurial diuretics in intractable congestive heart failure. J. Amer. med. Ass. 147, 625—630 (1951).

Volhard, F.: Nieren und ableitende Harnwege. In: Bergmann u. Staehelins Handbuch der Inneren Medizin, 2. Aufl., Bd. VI. Berlin: Springer 1931.

Volini, I. F., and R. O. Levitt: Studies on mercurial diuresis. III. The alteration induced in the cerebrospinal fluid pressure. Amer. Heart J. 19, 566—570 (1940).

— —, and N. L. Campione: Studies on mercurial diuresis. IV. Evaluation of ammonium chloride, its clinical and chemical effects. Illinois med. J. 84, 107—110 (1943).

— —. and R. Martin: Studies on mercurial diuresis. V. Sudden death following intravenous injection. Report of three cases, with electrocardiographic studies in two. J. Amer. med. Ass. 128, 12—17 (1945).

Vries, A. de: Changes in hemoglobin and total plasma protein after injection of mercurophylline. Arch. intern. Med. 78, 181—196 (1946).

— S. P. ten Holt, J. H. van Daatselaar, A. Mulder, and J. G. G. Borst: Characteristic renal excretion patterns in response to physiological, pathological and pharmacological stimuli. Clin. chim. Acta 5, 915—937 (1960).

Wachstein, M.: Histochemical staining reactions of the normally functioning and abnormal kidney. J. Histochem. Cytochem. 3, 246—270 (1955).

—, and E. Meisel: Protective action of certain amino acids on toxicity of mercurial diuretics in rats. Proc. Soc. exp. Biol. (N.Y.) 76, 523—527 (1951).

— — On the histochemical localization of the mercurial inhibition of succinic dehydrogenase in rat kidney. Science 119, 100 (1954a).

— — Influence of experimental renal damage on histochemically demonstrable succinic dehydrogenase activity in the rat. Amer. J. Path. 30, 147—165 (1954b).

— — Renal succinic dehydrogenase and mercurial diuretics. Experientia (Basel) 10, 495—496 (1954c).

— — A comparative study of enzymatic staining reactions in the rat kidney with necrobiosis induced by ischemia and nephrotoxic agents (mercuhydrin and DL-serine). J. Histochem. Cytochem. 5, 204—220 (1957).

Waife, S. O., and P. T. Pratt: Fatal mercurial poisoning following prolonged administration of mercurophylline. Arch. intern. Med. 78, 42—48 (1946).

Waldman, S., and L. Pelner: Mercurial-fastness in patients with congestive heart failure: Correction of this state by the addition of pyridoxine. Amer. J. med. Sci. 225, 39—45 (1953).

Walker, A. M., C. F. Schmidt, K. A. Elsom, and C. G. Johnston: Renal blood flow of unanesthetized rabbits and dogs in diuresis and antidiuresis. Amer. J. Physiol. 118, 95—110 (1937).

Wallner, A., and L. Herman: Mercurial diuretics: Some hazards of mercuhydrin; report of two cases and one death. Ann. intern. Med. 32, 1190—1197 (1950).

Warshaw, L. J.: Acute attacks of gout precipitated by chlorothiazide-induced diuresis. J. Amer. med. Ass. 172, 802—806 (1960).

—, H. Gold, W. Modell, T. H. Greiner, N. T. Kwit, J. L. Gluck, H. L. Otto, M. L. Kramer, and W. Zahm: Subdermal injection as mode of administration of mercurial diuretics. J. Amer. med. Ass. 145, 1049—1052 (1951).

WATKINS, A. L., and M. N. FULTON: The effect of fluids given intraperitoneally, intravenously and by mouth on the volume of thoracic duct lymph in dogs. Amer. J. Physiol. **122**, 281—287 (1938).

WEDEEN, R. P., and M. H. GOLDSTEIN: Renal tubular localization of chlormerodrin, labeled with mercury 203 by autoradiography. Science **141**, 438—440 (1963).

WEED, R. J.: Interaction of Hg^{++} with human erythrocytes. Fed. Proc. **20**, 62 (1961).

WEESE, K.: Zur Behandlung von insuffizienten Herzkranken mit großen Harnstoffdosen. Dtsch. med. Wschr. **60**, 615—616 (1934a).

— Erfahrungen bei der Verwendung von Harnstoff als Diureticum. Münch. med. Wschr. **81**, 1857—1858 (1934b).

WEIGAND, F. A.: Diuretic action of intravenous sodium dehydrocholate. J. Amer. med. Ass. **105**, 2034—2039 (1935).

WEINER, I. M., A. E. BURNETT, and B. R. RENNICK: The renal tubular secretion of mersalyl (salyrgan) in the chicken. J. Pharmacol. exp. Ther. **118**, 470—476 (1956).

—, K. GARLID, D. SAPIR, and G. H. MUDGE: The effect of dimercaprol (BAL) on the renal excretion of mercurials. J. Pharmacol. exp. Ther. **127**, 325—331 (1959).

—, R. I. LEVY, and G. H. MUDGE: Studies on mercurial diuresis: Renal excretion, acid stability and structureactivity relationship of organic mercurials. J. Pharmacol. exp. Ther. **138**, 96—112 (1962).

—, and O. H. MÜLLER: A polarographic study of mersalyl (salyrgan)-thiolcomplexes and of the excreted products of mersalyl. J. Pharmacol. exp. Ther. **113**, 241—249 (1955).

WEISSMAN, L., and H. H. GELFAND: Mercaptomerin sensitivity. Report of a case. J. Amer. med. Ass. **147**, 1559—1561 (1951).

WELT, L. G., A. V. N. GOODYER, J. H. DARRAGH, W. A. ABELE, and W. H. MERONEY: Site of saluretic action of an organic mercurial compound. J. appl. Physiol. **6**, 134—138 (1953).

WENDT, G., B. V. SHETTY, and W. F. BRUCE: Mercurial diuretics. I. Addition of mercuric chloride and secondary amines to allylamides. J. Amer. chem. Soc. **81**, 4233—4237 (1959).

— —, J. DONIS, and W. F. BRUCE: Mercurial diuretics. Addition of mercuric chloride and secondary amines to allylamides. Abstr. Papers Amer. chem. Soc. **134**, 16—17-0 (1958).

WERNER, L. H., and C. R. SCHOLZ: Mercurial diuretics. J. Amer. chem. Soc. **76**, 2453—2459 (1954).

WESSON, L. G.: Organic mercurial effects on renal tubular reabsorption of calcium and magnesium and on phosphate excretion in the dog. J. Lab. clin. Med. **59**, 630—637 (1962a).

— Magnesium, calcium and phosphate excretion during osmotic diuresis in the dog. J. Lab. clin. Med. **60**, 422—432 (1962b).

—, and W. P. ANSLOW: Effect of osmotic and mercurial diuresis on simultaneous water diuresis. Amer. J. Physiol. **170**, 255—269 (1952).

WESTERMARK, T., and B. SJÖSTRAND: Activation analysis of mercury. Int. J. Appl. Radiat. Isot. **9**, 1—15 (1960).

WESTON, R. E.: The mode and mechanism of mercurial diuresis in normal subjects and edematous cardiac patients. Ann. N.Y.Acad. Sci. **65**, 576—600 (1957).

—, and D. J. ESCHER: An analysis of the unresponsiveness to mercurial diuretics observed in certain patients with severe chronic congestive failure. J. clin. Invest. **27**, 561—562 (1948).

— —, J. GROSSMAN, and L. LEITER: Mechanisms contributing to unresponsiveness to mercurial diuretics in congestive failure. J. clin. Invest. **31**, 901—910 (1952).

—, J. GROSSMAN, E. R. BORUN, and L. LEITER: Effect of mercurial diuretics during pitressin antidiuresis in man. Fed. Proc. **11**, 171 (1952).

— —, I. S. EDELMAN, D. J. W. ESCHER, L. LEITER, and L. HELLMAN: Renal tubular action of diuretics. II. Effects of mercurial diuresis on glucose reabsorption. Fed. Proc. **8**, 164 (1949).

— —, R. A. LEHMAN, T. D. ULLMANN, J. P. HALPERIN, and L. LEITER: Renal extraction and excretion of mercury in man following intravenously administered mercurial diuretics. J. clin. Invest. **30**, 1221—1227 (1951).

— —, and L. LEITER: The effect of mercurial diuretics on renal ammonia and titratable acidity production in acidotic human subjects with reference to site of diuretic action. J. clin. Invest. **30**, 1262—1271 (1951).

WEXLER, J., and L. B. ELLIS: Toxic reactions to the intravenous injection of mercurial diuretics. Amer. Heart J. **27**, 86—95 (1944).

WHITE, H. L., and D. ROLF: An analysis of the effects of meralluride and ouabain on sodium excretion by stop-flow and slow-flow techniques. J. Pharmacol. exp. Ther. **141**, 326—332 (1963).

— —, A. L. BISNO, I. S. KASSER, and D. C. TOSTESON: Effect of mercuhydrin on sodium transport in proximal tubules of dogs in stop-flow. Amer. J. Physiol. **200**, 885—889 (1961).

WHITE, S., and A. NUHFER: The diuretic activity and urinary excretion of three new mercurial compounds when administered intravenously. J. Pharmacol. exp. Ther. 101, 38 (1951).

WHITELOCK, O. v. ST., and F. N. FARNESS (Eds.): Symposium on mercury and its compounds. Ann. N.Y. Acad. Sci. 65, 357—652 (1957).

WHITMAN, J. F., and W. L. PROUDFIT: Hypersensitivity to mercuhydrin. Circulation 6, 245—249 (1952).

WIEBELHAUS, V. D., F. T. BRENNAN, G. F. SOSNOWSKI, and A. K. POLK: Two rat diuretic testing methods. Fed. Proc. 19, 364 (1960).

WIESE, G. A., and J. W. JONES: The synthesis of mercurated 8-allyloxycaffeine and mercurated 1,3,7-trimethyl-9-allyluric acid, and a study of their toxicity and diuretic activity. J. Amer. pharm. Ass., sci. Ed. 39, 286—290 (1950).

WILKINS, R. W., W. HOLLANDER, and A. V. CHOBANIAN: Chlorothiazide in hypertension: Studies on its mode of action. Ann. N.Y. Acad. Sci. 71, 465—472 (1958).

WILMER, H. A.: Nephrotoxic effect of poisons active on convoluted tubules in presence of hydronephrosis of one kidney. Arch. Path. 38, 85—89 (1944).

WILSON, G. M.: Diuretics. Brit. med. J. I/63, 285—292 (1963).

WINIK, I. H., and R. B. BENEDICT: Clinical studies on thiomerin, a new mercurial diuretic. J. Lab. clin. Med. 34, 1254—1258 (1949).

WINKEL, K. ZUM: Renale Isotopenuntersuchungen unter Belastung. In: Radioaktive Isotope in Klinik und Forschung, Bd. V, S. 291—297. München-Berlin: Urban & Schwarzenberg 1963a.

— Diskussion zum Vortrag RAYNAUD. In: Radioaktive Isotope in Klinik und Forschung. Bd. V, S. 345. Berlin-München: Urban & Schwarzenberg 1963b.

— u. K. E. SCHEER: Grundlagen der Nierenszintigraphie mit Hg²⁰³-Salyrgan. Nucl.-Med (Stuttg.) 2, 71—79 (1961).

—, G. SCHÜTTERLE u. K. E. SCHEER: Die Isotopennephrographie in der Diagnostik der Nieren krankheiten. Dtsch. med. Wschr. 86, 1751—1761 (1961).

WISEMAN, J. R.: Prolonged use of salyrgan as diuretic; report of 270 injections in 5 years in one case. J. Amer. med. Ass. 99, 114—115 (1932).

WISHNOFSKY, M.: Diuretics and cardiac insufficiency. J. Amer. med. Ass. 174, 1547 (1960).

WOLF, I. J., and H. D. BONGIORNO: Sudden death with salyrgan. Canad. med. Ass. J. 25, 73—75 (1931).

WOLFF, L., and E. S. SEGALL: Intravenous administration of mercurial diuretics in man. Immediate effect on the electrocardiogram. Arch. intern. Med. 81, 137—144 (1948).

WOODRUFF, M. W., R. S. KIBLER, M. A. BENDER, and M. BLAU: Hg²⁰³-neohydrin kidney photoscan: An adjuvant to diagnosis of renal disease. J. Urol. 89, 746—752 (1963).

WRIGHT, G. F.: Oxymercuration of alkenes. Ann. N.Y. Acad. Sci. 65, 436—453 (1957).

YAGI, K., and H. L. WHITE: Comparison of ammonium sulfate fractionation of proteins and of protein-bound mercury in kidney soluble fraction of chow-fed and sucrose-fed rats. Amer. J. Physiol. 194, 547—552 (1958).

YAMAGUCHI, T.: Studien über Flüssigkeitsaustausch. IV. Einfluß von einigen Diuretica auf den intermediären Flüssigkeitsaustausch bei nierengesunden und -kranken Hunden. Tohoku J. exp. Med. 9, 501—550 (1927).

YOUNG, A. G., F. H. L. TAYLOR, and H. H. MERRITT: The distribution and excretion of mercury. Arch. Derm. Syph. 21, 539—550 (1930).

ZAK, G. A., C. BRUN, and H. W. SMITH: The mechanism of formation of osmotically concentrated urine during the antidiuretic state. J. clin. Invest. 33, 1064—1074 (1954).

ZETTLER, L.: Die Wirkung von Gefäßmitteln auf die Permeabilität der Arterien. Arch. exp. Path. Pharmakol. 185, 141—152 (1937).

ZIELER, K.: Novasurol, ein neues Quecksilbersalz zur Syphilisbehandlung mit Bemerkungen über die Grundsätze der Quecksilberbehandlung. Münch. med. Wschr. 64, 1257—1259 (1917).

ZOLLINGER, H. U.: Autoptische und experimentelle Untersuchungen über Lipoidnephrose, hervorgerufen durch chronische Quecksilbervergiftung. Schweiz. Z. Path. Bakt. 18, 155—169 (1955).

Renal Carbonic Anhydrase and the Pharmacology of Sulfonamide Inhibitors

Thomas H. Maren

With 9 Figures

Introduction

The goal of this chapter is to put in quantitative perspective the acute and chronic effects of renal carbonic anhydrase inhibition in the mammal. Because our knowledge of the chemistry and pharmacology of the inhibitors is relatively complete, and since the drugs selected for analysis are specific for the enzyme, their effects rigorously define the physiological role of carbonic anhydrase, when taken in the context of the uncatalyzed and catalyzed overall reaction:

$$CO_2 + H_2O \rightleftharpoons HCO_3^- + H^+. \tag{1}$$

While such a definition, in terms of final renal effects, is clearly at hand, the intimate mechanisms, both structural and chemical within the kidney are not finally defined. Accordingly, the first seven sections present the available kinetic, physiological and pharmacological data, while the final section attempts to synthesize the information in terms of molecular and electrical events throughout the nephron.

The treatment will not be historical, conventional, or encyclopedic. Sections 1 and 2 show that the uncatalyzed and catalyzed rates of equation 1 may be applied to physiological events in the kidney. The central pharmacological sections 3—7 have several goals: to define the role of CO_2 hydration in urinary electrolyte composition by describing effects of complete carbonic anhydrase inhibition in varied situations; to show how the various drugs are related in terms of structure and activity; to indicate how inhibitors with different chemical and physical properties can have differing modes of access to the enzyme in kidney; and to relate enzyme inhibition to physiological effect. The final section 8 attempts to provide a tentative picture of the role of CO_2 hydration in the different segments and intimate chemical events of the renal tubule.

A general treatment of the carbonic anhydrase system has just been published (Maren, 1967). In that review an account is given of the phylogeny and ontogeny of the renal and other tissue enzymes. For the present purpose the following may be recapitulated: All mammals studied have renal carbonic anhydrase, in roughly the same concentration, and for the same functions. Both proximal and distal tubule contain enzyme. There are no striking differences, among the species studied, in kinetics, or *in vitro* and *in vivo* responses to the sulfonamides. Renal enzyme appears in early uterine life, and increases in concentration during development and infancy. Newborn rabbits and humans can acidify urine, and show a normal response to enzyme inhibition.

1. The Uncatalyzed Reaction within the Kidney

This section will treat the contribution of non-enzymic CO_2 hydration to renal H^+ production. Reaction 1 in the direction of hydration may be treated as first order, with respect to CO_2. The most recent, and probably most accurate constants, are provided by Gibbons and Edsall (1963) for 25 °C. However, less data are available for 37 °C, and Maren's (1963 b) figure of 0.045 sec^{-1} for the hydration rate constant, k_1, must be used. These papers contain reference to the earlier literature. The various kinetic constants for equation 1 are reviewed in penetrating and lucid fashion by Kern (1960).

k_1 is independent of pH, and minimally influenced by ionic strength or buffers in the physiological range.

Substrate concentration (S) for common mammals is taken as 1.2 mM CO_2 $(pCO_2 = 40$ mm Hg). The uncatalyzed velocity (V_{unc}) is then given by

$$V_{unc} = k_1(S), \tag{2}$$

$$V_{unc} = 0.045 \times 1.2 \times 60 = 3240 \text{ }\mu\text{mol/liter per min}. \tag{3}$$

This figure may be applied to the kidneys of a 10 kg dog, which weigh 70 g. Tubular cell fluid volume is approximated at 30 ml, whence the uncatalyzed rate *in vivo* will be about 100 μmol/min. Specifically, this quantity of H^+ can be formed each minute in the canine kidney, without carbonic anhydrase, assuming a system that would remove it at least as rapidly. It is clear that calculations for other mammals will be identical, except for the different volumes of tubular fluid. V_{unc} *in vivo* is then directly proportional to kidney size, and so roughly proportional to body weight.

Similar calculations have been made for elasmobranch fish, using k_1 for the temperature of the sea and the much lower pCO_2 in these animals (Maren, 1963 b). This is of particular interest since there is no catalyzed reaction, and the calculated V_{unc} has formally the same meaning as the rate of $CO_2 \rightarrow H^+$ in the mammal after complete carbonic anhydrase inhibition (section 4 below).

2. The Catalyzed Rate within the Kidney

The following terms are used:

V_E Theoretical catalyzed rate, based on available enzyme and substrate, assuming complete removal of product.

V_{max} Product of Turnover Number (T. O. N.) $\cdot$ moles of enzyme in kidney $(E_0$ renal).

Turnover Number (T. O. N.). Moles CO_2/moles E_0 per min, or min^{-1}.

K_m The overall dissociation constant of $[E_0 S]$ or $[E_0 \cdot CO_2]$.

The usual Michaelis-Menten equation applies:

$$V_E = \frac{\overbrace{V_{max}}^{\text{T. O. N.} \cdot E_0 \text{ renal}} \cdot (S)}{K_m + (S)} . \tag{4}$$

Equation 4, applied to *in vivo* events, implies that E_0 has the same properties and potential as *in vitro*. In this context the following assumptions and evidence are given: a) Enzyme in the cell is available to substrate. Since about 90% of renal carbonic anhydrase is in cell water (Datta and Shepard, 1959; Karler and Woodbury, 1960; Maren and Ellison, 1967), and CO_2 is highly diffusible, this appears quite certain[1]. b) V_{max}/E_0, or T. O. N. is constant over the very wide range of E_0 from *in vitro* to *in vivo*, specifically from about 10^{-9} to 10^{-5} M (MAREN et al., 1960). This point has been substantiated by KERNOHAN et al. (1963). c) Enzyme *in vivo* is not inactivated by cell constituents. No natural inhibitors have been found in dog or in man; the only present evidence that suggested inhibition in the cell is the ionic strength effect, which DAVIS (1958) found considerable for crude human red cell enzyme at 0 °C. We found that equilibration of canine red cell enzyme with 142 mM KCl lowers enzyme activity 40% in the barbital buffer method (MAREN et al., 1960) at 0° ($CO_2 = 60$ mM). However, in the *in vitro* system that most closely simulates *in vivo* events (MAREN, 1963 b) (37°; $CO_2 = 3$ mM), this concentration of KCl was without effect on V_{cat} or V_{unc} (MAREN and WILEY, 1968).

It will become evident that V_E is so large that modest alterations in enzyme activity *in vivo* have little significance. The ionic strength effect, where demonstrable, is to lower both K_m and V_{max} (DAVIS, 1958); the net effect on V_E at low substrate concentration (as *in vivo*) would be negligible.

Equation 4 yields the rate in the theoretically perfect situation where product is removed at least as fast as it is formed. Applied to the kidney, it will give the rate of H^+ production which the enzyme is capable of achieving — in another phrase, the capacity of the enzyme. The assumption is also made that enzyme measured in renal homogenate represents potential activity that can be expressed uniformly through the nephron in the overall conversion of $CO_2 \rightarrow H^+$, exhibiting as HCO_3^- reabsorption and urinary $H^+ + NH_4^+$ excretion. It is also possible, as shown in section 8 below, to obtain suggestive data on these functions in various parts of the nephron.

The figures required to solve equation 4 are obtained as follows:

(S), as above is 1.2 mM CO_2. V_{max} and K_m are taken from 37 °C kinetic data on dog red cell enzyme (MAREN, 1963 b). Before entering these numbers it is necessary to indicate that red cell and renal enzyme are kinetically similar. It may be shown that the expression $E_0/e.u.$ — the molar concentration of enzyme divided by enzyme units of activity on any scale — is inversely related to the turnover number (MAREN, 1967). Renal E_0 (from dog) has been obtained

---

[1] In all three papers, 5—10% of the total activity of the cell was found in microsomes and mitochondria. DATTA and SHEPARD (1959) took this as an artifact, but this has been ruled out (MAREN and ELLISON, 1967). The significance of microsomal enzyme is not clear, but it may be related to the phenomenon described by RECTOR et al. (1965 a and b) and discussed in section 8 below.

Localization of enzyme in the cell borders of kidney by a histochemical method has been claimed by HÄUSLER (1958). The method is based on an earlier scheme by KURATA (1953). In HÄUSLER's method tissues are floated on the surface of a solution containing HCO_3^- and Co^{++}. The reaction $2 HCO_3^- = CO_3^= + CO_3^-$ proceeds to the right, with the presumed precipitation of $CoCO_3$ at the enzymic site. Ammonium sulfide is then added, to form the less soluble black CoS. However, it may readily be calculated that the uncatalyzed reaction should yield $CoCO_3$ during the procedure, and thus the method is suspect on theoretical grounds. Practically, the Kurata procedure has been criticized by FAND et al. (1959) who obtained a positive result only in the guinea pig and rat, but not in kidneys of rabbit, dog, chimpanzee, monkey or man. MUSTAKALLIO et al. reviewed the literature on this subject through 1960, concluding that the experience of all workers with the Häusler technique, including a later modification was unsatisfactory. In their own work, MUSTAKALLIO et al. (1960) showed that enormous concentrations of acetazolamide, both *in vitro* and *in vivo* had little effect on staining in the rat kidney. KCN (10^{-5} M) *in vitro* was likewise without effect. They concluded that the stain was a general one for certain divalent cations, and not specific for carbonic anhydrase. HANSSON (1967) has returned to the problem, and a gain claims specificity of staining by a modification of the Hausler technique. The matter appears to the present writer to be unresolved (MAREN, 1967).

from inhibition kinetics in the manner described for red cells (Maren et al., 1960) and $E_0/\text{e.u.}$ agrees within two-fold with the value obtained for canine red cells (Maren and Ellison, 1967). This $E_0/\text{e.u.}$ value — about 3×10^{-9} M in the bicarbonate buffer system — is also that for the pure human red cell enzyme designated HCA-C (Maren, 1967). It is felt that the enzymes with this high degree of activity are the chief and perhaps only physiologically important carbonic anhydrases, while others such as HCA-B with much lower activity (Rickli et al., 1964) may be proteins with actions and function apart from the CO_2 system (Tashian et al., 1964). It is important in the present context that primate renal carbonic anhydrase does not have the esterase function of some primate red cell carbonic anhydrases (Tashian et. al., 1964). Immunological studies show that dog kidney enzyme — both cortex and medulla — reacts with HCA-B and HCA-C antigens (Wistrand and Rao, 1968). However, Byvoet and Gotti (1967) show that dog canine enzyme has but one main peak, on DEAE chromatography. This peak has electrophoretic mobility of human HCA-B, but the kinetic attributes of HCA-C and dog red cell enzyme. Finally, two experiments with the specific inhibitor acetazolamide are relevant to the identification and properties of renal carbonic anhydrase: a) Based on the above relationship $E_0/\text{e.u.}$ for enzyme of the HCA-C type, dog kidney cortices contain 10^{-5} M carbonic anhydrase. Under specified conditions, the concentration of acetazolamide bound to cortex is exactly this figure (Maren, 1963a). This makes it quite reasonable that the molar equivalent for enzyme is correct, and validates the turnover number which will be used. b) The inhibition constants of acetazolamide and other sulfonamides against crude and purified dog renal cortex enzyme, as well as against enzyme from the various cell fractions, all agree within 3 fold with the constants found for dog red cell enzyme and pure human red cell carbonic anhydrase C. For acetazolamide the approximate K_1 is 3×10^{-8} M (Maren and Ellison, 1967). This is discussed further in Section 6 below.

Thus, it seems permissible to use $V_{\max}$ and K_m from dog red cell enzyme for renal kinetics (Maren, 1963b; Maren and Ellison, 1967). Values are as follows: $V_{\max} = \text{T. O. N.} \times E_{\text{renal}}$. T. O. N. at $37°$ is 4×10^7 min^{-1}. E_{renal} is the molar concentration, 10^{-5}, $\times$ the kidney wt, 0.07 kg, $= 7 \times 10^{-7}$ moles. $V_{\max}$ then equals 28 moles/min. K_m is 41 mM. Substituting in equation 4, for the theoretical or potential and unopposed enzymic hydration rate:

$$V_E = \frac{28\,\text{moles/min} \cdot 1.2\,\text{mM}}{41\,\text{mM} + 1.2\,\text{mM}} = \sim 800{,}000 \;\mu\text{mol/min}. \tag{5}$$

[It may be noted in passing that in earlier treatments of this rate in dog (Maren, 1965) and man (Maren, 1963b) the fluid volume of the kidney rather than the total weight was used to calculate $V_{\max}$. However, since the enzyme concentration is reckoned on a weight basis, the present treatment is more nearly correct. This increases V_E about two-fold over the former estimate (Maren, 1965) but does not alter any implications in the physiological application.]

With respect to human kidney, Wistrand and Rao (1968) suggest that it is kinetically of the HCA-B type on the basis of hemagglutination inhibition and a high inhibition constant for acetazolamide. However that work was done on a badly diseased kidney; we find (unpublished observations) in fresh human kidney the same K_I for acetazolamide (2×10^{-8} M) and sulfanilamide (33×10^{-7} M) that we find for HCA-C and all tissue enzymes. The renal response in man to acetazolamide (Counihan et al., 1954; Bernstein, 1958) is precisely the same, including dose response relations.

The magnitudes of the uncatalyzed (V_{unc}) and the catalyzed (V_E) rates ultimately depend on quite different properties of the kidney. For V_{unc}, k_1 and (S) are constant in all normal mammalian situations in which temperature and pCO_2 are reasonably well fixed. The uncatalyzed rate will vary directly with the size of the kidneys, or more specifically the volume of the secretory cells. Thus, the rate calculated in equation 3 above is subsequently adjusted to tubular fluid of the dog. V_E, on the other hand, depends ultimately on the total weight of enzyme in the kidney, since the other values in equation 4 are fixed by the constants of the enzyme-substrate system and the relative fixity of pCO_2 in mammalian tissues during normal acid-base balance. The relationship between V_{unc} and V_E in any species, cell group or altered pathological situation then depends on the relation between tissue size or tubular volume, and weight of renal enzyme. This may have a bearing on the relation between V_{unc} and V_E in different segments of the nephron (section 8).

It is evident from equations 3 and 5 that in the canine kidney V_E/V_{unc} is about 8000. Since other mammals and birds have carbonic anhydrase concentration (MAREN, 1967) and tubular fluid volumes/kidney size in the same range as the dog, this relation may be regarded as a general property of the renal carbonic anhydrase system. This is of theoretical interest, but not the true *in vivo* relation between the observed physiological catalyzed rate (denoted V_{cat}) and V_{unc}. This relationship will emerge from the physiological experiments to be described in the two following sections.

3. Rates of HCO_3^- Reabsorption and H^+ and NH_4^+ Output under Various Conditions of Acid-base Change, Followed by Carbonic Anhydrase Inhibition

Renal physiology and pharmacology since 1941 has established that the hydration of CO_2 is involved in the excretion of $H^+ + NH_4^+$, and HCO_3^-. This, together with data on carbonic anhydrase inhibition through 1955, has been ably reviewed by BERLINER and ORLOFF (1956). KRUHOFFER (1960) discusses the problem with particular reference to the alkali metals.

The critical steps leading to the present may be summarized as follows: In 1941 DAVENPORT and WILHELMI found carbonic anhydrase in the kidney of several mammals. This was followed by the simple and elegant experiment of HÖBER (1942) in which he showed that sulfanilamide — already known to be an inhibitor of the enzyme (MANN and KEILIN, 1940) — elevated the pH of frog urine. This paved the way for the classical work of PITTS and colleagues (1945), which is treated in detail later in this section. They showed that sulfanilamide reduced H^+ output, and postulated that carbonic anhydrase was thereby involved in $Na^+—H^+$ exchange. The next step was equally prescient; SCHWARTZ (1949) reasoned that sulfanilamide would have the characteristics of a successful diuretic, and used it to treat patients with congestive heart failure. Although high and somewhat toxic doses had to be used, and results were not ideal, this paper opened the door to the development of the carbonic anhydrase inhibitors, and thus indirectly to the thiazide drugs. ROBLIN and his colleagues (1950) at once set out to synthesize sulfonamides more active against carbonic anhydrase than sulfanilamide, and were rewarded by high activity in several series of heterocyclic compounds (MILLER et al., 1950). One of these, now called acetazolamide, was selected for development because of its low toxicity and stability *in vivo* (MAREN et al., 1954a). Using this drug, BERLINER et al. (1951) established the pattern of acute carbonic anhydrase inhibition on the kidney, while MAREN et al. (1954b) showed the effect of long-term treatment. It was in an attempt to develop more

Table 1. *Catalyzed and uncatalyzed rates of CO_2 hydration in renal acidification*

	1	2	3	4	5	6	7	8	9	10	11	12	13
	Plasma			Urine						Total system columns 7+8+9	V_{unc} $k_1 \times 0.03$ x col. 2	V_{cat} from col. 10	Outside $CO_2 \to H^+$ system. col. 10 — (11+12)
Type experiment and (Ref.)	HCO_3^- mM	CO_2 mM	pH (pk = 6.17)	Flow ml/min	pH	HCO_3^- Filt.	Reabs.	H^+	NH_4^+				
						micromoles per minute							
A. Normal (a)	20	1.2	7.39	0.2	6.1	800	800	7	13	820	100 *12*	170 *21*	550 *67*
+ C.A.I. no infusion	20	1.4	7.31	1.0	8.1	800	650	0	% of Total: 0	650	116 *18*	0	534 *82*
B. Normal (b)	23	1.2	7.45	1.2	7.1	920	910	40	10	960	100 *11*	290 *30*	570 *59*
+ C.A.I. Slow phosphate infusion	23	1.4	7.38	3.0	7.8	920	670	0	0	670	116 *17*	0	554 *83*
C. NH_4Cl, acute 12 meq/kg (c)	10	0.8	7.27	0.4	5.6	400	400	20	40	460	67 *14*	20 *5*	373 *81*
+ C.A.I.	11	1.4	7.10	1.5	7.2	440	425	5	10	440	116 *26*	0	324 *74*
D. NaH_2PO: infusion (d)	12	1.2	7.20	6.0	6.1	480	475	400	60	935	100 *11*	375 *40*	460 *49*
+ C.A.I.	14	1.6	7.12	7.5	6.8	560	470	70	20	560	133 *24*	0	427 *76*
E. CO_2, acute (15%) (d)	24	3.8	6.97	10	6.3	960	920	7	13	940	316 *29*	15 *6*	609 *65*
+ C.A.I. (mannitol infusion)	26	4.1	6.97	12	6.6	1040	920	3	2	925	342 *37*	0	582 *63*
F. Cont. acetazol-amide, 12 hrs. after last dose (a)	12	1.1	7.21	0.3	5.8	480	480	15	55	550	92 *17*	30 *5*	428 *78*
+ C.A.I.	13	1.4	7.14	0.4	7.3	520	500	7	13	520	116 *22*	0	404 *78*

G. K+ depletion (e)	30	1.8	7.38	0.3	6.3	1200	1198	5	12	1215	150 *12*	55 *5*	1010 *83*
+ C.A.I.	30	1.8	7.38	0.7	7.5	1200	1155	0	5	1160	150 *13*	0	1010 *87*
H. Na citrate (f) (oral) 12 meq/kg	29	1.4	7.49	0.7	7.9	1160	1000	0	0	1000	116 *12*	150 *15*	734 *73*
+ C.A.I.	27	1.3	7.49	1.0	7.8	1080	850	0	0	850	108 *13*	0	742 *87*
I. NaHCO3 infusion 15.6 meq/kg (d)	38	1.7	7.52	9	8.0	1520	1120	0	0	1120	142 *13*	395 *35*	583 *52*
+ C.A.I.	36	1.6	7.53	12	7.9	1440	725	0	0	725	133 *18*	0	592 *82*
J. Hyperventila- tion alkalosis (a)	12	0.85	7.32	0.1	7.6	480	476	0	0	476	71 *15*	101 *21*	304 *64*
+ C.A.I.	12	0.90	7.30	0.4	8.1	480	375	0	0	375	75 *20*	0	300 *80*
K. Max. phosphate infusion (g)	22	1.5	7.35	10	6.2	880	860	350	60	1270	124 *9*	665 *53*	481 *38*
+ C.A.I.	22	1.7	7.28	12	7.1	880	540	45	20	605	142 *23*	0	463 *77*
L. Max. phosphate infusion (g) + acidosis	12	1.7	7.0	6	5.8	480	473	340	70	883	142 *16*	408 *46*	333 *38*
+ C.A.I.	12	1.7	7.0	7	6.8	480	415	40	20	475	142 *30*	0	333 *70*
M. Theophylline (h)	20	1.2	7.39	0.2	6.1	800	800	7	13	820	100 *12*	270 *33*	450 *55*
+ C.A.I.	20	1.4	7.31	1.0	8.1	800	550	0	0	550	116 *21*	0 *0*	434 *79*

(a) MAREN et al. (1954b); (b) BERLINER et al. (1951); (c) MAREN (1956a); (d) BRODSKY and SATRAN (1962); (e) MAREN et al. (1961b); (f) Unpublished observations; (g) MAREN and WILEY (1965); (h) NECHAY (1964).

C.A.I. means complete carbonic anhydrase inhibition. — V_{unc} calculated from first order hydration kinetics (Section 1). — V_{cat} is the rate abolished by C.A.I.

powerful sulfonamide carbonic anhydrase inhibitors that Beyer and Baer (1961) discovered the chemically related but pharmacologically distinct class of "thiazide" drugs or sulfonamide chloruretics.

In the present section, attention is given to the more recent literature, with the special goal to establish the degree of involvement of the catalyzed and uncatalyzed rates in each of the renal processes associated with hydration of CO_2, under varying conditions. To this end, the following postulates are set, and corroboration sought in terms of the data of this section.

$$CO_2 \xrightarrow{V_{unc}} H^+ + NH_4^+ \tag{6}$$

is adequate for physiological rates of excretion of these cations.

$$CO_2 \xrightarrow{V_{unc}} H^+ \tag{7}$$

is adequate for HCO_3^- reabsorption.

$$CO_2 \xrightarrow{V_{cat}} H^+ + NH_4^+ \tag{8}$$

the catalyzed hydration, as observed *in vivo* (not to be confused with V_E) is adequate for physiological rates of excretion of these cations.

$$CO_2 \xrightarrow{V_{cat}} H^+ \tag{9}$$

is adequate for HCO_3^- reabsorption.

Table 1 gives in model form the renal excretion of these ions in a dog of about 10 kg with constant glomerular filtration rate of 40 ml/min. The entries in regular type give the plasma concentrations of HCO_3^-, CO_2, and H^+, urine flow and pH, and renal excretion rates of HCO_3^-, H^+, and NH_4^+ In each lettered horizontal row data are given before and after complete carbonic anhydrase inhibition (C.A.I.). This refers to experiments with acetazolamide, 10 mg/kg or more. In Fig. 5 it is shown that higher doses have no greater effect, and Figs. 6 and 7 show that more powerful inhibitors, of different pharmacological type, have no greater effect at any dose tried. It is calculated (section 7) that 10 mg/kg of acetazolamide elicits inhibition of 99.96% of renal enzyme.

Columns 4—9 show data adapted from the references cited, to the model situation used. Column 10 is "total acidification", or HCO_3^- reabsorption + H^+ and NH_4^+ output. Column 11 (V_{unc}) is from Eq. 2 and the description that follows it. Column 12 (V_{cat}) is based on Column 10 before and after acetazolamide, on the premise that the drug totally inhibits carbonic anhydrase and produces no other change. V_{cat} is the expression of the enzymic rate (V_E) seen *in vivo*. Column 13 shows "total acidification" minus the two components clearly identified with hydration of CO_2, V_{unc} and V_{cat}. Thus, Column 13 yields a rate which appears independent of the formation of H^+ from CO_2. The italicized figures in Columns 11, 12 and 13 give the percentage of the total (Column 10) rate due respectively to V_{unc}, V_{cat}, and factors outside the $CO_2 \rightarrow H^+$ system.

Row A shows the situation in a normal dog, without anesthesia or fluid infusion. [It may be stated that man responds precisely as the dog (Counihan et al., 1954; Bernstein, 1958; Hanley and Platts, 1956a; Hanley et al., 1959), and so does rat, although here less data are available (Maren, 1954b). Renal responses in vertebrate classes other than mammals are considered elsewhere (Maren, 1967).] Row B shows a similar experiment, except that a relatively slow phosphate infusion was given. A and B may be considered together; in these cases the major result of acidification was HCO_3^- reabsorption, acid excretion being small. Following inhibition, some 19—27% of filtered HCO_3^- was diverted into the urine, and H^+ and NH_4^+ output were abolished. From these data (Column 12) it appeared that the rate due to carbonic anhydrase, V_{cat}, was 21—30% of the "total acidification" rate defined in Column 10: HCO_3^- reabsorption $+$ H^+ and NH_4^+ output. V_{unc}, from Eq. 2, is 11—12% of the total rate. CO_2 hydration then, appears to account for about 42% of the total rate.

At this point it is useful to dismiss two artifacts which have confused earlier data and discussion: 1) Fall in GFR following acetazolamide. This is by no means a constant finding, and in fact occurs only occasionally when large intravenous doses are given (see BERLINER and ORLOFF, 1956). Tables 3 and 4 below show relative constancy of GFR at 5 and 20 mg/kg i.v. GFR does not fall when drug is given orally, whether at high doses in the dog (MAREN et al., 1954b) or in man (COUNIHAN et al., 1954). 2) Experiments in which 90% filtered HCO_3^- and 50% of filtered chloride are excreted following massive intravenous doses (500 mg/kg) of acetazolamide in the dog (RELMAN et al., 1960). This is now recognized as due to the large amount of Na^+ injected at pH 9.1 with the acetazolamide, which is solubilized by converting the acid to the sodium salt (see Table 8 for pK_a values). Analogues of acetazolamide inactive against carbonic anhydrase and with similar pK_a, i.e. those with an alkyl group on the sulfonamide N, give similar renal effect when injected at high doses as their sodium salts (MAREN, 1956b). This is an interesting exercise in eliciting plasma and renal alkalinization, but only indirectly related to the present subject. Additional data on this point are furnished by HANLEY et al. (1959).

Two main points emerge from Table 1, Row A and B. First V_{cat} is very much smaller ($<0.1\%$) than V_E, the unidirectional rate calculated in Eq. 5. Second, there is a large ($\sim 60\%$) component of total acidification outside the $CO_2 \rightarrow H^+$ reaction. These points also hold with some quantitative variations for all of the experiments of Table 1.

Eq. (5) shows that based solely on the concentrations of enzyme and substrate in the kidney, there is an almost infinite rate of acidification. However, the renal cell can scarcely be regarded as an open system; plainly there is expected some constraint upon the removal of product. The limiting event in acidification then appears to be transport of H^+, and this important point will be considered again in connection with further data (Row K). It seems clear that the very large amount of enzyme in the cell assures near equilibrium conditions between CO_2 and HCO_3^- at the physiological removal rates for H^+ (Eq. (1)).

The component(s) of acidification outside the $CO_2 \rightarrow H^+$ system have not been identified, although it has been the object of many investigations and discussions (PITTS, 1958; WALSER and MUDGE, 1960; BRODSKY and CARRASQUER, 1962). In the context of Column 13 of Table 1, anything not involving *formation* of new H^+ from CO_2 and H_2O can be imagined. This could include:

Active or passive reabsorption of HCO_3^-.

H^+ formed from CO_2 and water but cycled between cell and lumen for reabsorption of HCO_3^-. The proton is then a "carrier" for HCO_3^- (RECTOR et al., 1960).

H^+ formed from any source, i.e. oxidation of glucose (BRODSKY and CARRASQUER, 1962), but OH^- buffering unrelated to CO_2.

Such schemes are discussed in the references cited. Column 13 should be regarded as a component of acidification inexplicable by V_{unc} or V_{cat}. The data show that Column 13 is always less than bicarbonate reabsorption (Column 7). The full data of Table 1 are compatible with the idea that the Column 13 component may be involved solely with active or passive HCO_3^- reabsorption *per se*, rather than with $H^+ + NH_4^+$ output.

Rows C and F show that V_{cat} is markedly reduced in metabolic acidosis due to NH_4Cl (Maren, 1956a) and to continued acetazolamide treatment (Maren et al., 1954b). It has been recognized for many years that carbonic anhydrase inhibitors are less active during metabolic acidosis (see also Counihan et al., 1954; Bernstein, 1958; Schwartz et al., 1958[2]); the present analysis suggests that the underlying cause is a relative increase in the Column 13 component. Data for the experiments of Rows C and F — acid gain and base loss — are nearly identical. In both types of acidosis the absolute magnitude of HCO_3^- reabsorption (Column 7) and total acidification (Column 10) are reduced due to low plasma HCO_3^-; the question has been raised whether this is the basis for the relative increase of components outside $CO_2 \rightarrow H^+$ (Berliner and Orloff, 1956). Experiments of Row G appear to answer this, for here an intracellular acidosis is accompanied by an increase in plasma HCO_3^-. As in Rows C and F, however, the effect of the inhibitor is diminished, and the Column 13 component increased. In metabolic acidosis, then the V_{cat} component is reduced from 21% (Row A) to 5% (Rows C, F, G) while the Column 13 component is increased from 67% to 78—83%. Data are compatible with the idea that metabolic acidosis sets a signal for increased HCO_3^- reabsorption[3], which appropriates some of the role of the carbonic anhydrase system. It is clear from data on the elasmobranch, a species lacking functional renal carbonic anhydrase, that there is a primitive and fundamental process for HCO_3^- reabsorption outside the $CO_2 \rightarrow H^+$ system (Maren, 1963b)[4].

Row E shows the effects of carbonic anhydrase inhibition in respiratory acidosis. Again the effect is strikingly reduced ($V_{cat} = 6\%$ of total acidification) but the basis is now an increase in V_{unc}. The Column 13 component is not changed, as compared with Row A. It is evident that only when pCO_2 is abnormally elevated, does V_{unc} contribute a major share to acidification. It is also clear that respiratory acidosis does not set the same signal as metabolic acidosis to enhance mechanisms outside the $CO_2 \rightarrow H^+$ system. The effect of acetazolamide in severe respiratory acidosis in the rat has been carefully studied by Carter et al. (1959). The drug caused further elevation in plasma pCO_2 and HCO_3^-; and as in Table 1 E it appeared that V_{unc} increased markedly. Thus, sufficient secretion of H^+ occurred even in the face of complete inhibition of V_{cat}, so that reabsorption of high amounts of filtered HCO_3^- could be accomplished.

In simple metabolic alkalosis (Row H) the urinary composition prior to inhibition is like that following acetazolamide in the normal (Row A). Row H further shows that in alkalosis the renal response to carbonic anhydrase inhibition is normal (in dog, Maren, unpubl.; in man, Bernstein, 1958). In the more complex situation of Row I, where there is alkalosis and considerable added

---

[2] This particular paper poses a special problem, for the authors treat experiments in which 20—40 mg/kg of acetazolamide are given, as "partial inhibition of carbonic anhydrase". It will be evident that the present reviewer believes firmly that such doses yield *complete* inhibition. Schwartz et al. (1958) conclude that "carbonic anhydrase is involved in the reabsorption of most if not all of the filtered bicarbonate", again divergent from the present view. Their data are not essentially different from those of Table 1, and the original paper should be consulted for an analyses of their interpretation.

[3] Clapp (1965) has shown by micropuncture that in metabolic acidosis proximal fluid HCO_3^- is reduced to 5 mM, 1/3 of plasma concentration. See Table 15.

[4] Although marine elasmobranchs contain a trace of renal enzyme, and marine teleosts a moderate amount, neither species respond to acetazolamide by alkalinization, or indeed, any change in the urine (Hodler et al., 1955). The enzyme from the kidney is readily inhibited by acetazolamide *in vitro*. The explanation of this seeming paradox is that the kidney of fish has a hematopoietic function, and renal carbonic anhydrase in these species is part of the blood forming rather than the secretory system (Maren and Wiley, 1966).

buffer, V_{cat} measured as the renal response to inhibitor is enhanced, but this will be shown below (K, L) to be due to increased filtered buffer load. In respiratory alkalosis (Row J) V_{cat} makes the same contribution to acidification as in the normal dog (MAREN et al., 1954b; BERNSTEIN, 1958), despite the low filtered load of HCO_3^-; this with the data of Row G make it reasonably secure that the relative contribution of V_{cat} is altered by acidosis, but not primarily by filtered load of HCO_3^-. Alkalosis of any type does not appear to alter the relation of V_{unc}, V_{cat}, or processes outside $CO_2 \rightarrow H^+$.

Experiments of Rows K and L elicit maximum acidification, and show the effects of carbonic anhydrase inhibition (i.e. evaluate V_{cat}) in this situation. These data are closely akin to the classic studies of PITTS and ALEXANDER (1945), who used phosphate and creatinine buffer to enhance acidification, and the most active carbonic anhydrase then known, sulfanilamide. They did not, however, have kinetic data at hand to evaluate V_{unc}, or complete enough inhibition to yield V_{cat}. In the present experiments it has been possible to increase acidification (Column 8) and hence total acid formation (Column 10) to the maximum levels achieved by PITTS and LOTSPEICH (1946), and to indicate the participation of V_{unc}, V_{cat}, and other processes in this situation.

Rows K and L show representative experiments in which plasma phosphate was raised to about 15 mM and urinary phosphate excretion was of the order of 1 millimole per minute. Table 4 gives complete protocols. Under these conditions, and unlike the oft-quoted experiments of PITTS and LOTSPEICH (1946), we could find no regular difference in titratable acid output (Column 8) between acidotic (L) and non-acidotic (K) dogs (MAREN and WILEY, 1965). The effect of carbonic anhydrase inhibition in Column 8 was also identical in the two situations; H^+ output was diminished by 300 μmoles per min or about 90%. Bicarbonate reabsorption, on the other hand, was very differently influenced by inhibition in the normal and acidotic animals; in the former it was reduced 37% and in the latter 12%. As in the unifused dog (Row C), acidosis seems to set a signal for HCO_3^- reabsorption outside the $CO_2 \rightarrow H^+$ system.

The great enhancement of H^+ secretion manifested as titratable acid during buffer loading is virtually all due to carbonic anhydrase activity, whether the animal is acidotic or not. This clearly confirms the idea that there is excess or reserve carbonic anhydrase in the kidney (MAREN, 1963b). At least one limitation on H^+ transfer is, in the normal situation, lack of buffer or acceptor, not deficiency of substrate (CO_2) or enzyme. In the experiment of Row K, partial removal of this limitation increased V_{cat} from the "normal" value of 170 μmoles/min or 21% of total acidification (Row A) to 665 μmoles/min or 53% of total acidification.

Experiments of Rows K and L (see also Table 4) apply to the problem of why metabolic acidosis persists at a steady level during continued carbonic anhydrase inhibition (MAREN et al., 1954b). The acidosis persists (Section 5 below) because recovery requires a large increase in urinary acidification, which is impossible without enzyme activity (Row L). But the level of acidosis does not increase, because continued HCO_3^- excretion does not occur in the face of acidosis, even without carbonic anhydrase (see also Rows C and F). Indeed, normal acidification rates are maintained during complete inhibition in all the metabolic acidosis experiments; these could be sustained by V_{unc}.

The final row (M) shows another example of the expansion of V_{cat}. In this case, the added acceptor for H^+ appears to be HCO_3^- itself, for the increased effect of inhibition is expressed as increased HCO_3^- excretion. In a manner not understood, this is brought about by co-administration of theophylline (NECHAY, 1964). Data are consistent with the interpretation that theophylline, which itself does not overtly alter HCO_3^- excretion, increases permeability of H^+ from cell to lumen, thereby increasing the rate at which HCO_3^- is reabsorbed via the catalyzed $CO_2 \rightarrow H^+$ reaction. In support of this concept is the earlier observation of Nechay (1961) that theophylline alone increases urinary acidity and NH_4^+ excretion.

There is a significant relationship between renal carbonic anhydrase inhibition and the effects of acidosis and alkalosis: Acidosis blocks or reduces the renal effect of acetazolamide; alkalosis mimics it. Such a relationship, or its obverse, holds generally for carbonic anhydrase inhibition in other systems as well (Maren, 1967); for instance in the pancreas acidosis mimics and alkalosis blocks. These observations suggest that the role of carbonic anhydrase in secretory cells, and the effects of inhibition, are those of maintenance or change in acid base balance; furthermore they indicate the direction of the effect in each case. Specifically for the kidney such data suggest that the role of the enzyme is to maintain an acid milieu at some site in the cell; inhibition, or alkalinization, decreases the availability or rate of $[H^+]$ production.

We may answer the questions posed in connection with Eqs. (6)—(9) at the start of this section. Referring to Table 1:

(6) The uncatalyzed rate (V_{unc}) is numerically adequate for normal rates of $H^+ + NH_4^+$ excretion (Rows A—C) but not for enhanced rates (Rows D, K, L). Although normal $H^+ + NH_4^+$ output is abolished by inhibition and thus appears usually to depend on the catalyzed rate (Rows A—B), this normal acidification rate does occur in the absence of enzyme presumably through V_{unc} (Rows C and F);

(7) The uncatalyzed rate is never adequate for HCO_3^- reabsorption (all rows).

(8) The catalyzed rate (V_{cat}) is directly involved in urinary $H^+ + NH_4^+$. increase in V_{cat} is possibly due to the very high V_E, and can sustain any known acidification rate (Rows K and L).

(9) V_{cat} is less than HCO_3^- reabsorption, even when V_{cat} is increased in phosphate loading (Rows D, K, L). When V_{cat} is increased it subserves a large rate of acid excretion. In no case does V_{cat} ever subserve all of HCO_3^- reabsorption. Since we have shown that V_{cat} can expand, due to the great reserve of V_E (Eq. (5)), this appears paradoxical: in short, V_{cat} could provide for all HCO_3^- reabsorption but does not. It is reasonable to suppose that a more primitive and continuously operative system accounts for most of HCO_3^- reabsorption [as in the elasmobranch (Maren, 1963 b)], with V_{cat} providing an additional and more flexible mechanism. In this connection, it is significant that among vertebrates, renal carbonic anhydrase is associated with ability to alter urinary pH; in species without enzyme this is fixed at pH 5.8 (Maren, 1967).

The formal scope of this review excludes consideration of agents which affect bicarbonate reabsorption or renal acidification through mechanism(s) outside the $CO_2 \rightarrow H^+$ system. Column 13 of Table 1 and the preceding discussion show the magnitude and importance of such mechanism(s), which are now thought to involve ionic HCO_3^- reabsorption. The following substances clearly inhibit bicarbonate reabsorption, not through carbonic anhydrase inhibition, and merit further study in this connection. *Maleate*: This is of particular interest since a HCO_3^- diuresis is evoked during profound acidosis (Berliner et al., 1950). This supports the ideas developed here, that the Column 13 component unlike the proximal carbonic anhydrase system, operates fully in acidosis. Maleate elicits a HCO_3^- response in the presence of full acetazolamide effect (Nechay, unpublished observations). K^+: This ion depresses HCO_3^- reabsorptive capacity after full carbonic anhydrase inhibition (Rector et al., 1962). The moiety affected was sensitive to pCO_2, but it is reasonable that pCO_2 can influence the "Column 13 component", as well as the uncatalyzed rate. Since K^+ does not decrease the catalyzed component, and there is no evidence for interaction with V_{unc}, it must act outside the $CO_2 \rightarrow H^+$ system. Conversely K^+ depletion increases proximal HCO_3^- reabsorption (BANK and AYNEDJIAN, 1965). Li^+: Like K^+ this cation causes alkalinization of the urine, but is not a carbonic anhydrase inhibitor (BERLINER et al., 1954). Further exploration of this and other elements of the first periodic group would be of interest.

Pyrizine diuretics. Drugs of this class alkalinize the urine; HCO_3^- output is accompanied by Na^+ output, K^+ retention, and little change in urinary Cl^- (BAER et al., 1967; HITZENBERGER et al., 1968). The data point to a proximal effect on ionic HCO_3^-.

4. Acute Renal Carbonic Anhydrase Inhibition

a) Overall Ionic Excretion Pattern

Table 2A shows the effect of oral acetazolamide on the common urinary ions in a normal, unanesthetized dog. Data show the augmented excretion of Na^+, K^+ and HCO_3^-; reduction in H^+ and NH_4^+ output; no marked effect on Cl^- or $PO_4^=$ (MAREN et al., 1954b; COUNIHAN et al., 1954; BERNSTEIN, 1958). There is agreement on all of these points in the literature, with the possible exception of $PO_4^=$ which will be considered briefly.

Table 2. *Effects of carbonic anhydrase inhibition on ion excretion in the normal dog* (A) *and after sustained inhibition* (B) *(*MAREN *et al., 1954 b)*

	Urine flow ml/min	pH	HCO_3^-	Cl^-	PO_4^-	H^+	NH_4^+	Na^+	K^+	Cations minus anions
			microequivalents per minute							
Untreated, av. of 3 six hour periods	0.30	7.0	19	20	17	1	8	41	40	34
A. Initial dose acetazolamide, 10 mg/kg oral										
0—6 hours Plasma pH 7.38, CO_2 21 mM	0.63	7.9	113	11	27	0	1	89	92	31
B. Third dose, after 10 mg/kg/12 hours										
0—6 hours Plasma pH 7.23, CO_2 13 mM	0.30	7.1	17	6	29	0	7	17	56	28

All experiments in same trained, unanesthetized female beagle, weight 12.4 kg. Dog fed at time of dose (0 time).

FREEMAN and JACOBSEN (1957) and MALVIN and LOTSPEICH (1956) found a small elevation of phosphate excretion after acute injection of acetazolamide in the dog. GORDON et al. (1960) and BARKER et al. (1959) showed similar data in man. In other studies, no effect on $PO_4^=$ was found (COUNIHAN et al., 1954; BERNSTEIN, 1958; HANLEY and PLATTS, 1956b).

A recent abstract calls attention to differences in the effect of urinary alkalinization upon $PO_4^=$ excretion, depending on whether phosphate is infused during the experiment. In the absence of infusion, either $NaHCO_3$ or acetazolamide increases phosphate clearance about 40% (FULOP and BRAZEAU, 1967). This suggests again that acute carbonic anhydrase inhibition is equivalent to renal alkalinization. This reasoning suggests that phosphaturia would not continue into the acidotic or chronic phase, which is borne out by stable plasma levels of phosphate in dog (Maren et al., 1954a) and man Lemann et al., 1967) and normal phosphate clearances. Thus differences in experimental design and timing might account for most if not all of the apparent divergencies on this topic. There was no change in excretion of calcium after acetazolamide (Berliner and Orloff, 1956; Bernstein, 1958; Hanley and Platts, 1956b) or only a slight effect (Barker et al., 1959). In the acidotic phase, in man, calcium clearance is normal (Lemann et al., 1967).

Effects on less common ions are reviewed at the end of this subsection. Analysis of the papers cited reveal no qualitative differences between dog and man. The quantitative differences, typically for HCO_3^- excretion, reflect those of body and kidney size; maximal excretion rates following acetazolamide in man are about five times those in the dog. A comparison of acetazolamide and ethoxzolamide in man shows precisely similar patterns of urinary Na^+, K^+, Cl^- and H_2O (Moyer and Ford, 1958).

The magnitude of changes shown in Table 2A represents close to complete renal carbonic anhydrase inhibition; raising the dose above 10 mg/kg produces little increment in activity, in rat (Maren et al., 1954b), dog (Maren et al., 1954b), or man (Counihan et al., 1954; Bernstein, 1958). In terms of body economy, these initial losses do not exceed 10% of the stores of these ions (Maren et al., 1954b); this will be considered in more detail in the next section.

The mechanisms whereby HCO_3^-, Na^+, and K^+ are excreted following acetazolamide are thoroughly discussed by Berliner and Orloff (1956), Pitts (1958) and Walser and Mudge (1960), and will only be outlined here. Table 1 and the corresponding discussion give the writer's view on HCO_3^- excretion. Sodium excretion is still most readily conceived as due to inhibition of $H^+ - Na^+$ exchange in the proximal tubule; while K^+ excretion is due to distal reduction of H^+ production and enhanced K^+ secretion. Since NH_4^+ excretion is dependent on proton capture by NH_3 (Pitts, 1963), urinary NH_4^+ repression by acetazolamide follows that of H^+ (Maren et al., 1954b). Since acidification occurs in both proximal and distal segments (Gottschalk et al., 1960), it is not surprising to find NH_4^+ production in both areas (Glabman et al., 1963; Hayes et al., 1964). Thus, the urinary effects of acetazolamide are all fundamentally those of reduced H^+ production by the renal cell: transitory intracellular and urinary alkalosis. It is significant that these changes can be faithfully mimicked by both metabolic and respiratory alkalosis; and that isolated renal tubules become alkaline upon treatment with acetazolamide (Struyvenberg et al., 1966).

The magnitude and particularly the ratio of K^+ to Na^+ excretion in the normal animal clearly reflect the dietary intake. In the dog experiments cited here, Table 2A, this ratio is roughly 1, both in diet and urinary output before and after inhibition. Insteresting cyclic variations were noted, at night and during fasting (Maren et al., 1954b). In Bernstein's experiments on man (1958), there was twice as much Na^+ as K^+ in the diet, with corresponding rates of urinary excretion. Reduction of Na^+ intake produced the expected reduction in output, following drug (Bernstein, 1958).

The time course of the renal effect on all common ions is shown in Fig. 1. At the oral dose of 5 mg/kg, this lasts 6 hours, corresponding to plasma concentrations above 2 μg/ml or 9.0 μM. There is clearly a reversal of effect to acid urine, and cation retention, when drug concentrations drop below this level. It is appropriate to anticipate the treatment of Section 6 below which will show that kinetically, the combination of carbonic anhydrase with acetazolamide is entirely

reversible. If a larger dose than 5—10 mg/kg is given, the ionic excretion rate is
no different, but is prolonged to the extent that plasma concentrations remain
above 2 µg/ml. Thus, the degree of base loss, or sustained metabolic acidosis will
depend on dose, or frequency of dose; this will be treated in the following Section 5. Similar considerations appear to apply in man (COUNIHAN et al., 1954;
BERNSTEIN, 1958).

We must now inquire how the fixed ions fare in the metabolic alterations of
Table 1. In acute NH_4Cl acidosis (Row C) the chloruresis is matched by K^+
rather than Na^+; the K^+/Na^+ ratio in this experiment was 3.3 (MAREN, 1956a),
whereas in the normal dog it was 1 (Table 2). When acetazolamide was given,
little bicarbonate appeared in the urine (Row C), and the chloruresis as well as

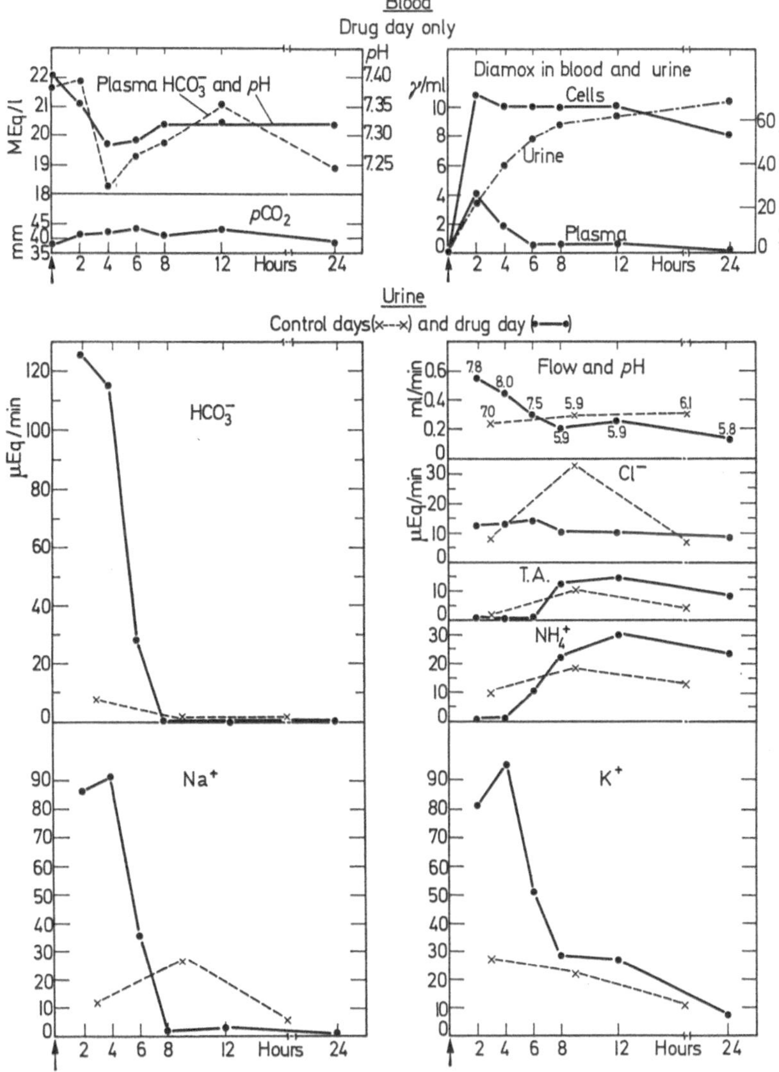

Fig. 1. Pharmacologic and renal effects of a single dose of acetazolamide in the dog. 5 mg/kg
orally at arrow. For urine, ×----× is average of two control days. ●——● drug day. Dog was
fed at 0 time, 9 A.M. From MAREN et al., 1954b

the K^+/Na^+ pattern was like that following NH_4Cl alone (Maren, 1956a). Table 3 shows an acute experiment in which the normal acetazolamide effect, with K^+/Na^+ urinary ratio of 1.4, is interrupted by NH_4Cl acidosis, whence urine becomes acid and K^+/Na^+ rises to 2.5. Challenge with acetazolamide now elicits a urinary pattern quite different from the original; the HCO_3^- response is reduced 2/3, and K^+/Na^+ ratio is 3.5. H^+ and NH^+ output, however, are abolished by acetazolamide, even during severe acidosis. This is similar to Table 1, Row L, and has been discussed in Section 3 above.

The pattern of HCO_3^- and H^+ response to acetazolamide in metabolic acidosis may be related to Na^+ and K^+ as follows: in acidosis the catalyzed H^+ secretion in the proximal tubule, subserving HCO_3^- reabsorption and $Na^+—H^+$ exchange, is relatively inoperative, and thus inhibition produces no Na^+ excretion. However, in acidosis the secretion of H^+ concerned with excretion of acid and NH_4^+, largely a distal function, is still operative and dependent on carbonic anhydrase. Thus, inhibition represses H^+ output, while K^+ output is sustained or increased. Such experiments support the well established theory (Berliner and Orloff, 1956) of competition of H^+ and K^+ for a distal secretory site.

In experiments of the type of Row F in Table 1 in which a metabolic acidosis is established by continuous oral (Maren et al., 1954b) or intravenous (Maren, 1956a) acetazolamide, the small HCO_3^- response to further doses of drug is accompanied by K^+, while urinary Na^+ remains at control levels or below. This is shown in Table 2B. Again the K^+/Na^+ ratio in urine is about 3; this in fact is the only distinguishing feature between the excretion pattern in untreated animals and that observed in occasional collection periods in dogs on continuous acetazolamide (Maren et al., 1954b). As will be shown in the next section, however, the dog can ultimately defend himself against *progressive* K^+ depletion in the face of continuous carbonic anhydrase inhibition.

Finally, in the intracellular acidosis of K^+ depletion (Row G), acetazolamide again elicits more K^+ than Na^+ excretion, even though the urine is virtually K^+ free prior to drug administration (Maren et al., 1961b).

In respiratory alkalosis (Row J) K^+ exceeds Na^+ in the urine in control periods and also following acetazolamide (Maren et al., 1954b). In metabolic alkalosis experiments to date have involved a large sodium load; for example, in that of Row H of Table 1 Na^+ excretion before drug was 278 μeq/min and K^+ 37. Acetazolamide caused a rise of 50 μeq/min of Na^+ and only 10 of K^+.

Apart from experiments involving special loading of K^+ or Na^+ (see also below) there are now three cases in which carbonic anhydrase inhibition, in combination with other drugs, produces a marked increase of Na^+/K^+ over the normal value of 1 which occurs under the simple conditions of Table 2A. The first is the reduction of acetazolamide induced K^+ output by mercurials. The basis proposed is the reduction of active K^+ secretion (Berliner et al., 1951). The second and quite different case is in combination with xanthine diuretics. In the type experiment of Row M (Table 1) in which 20 mgm/kgm of acetazolamide and of theophylline are given together, sodium excretion rate was 400 μeq/min and potassium 150 μeq/min. The mutual potentiation of Na^+, HCO_3^- and Cl^- occurs over a wide dose range. The potassium effect is additive only (Nechay, 1964). The same explanation given in Section 3 to explain the increased HCO_3^- output in this situation applies to sodium: if theophylline increases H^+ permeation and thus allows the catalyzed $CO_2 \rightarrow H^+$ system to move faster, the moiety of Na^+ reabsorption dependent upon carbonic anhydrase through $Na^+—H^+$ exchange will also increase. The third case is the repression of K^+ excretion by the pyrazine type diuretic, amiloride (Baer et al., 1967).

Table 3. *Effect of carbonic anhydrase inhibition on renal electrolytes in the normal dog and in acute metabolic acidosis* (MAREN, *1956a*)

Time, in minutes	pH	Plasma pCO$_2$ mmHg	Plasma HCO$_3^-$ mM	Cl$^-$ mM	pH	Na$^+$	K$^+$	Urine H$^+$ microequivalents/minute	NH$_4^+$	HCO$_3^-$	Cl$^-$	PO$_4^-$	UV/P Creatinine ml/min
— 20 to 0	7.34	40	21	96	6.9	8	18	1	3	6	8	5	38
5 mg/kg i. v. acetazolamide at 0 time													
0—20	7.36	38	21	96	7.8	70	100	0	0	116	18	5	35
1.2 meq/kg oral NH$_4$Cl every 20 min $\times$ 7, from 40 to 160 min													
180—200	7.12	36	11	116	5.2	28	70	12	10	0	120	3	37
5 mg/kg i. v. acetazolamide at 200 min													
200—220	7.15	31	11	117	7.5	40	140	0	0	42	125	2	38

Trained female beagle, weight 11.5 kg. Fasted on day of test. Urine flow approx. 1 ml/min. The dose of acetazolamide, if not interrupted by NH$_4$Cl, would produce an alkaline urine for about 5 hours. See also Fig. 1.

Table 4. *Effect of carbonic anhydrase inhibition during maximum buffer loading in the normal dog and during metabolic acidosis* (MAREN *and* WILEY, *1965*)

— 180 to — 120 min: 20 mg/kg i. v. thiopental. Give 18 ml of 5% creatinine i. v. Infuse 5% dextrose with 0.15% creatinine at 10 ml/min. Weight 18 kg

Time, min	pH	Plasma HCO$_3^-$ mM	PO$_4^-$ mM	Flow ml/min	pH	Na$^+$	K$^+$	Urine H$^+$ microequivalents/min	HCO$_3^-$	PO$_4^-$	Cl$^-$	Creat. UV/P ml/min
— 100 to — 80	7.21	23	1.7	5.4	5.8	8	4	6	1	10	18	45
— 80 Add phosphate to infusion: 38 mM NaH$_2$PO$_4$ + 92 mM Na$_2$HPO$_4$												
— 20 to 0	7.24	24	10.4	10	6.3	578	100	306	18	498	18	44
0 20 mg/kg acetazolamide i. v.												
0—20	7.23	23	12	13	7.1	1181	169	52	340	545	17	42

NH$_4$Cl by mouth started on previous day. 10 meq/kg given from — 6 to — 4 hours. From — 160 to — 100 min: Thiopental and creatinine as above. Weight 17.6 kg

Time, min	pH	Plasma HCO$_3^-$ mM	PO$_4^-$ mM	Flow ml/min	pH	Na$^+$	K$^+$	Urine H$^+$ microequivalents/min	HCO$_3^-$	PO$_4^-$	Cl$^-$	Creat. UV/P ml/min
— 90 to — 60	6.96	10	1.4	9	4.9	77	58	42	0	15	173	41
— 60 Add phosphate to infusion as above												
— 20 to 0	6.99	11	11	9	5.7	527	75	341	14	544	50	42
0 20 mg/kg acetazolamide i. v.												
0—20	7.00	12	13	10	6.8	1008	155	40	65	522	115	38

The sodium phosphate infusion experiments show that when loading is performed with this cation, it can almost entirely replace K^+ in the renal response to acetazolamide. Thus, in the top experiment of Table 4 the increase in sodium output (603 µeq/min) almost exactly balances the HCO_3^- increase and H^+ decrease; K^+ increase is only 69 µeq/min. The same general relationship holds when sodium phosphate is infused in the acidotic dog (bottom experiment, Table 4). It may be added that these experiments, and their replicates, give no evidence that acetazolamide alters phosphate excretion.

Conversely, in KCl loading, the initial HCO_3^- excretion following acetazolamide is matched entirely by this cation and even with continued administration of drug, the dog strikes a positive sodium balance (MAREN et al., 1954b). In K^+ depletion followed by acetazolamide in man, the Na^+/K^+ ratio rose to 13.7 (COUNIHAN et al., 1954).

Adrenalectomy in the rat changes the Na^+/K^+ ratio in the urine after acetazolamide from 1.2 to 7, thus reflecting the physiology of the adrenalectomized state. The sum of $Na^+ + K^+$ output following acetazolamide in adrenalectomy was the same as in the intact rat, indicating that HCO_3^- output was the same, and that the carbonic anhydrase system is not altered, but that $Na^+ - K^+$ exchange operates at a reduced capacity (OLEWINE and PERLMUTT, 1958).

Potassium citrate, which itself has an alkalinizing and renal effect similar to acetazolamide, has been studied in man in conjunction with the inhibitor, although the findings appear to have been neglected. In this situation HCO_3^- excretion is roughly the sum of individual effects and Na^+ output is somewhat greater than additive. Repression of acid and NH_4^+ excretion was considerably greater than with either substance alone. There was no net K^+ loss, and inexplicably there was considerable Cl^- loss, not seen with either agent alone (FALBRIARD et al., 1956). Most of these data fit the current concepts that K^+ and carbonic anhydrase inhibition both repress H^+ secretion and ultimately Na^+ reabsorption (BERLINER et al., 1954). But the lack of K^+ loss and the chloruresis merit further investigation and may be of practical medical interest. In a study in dogs of entirely different design it was also found that K^+ depresses HCO_3^- reabsorption to an equal extent before and after carbonic anhydrase inhibition (RECTOR et al., 1962); the K^+ effect may be interpreted as acting on the component listed in Column 13 of Table 1 — events outside the $CO_2 \rightarrow H^+$ system.

Magnesium and sulfate excretion in man are unaffected by acetazolamide (BERNSTEIN, 1958). Citrate has been studied in dog, rat, and man; data are comparable. This has elicited considerable attention, and confusion, which may be resolved by understanding that acetazolamide does not have a direct effect, but increases citrate excretion in the initial drug period (FREEMAN and JACOBSEN, 1957; CRAWFORD et al., 1959), during renal intracellular alkalosis, and causes retention of this ion in the phase of chronic metabolic acidosis (CRAWFORD et al., 1959; HARRISON and HARRISON, 1955; SHAH et al., 1958). It is clear that the effect on citrate can be correlated with acid-base status, rather than with carbonic anhydrase inhibition *per se* (SIMPSON, 1964). Cesium behaves like K^+; acetazolamide and ethoxzolamide at 10 mg/kg i.p. in the rat elicited a 2—3 fold increase in Cs^+ output. The acetazolamide effect on Cs^+ excretion was reduced by metabolic acidosis, and by meralluride (SASTRY and BUSH, 1964). Iodide excretion in the rat responds to various diuretics in the same fashion as chloride; methazolamide has minimal or no effect (Mc CARTHY et al., 1967).

The effect of acetazolamide on free water clearance is small, and opposite effects have been reported. Data in man based on a note (WELT et al., 1954) and on small changes in two patients (COUNIHAN et al., 1954), suggest an increase in free as well as osmolar water. BABA et al. (1966) showed a 15% rise in free water clearance in the rat following acetazolamide; in similar experiments the thiazides showed a 24% decrease. EARLEY et al. (1961) showed no effect of acetazolamide, over control dogs, on the progressive increase of C_{H_2O} and C_{OSM} during mannitol diuresis. We have carried out tests on eight healthy subjects, who received single oral doses of 500 mg acetazolamide, and showed typical renal electrolyte response. Urine flows were in the range $1-6$ ml/min. Control free water clearance ranged from -1 to $+1$ ml/min. In seven of the subjects there was a decline in free water clearance of about $1-2$ ml/min after drug was given (NECHAY, 1965). This finding might have been anticipated from the type data of Figs. 1 and 4, in which HCO_3^-, Na^+, and K^+ output was markedly increased at a time of relatively small increase of flow. It is also obvious that if the diuretic effect of acetazolamide is limited to these specific ionic sequels to carbonic anhydrase inhibition, urine should become relatively concentrated. Pitressin reduces water output during the acetazolamide effect in dogs, without altering the rate of ionic excretion, again showing the independence of water and ionic movement (MAREN et al., 1954b).

b) Effect on Plasma and Body Electrolytes

HCO_3^-. In the first 8 hours of carbonic anhydrase inhibition the chief changes in plasma are those of the CO_2 system. Due to the renal loss of HCO_3^-, this anion drops in concentration, under conditions of sustained complete inhibition, from about 20 meq/l to 12 meq/l (Fig. 3). This occurred while the renal loss totaled 30 meq in a 10.6 kg dog (MAREN et al., 1954b). Bicarbonate was thus being removed from a compartment of 3.7 liters, or 35% of body weight. Similar changes occur in man (COUNIHAN et al., 1954; BERNSTEIN, 1958; HANLEY and PLATTS, 1956a; MAREN and ROBINSON, 1960).

H^+ and pCO_2. This has been reviewed in connection with the role of red cell enzyme (MAREN, 1967). In summary, acetazolamide at the dose necessary for renal effect, also inhibits red cell carbonic anhydrase. Therefore, the HCO^- drop is not fully compensated by lowering of pCO_2, even when the animal is breathing freely. Data from the dog show no change, or small rises or falls in pCO_2 (MAREN et al., 1954b). In man there is more of a tendency toward pH compensation, with pCO_2 about 32 mm Hg (BIRZIS et al., 1958; HANLEY and PLATTS, 1956a). In either species if ventilation is impaired as in anesthesia, there will be frank elevation of pCO_2. Thus, $[H^+]$ of blood depends on the quantitative nature of the respiratory changes. When the renal effect is blocked by metabolic acidosis (Row C of Table 1) there is a striking rise in pCO_2. A similar rise occurs when acetazolamide is given in respiratory acidosis (Row E of Table 1) (BRODSKY and SATRAN, 1959; CARTER et al., 1959).

The development of a new inhibitor (TRAVIS et al., 1964; TRAVIS et al., 1966) (Section 6) which produces maximal renal effects without red cell inhibition has simplified this treatment, since we can now assess the results of renal HCO_3^- loss itself. The data show that this drug, CL 11,366, elicits HCO_3^- loss and no CO_2 retention. This results in pure metabolic acidosis with low pCO_2 and only small change in pH.

Sodium. Very little change is seen in sodium concentration of plasma after acetazolamide even when no sustaining infusions are given (MAREN et al., 1954b; COUNIHAN et al., 1954; BERNSTEIN, 1958; WISTRAND et al., 1961). In the initial 8-hour period renal Na^+ loss following maximum sustained inhibition in dog totaled 20 meq (Fig. 3). This is drawn from the extracellular fluid space of about 2.5 liters, or extracellular sodium pool of about 350 meq. If water composition of the body were unaltered and no compartmental shifts of sodium occurred, plasma sodium concentration would then decline about 5% or 7 meq/l. However, since urinary volume is increased, sodium concentration in plasma tends to be maintained, and this magnitude of decline would not be expected. Smaller changes would escape detection, unless particularly rigorous sampling and analytical techniques are used.

Potassium. In the initial period there was no alteration in plasma K^+ concentration (Maren et al., 1954b; Counihan et al., 1954; Bernstein, 1958; Wistrand et al., 1961a). The initial renal loss of about 20 meq (Fig. 3) must be drawn from the intracellular pool of about 380 meq (in the 10.6 kg dog under discussion) with rapid reequilibration to sustain the plasma concentration.

Chloride. In the dog, chloride concentration remains constant or is slightly elevated following initial or sustained carbonic anhydrase inhibition (Maren et al., 1954b; Wistrand et al., 1961a). In man, hyperchloremia is more evident. At high daily doses (20 mg/kg or more) leading to maximum acidosis, plasma Cl^- is elevated about 10 meq/l (Bernstein, 1958; Birzis et al., 1958; Maren and Robinson, 1960). At 3—4 mg/kg per 24 hours (the usual dose of 250 mg for cardiac edema) there is a small rise of borderline significance, of about 4 meq/l (Counihan et al., 1954; Mauck and Langford, 1957).

There would appear little physiological stimulus for chloride retention (save acidosis itself, if this be a stimulus) since renal HCO_3^- loss is inevitably matched by cations. This is in contrast to metabolic acidosis induced by HCl or NH_4Cl (or any fixed acid) in which body HCO_3^- is dissipated as pulmonary CO_2, leaving an anion deficit to be filled by chloride.

Calcium and Phosphate. Dogs receiving daily high doses of acetazolamide for a year showed no change in plasma Ca^{++} or $PO_4^=$ concentration (Maren et al., 1954a).

NH_4^+. In the normal dog (Table 2) or man (Bernstein, 1958) there is a prompt drop in urinary NH_4^+ following acetazolamide. Amiel et al. (1965) studied renal production of ammonia in normal man by summing that released into the renal vein and that excreted in the urine. Acetazolamide decreased production to 64% of normal; this was thought possibly due to the renal alkalosis, which has the same effect. These data stand in contrast to the earlier study of Owen et al. (1960) in cirrhotics, in which it appeared that NH_4^+ diverted from the urine after acetazolamide appeared in venous blood, with no change in production. These two studies are not strictly comparable because of the distortion in ammonia metabolism in cirrhosis; they should be consulted for original data and review of the early literature.

c) The Effect of Carbonic Anhydrase Inhibition on Excretion of Foreign Substances

Acetazolamide has a significant theoretical and practical effect on the renal excretion of drugs which circulate as anions or cations. No effect has been reported on totally undissociated drugs, although increased excretion due to increased volume might in some cases, be expected. Creatinine and inulin clearances are not altered by acetazolamide (Berliner and Orloff, 1956).

The acute effects of acetazolamide on the excretion of ionized drugs are complicated by two major interrelated factors: a) Such drugs are normally excreted, in addition to glomerular filtration, by non-ionic diffusion and by active transport. Either process can operate in the direction of tubular reabsorption or excretion (Milne et al., 1958; Weiner and Mudge, 1964). b) Acetazolamide has two unrelated and sometimes opposing effects. As a carbonic anhydrase inhibitor it elevates urinary pH, predictably increasing the passive excretion of weak acids by ionic trapping, and reducing the excretion of bases (Milne et al., 1958). But as a weak acid itself, acetazolamide is actively secreted by the common mechanism for such anions, and can theoretically at least interfere with the active transport phase of any other weak acid. The recognition of these seemingly paradoxical events by WEINER et al. (1959) has made it possible to systematize the data in the literature, in spite of their apparent complexity. It must be appreciated that the active secretion of acetazolamide is entirely unrelated to its action as a carbonic anhydrase inhibitor; this is in fact the only such "alien" action treated in this review. The two elements cited in b) above could be dissociated by use of an inhibitor not subject to secretion (perhaps methazolamide, see Section 6) but this lies in the future. All the data in the present literature are based on acetazolamide.

In addition to these complications, much existing data are limited because acetazolamide was often used in ancillary fashion to the main purpose of the work, and is reported in qualitative terms; or reference is made to unpublished data; or work on alkalinization of the urine antedated acetazolamide. It is evident that much interesting work remains to be done in this area, and that certain of the problems will be simplified by use of an inhibitor not actively secreted.

With these limitations in mind, Table 5 provides a guide to the effect of carbonic anhydrase inhibition on the excretion of foreign substances (B), based on knowledge of their renal handling (A). The individual substances will be briefly analyzed in the following paragraphs.

Acetazolamide. In the dog, the excretion rate in acid urine is $1/3$ that in alkaline urine, indicating a component due to non-ionic diffusion (MAREN, 1956a). In

Table 5. *Renal handling of acidic and basic drugs: Effect of acetazolamide*

	A. Renal handling (f, k)			B. Effect of acetazolamide
		Active transport		
	Non-ionic diffusion	Reabsorption	Secretion	
Acetazolamide	+	?	+	Clearance less in acid than in alkaline urine (a). Secretion decreased by probenecid (b)
Salicylate	+ +	U	+	From initially acid urine, increases output; from alkaline urine, decreases (b)
Urate	Sl.	+ +	+	Decreases clearance in both a acute (c) and chronic (d) phase
Phenobarbital	+ +	U	0	Increases clearance (e); data not given
Sulfadiazine and congeners	+	?	0	No effect (f); data not given. Slight increase for sulfamethoxypyridazine (g)
Indolylacetate	+ +	U	+	Decreases clearance in alkaline urine (h)
Mecamylamine	+ +	U	+ +	Decreases clearance 90% from acid urine, quantitatively like $NaHCO_3$ (i)
Quinine, atabrine and congeners	+ +	U	+	Decreases clearance 90% like $NaHCO_3$; no data given (j)

+ + Definitely established, major role. — + Established, minor role. — U = unlikely; 0 = absent; Sl. = slight.

(a) MAREN (1956a); (b) WEINER et al. (1959); (c) YU and GUTMAN (1959); (d) AYVAZIAN and AYVAZIAN (1961); (e) WADDELL and BUTLER (1957); (f) MILNE et al. (1958); (g) JONES and FINLAND (1957); (h) EDWARDS et al. (1961); (i) BAER et al. (1956); (j) ORLOFF and BERLINER (1956); (k) WEINER and MUDGE (1964).

alkaline urine, clearance of unbound drug exceeds that of creatinine by about 50%; probenecid reduces this to about half that of creatinine (Weiner et al., 1959). The drug thus has a modest affinity for the renal secretory system. Because clearance is still moderate in acid urine (for a drug of pK_a 7.2, contrast phenobarbital) we provisionally assume that non-ionic diffusion is not fully operative, and there may be an element of active reabsorption.

Salicylate. When urine is acid, the salicylate clearance approaches zero, indicating high non-ionic diffusion (Weiner et al., 1959; Macpherson et al., 1955). Acetazolamide *increases* clearance to about 80% of GFR in man (Macpherson et al., 1955), but to about 20% of creatinine clearance in the dog (Weiner et al., 1959). At the same urinary pH (7.5—8.0) $NaHCO_3$ and hyperventilation have the same quantitative effect as acetazolamide on salicylate excretion in man (Macpherson et al., 1955), but in the dog $NaHCO_3$ has a somewhat greater effect than acetazolamide (Kaplan and Del Carmen, 1958). From initially alkaline urine in the dog at high flows, where net salicylate clearance is about equal to or higher than that of creatinine, acetazolamide *decreases* the value to about $^2/_3$. In this circumstance salicylate is actively secreted (inhibition by probenecid, and PAH) and acetazolamide effectively competes for this mechanism (Weiner et al., 1959). The inactive analogue, CL 13,850 (Maren, 1956b), has the same effect. It is thus clear that acetazolamide can influence both the major mechanisms of Table 5 A for salicylate handling. However, any secreted acid should reduce salicylate secretion, and an inhibitor that is not secreted should only affect non-ionic diffusion. Comparison of data from dog (Weiner et al., 1959; Kaplan and del Carmen, 1958) with that of man (Macpherson et al., 1955) suggests that in the latter species the competition for secretion between acetazolamide and salicylate is less important; thus as a therapeutic measure, urinary alkalinization by acetazolamide may be as effective as alkali in promoting salicylate excretion.

An unexplained aspect of this combination is the observation that 700 mg/kg of salicylate is lethal to rats when given with acetazolamide (5—20 mg/kg), but not alone or with sodium bicarbonate (Kaplan and del Carmen, 1958). The effects of metabolic or respiratory acidosis *per se* on the toxicity and distribution of salicylate, which might explain these findings, have not been studied.

Urate. The renal clearance of this important substance is but slightly influenced by non-ionic diffusion. In man, from initially acid urine, the clearance of about 10 ml/min is only increased about 30% by $NaHCO_3$ (Yu and Gutman, 1959). Acetazolamide decreases clearance to about 7 ml/min, following either the first intravenous dose (Yu and Gutman, 1959) or prolonged treatment (Ayvazian and Ayvazian, 1961), i.e. whether urine is alkaline or acid. These data can now be provisionally interpreted, by analogy to the effect of acetazolamide on salicylates, as modest interference with uric acid secretion and unrelated to carbonic anhydrase inhibition. The rise in plasma urate is minimal (Ayvazian and Ayvazian, 1961) and no gouty diathesis has been reported in patients receiving acetazolamide for many years. On the other hand, acetazolamide has been used to dissolve uric acid stones or sludge, through alkalinization of the urine. Final analysis of the interrelation between renal urate handling and carbonic anhydrase cannot be made, however, until experiments are done with inactive analogues of acetazolamide and non-secreted inhibitors.

Phenobarbital. This drug is avidly reabsorbed by non-ionic diffusion; its clearance is profoundly increased by elevation of pH and urine flow (Waddell and Butler, 1957). It is stated that at the same pH and urine flow, acetazolamide has less effect than $NaHCO_3$ (Waddell and Butler, 1957). This might be explained if, once again, there is a secretory component for phenobarbital ($pK_a = 7.2$)

usually masked by non-ionic diffusion, and in alkaline urine, secretion is somewhat repressed by acetazolamide. However, probenecid is said to have no effect on phenobarbital excretion (WADDEL and BUTLER, 1957); the pH of urine was not stated, and unless the experiment was done in alkaline urine, the data would be difficult to interpret. More data are needed, including work with control drugs and non-secreted inhibitors. Clinically, acetazolamide proved useful in phenobarbital poisoning, increasing its clearance about ten-fold (KELLEY et al., 1966).

Sulfadiazine and congeners. Most, if not all, of the sulfapyrimidines are reabsorbed, but the mechanism is not known with certainty. Non-ionic diffusion is suggested by dependence of their clearance on urine flow, and increase in their excretion by alkali (BEYER et al., 1944). Sulfadiazine does not appear to be secreted (BEYER et al., 1947). There is probably an element of active reabsorption in the case of sulfamethoxypyridiazine, whose clearance is very low: alkali and acetazolamide have the equivalent but slight effect of increasing its excretion in man (JONES and FINLAND, 1957). It is stated, without any data, that acetazolamide has no effect on the excretion of sulfadiazine, sulfamerazine, and sulfamethazine (MILNE et al., 1958). Further documentation is needed on this curiously neglected subject.

Indolylacetate. This has been studied only in alkaline urine, where acetazolamide decreases the clearance, in conformity to the idea of competition for the weak acid secretory mechanism (EDWARDS et al., 1961). As indicated above, this effect is presumably unrelated to carbonic anhydrase inhibition.

Mecamylamine (BAER et al., 1956). This base is maximally handled both by non-ionic (clearance in acid urine equal to renal blood flow). The effects of $NaHCO_3$ and acetazolamide are quantitatively alike, in decreasing clearance 90% from initially acid urine. Acetazolamide, would not be expected to interfere with the base secretion mechanism, although we now have quaternary ammonium carbonic anhydrase inhibitors that might do so.

Quinine, atabrine and congeners. Although less well-documented than mecamylamine with respect to the effects of acetazolamide and $NaHCO_3$, the results are comparable. The 90% decrease in clearance of these and allied bases (ORLOFF and BERLINER, 1956) is reasonable since for such substances non-ionic diffusion in the reabsorptive direction has a large effect on net clearance; pH changes are then of great significance in their excretion rate (WEINER and MUDGE, 1964).

d) Combinations of Renal Carbonic Anhydrase Inhibition with Other Diuretics

From work in our laboratory and recently by BAER et al. (1967) it is possible to catalogue the varying effects of carbonic anhydrase inhibition upon the renal action of representative drugs from the other main classes of diuretics; mercurials; theophylline; hydrochlorothiazide; ethacrynic acid; and amiloride.

Mercurials. MAREN (1958b) showed that when meralluride and acetazolamide were given together, chloruresis was notably less than following meralluride alone. This fits with the concept that acetazolamide initially causes an intracellular renal alkalosis, since a general metabolic alkalosis also represses the action of mercurials (ETHRIDGE et al., 1936; AXELROD and PITTS, 1952; LEVY et al., 1958). However, if acetazolamide is followed by meralluride in such fashion that the latter drug is given during acidosis, but after excretion of acetazolamide, the mercurial shows a strikingly enhanced effect. A typical schedule was acetazolamide (10 mg/kg) at 0 time and 12 hours, and meralluride at 24 hours (MAREN, 1958b). These experiments agree with prevailing ideas that all types of cellular metabolic acidosis enhance mercurial action (ETHRIDGE et al., 1936; MUDGE and HARDIN, 1956) by increasing

Table 6. *Acute effect of combined administration of a mercurial diuretic and a carbonic anhydrase inhibitor* (NECHAY, 1965)

	Drugs i.v.	mg/kg	Time after dose min	Urinary excretion rate µeq per minute				pH	Flow ml/min	GFR ml/min
				Na^+	K^+	Cl^-	HCO_3^-			
1	Controls		− 30 to 0	5 ± 6	5 ± 5	10 ± 5	< 2	5.6 ± 0.4	2.5 ± 0.5	44 ± 7
2	Mercaptomerin	16	0 to 30	39 ± 8	18 ± 5	41 ± 8	4 ± 3	5.5 ± 0.3	0.9 ± 0.4	21 ± 4
			30 to 60	318 ± 27	24 ± 14	323 ± 38	4 ± 2	5.7 ± 0.3	2.7 ± 0.1	46 ± 8
3	Acetazolamide	10	0 to 30	70 ± 12	65 ± 11	10 ± 2	119 ± 12	8.0 ± 0.1	2.0 ± 0.3	39 ± 5
			30 to 60	70 ± 6	51 ± 5	12 ± 2	96 ± 8	7.8 ± 0.1	1.4 ± 0.1	40 ± 7
4	Mercaptomerin	16	0 to 30	151 ± 12	81 ± 15	47 ± 3	148 ± 21	7.6 ± 0.1	2.3 ± 0.4	36 ± 6
	+ Acetazolamide	10	30 to 60	217 ± 19	50 ± 5	47 ± 4	207 ± 16	7.9 ± 0.1	1.1 ± 0.1	45 ± 8
5	Mercaptomerin	16	0 to 30	31 ± 9	17 ± 8	35 ± 10	8 ± 6	6.3 ± 0.3	0.5 ± 0.3	19 ± 3
	+ CL 13850	10	30 to 60	321 ± 32	23 ± 7	337 ± 42	14 ± 5	6.7 ± 0.3	3.7 ± 0.8	48 ± 9

All experiments in unanesthetized trained female beagles. Data are means ($n = 6 - 8$) ± S.E. — GFR = creatinine clearance.

dissociation of the organic mercurial to ionic Hg^{++} (WEINER et al., 1962). The failure of respiratory acidosis to alter the quantitative renal effect of mercurials (AXELROD and PITTS, 1952) has not been explained, and further experiments with more severe chemical alterations would be of interest.

NECHAY (1965) has provided a rigorous quantitative evaluation of the acute effects of mercaptomerin and acetazolamide when given together (Table 6). Principal attention should be given to the 30 to 60 minute period after drugs, because of the notable distortion of electrolyte excretion, flow, and glomerular filtration rate in the first 30 minutes after the mercurial. The effects of the combination (Row 4) are plainly due to carbonic anhydrase inhibition, since the control drug, CL 13,850, N-t-butyl acetazolamide, which is devoid of inhibitory activity (MAREN, 1956b), had no effect on mercurial action (compare Rows 5 and 2). Row 4 of Table 6 shows the following: chloride excretion due to mercury is almost totally repressed by acetazolamide; sodium output is almost half that expected if there were no interaction, i.e. if the two drugs were additive; potassium output is also less than additive; HCO_3^- output is increased over that of acetazolamide alone. Thus, the main actions of meralluride are repressed, in agreement with data of MAREN (1958b), and the explanation offered above. The finding of Table 6, that HCO_3^- output is somewhat increased by the combination, is not readily explained, but may be qualitatively similar to the theophylline effect (Table 1, Row M and Section 4a above) which was explained by increased proximal permeability to H$^+$, and hence greater participation of carbonic anhydrase. The special situation with respect to K$^+$ has been discussed above (Section 4a).

Theophylline. This has been thoroughly documented by NECHAY (1964). The effects of combination with any carbonic anhydrase inhibitor is mutual synergism with respect to Cl$^-$, Na$^+$, and HCO$_3^-$. The effect on K$^+$ is additive. The net result is to increase the Na$^+$/K$^+$ ratio, as discussed in Section 4a.

Hydrochlorothiazide. There was no interaction between this drug and acetazolamide. Excretion rates of those ions influenced by only one of the drugs (Cl$^-$ or HCO$_3^-$) was unchanged by the combination, while that of Na$^+$ was additive (NECHAY, 1964).

Ethacrynic acid. Fig. 2 shows data from NECHAY (1965) on the combination of this drug with acetazolamide. There is no significant interaction; the two anions

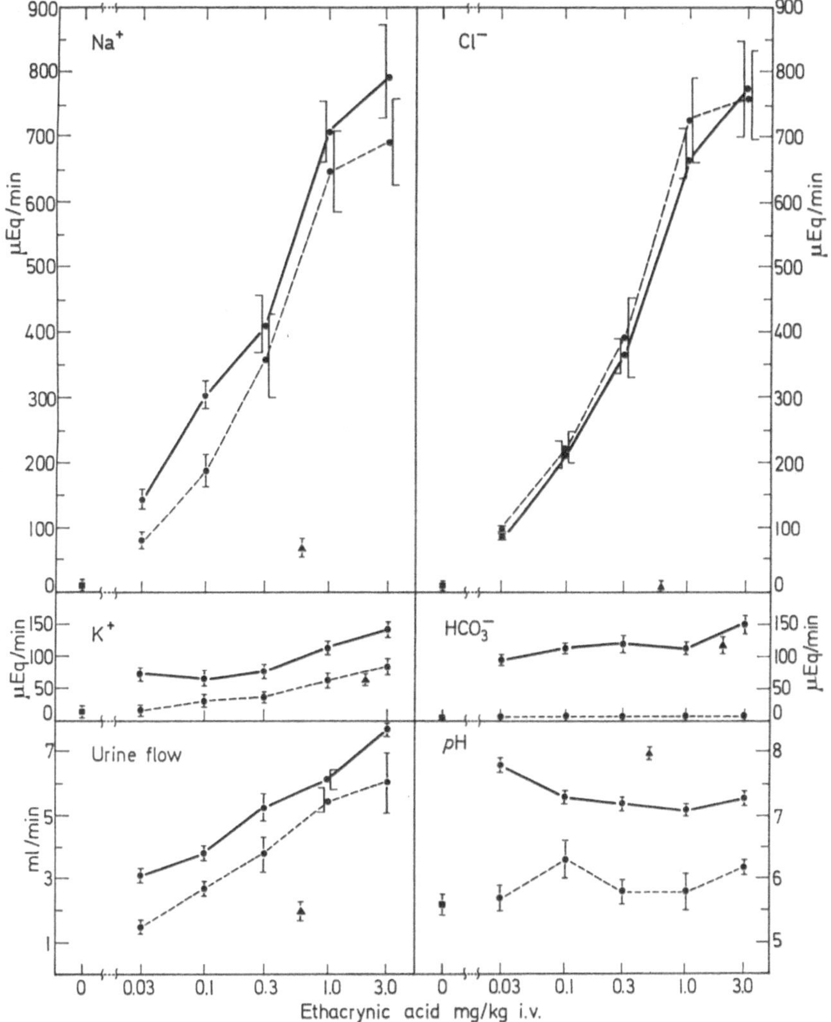

Fig. 2. Lack of interaction between acetazolamide and ethacrynic acid in the dog. Urinary excretion 0—30 minutes after intravenous injection of ethacrynic acid alone ●----●, and ethacrynic acid +10 mg/kg acetazolamide ●——●. ■ untreated dogs. ▲ 10 mg/kg acetazolamide alone. Vertical bars give standard errors $n = 6$—9. From NECHAY, 1965

(Cl⁻ or HCO_3^-) which are normally affected by only one of the drugs are unaffected by the combination; while the cations, which respond to both drugs, show additive effects.

Amiloride. This pyrazine and related compounds (cf. triamterene) elicits excretion of Na^+ and HCO_3^-. Cl⁻ output is minimal or absent; K^+ is retained (Baer et al., 1967; Hitzenberg et al., 1968). Data are consistent with an effect on ionic HCO_3^-, matched by Na^+, and repression of K^+-Na^+ exchange. This is clearly an exciting subject for future work.

Table 7 summarizes all of these results. Despite the fact that all four diuretics elicit primarily the excretion of sodium ion, the effects of carbonic anhydrase inhibition on their activity fill the entire range from repression to no effect to

Table 7. *The effect of simultaneous renal carbonic anhydrase inhibition on the renal action of theophylline, hydrochlorothiazide, mercaptomerin, ethacrynic acid, and amiloride. General summary*

Drug, i. v.	Cl⁻	HCO_3^-	Na^+	K^+	Comment
Acetazolamide (A)	—	↑	↑	↑	This and subsequent frames refer to doses of 10 mg/kg
Theophylline	↑	—	↑	↑	All effects potentiated mutually except K^+ (Nechay, 1964)
Theophylline + A	↑↑	↑↑	↑↑↑	↑↑	
Hydrochlorothiazide	↑	—	↑	↑ or —	No interaction. All effects additive (Nechay, 1964)
Hydrochlorothiazide + A	↑	↑	↑↑	↑	
Mercaptomerin	↑	—	↑	—	In the combination HCO_3^- response is somewhat augmented and Na^+ somewhat repressed (Table 6)
Mercaptomerin + A	—	↑	↑	↑	
Ethacrynic acid	↑	—	↑	↑	No interaction. All effects additive (Fig. 2)
Ethacrynic acid + A	↑	↑	↑↑	↑↑	
Amiloride	—	↑	↑	↓ or —	Depression of K^+ depends on baseline excretion and dose. (Baer et al., 1967; A. C. Ellison, unpublished).
Amiloride + A	—	↑↑	↑↑	↓ or —	

Arrow denotes response to the given drug or combination, and is not intended to show magnitude of response, i.e. Na^+ output after ethacrynic acid is larger than after acetazolamide. Multiple arrows show addition (↑↑) or potentiation (↑↑↑); — means no effect.

potentiation. Clearly in the cases of repression and potentiation, fuller understanding of the effects would lead to greater knowledge of the mechanism underlying actions, respectively of mercurials and theophylline. Lack of effect of ethacrynic acid and hydrochlorothiazide on the acetazolamide excretion pattern reflects the fact that a very high tubular saline load does not in itself alter the quantitative action of acetazolamide on HCO_3^- excretion. In such saline loading, acetazolamide does not increase the excretion of Cl⁻ (Pitts et al., 1958).

5. Metabolic Effects of Continued Renal Carbonic Anhydrase Inhibition

a) Sustained Plasma Concentration of Inhibitors

This section is chiefly based on four studies; one in dog (MAREN et al., 1954b) and three in man (COUNIHAN et al., 1954; BERNSTEIN, 1958; HANLEY and PLATTS, 1956a, 1956b). Some observations are also available in the rat (MAREN et al., 1954b). The data agree closely among the different species. In all these cases, acetazolamide was used. More recently, similar chronic studies in the dog using CL 11,366 (see Section 4b above) have been done which differ from companion data on acetazolamide in that the newer drug shows minimal or absent respiratory effect (TRAVIS et al., 1966). The effect on blood pH following acetazolamide is fundamentally due to the respiratory component, and will not be stressed in the following discussion. The effects on urinary and plasma HCO_3^-, and the chronic development of metabolic acidosis and "drug resistance", is the same for both drugs.

The principal finding is that on continuous carbonic anhydrase inhibition, the acidosis initially achieved, as described in the previous section, is maintained. Fig. 3 shows the sequence of events for the first 32 hours. A high concentration of inhibitor is maintained in plasma and urine throughout the experiment. Other work suggests that plasma must contain at least 2 µg/ml of acetazolamide for maximal renal effects. Although plasma bicarbonate declines maximally to about 12 mM in the first 8 hours, urinary HCO_3^- loss continues for an additional 16 hours. Clearly HCO_3^- is being lost from extravascular stores. At twenty-four hours, total base depletion [5] was 63 meq, or a mean of 6.4 meq/kg for all four experiments of this type. At this point, excretion of HCO_3^- reverted to normal. This magnitude of base loss is the limit that can be reached through renal carbonic anhydrase inhibition. Further administration of drug on the schedule of Fig. 3, or other dosage schedules, cannot elicit further loss. Fig. 3 shows that at the 24—32 hour period of drug treatment, urinary electrolytes were the same as those from untreated dogs. Precisely the same situation is seen in man (BERNSTEIN, 1958; HANLEY and PLATTS, 1956a, 1956b).

Thus, the organism is deadlocked in acidosis; it does not recover, or progress. The reasons have been discussed in connection with data of Table 1 (cf. Rows C, F and L): during acidosis, carbonic anhydrase inhibition has little effect on bicarbonate excretion, but does repress excess urinary acidification. The former phenomenon prevents continued loss of base; the latter prevents recovery.

Other observations in connection with chronic continuous administration of acetazolamide may be mentioned in summary, mainly from MAREN et al. (1954b) and HANLEY and PLATTS (1956a):

1. The situation in plasma and urine seen in the last period of Fig. 3 continues as long as drug is given: this was done for 16 months, using 100 mg/kg/day.

2. After the first day, urinary HCO_3^-, H^+, and NH_4^+ were the same as in control animals and man.

3. Urinary Na^+ and K^+ also reverted to normal; Na^+ on the second day and K^+ on the third or fourth. The net deficit of both of these ions was about 10%, but did not progress.

4. The deficit of buffer base, and of the fixed cations, could also be recognized by the urinary pattern during recovery. For example, in the experiment of Fig. 3, drug withdrawal elicited excess urinary $H^+ + NH_4^+$ of about 35 meq the first day, with negligible amounts of K^+ and Na^+.

---

[5] Calculated as the difference between base economy (urinary $H^+ + NH_4^+ - HCO_3^-$) in control and drug periods. Details of this caculation are given by MAREN et al. (1954b).

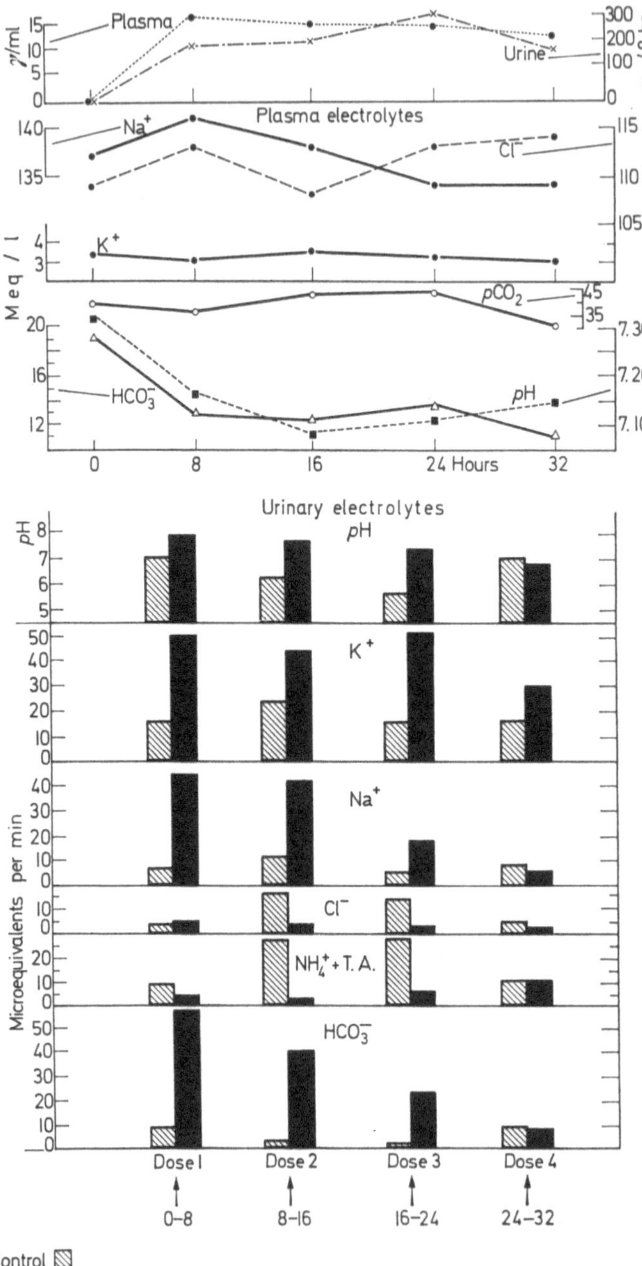

Fig. 3. Failure of renal response to sustained carbonic anhydrase inhibition. 33 mg/kg acetazol amide orally at 0, 8, 16 and 24 hours (solid bars). Control data, hatched bars. Top frame gives drug concentrations. Mean of four experiments in a single dog. From MAREN et al., 1954b

5. The chronic situation is one of generalized metabolic acidosis, which almost certainly includes the kidney. This is in contrast to the acute effect of carbonic anhydrase inhibition, which is to cause a renal alkalosis. When this principle is

understood and applied, other phenomena fall clearly in line; for example, citrate excretion is initially increased and later repressed (CRAWFORD et al., 1959), and even sodium excretion tends to be subnormal in the acidotic stage, as shown by the balance studies of MAREN et al. (1954b).

This is perhaps the first example of sustained metabolic acidosis in the absence of disease. It is of considerable interest therefore that in animals such treatment is usually quite innocuous, in terms of symptoms or of tissue pathology (MAREN et al., 1954a). Occasional complaints in man following acetazolamide are numbness and tingling of extremities, anorexia, and shortness of breath. It is yet to be found whether these are due to phases of the acidosis, or to direct effects on the organs involved.

b) Interrupted Plasma Concentrations of Inhibitors

When acetazolamide (or any other carbonic anhydrase inhibitor) is given as a single dose, the initial renal effect ("drug phase") will end at a time determined by the size of the dose, the K_I of the drug (Section 6a) and its decay rate from plasma (Section 6b). Following this, the "recovery phase" ensues, in which there is excess renal acidification and NH_4^+ excretion and ultimate restoration of acid-base balance. If "recovery phase" is given sufficient time, a second dose of drug will be fully effective. Fig. 1 shows the cycle of response and recovery, during a single day; Fig. 4 shows how this may continue as long as desired (MAREN et al., 1954b).

In the dog, and for acetazolamide, such a cycle permits essentially normal acid-base balance and renal response at 5 mg/kg/day. Drug phase ends and recovery begins when plasma concentration declines below 2 µg/ml, which occurs about 6 hours after dose. In the ensuing 18 hours, acid-base balance is restored (Fig. 1). In man the same schedule leads to moderate acidosis and failure of response (HANLEY and PLATTS, 1956b), but this is explicable on the basis that the dog responds quite rapidly to acidosis by excess NH_4^+ production (Fig. 1) while man takes at least a day for NH_4^+ output to reach effective levels either after acetazolamide induced or NH_4Cl acidosis (HANLEY and PLATTS, 1956b; SARTORIUS et al., 1949). Following 5—10 mg/kg i. v. in man, the renal response lasted 12 hours, although tending toward control levels at the 6—12 hour period. The base deficit was about 2 meq/kg. "Complete compensation for the acidosis required 3—7 days". About 80% of the dose was excreted in 6 hours, with equivalent drop in plasma concentration (ESSIG

Table 8. *Effect of dosage schedule on acidosis and renal response to acetazolamide in the dog* (MAREN *et al., 1954b)*

Oral dose mg/kg	Dose interval hours	Drug time[a] hrs/day	Mean Plasma[b] HCO_3^- mM	Base depletion[c] meq/kg	Renal response. Av. during chronic phase. % of initial HCO_3^- output.[d]
5	24	4—6	19	1.4	70
10	12	12—15	16	3.5	30
33	8	24	12	6.4	0
100	24	15	14	4.1	20

[a] Time at which plasma level exceeds 2 µg/ml.

[b] Normal value 20 mM.

[c] Judged by either initial urinary loss, or retention during recovery periods.

[d] This column gives the renal HCO_3^- response during the chronic phase, as % of the response obtained to the initial drug dose.

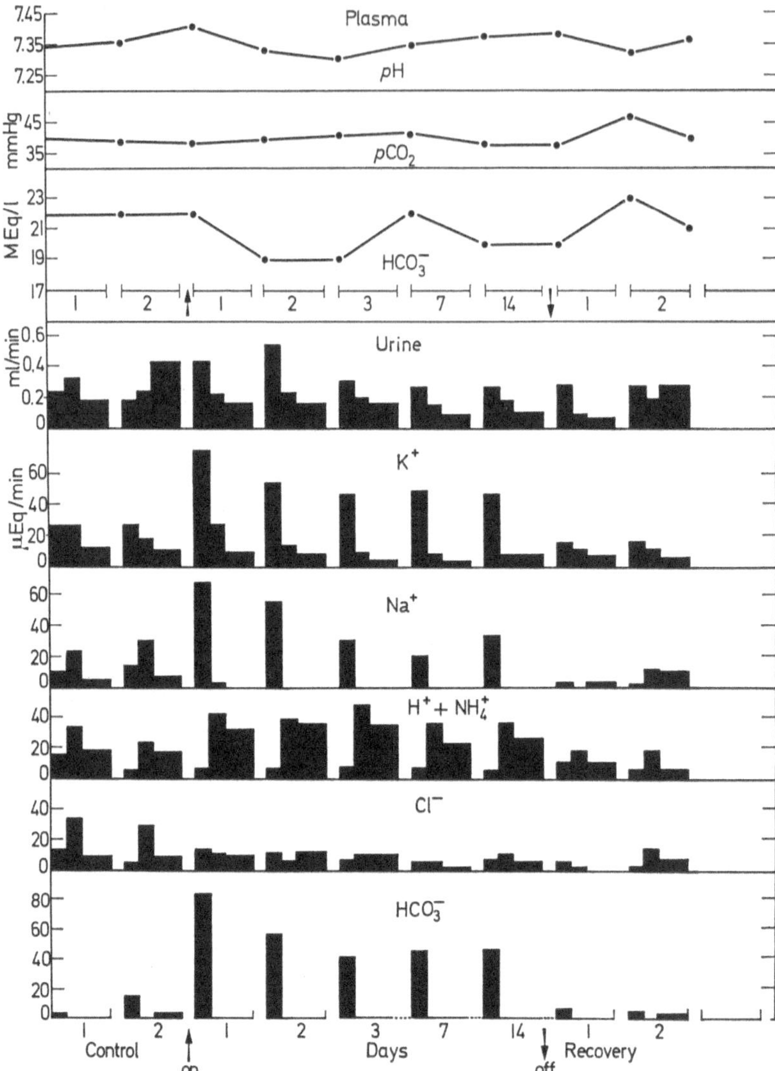

Fig. 4. Cyclic response and recovery from carbonic anhydrase inhibition. 5 mg/kg/day of acetazolamide, orally for 14 days. Drug given at 9 A.M. with food. Urine collection periods six hours each, starting at 9 A.M. From Maren et al., 1954b

et al., 1956). Except for this note, renal response in relation to plasma and urine concentration of drug has not been studied in man.

On the basis of these studies it is quite simple to predict the acid-base status following acetazolamide or congeners. The following rule applies: In the dog it takes three times as long to repair the base deficit caused by carbonic anhydrase inhibition, as it took to create it. This relates back to the fact that maximum HCO_3^- excretion in the drug phase is about 150 μeq/min; but under the stimulus of the induced acidosis excess $H^+ + NH_4^+$ usually does not exceed 50 μeq/min. Thus, a six-hour drug phase is repaired in 18 hours (Fig. 1 and 4): The acidosis of Fig. 3, created over a 24-hour period, will take about three days to repair (Maren et al., 1954b; Maren, 1956a), when drug is withdrawn.

Thus, we have two entirely different situations: in a) above, the drug produces acidosis and no continued diuretic effect; in b) there is no sustained acidosis, with preservation of diuretic activity. Between these poles there are levels of drug administration that produce intermediate effects, i.e. moderate acidosis and some renal response. This is a function of drug free time, as shown in Table 8 which summarizes the views of the present section.

6. General Chemical (a) and Pharmacological (b) Properties of Certain Carbonic Anhydrase Inhibitors. Toxicity (c) and Clinical Uses (d)

A large number of carbonic anhydrase inhibitors has been synthesized and assayed for *in vitro* activity and many have been studied for physiological effects. These compounds have been described in another review (MAREN, 1967). All unsubstituted aromatic sulfonamides (RSO_2NH_2) inhibit carbonic anhydrase at molar concentrations of 10^{-4} to 10^{-9}. Among organic compounds, only the sulfonamides are active in this range. Replacement of either H completely destroys activity. In general, heterocyclic compounds are more active than homocyclic, and the presence of both N and S in the ring enhance activity. Unlike most enzyme inhibitors, many of these compounds, including the most powerful, are entirely specific, having no known action against other enzymes or other physiological systems.

Inhibition appears kinetically reversible for acetazolamide (MAREN et al., 1954a) and ethoxzolamide (MAREN et al., 1960) as well as for the other three compounds of Table 9 (MAREN and WILEY, 1968). Sulfanilamide (DAVIS, 1959), acetazolamide (LEIBMAN et al., 1961), and methazolamide (MAREN and WILEY, 1968) show non-competitive kinetics at relatively low (< 15 mM CO_2) substrate concentrations. It will be appreciated that reversibility is also evident in the *in vivo* data (Fig. 1) and permits full study of drug and recovery phases. Non-competitive drugs have an advantage in physiological investigation, since their activity is not altered when substrate varies among cells.

In this section five representative drugs will be considered, with particular reference to their use as renal carbonic anhydrase inhibitors. Acetazolamide, methazolamide, and ethoxzolamide are in medical use; CL. 11, 366 is currently under investigation and sulfanilamide is an important chemical and biological standard. These five were selected because they encompass a wide range of activity against the enzyme, as well as varied chemical properties and physiological disposition. All are absolutely specific, and have no known action but carbonic anhydrase inhibition (excepting the antibacterial action of sulfanilamide). A synthesis of their diverse quantitative activities permits us to arrive at the goal of Section 7, the relation between enzyme activity and physiological effects.

Drugs of the chlorothiazide, chlorthalidon, and quinethezone type are excluded from this review. Their renal properties and pharamacology have been described elsewhere (BEYER and BAER, 1961). Although they are unsubstituted sulfonamides and hence carbonic anhydrase inhibitors, their chief renal effect, of chloride excretion matched by sodium, is clearly unrelated to carbonic anhydrase inhibition (MAREN and WILEY, 1964).

Certain drugs have both chloruretic and renal carbonic anhydrase inhibitory action at low doses. Examples are benzthiazide (P'AN et al., 1960) and dichlorophenamide (BEYER and BAER, 1961). Because of this dual action these compounds, although interesting medically and kinetically (LEIBMAN et al., 1961; MAREN et al., 1960) will not be considered here. They are reviewed by MAREN (1967).

Table 9. *Chemical and physical properties of carbonic anhydrase inhibitors*

Structure	Name and M. W.	K_I 37° $M \times 10^7$	pKa₁ and (pKa₂)	% unbound plasma			Partition Coeff. at pH 7.4		Sol'y in H_2O mg/100 ml	*In vitro* diffusibility		
				Dog	Man	Rabbit	Ether	CHCl₃		D cm²/sec $\times 10^5$ at pH 7.4	k in dog rbc from saline plasma hr⁻¹	hr⁻¹
(NH₂ / SO₂NH₂ benzene ring)	Sulfanil-amide 172	57	10.4	90 (a)	90	87	0.15	0.02	1500 (b)	0.85	42	34
CH₃—C—N—C² ⁵C—SO₂NH₂	Acetazol-amide 222	0.6	7.4 (9.1)	55 (c)	8 (d)	15	0.14	10⁻³	50 (c)	0.38	9	7
CH₃C—N=C C—SO₂NH₂	Methazol-amide 234	0.6	7.2	47	45	34	0.62	0.035	350	0.44	130	54
C₂H₅O—(ring)—C—SO₂NH₂	Ethoxzol-amide 258	0.02 (e)	8.1	3		5	140	25	4	0.93	>200	69
Ø—SO₂—N—C C—SO₂NH₂	CL 11366 320	0.05	3.2 (9.0)	8	5	4	0.001	10⁻⁴	45	0.71	13	0.6
References: other than in body of table		(f)	(g)	(e)	(e)	(g)	(g)	(e)	(e)	(h)	(h)	(h)

(a) MARSHALL et al. (1937c); (b) FRISK (1943); (c) MAREN et al. (1954a); (d) MAREN and ROBINSON (1960); (e) MAREN and WILEY (unpublished); (f) MAREN (1963b); (g) WISTRAND et al. (1961b); (h) HOLDER and HAYES (1965).

a) General Chemical Properties

Table 9 gives the chemical and physical properties of the five drugs under consideration.

K_I. The inhibition potency varies by about 3000-fold among the drugs. This permits assessment of inhibition *in vivo* both for a weak inhibitor, where the tissue concentration of drug (I_0) at the usual dose range greatly exceeds renal E_0 [about 10 μM in the dog (MAREN, 1963a)], and by contrast for a very strong inhibitor where (I_0) can virtually titrate (E_0) to produce physiological effects (MAREN, 1963c).

The K_I values are determined from the *in vitro* data by estimating the concentration of drug which halves the catalyzed CO_2 hydration rate, i.e. the (I_{50}). The conditions of the *in vitro* test have an impressive influence on the I_{50}, for all drugs except those in the ultrapowerful class, typified here by CL 11, 366 and ethoxzolamide (MAREN and WILEY, 1968). For these sequence and timing are less important, because affinity between enzyme and drug are very great. The particular conditions for the data of Table 9 are chosen to relate as closely as possible to the *in vivo* situation. The test is done at 37°. CO_2 gas is delivered to a solution of enzyme and indicator, to yield a substrate concentration of 3—5 mM. Inhibitor is added, and mixing continues for the time necessary to insure equilibration, which for these drugs varies between < 10 seconds to 2 minutes. Barbital buffer at pH 7.8 is added and the time for the pH to reach 7.4 is determined. Details are given in MAREN (1963b) and MAREN et al. (1960); for the present purpose, it is emphasized that the sequence of addition is comparable to a pharmacological experiment: also, the substrate concentration is kept as low as possible, and body temperature is used. The possible effects of cellular constituents are discussed in Section 7 a below.

For the (I_{50}) the Michaelis-Menten equation reduces to $K_I = (I_{50}) - 1/2(E_0)$. In the cases of sulfanilamide, acetazolamide, and methazolamide, I_{50} is at least ten-fold greater than E_0; hence the latter term may be neglected and $K_I = I_{50}$. For ethoxzolamide and CL 11, 366, I_{50} and $1/2 E_0$ are nearly equal and the K_I depends on accurate estimation of E_0. For these two drugs, association of (EI) is so great that the reaction may appear nearly irreversible; K_I approaches zero or the lower limit of these methods (10^{-10} M) and thus is not as precise as estimations for the weaker inhibitors (MAREN, 1963b; MAREN et al., 1960; MAREN and WILEY, 1968). Physical methods show also that even with drugs of very high affinity, binding is reversible (MAREN et al., 1961a).

pK_a. This measurement has been of particular importance in several different aspects of the subject.

First, it is clear from Table 9 that *in vitro* activity cannot be related in any simple way to pK_{a1}; indeed it seems of no importance whether a drug reacts in anionic or undissociated form with enzyme.

Thus, ethoxzolamide and CL 11, 366 each has close to maximal activity in the *in vitro* system used, since inhibition occurs when drug and enzyme are present in equimolar concentrations (MAREN et al., 1960). Yet at the pH of the test system (7.8 to 7.4) one drug is anionic and one largely undissociated. We have recently shown that a cationic inhibitor, N,N,N, triethyl-N-p-sulfonamidobenzyl ammonium bromide, has about the same activity as parent undissociated p-toluene sulfonamide (MAREN und WILEY, 1968). Thus, it is clear that attachment to enzyme is little, if any, influenced by ionization of the whole molecule, although the important specific role of the charge surrounding the $R—SO_2NH_2$ group has yet to be clarified.

Second, the variation in pK_a among these acidic drugs has made it possible to study carbonic anhydrase inhibition *in vivo* under different conditions of access of compound to target organ. The unionized sulfanilamide is readily diffusible into all tissues, as has been known for 30 years (MARSHALL et al., 1937a). On the other hand, the ionized CL 11,366 penetrates relatively poorly (TRAVIS et al., 1964, TRAVIS et al., 1966). The other drugs fit variations of this fundamental pattern. A complicating and interesting factor is the second dissociable proton in acetazolamide and CL 11,366. Elimination of this proton from acetazolamide led first to the N^2-methyl analogue and then to its isomer methazolamide (SISSON and MAREN, 1956; YOUNG et al., 1956), a compound more soluble in water and ether, and more diffusible than acetazolamide (Table 9). Significant quantitative pharmacological differences also emerged, as described in Section 7.

Finally, when the kidney is the target organ, pK_a influences tissue access through its effect on active uptake. In this small series, the lower the pK_a, the greater the ratio of renal concentration of drug to that unbound in plasma (Table 10). Thus, the same factor, ionization, which limits diffusion promotes active uptake, and CL 11,366 emerges as the most active renal drug (Section 7).

Plasma binding. In general, the most active inhibitors are highly bound (Table 9 and WISTRAND et al., 1961b). The low binding of sulfanilamide in all species is a factor in good penetration into tissues; to a lesser degree this is also true of methazolamide. It is recognized that high binding of drugs will limit diffusion into tissues, but not active uptake. Thus, in the data of Table 12 plasma binding can limit the renal concentration of drug (cf. ethoxzolamide), but this factor is outweighed by the process of active tubular transport (cf. CL 11,366).

Ether and $CHCl_3$ partition coefficient. Data in Table 9 are partially but not totally predictable on the basis of ionization and other structural features. The values for sulfanilamide are surprisingly low, but do not appear to limit tissue diffusion. Within broad limits, these values provide an index to lipid solubility and *relative* rates of entry into tissues. The $CHCl_3$ rather than the ether data agree well with k_{in} values for red cells (last column of Table 9) and may provide a reasonable guide to rates of biological diffusion. Absolute rates of diffusion through membranes are about 10^{-5} those in free solution; only large difference in partition coefficients are reflected in diffusion rates among these drugs (HOLDER and HAYES, 1965).

Solubility in water. These are included as chemical information without a clear knowledge of their biological import. The high diffusibility of sulfanilamide may be due in part to its water solubility. Or, perhaps, water solubility measures in part a property of the drug which also favors diffusion. It is of interest that methazolamide is both more lipid — and more water — soluble than acetazolamide, and about 10 times as diffusible. The solubility value for (the acid) CL 11,366 is not directly relevant to biological work since the circulating form is the soluble anion. Thus, a 10% solution of the sodium salt may be made by adding equimolar amounts of NaOH to drug; the resulting pH is about 7.5. Methazolamide also forms a soluble sodium salt at pH about 7.5. In the case of acetazolamide, because of the second pK_a, only about 30% of the drug circulates in the anionic form. The solutions of sodium salts of acetazolamide, ethoxzolamide and sulfanilamide have pH's from 9—11.

Diffusibility. It does not appear as if diffusibility in free solution at pH 7.4 varies greatly among these different drugs, despite their variations in structure and charge (Table 9). Measurements were also made at pH 5.0, but no major trends were found between diffusion of issodciated or undissociated species of a drug (HOLDER and HAYES, 1965).

On the other hand, very large differences were found in actual diffusion rates into red cells, which may be a reasonable model for tissues. From saline, the drugs fell into two groups: acetazolamide and CL 11,366 which diffused slowly (k_in ~ 10/hr); and sulfanilamide, methazolamide, and ethoxzolamide which diffused about 10 times as fast. Diffusion rates from plasma are lower than from saline. However, when these data are corrected for plasma protein binding, the values correspond closely to those from saline. Clearly, binding is a limiting factor. It is of interest that these diffusion rates agree with those obtained from plasma to aqueous humor (WISTRAND et al., 1961 b; HOLDER and HAYES, 1965).

b) General Pharmacological Properties

Distribution. Tables 10 and 11 show the physiological distribution of these five drugs. Emphasis is placed on data from dog and rat because comparisons among the different drugs are available; a fairly complete account of the absorption, distribution and excretion of acetazolamide is also available for man (MAREN and ROBINSON, 1960). TRAVIS et al. (1966) show preliminary data on CL 11,366 for man. Forsulfanilamide, earlier data by MARSHALL et al. (1937a) and by SHANNON (1943) show clearly that this drug yields approximately the concentration in tissues as in plasma. Tables 10 and 11 and related literature, yield the following. *Metabolism:* Sulfanilamide, acetazolamide and CL 11,366 are not or but slightly metabolized in the dog, and thus are eminently suitable for the analysis of the following section. Acetazolamide is rapidly excreted and not metabolized in the rabbit (WISTRAND, 1959) but only 35% is recovered in rat urine (MAREN et al., 1954a). Methazolamide and ethoxzolamide are in part metabolized in the dog to inactive substances which have not been identified. Their fate has not been studied in the other species. *Renal clearance:* WEINER et al. (1959) showed that acetazolamide is actively secreted, and reabsorbed by non-ionic diffusion in the dog. Because of the high binding and moderately short half-life in man, the same mechanism almost certainly applies. Methazolamide (SISSON and MAREN, 1956), like sulfanilamide (MARSHALL et al., 1937b), is probably not secreted, and if reabsorbed, only passively. Our unpublished data in dog show the following: The clearance of methazolamide in alkaline urine is less than that of creatinine and unaffected by probenecid. Ethoxzolamide has UV/P of 16 ml/min, but since plasma binding is 95%, there is a large secretory component. Probenecid reduces the clearance. This pattern is somewhat unusual for a lipid soluble, largely unionized drug. CL 11,366 is secreted maximally, and reduced by probenecid. Table 11 supports the renal clearance data in showing little renal uptake for methazolamide, some for acetazolamide and ethoxzolamide, and very marked effect for CL 11,366. *Apparent volume of distribution:* These data are applicable only if used within certain limits. When a large concentration of drug is involved in the test, so that physiological receptors (in this case mainly carbonic anhydrase itself) are saturated by a small fraction of administered drug, and particularly if protein binding is small, the volume of distribution is meaningful (sulfanilamide). In other cases (cf. a small dose of acetazolamide) it is more realistic to directly account for various body partitions, plasma binding, and receptor sites (MAREN and ROBINSON, 1960). In general, the volume of distribution, calculated by extrapolation back to zero time after intravenous injection, appears larger as the dose is lower, since an increasingly large fraction of the dose is then sequestered at the enzyme sites (see Fig. 2 in TRAVIS et al., 1964, for CL 11,366; also MAREN, 1967). A consideration of the various data does, however, suggest the important conclusion that, for these five drugs, the portion unbound to plasma protein is free to enter

Table 10. *Urinary excretion and decay rates of carbonic anhydrase inhibitors*

| Name | % excreted unchanged in urine | | | Plasma half-life in | | | $\dfrac{UV}{P_{total}}$ in dog | Apparent vol. dist. | | | Red cell half-life in dog |
	dog i.v.	dog oral	man oral	dog min	rabbit min	man min	ml/min	dose mg/kg	% body weight rabbit(a)	dog	days
Sulfanilamide	95 (b)	90 (b)	50 (c)	300 (d)	84 (a)	600 (c)	12 (e)	100	83	95 (b)	0.2 (d)
Acetazolamide	75 (f)	70 (f)	100 (f)	100 (f)	27 (a)	95 (g)	30 (f)	10	40	40 (f)	2 (d, h)
Methazolamide	30 (i)	30 (i)	20 (j)	150 (i, j)	53 (a)	300 (j)	8 (i, j)	10	30	42 (i)	2 (j)
Ethoxzolamide	40 (j)	—	—	50 (j)	25 (a)	300 (j)	16 (j)	1	55	50 (j)	8 (j)
CL 11, 366	85 (k)	40 (l)	35 (l)	20 (k)	35 (a)	60 (l)	120 (k, l)	10	16	23 (k)	3 (k)

(a) WISTRAND et al. (1961 b); (b) MARSHALL et al. (1937 a); (c) FRISK (1943); (d) MAREN et al. (1961 a); (e) MARSHALL et al. (1937 c); (f) MAREN et al. (1954 a); (g) MAREN and ROBINSON (1960); (h) MAREN (1963 a); (i) SISSON and MAREN (1956); (j) MAREN and WILEY, unpublished observations; (k) TRAVIS et al. (1964); (l) TRAVIS et al. (1966).

Table 11. *Tissue distribution of sulfonamides in the rat, 0,5 and 2 hours after drug.*
Concentration in μ moles/kg (MAREN, 1967)

	Hrs.	Plasma total	unbound	RBC	Muscle	Liver	Brain	Kidney cortex	medulla	Lung
Acetazolamide	0.5	101	33	112	56	290	4.8	246	370	28
20 mg/kg per os	2.0	32	11	101	42	115	3.5	111	197	24
Methazolamide	0.5	103	46	110	35	21	21	86	—	49
20 mg/kg per os	2.0	76	34	120	45	18	20	62	—	30
CL 11,366	0.5	182	18	96	19	96	3	865	836	106
32 mg/kg i.m.	2.0	10	1	70	2	8	<0.2	56	65	11
Ethoxzolamide *	0.5	122	6	66	7	17	11	39	—	23
26 mg/kg i.m.	2.0	14	1	111	2	10	3	12	—	8

* At 0.5 hrs. and 2.0 hrs. conc. in fat was 26 and 9 μM respectively.
At least 6 animals used for each point. All values corrected for blood in tissue.

body water (see also discussion below on Specific Organ Distribution). An example will make this clear: 10 mg/kg of CL 11,366 generates a plasma concentration of 60 mg/l yielding an apparent volume of distribution of 16%. But if 90% is bound to plasma proteins, 54 mg/l or 2.5 mg/kg is removed, and the free concentration generated by 7.5 mg/kg [minus that bound to carbonic anhydrase, about 0.3 mg/kg body weight (MAREN, 1961)] is 6 mg/l. The volume of distribution of unbound drug is thus about 100%. *Red cell decay:* Fig. 1 shows that after a single small dose of acetazolamide, the red cell concentration reaches a constant value of about 50 μM and declines only about 30% in the first day. This largely represents binding to carbonic anhydrase. Similarly, Table 11 shows no decline in red cell concentration of drug, during large changes in other tissues. The decay time is a function of the binding or inhibition constant (Table 8), but is also influenced by the rate of excretion of free drug. This accounts for small difference in decay between CL 11,366 and acetazolamide (Table 10) despite the rather large difference in K_I (TRAVIS et al., 1964). Ethoxzolamide, which is excreted at moderate rate, and has the lowest K_I, has the longest red cell half-life. The concentration in and elimination of drugs from red cells has no bearing on their renal effect. The matter is reviewed elsewhere (MAREN, 1967). *Tissue distribution:* Table 11 shows the distribution of these drugs in tissues of the rat. To these may be added sulfanilamide which shows roughly the same concentrations in all tissues as in plasma (SHANNON, 1943). Methazolamide, within a two-fold range (and excluding red cells), behaves in a similar manner. Acetazolamide and CL 11,366 are concentrated in kidney and liver, which actively secrete them (WEINER et al., 1959; TRAVIS et al., 1964; MAREN et al., 1966). The particularly high concentration of CL 11,366 in lung may be a vestige of the foetal lung's scretory function (ADAMS et al., 1963). CL 11,366 is conspicuously excluded from brain, as it is from CSF (TRAVIS et al., 1964) and aqueous humor (WISTRAND et al., 1961 b). In rats that received acetazolamide daily for six months, there was no evidence of continued tissue accumulation (MAREN et al., 1954 b): concentrations were quite similar to those of Table 11. This table also gives an index of the rate of disappearance of the drugs from the various tissues; that from plasma, muscle, brain, lung and liver are roughly parallel and reflect the rate of renal excretion discussed above. In kidney, disappearance also reflects loss of free drug (see equation 11 below) until the value of 8—12 μM is reached (cf. ethoxzolamide at 2 hrs), which is the concentration of carbonic anhydrase in the tissue (MAREN, 1967).

c) Toxicity

The long term (up to 16 months) high dose (up to 300 mg/kg per day) study of acetazolamide in rats and dogs showed no serious toxicity including pathological change, in adult, growing, and pregnent animals (MAREN et al., 1954a).[6] The literature contains a report that acetazolamide in doses of 60—750 mg/kg per day by mouth caused death in seven out of nine rabbits. Chemical findings were those of chronic interstitial nephritis but there were no visible pathological lesions. This finding has not been confirmed or denied for this or any other carbonic anhydrase inhibitor (BÜHLMAN et al., 1953). In man, the subjective sensations of weakness, numbness, tingling, anorexia, and breathlessness have all been reported, both for

---

[6] No fetal abnormalities were found in rats, rabbits, guinea pigs and dogs when drug was given at various states of pregnancy in doses up to 100 mg/kg per day. Recently, however, forelimb deformities have been found in 25% of the offspring of rats who received 200 mg/kg per day (LAYTON and HALLESY, 1965). See also WILSON et al. (1968). Ethoxzolamide also produced the lesion.

acetazolamide and ethoxzolamide (MOYER and FORD, 1958). Certain patients on these drugs feel a curious taste following carbonated beverages.

Carbonic anhydrase inhibitors are contraindicated in patients with liver disease because of production of impending hepatic coma characterized by flapping tremor, bizarre changes in mood, and confusion (EISENMENGER, W., cited in MAREN et al., 1954a). The mechanism is unknown, although it is generally associated with a rise in venous NH_4^+ (WEBSTER and DAVIDSON, 1956) and contraction of the arterio-venous NH_4^+ gradient (DAWSON et al., 1957) following acetazolamide. Chlorothiazide in high enough doses to alkalinize the urine also causes a rise in blood NH_4^+ (WEISBERG et al., 1966). Thus this serious toxicity is common to all carbonic anhydrase inhibitors, but fortunately only occurs in cirrhosis.

Acute toxicity is virtually non-existent for acetazolamide. The intravenous LD_{50} for mice is between 3—6 grams/kg. Rats, guinea pigs, monkeys and dogs all survive 500 mg/kg by vein (MAREN et al., 1954a).

Full papers have not appeared on the toxicity of methazolamide or ethoxzolamide, but unpublished reports from the companies involved (Lederle and Upjohn respectively) appear to recapitulate the experience with acetazolamide, including the clinical toxicity.

CL 11,366 is also non-toxic in animals at doses almost 300 times greater than required for renal effect (TRAVIS et al., 1966). Clinical trials have not yet been done; conceivably the absence of the respiratory effect and/or the exclusion from brain will obviate the symptoms listed above for the more general carbonic anhydrase inhibitors. This point certainly merits careful inquiry.

A special toxicity connected with the renal effect of acetazolamide is the formation of kidney stones under special conditions of diet and trauma. HARRISON and HARRISON (1955) showed that rats injected with Vitamin D and fed a high calcium, high phosphate diet developed renal stones when given acetazolamide. This had not been observed in earlier studies on high-dose acetazolamide treated dogs and rats (MAREN et al., 1954a) in which no special additions were made to the diet. EVANS and MACPHERSON (1956) partially resolved the question by showing that nephrocalcinosis in this situation is due to a complex interplay of factors and that Vitamin D and acetazolamide are synergistic. The suspected mechanism for stone formation following acetazolamide is generally held to be, at least in part, diminished citrate excretion in the urine during the chronic phase, (see Section 4a above) leading to failure of complexing calcium. It must be noted, however, that EVANS and MACPHERSON (1956) found stones in their acetazolamide treated animals even when the urine was kept alkaline and citrate accordingly increased. A number of papers have appeared reporting renal calculi in patients receiving continuous acetazolamide treatment for glaucoma (SHAH et al., 1958) although little account has been taken of the natural occurrence of stones in this age group. GILL and VERMEULEN (1962) have reviewed the literature, and again shown that acetazolamide alone does not cause stones in the rat, even when urinary citrate is reduced to 20% of normal. Surprisingly, however, cystotomy, with or without implantation of a disc in the bladder, together with acetazolamide caused stones throughout the urinary tract. They had the minimal composition $MgNH_4PO_4 \cdot 6H_2O$ and the data suggest that in chronic acetazolamide treatment the pH of the kidney fluid may be shifted slightly toward alkaline, even though the urine remains about normal. This encourages the formation of alkali-insoluble stones in the presence of adverse metabolic factors or of trauma.

In the 12 years since acetazolamide has been in clinical use, about a dozen reports have appeared on blood dyscrasias in individual patients. Thrombocytopenia is perhaps the most common of these disorders. As with other data of this type, cause and effect are not clear. The incidence, if any, must be extremely low.

Other general pharmacological functions. Acetazolamide shows few if any pharmacological effects unrelated to carbonic anhydrase inhibition (MAREN et al., 1954a). Non-renal effects of inhibition are reviewed elsewhere (MAREN, 1967). Pharmacodynamic effects were carefully sought following 10 mg/kg of ethoxzolamide to a barbitalized dog. There was no evidence of cholinergic, anticholinergic, anticholinesterase, adrenergic blocking, histaminic or ganglionic blocking activity (GRAHAM, 1955).

d) Clinical Uses

In this section a brief resume will be given of the clinical uses of carbonic anhydrase inhibitors that derive from their renal effect.

Acetazolamide as a diuretic in congestive heart failure. Most of the papers on this subject appeared in the years 1951—1955 and have been critically reviewed by BERLINER and ORLOFF (1956). A later review by LUDWIG (1961) emphasizing the European literature, should also be consulted. From the point of view of the clinician, the best source is probably the balanced and thoughtful essay by FRIEDBERG (1960), who was also the first to use acetazolamide in congestive heart disease. The subject may be conveniently divided into the following topics: i) acetazolamide in severe cardiac failure; ii) acetazolamide in mild to moderate failure; and iii) acetazolamide in conjunction with other diuretics.

i) In this group, characterized by necessity for hospitalization, almost sodium-free urine in control periods, and resistance to mercurial diuretics, acetazolamide has a useful effect in perhaps 20% of patients. Since most patients in this category do not show much initial response, the question of dosage schedule is not primary, and will be reserved for ii) below. It is of interest that the few patients that do respond show a chloruresis; the mechanism of this is obscure. Since it is clear that chloruresis does not follow carbonic anhydrase inhibition in the normal non-edematous mammal, there is an interesting unresolved problem here. Little work has been done on the subject since the development of clinically superior drugs such as the thiazides and ethacrynic acid.

ii) There are a large number of papers, cited in these reviews mentioned above, that indicate the effectiveness of acetazolamide in cardiac patients with mild to moderate edema. Rigorous assessment using the apparatus of placebo therapy and double-blind trial has rarely been done. There seems little doubt, however, that sodium diuresis and weight loss ensues in many such patients. Unfortunately the question of chloruresis has only been studied in a few cases; again there is a hint that this may occur in the successfully responding edematous patient. If the clinician were to follow the principle illustrated in Fig. 4, acetazolamide would be given at intervals long enough apart so that metabolic acidosis does not occur. Because man is slower to recover from metabolic acidosis via NH_4^+ secretion than the dog, the interval is longer, than that of Fig. 4, and should probably be 2—3 days. This point has been discussed by LUDWIG (1961) particularly in connection with HERKEN's work, in which 250 mgm of acetazolamide was given at one or two day intervals. In an illustrative case the patient showed an excellent sodium response, and lost 6 kg in two weeks, with only a slight fall in plasma HCO_3^-. In considering the possible merits of acetazolamide (or other carbonic anhydrase inhibitors) in the treatment of ambulatory cardiac patients, it must be stated unequivocally that there is no danger of K^+ loss, as there is with thiazides or ethacrynic acid. For although the initial K^+ loss is greater for the carbonic anhydrase inhibitors, the "brake" on continued loss is quite effective (Table 2 and

Maren et al., 1954b). To this writer's knowledge, no case of toxic depletion of K^+ has ever been reported for the carbonic anhydrase inhibitors, despite their round-the-clock long term use, particularly in the treatment of glaucoma (Becker, 1957).

iii) The pharmacological basis for the use of acetazolamide in conjunction with other diuretics has been given in chapter 4d above. Acetazolamide may be used to set the stage for, and to enhance the use of, a mercurial (Maren, 1958b), but the data of chapter 4d make it clear that close attention must be given to the timing and dosage. The principle is that acidosis should be elicited, but acetazolamide should be eliminated by the time the mercurial is given. A remarkably successful series of 12 patients with severe cardiac decompensation and resistance to mercurial diuretics, was treated in this fashion by Mellemgaard (1957). The scheme was to give a single oral dose of 500 mgm of acetazolamide on each of days $1-3$, and inject 2 ml of thiomerin on day 5. At that time plasma CO_2 was 5 mM below normal and there was a diuresis of about 2 liters. After a rest of 2 days the sequence was renewed. It was possible to maintain patients as long as 16 months on this schedule. NH_4Cl could be used in place of acetazolamide, but toxicity was much greater. The simultaneous administration of acetazolamide and theophylline (Nechay, 1964) has been tried clinically by Dr. Robert Cade in this hospital. Very satisfactory responses have occurred, but further work is necessary on the safety of long-term treatment before it can be recommended. The interesting suggestion of Falbriard et al. (1956) that acetazolamide be given with potassium citrate does not appear to have been followed.

Acetazolamide and dichlorophenamide in the treatment of states associated with CO_2 *retention.* This has perhaps been the most confusing and controversial of all the clinical problems associated with carbonic anhydrase inhibition. Detailed scrutiny is outside the purpose of this monograph, but since the basis for such treatment is the renal effect, an outline of the problem with reference to certain reviews and key papers will be given.

The literature through 1955 was reviewed by Berliner and Orloff (1956). In some dozen studies acetazolamide was given to patients with pulmonary emphysema. Perusal of these papers shows quite clearly that both the symptoms and the plasma pCO_2 could be unaltered, or changed in either direction. Dichlorophenamide[7] was introduced in 1957, and in about an equal number of papers, similar findings have been reported (see bibliography and discussion in Dorris et al., 1964). The goal of treatment was lowering of pCO_2, elevation of pO_2, and decrease of dyspnea, exercise intolerance, and clearing of the sensorium. The main basis for such changes would be the lowering of plasma HCO_3^- secondary to the renal effect. This in turn would increase ventilation, and if the cost of breathing were not increased, body pCO_2 would fall. A second benefit could be visualized as due to the diuresis; loss of mucus and water from the lungs might increase compliance and aid diffusion. The problem is put in good perspective with respect to many aspects of respiratory function by Taquini et al. (1957).

There is no doubt that these goals are achieved in some patients, with both drugs. However, from some of the published protocols, as well as from unpublished case reports by the reviewer's clinical associates, it seems clear that both drugs can also cause elevation of pCO_2 with narcosis particularly in the more severely ill patients. In a few cases, it seems likely that death was hastened by drug administration. The physiological pathway to such an adverse result is reasonably clear: inhibition of red cell carbonic anhydrase will cause CO_2 retention when

---

[7] Dichlorophenamide is not considered in this monograph because it is both a carbonic anhydrase inhibitor and a chloruretic. Comparatively little has been published on its pharmacology, see Beyer and Baer (1961) and Wistrand et al. (1961b).

pulmonary function is compromised. This is regularly seen in laboratory work when animals are anesthetized and not mechanically ventilated. The biochemical and physiological events which follow inhibition of the red cell enzyme are reviewed elsewhere (MAREN, 1967); the problem implicit in the use of these two drugs in chronic lung disease is critically evaluated by DORRIS et al. (1964).

Largely because of the unsatisfactory and fundamentally ambiguous situation recounted above, the renal and respiratory group in this laboratory have developed a drug which in the proper dose, elicits the full renal effect of carbonic anhydrase inhibition, but no physiological red cell inhibition (TRAVIS et al., 1964 and 1966). Clinical trials of this sulfonamide, CL 11,366, are presently underway.

The response to acetazolamide in severe congestive heart failure due to cor pulmonale, associated with hypercapnia, is quite different and considerably more satisfactory than that in heart disease of similar grade, without HCO_3^- elevation (SCHWARTZ et al., 1955). In this interesting and critical study, about half of 17 patients were notably improved. As with patients with pulmonary emphysema, pCO_2 change was unpredictable: in one case there was a profound fall, others showed a small drop or no change. Some patients became notably drowsy while on drug, and two who were "desperately ill prior to administration of the drug" died within 48 hours of the last dose; possibly CO_2 narcosis may have been a factor. These results suggest that studies with CL 11,366 would also be of interest in cor pulmonale, particulary if attention is given to the yet unsolved problem of the mechanism whereby Cl^- excretion may be enhanced when renal carbonic anhydrase is inhibited in hypercapnia.

Acetazolamide and congeners in miscellaneous states of edema and renal malfunction. There are a number of papers reporting the successful use of acetazolamide in the edema of pregnancy; two are cited which give good fluid and electrolyte data (ASHE et al., 1956; ASSAH et al., 1955). The drug has also been used in the treatment of premenstrual tension with edema (GREENBLATT, 1955), but no critical studies are at hand. Although more powerful diuretics are now available, acetazolamide still possesses the virtue of safety and a considerable degree of efficacy in these situations where severe Na^+ retention generally is not the case. Acetazolamide is useful when rapid alkalinization of the urine is desired; the basis for such treatment of the toxicity of certain drugs is discussed in Section 4c above. In the particular case of uric acid, alkalinization is used to dissolve the urate stone as well as to increase the urate clearance. Acetazolamide has been used in the treatment of hyperkalemia in glomerulonephritis, and proposed generally for the therapy of K^+ retention (MOSELY and BAROODY, 1955). The effect of acetazolamide is, however, markedly decreased in human renal disease (KAYE, 1955), and in a dog with severe interstitial nephritis the drug had no measureable effect although renal carbonic anhydrase was present (MAREN, 1958a). Failure of response is probably due to drastically altered hemodynamics.

Carbonic anhydrase inhibitors are of no value in ascites due to cirrhosis; the diuresis which ensues, if any, contains K^+ to match the HCO_3^-, with little effect on sodium (W. EISENMENGER, personal communication). Because of the special toxicity of these drugs in liver disease, cited in Section 6c above, they should be strictly contraindicated.

7. Connections between Enzymic and Physiological Findings

a) Relation between Enzyme Inhibition and Physiological Effect

This is a central issue in the present review and much of the foregoing data is a base for establishing such relations. This section is essentially a summary of the general treatment and data from MAREN (1963c) with some additional data on ethoxzolamide and methazolamide. The premise is that enzyme and inhibitor are at equilibrium within renal cortical cells; evidence to support this will be given. The question may also be raised as to whether cell constituents might radically alter the equilibrium. Ionic effects have been tested. The K_I of sulfanilamide at 37° was not changed in the presence of 140 mM KCl or $NaHCO_3$; K_I of acetazolamide is increased two- to three-fold under these conditions (MAREN and WILEY, 1968). There is nothing in our experience to suggest substantial alteration of K_I *in vivo* of any of the compounds of Table 9.

The K_I values of Table 9 were determined against dog blood enzyme. However, it is obviously important to study inhibition against the various fractions of dog kidney, for some of these drugs. An important consideration, also, is whether complete inhibition can readily be achieved *in vitro*, since it is conceivable that in a mixture of enzymes, the I_{50} (from which the K_I is usually calculated) is readily achieved, but one component of activity is resistant to the drug. Such a case would be best revealed by failure to achieve complete inhibition in the *in vitro* systems[8]. The following data are taken from current work by MAREN and ELLISON (1967), and attempt to answer the foregoing questions.

The I_{50}'s for acetazolamide against the supernate, microsomes, and mitochondrial fraction of dog renal carbonic anhydrase were all within the range $0.3—0.9 \times 10^{-7}$ M (0 °C in the carbonate buffer system, (cf. MAREN et al., 1960). Corresponding values for sulfanilamide were $37—63 \times 10^{-7}$ M, and for methazolamide $0.40—0.90 \times 10^{-7}$ M. It is clear that these values are so close to the K_I or I_{50} data of Table 9 that it is appropriate to use those data in the calculations that follow. There was no difficulty in approaching complete inhibition when acetazolamide was tested *in vitro* against dog kidney cortex which had been perfused free of blood. The I_{50} was 0.3×10^{-7} M, the I_{90} 1.2×10^{-7}, and the I_{95} 2.4×10^{-7}. The I_{95} — the concentration of drug to yield 95% inhibition — is the limit that can be determined accurately, since the *in vitro* system is not designed to distinguish well between 95% and 100% inhibition. The values obtained are reasonably close to those which may be calculated from Eqs. (12) or (13) below. It is, therefore, evident that renal carbonic anhydrase(s) are *chemically* susceptible to inhibition in the same quantitative way as the purified enzyme or the lysate from red cells. The question of whether such inhibition can proceed to completion in the *in vivo* milieu is a main issue in the treatment to follow.

Renal HCO_3^- output is presented as a function of the quantitative degree of enzyme inhibition in the canine kidney. The following terms are used.

$$i = \text{fractional inhibition} = \frac{E I}{E_0}, \tag{10}$$

where $E I$ is inhibited enzyme concentration and E_0 is enzyme concentration in untreated animals. In dog renal cortex $E_0 = 10$ μM (MAREN, 1963a).

$I_0 =$ drug concentration in renal cortex,

$$I_f = I_0 - E I = \text{free drug concentration in renal cortex}, \tag{11}$$

$K_I =$ dissociation constant of $E I$. $K_I \cong I_{50}$ when $I_0 \gg E_0$.

$$K_I = \frac{(E_0 - E I)(I_0 - E I)}{E I} . \tag{12}$$

---

[8] An example is provided by rat liver carbonic anhydrase (MAREN et al., 1966).

This full equilibrium expression between enzyme and inhibitor may be rearranged to yield:

$$i = \frac{I_f}{I_f + K_I} \tag{12a}$$

Eq. (12a) is the fundamental relation. Several means are at hand to find I_f:
1) When $I_0 \gg E_0$, and hence $I_0 \gg EI$, the latter term drops out of Eq. (11). Then $I_0 \cong I_f$, and

$$i = \frac{I_0}{I_0 + K_I} \tag{13}$$

This is the case for weak inhibitors as sulfanilamide at any effective dose, or strong inhibitors at high doses. 2) When inhibition is nearly complete, $EI = E_0 = 10\ \mu M$. Then $I_f = I_0 - 10\ \mu M$. 3) For certain drugs, their pharmacological distribution is such that I_f in tissues is closely approximated by the unbound concentration in plasma. In the present context this is true for sulfanilamide (SHANNON, 1943), and approximately so for methazolamide (Tables 11 and 12).

Table 12. *Concentration of carbonic anhydrase inhibitors in renal cortex of dog (*MAREN, *1963c, and* MAREN *and* WILEY, *unpubl.)*

Drug	Dose i. v. mg/kg	Time min	Plasma conc. total	unbound	Renal cortex conc.[a] I_0	I_f
					μmol per kg	
Sulfanilamide	5	15	41	37	58	48
Acetazolamide	5	15	36	20	75	65
	20	15	184	100	207	197
		24 hrs	0.3	0.2	11	~ 0
Methazolamide	3	15	25	11	25	15
Ethoxzolamide	1	15	6	0.22	10	~ 0
	10	45	107	10	40	30
CL 11, 366	0.1	15	0.3	0.03	8	~ 0
	0.3	15	2	0.2	18	8
	1.0	15	5	0.5	30	20

[a] $I_f = I_0 - EI.\ EI \cong E_0 = 10\ \mu M.$

The following treatment describes the renal pharmacology of these five drugs, in each case developing the relation between fractional enzyme inhibition (i) and HCO_3^- excretion.

Sulfanilamide. Table 13 shows that 100 mg/kg which yields 99.2% inhibition of carbonic anhydrase in all tissues including kidney, produces no renal effect. When 99.8% inhibition is achieved, about 50% renal effect is observed. Because sulfanilamide diffuses readily into cell water (SHANNON, 1943) and because $I_0 \gg E_0$, the values of i appear reliable in terms of interaction of inhibitor and enzyme *in vivo*. Even though some 10% of renal enzyme is in particulate material (KARLER and WOODBURY, 1960; MAREN and ELLISON, 1967), it seems reasonable to suppose that sulfanilamide does have access to nuclear material, microsomes, and mitochondria. Higher degrees of inhibition cannot be achieved because of toxicity of sulfanilamide at the very high doses used.

Acetazolamide. Fig. 5 shows a dose-response curve of acetazolamide, in terms also of fractional inhibition of renal enzyme. It is clear that 1 mg/kg (99% inhibition) produces partial and minimal effects; full effects are achieved at 10 mg/kg (99.96% inhibition). It is emphasized that maximal renal effects of carbonic anhydrase inhibition are achieved at this dose; the same is also true in rat (Maren

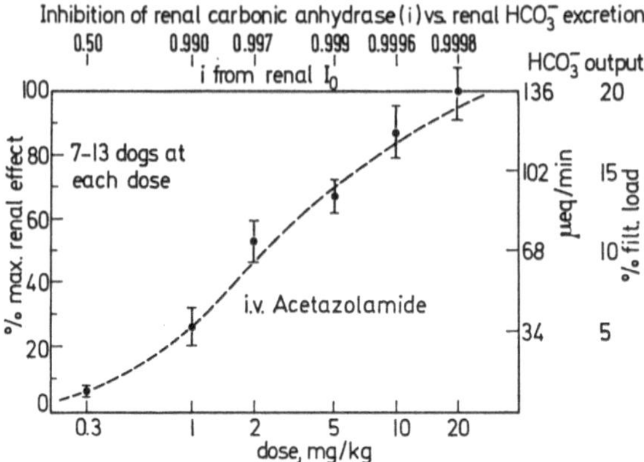

Fig. 5. Dose-response curve for acetazolamide, judged by HCO₃⁻ excretion rates 0—30 min. after dose. i calculated from equation 13. Each vertical line gives mean $\pm$ S.E. mean. Maren, 1963 c

et al., 1954 b) and in man (Counihan et al., 1954). Tables 11 and 12 show that for this drug, there is some accumulation in renal cortex, supporting the idea of active renal secretion (Weiner et al., 1959). (I_0) is sufficiently greater than (E_0) at doses of 5 mg/kg and up, so that as for sulfanilamide, fractional inhibition is virtually independent of the absolute concentration of (E_0).

Methazolamide. Fig. 6 A shows a similar dose-response curve for methazolamide. These new data are of interest in showing a drug with the distributional characteristics of sulfanilamide, but some 100 times more active against carbonic anhydrase

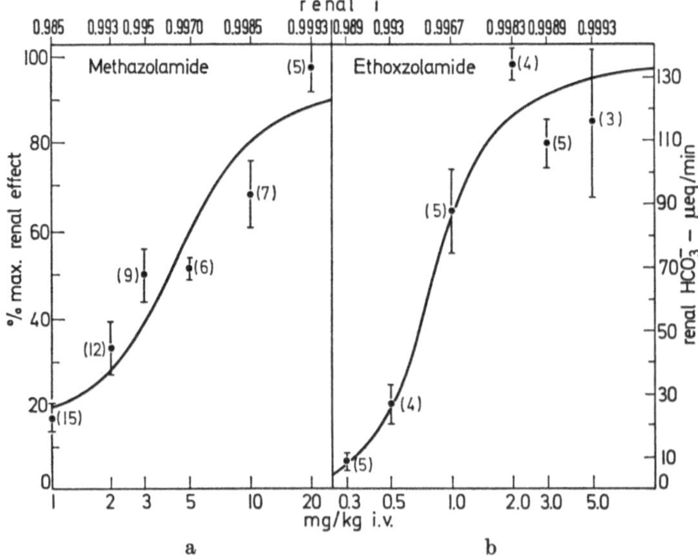

Fig. 6a. Dose-response curve for methazolamide. See legend for Fig. 5

Fig. 6b. Dose-response curve for ethoxzolamide. i calculated from equation 12. I_f in kidney estimated from its relation to unbound concentration in plasma (Table 12)

(Table 9). Tables 11 and 12 show the lack of concentration of methazolamide in tissues. As an inhibitor *in vitro*, methazolamide is virtually a twin of acetazolamide; the latter drug should be more active *in vivo* since it is concentrated in the renal cortex. Table 12 suggests that at equal doses, there is about 2 $1/2$ times more free acetazolamide than methazolamide in the renal cortex. As noted in Section 6b, acetazolamide is secreted, methazolamide is not. The prediction with respect to activity is borne out (compare Fig. 5 and 6 A). Fifty percent of maximal renal effect is achieved with 2 mg/kg acetazolamide, and 4 mg/kg methazolamide. Maximal effects require 20 mg/kg of methazolamide, again twice the dose required for acetazolamide.

A point of practical medical application is revealed here: Methazolamide is more active than acetazolamide in lowering intraocular pressure probably because it penetrates better into the ciliary process. In the rabbit eye, methazolamide is fully active at 2—4 mg/kg, whereas acetazolamide has little activity below 5—10 mg/kg (WISTRAND et al., 1961 b). It may thus be possible to treat glaucoma using about 150 mg methazolamide, with little renal effect. BERNSTEIN's (1958) data suggest also that acetazolamide is slightly more active in man than methazolamide in promoting renal HCO_3^- excretion. BECKER (1957) had called attention to these facts on the basis of clinical observations almost 10 years ago but they have been largely neglected. Certain discerning ophthalmologists (BALLINTINE, 1964) however, have used methazolamide exclusively for glaucoma on the rational grounds that the renal effect, while it may not be harmful, is not desired. The question of which target organ is the basis for the clinical toxicity of acetazolamide, or any carbonic anhydrase inhibitors, has not yet been answered.

Table 13. *Effect of sulfanilamide on renal HCO_3^- excretion* (MAREN, *1963c*)

Dose mg/kg	Route	HCO_3^- output μmol/min	% Maximum renal Effect[a]	I_0 plasma = renal μmol/kg	$i = \dfrac{I_0}{I_0 + K_I}$
100	i. v.	0	0	700	0.992
1000	oral	54	40	2300	0.998

[a] 60—90 minutes after dose. Urine was acid in pre-drug periods.

Ethoxzolamide. Fig. 6 B gives new data relating dose of ethoxzolamide to renal effect and fractional inhibition of renal cortex carbonic anhydrase. Maximal activity is found at 2 mg/kg, with $i = 0.9983$. Since the K_I shows ethoxzolamide to be some 30 times as active as acetazolamide, we must inquire why it is only about five times as active on the kidney. Table 12 shows that ethoxzolamide yields a ratio of renal I_t/plasma unbound of about 3, comparable to acetazolamide. Table 10 shows the renal clearance, UV/P, of 16 ml/min, but since 97% of the drug (at plasma concentration of 1—3 μg/ml) is bound to plasma protein, it is clearly secreted, confirming the data showing uptake into the cortex. We have recently shown that probenecid reduces the clearance of ethoxzolamide (MAREN and WILEY, unpublished observations). The limiting factor in the activity of ethoxzolamide appears to be plasma binding, coupled with only modest affinity for renal tissue. The unbound moiety in plasma is extremely small, and this is only elevated three-fold in the kidney. Ethoxzolamide has such a low K_I that full renal activity is elicited with I_t as little as 1 μM, which is only a slight (10%) excess over EI. Both *in vitro* (MAREN et al., 1960) and *in vivo* (MAREN, 1963c), drugs of this K_I

react virtually quantitatively with enzyme, requiring almost no excess to drive the reaction $E_0 + I_0 \rightarrow EI$. If there were no plasma binding this would be achieved with about 0.1 mg/kg. This is the first clear quantitative example of how plasma binding can decrease the activity of a renal drug.

Ethoxzolamide, like the three drugs already considered, diffuses reasonably well into tissues, when account is taken of plasma binding. Penetration into red cells is rapid (HOLDER and HAYES, 1965), and cerebrospinal fluid and aqueous humor concentrations are $25-100\%$ of the plasma unbound fraction, within the first hour after intravenous injection in the dog (MAREN and WILEY, unpublished observations). These findings doubtless reflect the high pK_a and lipid solubility (Table 9). Ethoxzolamide will not be expected to discriminate among the various tissues, and indeed its quantitative activity in reducing intraocular pressure in the rabbit (WISTRAND et al., 1961b) is the same as that observed for the dog kidney (Table 7 B).

CL 11,366. Fig. 7 shows that this drug produces close to maximal effects at 0.3 mg/kg and certainly full effects at 1 mg/kg. At these doses, i is > 0.99. [As mentioned previously and examined in some detail in MAREN (1963c), i cannot be

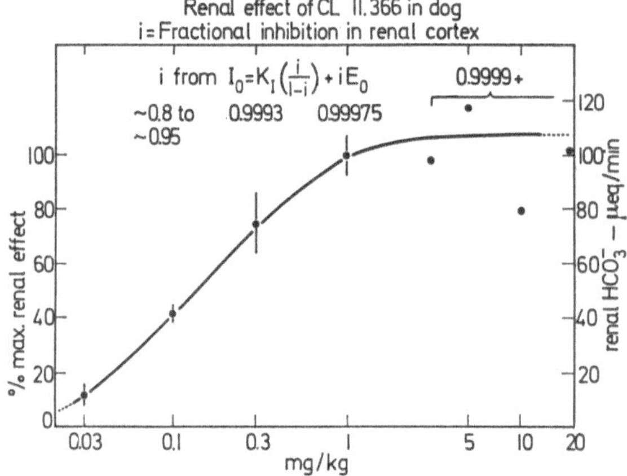

Fig. 7. Dose-response curve for CL 11,366. See legend for Fig. 5. From MAREN, 1963c

precisely evaluated for a drug of this K_I in the range 0.5 to 0.99, since it is dependent on knowing E_0 with more accuracy than is possible.] Thus, on a weight basis, it is the most active renal drug cited here. The basis for this is implicit in Tables 11 and 12, which show that the kidney concentrates CL 11,366 some 60-fold from its unbound concentration in plasma. Thus, despite extensive plasma binding, very high levels in renal tissure are achieved. The half-life (Table 10) and renal clearance (TRAVIS et al., 1964) suggest that this drug is secreted at the rate of renal plasma flow. It is thus clear that secretion of a carbonic anhydrase inhibitor by renal cells does not interfere with its activity, for if inhibition were calculated on the basis of the drug that diffused from the unbound moiety in plasma (if indeed such ready diffusion even takes place) it would be negligible (MAREN, 1963c).

Because of its anionic character and the limitations imposed by plasma binding, CL 11,366 diffuses poorly into red cells *in vitro* (HOLDER and HAYES, 1965), and *in vivo* (TRAVIS et al., 1964). Thus, at doses which elicit full renal effect, physiological inhibition of red cell carbonic anhydrase does not occur (TRAVIS et al., 1964). Similarly, reduction of intraocular pressure requires some 60 mg/kg (WISTRAND et al., 1961b). CL 11,366 is also relatively inactive against other physiological systems susceptible to acetazolamide and methazolamide, for example gastric secretion and cerebrospinal fluid flow in the dog (TRAVIS et al., 1964). It is clear that by appropriate manipulation of chemical properties (Table 9) drugs of this class can be made with specific physiological effects.

b) Influence of the Physical and Chemical Properties of the Drugs on Renal Effect

The renal response in terms of fractional enzyme inhibition is summarized for all five drugs in Table 14. It is apparent that despite the very diverse chemical and physical properties of these five drugs, which ordain that they arrive in the

Table 14. *Renal cortex concentration of sulfonamides, and fractional enzyme inhibition, at dose for 50% maximal renal effect*

Drug and ref.	Dose mg/kg	Pl$_{unb}$ μmol/kg	Renal I_f[a]	Renal i[c]
Sulfanilamide				
Table 13 (40%)	1000	2100	2300	0.9976
Acetazolamide				
Fig. 5	2	8	24	0.9975
Methazolamide				
Fig. 6	3	11	15	0.9960
Ethoxzolamide				
Fig. 6	0.8	0.18	0.5[b]	0.9960
CL 11, 366				
Fig. 7	0.15	0.05	2[b]	0.9975

[a] For the first three drugs, I_f = total concentration in renal cortex (I_0 or I_{total}) minus E_0, which at $i \cong 0.99$, is $\cong EI$. See Table 12 for basis for calculations.

[b] These values were not actually measured in the renal cortex. Since $E_0 = \sim 10$ μmol/kg, EI and hence measured I_{total} was about this value. Thus I_f could not accurately be obtained as $I_{total} - E_0$ as above, but was estimated from known relations of renal I_f: unbound concentration in plasma. See text and Table 12.

[c] $i = I_f/K_I + I_f$. See Table 9 for K_I.

renal cells by different routes and at different concentrations relative to plasma, fractional inhibition is close to the same for all drugs, at the same renal effect. It is thus tempting to believe that renal carbonic anhydrase not only in cell water but in the particulate fractions, is fully accessible to all of these drugs. Given 10,000 parts of enzyme in the normal kidney, 25—40 parts are needed for 50% renal activity. From the lower values of Fig. 5—7 which are more difficult to quantify, 100—200 parts (of the 10,000) appear necessary for full activity. From the upper values of the curves, it seems clear that renal carbonic anhydrase activity is not manifest at all when 5—15 parts are free.

c) Relation between Enzyme Concentration and Physiological Rates

It is of interest to relate the conclusions of b) above to those derived from rate data of Sections 2 and 3. There, it was shown that the enzyme in the kidney, if operating without restriction, could catalyze the formation of 800,000 μmoles H$^+$/min (V_E Eq (5)) but that *in vivo* the usual enzymic rate (V_{cat}) is about 170 μmoles/min. By increasing removal of product, this may reach 665 μmoles/min. These rate data at first analysis then suggest that there is a 1,000—5,000-fold "excess" of enzyme in the kidney. But this requires some reconsideration in the light of the inhibition data of the present section which shows that real excess is some 100-fold, since the dose response curves begin at about 99%. We must define "excess" in this context; it is taken to mean reserve, or unnecessary for ordinary function.

It appears then that for physiological needs the enzyme does not have to function at the capacity of Eq. (5), but perhaps at 1% of this value, 8,000 μmoles H^+/min if there were unrestricted removal of product. The large difference between this value and even the highest known catalyzed acidification rate (Table 1 K; 665 μmoles/min) insures rapid approach to equilibrium when gradients of substrates CO_2 and HCO_3^- away from equilibrium are exceedingly small, and the uncatalyzed rates inadequate for restoration.

In terms of the theoretical magnification of the uncatalyzed rate (V_E/V_{unc}), this number is $\dfrac{800\,000}{100} = 8000$. But the actual magnification necessary, at most, is $\dfrac{665}{100} \cong 7$. This again suggests a 1000-fold "excess" of enzyme. As indicated above, however, and based on inhibition data, it is likely that the true excess is closer to 100-fold.

The present position then is that about 1% of renal carbonic anhydrase is used physiologically. The remainder may be termed "excess", or reserve, analogous to many anatomical and functional systems in the body. This 1% (about 0.1 μM) however, provides a very generous amount of enzyme, both by comparison to known acidification rates and to V_{unc}, so that near equilibrium may be maintained following very small changes in intracellular substrate concentration, or at any known transport rate of product out of the cell.

8. Intimate Views of Carbonic Anhydrase and Renal Acidification in the Renal Tubule

An essay on renal carbonic anhydrase inhibitors implicitly includes consideration of the acid-secreting structure and function of the kidney. This in itself is worthy of a separate monograph, in view of the large amount of work and controversy that has ensued since the pioneering investigation of PITTS and ALEXANDER (1945). The present chapter is an attempt to summarize the best of this work as it particularly relates to the role of carbonic anhydrase, and to reach a working scheme which fits the physiological and pharmacological evidence.

The following reviews provide useful source material and challenging concepts on the more general subject of renal acidification: PITTS (1958, 1963), WALSER and MUDGE (1960), BRODSKY and CARRASQUER (1962), RECTOR (1965c). This section is divided into the several topics that have been the central issues in the field.

Source of urinary acid. Direct evidence for CO_2 as a reactant in the formation of urinary acid rests solely on the experiments with carbonic anhydrase inhibitors. Since these drugs' only function is to inhibit the reversible hydration of CO_2, their action in reducing urinary acidity gave rise to the basic concept that some or all of HCO_3^- reabsorption and H^+ and NH_4^+ excretion is accountable to the hydration of CO_2 within the tubule. The anatomical and quantitative chemical details are less certain, but we have settled on the following tentative scheme.

It is convenient to regard the renal cell as a device for separating H^+ and OH^- ions. The source of these ions can be either the dissociation of water or the oxidation of glucose. A near infinite supply is thus available; the decisive element is their separation within the cell, about which nothing is known. Yet it must occur, with H^+ mobilized in some fashion near the luminal border and OH^- near the blood border. No matter how one wishes to write the reaction between CO_2 and H_2O, the basic equilibria at pH 5—7 are:

$$HO^- + H^+ \rightleftharpoons H_2O$$
$$CO_2 + H_2O \overset{c.a.}{\rightleftharpoons} H_2CO_3 \qquad (14)$$
$$\underline{H_2CO_3 \rightleftharpoons HCO_3^- + H^+}$$
$$HO^- + CO_2 \overset{c.a.}{\rightleftharpoons} HCO_3^-$$

This may be considered the overall and ultimate effect: buffering of OH^- by CO_2 at the blood side while H^+ is transferred to the lumen. In this scheme CO_2 is not depleted, as it is merely returned to the blood as HCO_3^-, whence it achieves equilibrium with H_2CO_3 and CO_2, the latter diffusing once again into the cell. It may in fact be shown that CO_2 from renal metabolism and blood flow is adequate to sustain the highest known rates of CO_2 dependent acidification and HCO_3^- reabsorption (MAREN, 1963 b), but this argument implies exhaustion of substrate at a far lower level than is realistic, since CO_2 is not actually lost from the system. The only component lost is H^+, particularly during experiments of the type of Table 1 M, but since the ultimate source is water, this too can be regarded as inexhaustible. In conclusion then, it is assumed that substrates are maintained in this situation.

Since neither lack of enzyme (Eq. (5)) nor depletion of substrate normally limits the rate, it appears that the normal reaction in vivo is greatly slowed by the accumulation of the products, H^+ or OH^- within the cell. In this fashion also, inhibition of enzyme within the cell as applied to reaction 14, results in accumulation of OH^-, which reduces H^+ formation. Hyperventilation and metabolic alkalosis have similar effects[9].

These considerations apply throughout the nephron, since carbonic anhydrase, so far as is presently known, is found in proximal and distal segments (MAREN, 1959, and POLLAK et al., 1965). However, the function of the H^+ formed in these carbonic anhydrase dependent reactions varies throughout the tubule, as outlined in the following sections.

Proximal tubule. The major role of the carbonic anhydrase system here is acid secretion serving the reabsorption of HCO_3^-, following its conversion to H_2CO_3 and CO_2. Stop-flow studies in dog reveal a decrease in proximal Na^+ reabsorption after acetazolamide, of the magnitude associated with the unreabsorbed HCO_3^- ion (PITTS, 1958). Micropuncture studies in the rat show that the normal proximal lumen fluid pH is 6.8—7.1, whence HCO_3^- concentration is 6—12 mM (RECTOR et al., 1965b; GOTTSCHALK et al., 1960; CLAPP et al., 1963). Since the volume of fluid in the proximal segment is reduced by at least 60% in the first $^2/_3$ of the tubule, it is evident that at least 80% of filtered HCO_3^- is reabsorbed here. This figure approaches 100% if one extrapolates to the inaccessible final segment of the proximal tubule. After CL 11,366 or acetazolamide, the concentration of HCO_3^- in the proximal tubule rises to about 40 mM (RECTOR et al., 1965b; CLAPP et al., 1963), but since the volume relations are not known, this type of experiment does not necessarily tell what fraction of HCO_3^- reabsorption is dependent on formation of H^+ from CO_2. RECTOR (1965a) has estimated it from his micropuncture data to be 60%. Micropuncture studies in dogs (DIRKS et al., 1966) show that acetazolamide is the only diuretic which acts proximally. The stop-flow and micropuncture experiments are compatible with the results of Table 1, from which the contribu-

---

[9] The alkalinization of urine in hyperventilation is clearly due to OH^- within the renal cell, not to lowered pCO_2. Equations 4 and 5 show that the enzymic hydration of CO_2 can go very repidly at very low (CO_2).

tion of CO_2 to HCO_3^- reabsorption was estimated as $31-63\%$, chiefly through the catalyzed rate.

The electrical potentials recorded from the proximal tubule (cited and diagrammed by Pitts, 1963) show peritubular fluid about 20 mV positive to the lumen. From the Nernst equation, HCO_3^- would then move down its electrochemical gradient from lumen to blood, until the lumen concentration is about 10 mM. But recently it has been claimed that the transtubular potential in rat proximal tubule is zero (Frömter and Hegel, 1966). There is then an active or passive acidification mechanism, apart from addition of H^+ to lumenal fluid. The most reasonable process is ionic HCO_3^- reabsorption. Stop-flow analysis suggests that Na^+ is the counter ion to proximal bicarbonate reabsorption from all sources (Pitts, 1958). A passive process (at $+20$ mV) could reduce the pH of luminal fluid in the rat to about 7.0: if there is no potential, it must be active. [HCO_3^- reabsorption must be wholly or in part the primitive mechanism for acidification in the elasmobranchii, where there is no carbonic anhydrase, and where V_{unc} is not enough to explain HCO_3^- reabsorption and H^+ secretion (Maren, 1963 b). Urine pH is 5.8 and rapid proximal acidification may be readily visualized (Gottschalk and Mylle, 1959).] However, when urine bicarbonate concentration drops to < 10 mM in the rat, either H^+ secretion or active HCO_3^- reabsorption against the electro-chemical gradient must be invoked (Brodsky and Carrasquer, 1962). Suggestive evidence in favor of an active anionic process in the dog is furnished by inhibition of HCO_3^- reabsorption by maleate (Berliner et al., 1950).

It appears to the writer that both the passive and active reabsorption of HCO_3^- have been neglected, and that they represent mechanisms at least as fundamental and necessary to the organism as those for H^+ secretion. A physiological model for HCO_3^- reabsorption as such in the absence of carbonic anhydrase is furnished by the turtle bladder (Schilb and Brodsky, 1966). It is also interesting that the renal tubule is at least somewhat permeable to HCO_3^- ion, as shown by Bank and Aynedjian (1967).

In the general scheme of acidification in the proximal tubule:

$$HCO_3 + H^+ \rightleftharpoons H_2CO_3 \overset{\text{c.a.}}{\rightleftharpoons} CO_2 + H_2O \qquad (15)$$

$$\begin{array}{ccc}
\text{filtered} & & \\
\text{into} & \text{from} & \text{reabsorbed} \\
\text{lumen} & \text{cell} & \text{from lumen}
\end{array}$$

the detail of the $H_2CO_3 \rightleftharpoons CO_2$ equilibria in the lumen, and the mechanism whereby either species is returned to the blood, has received recent attention. Walser and Mudge (1960) suggested that if CO_2 is the species reabsorbed, luminal pH must be 6.4 or less to keep the H_2CO_3 concentration high enough to drive the uncatalyzed dehydration reaction at the known rate of bicarbonate reabsorption. This type of argument is recounted below, with the modification that the process need only account for $1/3$ of bicarbonate reabsorption (Table 1 A and B). From Table 1, HCO_3^- reabsorption in the dog is 800 μmoles/min, of which 270 μmoles/min appears to be due to H^+ production. If $7/8$ of the process occurs in the proximal tubule, the rate for the model is 235 μmoles/min (Fig. 8). The first order rate constant for dehydration at $25°$ is 13.7/sec (Gibbons and Edsall, 1963); extrapolating to $37°$ yields 30/sec or 1800/min. Estimating the volume of luminal fluid to be 10 ml, we may solve for the concentration of H_2CO_3 that must be maintained to drive reaction 15 to the right:

$$\begin{aligned}
1800/\text{min} \times 0.01 \times [H_2CO_3] &= 235 \ \mu\text{moles/min} \\
[H_2CO_3] &= 13 \ \mu\text{M} .
\end{aligned} \qquad (16)$$

Thus, a H_2CO_3 concentration of 13 μM in the proximal lumen would assure the dissimilation of HCO_3^- to CO_2 at the observed rate of HCO_3^- reabsorption without any carbonic anhydrase present. The pH of the luminal fluid containing 13 μM H_2CO_3 and 20 mM HCO_3^- is calculated from the pK_a of 3.57 (GIBBONS and EDSALL, 1963), and yields a value of 6.8. If HCO_3^- is 10 mM, the pH must be 6.5. However, 13 μM H_2CO_3 is higher than that yielded by equilibrium with CO_2, whose concentration in plasma and presumably tubule is 1200 μM[10]. H_2CO_3 concentration at equilibrium is 1/400 that of CO_2 (GIBBONS and EDSALL, 1963), or 3 μM, whence the pH would be 7.4, the same as plasma. This argument makes it essential to know the pH of luminal fluid, and whether CO_2 and H_2CO_3 are in equilibrium in the normal situation and after carbonic anhydrase inhibition. Ideally, one would also want to know if there is "luminal carbonic anhydrase". These calculations make it appear that to reabsorb all filtered HCO_3^- in the absence of carbonic anhydrase in contact with luminal fluid, the pH of the fluid would have to be 6.5—6.8, and there would be disequilibrium between CO_2 and H_2CO_3. The following experiments illuminate this problem.

The pH of proximal luminal fluid measured by quinhydrone electrode is actually about 7.0 (GOTTSCHALK et al., 1960; CLAPP et al., 1963; RECTOR et al., 1965; GOTTSCHALK and MYLLE, 1959). At the usual pCO_2 of plasma, the HCO_3^- concentration would then be about half that of plasma. The question arises as to whether this is true fluid pH, i.e., whether this figure results from H_2CO_3 as formed, or after coming into equilibrium with CO_2 in the electrode. If H_2CO_3 were initially higher than demanded by the 1:400 equilibrium with CO_2, the true luminal pH would be lower than that measured at equilibrium. This was the finding of BANK and AYNEDJIAN (1963), who used quinhydrone micro-electrodes inserted directly in the lumen and compared values with those obtained on the fluid measured *in vitro*. Peculiarly, however, injection of intravenous carbonic anhydrase did not raise the intraluminal pH (of about 5.5) to the equilibrium value. Contrasting data are given in the more thoroughly documented paper by RECTOR et al. (1965b). Their *in vivo* measurement was made with single or double barrel glass electrodes, of tip diameter 1—2 μ. In their hands, proximal pH was 6.8—6.9 both in glass (luminal, *in vivo*) and quinhydrone *(in vitro)* electrodes. In rats infused with $NaHCO_3$, both measurements were about 7.5. Paired samples were usually within 0.1 units of each other. Proximal fluid thus appeared to contain H_2CO_3 and CO_2 at equilibrium. Table 15 gives the data in model form.

RECTOR et al. (1965b) thus followed the general argument of Eqs. (15) and (16), which for proximal HCO_3^- reabsorption and luminal equilibrium between H_2CO_3 and CO_2 implies carbonic anhydrase in contact with these molecules. In support of this, CL 11,366 reduced luminal pH, the expected result of inducing disequilibrium between CO_2 and H_2CO_3 and elevating H_2CO_3 above the equilibrium value. Table 15 shows the data, and it will be seen that the predictions of the Walser-Mudge model are verified: in the absence or inhibition of carbonic anhydrase there is disequilibrium. But the increase in luminal $[H^+]$ is not so great as to drive

---

[10] This and arguments to follow all assume that CO_2 diffuses through the tubule membranes at a rate great enough to keep its concentration in all fluids equal, including the circumstance in which it is generated from HCO_3^- in the lumen. It is also assumed that the diffusion rate is uninfluenced by the presence of carbonic anhydrase in tissues. The current work of ENNS (1965) may challenge the second of these assumptions and possibly the first, for the uncatalyzed or inhibited state.

However, even if carbonic anhydrase played a role in the back diffusion of CO_2 as such from lumen to blood, the major points of this section would not be altered. It would suggest, however, that after inhibition the elevated luminal H_2CO_3 reflects also an elevated pCO_2.

Table 15. *Model of luminal CO_2 equilibria*

	Plasma = initial prox.	Mid proximal		Distal		Collecting duct
		Normal	CL 11, 366	Normal	Carbonic anhydrase	
HCO_3^- mM	20	10	30	5	5	0.12
CO_2 mM	1.2	1.2	1.2	1.2	1.2	1.2
H_2CO_3 μM	3	3	20	15	3	?
pH at equil. using pKa′ = 6.17	7.4	7.1	7.6	6.8	6.8	5.2
pH *in vivo* using pKa = 3.57	7.4	7.1	6.8	6.1	6.8	?

Adapted chiefly from Rector (1965a) and Rector et al. (1965b).

Eq. (15) far enough to the right to lead to the reabsorption of all filtered HCO_3^-. The essential limitation in carbonic anhydrase inhibition is still that of H^+ production from the cell. However, luminal dehydration appears to be an essential feature of proximal HCO_3^- reabsorption[11], and carbonic anhydrase appears also to act at or near the cell membrane. These conclusions are provisionally accepted, with several reservations. First, there are the contrasting data of Bank and Aynedjian (1963) cited above, who found disequilibrium in the proximal fluid before inhibition of the enzyme. Secondly, if carbonic anhydrase somehow facilitates the lumen to blood transport of H_2CO_3 (Enns, 1965) it is unnecessary to postulate a dehydration step. Finally, if transport of H_2CO_3 or CO_2 out of the lumen are somehow linked to carbonic anhydrase — for we must account for the effect of CL 11,366 in lowering lumen pH — substrate and enzyme could still have their primary site within cell water, but the ultimate effects, including those of inhibition, be reflected in luminal fluid.

The arguments for and against cell or luminal or membrane catalyzed dehydration has a morphological counterpart since the enzyme was originally stated to appear only in cell water (Datta and Shepard 1959, Baumann 1961). However, here too are contrasting data, with 20% reported in particulate fractions of renal and liver cells (Karler and Woodbury 1960). We have recently shown (Maren and Ellison 1967) that about 10% of enzyme in the renal cell is in nuclei, mitochondria, and microsomes in agreement with Karler and Woodbury (1960). Curiously, this was also the finding of Datta and Shepard (1959), but the authors thought particulate matter was contaminated by cell water. This point was critically ruled out in the present experiments. It is impossible, at this time, to assess the significance of the enzyme in the several fractions. As suggested above, in dealing with substance as diffusible as H_2CO_3 and CO_2, localization of enzyme does not seem a vital issue. The most attractive aspect of Rector's concept, considered quite apart from the site of the enzyme, is its fundamental role in proximal luminal function: to reduce H_2CO_3 to very low levels so that the H^+ gradient from cell to lumen is small, thus markedly reducing energy expenditure in H^+ transport serving HCO_3^- reabsorption. This latter function would be carried out by enzymic dehydration or enzyme mediated transport of H_2CO_3.

---

[11] But the reviewer cannot agree with Rector's suggestion (1965c) that the "luminal action of carbonic anhydrase is more important than its intracellular role, and that the development of pH gradients" between lumen and cell is responsible for HCO_3^- excretion following carbonic anhydrase inhibition. In this view acid secretion would be greatly reduced by acidity in the lumen, an unlikely situation in view of prevailing concepts that H^+ can be secreted against a gradient throughout the nephron (Gottschalk et al., 1960; Rector, 1965a).

In other micropuncture studies RECTOR (1965a) showed that proximal bicarbonate reabsorption is reduced about 50% by 20 mg/kg acetazolamide. Since these experiments were done during HCO_3^- diuresis, the enzymic contribution is high, analogous to those experiments of Table 1 which include bicarbonate and phosphate loading.

Proximal HCO_3^- reabsorption is increased in NH_4Cl acidosis as shown by micropuncture data in dogs. This is not the case in respiratory acidosis or alkalosis (CLAPP, 1965). These findings agree remarkably well with data of Column 13 of Table 1, which suggest that some function outside the $CO_2 \rightarrow H^+$ system subserving HCO_3^- reabsorption (active HCO_3^- transport?) is increased in metabolic acidosis. As noted above, the case for ionic HCO_3^- reabsorption receives support from experiments on turtle bladder (SCHILB and BRODSKY, 1966) and on the permeability to this ion of the proximal tubule (BANK and AYNEDJIAN, 1967).

Fig. 8 shows a provisional scheme for proximal tubular reabsorption of HCO_3^-, with particular emphasis on transport rates. This model attempts to show how cellular hydration and luminal dehydration might act together. Features of the

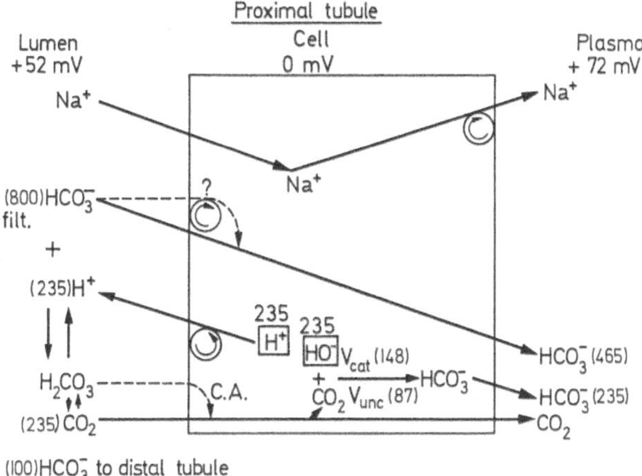

Fig. 8. A conception of the $CO_2 \rightarrow H^+$ system in the proximal tubule. Numbers in ( ) are rates in μmoles/min. Circular arrows indicate active process. Dotted lines show lesser degrees of certainty. It is recognized that some H^+ and NH_4^+ output also occurs in this region; however, the principle purpose in this Figure is to document HCO_3^- reabsorption, which is the chief target of $CO_2 \rightarrow H^+$ proximally. See text Section 8

present scheme, which differ from earlier ones of similar type (PITTS, 1963) are: emphasis on separation of OH^- and H^+ in the cell; the quantitative aspects of the contribution of H^+ secretion to HCO_3^- reabsorption; active or passive reabsorption of HCO_3^- ion as such as a major component[12]; reabsorption of luminal H_2CO_3 or CO_2 into the cell, where there is enzyme mediated dehydration or transport.

Distal tubule and collecting duct. It has usually been held that HCO_3^- reabsorption is largely a function of the proximal tubule, while urinary acidification and NH_4^+ output are results of H^+ secretion in distal tubule and collecting duct (PITTS, 1963). For purposes of exposition, this convention is used for Figs. 8 and 9.

---

[12] Of great interest in this connection is the finding by RODRIGUEZ SORIANO et al. (1967) of a disease in children characterized by a primary defect in proximal HCO_3^- absorption. This new syndrome is distinct from the classical renal tubular acidosis, which is a defect in distal acidification. This work supports the present physiological concept (Table 1 Column 13 and Section 3) of a large fraction of ionic HCO_3^- reabsorbed proximally.

Carbonic anhydrase is certainly involved in all these processes and the enzyme appears in both proximal and distal segments in frog (MAREN, 1959) and in rat (KARK et al., 1961; POLLAK et al., 1965). The localization of function is not strict, however, for in the rat RECTOR (1965a) has recently found some 50% of titratable acid to be formed in the proximal tubule. Some NH_4^+ secretion also occurs proximally in the rat (GLABMAN et al., 1963; HAYES et al., 1964). HAYES et al. (1966) have made the interesting observation that acetazolamide does not decrease proximal lumen NH_4^+ concentration in this species while $NaHCO_3$ does. This effect, at first paradoxical, is just what would be expected, in view of the finding of RECTOR et al. (1965b) that acetazolamide, by generating a disequilibrium betweem H_2CO_3 and CO_2 in the proximal lumen, lowers lumenal pH. In the frog, however, both acidification (MONTGOMERY and PIERCE, 1937) and NH_4^+ secretion (WALKER, 1941) are confined to the distal segment. In the dog, stop-flow data suggest reasonable proximal localization of HCO_3^- reabsorption (PITTS, 1958) as shown in Figs. 8 and 9; this anatomical question is not now regarded as primary.

Characteristic features of the distal tubule and collecting duct are nevertheless clear. Both stop-flow (PITTS, 1958) and micro-puncture (GOTTSCHALK et al., 1960; RECTOR, 1965a) data show that steep pH gradients from cell to lumen — as much as three units — are developed: NH_4^+ is secreted by proton attack on NH_3 (PITTS, 1958); K^+ is secreted by the common mechanism with H^+, in exchange for sodium (PITTS, 1958). Depression of H^+ secretion by acetazolamide then decreases NH_4^+ and increases K^+ in distal fluid (PITTS, 1958). General details of these schemes are described lucidly by PITTS (1963). The distal regions are specialized to transport small amounts of H^+ and K^+ against large gradients (Fig. 9), in contrast to the proximal segment, which transports relatively large amounts of H^+ for Na^+ against a relatively low gradient (Fig. 8).

It is of interest that the HCO_3^- reabsorption rate in the distal tubule — which is normally about $1/5$ that in the proximal tubule — is generally (but not always) unaffected by acetazolamide or CL 11,366. A decrease in reabsorption following drug is sometimes seen when initial rates are high (RECTOR, 1965a). This strongly supports the thesis that the relative contribution of the enzymic rate (apart from

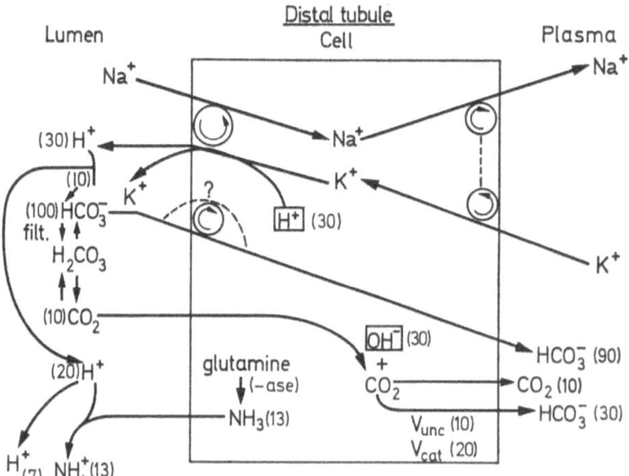

Fig. 9. Convention as Fig. 8. V_{unc} is not precise, since fluid volume is not known. The magnitudes of V_{cat} and HCO_3^- transfer were estimated from effects of inhibition on H^+ and NH_4^+ excretion (Table 1a), and lack of effect of acetazolamide on distal HCO_3^- reabsorption (RECTOR, 1965a). Although the contribution of H^+ secretion to HCO_3^- reabsorption is small, it is recognizable by luminal disequilibrium between H_2CO_3 and CO_2 (RECTOR et al., 1965b)

the situation in acidosis) depends on the rate of HCO_3^- reabsorption, or of acidification (Table 1). Figure 9 suggests that HCO_3^- reabsorption in the distal tubule is almost entirely mediated by the ionic process: whether active or passive is not certain, but if the potential is $+ 60$ mV (FRÖMTER and HEGEL, 1966) HCO_3^- could achieve a luminal concentration of 2 mM according to the Nernst relation. V_{cat} in the distal tubule is only 7% that in the proximal tubule, and is largely or entirely involved in providing H^+ at a rate to subserve titratable acid and NH_4^+ output (compare Figs. 8 and 9).

The normal pH of the rat distal tubule fluid is variously reported at 6.7 (GOTTSCHALK, 1960), 6.2 (RECTOR, 1965a) and 5.6 (BANK and AYNEDJIAN, 1963); these were measured with quinhydrone electrodes after equilibration with CO_2. The HCO_3^- concentration in this fluid is thus < 5 mM. In $NaHCO_3$ loaded animals RECTOR et al. (1965b) measured the equilibrium pH at 7.8, but the glass electrode, or true lumenal pH was 7.0. Thus, the situation is different from that found in their companion experiments for the proximal tubule, as cited above. In the distal tubule, at least under the stress of excess HCO_3^-, the disequilibrium predicted from Eq. (16) above does seem to exist; intravenous injection of carbonic anhydrase, which passes the glomerulus, raises the true luminal pH to the equilibrium value of about 7.8 (RECTOR et al., 1965b). Why and how it is that H_2CO_3 generated from H^+ secretion has access to enzyme in the proximal but not the distal tubule is presently a mystery; yet is functionally reasonable since the overall secretion rates are certainly greater in the proximal region.

It is now clear that the excess pCO_2 of alkaline urine over plasma is due to delayed dehydration of H_2CO_3 in the distal tubule. OCHWADT and PITTS (1956) found that the excess (about 40 mm Hg or 1.2 mM CO_2) was abolished by the intravenous injection of carbonic anhydrase. On this basis, the calculated pH at the site of fluid formation would be between 4 and 5. In an excellent recent paper, GUIGNARD (1966) has returned to the problem. Using the rat, he showed that for a given level of HCO_3^- excretion the excess pCO_2 was greater for acetazolamide treated animals than those perfused with $NaHCO_3$. This would agree with the thesis of RECTOR, discussed above, that proximal dehydration is catalyzed by carbonic anhydrase. Thus, in the normal animal with alkaline urine distal dehydration is delayed; in the inhibited animal dehydration is delayed throughout the nephron. GUIGNARD (1966) also showed that during moderate degrees of $NaHCO_3$ infusion, intravenous carbonic anhydrase could abolish the excess pCO_2 of urine. This paper should be consulted for good data on acid-base balance in the rat.

Table 15 gives models of CO_2 equilibria in the different segments of the tubule. In idealized form and adjusted for conditions of normal acid-base balance, this provides a summary for the final section of this review.

Acknowledgment

The author records with pleasure ten years of association with Dr. BOHDAN R. NECHAY in renal pharmacology, including his thoughtful reviews of several phases of the present paper. Dr. I. M. WEINER of Johns Hopkins, now of the University of Syracuse kindly read the manuscript. The author's own work in this field was originally suggested, supported, and encouraged by Drs. RICHARD O. ROBLIN and JOHN T. LITCHFIELD of the American Cyanamid Company. Current work on this subject in this laboratory is supported by USPHS grant NB-01297.

References

Adams, F. H., T. Fugiwara, and G. Rowshan: Nature and origin of fluid in fetal lamb lung. J. Pediat. **63**, 881—888 (1963).

Amiel, Cl., R. Ardaillou, C. Savier, G. Kin, M. F. Pelé et G. Richet: Diminution de la production apparente d' ammoniac par le rein et augmentation probable de la pNH$_3$ médullaire après injection intraveineuse d'acétazolamide a l'homme normal. Rev. franç. Étud. clin. biol. **10**, 1093—1097 (1965).

Ashe, J. R., B. Carter, W. L. Thomas, and W. R. Kerr: Diamox, a carbonic anhydrase inhibitor, as an oral diuretic in pregnancy. Obstet. and Gynecol. **7**, 242—248 (1956).

Assali, N. S., A. Monk, R. Ullrich, J. Voskian, and B. P. Singh: Effects of inhibition of renal carbonic anhydrase by Diamox in normal and toxemic pregnancies. J. Lab. clin. Med. **46**, 733—746 (1955).

Axelrod, D. R., and R. F. Pitts: The relationship of plasma pH and anion pattern to mercurial diuresis. J. clin. Invest. **31**, 171—191 (1952).

Ayvazian, J. H., and L. F. Ayvazian: A study of the hyperuricemia induced by hydrochlorothiazide and acetazolamide separately and in combination. J. clin. Invest. **40**, 1961—1966 (1961).

Baba, W. I., A. F. Lant, and G. M. Wilson: Studies on the mechanism and characteristics of action of a new phthalimidine diuretic, clorexolone. Clin. Pharmacol. Ther. **7**, 212—223 (1966).

Baer, J. E., C. B. Jones, S. A. Spitzer, and H. F. Russo: The potassium-sparing and natriuretic activity of N-amidino-3,5-diamino-6-chloropyrazinecarboxamide hydrochloride dihydrate (Amiloride hydrochloride). J. Pharmacol. exp Ther. **157**, 472—485 (1967).

— S. F. Paulson, H. F. Russo, and K. H. Beyer: Renal elimination of 3-methylaminoisocamphane hydrochloride (mecamylamine). Amer. J. Physiol. **186**, 180—186 (1956).

Ballintine, E. J.: Personal communication (1964).

Bank, N., and H. S. Aynedjian: Measurement of tubular fluid pH *in vivo* in rats. Nature (Lond.) **197**, 185—186 (1963).

— — A micropuncture study of renal bicarbonate and chloride reabsorption in hypokalaemic alkalosis. Clin. Sci. **29**, 159—170 (1965).

— — A microperfusion study of bicarbonate accumulation in the proximal tubule of rat kidney. J. clin. Invest. **46**, 95—102 (1967).

Barker, E. S., J. R. Elkinton, and J. K. Clark: Studies on the renal excretion of magnesium in man. J. clin. Invest. **38**, 1733—1745 (1959).

Baumann, H.: Untersuchungen über die intrazelluläre Verteilung der Kohlensäureanhydratase in der Rattenniere. Acta biol. med. germ. **6**, 229—237 (1961).

Becker, B.: Glaucoma 1956-7. Arch. Ophthal. **58**, 862—922 (1957).

Berliner, R. W., T. J. Kennedy, and J. G. Hilton: Effect of maleic acid on renal function. Proc. Soc. exp. Biol. (N.Y.) **75**, 791—795 (1950).

— —, and J. Orloff: Relationship between acidification of the urine and potassium metabolism. Amer. J. Med. **11**, 274—282 (1951).

— — — The relationship between potassium excretion and urine acidification. In: Ciba Found. Symp. on the Kidney. A.A.G. Lewis and G. E. W. Wolstenholme (eds.). London: J. and A. Churchill 1954.

—, and J. Orloff: Carbonic anhydrase inhibitors. Pharmacol. Rev. **8**, 137—174 (1956).

Bernstein, R. E.: Factors conditioning electrolyte balance and renal function during diuresis produced by carbonic anhydrase inhibition in normal subjects. S. Afr. J. med. Sci. **23**, 167—185 (1958).

Beyer, K. H., and J. H. Baer: Physiological basis for the action of new diuretic agents. Pharmacol. Rev. **13**, 517—562 (1961).

— L. Peters, E. A. Patch, and H. F. Russo: The renal elimination of sulfamerazine, sulfamethazine, sulfadiazine and sulfathiazole by the dog. J. Pharmacol. exp. Ther. **82**, 239—246 (1944).

— H. F. Russo, E. A. Patch, E. K. Tillson, and G. Shaner: Certain pharmacologic properties of 4'-carboxy-phenylmethanesulfonanilade (caronamide) including its effect on the renal clearance of compounds other than penicillin. J. Pharmacol. exp. Ther. **91**, 272—287 (1947).

Birzis, L., C. H. Carter, and T. H. Maren: Effect of acetazolamide on CSF pressure and electrolytes in hydrocephalus. Neurology (Minneap.) **8**, 522—528 (1958).

Brodsky, W. A., and G. Carrasquer: Acid-secretin function of the renal tubule. J. Pediat. **60**, 769—786 (1962).

—, and R. Satran: Comparison of effects of acidosis and alkalosis on the renal action of Diamox. Amer. J. Physiol. **197**, 585—594 (1959).

BÜHLMAN, A., A. LABHART, H. J. HOLTMEIER, and O. SPÜHLER: Influence of carbonic anhydrase inhibition on the kidneys of experimental animals. Helv. med. Acta **20**, 323—327 (1953).

BYVOET, P., and A. GOTTI: Isolation and properties of carbonic anhydrase from dog kidney and erythrocytes. Mol. Pharmacol. **3**, 142—152 (1967).

CARTER, N. W., D. W. SELDIN, and H. C. TENG: Effect of Diamox on plasma and urine acid-base composition during chronic respiratory acidosis. Amer. J. Physiol. **196**, 919—923 (1959).

CHINARD, F., M. F. NOLAN, and T. ENNS: Renal handling of exogenous and metabolic carbon dioxide. Amer. J. Physiol. **206**, 362—368 (1964).

CLAPP, J. R.: The effect of alterations in acid-base balance on bicarbonate reabsorption by the dog proximal tubule. Clin. Res. **13**, 302 (1965).

— J. F. WATSON, and R. W. BERLINER: Effect of carbonic anhydrase inhibition on proximal tubular bicarbonate reabsorption. Amer. J. Physiol. **205**, 693—696 (1963).

COUNIHAN, T. B., B. M. EVANS, and M. D. MILNE: Observations on the pharmacology of the carbonic anhydrase inhibitor Diamox. Clin. Sci. **13**, 585—598 (1954).

CRAWFORD, M. A., M. D. MILNE, and B. H. SCRIBNER: The effects of changes in acid-base balance on urinary citrate in the rat. J. Physiol. **149**, 413—423 (1959).

DATTA, P. K., and T. H. SHEPARD: Intracellular localization of carbonic anhydrase in rat liver and kidney tissues. Arch. Biochem. **81**, 124—129 (1959).

DAVENPORT, H. W., and A. E. WILHELMI: Renal carbonic anhydrase. Proc. Soc. exp. Biol. (N.Y.) **48**, 53—56 (1941).

DAVIS, R. P.: The kinetics of the reaction of human erythrocyte carbonic anhydrase. I. Basic mechanism and the effect of electrolytes on enzyme activity. J. Amer. Chem. Soc. **80**, 5209—5214 (1958).

— Kinetics of the reaction of human erythrocyte carbonic anhydrase. II. The effect of sulfanilamide, sodium sulfide and various chelating agents. J. Amer. Chem. Soc. **81**, 5674—5678 (1959).

DAWSON, A. M., J. DE GROOTE, W. A. ROSENTHAL, and SHEILA SHERLOCK: The effects of Diamox on ammonia metabolism in liver disease. Clin. Sci. **16**, 413—420 (1957).

DIRKS, J. H., W. J. CIRKSENA, and R. W. BERLINER: Micropuncture study of the effect of various diuretics on sodium reabsorption by the proximal tubules of the dog. J. clin. Invest. **45**, 1875—1885 (1966).

DORRIS, R., J. V. OLIVIA, and T. RODMAN: Dichlorphenamide, a potent carbonic anhydrase inhibitor. Amer. J. Med. **36**, 79—86 (1964).

EARLEY, L. E., M. KAHN, and J. ORLOFF: The effects of infusion of chlorothiazide on urinary dilution and concentration in the dog. J. clin. Invest. **40**, 857—866 (1961).

EDWARDS, K. D. G., M. A. CRAWFORD, W. DEMPSTER, M. D. MILNE, and A. SICINSKI: Localization of the renal mechanisms of excretion of mecamylamine and indolylacetic acid in the dog. Clin. Sci. **21**, 175—188 (1961).

ENNS, T.: Facilitation by carbonic anhydrase of carbon dioxide transport. Science **155**, 44—47 (1967).

ESSIG, A., M. C. ISSACS, J. GROSSMAN, and R. E. WESTON: Metabolic effects and plasma and renal clearances of intravenously administered Diamox in man. Clin. Res. Proc. **4**, 128 (1956).

ETHRIDGE, C. B., D. W. MYERS, and M. N. FULTON: Modifying effect of various inorganic salts on the diuretic action of salyrgan. Arch. intern. Med. **57**, 714—728 (1936).

EVANS, B. M., and C. R. MACPHERSON: Some observations on acetazolamide induced nephrocalcinosis in the rat. Brit. J. exp. Path. **37**, 533—540 (1956).

FALBRIARD, A., A. F. MULLER et E. ENGEL: Effects métaboliques d'un inhibiteur de la carbo-anhydrase associé à une surcharge en potassium. Rev. franç. Étud. clin. Biol. **1**, 29—38 (1956).

FAND, S. B., H. T. LEVINE, and H. L. ERWIN: A reappraisal of the histochemical method for carbonic anhydrase. J. Biochem. Cytochem. **7**, 27—33 (1959).

FREEMAN, S., and A. B. JACOBSEN: Acute effects of acetazolamide (Diamox) on plasma and urinary electrolytes of dogs with special reference to calcium. Amer. J. Physiol. **191**, 388—392 (1957).

FRIEDBERG, C. K.: Clinical use and therapeutic limitations of carbonic anhydrase inhibitors. In: Edema, mechanisms and management. Ed. by J. H. MOYER and M. FUCHS. Philadelphia: W. B. Saunders 1960.

FRISK, A. R.: Sulfanilamide derivatives. Acta med. scand. (Suppl. 142), 1—199 (1943).

FRÖMTER, E., u. U. HEGEL: Transtubuläre Potentialdifferenzen der proximalen und distalen Tubuli der Rattenniere. Pflügers Arch. ges. Physiol. **291**, 107—120 (1966).

FULOP, M., and P. BRAZEAU: The phosphaturic effect of urinary alkalinization. J. clin. Invest. **46**, 1059 (1967).

GIBBONS, B. H., and J. T. EDSALL: Rate of hydration of carbon dioxide and dehydration at 25°. J. biol. Chem. **238**, 3501—3507 (1963).

GILL, W. B., and C. W. VERMEULEN: Causation of stone by 2 Co-acting agents — Diamox and operative insult upon urinary tract. J. Urol. **88**, 103—109 (1962).

GLABMAN, S., R. M. KLOSE, and G. GIEBISCH: Micropuncture study of ammonia excretion in the rat. Amer. J. Physiol. **205**, 127—132 (1963).

GORDON, G. B., A. EICHENHOLZ, F. M. MACDONALD, and T. T. SEMBA: Studies on the mechanism of bicarbonate reabsorption in man. J. Lab. clin. Med. **56**, 294—302 (1960).

GOTTSCHALK, C. W., W. E. LASSITER, and M. MYLLE: Localization of urine acidification in the mammalian kidney. Amer. J. Physiol. **198**, 581—585 (1960).

— and M. MYLLE: Site of urine acidification in the dogfish. Bull. Mount Desert Island Biol. Lab. **4**, 70—71 (1959).

GRAHAM, B. E.: Report of work done at Upjohn Laboratory (1955). Personal communication 1963.

GREENBLATT, R. G.: Premenstrual tension syndrome. GP **11**, No 3, 66—68 (1955).

GUIGNARD, J. P.: Mécanisme de la réabsorption rénale des bicarbonates. Helv. physiol. Acta **24**, 193—226 (1966).

HANLEY, T., G. H. JOWETT, R. KILPATRICK, and M. M. PLATTS: The role of carbonic anhydrase in renal reabsorption of bicarbonate. J. Physiol. **145**, 277—288 (1959).

— and M. M. PLATTS: Diminishing effect of carbonic anhydrase inhibitor acetazolamide on urinary bicarbonate excretion. J. appl. Physiol. **9**, 279—286 (1956a).

— — Observations on the metabolic effects of the carbonic anhydrase inhibitor Diamox: mode and rate of recovery from the drug's action. J. clin. Invest. **35**, 20—30 (1956b).

HANSSON, H.: Histochemical demonstration of carbonic anhydrase activity. Histochemie **11**, 112—128 (1967).

HARRISON, H. E., and H. C. HARRISON: Inhibition of urine citrate excretion and the production of renal calcinosis in the rat by acetazolamide (Diamox) administration. J. clin. Invest. **34**, 1662—1670 (1955).

HÄUSLER, G.: Zur Technik und Spezifität des histochemischen Carbonanhydrasenachweises im Modellversuch und in Gewebsschnitten von Rattennieren. Histochemie **1**, 29—47 (1958).

HAYES, C. P., J. S. MAYSON, E. E. OWEN, and R. R. ROBINSON: A micro-puncture evaluation of renal ammonia excretion in the rat. Amer. J. Physiol. **207**, 77—83 (1964).

— E. E. OWEN, and R. R. ROBINSON: Renal ammonia excretion during acetazolamide or sodium bicarbonate administration. Amer. J. Physiol. **210**, 744—750 (1966).

HITZENBERGER, G., H. KAMPFFMEYER, and J. CONWAY: The diuretic effect of desmethyl-pipazuroyl-guanidine (MK-870) in man. Clin. pharmacol. Ther. **9**, 71—79 (1968).

HODLER, J., H. O. HEINEMANN, A. P. FISHMAN, and H. W. SMITH: Urine pH and carbonic anhydrase activity in the marine dogfish. Amer. J. Physiol. **183**, 155—162 (1955).

HOLDER, L., and S. HAYES: Diffusion of sulfonamides in aqueous buffers and into red cells. Mol. Pharmacol. **1**, 266—279 (1965).

JONES, W. F., and M. FINLAND: Sulfamethoxypyridazine and sulfachloropyridazine. Ann. N.Y. Acad. Sci. **69**, 473—484 (1957).

KAPLAN, S. A., and F. T. DEL CARMEN: Experimental salicylate poisoning: Observations on the effects of carbonic anhydrase inhibitor and bicarbonate. Pediatrics **21**, 762—770 (1958).

KARK, R. M., H. MATTENHEIMER, S. L. BONTING, V. E. POLLAK, and R. C. MUEHRCKE: Ciba Found. Symp. on Renal Biopsy. G. E. W. WOLSTENHOLME and M. P. CAMERON (eds.). Boston: Little, Brown & Co. 1961.

KARLER, R., and D. M. WOODBURY: Intracellular distribution of carbonic anhydrase. Biochem. J. **75**, 538—543 (1960).

KAYE, M.: The effect of a single oral dose of the carbonic anhydrase inhibitor, acetazolamide, in renal disease. J. clin. Invest. **34**, 277—284 (1955).

KELLEY, W. N., A. P. RICHARDSON jr., M. F. MASON, and F. C. RECTOR jr.: Acetazolamide in phenobarbital intoxication. Arch. intern. Med. **117**, 64—69 (1966).

KERN, D. M.: The hydration of carbon dioxide. J. Chem. Educ. **37**, 14—23 (1960).

KERNOHAN, J. C., W. W. FORREST, and F. J. W. ROUGHTON: The activity of concentrated solutions of carbonic anhydrase. Biochem. Biophys. Acta **67**, 31—41 (1963).

KRUHOFFER, P.: The alkali metals in biology. Handbuch der experimentellen Pharmacologie **13**, 296 (1960).

KURATA, Y.: Histochemical demonstration of carbonic anhydrase activity. Stain Technol. **28**, 231—233 (1953).

LAYTON, W. M., and D. W. HALLESY: Deformity of forelimb in rats: Association with high doses of acetazolamide. Science **149**, 306—308 (1965). See also discussion in Science **150**, 79 (1965).

LEIBMAN, K. C., R. ALFORD, and R. A. BOUDET: Nature of the inhibition of carbonic anhydrase by acetazolamide. J. Pharmacol. exp. Ther. **131**, 271—274 (1961).

LEMANN, J., Jr., J. R. LITZOW, and E. J. LENNON: Studies of the mechanism by which chronic metabolic acidosis augments urinary calcium excretion in man. J. clin. Invest. **46**, 1318—1328 (1967).

LEVY, R. I., I. M. WEINER, and G. H. MUDGE: The effects of acid-base balance on the diuresis produced by organic and inorganic mercurials. J. clin. Invest. **37**, 1016—1023 (1958).

LUDWIG, L.: Therapie durch Carboanhydrasehemmung. Arzneimittel-Forsch. **11**, 486—492 (1961).

MACPHERSON, C. R., M. D. MILNE, and B. M. EVANS: The excretion of salicylate. Brit. J. Pharmacol. **10**, 484—489 (1955).

MALVIN, R. L., and W. D. LOTSPEICH: Relation between tubular transport of inorganic phosphate and bicarbonate in the dog. Amer. J. Physiol. **187**, 51—56 (1956).

MANN, T., and D. KEILIN: Sulfanilamide as a specific inhibitor of carbonic anhydrase. Nature (Lond.) **146**, 164—165 (1940).

MAREN, T. H.: Carbonic anhydrase inhibition. IV. The effects of metabolic acidosis on the response to Diamox. Bull. Johns Hopk. Hosp. **98**, 159—183 (1956a).

— Carbonic anhydrase inhibition. V. N^5-substituted 2-acetylamino-1,3,4-thiadiazole-5-sulfonamides: Metabolic conversion and use as control substances. J. Pharmacol. exp. Ther. **117**, 385—401 (1956b).

— Carbonic anhydrase inhibition. VIII. Lack of renal response to acetazolamide and to meralluride in a dog with chronic nephritis. J. chron. Dis. **8**, 195—201 (1958a).

— Carbonic anhydrase inhibition. IX. Augmentation of the renal effect of meralluride by acetazolamide. J. Pharmacol. exp. Ther. **123**, 311—315 (1958b).

— Distribution of carbonic anhydrase in several non-mammalian species, with a few notes on function. Bull. Mount Desert Island Biol. Lab. **4**, (part 3), 72—74 (1959).

— The binding of inhibitors of carbonic anhydrase *in vivo*: Drugs as markers for enzyme. Proc. 1st Intern. Pharmacol. Meeting **5**, 29—48 (1963a).

— Carbonic anhydrase kinetics and inhibition at 37°. An approach to reaction rates *in vivo*. J. Pharmacol. exp. Ther. **139**, 129—139 (1963b).

— The relation between enzyme inhibition and physiological response in the carbonic anhydrase system. J. Pharmacol. exp. Ther. **139**, 140—153 (1963c).

— The kinetics of carbonic anhydrase and its inhibition *in vivo*. Proc. 2nd Intern. Pharmacol. Meeting **4**, 155—173 (1965).

— Carbonic anhydrase: Chemistry, physiology and inhibition. Physiol. Rev. **47**, 595—781 (1967).

— and A. C. ELLISON: A study of renal carbonic anhydrase. Mol. Pharmacol. **3**, 503—508 (1967).

— — S. K. FELLNER, and W. B. GRAHAM: A study of hepatic carbonic anhydrase. Mol. Pharmacol. **2**, 144—157 (1966).

— E. MAYER, and B. C. WADSWORTH: Carbonic anhydrase inhibition. I. The pharmacology of Diamox 2-acetylamino-1,3,4-thiadiazole-5-sulfonamide. Bull. Johns Hopk. Hosp. **95**, 199—243 (1954a).

— A. L. PARCELL, and M. N. MALIK: A kinetic analysis of carbonic anhydrase inhibition. J. Pharmacol. exp. Ther. **130**, 389—400 (1960).

—, and B. ROBINSON: The pharmacology of acetazolamide as related to cerebrospinal fluid and the treatment of hydrocephalus. Bull. Johns Hopk. Hosp. **106**, 1—24 (1960).

— — R. F. PALMER, and M. E. GRIFFITH: The binding of aromatic sulfonamides to erythrocytes. Biochem. Pharmacol. **6**, 21—46 (1961a).

— O. A. SORSDAHL, and A. J. DICKHAUS: Renal action of acetazolamide in extracellular alkalosis of K^+ deficiency. Amer. J. Physiol. **200**, 170—174 (1961b).

— B. C. WADSWORTH, E. K. YALE, and L. G. ALONSO: Carbonic anhydrase inhibition. III. Effects of Diamox on electrolyte metabolism. Bull. Johns Hopk. Hosp. **95**, 277—321 (1954b).

—, and C. E. WILEY: Renal activity and pharmacology of N-acyl and related sulfonamides. J. Pharmacol. exp. Ther. **143**, 230—242 (1964).

— — The contribution of CO_2 hydration to maximal renal acidification. Fed. Proc. **24**, 582 (1965).

— — Carbonic anhydrase activity and inhibition in tissues of fish and amphibia. Bull. Mount Desert Island Biol. Lab. **5** (part 2), 26—28 (1966).

— — The *in vitro* activity of sulfonamides against red cell carbonic anhydrases. J. med. Chem. **11**, 228—232 (1968).

MARSHALL, E. K. Para-aminobenzene-sulfonamide: absorption and excretion. J. Amer. med. Ass. **108**, 953—956 (1937b).

Marshall, E. K., K. Emerson, and W. C. Cutting: The distribution of sulfanilamide in the organism. J. Pharmacol. exp. Ther. **61**, 196—204 (1937a).
— — — The renal excretion of sufanilamide. J. Pharmacol. exp. Ther. **61**, 191—195 (1937c).
Mauck, H. P., and H. G. Langford: Effect of acetazolamide (Diamox) on the electrolyte patterns of ambulatory patients with mild congestive failure. Amer. J. med. Sci. **233**, 176—180 (1957).
Mc Carthy, J. S., M. J. Fregly, and B. R. Nechay: Effect of diuretics on renal iodide excretion by rats and dogs. J. Pharmacol. exp. Ther. **158**, 294—304 (1967).
Mellemgaard, K.: Om behandling af kviksølvresistente cardiale ødemtilstande. Soertryk af U. f. L. **119**, 641—647 (1957).
Miller, W. H., A. M. Dessert, and R. O. Roblin jr.: Heterocyclic sulfonamides as carbonic anhydrase inhibitors. J. Amer. Chem. Soc. **72**, 4893—4896 (1950).
Milne, M. D., B. H. Scribner, and M. A. Crawford: Non-ionic diffusion and the excretion of weak acids and bases. Amer. J. Med. **34**, 709—729 (1958).
Montgomery, H., and J. A. Pierce: The site of acidification of the urine within the renal tubule in amphibia. Amer. J. Physiol. **118**, 144—166 (1937).
Moseley, V., and N. B. Baroody: The treatment of hyperpotassemia: Some observations on the use of a carbonic anhydrase inhibitor as a therapeutic aid. Sth. med. J. (Bgham, Ala.) **48**, 1—6 (1955).
Moyer, J. H., and R. V. Ford: Laboratory and clinical observations on ethoxzolamide (Cardrase) as a diuretic agent. Amer. J. Cardiol. **1**, 497—504 (1958).
Mudge, G. H., and B. Hardin: Response to mercurial diuretics during alkalosis: A comparison of acute metabolic and chronic hypokalemic alkalosis in the dog. J. clin. Invest. **35**, 155—163 (1956).
Mustikallio, K. K., J. Raekallio, and E. Raekallio: The histochemical demonstration of carbonic anhydrase. Ann. Med. exp. Fenn. **38**, 247—251 (1960).
Nechay, B. R.: Unpublished observations (1965).
— Aminophylline and its relationship to some other diuretic agents in dogs. J. Pharmacol. exp. Ther. **132**, 339—344 (1961).
— Potentiation of diuretic effects of methyl xanthines and pyrimidines by carbonic anhydrase inhibitors. J. Pharmacol. exp. Ther. **144**, 276—283 (1964).
Northey, E. H.: The sulfonamides and allied compounds. New York: Reinhold Publ. Co. 1948.
Ochwadt, B. K., and R. F. Pitts: Effects of intravenous carbonic anhydrase on carbon dioxide tension of alkaline urine. Amer. J. Physiol. **185**, 426—429 (1956).
Olewine, D. A., and J. H. Perlmutt: Renal response to carbonic anhydrase inhibitor in water-loading intact and adrenalectomized rats. Amer. J. Physiol. **192**, 592—596 (1958).
Orloff, J., and R. W. Berliner: The mechanism of excretion of ammonia in the dog. J. clin. Invest. **35**, 223—235 (1956).
Owen, E. E., M. P. Tyor, J. F. Flanagan, and J. N. Berry: The kidney as a source for blood ammonia in patients with liver disease: The effect of acetazolamide. J. clin. Invest. **39**, 288—294 (1960).
P'An, S. Y., A. Scriabine, D. E. Mc Kersie, and W. M. McLamore: The pharmacological activities of benzthiazide (3-benzyl-thiomethyl-6-chloro-7-sulfamyl-1,2,4-benzothiadiazine-1,1-dioxide), a nonmercurial diuretic. J. Pharmacol. exp. Ther. **128**, 122—130 (1960).
Pitts, R. F.: Some reflections on mechanisms of action of diuretics. Amer. J. Med. **24**, 745—763 (1958).
— Physiology of the kidney and body fluids. Chicago: Year Book Medical Publ. 1963.
— and R. S. Alexander: The nature of the renal tubular mechanism for acidifying the urine. Amer. J. Physiol. **144**, 239—254 (1945).
— F. Kruck, R. Lozano, D. W. Taylor, O. P. A. Heidenrich, and R. H. Kessler: Studies on the mechanism of diuretic action of chlorothiazide. J. Pharmacol. exp. Ther. **123**, 89—97 (1958).
—, and W. D. Lotspeich: Factors governing the rate of excretion of titratable acid in the dog. Amer. J. Physiol. **147**, 481—492 (1946).
Pollak, V. E., H. Mattenheimer, H. de Bruin, and K. Weinman: Experimental metabolic acidosis: The enzymatic basis of ammonia production by the dog kidney. J. clin. Invest. **44**, 169—181 (1965).
Rector, F. C.: Micropuncture studies on the mechanism of urinary acidification. In: Proc. 15th Annual Conf. on the Kidney. J. Metcoff (ed.). Boston: Little, Brown & Co. 1965a.
— Role of the kidney in the homeostatic control of hydrogen ion concentration in body fluids. In: Proc. 23rd International Congress of Physiological Sciences (Tokyo), pp. 176—188. Excerpta Medica Foundation. Amsterdam 1965c.
— H. Buttram, and D. W. Seldin: An analysis of the mechanism of the inhibitory influence of K^+ on renal H^+ secretion. J. clin. Invest. **41**, 611—617 (1962).

RECTOR, F. C., N. W. CARTER, and D. W. SELDIN: The mechanism of bicarbonate reabsorption in the proximal and distal tubule of the kidney. J. clin. Invest. **44**, 278—290 (1965b).

RECTOR JR., F. C., D. W. SELDIN, A. D. ROBERTS JR., and J. S. SMITH: The role of plasma CO_2 tension and carbonic anhydrase activity in the renal absorption of bicarbonate. J. clin. Invest. **39**, 1706—1721 (1960).

RELMAN, A. S., R. PORTER, J. F. TOBIAS, and W. B. SCHWARTZ: The diuretic effects of large doses of acetazolamide and an analog lacking carbonic anhydrase inhibiting activity. J. clin. Invest. **39**, 1551—1559 (1960).

RICKLI, E. E., S. A. S. GHAZANFAR, B. H. GIBBONS, and J. T. EDSALL: Carbonic anhydrase from human erythrocytes. J. biol. Chem. **239**, 1065—1078 (1964).

ROBLIN JR., R. O., and J. W. CLAPP: The preparation of heterocyclic sulfonamides. J. Amer. chem. Soc. **72**, 4890—4892 (1950).

RODRIGUEZ SORIANO, J., H. BOICHIS, H. STARK, and C. M. EDELMANN, JR.: Proximal renal tubular acidosis. A defect in bicarbonate reabsorption with normal urinary acidification. Pediat. Res. **1**, 81—98 (1967).

SARTORIUS, O. W., J. C. ROEMMELT, and R. F. PITTS: The nature of the renal compensations in ammonium chloride acidosis. J. clin. Invest. **28**, 423—439 (1949).

SASTRY, B. V. R., and M. T. BUSH: Enhancement of the renal excretion of Cesium-137 in rats treated with acetazolamide and related compounds. J. Pharmacol. exp. Ther. **143**, 30—41 (1964).

SCHILB, T. P., and W. A. BRODSKY: Acidification of mucosal fluid by transport of bicarbonate ion in turtle bladders. Amer. J. Physiol. **210**, 997—1008 (1966).

SCHWARTZ, W. B.: The effect of sulfanilamide on salt and water excretion in congestive heart failure. New Engl. J. Med. **240**, 173—177 (1949).

— A. FALBRIARD, and A. S. RELMAN: An analysis of bicarbonate reabsorption during partial inhibition of carbonic anhydrase. J. clin. Invest. **37**, 744—751 (1958).

— A. S. RELMAN, and A. LEAF: Oral administration of a potent carbonic anhydrase inhibitor ("Diamox"). III. Its use as a diuretic in patients with severe congestive heart failure due to cor pulmonale. Ann. intern. Med. **42**, 79—89 (1955).

SHAH, A., M. A. CONSTANT, and B. BECKER: Urinary excretion of citrate in humans following the administration of acetazolamide (Diamox). Arch. Ophthal. **59**, 536—540 (1958).

SHANNON, J. A.: The relationship between chemical structure and physiological disposition of a series of substances allied to sulfanilamide. Ann. N.Y. Acad. Sci. **44**, 455—476 (1943).

SIMPSON, D. P.: Effect of acetazolamide on citrate excretion in the dog. Amer. J. Physiol. **206**, 883—886 (1964).

SISSON, G. M., and T. H. MAREN: The pharmacology of 5-acetylamino-4-methyl-Δ^2-1,3,4-thiadiazole-2-sulfonamide (CL 13,912), a new carbonic anhydrase inhibitor, with reference to its penetration into the central nervous system and eye. Fed. Proc. **15**, 484 (1956).

STRUYVENBERG, A., R. B. I. MORRISON, and A. S. RELMAN: The acid-base behavior of separated renal tubules. J. clin. Invest. **45**, 1077—1078 (1966).

TASHIAN, R. E., D. P. DOUGLAS, and Y. L. YU: Esterase and hydrase activity of carbonic anhydrase-I from primate erythrocytes. Biochem. biophys. Res. Commun. **14**, 256—261 (1964).

TAQUINI, A. C., A. J. RONCORINI, P. ARAMENDÍA, and A. M. ROS: Sensitivity of respiratory center to carbon dioxide in emphysema and cor pulmonale: Effects of carbonic anhydrase inhibition. Amer. Heart J. **54**, 319—341 (1957).

TRAVIS, D. M., C. E. WILEY, and T. H. MAREN: Respiration during chronic inhibition of renal carbonic anhydrase: Further observations on pharmacology of 2-benzenesulfonamido-1,3,4-thiadiazole-5-sulfonamide (CL 11,366), acetazolamide and methazolamide. J. Pharmacol. exp. Ther. **151**, 464—481 (1966).

— — B. R. NECHAY, and T. H. MAREN: Selective renal carbonic anhydrase inhibition without respiratory effect: Pharmacology of 2-benzenesulfonamido-1,3,4-thiadiazole-5-sulfonamide (CL 11,366). J. Pharmacol. exp. Ther. **143**, 383—394 (1964).

WADDELL, W. J., and T. C. BUTLER: The distribution and excretion of phenobarbital. J. clin. Invest. **36**, 1217—1226 (1957).

WALKER, A. M.: Ammonia formation in the amphibian kidney. Amer. J. Physiol. **131**, 187—194 (1941).

WALSER, M., and G. H. MUDGE: Renal excretory mechanisms. In: Mineral metabolism, Vol. 1, part A, pp. 287—336. C. L. COMAR and F. BRONNER (eds.). New York: Academic Press 1960.

WEBSTER JR., L. T., and C. S. DAVIDSON: Production of impending hepatic coma by a carbonic anhydrase inhibitor, Diamox. Proc. Soc. exp. Biol. Med. **91**, 27—31 (1956).

WEINER, I. M., R. I. LEVY, and G. H. MUDGE: Studies on mercurial diuresis: Renal excretion, acid stability and structure-activity relationship of organic mercurials. J. Pharmacol. exp. Ther. **138**, 96—112 (1962).

WEINER, I. M., and G. H. MUDGE: Renal tubular mechanisms for excretion of organic acids and bases. Amer. J. Med. **36**, 743—762 (1964).
— J. A. WASHINGTON, and G. H. MUDGE: Studies on the renal excretion of salicylate in the dog. Bull. Johns Hopk. Hosp. **105**, 284—297 (1959).
WEISBERG, H., R. J. STROBOS, W. S. ROSENTHAL, H. D. APPLETON, and G. B. J. GLASS: The comparative effect of chlorothiazide and meralluride on the development of hepatic encephalopathy in cirrhotic patients. Gastroenterologia **105**, 321—334 (1966).
WELT, L. G., D. T. YOUNG, O. A. THORUP, and C. H. BURNETT: Renal tubular phenomena under the influence of a carbonic anhydrase inhibitor. Amer. J. Med. **16**, 612 (1954).
WILSON, J. G., T. H. MAREN, K. TAKANO, and A. C. ELLISON: Teratogenic action of carbonic anhydrase inhibitors in the rat. Teratology **1**, 51—60 (1968).
WISTRAND, P.: The effect of carbonic anhydrase inhibitor on intraocular pressure with observations on the pharmacology of acetazolamide in the rabbit. Acta pharmacol. (Kbh.) **16**, 171—193 (1959).
— B. R. NECHAY, and T. H. MAREN: Effect of carbonic anhydrase inhibition on cerebrospinal and intra-ocular fluids in the dog. Acta pharmacol. (Kbh.) **17**, 315—336 (1961a).
WISTRAND, P. J., and S. N. RAO: Immunologic and kinetic properties of carbonic anhydrases from various tissues. Biochim. Biophys. Acta **154**, 130—144 (1968).
— J. A. RAWLS, and T. H. MAREN: Sulfonamide carbonic anhydrase inhibitors and intraocular pressure in rabbits. Acta pharmacol. (Kbh.) **17**, 337—355 (1961b).
YOUNG, R. W., K. H. WOOD, J. A. EICHLER, J. R. VAUGHAN JR., and G. W. ANDERSON: 1,3,4-thiadiazole and thiadiazoline-sulfonamides as carbonic anhydrase inhibitors. Synthesis and structural studies. J. Amer. chem. Soc. **78**, 4649—4654 (1956).
YU, T. F., and A. B. GUTMAN: Study of the paradoxial effects of salicylate in low, intermediate and high dosage on the renal mechanisms for excretion of urate in man. J. clin. Invest. **38**, 1298 1315 (1959).

Thiazide Diuretics and Related Drugs

G. Peters and Françoise Roch-Ramel

With 6 Figures

I. Introduction

The thiazide diuretics, or diuretic benzothiadiazines, are the derivatives of chlorothiazide (CT), a drug which was discovered by systematic screening of weak carbonic anhydrase inhibitors for diuretic activity[1]. The lack of correlation between potency as an inhibitor of carbonic anhydrase (CA) and diuretic activity had been recognized at this time by Beyer and collaborators (Beyer and Baer, 1961). Also some diuretic inhibitors of CA had been shown, under particular experimental conditions, to increase the renal excretion of chlorides, i.e. to possess a renal tubular effect unrelated to the inhibition of carbonic anhydrase[2].

Many derivatives of chlorothiazide possess a diuretic activity (Tables 1, 2 and 4). While differing in onset or duration of action, in potency or fate in the organism, and sometimes in extrarenal effects, all these drugs elicit the same type of renal effect and produce approximately similar losses of electrolytes and water when given at effective doses. This type of activity is equally shared by some structurally related drugs which do not belong to the chemical group of the benzothiadiazines, such as quinethazone, chlortalidone, or mefruside. The pharmacology of all these drugs will be discussed in the first part of this review, which will also include comments on some non-diuretic derivates of the benzothiadiazines. On the other hand, furosemide, which is chemically related to the thiazides, has been shown to possess renal effects which differ from those of the benzothiadiazines by their intensity and duration as well as by their site, and partly resemble those of mercurial diuretics or of ethacrynic acid. The pharmacology of furosemide will, therefore, be discussed separately.

II. Drugs

The most important benzothiadiazines and related drugs[3] possessing more or less pronounced diuretic activity are shown in Tables 1 to 4. Table 1 contains the derivatives of chlorothiazide (CT), Table 2 the 3—4 dehydrogenated thiazides (hydrothiazides), Table 3 lists the carbonic anhydrase inhibiting sulfonamides

---

[1] Since diuretic activity of a drug should be defined as an increase in sodium excretion by direct action on the kidney (Pitts, 1958; Ford, 1958; Herken, 1960; Kuschinsky, 1960; Peters, 1966), the terms "diuretic" and "natriuretic" will be used interchangeably in this review. The term "antidiuretic" will be reserved for decreases in the clearance of free water (C_{H_2O}) or for increases in the amount of free water reabsorbed from the nephrons per unit of time ($T^C_{H_2O}$).

[2] Simultaneous enhancement of chloride and of sodium excretion of equal or approximately equal magnitude, under the influence of drugs, will be designated as "saluretic activity".

[3] The terms "benzothiadiazines" and "thiazide diuretics" will be used interchangeably. When distinguishing the derivatives of CT and of HCT, the former will be called thiazides and the latter hydrothiazides.

Table 1. *Benzothiadiazine diuretics. 1. Derivatives of chlorothiazide ("thiazides")*

$$R_6\text{—}\underset{7\ \ 8}{\overset{6\ \ 5}{\bigcirc}}\text{—}\underset{1\ 2}{\overset{4\ 3}{\bigcirc}}\begin{matrix}N\text{==}C\text{—}R_3\\ | \quad |\\ S\text{—}NH\end{matrix}$$

$H_2N\text{—}SO_2$ … O_2

Non-proprietary name (INP or generic name)	Trade names	R_3	R_6	Natriuretic potency compared to hydrochlorothiazide ($= 1.0$) in the			Potency as carbonic anhydrase inhibitor in vitro (hydro-chlorothia-zide $= 1.0$)	Usual daily therapeutic dose in man mg	References
				rat	dog	man			
Chlorothiazide	Diuril Chlotride Saluric Diurilix	—H	—Cl	0.1—0.2	0.05—0.2	0.03—0.1	14	1000—2000	Baer et al., 1959; Barrett and Zanchetti 1959; Bartorelli et al., 1959; Beyer and Baer, 1961
Flumethiazide	Ademol	—H	—CF$_3$	0.1	0.04—0.1	0.05—0.1	0.5	1000—2000	Ford, 1959, 1960; Poutsiaka et al., 1960; Beyer and Baer, 1961.
Benzthiazide	NaClex Fovane Urese Exosalt	—CH$_2$—S—CH$_2$—C$_6$H$_5$	—Cl	1	1—2	0.8—2	50	50—100	Pan et al., 1960, a, b; Eisalo and Heinivaara, 1960

Tables 1—4. The potency ratios stated are average values, obtained sometimes as weighted means from results of several investigators. They are neither precise means nor ranges. Variations in potency ratios are large and depend on experimental designs. When available, potency ratios were taken from assays using the oral administration of the drugs. Several ratios were recalculated. The main sources of the data are shown as references. Some rat data have been completed from the author's experiments. The list of trade names is incomplete.

Table 2. *Benzothiadiazine diuretics. 2. Derivatives of hydrochlorothiadiazide ("hydrothiazides")*

Non-proprietary name (INP or generic name)	Trade names	R_2	R_3	R_6	Natriuretic potency (hydrochloro-thiazide = 1.0)			Potency as inhibitor of carbonic anhydrase hydrochloro-thiazide = 1.0	Usual daily thera-peutic dose in man mg	References
					rat	dog	man			
—	—	—H	–CHOH (phenyl)	—Cl	0.2					INOUE et al., 1965
Hydrochloro-thiazide	Hydrodiuril Esidrex Esidrix Dichlotride	—H	—H	—Cl	1	1	1	1	50—100	BAER and BEYER 1959; BARRETT et al., 1959; BARTORELLI and ZANCHETTI 1959; BEYER and BAER, 1961
Hydroflume-thiazide	Saluron Di-Ademol Rodiuran	—H	—H	—CF$_3$	0.8	0.4	1—2	0.1	50—100	BLAGG, 1959; EDMONDS and WILSON 1959; FORD, 1959; A. C. KENNEDY et al., 1959; PIALA et al., 1961
Ethiazide	(Subtoman) (Hypertane)	—H	—CH$_2$—CH$_3$	—Cl						
Thiabutazide, Butizide	Modenol Eunephran	—H	—CH$_2$—CH(CH$_3$)CH$_3$	—Cl		20	10		20—100	DE STEVENS, 1963
EX 5004		—H	–CH$_2$–C–CH$_3$ (=N–N= phthalazine NH)	—Cl	1					YEARY et al., 1965
Hydrobenz-thiazide		—H	–CH$_2$–S–CH$_2$ (phenyl)	—Cl	2	1—5	1—3	29	50	SCRIABINE et al., 1962

Table 2 (continued)

Teclothiazide, Hydrotri-chloro-thiazide	Depleil	—H	—CCl$_3$	—Cl	3	5—8	1—3			Kartum and Azerad, 1962; Auclair et al., 1963a, b; De Stevens et al., 1960
	"DIU 60"	—H	CH$_3$ / —CH (phenyl)	—Cl	1		1			Jacobi and Fontaine, 1966
Trichlor-methiazide	Naqua Metahydrin Fluitran Esmarin	—H	—CHCl$_2$	—Cl	5—10	5—10	6—12	0.3	8—12	Taylor and Winbury, 1960; Taylor and Maren, 1963; Koenig et al., 1963
Methyl-clothiazide	Enduron	—CH$_3$	—CH$_2$Cl	—Cl			5—10		2—10	Wolfson, 1963
Bendroflume-thiazide	Naturetin Neu-Rontyl Aprinox Centyl Sodiuretic	—H	—CH$_2$ (phenyl)	—CF$_3$	4	5	20	0.07	5—10	Fabre et al., 1960; Ford and Nickel, 1960; A.C. Kennedy et al.,1960, Kobinger and Katic, 1960; Lund and Kobinger, 1960; Kobinger and Lund 1961; Piala et al., 1961
Polythiazide	Renese Drenusil	—CH$_3$	—CH$_2$—S / F$_3$C—CH$_2$	—Cl	3—10	5—10	6—12	40	2—15	Scriabine et al., 1961; Ford, 1961
Spiro substituted hydro-thiazides (example)		—H	CH$_2$—CH$_2$ / CH$_2$—CH$_2$ \ CH—CH$_3$	—Cl or —CF$_3$	10					Cragoe et al., 1962
Cyclo-penthiazide	Navidrex Navidrix Ultra-Minzil	—H	—CH$_2$— (cyclopentyl)	—Cl	15	25—150	20—80	100	1—4	Barrett et al., 1961; Dettli and Spring, 1961
Cyclothiazide	Anhydron Doburil	—H	(bicyclic, CH$_2$)	—Cl	75—100	75—100	12—50		1—4	Swartz et al., 1963; a,b, De Stevens, 1963

Table 3. *Sulfonamides with a diuretic action resembling that of the benzothiadiazine diuretics*

Non-proprietary name	Trade names	Constitution	Natriuretic potency (hydrochlorothiazide = 1.0)			Potency as inhibitor of C.A. (hydro-chloro-thiazide = 1.0)	Usual daily thera-peutic dose in man mg	References
			rat	dog	man			
Carzenide, Carboxybenzene-sulfonamide (CBS)	Dir-nate	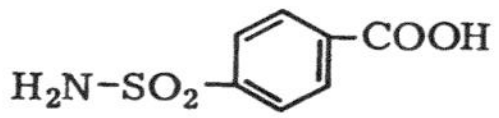 H_2N-SO_2—⟨ ⟩—COOH		0.001	< 0.02	5		MERRILL, 1953; BEYER, 1954; LINDSAY and BROWN, 1954; BEYER and BAER, 1961
4-chloro-3-sulfonamido-benzoic acid (SD 14108)		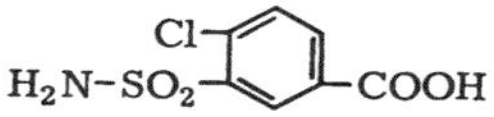 H_2N-SO_2—⟨Cl⟩—COOH	0.2	0.1		1.5		NOVELLO et al., 1960; BOISSIER et al., 1966
4-chloro-3-sulfonamido-benzamide (SD 14112)		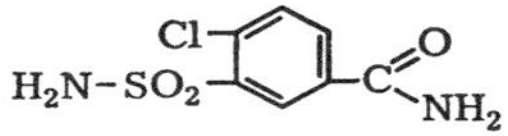 H_2N-SO_2—⟨Cl⟩—C(=O)NH_2	0.2	0.2		0.5		JACKMAN et al., 1962; BOISSIER et al., 1966
4-chloro-N-methyl-3-(methyl-sulfamoyl) benzamide		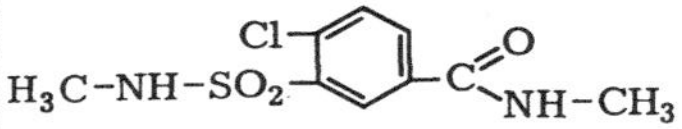 $H_3C-NH-SO_2$—⟨Cl⟩—C(=O)$NH-CH_3$	0.2	1—2	0.2			BLOUIN et al., 1964
		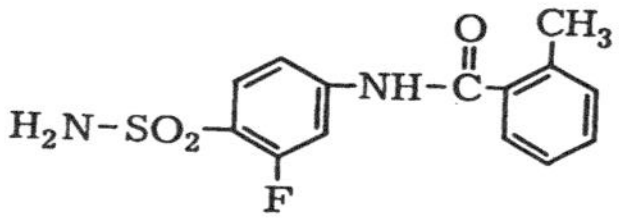 H_2N-SO_2—⟨F⟩—NH-C(=O)—⟨CH_3⟩	< 0.5					PETROW et al., 1963

Table 3 (continued)

		Structure						
Clofenamide, 4-chloro-benzene-1.3-disulfon-amide	Haf-lutan Aque-dux	Cl, H_2N-SO_2—benzene—SO_2-NH_2	0.05		0.1	25		NOVELLO et al., 1960; BOISSIER et al., 1966 MENG and KRONEBERG 1967
4-chloro-3-sulfonamido-benzene-1-(N-methyl)-sulfonamide		Cl, H_2N-SO_2—benzene—$SO_2-NH-CH_3$	0.2			>5.0		MENG and KRONEBERG 1967; HORSTMANN et al., 1967
4-chloro-3-sul-fonamido-benzene-1-(N-dimethyl)-sulfonamide		Cl, H_2N-SO_2—benzene—$SO_2-N(CH_3)_2$	0.03			>5.0		HORSTMANN et al., 1967
		Cl, H_2N-SO_2—benzene—SO_2-N(piperidine)	0.1					HORSTMANN et al., 1967
		Cl, H_2N-SO_2—benzene—$SO_2-N(CH_3)(CH_2-(CHOH)_4-CH_2OH)$	0					HORSTMANN et al., 1967
		Cl, H_2N-SO_2—benzene—$SO_2-N(CH_3)(CH_2-COOH)$	0.03					HORSTMANN et al., 1967
		Cl, H_2N-SO_2—benzene—$SO_2-NH-CH_2$-furyl	0.02					HORSTMANN et al., 1967
		Cl, H_2N-SO_2—benzene—$SO_2-NH-CH_2$-tetrahydrofuryl	0.1					HORSTMANN et. al., 1967

Table 3 (continued)

Compound	Trade name	Structure						Reference
Mefruside	Bay-caron	H_2N-SO_2—⟨ring, Cl⟩—$SO_2-N(CH_3)(CH_2)$—(tetrahydrofuran)CH_3	1—2	1—2	2		35—75	MENG and KRONEBERG, 1967; HORST-MANN et al., 1967; SCHWAB and v. IMMICH 1967
Main metabolites of mefruside		H_2N-SO_2—⟨ring, Cl⟩—$SO_2-N(CH_3)(CH_2)$—(lactone)CH_3	1—2					MENG and KRONEBERG, 1967
		$\Updownarrow$						
		H_2N-SO_2—⟨ring, Cl⟩—$SO_2-N(CH_3)(CH_2-CH)(CH_3)(OH)$; CH_2-CH_2-COOH	1—2					
Diclofenamide, Dichlorphenamide	Daranide Orallon	H_2N-SO_2—⟨ring, Cl, Cl⟩—SO_2-NH_2		0.05		300		SCHULTZ, 1958; BEYER and BAER, 1961
Disulfamide	Disamide Natirene25	H_2N-SO_2—⟨ring, Cl, CH_3⟩—SO_2-NH_2	0.04			~ 100		DE STEVENS et al., 1959; DAVIS and FELLOWES, 1960; JACKMAN et al., 1960
Chloraminophenamide Chlorodisulfamoyl-aniline (CDSA)	Salamid	H_2N-SO_2—⟨ring, Cl, NH_2⟩—SO_2-NH_2	0.1—0.2	< 0.04	0.1—0.2	6		SPRAGUE, 1958 LUND and STØRLING, 1959; BEYER and BAER, 1961
Phenyl-alcoyl-sulfones		H_2N-SO_2—⟨ring, R_2⟩—SO_2-R_1 ($R_1 = CH_3$, C_2H_5 or nC_4H_9; $R_2 = Cl$ or CH_3)	0.3—0.7			1.6—14.0		BOISSIER et al., 1965
Thiophene Disulfonamides		H_2N-SO_2—⟨thiophene, S, C_2H_5⟩—SO_2-NH_2 (and related compounds)	0.25	0.25		high		DE STEVENS et al., 1959

Table 4. *Diuretics related to the benzothiadiazine*

Non-proprietary name	Trade names	Constitution	Natriuretic potency (hydrochlorothiazide = 1.0)			C.A. inhibiting potency (HCT = 1.0)	Usual daily dose in man mg	References
			rat	dog	man			
Chlortalidone	Hygroton Igroton		0.5—1.0	2—4	0.5—1.0	67	100—200	Pulver et. al. 1959; Stenger, 1959; Stenger et al., 1959; Stenger and Wirz, 1960; Suki et al., 1965
Thiatriazines (example)			< 0.1					Lee and Wragg, 1963; Cornish et al., 1963, 1966
			0.6					Cornish et al., 1963, 1966
Clorexolone (M & B 8430)	Nefrolan		0.8—2.0	1—2	1—2	low	50—100	Cornish et al., 1963, 1966; Simpson, 1964; Lant et al. 1966; Baba et al., 1966
Quinethazone	Aquamox Hydromox		1		0.5—1.0			Ford, 1962; Jeandet et al., 1962; Seller et al., 1962; Cummings and Stokey, 1963; Krück, 1963; Reutter and Schaub, 1963; Baur, 1965; Angelopoulos et al., 1966; Hamilton and Godwey, 1966

Table 4 (continued)

Name	Trade name	Structure						References
Clopamide, Chlosudimeprimyl	Brinaldix	H₂N–SO₂– / Cl-substituted benzene–C(=O)–NH–N(2,6-dimethylpiperidino) [H₃C···N···CH₃]	4—6	2—4	1.5—3.0	3	40—60	V. E. Flückiger et al., 1963; Jucker et al., 1963; Thut, 1964; von Arx, 1963; Baur, 1965; Gfeller and Siegenthaler, 1966; Terry and Hook, 1967
Furosemide Frusemide	Lasix	H₂N–SO₂– / Cl-substituted benzene with –NH–CH₂–(furyl) and –COOH	2—10	10	1—4		40—80	Suki et al., 1964 Sec.: Chapter on furosemide
		H₂N–SO₂– / Cl-substituted benzene with –N(CH₂–phenyl)₂ and –COOH	1					Sturm et al., 1962
B 186		HOOC– imidazo[1,2-a]pyridine–2-phenyl	0.5					Marchetti and Merlo, 1963
Thiacromannes		H₂N–SO₂– benzothiopyran-1,1-dioxide with R₆, R₃, R₂; (R₂ = H or CH₃; R₃ = H or CH₃; R₆ = Cl or CH₃)	0.4—1.0			0.2—0.4		Boissier et al., 1965
Méticrane		H₃C– / H₂N–SO₂– benzothiopyran (CH₂ ring)–S,O₂	0.1—0.3	0.05—0.2		1.0		Boissier et al., 1967

which have been shown to increase the excretion of chlorides as well as that of sodium, often to a smaller extent. Most of these sulfonamides are pharmacological intermediates between the pure CA inhibitors and the thiazide diuretics. Some of these so-called "sulfonyl type" diuretics, however, are potent true saluretic agents (Horstmann et al., 1967). Table 4, finally, is a list of newer effective diuretic agents more or less closely related to the benzothiadiazines and usually synthesized and studied in the hope of improving the therapeutic usefulness of the thiazide diuretics.

III. Structure Activity Relationships

The benzothiadiazines were the first group of nonmetal-containing organic compounds shown to be highly effective diuretics without inducing metabolic acidosis. Their discovery has tremendously stimulated the search for non-mercurial organic compounds with diuretic activity. Screening of new compounds for diuretic activity, which had either been abandoned or never done systematically in many industrial pharmacological laboratories, was taken up or resumed everywhere. As a result of this endeavour, a large number of drugs of highly different chemical structure, and possessing a great variety of other pharmacological activities, have been or are presently shown to increase the renal excretion of sodium and water in the rat, dog or man. Thus, among well-known drugs, such widely differing compounds as SKF-525 A in the dog (Hook and Williamson, 1964, 1965), derivatives of coumarin in the rat (Selleri et al., 1965), malachite green in the dog (Lavender and Pullman, 1964), glucagon in the dog (Charbon et al., 1963), eledoisin in the dog (Heidenreich et al., 1965) and bradykinin in man (Mertz, 1963) have been shown to possess diuretic activity. Less well-known compounds cannot even be enumerated in this review. Since a potent diuretic drug, ethacrynic acid, has recently been shown to be active in the dog and in man, but not very active in the unanesthetizid rat, routine screening of drugs for diuretic activity in most laboratories is now done in dogs as well as in rats. While this extension leads and will lead to the discovery of many new, though not necessarily better, diuretic agents, it should be remembered that there may also be drugs active in only one of the three species named or in still other species of mammals.

Any general statement on structural requirements for diuretic activity in mammals thus becomes completely impossible. Only very limited generalizations on structure-activity relationships are possible within known classes of diuretic agents.

Among the *precursors of benzothiadiazines* (Table 3) carboxy-benzene-sulfonamide was the first mono-sulfonamide shown not only to be natriuretic but also to cause a slight but significant increase in chloride excretion in the dog and in man (Beyer, 1964; Beyer and Baer, 1961; Merrill, 1963; Lindsay and Brown, 1964). Its diuretic effect is improved, in spite of a decrease of the potency to inhibit CA, by the introduction of a chloride atom in the ortho position to the sulfonamide group. Replacement of –COOH by either $-CO-NH_2$ or $CO-NH-CH_3$ further increases the natriuretic effect. Some N-acylated –p-sulfonamido-m-fluoro-aniline derivatives are fairly potent diuretic compounds (Petrow et al., 1963).

o-chlorinated benzene-m-disulfonamides are not generally more potent diuretics than the chloro-mono-sulfonamides just mentioned: they are, however, much more potent inhibitors of CA. Their diuretic action is accompanied by an increase in the urinary Cl^-/HCO_3^- ratio when compared to that of the "pure" CA inhibitors of the acetazolamide type. Their natriuretic and CA-inhibiting potencies are not correlated. The influence of many different substituents on the sulfamido-N in the p-position to the Cl-atom on the natriuretic activity was tested by HORSTMANN et al. (1967). Mono-methyl substitution slightly enhances, but di-methyl or di-ethyl substitution do not affect the diuretic potency of the di-sulfonamides. Introduction of OH-containing side-chains abolishes the diuretic activity. Various other open side-chains have no noticeable influence. The presence of an unesterified carboxylic acid group in the side chain depresses natriuretic activity. The introduction of one furyl-methyl-group attached to the sulfamido-N does not notably influence, while the introduction of two furyl-methyl-groups abolishes the natriuretic activity of the parent compound. Similarly, compounds substituted with two tetrahydrofuryl-methyl-groups exert no diuretic effect. Introduction of one tetrahydrofuryl-α or β-methyl-group, on the other hand, yields potent natriuretic agents. The potency and the predominantly saluretic effects of the tetrahydrofuryl-α-methyl-compounds are enhanced by the introduction of an additional α-methyl-group, as well as a second N-methyl-group: the resulting drug is mefruside (Table 3). Introduction of a second α-methyl-group in the tetrahydrofurane nucleus slightly depresses the natriuretic activity, while an oxo-group in the same position yields an active diuretic agent.

4-chloro-6-amino-benzene-1,3-disulfonamide (chloro-disulfamoyl-aniline = CDSA) is a weaker CA inhibitor but a stronger diuretic agent than "disulfamide". In the CDSA molecule, chlorine may be replaced by $-$Br, $-CF_3$, or $-NO_2$ without loss of potency (BEYER and BAER, 1961; WERNER et al., 1967), while replacement by $-$F, $-NH_2$, $-CH_3$, hydrazine, methoxy, methylmercapto or methylsulfoxide diminishes the diuretic effect.

Non-substituted 2,4-disulfamoyl-aniline has no diuretic effect. Acylation of the amine group of CDSA (CH_3-CO- to $C_5H_{11}-CO-$) enhances the diuretic effect (SPRAGUE, 1957). N-substitution of both sulfamide groups by methyl, or ethyl, or pyridyl does not depress the diuretic effect (DE STEVENS, 1964; WERNER and DE STEVENS, 1961; SCHLITTLER et al., 1962; CHENEY and HOLDREDGE, 1960; LOGEMANN and PATENTI, 1958; LOGEMANN and GIRALDI, 1962; BOGGIANO et al., 1960). Since at least one sulfonamide group of the dimethyl derivative has been shown to be demethylated in rats (WISEMAN et al., 1962; LUND and KOBINGER, 1960), the efficacy of these derivatives may be due to transformation into CDSA (BEYER and BAER, 1961) or its mono-methylamide derivative. Symmetrical substitution by butyl or longer chain alkyls abolishes the diuretic effect (BOGGIANO et al., 1960). Non-symmetrical di-substitution of the sulfonamide group in CDSA or in "disulfamide" (Table 3) may increase the natriuretic potency, but also increases the inhibitory effect on CA, together with its undesirable metabolic effects (PETROW et al., 1960). Acetylation of both sulfonamide groups of dichlorphenamide weakens but does not abolish the chloruretic effect of the parent compound. The acetylated compound does not inhibit CA. When injected i.v. into dogs in high doses it causes urinary alkalinization and the appearance of a CA inhibiting material in the urine which may be monoacetyl-dichlorphenamide or free dichlorphenamide (MAREN and WILEY, 1964).

Some thiophene-disulfonamide derivatives are stronger diuretic agents than similar benzene-disulfonamides (DE STEVENS et al., 1959; DE STEVENS, 1963). Their diuretic potency is always inferior to that of HCT. The diuretically active thiophene-disulfonamides are strong inhibitors of CA.

The main role of CDSA in the development of modern diuretics resides in the discovery that its condensation with formic acid yields chlorothiazide (CT) (NOVELLO and SPRAGUE, 1957; SPRAGUE, 1958). The condensation of CDSA with formaldehyde, on the other hand, yields hydrochlorothiazide (HCT) (DE STEVENS et al., 1958).

The condensation of CDSA to CT, which exists in two tautomeric forms of which tautomer A with a double bond in the 2—4 position predominates in alkaline aqueous solutions (Novello et al., 1960), results in an increase in natriuretic potency and in a decrease in CA inhibitory potency.

$$\text{CDSA + Formic acid} \xrightarrow{-2\,H_2O} \qquad A \quad \rightleftharpoons \quad B$$

A much more important change occurs in the pattern of anions accompanying the additional sodium excreted: bicarbonate is almost completely replaced by chloride: the resulting new compound has the "thiazide" or "saluretic" type of natriuretic action. A similar change occurs by analogous condensations of CDSA derivatives bearing different substituents. It should be stressed at this point, that the same pattern of change is also brought about by N-substitutions of the chlorphenamide molecule (see above p. 267 and Table 4), or by m-carbonyl-substitutions of o-chloro-benzene sulfonamide or o-chloro-p-amino-benzene-sulfonamide (Table 4).

Hydrogenation of the double bond in the heterocyclic ring of the thiazides generally increases the natriuretic and chloruretic activities, and further decreases the inhibition of CA. The difference in activity between otherwise analogous thiazides and hydrothiazides may be large, e.g. between flumethiazide and hydroflumethiazide, or barely detectable, e.g. between benzthiazide and hydro-benzthiazide (Tables 1 and 2).

Substituting in the benzene ring generally produces similar changes in the thiazide and the hydrothiazide series. The two substituents of critical importance are the chlorine in position 6 and the sulfamoyl group in position 7. The place of the chlorine in position 6 may be taken by bromine, a nitro group or a trifluoro-methyl group ("pseudohalogen") without loss of potency, while replacement by methyl, methoxy, amino, or fluoro depresses activity (Beyer and Baer, 1961; de Stevens, 1963). In all benzothiadiazine diuretics in practical use, the substituent in position 6 is either $-Cl$ or $-CF_3$, in some experimental diuretics it is $-CH_3$. When the C 6-chloro or the C 6-methyl are displaced from position 6 to position 5, the compounds lose all diuretic effects, while introduction of a 5-chloro or a 5-methyl in addition to C 6-Cl depresses activity.

Introduction of alkyl or acyl groups on the nitrogen of the 7-sulfonamide group abolishes all inhibition of CA in vitro. Whenever such compounds, injected into experimental animals, increase renal bicarbonate excretion, or confer to the urine *CA-inhibiting* activity, they may be assumed to have been degraded to the corresponding free sulfonamides (Beyer and Baer, 1961; Maren and Wiley, 1964). This statement applies to N 7-butyryl-chlorothiazide (Maren and Wiley, 1964) as well as to N 7-caproyl-chlorothiazide (Beyer and Baer, 1961). It is generally assumed that the saluretic effects of N 7-substituted thiazides or hydrothiazides are due to biotransformation into the free 7-sulfamoyl compounds, and that "any substitution in the 7-sulfamoyl terminal nitrogen that cannot be split off in the body destroys ... saluretic effects" (Beyer and Baer, 1961). This generalization has been challenged by Maren and Wiley (1964), who showed that N 7-acetyl-chlorothiazide had 1/50, and N 7-acetyl-hydrochlorothiazide approximately 1/100 of the saluretic potencies of the parent compounds, when injected intravenously into dogs. The extent of cleavage, as judged by the urinary excretion of free sulfonamide, was too small to account for the observed saluretic effects, but may have been seriously underestimated in these experiments: since N 7-acetyl-chlorothiazide is apparently excreted into the urine by the same secretory mechanism as CT and may thus cause a competitive inhibition of the secretion of the parent compound, the extent of cleavage after intravenous injection cannot be reliably evaluated by measuring the renal excretion of chlorothiazide. The oral administration of N 7-acetyl-chlorothiazide to dogs is stated to result in extensive cleavage: it thus appears improbable that less than 0.1% of a dose injected intravenously should have been cleaved. Furthermore, free chlorothiazide has been demonstrated to accumulate within rabbit renal tubular cells exposed to N 7-acetyl-chlorothiazide-^{14}C, both in vitro an in vivo (DUGGAN, 1967).

The weak natriuretic and chloruretic effect of a chlorothiazide derivative in which the 7-sulfonamide group was replaced by $-SO_2-CH_3$ (MAREN and WILEY, 1964) cannot be due to biotransformation into chlorothiazide; this type of replacement, thus, depresses but does not abolish the diuretic activity of thiazides.

Derivatives of CT or of HCT substituted on C 8 do not produce any remarkable diuretic effects.

The influence of substitutions in the heterocyclic portion of the benzothiadiazine molecule has been studied more extensively in the HCT than in the CT series. An exhaustive discussion of the compounds obtained is presented by DE STEVENS (1963). Only some important generalizations will, therefore, be discussed here.

The same type of substitution may sometimes produce different effects in the CT and the HCT series. Thus, methylation of N 2 depresses the activity of CT, but substitution of the same atom in HCT by methyl, ethyl, propyl, cyclopentyl, allyl or benzyl groups enhances activity, the ethyl derivative being 100 times and the allyl derivative 50 times as potent as HCT. Methylation of N 4 in CT (tautomeric form A), or in HCT, or other N 4-alkylations in HCT generally diminish diuretic potency, while substitution of N 4 by $-NH-\langle\ \rangle$ in HCT produces a slightly more potent diuretic (SIEDEL and STURM, 1963).

The introduction of C 3 substituents into HCT is technically easier than into CT. Among CT derivatives the straight chain alkyl compounds are slightly weaker, the C 3-oxo and the C 3-phenyl derivative much weaker diuretics than CT. The following C 3-substituents increase the activity of CT by factors of 10 to 20: benzylthiomethyl (in benzthiazide), dichloromethyl (but not mono-chloromethyl), cyclopentylmethyl, or cyclohexenyl (DE STEVENS, 1963; WHITEHEAD and TRAVERSO, 1962). Among the C 3-substituted derivatives of HCT the C 3-methyl, C 3-amyl, C 3-n-heptyl, methoxy, ethoxymethyl, several alkyl-amino, phenyl or substituted phenyl, thienyl, furfuryl, pyridyl, or the keto-alkyl $[-(CH)_{2n}-\overset{\displaystyle /\!/O}{C}-R)]$ (ROBERTSON et al., 1965) compounds are less active than HCT. A 5 to 30-fold increase in potency is obtained by C 3-substitution of n-butyl, allyl, isobutyl, isobutyl-methyl (in thiobutazide), ethylthioethyl, benzylthiomethyl, dichloromethyl (in trichlormethiazide), 2-dichloro-ethyl, benzyl (in bendroflumethiazide, and in the corresponding 6-Cl-derivative clinically tested under the designation SU-6227), cyclopentyl, cyclohexyl, cycloheptyl, cyclooctyl, cyclopropyl-methyl, cyclobutyl-methyl, or by spirosubstitution, i.e. by C 3-disubstitution with both ends of a cycloalkane ring of 6 members (CRAGOE et al., 1962). Larger than

30-fold increases in diuretic potency were obtained by the following C 3-substituents of HCT:

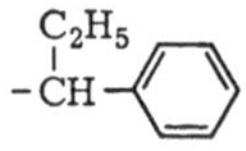

C_2H_5
$-CH-$ ⬡ $-CH_2-$ ⬠ CH_3 $-CH-$ ⬠ $-CH_2-$ ⬡   ⬡CH_2

(SU–8633) 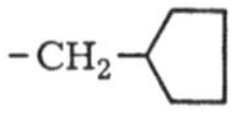   Cyclopenthiazide 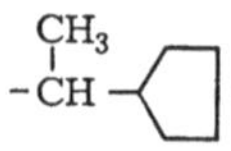   (SU–8734) 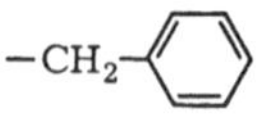   (SU–8395) 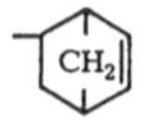   Cyclothiazide

Simultaneous substitution at N 2 and at C 3 has yielded only one potent diuretic agent, polythiazide. A potent diuretic agent (SU-8244) was also obtained by substituting N 2 and N 7 with $-\overset{\displaystyle O}{\overset{\|}{C}}-NH-C_4H_9$, and C 3 with CH_2Cl. In spite of a certain resemblance to tolbutamide, this compound had no blood sugar lowering activity.

While substitutions on CT or on HCT thus cause large changes in saluretic potency, there is no convincing evidence that they influence either the type of saluretic response observed, or the maximal natriuretic response obtained at the top (or at the peak) of the log dose-response curve. In regard to the type of diuresis, the benzothiadiazines which retain an inhibitory effect on renal CA (CT, benzthiazide and hydrobenzthiazide) certainly cause a larger bicarbonate excretion than other thiazide diuretics when given in very large doses. As shown by Maren (1963), inhibition of 99% of the total renal CA activity is required to produce a "pure" acetazolamide type of diuretic response in the dog and probably also in man. Smaller doses of the 3 thiazides just mentioned do not notably enhance bicarbonate excretion. With the very potent saluretics, polythiazide and cyclopenthiazide, the doses causing a maximal diuretic response are far too small to induce any changes in urine composition due to the inhibition of renal CA.

Since renal losses of potassium are one of the major undesirable effects of thiazide diuretics, an attempt has been made with every newly introduced drug to demonstrate a more favorable relation of urinary sodium to urinary potassium excretion. While such differences can be shown to exist among different benzothiadiazine diuretics under particularly suitable experimental conditions, none of the diuretics discussed has been convincingly shown to be *generally* less kaliuretic than others in relation to the natriuretic effect obtained. In man, the kaliuresis induced in a given individual, appears to depend on ancillary conditions rather than on the type of diuretic used.

The inclination of the log dose-response lines of different benzothiadiazine diuretics is generally similar. Doses higher than the maximal diuretic dose cause a decrease in diuretic response under some experimental conditions. Again there are no systematic differences between different benzothiadiazine diuretics in this respect. The maximal diuretic response which can be obtained by any one of these diuretics depends much more on the conditions of study than on the drug chosen.

Other and more extensive substitutions of the HCT molecule entail, however, other types of renal effects. Thus, the compound bis -3,3-7,7-cyclo pentamethylene -4,5,6,7-tetrahydro-benzene-1,2,4,9,8,6- dithiadiazine-1,1,-9,9-tetroxide (Issekutz sen. et al., 1963) decreases the renal excretion of sodium in hydrated rats. The anti-natriuretic effect does not occur during mannitol diuresis or in the adrenalectomized rat maintained on DOCA plushyd rocortisone, and has, therefore, been thought to be due to stimulation of aldosterone secretion.

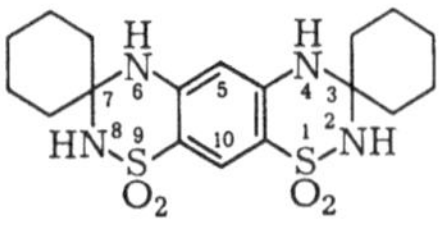

The phthalazinylhydrazone, i.e. the condensation product, with hydralazin, of a 3-ketoalkyl derivative of hydroflumethiazide, designated as EX 4877, is a very weak diuretic agent (ROBERTSON et al., 1965) and appears to act as a specific antagonist to HCT (ROSS and CAFRUNY, 1963). Thus, 5 mg/kg of EX 4877 in the dog completely suppresses the response to a subsequent injection of 2 mg/kg of HCT, and also the chloruretic response to 10 mg/kg of CT which, after pretreatment with EX 4877, acts only as a CA inhibitor. The natriuretic response to acetazolamide, i.e. a pure CA inhibitor, is not influenced by EX 4877. The corresponding C 6-chloro (i.e. HCT) derivative (EX 5004) does not appear to posses antibenzothiadiazine activity, but is as weak a diuretic as its hydralazine-free 6-oxopropyl analog (EX 4407) (YEARY et al., 1965), from which it differs by inducing tachycardia presumably due to the hydralazine moiety.

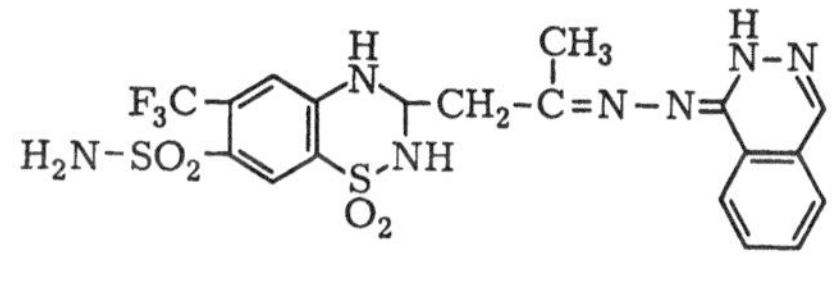

Modifications of the heterocyclic part of the benzothiadiazine structure produced a series of diuretics of different potencies but retaining, with one exception, the characteristic features of the diuretic response to HCT (Table 4).

Replacement of the C 3 by a third nitrogen atom results in the basic structure of the thiatriazine diuretics, which are much less potent than the coresponding thiadiazines (LEE and WRAGG, 1963; CORNISH et al., 1963, 1966).

In view of the fact that 4-chloro-3-sulfonamido-benzoic acid is at least as potent a diuretic agent as 4-chloro-3-benzene disulfonamide (Table 3), it is not surprising that the SO_2 of CT may be replaced by $\overset{\|}{\underset{O}{C}}$ without abolishing the saluretic activity (COHEN et al., 1959, 1960). Among the quinazoline diuretics, those bearing a 2—3, or a 3—4, double-bond are less active than the hydroquinazolinones. Quinethazone which belongs to this group of drugs is practically equipotent with HCT (FORD, 1962; JEANDET et al., 1962; SELLER et al., 1962; CUMMINGS and STOKEY, 1963; KRÜCK, 1963; REUTTER and SCHAUB, 1963; BAUR, 1965).

While CDSA is a much weaker saluretic drug than chlorothiazide, heterocyclic ring closure between the carboxyl and a substituent on the C 6 atom does not seem to be a structural requirement for the saluretic efficacy of derivatives of 3-sulfamido-4-chloro-benzoic acid. The N-(1-tetrahydro-dimethyl-pyridyl) amide of this acid, clopamide (= chlosudimeprimyl) is a stronger saluretic agent than HCT (Table 4), while the 6-dibenzyl-amino derivative has the same diuretic potency as HCT in the dog. The very potent diuretic furosemide (Table 4) is also a derivative of 6-amino-4-chloro-3-sulfamido-benzoic acid. Furosemide is the only drug shown in Table 4 which causes a type of diuretic response different from that of the thiazides and resembling that of ethacrynic acid.

The example of clopamide clearly shows that C 6—NH_2 substitution is not a prerequisite for the diuretic activity of derivatives of 4-chloro-3-sulfamido benzoic acid. It is thus not surprising that the whole heterocyclic part of the HCT molecule may be replaced by a phthalimide structure with little loss of diuretic potency. Introduction of a cyclohexane substituent on the N of the phthalimide considerably increases natriuretic potency (CONNISH et al., 1960). Reduction of one of the carbonyl groups of the latter compound leads to clorexolone (Table 4), a drug with a slightly stronger saluretic effect than HCT.

Another derivative of 4-chloro-3-sulfamido-benzoic acid is chlortalidone which is the corresponding benzophenone derivative modified by spontaneous ring closure:

$$\text{Cl}-\langle\text{ring}\rangle-\text{H}_2\text{N-SO}_2\cdots\text{C(=O)-C(=O)}\cdots \longrightarrow \cdots\text{C(OH)-NH-C(=O)}\cdots$$

Chlortalidone retains high CA inhibitory potency and is a less potent natriuretic agent than HCT. It is distinguished from benzothiadiazine diuretics by its longer duration of action, which is not due only to delayed intestinal absorption (PULVER et al., 1959; STENGER, 1959; STENGER and PULVER, 1959; STENGER and WIRZ, 1960; SUKI et al., 1965; FUCHS et al., 1960; VEYRAT et al., 1959). The type of diuresis produced is, however, comparable in every respect to that of CT.

Replacing the thiadiazine part of the benzothiadiazine molecule by a saturated ring containing 5 carbons and 1 sulfur (thiacromannes) results in somewhat weaker saluretic agents which do not yet appear to have been used clinically (Table 4). Whether, finally, drugs like B 186 (Table 4) may still be considered as related to the benzothiadiazines, appears doubtful.

Since there are pratically no studies on the effects of benzothiadiazines devoid of natriuretic activity, or possessing only a very low grade of natriuretic potency, on other renal functions or on other organ systems, it cannot be determined whether the structural requirements for renal effects other than the inhibition of sodium and chloride reabsorption (e. g. the anti-diuretic effect or the depression of urate reabsorption) or extra-renal effects (e. g. the diabetogenic effect) of benzothiadiazines are the same as for the diuretic effect.

IV. Absorption, Distribution, Excretion and Metabolism

The known benzothiadiazine diuretics are efficiently absorbed from the gastrointestinal tract: non-absorbed derivatives would, indeed, escape detection wherever routine screening for diuretic activity is done after oral administration. Among the well-known drugs, chlorothiazide (CT) and probably flumethiazide (MILNE, 1962) are apparently absorbed more slowly from the intestine than derivatives of hydrochlorothiazide (HCT). Only 10 to 20% of CT has been found to be absorbed from the intestine, both by measuring urinary (YOUNG et al., 1959) and fecal (MILNE, 1962) excretion in humans. Other observers (BRETTEL et al., 1960), however, recovered 33—58% of an orally administered dose in the urine within 24 hours, while an intravenous dose was recovered completely within this time. This latter figure for absorption does not differ notably from the 30—60% recovered from canine urine after doses of 10 mg/kg to 40 mg/kg by BAER et al. (1959); there is thus no need to assume a species difference (MILNE, 1962) in this respect. The fraction of an oral dose recovered in the urine decreases in heart failure, in liver disease and in renal failure in man (BRETTEL et al., 1960); while this decrease is mainly due to impaired renal excretion, it also appears to be due to some impairment in the intestinal absorption in a number of patients, since the excretion of an intravenous dose was less impaired. The slow intestinal absorption of CT is probably due to its polar character and low degree of liposolubility: the partition coefficient between ether and 0.1 M phosphate buffer at pH 7.4 is given as 0.08 at a drug concentration of 10^{-4} M (DUGGAN, 1966).

While incomplete intestinal absorption may contribute to a slight extent to the low order of potency of oral CT, there do not appear to be major differences in the rates of intestinal absorption of different HCT derivatives in spite of large variations in liposolubility and in diuretic potency. In experimental animals (SHEPPARD et al., 1960), as well as in man (ANDERSON et al., 1961), HCT is absorbed more rapidly than CT. The fraction of therapeutic doses in man, and of 5 mg/kg in the rat, absorbed from the intestine varies from 70 to 80% (SHEPPARD et al., 1960; ANDERSON et al., 1961). Diseases of the heart, the liver or the kidneys have a similar influence on the urinary excretion of HCT as on excretion of CT (ANDERSON et al., 1961). Judged from urinary recoveries, the rate of absorption of hydroflumethiazide (YOUNG et al., 1959) is comparable to that of HCT.

There is no factual basis for the often repeated statement (MILNE, 1962) that the absorption of HCT administered by the oral route is "complete". At a given rate of flow of liquid contents of the intestine, and at equal permeance through the intestinal wall, and assuming finally absorption by diffusion, completeness of absorption will be inversely related to the dose given.

If the actual rate of absorption is determined by intestinal permeance, and if intestinal permeance is a function of liposolubility, the rates of absorption of such drugs as trichloromethiazide (partition coefficient between ether and water 1.53), or cyclopenthiazide (Partition coefficient 10.2 — BEYER and BAER, 1961) should be much greater than for HCT (partition coefficient 0.37). Unfortunately, these rates do not appear to have been measured directly. Among the drugs related to the benzothiadiazines, chlortalidone is absorbed very slowly from the intestine as judged from the tissue concentrations reached after the same doses given orally or intravenously (PULVER et al., 1959). The slow intestinal absorption of this compound is one of the main reasons, but not the only reason, for the long duration of its action.

Data on renal effects of clopamide and of quinethazone suggest that these drugs are absorbed at rates comparable of those for HCT. Since the renal effects of diuretics depend on a complicated interaction of absorption, excretion and storage in particular zones of the kidneys, no quantitive conclusion on intestinal absorption can be drawn from observations on renal effects after oral vs parenteral administration. Thus, in the rat the same natriuretic effect is obtained by a much smaller oral than intravenous dose of HCT (unpublished observations).

Mefruside appears to be absorbed rapidly and nearly completely from the small intestine of rats (DUHM et al., 1967). Indirect evidence (SCHLOSSMANN, 1967) points to a slightly slower absorption of oral doses in man. In the rat, the rate of intestinal absorption is limited by the rate of passage of gastric contents to the small intestine. The drug and its main metabolites are rapidly excreted into the bile. The conspicuous enterohepatic circulation of radioactivity after an oral or intravenous administration of tagged mefruside appears to demonstrate an equally rapid absorption of the main metabolites from the gut.

After absorption or intravenous injection, CT is distributed in a volume numerically equivalent to extracellular fluid (BEYER and BAER, 1961); the same statement applies to N 7-acetyl-CT (MAREN and WILEY, 1964). CT penetrates to a small extent into red blood cells, from which N 7-acetyl-CT is excluded. The only tissue in which CT reaches higher concentrations than anticipated from its distribution in extracellular space, is renal tissue. The volumes of distribution of hydrothiazides appear to exceed the extracellular space and to reach values comparable to total body water. This does not mean that the drugs are distributed equally over all tissues. Thus, HCT marked with ^{3}H (SHEPPARD et al., 1960) or with ^{14}C (TAUGNER and IRAVANI, 1965) is concentrated in the liveras well as in the kidneys. Still higher concentrations are reached in the small intestine of rats or mice within 8—24 hours after subcutaneous injection, as a consequence of biliary excretion (Taugner and Iravani, 1965). The concentration of the drug in the lungs and skeletal muscle is approximately equal to the blood concentration, while lower values are found in the brain and in bone.

The distribution of chlortalidone resembles that of HCT rather than that of CT. The volume of distribution calculated from data on two dogs (Pulver et al., 1959) is slightly superior to 75% of body weight. In mice injected subcutaneously with chlortalidone $-^{14}C$ (Taugner and Iravani, 1965), and in rabbits, injected intravenously, the drug is concentrated in the liver as well as in the kidneys. In rabbits, the drug concentration in the liver estimated by a chemical method, fell below detection level within 8 hours after intravenuos injection, while in mice high levels of radio-activity in the liver were still found after 24 hours. This difference may be due to hepatic accumulation of metabolites, or represent a species difference. In rabbits, tissue concentrations in heart muscle and in the lungs were higher than in the blood during the first hour after i.v. injection, but equal to blood concentrations at later times, while skeletal muscle contained initially less and later as much chlortalidone as blood. Initial sequestration in tissues thus does not appear to be responsible for the long duration of action of chlortalidone. Detectable amounts of chlortalidone were still found in the kidneys of rabbits 24 hours after 50 mg/kg i.v. (Pulver et al., 1959). In mice injected with larger doses of the ^{14}C-compounds, the duration of the renal accumulation of chlortalidone did not appear to differ from that of HCT.

Mefruside, injected i.v. or given orally, is rapidly transformed into its two main metabolites (Table 4). The drug and these metabolites consistently reach higher concentrations in red blood cells than in the plasma (Duhm et al., 1967; Schlossmann, 1967). Like benzothiadiazines, mefruside and its main metabolites are concentrated in the liver and in the kidney, where they reach concentrations higher than the blood concentration, a few minutes up to two days after single intravenous doses in rats (Duhm et al., 1967), while all other tissues contain concentrations lower than the serum concentration. High concentrations in the wall and in the contents of the small intestine are presumably due to biliary secretion.

The major excretory pathway of the drugs discussed in this chapter is renal. All known benzothiadiazines studied (Baer et al., 1959; Beyer, 1958; Beyer and Baer, 1961; Taggart, 1958; Scriabine et al., 1963; Castles and Williamson, 1963) are excreted by glomerular filtration and by tubular secretion. The amounts excreted by filtration depend on the plasma protein binding of the drugs. The fraction bound to protein appears to increase with increasing liposolubility of the drugs: thus Beyer and Baer (1961) and Scriabine et al. (1962) give the following figures for protein binding in plasma: CT 40—45%; HCT ca. 66%; trichlormethiazide ca. 80%; polythiazide ca. 85%. When tubular secretion of the first three of these compounds in the dog is completely blocked by maximally effective doses of probenecid, or becomes insignificant by self-depression of drug clearance at high plasma levels, the clearances of the unbound fractions become equal to each other and to glomerular filtration rate (GFR), as measured by the clearance of creatinine (Beyer and Baer, 1961). As already commented by these investigators "these data indicate further an insignificant rate of back diffusion of the agents".

Mefruside and its main metabolites are 80—85% protein-bound in dog's plasma. The renal clearances of the unbound drugs are 2 to 7 times higher than the clearance of inulin in the same species (Schlossmann, 1967). These data are prima facie evidence for tubular secretion.

Tubular secretion of thiazides is proved by self-depression of the drug clearance or of the ratio drug clearance/GFR (saturation of the secretory transport system) with increasing plasma concentrations, described for CT, HCT, trichlormethiazide (Beyer and Baer, 1961), and for polythiazide (Scriabine et al., 1962), which occurs even with drugs with renal clearances smaller than GFR, and by the depression of the thiazide clearances by probenecid or by p-aminohippurate (PAH) (BEYER and BAER, 1961; BAER et al., 1959). They are secreted by the same transport mechanism as PAH, phenol red or benzylpenicillin, and can be shown to depress the renal clearances of these drugs. Similarly, PAH depresses the clearance of CT. In the chicken, tubular secretion of CT can be directly demonstrated after infusion into a leg vein (CASTLES and WILLIAMSON, 1963): it is inhibited by probenecid, but also by uric acid, while CT, in turn, inhibits the secretion of uric acid. This latter effect apparently also occurs in mammals. PAH has been shown by the stop-flow technique in the dog (MALVIN et al., 1958), as well as by micro-puncture studies in the rat (DEETJEN and SONNENBERG 1963) to be secreted in the proximal tubule. Since thiazides and hydrothiazides share the same secretory pathway, they must be expected to be secreted at the same site. Proximal secretion of CT has been demonstrated in stop-flow experiments by KESSLER et al. (1959) and by VANDER et al. (1959). Tritium-labeled HCT given orally to rats (5 mg/kg) has been found to be concentrated in the cells of the central portion of the proximal tubules, as well as along the whole length of the distal tubules, 2,5 and 24 hours after administration (DARMADY et al., 1962). In these experiments autoradiographs were obtained after microdissection of individual nephrons: they showed the radio-activity to be contained in the cells rather than in the lumina. With slice auto-radiographs, ^{14}C-labelled HCT and chlortalidone were found to reach their highest concentrations in the terminal part of the proximal tubules (i.e. below the site of maximal PAH secretion) and in the cortical part of the collecting ducts (TAUGNER and IRAVANI, 1965): this technique does not allow a clear distinction of luminal and cellular radioactivity.

Since all known active thiazide diuretics appear to be secreted by the tubuli, tubular secretion, or at least one of the steps involved in tubular secretion, may very well be a prerequisite for saluretic activity. Tubular secretion cannot, however, be equated with saluretic activity. Thus, methyl-sulfones devoid of any diuretic activity are as readily secreted by the tubules of the dog as their diuretic 7-sulfamoyl analogs (BEYER and BAER, 1961). The site of the renal secretion of the diuretics cannot, therefore, be assumed without further proof to be also the site of their diuretic activity.

The proximal tubular secretion of PAH, phenol red and other compounds secreted by the same mechanism occurs in at least two distinct steps: the drugs are first accumulated in the tubular cells and are then transferred across their luminal borders. Accumulation may be studied in cortical slices of kidney tissue or in tubules from rabbit kidney cortex isolated from each other by treatment with collagenase (BURG and ORLOFF, 1962). CT (BEYER and BAER, 1961; ESSIG, 1962), HCT (ESSIG, 1962), flumethiazide (ESSIG, 1962), dihydroflumethiazide (ESSIG, 1962), trichlormethiazide and cyclopenthiazide (BEYER and BAER, 1961) are con-centrated in rabbit cortical slices: the slice/medium concentration ratio (S/M) recorded for CT or flumethiazide is slightly inferior to the PAH value. HCT is concentrated as efficiently, and hydroflumethiazide more efficiently, than PAH (ESSIG, 1962). Within the series of benzothiadiazines, accumulation, thus, appears to be roughly correlated with liposolubility and with diuretic potency, but not with pK_a' values (Table 5). Inhibition of accumulation by supramaximal con-centrations of probenecid results in S/M ratios around 1.0, indicating free diffusion of the thiazides into the slices, i.e. into tubular cells.

The accumulation of HCT in the slices, like the accumulation of PAH, is enhanced by acetate (10^{-2} M), slightly depressed by hippurate and m-I-hippurate, and strongly depressed by 2,4-dinitrophenol or n-caproate (ESSIG, 1962). Thiazides, on the other hand, inhibit the accumulation of PAH: though their inhibitory effect at pH 7.4 is roughly inversely correlated to pK_a', no influence of the degree of ionization of the thiazides on PAH accumulation could be demonstrated by changing the pH of the incubation medium (Essig, 1962).

Table 5. *Dissociation, lipid solubility and molecular weights of some diuretic benzothiadiazines*

	pK_1'	Dissociated		Molecular weight	Partition coefficient ether/water at pH 7.4
		at pH 5.0	at pH 7.4		
Flumethiazide	6.44	3.5	90	329	
Chlorothiazide	6.83	1.5	79	296	0.08
Hydroflumethiazide	8.45	0.04	8	331	1.70
Hydrochlorothiazide	8.80	0.02	4	298	0.37
Furosemide	6.75	1.7	82	331	0.08

pK_1' values from Essig (1962). pK_1' refers to the dissociation of the $-NH$-group in position 2. The values of pK_2' (referring to the dissociation of the $-SO_2-NH_2$ at C 7) range from 9.4 to 10.3 and do not influence dissociation at physiological pH values. — Ether/water partion coefficients from Beyer and Baer (1961) and from Milne (1962).

From 10^{-4} m solutions, separated cortical tubules concentrate to the same extent drugs of such different liposolubility and potency as CT, HCT or trichlormethiazide (Duggan, 1966), while cyclopenthiazide is concentrated approximately 5 times more efficiently. The tissue/medium (T/M) ratios are subject to self-depression; only at high concentrations in the medium (10^{-3} M), or when active transport is partly inhibited at 0 °C, do the T/M ratios becomes very roughly proportional to lipid solubility for CT, HCT and trichlormethiazide, while cyclopenthiazide always reaches disproportionately high concentrations in the tubules. Lipid solubility thus seems to be the main determinant of a passive component of the transfer of the drugs from the medium to the cells.

Tubular accumulation of CT, HCT, trichlomethiazide and cyclopenthiazide is inhibited approximately to the same extent by metabolic inhibitors (DNP and cyanide, but neither arseniate nor sodium azide), an inhibitor of protein synthesis (oligomycin) and a specific transport inhibitor (ouabain). When DNP is added to the suspended tubules in steady state conditions after accumulation of the benzothiadiazines, the T/M ratios for CT, HCT and trichlormethiazide immediately fall to the values which they would have reached in the presence of the metabolic inhibitor, while the intracellular concentration of cyclopenthiazide remains unchanged. This observation points to storage of cyclopenthiazide in an intracellular pool, which does not exchange as rapidly with the intracellular free drug as the hypothetical storage pool for PAH (Foulkes and Miller, 1959). In confirmation of this interpretation, fractional centrifugation of homogenates of the incubated tubules showed cyclopenthiazide, but not HCT nor trichlormethiazide, to be more concentrated in the fractions of mitochondria and of microsomes than in the cytoplasmic fraction. The relative concentration of the three drugs in mitochondria and microsomes, found in such experiments, increases with increasing diuretic potency (Duggan, 1966).

Thus, the low renal clearances of the most potent diuretic benzothiadiazines, are presumably not due to a failure of these drugs to reach high concentrations in proximal tubular cells. On the contrary, the intracellular concentrations reached by a drug may determine its diuretic potency. This statement is not invalidated by the observation that net tubular secretion of CT (BEAR et al., 1957) and of HCT (BEYER, 1958) may be abolished by pretreatment with probenecid without completely abolishing the diuretic activity of these compounds: the doses of CT and HCT needed to induce a diuretic effect after probenecid pretreatment were very high and may have produced adequate cellular concentrations even in the presence of probenecid. How could concentration in proximal tubular cells be related to the natriuretic effect? It has been suggested that the main determinant of diuretic activity could be the concentration of the drugs at, or in, mitrochondria and/or the microsomes of these cells (DUGGAN, 1966). If this were so, the major site of action should be the proximal tubule. The findings just discussed are not, however, incompatible with a distal site of action. Cortical slices as well as isolated cortical tubules also contain a (small) fraction of distal tubules; the concentration of the benzothiadiazines in the distal tubular cells and their organelles may very well parallel those observed in the proximal cells. On the other hand, benzothiadiazines could also reach the distal tubules from proximal cellular storage sites via the tubular fluid. Proximal cellular storage would then serve to sustain release of the drugs to their distal site of action.

Since very potent thiazide diuretics like cyclopenthiazide appear to be concentrated in proximal tubular cells, and since there is some evidence for tubular secretion (polythiazide) (SCRIABINE et al., 1962), why are their renal clearances so low? Three different explanations are possible: 1. There could be an obstacle to the transfer of these drugs from the proximal cells to tubular fluid, or the drugs could be firmly bound to some intracellular component. As discussed above, there is some evidence that the latter statement applies to cyclopenthiazide. Since net tubular secretion has been shown to occur (in the case of polythiazide), intracellular retention alone cannot account for the low renal clearance value. 2. The drugs could diffuse back from tubular fluid to interstitial tissue and the blood stream in the lower part of the nephron. 3. The drugs could be actively reabsorbed. The similarity of the clearances of CT, HCT and trichlormethiazide after probenecid, in spite of great differences in the liposolubility, is an argument against substantial back-diffusion of these drugs. On the other hand, the relative solubilities of the drugs in tubular membrane lipids are not necessarily the same as in ether, and the degree of ionization in acid urine is very low for all three drugs (Table 5). The possibility of non-ionic back diffusion of these drugs could only be ruled out, if their renal clearances remained equal with neutral or alkaline urine, where the differences in dissociation are very large (Table 5), and if they did not vary with urine flow.

Since there are no observations which would necessitate or justify the assumption of active tubular reabsorption of the highly potent thiazide diuretics, nonionic back-diffusion must be assumed to occur and to be responsible for the low clearance values.

Besides the kidneys, the liver also excretes diuretic benzothiadiazines. Biliary excretion of CT amounting to 40% of an injected dose (10 mg/kg) was observed in the nephrectomized dog (BAER et al., 1959); a comparable rate of excretion was observed in the nephrectomized rat (HART and SCHANKER, 1963, 1966). In the nephrectomized rat biliary concentration of CT was 65 to 80 times higher than the nonprotein bound plasma level; biliary excretion of CT was markedly reduced by probenecid or, by saturation of the transport mechanism, at very high plasma levels of CT. CT and HCT (SHEPPARD et al., 1960) thus appear to be actively secreted into the bile. In the non-nephrectomized dog the amount of HCT excreted into the bile is very much smaller than the amount excreted by the kidneys (PRATT and AIKAWA, 1962). Inasmuch as thiazides excreted through the bile are reabsorbed from the intestine, they should be subject to enterohepatic circulation which may, however, be of little importance as long as the renal functions are not seriously disturbed. Though excreted into the bile, HCT does not influence its composition or rate of flow in the dog (Pratt and Aikawa, 1962). In the rat, HCT (Hart and Schanker, 1966) and furosemide were reported to increase bile flow without influencing biliarly electrolyte concentrations (Clodi and Schnack, 1966).

Intravenously injected ^{14}C-HCT does not appear in detectable amounts in pancreatic juice, but may enhance pancreatic bicarbonate secretion in dogs in which intravenous secretion before HCT does not cause a maximal rate of bicarbonate secretion (Pratt and Aikawa, 1962).

Mefruside and its main metabolites are equally rapidly secreted into the bile of rats (Duhm et al., 1967). One third of the drug administered orally or i.v. is excreted by the feces. Small amounts of the drug or its metabolites may also be secreted into the small intestine.

All benzothiadiazines may be hydrolyzed in vitro by strong acid or alkali. Hydrolysis yields a benzene-disulfonamide of the CDSA type and a second compound derived from the C 3-atom and its substituent.

Acid or alkaline hydrolysis followed by Bratton-Marshall conjugation of the free sulfonamide is the basis of the usual methods for measuring benzothiadiazine concentrations in body fluids (Beyer and Baer, 1961; Sheppard, Mowles and Plummer, 1960).

In mammals, CT, HCT, flumethiazide and hydroflumethiazide are apparently excreted rapidly without undergoing metabolic transformation. Bendroflumethiazide, trichlormethiazide (Milne, 1962) and polythiazide (Wiseman et al., 1962; Pinson et al., 1962) are partially hydrolyzed in the dog.

The resulting CDSA or trifluoromethyl-disulfamoyl-amiline appears in the blood and in the urine, but is not secreted in the bile (Milne, 1962). The hydrolysis of polythiazide in the dog (Pinson et al., 1962) yields N-monomethyl-CDSA and 5 trifluoro-ethyl-thioglycolic acid. The disulfonamides may cause a slight and non-symptomatic inhibition of renal CA; since they are weak diuretics they cannot contribute to the diuretic effects of the parent drugs usually given in small doses.

Oxidation of mefruside in the mammalian body first yields the two main metabolites shown in Table 4. The molecule is subsequently split into 4-chloro-3-sulfamoyl-benzene-N-methyl-sulfonamide   and γ-carboxy-γ-valero-lactone (Duhm et al., 1967).

V. Renal Effects

1. Excretion of Sodium

Being diuretics, the benzothiadiazines are by definition drugs which promote the renal excretion of sodium by an effect on the kidney. Their direct action on the kidney has been proved by injection or infusion into one renal artery in the dog: chlorothiazide under these circumstances enhances sodium excretion earlier and to a greater degree on the infused side (Lavender and Pullman, 1961).

A very large number of studies has shown that glomerular filtration rate either remains unchanged or decreases with the natriuretic effect of thiazide diuretics or of related drugs. The natriuretic action of these drugs is thus clearly due to inhibition of tubular sodium reabsorption.

Inhibition of tubular sodium reabsorption appears to be the mechanism of action of all known diuretics agents. While mercurial diuretics were thought, at one time, to affect primarily the reabsorption of chloride, many studies finally established that their primary action was on sodium reabsorption. No such detailed evidence is available for benzothiadiazines. A number of observations argue, though, for their primary influence on sodium rather than on anion reabsorption; thus it was shown, in stop-flow experiments on dogs (SULLIVAN and PIRCH, 1966), that bendroflumethiazide inhibits distal tubular sodium reabsorption, but does not inhibit reabsorption of chloride in dogs infused with sodium sulfate solutions, while an equal inhibition of distal reabsorption of sodium and chloride occurred in the absence of sulfate. This observation argues strongly in favor of a primary inhibition of sodium reabsorption which would be followed by intratubular retention of chloride only to the extent needed to maintain electroneutrality.

Furthermore, a number of observations show that in the dog and in man, as well as in the rat, the thiazide diuretics exert their natriuretic effect also under conditions of metabolic alkalosis and of metabolic acidosis. In metabolic alkalosis more bicarbonate is excreted, and in metabolic acidosis more chloride (HEINEMANN et al., 1959; LARAGH, 1962; STENGER et al., 1959; VANATTA and BLACKMORE, 1962; SCRIABINE et al., 1961; MUDGE, 1966). In metabolic alkalosis an increased excretion of bicarbonate along with sodium was also found after doses of thiazide diuretics which were too small to inhibit carbonic anhydrase (SCRIABINE et al., 1961b). In the absence of an inhibition of renal carbonic anhydrase, an increase in the excretion of bicarbonate must be interpreted as a decrease in tubular secretion of hydrogen ions, since bicarbonate reabsorption is thought to depend on hydrogen ion secretion and formation of carbonic acid. Since benzothiadiazines increase the excretion of bicarbonate in metabolic alkalosis but do not inhibit hydrogen ion secretion in acidosis, one would thus have to assume a type of inhibition which prevails only under the conditions of metabolic alkalosis. An alternative explanation would be the assumption that a part of the filtered bicarbonate ions are reabsorbed as such instead of chloride. If this were so, a primary inhibition of sodium reabsorption should result in increased excretion of bicarbonate or of chloride according to the proportions of these ions in primary tubular fluid, as seems in fact to be the case.

Since the primary effect of all diuretics is an inhibition of tubular reabsorption of sodium, in pharmacological studies the effect of these drugs should always be expressed by the decrease in sodium reabsorption ($-$ mEq/unit of time) rather than by any secondary change induced by this primary effect. In practically all published work the effect of diuretics has been expressed as the absolute increase in sodium excretion or even in urine flow, and sometimes even by such secondary effects as loss of weight in edematous patients. Though these parameters are expressions of the desired therapeutic effects of the drugs, their choice as a measure of potency or of efficacy of diuretic drugs necessarily causes considerable distortions of dose-response relationships and other errors. It is quite clear that the increase in sodium excretion is not a linear function of decrease in total sodium reabsorption if there are simultaneous changes in glomerular filtration rate: thiazide diuretics under many experimental circumstances depress glomerular filtration rate. Whether an increase in sodium excretion is accompanied by a larger urine flow, depends on the experimental circumstances selected: with high rates of flow of a dilute urine before the administration of a benzothiadiazine, sodium excretion usually increases considerably without any rise in urine flow. Weight loss, as a consequence of natriuretic activity, is a desirable, although remote consequence of the primary action and depends on many unrelated factors such as water and salt intake, the state of the blood circulation, the performance of the heart etc. The best known clinical test for evaluating efficacy and potency of diuretic drugs

(Gold et al., 1960) is based on weight loss of edematous patients and measures clinical usefulness rather than efficacy.

Expressing the diuretic effect of drugs as increase in sodium excretion results in paradoxical observations. Thus, all pharmacologists engaged in testing the effect of diuretic drugs have observed, and some have described (Formanek and Müller, 1961), a peak in the dose-response curves after parenteral or oral administration of diuretics: doses higher than the maximally effective natriuretic dose result in a decrease in diuretic effect and eventually even in a fall of sodium excretion below control values.

No such observation has ever been recorded when the diuretic effect was expressed as the decrease of sodium reabsorption or as the fraction of the amount of the filtered sodium escaping tubular reabsorption (tubular rejection fraction = TRF). One may, therefore, presume that the decrease in diuretic activity with very high doses may be due to a disproportional decrease in glomerular filtration rate which depresses the amount of sodium excreted even if reabsorption is maximally inhibited. Clinicians are often impressed with the so-called rebound phenomenon in diuretic therapy: a single dose of a diuretic agent first increases sodium and water excretion; this increase is followed by an actual fall below the control values. This rebound phenomenon (Cattan et al., 1959; Schwarting, 1959; Isorni and Vantelon, 1962; Baur, 1965) is less pronounced in edematous patients than in normal subjects, or in non-responsive patients. The rebound phenomenon may be due in many cases to a decrease in glomerular filtration rate as a consequence of the loss of extracellular and particularly of intravascular fluid. Alternatively or additionally, an actual rebound increase of tubular sodium reabsorption could be due to an enhanced secretion of aldosterone.

On the other hand, an experimental animal or a subject may appear to be refractory to the natriuretic effect of a drug when in fact the drug effectively inhibits tubular sodium reabsorption but at the same time causes a decrease in glomerular filtration. Thus, ordinarily effective doses of hydrochlorothiazide do not increase sodium excretion from the "unclamped" kidney of rats in which renal hypertension has been induced by placing a clip on one renal artery (Peters, 1965). The absence of a diuretic effect could be shown to be due to an exaggerated fall in glomerular filtration rate, while the effect on tubular sodium reabsorption was approximately the same as in a normal kidney. Higher doses of thiazide diuretics usually depress glomerular filtration rate to a greater extent than small doses.

Other states refractory to the natriuretic effects of thiazide drugs, for instance, the absence of a diuretic effect of hydrochlorthiazide in the eclampsia-like syndrome of the rat (Gross et al., 1959), could also possibly be explained by a larger-than-expected drop in glomerular filtration rate. The same explanation could apply to clinical states of non-responsiveness to benzothiadiazines. When there is no edema fluid available for excretion, and when salt and water intake are not adapted to enhanced excretion under the influence of a diuretic, the resulting loss in extracellular and intravascular fluid must lead to a drop in glomerular filtration rate and hence to a decrease in salt excretion, which may very well mask a tubular effect.

The available evidence does not allow a decision as to whether natriuretic activity should be expressed as the increase in the TRF of sodium, or rather as the decrease of sodium reabsorption expressed as $-$ mEq/unit of time. Without entering into a detailed discussion of the controversial issue of glomerulo-tubular balance, one may state that in the normal kidney, as shown, e.g. in the dog, by Kamm and Levinsky (1964), the total reabsorption of sodium is by and large proportional to GFR. This statement applies to variations of GFR which may be assumed to affect all nephrons simultaneously. The same absolute depression of sodium reabsorption would, therefore, cause a much larger increase in TRF_{Na^+} with an initially low GFR and a correspondingly low rate of sodium reabsorption, than after an initially high GFR, unless the inhibition were proportional to GFR. Since there is no reason to assume that the absolute inhibitory effect of thiazide diuretics on sodium reabsorption is a function of GFR, the more appropriate expression of the effect of these drugs would appear to be the absolute depression of sodium reabsorption. If glomerular filtration rate is lowered by a decrease in the number of functional nephrons, e.g. after partial nephrectomy, sodium reabsorption in the remaining nephrons falls disproportionally within certain limits (PETERS, 1963) and the decrease in sodium reabsorption, which has been called "compensatory adaptation", helps to maintain sodium balance in spite of inadequate glomerular filtration. The same absolute depression of sodium reabsorption by a diuretic agent as obtained in an animal with a normal number of functioning nephrons would now result in a very disproportional increase in TRF_{Na}. It is, however, quite unknown whether the same doses of a thiazide diuretic would cause the same absolute depression of sodium reabsorption under both circumstances.

Log dose-response curves of different thiazide diuretics and related drugs, with the exception of furosemide (TIMMERMAN et al., 1964; MUSCHAWEK et al., 1964), are generally parallel when compared in the same species and under comparable conditions (BEYER and BAER, 1961; CHART et al., 1959; PIALA et al., 1959; BARRET et al., 1961; PAN et al., 1960; BAUR, 1965; MENG and KRONEBERG, 1967 etc.). Apparent deviations from parallelism are presumably due to the choice of total or additional sodium excretion as measured effect. The relative potency of two drugs is defined as the ratio of the doses needed to produce the same effect, and is represented in a log dose-response diagram by the horizontal distance of the (parallel) log dose-response lines. Since straight log dose-response lines are always limited to a certain dose range, a potency ratio of r may generally not be interpreted to mean that, given at the same dose, one of the two drugs will produce r times the effect of the other.

Potency must be strictly separated from efficacy of a diuretic agent. The term efficacy (GOLD et al., 1960) was originally defined as the effect which one might expect to obtain under practical clinical circumstances by giving a diuretic agent. This effect was expressed by the initiators of this term (GOLD et al., 1960; GOLD et al., 1964) as the weight loss obtained in edematous patients. Since the effect obtained under practical circumstances depends on the dose used, the term efficacy in relation to diuretic agents has come to mean the effect of a maximal dose, i.e. the maximal effect which may be obtained by increasing dosage. As such, it has been used, and is used, under experimental circumstances as well as in therapeutic trials. It may be used, whether the effect is measured as excretion of sodium, excretion of water or weight loss; one cannot, however, expect the ratio of efficacy of different drugs to remain the same when the effect is judged by different parameters. If the efficacy of a diuretic is judged by urinary excretion of sodium or of water, it will, furthermore, be influenced by the duration of the urine collection periods. Short collection periods will enhance the relative efficacy of short acting drugs, while long collection periods favor long acting drugs. When weight loss is the parameter measured, the results obtained will automatically correspond to 24 hour collection periods since body weight must be read at the same time every day. Under such circumstances the efficacy of hydrochlorothiazide in edematous patients was found to be equal to that of chlortalidone (HUTCHEON, 1965), while polythiazide or quinethazone had approximately 90% of the efficacy of these two drugs. In other circumstances and with a similar experimental set-up (Gold et al., 1965), chlorothiazide, which has the same efficacy as hydrochlorothiazide (Hutcheon et al., 1963, 1964), was found to be less effective than hydroflumethiazide or bendroflumethiazide, while intramuscular injections of polythiazide had nearly the same efficacy as a mercurial diuretic given by the same route. Generally speaking the efficacy of all diuretic benzothiadiazines and their remote derivatives, with the exception of furosemide, is approximately the same when judged by sodium excretion or by the decrease in sodium reabsorption. Under particular circumstances, clopamide or quinethazone may be shown to be somewhat more effective than HCT in experimental animals. Although other smaller differences may apply under certain particular clinical circumstances, one may confidently state that, while differing widely in potency, the different benzothiadiazines and related drugs produce approximately the same maximal responses (Baur, 1965; Hutcheon et al., 1963, 1964; Hutcheon, 1965; Ford and Rochelle, 1959; Mertz et al., 1962; Migone, 1960, 1962; Vesin et al., 1964; Schwartz et al., 1963). Furosemide differs from all other derivatives of the benzothiadiazines by its much greater maximal response i.e. much greater efficacy under experimental (Muschawek et al.) as well as under clinical conditions: the efficacy of furosemide is comparable to that of ethacrynic acid, which is not related to the benzothiadiazines.

The efficacy of a diuretic agent which is active for a few hours may be completely obscured in normal animals or in normal man if urine is collected at 24 hour intervals. Thus 0.4 mg/kg-day of bendroflumethiazide, given in two daily doses for 7 days, had no influence on urine volume or on sodium excretion if "integrated over one day-periods" in normal dogs, though it elicited a clear-cut natriuretic response for a 2 hour-interval after oral administration (Hamlin et al., 1965). Under similar circumstances, acetazolamide (20 mg/kg/day) actually reduced urine volume and water intake measured at 24 hour intervals. Urinary salt and water output in normal animals depend on the ingestion of fluid and water as well as on renal functions; only the latter are directly modified by diuretics.

The urine excreted under the influence of benzothiadiazines is either isotonic or hypertonic. Unless extremely large, losses of isotonic fluid do not induce thirst; a loss of hypertonic fluid will even depress thrist. "Salt appetite" is a very poorly functioning control device. For both reasons, diuretic loss of salt and water is usually not compensated by increased intake: the "rebound phenomenon" is a consequence of this deficiency due to a decrease in GFR, or other homeostatic adaptations such as an increase in aldosterone secretion. If effective, the "rebound" will result in a complete repair of the deficiency induced by the diuretic. If a diuretic drug, directly or indirectly, depresses appetite and thirst, 24 hour-urine volumes and total salt excretion may decrease in spite of a pronounced diuretic response of short duration. No rebound phenomenon to the action of diuretic drugs occurs in states of salt and water retention caused by diseases or by experimental overloading. By selecting collection periods longer than the diuretic action of the drugs investigated, their urinary effects may be "blunted", but are not usually suppressed. The same result will be obtained in experimental animals if salt and water losses are replaced at regular intervals: this procedure may even enhance the apparent diuretic effect of a drug. It is, therefore, sound practice to use either overloading or replacement when testing diuretic drugs in animals, or in normal humans. In edematous conditions, on the other hand, diuretics often appear much more effective than in normal man for similar reasons, though the actual depression of tubular sodium reabsorption, at the peak of a diuretic response, may be the same.

A "rebound" phenomenon, may, however, follow a diuretic response if edema fluid does not rapidly equilibrate with intravascular fluid.

Since diuretics are used in the treatment of edema, it has been suggested that they should be tested in states of experimental pathological salt retention (HERKEN et al., 1956; GROSS et al., 1959; HERKEN, 1961). In such states, induced in dogs or in rats by continuous infusion of large volumes of isotonic saline by intragastric drip (HERKEN et al., 1956) or by the intravenous route (BAER and RUSSO, 1958; PETERS, 1965), by ligation of the inferior vena cava (GROSS et al., 1959), or by ligation of both jugular veins (HORSTER et al., 1960; BRUNNER et al., 1960), by aminonucleoside nephrosis (GROSS et al., 1959; SENFT, 1961), by the administration of natural or synthetic salt retaining corticosteroids (VANATTA and BLACKMORE, 1962; CUMMINGS and STOKEY, 1963; BEYER and BAER, 1961; GROSS et al., 1959), by pretreatment with reserpine (GROSS et al., 1959; FLÜCKIGER, 1963), by intoxication with tachysterol (AT 10; GERLACH and SCHÜRMEYER, 1959), by partial hepatectomy (MENG and KRONEBERG, 1967), or by pregnancy (FLÜCKIGER, 1963), the diuretic potency or efficacy of drugs is sometimes lowered, and potency ratios of different drugs may differ from those found in normal animals. These changes are not usually very important and there is no evidence that diuretic potencies measured in experimental edema parallel those found in edematous patients more closely than those measured in normal or salt-and-water loaded animals.

The natriuretic effect of benzothiadiazines depends on the state of the kidneys. Thus, the drugs should be expected to lose their effect if a disturbance of renal functions interferes with their tubular accumulation. This may account for the absence of a natriuretic effect in some diseases of the kidneys. In experimental renal failure induced in rats by irradiation (BRUNNER, 1959a, 1959d) or by removal of 5/6 of the total kidney tissue, the diuretic effect of CT on tubular sodium reabsorption was actually enhanced. Under similar conditions the natriuretic effect of clopamide was unchanged (BOISSIER et al., 1965). In experimental pyelonephritis, on the other hand, CT lost its diuretic effect (BRUNNER, 1959b, 1959d).

While the failure of HCT to induce natriuresis in the "unclamped" kidney of rats with renal hypertension is due to a disproportional depression of GFR, the absence of a natriuretic effect of HCT or trichlormethiazide on the encapsulated kidney of dogs with experimental perinephritis (SANTUCCI, 1964) remains unexplained. If the contralateral kidney is removed in these animals, the natriuretic effect of the drugs on the encapsulated organ reappears.

In aminonucleoside nephrosis in the rat, the diuretic effect of HCT is depressed. A normal response reappeared after treatment with triamcinolone (HERKEN, 1961; SENFT, 1961). In adrenalectomized animals, thiazide diuretics cause the same depression of tubular sodium reabsorption as under normal conditions (KAHN, 1962; unpublished observations). The resulting increase in sodium excretion depends on GFR. Increasing GFR in adrenalectomized or normal rats by prednisolone enhances sodium excretion but not the actual tubular effect of the thiazides. In patients with Addison's disease, hydrochlorothiazide readily increases renal sodium excretion (MEADOR and OWEN, 1965), but not potassium excretion. If these patients are pretreated with desoxycorticosterone acetate (DOCA), the natriuretic response remains unchanged and the kaliuretic response is re-established. When the reabsorption of interstitial fluid into the blood capillaries is disturbed as a consequence of profound hypoalbuminemia in nephrotic patients (SCHREINER, 1958), or in protein depleted animals (BLACKMORE and SCHNIEDEN, 1957), diuretics should not be expected to cause a major increase in sodium and water excretion, though their actual tubular effect may be unchanged.

Hypochloremia does not depress the tubular effects of benzothiadiazines. Mercurial diuretics, on the other hand, though causing similar initial losses of chloride, lose all renal effects in hypochloremia.

Potassium depletion in rats causes only a slight decrease (Morrison, 1963) in the natriuretic effect of chlorothiazide. Like adrenal failure in humans, it suppresses the concomitant increase in potassium excretion.

The human infant kidney responds to CT in the same manner as the adult kidney (Walker, 1964). In view of the small role of metabolism in the elimination of chlorothiazide, it is difficult to understand why pretreatment by phenobarbital, in rats, apparently enhances the diuretic and natriuretic response to CT.

In the chicken, pretreatment with reserpine depresses the natriuretic, chloruretic and diuretic effects of HCT as well as of theophylline (Nechay and Sanner, 1961). Both effects may be restored by a perfusion of dopamine given before the diuretic (Sanner, 1965). If dopamine is perfused only through the tubular system of one kidney by one leg vein, and HCT is then given intravenously, only the pretreated kidney shows a natriuretic response. In the chicken the tubular effect of HCT may, therefore, depend on the presence of catecholamines. In the mammals the diuretic effect of benzothiadiazines and related diuretics is not depressed by pre-reserpinization (Gross et al., 1959; Herken, 1960; Flückiger, 1963).

When thiazide diuretics are administered repeatedly at short intervals, or continuously, to experimental animals or human subjects, they gradually lose their natriuretic effects (Brunner, 1959e; Göres and Jung, 1961; Laragh, 1962; Peters, 1966). The loss of natriuretic activity may, in some instances, be due to increased aldosterone secretion, or else sodium excretion may diminish and be replaced by increased potassium excretion. A *spurious escape* from the tubular action of benzothiadiazines may also be due to increasing dehydration and a corresponding decrease in GFR; there are, however, instances of *true escape* of the renal tubules from the inhibitory action of thiazide diuretics on sodium reabsorption. Fig. 1 shows an example of such a true escape observed in a group of rats given an intravenous infusion of isotonic saline at a rate sufficient to maintain a positive sodium and water balance throughout the experiment. The infusion of HCT at a rate sufficient to maintain a constant or slightly increasing effective plasma concentration at first caused a pronounced natriuretic effect which disappeared during a six hour-infusion period. The disappearance was due neither to a decrease in GFR nor to an increase in potassium excretion. Another instance of a true escape was observed in rats which, after 3 weeks on high oral doses of CT, had become completely non-responsive to the drug (Göres and Jung, 1961) but were then shown to respond normally to chlorazanil. A gradual disappearance of the diuretic action of CT, given orally at 2 hour intervals to rats, was not due to sodium and water losses (Brunner, 1959e), which were replaced.

On the other hand, it should be noted that no decrease in saluretic activity has been reported to occur in rats given daily diuretic doses of chlortalidone for 3 weeks by the intravenous route (Gessler and Neuhaus, 1962), while the daily oral administration of a high dose of mefruside in rats resulted in a sharp drop of the natriuretic effect from the 1st to the 3rd day, after which natriuresis remained unchanged up to the 12th day (Meng and Kroneberg, 1967). Since the natriuretic effect of thiazide diuretics, which disappears after continuous or repeated administration, usually returns spontaneously within variable periods of time, continued activity in chronic administration of these drugs may depend on suitable spacing of doses. There is a tremendous number of clinical observations of patients who, after satisfactory diuretic treatment by benzothiadiazines, ceased to respond to these drugs after variable intervals of time. Unfortunately, the nature of the escape phenomenon has rarely been investigated in such cases. In a large number of such patients replacing one diuretic by another belonging to the same group has been said to re-establish diuresis. In all such cases an escape phenomenon due to inadequate spacing of doses may be suspected. A patient should not be considered as refractory to a thiazide diuretic unless it has been shown that this refractory state persists after a few days off the drug.

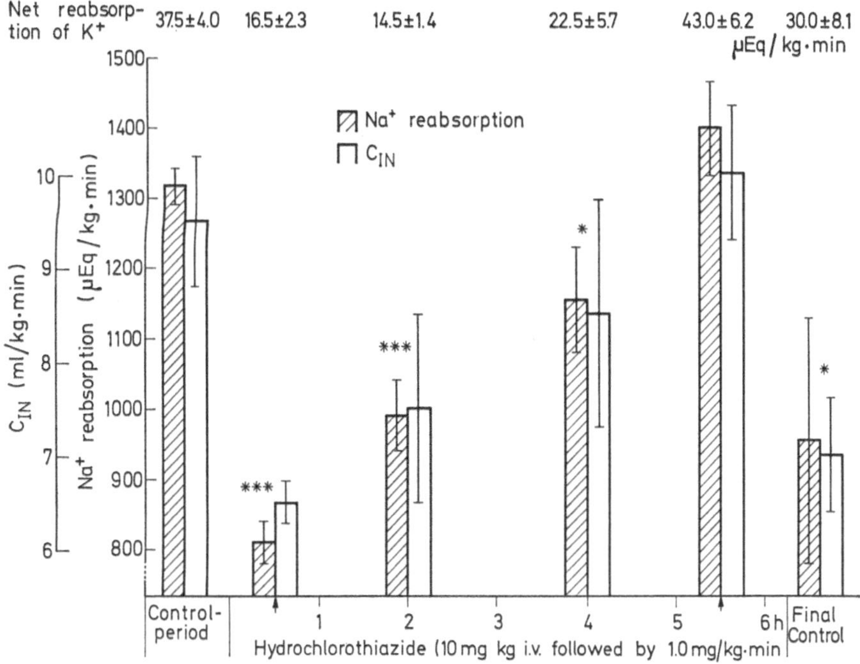

Fig. 1. *Escape from the natriuretic effect of hydrochlorothiazide in rats.* One treated and one control group, each consisting of 14 rats, received intravenous infusions of 0.15 M NaCl solution at a rate of 0.88 ml/kg·min. No significant changes in diuretic response or glomerular filtration rate were noted in the control group within 7 hours. After a control period, the treated group received an intravenous injection of 10 mg/kg hydrochlorothiazide followed by the infusion of 1.0 mg/kg·min of the drug for 6½ hours. Glomerular filtration rate was measured in terms of inulin clearance. Black columns represent net total sodium reabsorption (mean ± S.E.); clear columns glomerular filtration rate. Values for net potassium reabsorption are given as figures above the columns. The significance of differences between control and treatment periods is shown by the asterisks: *** = p < 0.001; ** = p < 0.01; * = p < 0.05

2. Excretion of Potassium and Cesium

All thiazide diuretics, as well as their diuretic derivatives, increase the urinary excretion of potassium, thus inducing hypokalemia and potassium depletion. With every new drug introduced in therapeutics, a larger urinary Na⁺/K⁺-ratio than with CT or with HCT was demonstrated under particular experimental or clinical circumstances; yet none of the new drugs proved less kaliuretic than CT or HCT under clinical conditions (ORLOFF and BERLINER, 1961; LYON and DE GRAFF, 1964a, b; SWARTZ et al., 1963; HUTCHEON et al., 1965; BREST and MOYER, 1965; LARAGH, 1962; WALES, 1965; SCHWAB and IMMICH, 1967). Large doses of thiazide diuretics with an inhibitory action on CA may enhance potassium excretion simultaneously with bicarbonate excretion and thus produce effects analogous to those of acetazolamide. Yet, doses of the same drugs too small to cause urinary alkalinization, as well as thiazide diuretics devoid of inhibitory action on CA, also cause substantial urinary potassium losses. Generally, the kaliuretic effect of benzothiadiazines increases with increasing dosage, even in the dose range where increasing doses do not further enhance sodium excretion. Thus, the kaliuretic effect may be *partially* dissociated from the natriuretic effect.

The extent of the kaliuretic effect and its quantitative relationship to the natriuretic effect depends more on the experimental conditions selected than on the drug used, or even on the mammalian species studied. Thus, data on the absence of a kaliuretic effect in one species, e.g. for HCT in the cow (Anderson and Pickering, 1964), must be viewed with reserve.

As stated previously, thiazide drugs do not enhance potassium excretion in the potassium-depleted rat (Morrison, 1963). Conversely, hyperkalemia induced by potassium overloading in normal rats enhances the kaliuretic effect of HCT (unpublished observations).

On the other hand, in patients with Addison's disease with normal or elevated plasma potassium concentrations, natriuretic doses of thiazides were reported not to increase renal potassium excretion (Metha and Owen, 1965). This observation points to a possible role of secondary hyperaldosteronism in the kaliuretic response to thiazides. In fact the most pronounced potassium losses are observed, clinically, in patients with edema or in individuals depleted of sodium. Since thiazide diuretics themselves may induce a certain degree of sodium depletion, they may enhance endogeneous aldosterone production and thus progressively increase their own kaliretic effect, as has been observed in individuals given regular doses of diuretics (Orloff and Berliner, 1961). While aldosterone may contribute to the kaliuretic response to thiazide diuretics, CT as well as bendroflumethiazide have been shown to enhance urinary potassium excretion in adrenalectomized animals, i.e. in the absence of endogenous aldosterone (Gillenwater and Webster, 1967). In normal human subjects, potassium excretion under the influence of hydroflumethiazide is considerably increased by the simultaneous administration of fludrocortisone and depressed by giving spironolactone, a specific aldosterone antagonist (Edmonds and Wilson, 1960).

In patients with chronic edema and ascites, spironolactone given together with hydroflumethiazide increases sodium excretion and depresses potassium excretion but does not completely abolish the kaliuretic effect of the thiazide. This effect was particularly marked in those patients previously showing the smallest excretion of sodium and the largest excretion of potassium in response to the diuretic (Edmonds, 1960; Liddle, 1958). On the other hand, depression of endogenous aldosterone secretion by sodium overloading in normal subjects (Edmonds and Wilson, 1960), or elevation of plasma sodium and chloride concentration in normal dogs (Sullivan, Perch, 1966), increases the Na^+/K^+-ratio in the urine excreted under the influence of thiazides. Enhanced secretion of endogenous aldosterone, or perhaps other adrenocortical hormones, may thus contribute to the potassium wasting effect of the thiazides. There is, however, no doubt that the benzothiadiazines may increase renal potassium excretion in the absence of adrenocortical secretion. Thus, chlorothiazide (Kahn, 1962) and hydrochlorothiazide (unpublished observations) induced an even larger urinary potassium loss in adrenalectomized rats, maintained on isotonic saline solution, than in normal control animals. Bendroflugmethiazide, which does not inhibit renal carbonic anhydrase, also enhances urinary potassium excretion in adrenalectomized animals (Gillenwater and Webster, 1967). Similarly, the kaliuretic response to thiazides is not always abolished in Addisonian patients, though it is usually weakened (MIGONE et al., 1963a, b). Maximally effective doses of spironolactone depress the kaliuretic response to thiazides (EDMONDS and WILSON, 1960; EDMONDS, 1960; MIGONE, 1963), but do not abolish it. Thus, benzothiadiazines clearly also induce kaliuresis by an effect independent of adrenocortical secretion. Since these drugs often induce hypokalemia and potassium depletion, but never the contrary, this effect must be due to a renal action of the drugs.

According to classical concepts (BERLINER, 1961), renal potassium excretion depends on two spatially separated processes. In the proximal tubule potassium is actively reabsorbed almost completely, so that only a minute fraction of filtered potassium reaches the distal segment. In the distal tubule a mechanism for the active secretion of potassium in the tubular fluid depends on an adequate supply of sodium ions from the proximal part of the nephron: secretory potassium movement is supposed to be coupled to reabsorption of sodium in a carrier-mediated tubular ion exchange process. In this process, hydrogen ions compete with potassium ions for exchange against sodium. Consequently, and inasfar as the thiazide diuretics may be supposed to block proximal tubular sodium reabsorption, their kaliretic effect was explained by the assumption that "they enhance the delivery of sodium salts to the site of sodium-potassium exchange in the more distal portions of the nephron and thus permit the more efficient utilization of the capacity to secrete potassium" (ORLOFF and BERLINER, 1961).

This classical concept must be revised after the recent extensive micropuncture and microperfusion studies of GIEBISCH and his associates (MALNIC et al., 1966a, b; GIEBISCH et al., 1966). While proximal tubular potassium reabsorption was confirmed by a series of micropuncture studies to occur actively against an electro-chemical potential gradient (MOREL, 1961; BLOOMER et al., 1963; MARSH et al., 1963; WATSON et al., 1964; MALNIC et al., 1964) in the rat as well as in the dog (WATSON et al., 1964), no evidence was found for active potassium secretion in the distal tubule or for a carrier-mediated exchange of sodium against potassium ions in either micropuncture (MALNIC et al., 1966a) or microperfusion experiments (MALNIC et al., 1966b), under a great variety of experimental conditions, and using a variety of different solutions for stationary microperfusion. Under all experimental conditions potassium transfer from the extra-tubular space to tubular fluid i.e. the so-called secretory transport, occurred passively down an electro-chemical gradient. Considered across the whole tubular wall, this electrochemical gradient is mainly due to large negative potential difference between the distal tubular lumen and the peritubular space (Fig. 2).

The secretory transport of potassium ions into distal tubular fluid is, therefore, diffusional rather than secretory. It must, however, be realised that this diffusional transport of potassium could not occur without an active transport of potassium ions from peritubular fluid into the tubular cells; the transtubular electrical potential difference, which is the force driving the "secretory" diffusion of potassium, itself depends on a high concentration of this ion in the intracellular fluid which must be established by the operation of an energy-consuming potassium pump at the contraluminal border of the tubular cell. In fact the transtubular electrical potential difference must be interpreted as the sum of two opposed potential steps. Of these two steps, the high negativity of the contents of the tubular cell with respect to the peritubular space appears to be due mainly to the existence of a potassium diffusion potential across this membrane which is highly permeable to potassium, but almost impermeable to sodium ions. The potential difference (P.D.) across the luminal membrane of the tubular cell (cell interior negative to lumen) is also a potassium diffusion potential; this membrane, however, appears to be as permeable to sodium as to potassium ions. The diffusion potential of potassium will, therefore, be partially short-circuited by the sodium diffusion potential. On the other hand, the high permeability of the luminal cell membrane for chloride entails a diffusion potential in the same direction as that caused by the potassium gradient when intratubular chloride concentration is higher than cellular chloride, or in the opposite direction when the intratubular concentration is lower than the cellular (Fig. 2).

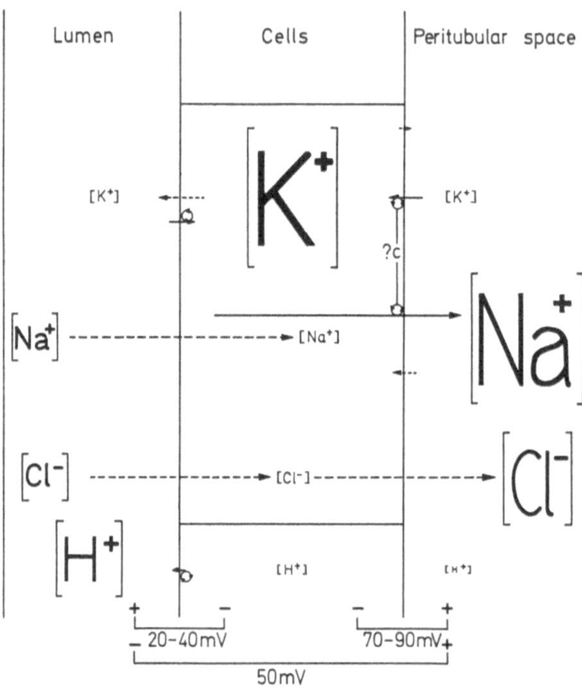

Fig. 2. The height of the symbols is proportional to concentrations, hydrogen ion activities being represented on a scale 50,000 times larger than the other ionic concentrations. Pointed arrows = net transfer by diffusion; drawn-out arrows = net transfer by active transport. The lengths of the arrows are proportional to the rate of net transfer over the whole distal tubule. Constructed from data by Malnic et al., (1966a, b) and Giebisch et al. (1966)

Although occurring down an electrochemical gradient, the "secretory" diffusion of potassium into distal tubular fluid does not result in an equilibrium distribution of potassium across the tubular wall: the concentration in distal tubular fluid always remains lower than the theoretical equilibrium concentration expected as a consequence of the P.D. This difference appears to be due to active transport of potassium ions by a pumping mechanism from tubular fluid into the cells, i.e. in a direction opposite to the direction of net transport. The potassium pump present in all walls of living mammalian cells thus seems to operate also on the luminal side of the distal tubular cell.

Carrier-mediated coupling of "secretory" diffusion of K⁺ into distal tubular fluid to sodium reabsorption appears improbable, because the sodium concentration at the beginning of the distal tubule is about 100 times higher than the potassium concentration, and both become equal only at the end of distal tubule. Furthermore, the rate of sodium transport in the reabsorptive direction in all parts of the distal tubule is at least 10 times larger than potassium transfer in the "secretory" direction: this ratio varies under different conditions and at different lengths of the distal tubule. The magnitude of potassium "secretion" into the distal tubule, under different conditions, thus, cannot depend on any one-to-one or any other fixed rate-coupling with sodium reabsorption.

Even though there is no fixed rate-coupling of transport of sodium and potassium in the distal tubule, a large number of direct and of micropuncture observations show that increased delivery of sodium ions to the distal tubule enhances potassium "secretion", i.e. diffusional transfer of potassium ions into distal tubular fluid. This effect of distal sodium loading is presumably indirect and due to a change in the transtubular potential difference (Table 6). An increase in intra-

Table 6. *Influence of various changes in ionic concentrations on distal tubular potential differences (P.D.).*

Normal state	contraluminal P.D. −	luminal P.D. =	transtubular P.D.
	− 70 to − 90 mV	+ 20 to + 40 mV	− 50 mV
$[Na^+]$ TF ↗	=	↘	↗
$[K^+]$ TF ↗	=	↘	↗
$[Cl^-]$ TF ↗	=	↗	↘
$[Cl^-]$ TF ↘	=	↘	↗
Choline instead of $[Na^+]$ TF + $[K^+]$ TF	=	↗	↘
$[SO_4^{--}]$ TF ↗	=	↘	↗
$[HPO_4^{--}]$ TF ↗	=	↘	↗
$[K^+]$ IC ↗	↗	↗	↗
$[K^+]$ IC ↘	↘	↘	↘
$[Na^+]$ IC ↗	=	↗	↘
$[Na^+]$ IC ↘	=	↘	↗
$[Cl^-]$ IC ↗	=	↘	↗
$[Cl^-]$ IC ↘	=	↗	↘

Indications from MALNIC et al., 1966a, 1966b and GIEBISCH et al., 1966.

tubular sodium concentration will increase the sodium diffusion potential at the luminal cell membrane and thereby decrease the total potential difference across this barrier. Since the potential difference across the contraluminal membrane will not be altered, the result will be an increase in transtubular potential difference which, in turn, will favor potassium movement in the "secretory" direction. Any other change which will increase distal transtubular P.D. must equally enhance distal potassium "secretion" and increase total potassium excretion. Such factors are summarized in Table 6. Of particular interest is the case of the presence in distal tubular fluid of non-permeant anions which are known to increase the transtubular P.D.; their action is due on the one hand, to the fact that they retain monovalent cations in tubular fluid and, on the other hand, to the fact that they replace the more permeant chloride and thereby directly depress the luminal potential difference.

Potassium movements across the wall of the collecting ducts are quantitatively less important under most circumstances and appear to occur only in the reabsorptive direction.

Thus, the nephron along its whole length actively reabsorbs potassium as it actively reabsorbs sodium. Potassium excretion occurs in three phases: the major part of filtered potassium is reabsorbed in the proximal tubule (and in Henle's loop). In the distal tubule a passive diffusional movement of potassium in the "secretory" direction, depending on the transtubular potential difference and modulated by the rate of active reabsorption in the opposite direction, results in net "secretion". Finally active reabsorption occurs in the collecting ducts.

Active reabsorption of potassium in the proximal tubule is known to be inhibited in osmotic diuresis induced by mannitol, and probably also by other nonpermeant non-electrolytes (Malnic et al., 1964). It is improbable that benzothiadiazine kaliuresis could be due to inhibition of proximal potassium reabsorption. Using the technique by which Morel (1955), ten years earlier, had for the first time conclusively proved the "secretory" origin of the major part of urinary potassium, Foulkes (1965) demonstrated that the additional potassium excreted in the rabbit under the influence of chlorothiazide originated predominantly from kidney tissue, rather than from the blood. In these experiments the animals received rapid intravenous infusions of ^{42}K, and the rate of equilibration between the specific radioactivities of the urine and of the blood was recorded. A drug which inhibits proximal reabsorption of potassium should, under these circumstances, accelerate the equilibration of the specific radioactivities; thiazides, in fact, delayed it considerably. The additional potassium was thus "secreted" rather than non-reabsorbed. A similar conclusion was reached in "ischemic stop-flow" studies in the dog (Gillenwater et al., 1964).

Kaliuretic responses to the thiazide diuretics thus appear to be due to some action in the distal tubular segment, where potassium transfer occurs mainly in the secretory direction. Some considerations on possible mechanisms of action may be pertinent, though micropuncture data are still lacking. The distal action of the thiazides must evidently upset the balance between distal reabsorption and "secretory" diffusion in favor of the latter. The possibility that these drugs inhibit active distal potassium reabsorption is not excluded by the equilibration studies just mentioned, because the dominant "secretory" diffusion would still retard isotonic equilibration of the urine. Inhibition of distal potassium reabsorption would have to be interpreted as the consequence of a selective block of the luminal potassium pump. The resulting decrease in chemical gradient between the cell water and the luminal fluid would decrease P.D. across the luminal membrane, increase transtubular P.D. and, thus, in turn facilitate "secretory" diffusion. One would, however, expect a drug which inhibits distal potassium reabsorption to have a similar action on proximal reabsorption or in the collecting ducts. Such an action of the thiazide diuretics cannot be considered as completely excluded by the available experimental evidence.

The other possible mechanism of the kaliuretic response to thiazide diuretics would be an indirect effect through a primary inhibition of sodium reabsorption. This type of mechanism fitted perfectly into the now obsolete theory of distal sodium potassium exchange (Orloff and Berliner, 1961).

An increase in distal tubular sodium concentration will depress the P.D. across the luminal cell membrane and thereby increase transtubular P.D., enhancing potassium transfer into distal tubular fluid. The increase in distal tubular fluid sodium concentration could be a consequence of a primary inhibition of either distal, or proximal, or finally loop sodium reabsorption. The latter possibility seems remote. A decrease in distal sodium reabsorption could be due either to a diminished sodium permeability of the luminal membrane, or to depression of the contraluminal sodium pump, or finally to an increase in sodium permeability of the contraluminal membrane.

A decrease of luminal sodium permeability would be expected to weaken the sodium electrode potential which, at this site, opposes the potassium electrode potential and might, therefore, annihilate the effect of the increased intratubular sodium concentration on transtubular P.D. Similarly, an increase in sodium permeability of the contraluminal membrane would presumably considerably depress transtubular P.D. Finally, a depression of the contraluminal sodium pump would be expected to increase intracellular as well as intratubular sodium concentration, which would again annihilate or at least weaken the effect of the latter on transtubular P.D. If, therefore, the kaliuretic response to thiazide diuretics is due to a primary inhibition of sodium reabsorption resulting in an increased distal tubular sodium concentration, the inhibition of sodium reabsorption probably occurs at some site above the distal tubule.

While in acute experiments, e.g. in dogs in water diuresis, mercurials may cause potassium losses nearly as high as chlorothiazide (BLACKMORE, 1959), clinical observers agree that continued use of mercurial diuretics causes less uinary potassium wasting than treatment with benzothiadiazines. Mercurials have even been shown, under particular circimstances, to reduce potassium losses caused by thiazide diuretics. While the classical exchange theory explained this action of mercurials by simultaneous selective inhibition of the distal sodium-potassium exchange mechanism, any new theory an the kaliuretic effect of the modern diuretics should also account for this particular effect of mercurials.

As stated before, renal potassium wastage increases rather than decreases with long term administration of benzothiadiazines. The drugs, therefore, cause potassium depletion of considerable extent. Thus a 20—30% decrease of total exchangeable potassium was observed in hypertensive patients after a few weeks of treatment with chlortalidone (REMENCHIK et al., 1966). Though accompanied by hypokalemia, potassium depletion may not cause any significant clinical symptoms (REMENCHIK et al., 1966).

Potassium depletion is known, from a large body of experimental as well as clinical observations, to cause metabolic alkalosis. On the other hand, metabolic alkalosis is frequently observed after treatment with thiazides. Potassium depletion could be considered as a pathogenetic factor in the development of this disturbance. It has, however, been shown (ROOTH and FURST, 1964) that potassium supplements large enough to cover the urinary losses and to maintain a positive balance do not correct the metabolic alkalosis; in fact they very often do not even normalize the extracellular potassium concentration. Correction of metabolic alkalosis by means to be discussed below, on the other hand, often corrects hypokalemia without the administration of potassium supplements. Metabolic alkalosis, thus, appears to favor the development of hypokalemia even with a positive balance, while correction of metabolic alkalosis may raise the plasma potassium concentration even in the presence of potassium depletion. On the other hand, potassium depletion does not seem to be a major factor in the development of metabolic alkalosis under the influence of thiazide diuretics; this complication is probably mainly due to the urinary losses of chloride caused by these drugs though other factors may contribute to the deviation of the acid-base status (ERBE and WELLER, 1964). According to the rat experiments of MORRISON (1964), discussed above, thiazide-induced potassium depletion should be a self-limiting condition since chlorothiazide loses its kaliuretic effect in the potassium depleted rat. This loss, may, however, depend on extreme states of potassium-depletion. On the other hand, in the presence of potassium depletion, in the rat, hydrochlorothiazide given in very large doses has been reported to exert toxic effects on the kidneys which were not observed in rats with normal

19*

potassium stores. These toxic effects were morphological changes, mainly lymphocytic infiltration of the interstitial tissue and patchy tubular atrophy: no data are available on the functional significance of these changes (Kennedy and Parker, 1963).

Though there are no conclusive comparative data, chlorothiazide appears to enhance the renal excretion of cesium to a lesser degree than the renal excretion of potassium. In rats (Sastry and Bush, 1964) acetazolamide was very effective in promoting the renal excretion of radioactive ^{137}Cs; chlorothiazide was effective only when given in doses large enough to block renal carbonic anhydrase. On the other hand, in normal human subjects given one tracer dose of ^{137}Cs, treatment with large doses of chlorothiazide did not significantly accelerate the elimination of the radioactive material (Harrison and McNeill, 1963).

3. Site of Action

Inferences concerning the site of the natriuretic and other renal effects of benzothiadiazines have been based on experiments involving the use of the stop-flow technique in experimental animals, on indirect evidence obtained from urinary concentration and dilution experiments in man and in animals, sometimes involving renal tissue analysis in the latter case, and finally on micropuncture studies.

Though ingenious, the stop-flow technique has probably led to more fallacies than valid conclusions (see Orloff, 1966).

Its inherent weaknesses in localizing the action of diuretic agents are the uncertainties about the so-called "proximal" samples which have to pass through, and are modified in, the distal tubules (Orloff and Berliner, 1961) after the release of the obstruction, and the changes in tubular functions which may be caused by the procedure of obstructing urine flow and which could have a considerable influence on the intrarenal distribution of small amounts of active drugs. Contradictory results may, therefore, be due to minor changes in experimental conditions, or minor differences between the renal handling of different drugs. Thus, stop-flow studies in the dog by Kessler et al. (1959), and Vander et al. (1959) with CT, and those of Scriabine et al. (1961) with benzthiazide appear to demonstrate an inhibition of proximal reabsorption of sodium and chloride, while Cafruny and Ross (1962) and Sullivan and Pirch (1966) found a depression of distal Na^+ and Cl^--reabsorption by CT, HCT trichlormethiazide and bendroflumethiazide. All stop-flow specialists agree on the distal localization of the kaliuretic effect of the benzothiadiazines. In another species, the monkey maca mulatta, CT inhibited distal sodium reabsorption and distal potassium excretion in stop-flow experiments (Vander and Cafruny, 1962), while clopamide was reported to inhibit sodium reabsorption along the whole length of the nephron (Weidmann and Siegenthaler, 1966).

Indirect inferences about sites of action are mainly based on knowledge obtained from micropuncture studies on the localization of different steps of urinary concentration or dilution. As first pointed out by Heinemann et al. (1959), a drug acting solely on the proximal tubule would increase the clearance of free water (C_{H_2O}) in water diuresis, as well as the reabsorption of free water ($T^c_{H_2O}$) during the elaboration of a concentrated urine. A drug inhibiting sodium reabsorption in the ascending limb of Henle's loop would depress both C_{H_2O} and $T^c_{H_2O}$, while diuretics acting solely on distal sodium reabsorption, or rather in the so-called "diluting segment" (Suki et al., 1965) comprising the last part of the ascending limb and the first part of the distal convolution, would impair C_{H_2O}, but not $T^c_{H_2O}$.

Since CT was found to depress C_{H_2O} in water diuresis in man (HEINEMANN et al., 1959) and in the dog (EARLEY et al., 1961), but not to depress $T^c_{H_2O}$ in the concentrating kidney (AU and RAISZ, 1960; EARLEY et al., 1961), this drug, as well as bendroflumethiazide and chlortalidone which produce similar effects (SUKI et al., 1965), were assigned a purely distal effect, i.e. a natriuretic action limited to the "diluting segment" ((EARLEY et al., 1961; ORLOFF and BERLINER, 1961).

One group of investigators felt so confident in these fairly indirect "localizations" of natriuretic activity that it set out to study "proximal" tubular reabsorption in dogs after "distal blockade" by CT, supposed to act only on the distal tubule, and ethacrynic acid, supposed to act only on the ascending limb of Henle's loop (EARLEY et al., 1966). On the other hand, in rats, HCT was found to elevate urinary osmolarity above isotonicity during isotonic saline diuresis, a state in which no free water is generated in the distal tubule and a depression of distal sodium reabsorption should not influence urinary osmolarity (PETERS, 1965). These data are compatible with the assumption of inhibition of sodium reabsorption at a level above the distal tubule plus a vasopressin-like effect on distal tubules and collecting ducts, as originally discussed and rejected by EARLEY et al. (1961).

Another series of indirect inferences on the site of action of diuretics is based on the fraction of filtered sodium escaping tubular reabsorption (TRF_{Na^+}) under the influence of maximally effective doses of a drug. It has been known for a long time that the major part of the filtered sodium is reabsorbed in the proximal tubule. The amount of sodium reabsorbed in the segment of the distal tubule of the rat accessible to micropuncture (15—95% of total length) varies between 3% and maximally 15% of the filtered load (GIEBISCH et al., 1964; MALNIC et al., 1966a). Values of TRF_{Na^+} above 15%, under the influence of a diuretic drug were, therefore, considered as an expression of an, at least partially, proximal effect, while lower TRF_{Na^+} appeared compatible with purely distal activity. Thus, the finding of maximal TRF_{Na^+} values of 10—15% in dogs given large doses of thiazide diuretics (PITTS et al., 1958; SUKI et al., 1965), was considered an additional argument for distal action, while much larger increases in TRF_{Na^+} induced by HCT in the rat (PETERS, 1966) and in the cat (unpublished observations) were interpreted as proof of an additional proximal action of the drug. Similarly, excretion of 57% of filtered chloride and of 40% of filtered sodium, in dogs not loaded with isotonic saline, injected with a mercurial diuretic + a thiazide diuretic + ethacrynic acid + furosemide, has been held to demonstrate a proximal site of action for one of the diuretics contained in this "cocktail" (CAFRUNY and SMALL, 1966). This type of inference has recently come under severe criticism (DIRKS et al., 1965, 1966). Loading with isotonic saline, in the rat and in the dog, induces "isotonic saline diuresis" by depressing proximal tubular sodium reabsorption (CORTNEY et al., 1965; DIRKS et al., 1965). The decrease in proximal fractional sodium reabsorption is independent of the rise of GFR after saline loading (PETERS et al., 1964; BONJOUR, 1966) and occurs even when GFR is artificially lowered by aortic constriction (CORTNEY et al., 1965; DIRKS et al., 1965). In such isotonic saline loading experiments in dogs, sodium reabsorption in the part of the proximal tubule accessible to micropuncture was found to fall to approximately 55% of the filtered load, while only 9% of the filtered load was excreted in the urine (DIRKS et al., 1965). Thus, 36% of the filtered load was reabsorbed in segments of the nephron below the sites of proximal micropuncture, i.e. the lower part of the proximal tubule, Henle's loop, the distal convoluted tubule (then still inaccessible to micropuncture in the dog) and the collecting ducts. A fraction of the sodium escaping proximal reabsorption after saline loading was thus reabsorbed lower down in the nephron. Since, even in the non-diuretic rat, approximately 35% of the filtered sodium load is reabsorbed downstream from the end of the accessible proximal tubule (Giebisch et al., 1964; Malnic et al., 1966a), one may question whether this increase in below-proximal reabsorption may actually be called "a considerable re-distribution (of fluid reabsorption) from proximal to distal segments after saline infusion" (Dirks et al., 1966). Whether considerable or not, a fraction of the sodium ions which might escape proximal reabsorption could be absorbed in lower parts of the nephron; the effect of a diuretic whose sole site of action is the proximal tubule could thus be damped. It is doubtlessly correct to conclude from such data that "it is not safe to assume an action on the proximal tubules because the increment of (sodium) secretion exceeds 20% of the filtered load" (Dirks et al., 1966). Unless fractional sodium reabsorption in the distal convoluted tubule were actually shown to exceed 15% of the filtered load, it still appears safe to conclude that larger increments of excretion must be ascribed to an inhibition of sodium reabsorption elsewhere than in the distal convoluted tubule, the choice being between proximal tubule, Henle's loop and the collecting ducts. Since, in the non-diuretic rat, not less than 25% of the total filtered sodium leaves the nephron between the last accessible point of the proximal and the first accessible point of the distal convoluted tubule, inhibition of reabsorption in this segment may play a quantitatively important role.

Studies of the influence of benzothiadiazines on the water and electrolyte content of renal tissue did not contribute any very definite conclusions about the site of action of the drugs. A decrease in papillary sodium concentration, and therefore in the corticopapillary sodium gradient, in non-hydrated rats given diuretic doses of bendroflumethiazide (Kobinger, 1965), hydrochlorothiazide, or chlorothiazide (Heller et al., 1965), and a similar decrease found after hydrochlorothiazide in dogs (Goldberg et al., 1965), may be due to dilution of papillary tissue fluid, since the papillary water content increases under these circumstances, while the sodium content calculated per unit weight of dry substance apparently does not change. It should be pointed out that in non-diuretic dogs given effective doses of hydrochlorothiazide, another group of investigators did not find any change in medullary sodium concentration (Baer et al., 1962).

While a slight decrease in outer medullary tissue sodium of non-hydrated rats given chlorothiazide barely reached the level of significance (Heller et al., 1963), in dehydrated dogs the sodium content of the outer medulla, calculated per unit of dry weight, was shown to rise slightly but significantly under the influence of hydrochlorothiazide. This change was interpreted as the expression of a proximal inhibition of sodium reabsorption and an increased sodium load delivered to Henle's loop (Goldberg et al., 1965). This interpretation, however, remains fairly uncertain. In dogs in water diuresis, hydrochlorothiazide did not appear to influence the intrarenal sodium gradient, already considerably depressed by water diuresis (Baer et al., 1962). In rats, given hydrochlorothiazide during the eighth hour of water diuresis (Roch-Ramel and Peters, 1967), there was a slight and barely significant depression of papillary and inner medullary sodium concentrations, while sodium excretion increased considerably and urine flow did not change. No definite conclusions on the site of action of hydrochlorothiazide can be drawn from these experiments, as the decrease in papillary sodium concentration may also be due to a type of wash-out effect due to a lower sodium concentration in the more copious fluid reaching Henle's loop from the proximal tubules. A simultaneous decrease of papillary urea concentrations was observed in these experiments (Roch-Ramel and Peters, 1967).

Definite conclusions about the site of action of diuretic drugs can only be drawn from micropuncture studies. With benzothiadiazines and related drugs, micropuncture studies produced apparently contradictory results. These contradictions may eventually be resolved by careful distinction between *fractional sodium reabsorption*, which is measured by and reciprocally related to the increase in inulin-TF/P ratios in free flow micropuncture experiments[4], and the rate of sodium reabsorption per unit tubular length (C), which is measured in the proximal tubule by the rate of reabsorption of a drop of isotonic saline solution introduced between two drops of oil in the split-drop method (GERTZ, 1963; GERTZ et al., 1965)[5].

With variations of GFR and at a constant value of the extracellular fluid volume, C was shown to vary proportionally to the square of the tubular radius. So $C/\pi r^2$ is a constant which may be called the intrinsic reabsorptive capacity (volume of fluid reabsorbed per unit of time, per unit tubular volume) (RECTOR et al., 1966; BRUNNER et al., 1966; RECTOR et al., 1967). Total reabsorption in a proximal tubule will thus be equal to intrinsic reabsorptive capacity multiplied by tubular volume, and fractional reabsorption will be equal to $C/\pi r^2$ multiplied by $\pi r^2 d$, divided by GFR per nephron (GERTZ, 1963; GERTZ et al., 1965; RECTOR et al., 1967). A decrease in sodium or water reabsorption per unit of tubular length, therefore, does not necessarily cause a decrease in fractional reabsorption if there is a simultaneous increase in tubular diameter.

An increase in tubular diameter will, of course, slow the flow of fluid through the proximal tubule and thus allow a normal rate of fractional reabsorption in spite of a reduced intrinsic reabsorptive capacity. A diuretic agent may thus impair proximal reabsorptive capacity; if at the same time the tubular diameter increases, this primary impairement may not depress the actual rate of tractional reabsorption of sodium and water. Thus, in non-hydrated rats, furosemide was shown to depress proximal intrinsic reabsorptive capacity by 40% but not to decrease fractional proximal fluid reabsorption; the diuretic effect of the drug should, therefore, be due to a decrease in fractional reabsorption downstream from the distal end of the proximal convoluted tubule (RECTOR et al., 1967). Similarly in the rhesus monkey, furosemide does not inhibit proximal fractional sodium reabsorption, though it does act on the proximal tubule as shown by an increase of proximal $TF/P_{HCO_3^-}$, to values approaching 1.0 (BENNETT et al., 1968). A decrease in sodium reabsorption per unit length of proximal tubule under the influence of furosemide was also measured by HOLZGREVE et al. (1964), who found a decrease of sodium outflow from proximal tubules, and an unchanged inflow. There is no contradiction between these results and those of RECTOR et al. just mentioned: while the block of sodium reabsorption by the drug occurred in the proximal as well as in lower segments, an effective inhibition of sodium reabsorption remained limited to the lower segments. In normal rats, DEETJEN (1965), as well as MALNIC et al. (1965), also failed to detect an influence of diuretic doses of furosemide on proximal fractional reabsorption. In DEETJEN's experiments there was, however, a pronounced fall in proximal fractional reabsorption, whenever GFR fell by more than 40% as a consequence of the dehydration caused by furosemide. In these observa-

---

[4] Fractional reabsorption of water at a given point in the nephron is equal to

$$(1 - [In]_p/[In]\,TF) = (1 - P/TF_{In}),$$

while fractional reabsorption of sodium is equal to

$$(1 - [Na^+]_{TF} \cdot [In]_p/[In]_{TF} \cdot [Na^+]_p) = (1 - TF/P_{Na} : /TF/P_{In}).$$

[5] Since $C = 0.693\ \pi r^2$ divided by $t/2$ ($t/2$ — time required for the reabsorption of 50% of the injected drop of isotonic saline), the method can also measure $C/\pi r^2$ at a tubular diameter imposed, rather than the diameter prevailing under free flow conditions.

tions, the proximal tubular diameter did not increase, as it did when GFR remained unchanged. These observations are in contradiction to the experiments of Dirks et al. (1966).

Furosemide differs largely from thiazide diuretics in type of action. Results obtained with this drug cannot therefore be extrapolated to the benzothiadiazines. They were discussed at this point because their results may explain apparent contradictions in micropuncture observations on benzothiadiazines.

Thus, both chlortalidone (Ullrich, 1962) and HCT (as well as furosemide) (Holzgreve et al., 1964) were shown to depress sodium efflux and sodium reabsorption per unit of tubular length in proximal as well as in distal tubules in the rat, while other investigators (Meng, 1965, 1967) did not find any decrease in proximal fractional fluid reabsorption under the influence of HCT or of mefruside (Meng and Kroneberg, 1967). The situation is analogous to the effects of furosemide and may be interpreted in the same manner. In the dog, Dirks et al., (1966) and Berliner et al., (1966) even found a decrease in proximal fractional fluid reabsorption after diuretic doses of HCT, furosemide, ethacrynic acid and even the mercurial diuretic, chlormerodrin. When water and salt losses after the administration of chlormerodrin or ethacrynic acid were replaced by isotonic saline, proximal fractional fluid reabsorption did not increase. The increase observed after the diuretics was, therefore, interpreted as the reverse phenomenon to the decrease in proximal fractional fluid reabsorption caused by isotonic saline loading. All the diuretics were supposed to act downstream from the puncture sites in the proximal tubules, i.e. either in the lower proximal tubules or in Henle's loops or in the distal convolutions and/or the collecting ducts.

To sum up, the locus of action of diuretic benzothiadiazines is not definitely established. They appear to interfere with proximal intrinsic reabsorptive capacity, without producing, under "normal" circumstances, measurable effects on fractional reabsorption in the first 80% of the proximal tubules. Their diuretic effect could be due to an effective inhibition of fractional sodium reabsorption in the lower parts of the proximal tubules, in Henle's loops, in the distal convolutions and/or in the collecting ducts. Since benzothiadiazines do not abolish the cortico-medullary osmotic gradient, they are not supposed to interfere with sodium reabsorption in the ascending limb of Henle's loop, which is considered by many investigators to by the essential step in the establishment of the high papillary sodium concentration. A decrease of the fractional reabsorption of Na^+, normally occuring between the end of the accessible proximal convolutions and the early distal tubules, under the influence of HCT (Meng, 1967), or of mefruside (Meng and Kroneberg, 1967) may contradict this indirect conclusion, but could possibly also point to an action of the drugs on the pars recta of proximal tubules.

4. Mechanism of the Natriuretic Action

The conclusion that two diuretic agents each inhibit tubular sodium reabsorption by a different mechanism is often based on the observation of a diuretic response to a combination of both agents, exceeding the maximal response which may be obtained by increasing the dosage of either drug alone (Ford, 1957; Ford and Rochelle, 1959). There are two major fallacies in this type of reasoning (Peters, 1966): on the one hand, urine cannot be collected at infinitely short time intervals. When the duration of the urine collection periods selected is longer than the actual duration of the peak response to a diuretic drug, the apparent peak response must be increased by the simultaneous administration of another diuretic agent. In the rat, the maximal response to intravenous hydrochlorothiazide may thus appear to be increased by oral hydrochlorothiazide, and vice-versa; by the classical type of reasoning this would lead to the conclusion that the mechanism of action of oral hydrochlorothiazide differs from that of the same drug given by the intravenous route (PETERS, 1966). This objection would not be valid in the case of "potentiation" studies in which a maximal natriuretic response was maintained by a suitable rate of infusion of a natriuretic drug, and where the additional infusion of the second natriuretic drug would additionally depress tubular sodium reabsorption. While this observation would argue in favor of the presence of some type of difference in the metabolic fate or in the mechanism of action of the two drugs, it would neither prove nor suggest an actual basic difference in mechanism of action. There is a host of possible ways in which two drugs producing the same effect by the same basic mechanism of action could "potentiate" each other's maximal effect: they could compete with each other for a common excretory mechanism, or for a common inactivating metabolic pathway, and could thus increase each other's concentration at a critical site; they could accelerate each other's passage from an injection site or from the intestine to the actual locus of action etc. For all these reasons, enhancement of the effect of a maximal dose of one drug by another drug possessing the same effect is not generally accepted as evidence for different mechanisms of action in pharmacology, with the exception of the field of diuretic agents where this type of reasoning has won some probably unmerited popularity.

Nobody would argue with the conclusion that CA inhibitors and benzothiadiazines act by different mechanisms, since the two types of drugs produce quite different urinary ionic patterns, and furthermore, the one induces metabolic acidosis and the other hypochloremic alkalosis. Of course, their "different mechanisms of action" were also proved by potentiation studies (FORD and ROCHELLE, 1959; MIGONE, 1962; DETTLI and SPRING, 1964).

SKF 525 A, a drug with a particular type of inhibitory action on the hepatic catabolism of many drugs, also possesses a strong natriuretic effect in the dog. This effect is additively increased by HCT, but also by many other types of diuretics (HOOK and WILLIAMSON, 1964); this observation may or may not argue for a particular type of diuretic action.

In view of the large differences in the biochemical effect of mercurial diuretics and of thiazides, it is reasonable to assume different mechanisms of action, and these again were "confirmed" in potentiation studies (FORD and ROCHELLE, 1959).

On the other hand such studies also showed "different mechanisms of action" for CT and HCT (MIGONE, 1962), which is improbable in view of the general similarity of the drugs, apart from their different inhibitory potency on CA.

In view of the type of diuresis produced, as well as the lack of any correlation between natriuretic potency and CA-inhibiting potency of different benzothiadiazines, it appears utterly improbable that the natriuretic effect of these drugs could be related to an inhibition of renal CA. Such a relationship was suggested by WIRZ (1963) and his collaborators (PULVER et al., 1962), who had made some curious and as yet unexplained observations in rats. They found that the urine of rats collected for two days after the injection of 0.2 mg/kg of cyclopenthiazide, or of 5 mg/kg of HCT, contained much more CA-inhibiting activity than the dose injected, while "reasonable" CA-inhibiting activities were recovered in the urine of rats given acetazolamide, chlortalidone or CT. Assuming that 100% of the doses of cyclopenthiazide and of HCT in these experiments had been metabolized into CA-inhibiting compounds, these hypothetical metabolites should have been nearly as potent inhibitors of CA as acetazolamide. None of the known or possible metabolites of the two hydrothiazides is such a strong inhibitor of CA. Furthermore, these investigators found that oral administration of 1 mg/kg of cyclopenthiazide, as well as of 5 mg/kg of HCT or 10 mg/kg of chlotalidone in rats caused the same inhibition of renal CA activity (by approximately 30%) within two hours. This finding may be partially explicable by the different degrees of accumulation of these agents in renal tissue. It should be mentioned at this point that considerable differences are found in the kinetics of CA inhibition by a typical CA inhibitor (acetazolamide) and a thiazide diuretic (benzthiazide) (Leibman et al., 1961).

The primary effect of all diuretic agents is a decrease in net tubular sodium reabsorption. Such a decrease could be due either to a depression of sodium outflow from the tubular cell (Figs. 2 and 3), or else from an increased diffusional inflow from the peritubular space. Microperfusion experiments in proximal tubules with chlortalidone (Ullrich, 1962) and hydrochlorothiazide (Holzgreve et al., 1964; Ullrich

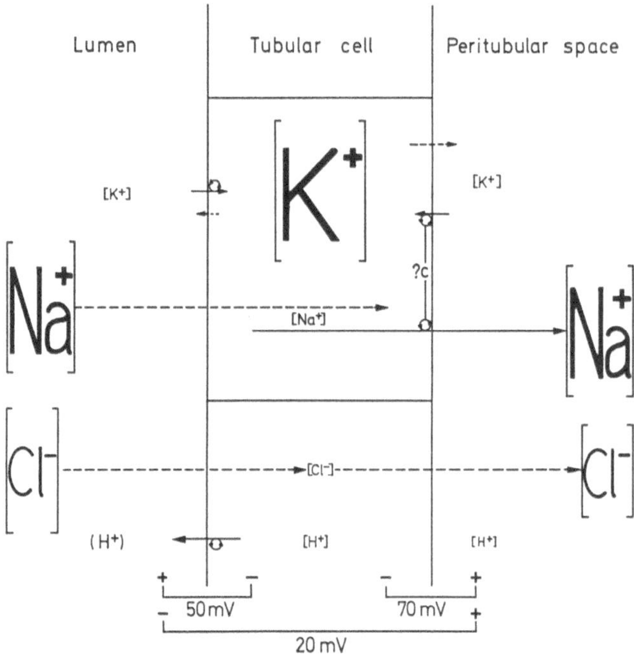

Fig. 3. Symbols as in Fig. 2. Data from Giebisch (1960), Pitts (1961), Malnic et al. (1966a, b) and Giebisch et al. (1966)

et al., 1966) revealed a decreased efflux of sodium with no change in the rate of influx. Since sodium influx in proximal as well as in distal tubules depends mainly on sodium permeability of the tubular wall, which, in turn, is determined mainly by the sodium permeability of the contraluminal membrane, these experiments argue against a change in sodium permeability under the influence of thiazide diuretics. In untreated animals, sodium permeability of cortical proximal and distal tubules has, however, been found to be much lower when measured by microinjection of radioactive sodium into peritubular capillaries (Lechêne and Morel, 1965) than with the more usual measurements using the split-drop technique or stationary microperfusion. If "handling" of the cortical tubules, as done in the latter techniques, in fact, increases sodium permeability, one cannot definitely exclude the possibility that drugs of the thiazide type could increase the very low sodium permeability of "unhandled" tubules.

If back-leakage of sodium into proximal or distal tubules were an important factor in natriuretic action of thiazide diuretics, one would expect these drugs to depress net sodium reabsorption without correspondingly lowering the renal oxygen consumption. A number of studies has shown that renal oxygen consumption, above the base level observed in the absence of glomerurar filtration and tubular reabsorption, is proportional to net sodium reabsorption, 22—29 mEq of Na$^+$ being transported per mMol of O_2 consumed (DEETJEN and KRAMER, 1951, 1961; KIIL et al., 1961; HESS et al., 1961; KRAMER and DEETJEN, 1960; LASSEN and THAYSEN, 1961; LASSEN et al., 1961; DEETJEN and KRAMER, 1960; THAYSEN et al., 1961). The relationship between sodium transport and oxygen consumption remains approximately the same when sodium net transport is modified by changes in glomerural filtration rate, changes in sodium intake, by a mercurial diuretic (DEETJEN and KRAMER, 1951) or by chlorothiazide (THURAU et al., 1961; DEETJEN and KRAMER, 1961). In mannitol diuresis, more oxygen is consumed for the reabsorption of the same amount of Na$^+$, as it has to be achieved against a chemical gradient (BÁLINT and FORGÁCS, 1966; KNOX et al., 1966). If the main factor in thiazide diuresis were back-leakage, one would expect a similar decrease in the slope of the regression of Q_{O_2}/net Na$^+$ reabsorption under the influence of the diuretic: a depression of Na$^+$ reabsorption would not be expected to cause a large decrease in Q_{O_2}. Thiazide diuretics thus appear to depress sodium transport out of the tubular lumina rather than to enhance sodium influx into tubular fluid. Sodium transport out of the lumina could be depressed either by a decrease in sodium permeability of the luminal surface membrane of tubular cells, or by a depression of the "sodium pump" operative mainly at the contraluminal side of the cells. Though no such experiments have yet been done, it should be possible to distinguish between the two possibilities by measuring the sodium contents of isolated tubular cells under the influence of the drugs. It should be pointed out that a decrease in sodium permeability of the luminal membrane would slow down diffusion of sodium from tubular fluid to intracellular fluid but would at the same time decrease the efficacy of the sodium electrode which opposes the potassium electrode across this membrane; the potential difference between tubular lumen and cellular contents would thereby increase, and the transtubular potential difference would decrease. Both changes would probably minimize the effect of the primary change in sodium permeability on net sodium reabsorption.

Another hypothesis was suggested by KARGER and NAGEL (1964). They thought that the primary effect of thiazide diuretics could be a decrease in the anion permeability of the tubular walls which would cause a primary chloruretic effect. This hypothesis was based on the observation that furosemide caused an increase in potential difference acroses the isolated frog's skin without any change in the short-circuit current. The short-circuit current measures the maximum transport capacity of the frog skin for sodium non-accompanied by anions; a restriction in anion permeability would cause an increase in PD and a decrease in sodium transport under non-short-circuit conditions. These experimental results were not confirmed by other investigators (HERMS and HOFFMANN, 1965) who found that both low and high concentrations of furosemide increased the potential difference as well as the short-circuit current, while fairly high doses of hydrochlorothiazide had the same effect, and only very large doses caused a decrease in the potential difference as well as in the short-circuit current.

Thiazide diuretics thus produce very different effects in the mammalian nephron and in the amphibian skin. Though renal physiologists have a tendency to consider the mammalian tubule and the amphibian skin or urinary bladder as very similar tissues, this difference in response to drugs is by no means surprising, since there is no evidence that the amphibian skin transports or accumulates thiazide diuretics.

Inhibition of the contraluminal tubular sodium pump, thus, appears the most likely explanation of the natriuretic effect of benzothiadiazines. The action of this pump, as of other cellular sodium pumps, is generally thought to be directly attributable to, or at least closely associated with a specific enzyme system, the sodium-magnesium- and potassium-dependent ATP-ase found in cell membranes (Bonting et al., 1961). This enzyme system is present in the mammalian kidney, from which active preparations can be obtained as suspensions of subcellular particles (Duggan and Noll, 1965; Jones et al., 1965; Taylor, 1963). The preparations usually contain at least two different types of ATP-ase, one of which is stimulated by sodium and potassium while the other is not (Kinsolving et al., 1963; Taylor, 1963). In contrast to this "non-specific" ATP-ase, the sodium-potassium-dependent "specific" ATP-ase can be identified by its inhibition by ouabain. In membrane preparations obtained from the renal cortex of guinea pigs, specific ATP-ase is responsible for about 80—85% of total ATP-ase activity, but in similar preparations from dog kidneys for only approximately 30%, and in preparations from rat kidney for only about 15—20% (Duggan and Noll, 1964). High activities of specific Na^+-K^+-dependent ATP-ase are found in membrane preparations which contain no mitochondrial enzymes and are very poor in microsomal enzymes: the Na^+-K^+-dependent ATP-ase, in contrast to ordinary ATP-ase, may, therefore, be considered to be preferentially localized in the cell membranes (Duggan and Noll, 1965). In histochemical studies (Spater et al., 1959), total renal ATP-ase activity has been found to be localized at the contraluminal side of tubular cells. Since histochemical localization of enzyme activities within cells is fraught with uncertainties and errors, and since, furthermore, there are no studies on intracellular localization of the Na^+-K^+-dependent ATP-ase, this relationship cannot be considered as firmly established. Stimulation of the Na^+-K^+-dependent ATP-ase, but not of the non-specific ATP-ase, in preparations obtained from the kidney stimulates glycolysis, as indicated by an increase in the activity of phosphoglycerate-kinase (Jones et al., 1965).

Na^+-K^+-dependent ATP-ase preparations from rabbit kidneys are inhibited in vitro by organomercurial diuretics at concentrations which do not inhibit non-specific ATP-ase, while non-diuretic mercurials and inorganic mercuric salts inhibit both types of ATP-ase (Taylor, 1963). While non-diuretic mercurials thus cause a non-specific inhibition of specific ATP-ase in vitro, only organic diuretic compounds of mercury cause an inhibition of renal specific ATP-ase when injected into experimental animals (Jones et al., 1965), presumably because the non-diuretic mercurials produce a lesser accumulation of mercury in renal tissue. In vitro, preparations of Na^+-K^+-dependent membrane ATP-ase are, furthermore, inhibited by ethacrynic acid and some of its chemical analogs, the degree of inhibitory activity being correlated with diuretic activity (Duggan and Noll, 1965). Ethacrynic acid also inhibits renal specific ATP-ase activity when injected into rats at a dose of 25 mg/kg, though this dose did not cause any diuretic effect in this species under the conditions of these experiments (Hook and Williamson, 1965). This observation points to a lack of correlation of diuretic activity of SH-blocking compounds and their inhibitory effect on renal specific ATP-ase.

Chlorothiazide (Taylor, 1963), acetazolamide, diazoxide, and cyclopenthiazide added in vitro to specific membrane ATP-ase preparations are devoid of any inhibitory effect even at high concentrations (Duggan and Noll, 1965). The thiazide diuretics thus do not inhibit sodium transport by blocking the specific Na^+-K^+-activated ATP-ase connected with the sodium pump. Furosemide also differs in this respect from thiazide diuretics and resembles ethacrynic acid, since the i.v. injection of diuretic doses in rats causes a large depression of renal specific ATP-ase activity (HOOK and WILLIAMSON, 1965).

Non-inhibition of Na^+-K^+-dependent ATP-ase probably indicates that thiazide diuretics do not interfere directly with the functioning of the cellular sodium pump. Their primary action must, therefore, probably be sought in an inhibition of one of the chains of biochemical reactions which generate ATP in the renal tubular cells. The same or other chains of reactions involving electron transport may also provide energy for the transtubular sodium transport without generating ATP: under various conditions pharmacological inhibition of renal ATP synthesis does not depress tubular sodium reabsorption (KESSLER, 1966).

Since there is more than one ATP generating process, and since overall sodium reabsorption is remarkably constant, it has been suggested that blocking of one of the ATP-generating mechanisms would set in action a control system stimulating other ATP-generating systems (PETERS, 1963). The operation of such a control system may afford an explanation for the escape of tubular sodium transport from inhibition by thiazide diuretics. Similarly, such a control system could account for the well-known escape from the antinatriuretic action of aldosterone.

Diuretic benzothiadiazines thus appear to interfere with potentially ATP-generating systems providing the energy for cellular sodium transport. The systems affected, as well as the precise localization of the metabolic block, are still unknown. The few studies on the influence of thiazides on renal (or hepatic) enzyme activities do not allow any definite conclusions. A short review of renal energy-providing systems and their rate-limiting steps which *could* be blocked by thiazides, appears pertinent.

The main energy-providing systems in the kidney are linked to the oxidation of esterified or non-esterified fatty acids and of lactate, which together account for $70-90\%$ of the total oxygen consumption of the kidneys (NIETH and SCHOLL-MEYER, 1966a; OCHWADT et al., 1965). Anaerobic and aerobic glycolysis play a much less important role in cortical tissue, while in the renal medulla anaerobic glycolysis appears to be the principal source of energy (WU, 1965; ULLRICH, 1959; FEKETE and TARABA, 1965; LEAN et al., 1961). Lactate dehydrogenase (as well as hypoxantine dehydrogenase) activity in the mesonephros and in the metanephros of the chick embryo are inhibited by treatment with CT (CHAUBE and CARTER, 1961). This inhibition should depress the rate of anaerobic glycolysis. Comparable data for mammalian kidneys are not available.

The rate-limiting step in aerobic glycolysis (Fig. 4) is the transformation of fructose-6-phosphate into fructose-1,6-diphosphate catalyzed by phosphofructo-kinase (WU, 1965), while the rate-limiting step in anaerobic glycolysis is the oxidation of glyceraldehyde-3-phosphate catalyzed by glyceraldehyde-3-phosphate-dehydrogenase (WU, 1965). A decrease in the labile phosphate content of rat kidneys, observed at the peak of the diuretic response to CT (DE GROOT and DE JONGH, 1962), could be due to a block of the rate-limiting step of aerobic glycolysis.

A possible pharmacological inhibition, however, could bear on any other step in the metabolic sequence. Thus, glucokinase and dihydroxy-acetone-kinase activities were depressed and hexokinase activity unchanged in the livers of rats treated with CT, while addition of CT to liver homogenates had no influence on these activities (BORONDY and WELLER, 1965). Possible effects of thiazides on

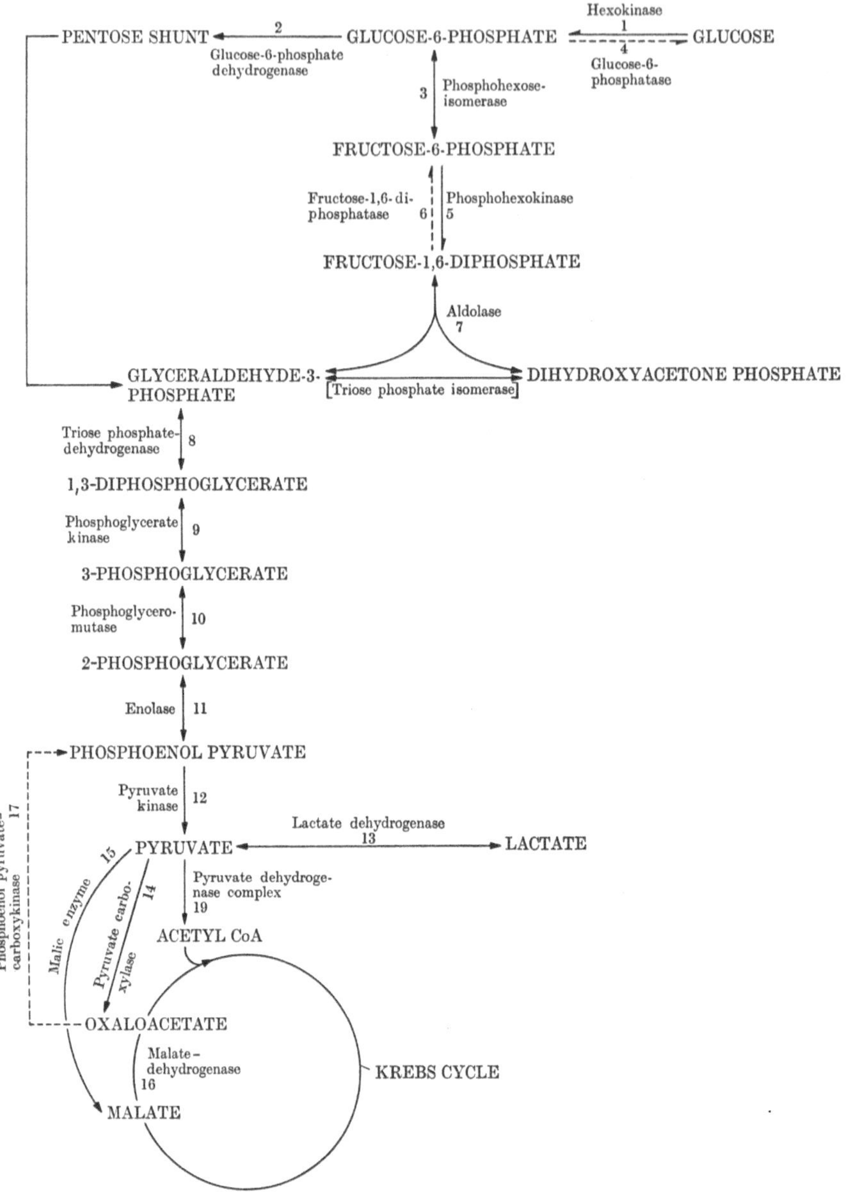

Fig. 4. *Glycolysis and gluconeogenesis in renal tissue.* <——> designates reactions catalysed by the same enzymes in both diuretics. Reversible reactions with two major enzymes are shown by ⇇⋯⋯⋯⇉. Glycolysis is shown by solid arrows, gluconeogenesis, by pointed arrows. The names of enzymes not actually demonstrated to occur in renal tissues are shown in brackets. References: *1* McCann, 1956; Wu, 1965. *2* Kissane, 1961; Weber, 1961b; Kissane and Hoff, 1962; Kissane, and Heptinstall, 1964. *3* Weber, 1961, 1961b; Ganguli et al., 1963. *4* Krebs, 1963; Freedland and Taylor, 1964; Coninck et al., 1965; Shibko and Tappel, 1965. *5* Wu, 1965. *6* Weber, 1961b; Krebs, 1963; Mendicino and Vasarhely, 1963. *7* McCann, 1956; Shapira, 1961; Dale, 1965; Wu, 1965. *8* Wu, 1965. *9* Wu, 1965. *10* Wu, 1965. *11* Wu, 1965. *12* Utter, 1959; Wu, 1965. *13* Kissane, 1961; Kissane and Hoff 1962; Wu, 1965. *14* Utter, 1959; Krebs, 1963. *15* Utter, 1959. *16* Nachlas et al., 1958; Dubach, 1965. *17* Utter, 1959; Krebs, 1963. *18* Ishikawa et al., 1966

these enzymes in the kidney were not studied. The depression observed in liver tissue may be a consequence rather than a mechanism of the diuretic action of CT.

The transfer capacities of the glycolytic enzymes are shown in Table 7. The actual contribution of the glycolytic pathway may be higher than is apparent from studies of the oxidation of glucose, because renal tissue is the site of a very active gluconeogenesis from a great variety of substrates, such as fatty acids, amino

Table 7. *Activities of glycolytic enzymes in homogenates of whole kidneys*

Enzymes	Activity expressed in mMol/g of fresh tissue · min	Species	References
Hexokinase	$3-7 \times 10^{-3}$	dog rat	McCann, 1956; Wu, 1965
Phosphohexose isomerase	$250-380 \times 10^{-3}$	rat dog	Weber, 1961 Canguli, 1963
Phosphohexokinase	9×10^{-3}	rat	Wu, 1965
Aldolase	$5-8 \times 10^{-3}$	„mamalian"	McCann, 1956; Shapira, 1961; Dale, 1965; Wu, 1965
Triose-phosphate-isomerase	$+$		
Triose-phosphate-dehydrogenase	42×10^{-3}	rat	Wu, 1965
Phosphoglycerate kinase	400×10^{-3}	rat	Wu, 1965
Phosphoglyceromutase	85×10^{-3}	rat	Wu, 1965
Enolase	24×10^{-3}	rat	Wu, 1965
Pyruvate kinase	40×10^{-3}	rat	Utter, 1959; Wu, 1965
Lactate dehydrogenase	$105-240 \times 10^{-3}$	rat	Kissane, 1961; Weber, 1961; Kissane and Hoff, 1962; Wu, 1965

All enzyme activities were recalculated as mMol/g of fresh tissue · min. Where there are no quantitative data on a particular enzyme, its presence in renal homogenates is shown as $+$.

acids, other hexoses and pentoses (Krebs, 1963; Krebs et al., 1963; Krebs and Yoshida, 1963; Newsholme and Underwood, 1965; Krebs and Lund, 1966; Rutman et al., 1965; Wagle et al., 1966; Fuisz et al., 1965; McCann, 1962). Glucose, or glucose-6-phosphate, or one of the fructose-phosphates thus generated, may, in turn, be degraded by the glycolytic pathway. In contrast to a mercurial diuretic, CT does not influence the ratio of gluconeogenesis to renal glucose consumption (McCann, 1964).

Very few data are available on the transport capacities of different steps in the degradation of fatty acids: the rate-limiting step is unknown. Fats as well as fatty acids are degraded: the kidney contains lipolytic enzymes (Roe and Franklin, 1966; Barclay and Singh, 1954). Long-chain fatty acids are oxidized as rapidly as their short-chain analogs (Lehninger, 1965; Neith, 1966; Krajci-Lazary, 1965; Taggart, 1949; Gans et al., 1966). Some enzyme activities have been identified in renal tissue, e. g. alpha-hydroxy-acid-oxidase (Robinson et al., 1962; Rossi and Lehninger, 1963; McCann, 1957; Mignone et al., 1957; Hess et al., 1958; Hess, 1960). Palmityl-CoA: carnitine-palmityl transferase is an enzyme with particularly high activities in the liver and in the kidney (Norum, 1963).

The kidney also synthesizes fatty acids from hexoses, pyruvate, acetyl-CoA (Flinn et al., 1961; Landau, 1960; Ganguly, 1960), which may subsequently be transformed into fats by renal glycerokinase (Wieland and Suyter, 1957).

Phospholipids are also synthesized in renal tissue (Wurster and Copenhaver, 1965): phospholipid synthesis is stimulated by injection of aldosterone some hours before removing the kidneys (Nelson, 1964; Gornatzer, 1965), but is apparently not increased in rats with aminonucleoside nephrosis and secondary hyperaldosteroism (von Bruchhausen, 1962, 1964).

An inhibition of energy production by diuretic agents could also occur "lower down" in the metabolic pathways. The enzymes of the Krebs cycle and of the dicarboxylic acid-cycle are present in renal tissue (Lehninger, 1965; Goeroeg and Szporny, 1965). Their activities are shown in Table 8. All intermediary

Table 8. *Activity of the steps of the Krebs cycle in renal tissue*

Enzymes	Activity expressed in mMol/g of fresh tissue · min	Species	References
Pyruvate dehydrogenase complex	$+$	cattle	Ishikawa et al., 1966
Condensing enzyme	$+$		Metcoff et al., 1963
Aconitase	$+$		
Isocitric dehydrogenase	70×10^{-3}	man	*Nachlas et al., 1958; Kissane et al., 1961, 1962
	$(180 \times 10^{-3}$ in a cortical homogenate)	rat	Klingenberg and Pette, 1962; Dubach, 1965
Oxalosuccinic carboxylase	$+$		
α-Ketoglutaric dehydrogenase	0.07×10^{-3}	rat cattle	Shore, Shore, 1960; Ishikawa et al., 1966
Succinic dehydrogenase	$5—60 \times 10^{-3}$	"mamalian"	Axelrod et al., 1942; *Fearson and Defendi, 1954; Ullrich, 1959 Copenhaver et al., 1960; Shore and Shore, 1960; Feldman, 1961 1963; Barrows, 1962; Schafrot and Richterich, 1963; Worthen, 1963; *Coquoin-Carnot et al., 1965
Fumarase	100×10^{-3}	dog	McCann, 1956
Malic dehydrogenase	250×10^{-3}	man	*Nachlas et al., 1958; *Coquoin-Carnot et al., 1965; Dubach, 1965

* Histochemical tests.

All enzyme activities were recalculated as mMol/g of fresh tissue·min. Where there are no quantitative data on a particular enzyme, its presence in renal homogenates is shown as $+$.

metabolites of the Krebs cycle are rapidly oxidized by isolated mitochondria, as well as by homogenates or slices of renal tissue (Gertler et al., 1966; Pãusescu et al., 1964; Cohn, 1966). These metabolites are oxidized more rapidly than pyruvate (Taggart, 1949; Lotspeich et al., 1956; Pãusescu et al., 1964; Gertler et al., 1966). The rate-limiting step, thus, appears to be the formation of coenzyme A, or its condensation with oxaloacetic acid. — Like skeletal muscle, the kidneys transform aceto-acetate into acetyl-coenzyme A by a reaction with succinylcoenzyme A (Lehninger, 1965). Very large concentrations (2×10^{-3} to 2×10^{-2}M) of CT, HCT, trichlormethiazide and 3-methyl-CT have been reported to depress succinoxydase activity in kidney and in liver homogenates, and to inhibit oxidative phosphorylations by isolated liver mitochondria of the rat (Göres, 1963).

Finally a drug inhibition could also be located in the respiratory chain. The 3 main groups of enzymes of the respiratory chain, the dehydrogenases of NADH or NADPH, of flavoproteins and of the cytochromes, are present in the kidneys with activities comparable to those found in the liver (KLINGENBERG, 1959). Both the kidney and the liver contain more NAD than NADP. The number of mitochondria in the renal medulla is 15 times smaller than in the cortex; medullary mitochondria, furthermore, are poor in cytochromes and in flavoproteins (SCARPELLI, 1958; KEAN, 1962). Diaphorases, the enzymes which transfer hydrogen from hydrolipoates to NAD, are very active in proximal and distal tubules and in Henle's loop, but are absent in the collecting ducts (WACHSTEIN, 1955; HESS et al., 1958; NACHLASS, 1958). "NADH$_2$-cytochrome C-dehydrogenase", a complex of enzymes, has an activity of 7.5×10^{-3} mMol NADH/g·min, in renal homogenates (SCHAFROTH and RICHTERICH, 1963). Such homogenates also contain "NADPH reductase" activity (BURCH et al., 1964). Cytochrome C-oxidase is very active in renal homogenates $(30-400 \times 10^{-3}$ mMol/g/min); its localization is the same as that of diaphorases (SCHAFROTH and RICHTERICH, 1963; FELDMANN, 1961; SHORE and SHORE, 1960; FLATMARK, 1964). A diuretic drug unrelated to the thiazides, triamterene, may act by interfering with NADP dependent processes. As shown by HERKEN et al. (1965), it supresses the synthesis of 6-amino-nicotine-amide containing nucleotides in rats given this antimetabolite. Triamterene might, therefore, also interfere with the synthesis of NAD, possibly by the competitive biosynthesis of a triamterene-containing nucleotide (HERKEN et al., 1965).

To sum up, the basic mechanism of action of the thiazide diuretics may well be an inhibition of one of the reaction chains providing the energy for the functioning of the sodium pump in renal tubular cells. Since these chains are not specific for kidney tissue, the selective action of the diuretics on renal sodium transport appears to be due to the accumulation of these agents in the kidney.

The possibility of an inhibition of the synthesis of one or several enzymes of renal tissue must also be kept in mind, though no pertinent data are available at present.

5. Excretion of Halogenides

All thiazide diuretics increase the renal excretion of chloride, usually to the same extent as the renal excretion of sodium. The decrease of the reabsorptive transfer of chloride is probably secondary to the depression of sodium reabsorption, as discussed above (page 279).

Active transport of chloride across tubular walls has been demonstrated in two different loci and sets of circumstances. RECTOR and CLAPP (1962) demonstrated reabsorption of chloride against an electrochemical gradient from the distal tubules of sodium-depleted rats loaded with sulfate. The influence of thiazides on this process is not known with certainty. In dogs loaded with sulfate and studied under stop-flow conditions (SULLIVAN and PIRCH, 1966), bendroflumethiazide depressed distal sodium reabsorption but did not impair distal reabsorption of chloride. If the chloride reabsorptive process is operative in dogs under these conditions, it does not appear to be sensitive to thiazides.

On the other hand, stationary microperfusion of the proximal tubules of the rat with an isotonic NaHCO$_3$-solution induced secretion of chloride into the tubular lumina, where the concentration rose above plasma concentration (mean TF/P of 1.93), within 30 seconds (MALNIC, 1966). This increase was inibited by pretreatment of the animals with acetazolamide and was therefore, explained by a dependence of secretory chloride transport on hydrogen ion secretion. The influence of thiazide diuretics on this process was not studied. An active transport of Cl$^-$-ions in the secretory direction, in proximal tubules, has also been demonstrated in stationary microperfusion experiments using a 10% PVP solution in order to block water reabsorption (Kashgarian et al., 1965). Again, the effect of thiazide diuretics was not investigated.

The augmentation of chloride excretion by thiazide diuretics thus appears to be secondary to the inhibition of sodium reabsorption: chloride ions which, in the absence of the drugs, would have followed reabsorbed sodium ions remain in the tubular fluid. Scanty data on the influence of CT and HCT on the excretion of other halogenides support this interpretation. Filtered bromide ions would be expected to follow reabsorbed sodium less readily than chloride because of their lesser mobility. In the presence of bromide ions, thiazide diuretics cause a more conspicuous increase in urinary bromide than in chloride excretion. Such observations were recorded with HCT in rats given an acute bromide load (Ivancevic and Taborsky, 1960), or treated with bromides for some days (Taborsky and Ivancevic, 1961), as well as in rats and dogs loaded with sodium bromide (Kagawa and van Arman, 1960). With urinary Br^-/Cl^- ratios above 6, an increase in the excretion of both anions without a change in the ratio of course, represents a larger increase in Br^- than in Cl^- excretion (Kagawa and van Arman, 1960). In rats a similar preferential excretion of bromide is obtained with fairly large doses of vasopressin (Taborsky et al., 1966), which is known to exert a natriuretic effect in this species.

Fluoride excretion, on the other hand, and probably for similar reasons, is less sensitive to thiazides than chloride excretion: in dogs CT was found to depress the ratio clearance of F^-/clearance of Cl^-, measured with radioactive fluoride (Carlson et al., 1960).

Excretion of similar amounts of chloride and sodium from an extracellular space which contains much less chloride than sodium must, of course, induce hypochloremia, and this, in turn, generates metabolic alkalosis, because most of the "missing" chloride is replaced by bicarbonate. In rats or dogs, infused with effective doses of benzothiadiazines for some hours, or given repeated doses of these drugs, plasma chloride concentrations fall, if the fluid and sodium loss is not replaced, or if it is replaced by a solution containing no more chloride than plasma, but do not change if losses are replaced by isotonic NaCl solution. A similar difference would be expected to occur between edematous patients who excrete their own sodium and chloride, and then retain bicarbonate, and normal experimental subjects who replace salt losses by eating more NaCl and thus protect themselves against hypochloremia.

Indications on the frequency of hypochloremia and alkalosis after use of mercurial diuretics or of benzothiadiazines are contradictory. On the one side, mercurials were stated to induce this complication more frequently than the potent oral diuretics (Brest and Moyer, 1965); on the other hand, hypochloremic alkalosis is stated to occur "commonly" in patients treated with benzothiadiazines (Erbe and Weller, 1963). In nearly half of a large series of cirrhotic patients treated with either benzothiadiazines or related drugs, or ethacrynic acid, some degree of hypochloremia or of alkalosis was observed (Sherlock et al., 1966). For reasons discussed above, the frequency of hypochloremic alkalosis should be correlated to the extent of salt and water retention at the onset of treatment. A priori, mercurial diuretics would be expected to be less dangerous in this respect than thiazides, since their chloruretic effect ceases completely with the establishment of metabolic alkalosis, while thiazides and furosemide (Wilson and Simmons, 1966) continue to accelerate chloride excretion, albeit to a lesser extent than in normal or in acidotic animals or man. Though there may be small differences in the relative natriuretic vs. chloruretic potencies of different thiazide diuretics

under selected experimental conditions (KOBINGER and KATIC, 1960), they all
are equally prone to induce hypochloremic alkalosis under clinical circumstances.

Hypochloremic alkalosis, as such, induces hypokalemia. It has been pointed
out above that, with thiazide diuretics, this chain of events appears to be more
important than the induction of metabolic alkalosis by primary potassium
depletion.

Hypochloremic alkalosis, induced by thiazide diuretics, has been reported to
induce symptoms and signs of tetany in isolated cases (KINDERMANN, 1964). This
complication appears to occur very rarely. Its rareness has been assumed to be
due to the simultaneous occurrence of hypokalemia. If this were so, clinical tetany
should be observed more frequently in patients given potassium supplements
together with thiazides.

6. The Antidiuretic Effect of Benzothiadiazines

A short time after the introduction of CT, it was recognized that this drug,
when given during water diuresis in normal humans, depresses the clearance of
free water (C_{H_2O}) simultaneously with an increase in sodium excretion (HEINE-
MANN et al., 1959). Similar observations were subsequently made with all the
thiazide diuretics studied in this respect, as well as with many drugs related to
the thiazides (DIES et al., 1963; DIES and RIVERA, 1962; SUKI et al., 1964;
EARLEY and ORLOFF, 1962; KENNEDY and HILL, 1963; MIGONE et al., 1963).
Similar observations were also made in the dog (BAER et al., 1962; SUKI et al.,
1964) and in the rat (DICKER and EGGLETON, 1964; PETERS, 1965), where the
decrease of C_{H_2O} accompanying an increase in sodium excretion and in the osmolar
clearance (C_{osm}), appears particularly "vasopressin-like" as a consequence of the
natriuretic effect of vasopressin in rodents (Fig. 5). The typical effect of all thiazide
diuretics in water diuresis is an increase in C_{osm} with a simultaneous decrease in
C_{H_2O}: total urine flow usually increases slightly or remains unchanged in well-
established water diuresis but may sometimes decrease (DICKER and EGGLETON,
1964). This response depends on the degree of hydration as well as on the animal
species studied. In dogs the urine volume tends to increase more than in rats.
Men are rarely studied under conditions of maximum hydration, so the decrease
in C_{H_2O} is generally smaller than the increase in C_{osm} resulting in an increased
urine flow.

An increase in urinary osmolarity comparable to that responsible for the
depression of C_{H_2O} in weater diuresis is not restricted to this condition; it appears
to be a typical feature of the action of thiazide diuretics which may generally be
stated to induce the excretion of more salt than water. Thus, in rats excreting
an isotonic (PETERS, 1965) or even hypertonic (DICKER and EGGLETON, 1964)
urine, the infusion of hydrochlorothiazide results in an increase in urinary osmolarity, i.e. a decrease in $T^c_{H_2O}$. In dogs under mannitol diuresis, on the other hand,
$Tm^c_{H_2O}$ is not, or only very slightly, elevated by the infusion of CT (EARLEY et al.,
1961), while in normal humans given CT, $Tm^c_{H_2O}$ did not change or declined very
slightly (AU and RAISZ, 1960). The value of these latter observations is limited
by the fact that, for reasons unknown but possibly related to changes in the
accumulation or distribution of the drugs in renal tissue, the thiazides lose most
of their natriuretic effect during a brisk osmotic diuresis induced by mannitol or
urea in the dog or in the rat. In many experiments in all mammalian species,
in which single doses of thiazide diuretics were given, the typical increase in
urinary osmolarity caused by the drug is absent. After single doses, increased
urinary osmolarity can be found only with very short urine collection periods.

The primary excretion of more salt than water, which corresponds to the increase in urinary osmolarity, must, in fact, cause a slight degree of hemodilution. As soon as the effect of the diuretic wanes and the kidney recovers its ability to

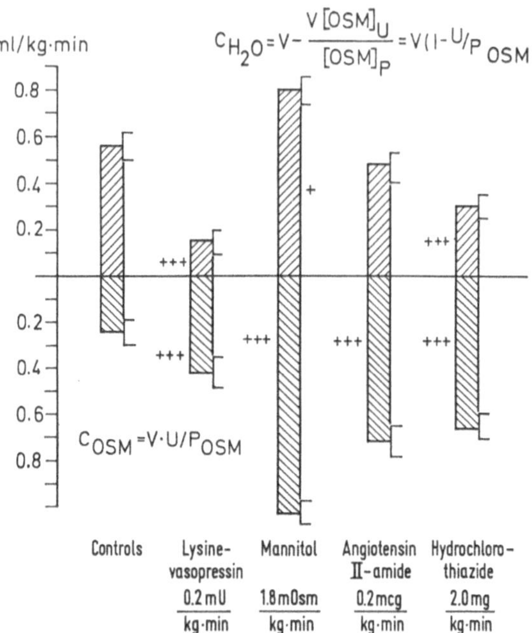

Fig. 5. *Influence of diuretic and antidiuretic drugs on the clearance of free water and the osmotic clearance in rats in water diuresis.* Columns of mean values from groups of 10 to 18 rats with brackets showing ± S.E. The significance of differences between experimental and control values is shown by + = $p < 0.05$; ++ = $p < 0.01$ and +++ = $p < 0.001$. The drugs were infused intravenously at the rates stated. Water diuresis was maintained by the intravenous infusion of 2.5% glucose solution containing 0.1% NaCl at a rate of 0.2 ml/rat min.
Male rats weighing 180 to 250 g were used in restraining cages

elaborate a hypotonic urine, this hemodilution will be compensated by a short period of water diuresis. If the urine collection period is long enough to cover the primary increase in urinary osmolarity as well as the compensatory slight water diuresis, the recorded result will be an enhanced excretion of isotonic urine under the influence of the drug.

A kidney capable of elaborating a dilute urine will, thus, always compensate an initial dilutional hyponatremia by a short period of relative water diuresis. Only under circumstances where water diuresis cannot occur, must the benzothiadiazines be expected to induce chronic dilutional hyponatremia. Such circumstances would be the absence of adrenal glucocorticosteroid secretion, low cardiac output, low GFR, or the continuous secretion of excessive amounts of vasopressin. Extreme sodium depletion will also cause a drop in GFR, and impair water diuresis and thus cause hyponatremia and hemodilution. This latter effect may be responsible for the dilutional hyponatremia seen in the terminal phase of salt depletion induced in experimental animals by large doses of furosemide. Dilutional hyponatremia should also result from the continuous effect of thiazide diuretics on the kidney. Since, however, the continuous presence of effective concentrations of these drug results in an escape of the tubules from their action, the condition would presumably be self-limiting.

While it does not appear to be known whether thiazides induce dilutional hyponatremia in experimental animals under conditions of impaired water diuresis, hyponatremia is frequently observed as a sequel to the clinical use of thiazide diuretics in patients with liver disease (SHERLOCK et al., 1965), as well as in other conditions which must be expected to impair water diuresis.

While the decrease in the clearance of free water, simultaneously with an increase of C_{osm}, may readily be explained by an inhibition of sodium reabsorption in the distal tubule, a "vasopressin-like" activity of the diuretics must be postulated in order to explain an increased C_{osm} with an increase of urinary osmolarity above isotonicity. The term "vasopressin-like", in this connotation, should not be taken to mean anything more than an activity resulting in increased urinary osmolarity. In intact animals, the possibility cannot be excluded that this vasopressin-like effect is due simply to a stimulation of pituitary vasopressin secretion. The fact that antidiuretic effects may also be observed in human patients suffering from "nephrogenic", i. e. vasopressin-resistant diabetes insipidus, does not completely rule out this possibility, since the permanent decrease in urine volume and in water uptake in such patients may be a phenomenon independent of the increase in urinary osmolarity above isotonicity in intact animals and man.

A chronic antidiuretic effect of chlorothiazide was first observed in rats with experimental pituitary diabetes insipidus (CRAWFORD and KENNEDY, 1959). In such animals the drug first induced an enhanced excretion of salt with no change or a slight increase in urine volume. With continued treatment urinary osmolarity remained higher than before treatment, while the urine flow and the water intake decreased progressively. Similar effects were obtained in patients with pituitary diabetes insipidus (KENNEDY and CRAWFORD, 1959). In such patients, chronic administration of thiazide diuretics, as well as of other diuretics possessing similar saluretic effects, generally effects a decrease in urine flow and in water intake. Diuretics, thus, can be and are used on a large scale in the therapeutic management of pituitary diabetes insipidus (KENNEDY and HILL, 1963; DIES et al., 1963; MIGONE et al., 1963; EARLEY and ORLOFF, 1964; WIJDEVELD et al., 1965; RADO, 1965; ABITOL et al., 1964; BABA et al., 1965; BLOM et al., 1963; WEBER and GAUTIER, 1961; GAYER, 1964; HARVARD, 1965; IRMSCHER et al., 1964; LAMBIE and ROBSON, 1965; PATHE et al., 1963; SKADHAUGE, 1963; TODD et al., 1962; HAVARD and WOOD, 1961; SCHOTTLAND et al., 1963; ROBSON and LAMBIE, 1962; KENNEDY and CRAWFORD, 1959; LINKE, 1960; RAMOS et al., 1967). Occasional therapeutic failures have been reported (ABITOL et al., 1964), but practically all known thiazide diuretics as well as quinethazone, clopamide, mefruside and ethacrynic acid have been used successfully in the treatment of diabetes insipidus. In dogs with experimental hypothalamic diabetes insipidus the antidiuretic potency of different thiazide diuretics appeared to parallel the natriuretic potency (GILLENWATER, 1965): 1000 mg of CT was equivalent to 1000 mg of flumethiazide, to 100 mg of chlortalidone or hydroflumethiazide, to 10 mg of bendroflumethiazide and to 8 mg of trichlormethiazide. No comparable extensive comparisons have been reported in human patients. In pituitary diabetes insipidus the thiazide diuretics are less effective therapeutic agents than vasopressin (DIES et al., 1963; EARLEY and ORLOFF, 1964): the urinary osmolarity attained is generally lower, and the control of urine flow is therefore less effective. The only practical therapeutic advantage in pituitary diabetes insipidus is the possibility of controlling urine flow for the full 24 hours with one or two daily doses.

More important from a practical therapeutic standpoint was the discovery that thiazide diuretics and related drugs induce the same sequence of events in patients with nephrogenic, vasopressin-resistant diabetes insipidus (CUTLER et al.,

1960; Earley and Orloff, 1962; Migone et al., 1963; Earley and Orloff, 1964; Weber and Gautier, 1961; Todd et al., 1962; Schottland et al., 1962). In such patients, the decrease in urine volume and the (often not very pronounced) increase in urinary osmolarity cannot be explained by any stimulation of endogenous vasopressin secretion.

A number of explanations, none of which can be considered as definitely established, have been suggested for the decrease in urine volume and in water uptake in patients with diabetes insipidus.

A *decrease of GFR* is frequently observed during the diuretic response to benzothiadiazines. The mechanism of this decrease has not been clarified. In patients given these drugs continuously, GFR decreases in some subjects but remains normal or returns to normal in others. In patients with diabetes insipidus, there was no correlation between the decrease in GFR and the antidiuretic effect observed (Earley and Orloff, 1962; Earley and Orloff, 1964; Cutler et al., 1960). Decreased GFR in such patients could also be secondary to sodium depletion (Havard and Wood, 1961). Again, the absence of a correlation between antidiuretic effect and fall in GFR argues against a major role of reduced GFR. In dogs with diabetes insipidus, the antidiuretic effect of CT is not accompanied by any fall in GFR (Gillenwater, 1965).

An *anti-mineralocorticosteroid effect* was originally postulated (Kennedy and Crawford, 1961; Crawford et al., 1962; Crawford et al., 1961) as contributing to the natriuretic activity of thiazide diuretics, and has also been invoked in order to explain the antidiuretic effect in experimental diabetes insipidus. Since the natriuretic effect of thiazides is not abolished by adrenalectomy, the thiazides cannot act principally as specific antagonists to aldosterone. It is not quite clear how an anti-mineralocorticosteroid activity of these drugs, if present, could account for or contribute to their antidiuretic activity. Aldosterone, by stimulating (proximal as well as distal) sodium reabsorption, contributes to the elaboration of free water. Since a copious water diuresis can be elicited in all species of adrenalectomized animals treated with glucocorticosteroids, but not with aldosterone (Peters, 1960), it would not be reasonable to assume that anti-aldosterone activity could counteract diabetes insipidus. Such an effect could be obtained only by antagonists to the renal action of glucocorticosteroids. Spironolactone, a specific antagonist of aldosterone, in pituitary or nephrogenic diabetes insipidus has either none or only a weak antidiuretic effect (Todd et al., 1962; Dies et al., 1960; Kennedy and Hill, 1963; Gillenwater, 1965). These observations argue against a role of an anti-aldosterone effect of the thiazides. On the other hand, it has been reported that in nephrogenic diabetes insipidus (Migone et al., 1963) the antidiuretic effect of thiazide diuretics may be abolished by simultaneous administration of cortisone. If there were any other evidence that thiazide diuretics may counteract cortisone or inhibit its secretion, this observation might be a clue to the explanation of the antidiuretic effect; unfortunately there are no such observations. The confusion in this field is completed by the observation that the antidiuretic effect of benzothiadiazines abolished by cortisone is re-established by treatment with spironolactone.

Stimulation of aldosterone secretion may be expected to occur with continued treatment by thiazide diuretics as a consequence of sodium depletion. Since spironolactone does not abolish the antidiuretic effect of thiazides, and since large doses of mineralocorticosteroids have no antidiuretic effect in diabetes insipidus (Earley and Orloff, 1962, 1964), any adrenal contribution to the therapeutic effect of thiazides in diabetes insipidus becomes improbable. The discoverers of the antidiuretic phenomenon (Kennedy and Crawford, 1959) had already found that, in rats with experimental diabetes insipidus, adrenalectomy did not abolish the antidiuretic activity of CT.

Sodium depletion is actually the most generally accepted explanation for the decrease in urine output and in water intake caused by the thiazides. This explanation is based on the observation (CUTLER et al., 1960; EARLEY and ORLOFF, 1962; RAMOS et al., 1967) that a high dietary intake of sodium may abolish the antidiuretic effect of thiazides. EARLEY and ORLOFF (1962), furthermore, showed in patients with diabetes insipidus that, after treatment with thiazides, low rates of urine flow and low water uptake could be maintained, without continuing the use of the drugs, by a very strict restriction of salt intake designed to maintain the state of sodium depletion. Similar observations have been recorded by others (HAVARD and WOOD, 1961; RAMOS et al., 1967).

In support of this interpretation it has also been stated (BLOM et al., 1963) that the effect of the chlorothiazide in diabetes insipidus is not different from that of simple sodium deprivation or that of quinethazone, ethacrynic acid or mercurial diuretics (RAMOS et al., 1967). In contrast to this statement old observations, which cannot be reviewed here, showed mercurial diuretics to be rather ineffective in the treatment of diabetes insipidus.

Furthermore, the critical experiment of re-establishing a high rate of urine flow, after successful treatment with benzothiadiazines, by sodium loading may not be as conclusive as it appears at first sight. It has long been known that in diabetes insipidus, as in experimental animals in water diuresis (BECKER and GINN, 1962), the rate of urine flow depends on the urinary osmotic load, i.e. mainly on sodium excretion, which may be increased by giving additional sodium. In diabetes insipidus-patients treated with thiazides the same relationship is observed (WIJDEVELD et al., 1965): sodium loading increases urine flow which may thus come back to the levels observed before treatment with thiazides but does not reach the level obtained before treatment after sodium loading. Furthermore, sodium supplements large enough to prevent substantial sodium depletion did not interfere with the antidiuretic activity of bendroflumethiazide in a patient with pituitary diabetes insipidus (KENNEDY and HILL, 1963). Rather paradoxically, potassium administration was shown to depress or even to abolish the antidiuretic effect of bendroflumethiazide (KENNEDY and HILL, 1963). Similarly (KENNEDY et al., 1964), in rats with experimental hypothalamic diabetes insipidus, treatment with hydrochlorothiazide and sodium supplements resulted in the same antidiuretic effect as the thiazide without salt supplements. In the rat also, large potassium supplements prevented the antidiuretic effect of the thiazide.

Sodium depletion may thus be a part but is certainly not the whole explanation of the therapeutic usefulness of thiazides in diabetes insipidus.

Diminished thirst could also contribute to this effect (ROBSON and LAMBIE, 1962; KENNEDY et al., 1964; SKADHAUGE, 1963; LAMBIE and ROBSON, 1965). Diminished thirst could result from extracellular hyposmolarity which, as discussed above, could, in turn, either be primary or secondary to sodium depletion. Diminished thirst could even result from a direct action of thiazide diuretics on the cerebral osmoreceptors responsible for thirst. GUTMAN (1963) showed that a fairly large dose of HCT (10 mg/kg s.c.) decreases water consuption in normally fed nephrectomized rats. In hungry nephrectomized rats, on the other hand, the same dose of HCT increased water consumption. Large doses of chlorothiazide (200 mg/kg s.c.) also considerably depressed water consumption in severely dehydrated thirsty rats which had received additional large injections of hypertonic saline solution in order to increase thirst (GUTMAN and CHAIMOVITZ, 1966). That this effect was probably due to a direct influence on osmotic receptors was shown by depositing chlorothiazide crystals in the area of the hypothalamus supposed to contain these receptors, by stereotactic injections. In control animals calcium carbonate or talc was deposited in the same area. The CT-treated animals drank much less water.

Even if thiazide diuretics did diminish thirst, either indirectly or directly lower water consumption would not account for the therapeutic results in diabetes insipidus. Decreased water intake does not induce a rise in urinary osmolarity in patients with true diabetes insipidus. Decreased water consumption with continuing renal water loss should initially cause a contraction of the extracellular space, as has in fact been found in diabetes insipidus patients treated with diuretics (Irmscher et al., 1964). With a continued imbalance of water intake and uptake, this should be followed by dehydration, hyper-osmolarity of extracellular and intracellular water and renewed thirst. This is, in fact, what happens if patients with diabetes insipidus are deprived of water in the usual diagnostic test, designed to distinguish between diabetes insipidus and primary polydipsia. Attempts to alleviate diabetes insipidus by a partial voluntary restriction of water intake have been consistently unsuccessful. Since thirst neither alleviates nor cures diabetes insipidus, it is not clear why depression of thirst by thiazides should have favorable therapeutic effects.

A *vasopressin-like effect of the benzothiadiazines* could account for the consistent increase in urinary osmolarity produced by the diuretics in all conditions save extreme dehydration (Kobinger, 1965). This effect should be independent of, and additional to, the effect of vasopressin, since the drugs are effective in vasopressin-resistant diabetes insipidus. On the other hand, it could be independent of the natriuretic effect of the drugs. Against the assumption of a vasopressin-like activity, is the finding (Gillenwater, 1965) that in dogs with experimental hypothalamic diabetes insipidus CT, as opposed to vasopressin, does not increase $T^c_{H_2O}$. Similarly, no increase in $T^c_{H_2O}$ (Robson and Lambie, 1962; Lambie and Robson, 1965) or even a fall in $T^c_{H_2O}$ (Read, 1965) was found in patients with diabetes insipidus. If thiazides possess any vasopressin-like effect, it must be very much weaker than that of vasopressin itself. On the other hand, the absence of an effect on $Tm^c_{H_2O}$ in diabetes insipidus does not completely exclude vasopressin-like activity of drugs which evidently increase urinary osmolarity.

Enhancement of the urinary concentrating effect of a given dose of vasopressin by pretreatment with polythiazide (Ramos et al., 1967) in man is more easily explained by a vasopressin-like action of the diuretic than by other assumptions.

Other observations may provide indirect and sometimes farfetched arguments for the existence of a vasopressin-like effect. Thus, in normal rats, HCT not only depresses the clearance of free water but also causes an increased urinary axcretion of hyaluronidase (Dicker and Eggleton, 1964). As originally shown by Ginet-sinsky and Ivanova (1958) and Ginetsinsky (1958, 1961), and confirmed by Dicker and Eggleton (1960), the antidiuretic effect of vasopressin is typically accompanied by an increased hyaluronidase activity in the urine. Since these experiments were done on normal rats, the occurrence of hyaluronidase could, of course, have been due to secretion of endogenous vasopressin.

A vasopressin-like activity of hydroflumethiazide was directly shown on the isolated toad bladder (Dies et al., 1962), where 2 mg/ml of hydroflumethiazide had the same effect on the rate of water passage as 4 mU/ml of vasopressin. The increase in rate of sodium transport through frog skin induced by HCT and furosemide (Herms and Hofmann, 1965) may equally be interpreted as a vasopressin-like effect. In other amphibian membrane experiments, thiazides were reported to be effective only in the presence of aldosterone (CRAWFORD et al., 1966).

Finally, SENFT (1966) has shown that HCT inhibits the enzyme diesterase in the kidney as well as in other body tissues. Diesterase specifically hydrolyzes cyclic 3′-5′-adenosine monophosphate (3′-5′-AMP) into ordinary 5′-AMP. Since cyclic 3′-5′-AMP has similar effects on the toad bladder as vasopressin, vasopressin has been thought to exert its antidiuretic effect by causing an accumulation of cyclic AMP in renal tissue, in spite of the observation that cyclic AMP has no antidiuretic effect in the rat (ALEXANDER, 1965). Since benzothiadiazines may impair the hydrolysis of cyclic AMP, they could owe a weak vasopressin-like effect to this property, if cyclic AMP really is involved in the antidiuretic action of vasopressin. The inhibitory action of potassium on the antidiuretic effect of benzothiadiazines could be considered as analogous to the protective effect of potassium against diazoxide hyperglycemia (see below page 337).

7. Glomerular Filtration Rate

Notwithstanding occasional statements to the contrary (AUCLAIR et al., 1963; SCRIABINE et al., 1961; WOLFSON, 1963), all thiazide diuretics and their congeners, with the definite exception of furosemide, depress GFR when given in diuretic doses to experimental animals (ANDERSON et al., 1964; BEYER and BAER, 1961; EARLEY et al., 1961; EARLEY and ORLOFF, 1964; BLACKMORE, 1959; P'AN et al., 1960; P'An et al., 1960b; PETERS, 1965), or men (HEINEMANN et al., 1959; LYON and DE GRAFF, 1964; BRAUN and SCHAUB, 1961). It has been recognized early (BRUNNER, 1959f) in experimental studies, but only with the advent of the very potent new diuretics in clinical studies, that this decrease may be due to the loss of fluid caused by the drugs.

On the other hand, experiments in rats (PETERS, 1965) and in dogs continuously loaded with saline solutions, convincingly demonstrated that the drugs also depress GFR directly without any contraction of extracellular or intravascular space.

The mechanism of the depression of GFR is not yet known. In dogs 10—30 g/kg of HCT depress renal blood flow measured as clearance of PAH divided by extraction, while smaller diuretic doses are ineffective in this respect (CASSIN and VOGH, 1966). In the isolated dog kidney perfused with blood (HOOK et al., 1965, 1966), diuretic doses of HCT slightly increase renal vascular resistance, which is depressed by furosemide or ethacrynic acid and considerably increased by mercurial diuretics. In the rat, HCT does not influence glomerular capillary pressure (DUME et al., 1966), which is increased by furosemide. These observations appear to exclude any primary effect of the thiazide diuretics on intrarenal blood vessels. Proximal intratubular pressure, on the other hand, rises in rats given HCT. Depression of GFR might, thus, be a consequence of a primary inhibition of proximal sodium and water reabsorption which would result in an increase in proximal intratubular pressure as a consequence of resistance to flow in Henle's loops. As discussed earlier, the depression of intrinsic reabsorptive capacity which is responsible for the increase in tubular pressure may also entail tubular dilatation and thus re-establish a normal rate of total fractional proximal reabsorption. If increased proximal tubular pressure also denotes increased pressure in Bowman's capsule, it will decrease total glomerular filtration pressure. Large depressions of GFR by this mechanism are prevented by the decrease in mean colloid osmotic pressure in the glomerular capillaries imposed by the decreased filtration fraction.

The depression of GFR by thiazide diuretics may vary from 0—30% in different individuals. In normal human subjects and in patients it usually persists as long as treatment is continued, but is always reversible on cessation of treatment. Neither in experimental animals (Flückiger, 1963) nor in patients (Reubi and Cottier, 1961) do low GFR's due to drugs or to renal disease appear to be more sensitive to depression by thiazide diuretics than normal GFR.

8. Excretion of Urea and Ammonia

As a consequence of the depression of GFR, which entails a decrease in the renal clearance of urea, the plasma urea concentration in man usually rises more or less markedly during continuous treatment for more than seven days with benzothiadiazines or their congeners (Braun and Schaub, 1961; Cranston and Juel-Jensen, 1962; Lyon and de Graff, 1964; Reubi and Cottier, 1961; Mertz, 1959; Dinon et al., 1958; Swartz et al., 1963; Wales, 1965; Angelopoulos et al., 1966; Sherlock et al., 1966), but also usually reverts to its initial value a short time after cessation of the drugs. The clearance of urea is usually depressed by benzothiadiazines to the same extent as GFR, in man as well as in animals. If the drugs cause changes in the intrarenal distribution of urea (Heller et al., 1965; Kobinger, 1965; Roch-Ramel and Peters, 1967), these changes do not appear to affect the amount of urea excreted.

Synthesis of urea by liver slices is not inhibited by high concentrations of hydrochlorothiazide (Göres et al., 1965).

The typical "saluretic" effect of benzothiadiazines does not involve any change in urinary acidification. Even if total acid secretion is depressed as a result of a CA-inhibiting side effect of one of these drugs, there is usually no depression in urinary ammonia excretion (Frank and Dentler, 1963). The drugs do not inhibit renal glutaminase I (Göres et al., 1965). In patients with acute anuria, whose kidneys usually produce ammonia at a low but steady rate, CT has no influence on production of ammonia (Shaldon et al., 1963). Since the first case in 1958 (Magid et al., 1958), a large number of observations have confirmed the danger of precipitating liver coma in patients with cirrohosis, or other extensive destruction of liver tissue, by treatment with benzothiadiazines (Spaulding, 1962; Wolf et al., 1963; Paton, 1964; Weisberg et al., 1964; Sherlock et al., 1966). This particular effect appears to be due to hypochloremic alkalosis and a consequent rise of free ammonia in the blood.

9. Excretion of Uric Acid

An increase in plasma uric acid concentration is one of the most frequent side effects of the therapeutic use of benzothiadiazines and all related drugs: its frequency varies from 20—80% (Laragh et al., 1958; Oren et al., 1958; Bryant et al., 1962; Sfikakis and Avramidis, 1963; Smilo et al., 1962; Baer, 1962; Schaub et al., 1963; Heimsoth and Hartmann, 1965; Reutter and Schaub, 1964; Brest et al., 1966). In hypertensive subjects chronically treated with these drugs, hyperuricmia is much more frequent during the first six months of treatment than at later stages. Possibly, hyperuricemia disappears spontaneously in some patients in spite of continued drug treatment (Heimsoth and Hartmann, 1965).

Since such cases of escape from the uric acid-retaining action of benzothiadiazines have not been well documented, it cannot be decided whether they represent renal escape from the action of the benzothiadiazines or a compensatory adaptation of metabolic production of uric acid. Increase of plasma uric acid concentration with chronic administrations of benzothiadiazines does not appear to have been observed in experimental animals. It should be remembered at this point that normal plasma uric acid concentrations in dogs, rabbits and rats are much lower than in man, and furthermore that there are considerable differences between species in their response to drugs affecting the renal transfer of uric acid (for references see: GUTMAN, 1966).

In the chicken, uric acid is actively secreted, while the reabsorptive mechanism is very poorly developed. As in mammals, uric acid in this species is secreted by the same mechanism as PAH and thiazide diuretics. The secretion of uric acid is inhibited by chlorothiazide. Vice versa, uric acid inhibits the secretion of chlorothiazide without interfering much with its natriuretic effect (CASTLES and WILLIAMSON, 1963). Since the secretion of uric acid in man is also supposed to depend on the transport mechanism for organic acids (PAH, benzylpenicillin, phenol red etc.), the increase in uric acid plasma concentration produced by thiazides (LARAGH et al., 1958; OREN et al., 1958; MONROE et al., 1959; DEMARTINI et al., 1962; HEALEY et al., 1959; SWARTZ et al., 1963) and by quinethazone (BRYANT et al., 1962) is usually ascribed to inhibition of tubular secretion of uric acid (AYVAZIAN, 1961; BRYANT et al., 1962; DEMARTINI et al., 1962; BORHANI, 1960; REUTTER and SCHAUB, 1964). There does not appear to be any direct evidence in favor of this assumption.

When chlorothiazide (BRYANT et al., 1962; DEMARTINI et al., 1962; VORBURGER and REUBI, 1963; DUARTE and BLAND, 1965) is injected intravenously in fairly large doses the opposite change occurs in renal excretion of uric acid: the clearance of uric acid and the ratio clearance of uric acid/GFR increase considerably, at least within the first 20 min after injection.

Rather surprisingly, analogous doses of HCT appear to be somewhat less effective in this respect (DUARTE et al., 1961; BRYANT et al., 1962; HEALEY et al., 1959). Like its secretion, the reabsorption of uric acid is also related in a way that is not too precisely known to the secretion of weak organic acids, since inhibitors of this secretion, e.g. caronamide and particularly probenecid, also inhibit uric acid reabsorption. Probenecid is used clinically as an effective uricosuric drug. Consequently, the uricosuric effect of high doses of CT, and of HCT, given intravenously is interpreted as an inhibition of the renal tubular reabsorption of uric acid.

The whole picture of inhibition of a (drug-sensitive) secretory mechanism by low doses of thiazide diuretics, and inhibition of a (less drug-sensitive) reabsorptive mechanism by high doses, is obviously based on an analogy with the effect of salicylates on uric acid excretion: "ordinary" doses of salicylates are known to cause a "paradoxical" decrease of renal excretion of uric acid, while high doses are uricosuric (for references see GUTMAN, 1966). Like other conclusions by analogy, this explanation may be entirely wrong. It should be remembered that the most potent uricosuric drugs do not inhibit uric acid secretion at any dose: this applies to sulfinpyrazone and zoxazolamine. Pyrazinoic acid, on the other hand, is a compound which, in man, inhibits uric acid secretion, but does not inhibit uric acid reabsorption at any dose level.

The analogy between thiazide diuretics and salicylates in respect to the renal transfer of uric acid also stops at the border of antagonistic actions.

Salicylates are known to suppress the uricosuric action of both probenecid and sulfinpyrazone. This is evidently not true of thiazide diuretics, since the retention of uric acid caused by these drugs, and supposed to be due to inhibition of tubular secretion, can be efficiently counteracted in man by drugs supposed to inhibit uric acid reabsorption, like sulfinpyrazone and probenecid (Smilo et al., 1962; Bryant et al., 1962; Healey et al., 1959; Sperber et al., 1965; Brest et al., 1966).

There is not doubt that in patients with gout, with gouty arthritis or with a primary increase in plasma uric acid concentration, thiazide diuretics and related drugs may induce acute attacks of gout (Bryant et al., 1962; Reutter and Schaub, 1964; Gehle, 1962; Heimsoth and Hartmann, 1965). On the other hand, it has not definitely been proved that attacks of gout are induced in patients not previously suffering from this disease and not presenting any abnormality in uric acid metabolism. If plasma uric acid levels decline progressively with chronic treatment with thiazides, the likelihood of provoking an attack of gout should also decrease with time (Heimsoth and Hartmann, 1965). The occurrence of such a decline has, however, been contested (Dollery, 1966). Acute attacks of gout are not simple and predictable consequences of an increase in uric acid concentration in extracellular fluid. The factors actually precipitating such attacks are still unknown. Attacks have frequently been observed to occur in the first days of treatment with uricosuric agents, like probenecid and sulfinpyrazone, for reasons not clearly understood. Thus, factors influencing the distribution of uric acid between different compartments in the organism, or else influencing uric acid production, may very well play a role.

There is also some evidence, mainly based on a comparison of the rates of rise in uric acid plasma concentration with the rates of urinary excretion, for an influence of thiazide diuretics on inter-compartmental distribution of uric acid (Ayvazian and Ayvazian, 1961; Smilo et al., 1962). In patients, thiazide-induced hyperuricemia may be counteracted by oral administration of large doses of potassium chloride or ammonium chloride (Zweifler and Thompson, 1964, 1965). The effect of KCl appears to be due to enhanced urinary uric acid excretion, which was also observed in normal subjects. Since the fall in plasma concentrations was, faster than expected from simple enhanced excretion, the action of potassium chloride on plasma uric acid must be due to a change in distribution or in production. To sum up, thiazide diuretics depress renal uric acid excretion in man by a mechanism supposed to be related to the depression of tubular uric acid secretion. They may also have some still rather obscure influence on the distribution of uric acid between different compartments in the animal.

10. Excretion of Calcium, Magnesium, Phosphate and Citrate

Calcium is excreted by the mammalian kidney by filtration of the freely diffusible fraction, followed by extensive tubular reabsorption. In the dog (Walser, 1961) and in man (Kleeman et al., 1964), the renal clearance of the freely diffusible fraction varies in very close association with the renal clearance of sodium; in the dog both clearances are usually numerically equal. While studies using the stop-flow technique in the dog (Vishwakarma and Miller, 1963; Cier and Frederich, 1965) led to the wrong conclusion that calcium reabsorption was limited to the distal segment, micropuncture studies (Lassiter et al., 1963; Frick et al., 1965) in the rat and in the hamster clearly demonstrated extensive proximal as well as some distal reabsorption. The TF/P patterns of calcium closely resembled those of sodium (Lassiter et al., 1963). There is no evidence for active or passive transfer of calcium in the "secretory" direction. Drugs which inhibit the tubular reabsorption of sodium would, therefore, be expected to enhance urinary calcium excretion. This expectation holds good for mercurial diuretics in man (Demartini et al., 1967) and in the rabbit (Guichard et al., 1964), for furosemide and for ethacrynic acid (Hänze and Seyberth, 1967; Demartini et al., 1967) in man.

Thiazide diuretics do not regularly produce this expected effect. An increase in urinary calcium excretion under the influence of HCT was described (FREDERICH et al., 1965) within the first 15 minutes after the intraduodenal administration of the drug to dogs. One hour after HCT, hydroflumethiazide, clopamide or acetazolamide, the renal calcium excretion had reverted to normal in this species (FREDERICH et al., 1965; CIER and FREDERICH, 1965). In short-term experiments in rats, dogs (POUTSIAKA et al., 1961) and man, thiazide diuretics are not found to cause any change in urinary calcium excretion (TORSTI and LAMBERG, 1964). In man, an increase in renal calcium excretion lasting more than four hours, has been described by HÄNZE et al. (1960); a similar increase was found in acute experiments after i.v. CT by DEMARTINI et al. (1967). On the other hand time relationships between effects of CT on renal calcium excretion and on other renal functions have been studied in normal human volunteers by DUARTE and BLAND (1965a). After intravenous injection, diuretic doses of CT caused a large increase in sodium excretion within the first 100 minutes. Within this time there was no change in calcium excretion. 120 minutes after the intravenous administration of the drug, renal calcium excretion fell, the ratio clearance of filtrable calcium/GFR fell from a control value of 2.25 to 1.16 percent. After another 1—2 hours, renal calcium excretion slowly began to revert to normal and reached normal values after 300 minutes. Chlorothiazide thus appeared to depress urinary calcium excretion by an effect which, after single doses, occurs later than the natriuretic effect.

Chronic administration of CT, HCT, bendroflumethiazide, chlortalidone, hydroflumethiazide, or isobuthylhydrochlorothiazide depresses urinary calcium excretion in normal man, in patients with conditions causing hypercalcemia or hypocalcemia, in normal rabbits and in dogs (GUICHARD et al., 1964; DUARTE and BLAND, 1965a, 1965b; HIGGINS et al., 1964; LAMBERG and KUHLBACK, 1959; LICHTWITZ et al., 1961; SEITZ and JAWORSKI, 1964; THOMAS et al., 1965). The decrease in renal calcium excretion was sometimes reported to produce a very slight increase in plasma calcium concentration. In the majority of all observations total plasma calcium remained unchanged. No studies on possible changes of plasma calcium distribution between the ionized, the non-ionized diffusible and the non-diffusible fractions were reported. All observers agree that the decrease in urinary calcium excretion caused by thiazide diuretics is always reversible, calcium excretion becoming normal two or three days after stopping treatment (THOMAS et al., 1965; SEITZ and JAWORSKI, 1964).

Thiazide diuretics have been successfully used in order to depress the high urinary calcium excretion in patients with primary or secondary hypercalciuria associated with recurrent renal calculus formation (HIGGINS et al., 1964; NASSIM and HIGGINS, 1965; THOMAS et al., 1965). It is not at present clear whether the reduction in urinary calcium excretion obtained in this way is sufficient to reduce the rate of attacks or the formation of new concrements in these patients.

The mechanism of the renal calcium-retaining action of thiazide diuretics is obscure. Since the clearance of calcium is depressed to a larger extent than glomerular filtration rate, decreased urinary excretion must mean increased tubular reabsorption, if there is no other component to the excretory system than glomerular filtration and tubular reabsorption.

One group of investigators (LICHTWITZ et al., 1961) found a slightly enhanced intestinal absorption of calcium under the influence of thiazide diuretics, which may be a phenomenon parellel to enhanced tubular reabsorption. The renal calcium-retaining effect of thiazide diuretics does not appear to be related to any change in parathyroid function (LICHTWITZ et al., 1960). Besides thiazide diuretics, the only natriuretic drug known to depress renal calcium excretion is oxytocin

(Kühn, 1966) which, in the lamb, decreases renal calcium excretion in the same manner as arginine-vasopressin or lysine-vasopressin. Cardiac glycosides which, like mercurial diuretics, may be assumed to act by a direct inhibition of the tubular sodium pump, increase the renal excretion of calcium, magnesium and phosphate in the dog (Kupfer and Kosovsky, 1965).

The renal excretion of magnesium in man (Hänze, 1960; Higgins et al., 1964; Poutsiaka et al., 1961; Thomas et al., 1965) is consistently increased under the influence of thiazide diuretics as well as of mercurial diuretics or cardiac glycosides, but diminished by acetazolamide (Hänze, 1960) and triamterene (Hänze and Seyberth, 1967).

The data on the effect of benzothiadiazines on renal phosphate excretion are contradictory. On the one hand intravenous (Duarte and Bland, 1965a) or oral (Duarte and Bland, 1965b; Torsti and Lamberg, 1964) administration of chlorothiazide has been stated to cause a slight increase in urinary phosphate excretion. The mechanism and the nature of the increase were not apparently investigated. On the other hand, bendroflumethiazide was found to depress urinary calcium excretion in hypercalciuric subjects without any influence on urinary phosphate excretion. The absence of a phosphaturic response was quoted as an argument against any role of the parathyroid in the calcium-retaining action (Higgins et al., 1964; Nassim and Higgins, 1965).

Interest in the influence of the diuretic drugs on the renal excretion of citrate stems from the observation that citrate, which appears to be absorbed proximally according to the results of stop-flow experiments in dogs, stimulates proximal tubular calcium reabsorption; while in normal dogs in stop-flow experiments no proximal calcium reabsorption could be detected, this transport became clearly apparent when the animals were simultaneously infused with citrate (Vishwakarma and Miller, 1963). In normal man, HCT was found to cause a depression of urinary citrate excretion which was somewhat smaller than the simultaneous depression of urinary calcium excretion (Seitz and Jaworski, 1964).

11. Excretion of Miscellaneous Substances

Neither i.v. injection nor pretreatment with large oral doses of HCT or chlortalidone induce any change in the maximal reabsorptive transport rate of glucose (Tm_G) (Henningsen and Benveniste, 1965).

In normal man, the urinary excretion of free as well as of conjugated 17-hydroxy-corticosteroids, of total 17-keto-steroids, of androsterone and of dehydroepiandrosterone, is accelerated by hydrochlorothiazide. An even larger increase in the renal clearances of these steroid hormones was observed in patients given long-acting ACTH and HCT, in spite of the already high clearance values with long-acting ACTH alone.

In contrast to HCT, probenecid caused a fall in the clearance of 17-keto-steroids and of androsterone, and a less marked decrease in the renal excretion of conjugated 17-hydroxy-corticosteroids, while it did not modify the renal excretion of free 17-hydroxy-corticosteroids (Jacono et al., 1961).

In women in the 32—40th week of a normal pregnancy, hydrochlorothiazide caused an equal increase in urine volume and in the urinary excretion of estrogens. This finding was interpreted as inhibition of tubular reabsorption, since an increase of urine flow induced by massive hydration did not enhance the renal excretion of estrogens (Timonen et al., 1965).

In the chicken, epinephrine is excreted by tubular secretion. This secretion is inhibited or suppressed by bendroflumethiazide as well as by EX 4877, a molecular combination of a thiazide diuretic and hydralazine, and two non-diuretic benzo-thiadiazine derivatives, diazoxide and 3-methyl-6-trifluoromethyl-2H-1,2,4 benzo-thiadiazine-1,1-dioxide (SQ 10547). These drugs also caused a depression of PAH secretion (RENNICK et al. 1964).

The urinary excretion of thiamine in rats chronically treated with exogenous thiamine is enhanced by an increase in urine flow, induced either by loading with urea or by giving fairly large doses of HCT (KASPER et al., 1963; KASPER and HUELSCHER, 1966). In healthy normal subjects and in a patient with cirrhosis of the liver, HCT had the same effect (KASPER and HUELSCHER, 1966). The drug is therefore supposed to interfere with a hypothetical tubular thiamine reabsorption.

In hypertensive patients treated with the ganglionic blocking agent pempidine, the simultaneous administration, of chlorothiazide was found to cause a large increase in the plasma concentration of pempidine, but only a slight enhancement of the antihypertensive effect (DOLLERY et al., 1961). The increase in plasma con-centration, which also occurred in rats, was due to a 50% depression of the renal clearance of the drug. The mercurial diuretic mersalyl had an analogous effect. The decrease in renal clearance of pempidine did not appear to be due to any direct renal effect, but rather to an increased plasma protein binding of pempidine under the influence of HCT.

This somewhat mysterious primary effect also appeared to be responsible for a lesser penetration of pempidine into red blood cells when HCT was administered simultaneously in rats.

12. Effect on the Renin-Angiotensin-System and on Renal Erythropoietin

Sodium depletion induced by dietary sodium deprivation, or by other means, is well known to increase the secretion of renin from the kidneys. Increased blood renin activity results in an increase in angiotensin formation and in circulating angiotensin which, in the dog and in man, stimulates aldosterone secretion, thereby elevating plasma aldosterone concentration and urinary aldosterone excretion (for references see: PEART, 1966; PETERS and SCHAECHTELIN, 1966; BAULIEU and ROBEL, 1964). In the rat, however, neither rat nor dog renin, nor angiotensin enhance the secretion of aldosterone which does increase in states of sodium depletion (EILERS and PETERSON, 1964). Thus, there must be still another mediator in the regulation of aldosterone secretion in response to salt losses.

Inasfar as they contribute to or induce sodium depletion, thiazide as well as other diuretics stimulate the secretion of renin as shown by increased renin activity in peripheral blood in man (VEYRAT et al., 1964; FRASER et al., 1965; MEYER et al., 1966b) or in the dog (BROWN et al., 1966; VANDER and LUCIANO, 1967). In hypertensive patients, treatment with CT has been reported to enhance urinary aldosterone excretion (VENNING et al., 1962). Other investigators (WEIN-BERGER et al., 1967), however, found an increase in plasma reinin activity without any increase in the rate of aldosterone secretion after 3 days of treatment with chlorothiazide in hypertensive patients. It is not surprising that the rise in blood renin activity and in plasma aldosterone concentration is still more pronounced with the potent and rapidly acting newer diuretics, furosemide (FRASER et al., 1965) or ethacrynic acid (MEYER et al., 1966a).

That the rise in renin activity under the influence of such diuretics is a conse-quence of the loss of isotonic fluid and the contraction of the intravascular space caused by this loss, is evidenced by the demonstration that no rise in plasma renin occurs under the influence of the diuretics, when fluid and salt losses are prevented or replaced in the dog (VANDER and LUCIANO, 1967) or in man (MEYER et al., 1966a).

Sodium depletion by nine weeks' treatment with chlorothiazide in the rat causes a notable increase in juxtaglomerular granulation. The density of juxtaglomerular granulation has been shown to parallel the renin activity of renal tissue in many, though not in all experimental or pathological situations (TOBIAN et al., 1962).

While the stimulation of renin secretion by thiazide diuretics is secondary to the loss of sodium and of isotonic fluid, the direct renal effect of these diuretics appears to be opposite. In dogs, renal renin secretion, as measured by the concentration of renin activity in renal venous blood, may be increased considerably by depressing the renal perfusion pressure. The increase in renin secretion induced in the dog by clamping the aorta may be minimised or even prevented by inducing diuresis immediately before constricting the aorta (VANDER and MILLER, 1964a, 1964b). Chlorothiazide was as effective in this respect as osmotic diuretics or acetazolamide. If, in such experiments, diuresis was induced during aortic constriction, the elevated secretion of renin rapidly returned to control values. These data were interpreted to mean that an increased sodium load reaching the distal tubules, and perhaps the macula densa, might be a physiological depressor of renal renin secretion. Incidentally, this interpretation is just the opposite of that given by THURAU and SCHNERMANN (1965) who think that an increase in sodium concentration in tubular fluid bathing the macula densa should stimulate the secretion of renin.

While VANDER and MILLER's (1964a, b) data appear to demonstrate an inhibition of renin secretion by a dired-renal effect of diuretic agents, there are also observations which argue for the contrary, i.e. a direct stimulation of renin secretion. Thus, injection of CT in dogs has been shown to enhance renin secretion before the occurrence of any notable salt and water losses (SLOTKOFF et al., 1966). In the rabbit, replacement or prevention of fluid losses did not appear to suppress the rise in plasma renin activity induced by furosemide (MEYER, 1968).

Since angiotensin depresses urine flow and sometimes causes a slight increase in urinary osmolarity in normal man and in patients with diabetes insipidus, increased renin secretion has been invoked as a possible mechanism of action of the benzothiadiazines in diabetes insipidus (BROWN et al., 1965).

Like renin, erythropoietin is thought by some investigators, to be produced in the epitheloid cells of the afferent arterioles and to generatic, by interaction with plasma globulins, the principle which acts on the bone marrow. The parallelism between the two renal substances does not go any further. I.p. injections of polythiazide in rats have been reported to increase plasma renin, but not plasma erythropoetin activity, while hypoxia produced the opposite result (BOURGOIGNIE et al., 1966).

Pretreatment of rats during three days with diuretic doses of CT or of bendroflumethiazide had no influence on the rise of renal erythropoietin activity, induced ten hours before sacrifice by the injection of $CoCl_2$ (FISHER et al., 1963). Doses of bendroflumethiazide three times larger than maximal diuretic doses, mercurial diuretics or triamterence on the other hand, apparently inhibied renal erythropoiatin formation.

13. Nephrotoxic Effects

Since thiazide diuretics appear to inhibit tubular sodium reabsorption by interfering with metabolic processes, they might be expected to be toxic to the kidneys when given in high doses or over long periods of time. Contrary to expectations, nephrotoxic effects were pratically never observed in long-continued chronic toxicity experiments in animals. Similarly, amongst the host of minor side effects ascribed to these drugs in man, nephrotoxicity appears to be extremely rare.

In experimental animals, pathological structural changes in the kidneys were observed only when the administration of thiazides was combined which some other damaging influence. Thus, potassium depletion by itself, in rats, produces vacuolization of proximal tubular cells, an increase in the number and in the size of "schaltzellen" in medullary distal tubules, and cloudy swelling of distal tubular cells. In animals given 30 mg/kg a day of hydrochlorothiazide for six weeks during the potassium depletion procedure, these changes were more conspicuous and were, furthermore, complicated by proximal and distal tubular atrophy as well as lymphocytic infiltration of the interstitial spaces (KENNEDY and PARKER, 1963). The morphological changes induced by cortexone under the same circumstances were attenuated by simultaneous treatment with HCT.

Chlorothiazide also appears to enhance the nephrotoxicity of diazoxide (SETTLE et al., 1966). In rats treated simultaneously for two weeks with large doses of CT (200 mg/kg) and with diazoxide (50 mg/kg) intraperitoneally, histological study revealed tubular dilatation and changes suggestive of potassium depletion, accompanied by pronounced interstitial inflammation and cellular casts in collecting ducts. Some of these rats died within four days after the end of the two weeks' treatment, in a uremic state. In spite of the morphological appearances no potassium depletion or hypokalemia were present. The changes were primarily due to diazoxide which, at twice the dose given in the combined treatment, sometimes produced similar though less pronounced changes. Even higher doses of CT without diazoxide never showed any nephrotoxicity (SETTLE et al., 1966).

Among the very rare renal side effects attributed to thiazides in man, necrotizing vasculitis should be mentioned (KJELLBO et al., 1965; BJORNBERG and GISSLEN, 1965). This is a rare symmetrical disease of arteries and arterioles of the legs, the skin and/or kidneys, also called arteriitis allergica Ruiter or maladie trisympto-matique de Gougerot, and is considered a particular type of the Shwartzman-Sanarelli syndrome. The etiology is unknown: many drugs, among them phenyl-butazone, sulfonamides, perphenazin, penicillin, iodides, tetracyclines, erythro-mycin, quinine and chlordane have been considered as responsible agents in isolated cases in the past.

Recently, the disease has been associated with thiazide therapy (KJELLBO et al., 1965; BJORNBERG and GISSLEN, 1965). Among 25 cases observed in a Swedish city in four years, fourteen had taken thiazide diuretics or chlortalidone. A large number of these patients had, however, also taken one of the other drugs which may equally be related to necrotizing vasculitis. In one 66-year-old woman who had recovered from necrotizing vasculitis, severe relapses with skin lesions and prolonged severe hematuria could be induced by 50 mg of HCT or 25 mg of chlor-talidone (BJORNBERG and GISSLEN, 1965).

In another case (KJELLBO et al., 1965), the disease first appeared after five days of treatment with 50 mg of HCT per day, while the same patient had not had any complaints when taking 250 mg of CT per day, three years earlier. While these observations show that thiazide diuretics may have a contributory role in the development of necrotizing vasculitis in some cases, they do not prove an etiological relationship.

VI. Effects on Electrolyte Distribution in Extrarenal Tissues

A number of observers have recorded changes in the electrolyte composition of body secretions other than urine, or of extrarenal tissues, after administration of thiazide diuretics. Whenever such changes occur in a direction opposite to the movements of water and electrolytes expected to occur as a consequence of renal salt and water losses, they may be due to extrarenal actions of the drugs. Changes in tissue composition, observed in the absence of changes in the composition of plasma and extracellular fluid, are less definite evidence for extrarenal effects, since they could still be due to changes in the size of the extracellular or the intravascular compartments. Only changes observed after administration of the drugs to nephrectomized animals may be considered as definite evidence for extrarenal effects.

The small and rather inconsistent changes in the rate of bile flow and of pancreatic juice production have been mentioned previously (page 278). Since some thiazides are concentrated in the liver, as well as in the kidneys, ordinary diuretic doses of these drugs might have been expected to influence bile secretion rather than the secretion of other glands where the drugs are not concentrated and may, therefore, not be present in sufficient amounts to influence sodium transport or water movements.

Hydrochlorothiazide does not appear to affect salivary secretion in man: given on four consecutive days (50 mg/day i.v.), it induced only an unexplained rise of viscosity and a transient rise of pH, but no changes in salivary sodium, potassium, calcium or phosphate excretion (Markkanen et al., 1964).

The effect of high doses of hydroflumethiazide (150 mg/day for 5 days) on gastric secretion in patients with gastric ulcers was not impressive: there was a slight decrease in the rate of secretion as well as in gastric acidity (Afendulis and Zannis, 1961). The effect was much smaller and less consistent than the depression of gastric secretory rate, gastric acidity and gastric sodium and potassium excretion under the influence of acetazolamide in normal man (Lindner et al., 1962).

In sea-gulls, salt and fluid excretion by the nasal saltglands is not influenced by CT or HCT, while the rate of secretion is depressed by methazolamide, a CA inhibitor, as well as aminophyllin or meralluride (Nechay et al., 1960).

The premenstrual and ovulatory cyclic rises in sweat salinity in normal mature women can be suppressed by treatment with polythiazide (Lieberman, 1966): this suppression was interpreted as a consequence of the ability of the drug to prevent cyclic salt and water retention which may precede the change in sweat composition. Since there is good evidence for the reabsorption of sodium from sweat gland ducts, an effect of thiazides on these glands, analogous to the renal effect, should result in an increase rather than in a decrease of sweat salinity. Quite to the contrary, treatment with bendroflumethiazide for 11 days has been shown to depress the concentrations of sodium and chloride, without influencing the concentration of potassium in human sweat (Dige-Petersen and Huidt, 1967).

There is, thus, no consistent evidence for direct extrarenal effects of benzothiadiazines on glandular secretions in man or in birds.

Intraocular pressure in rabbits treated with fludrocortisone, is not depressed by flumethiazide or HCT but is consistently and conspicuously lowered by acetazolamide (Hodgkinson et al., 1963). This latter drug, lowers intraocular pressure as a consequence of its inhibitory effect on CA but not by virtue of its diuretic effect.

In dogs the rate of exchange of radioactive ^{24}Na between blood and cerebrospinal fluid (CSF) is decreased by large doses of acetazolamide which also cause an increase in CSF pressure. Large doses of vasopressin, on the other hand, accelerate the sodium exchange. Chlorothiazide, or meralluride have no measurable effect (FISHMAN, 1959). Acetazolamide also decreased the rate of exchange of ^{42}K between blood and artificial CSF solution perfused through the ventricles in cats (DOMER, 1965). While the CA inhibitor acetazolamide, thus, seems to interfere with the secretion of CSF, the diuretics HCT, furosemide and triamterene acclerated the passage of ^{42}K from blood to the ventricular fluid, while mersalyl had no effect. These observations are difficult to interpret and, furthermore, may by due to changes secondary to the renal effects of the drugs.

A definite extrarenal effect of thiazide diuretics has been demonstrated on the isolated small intestine of the rat, perfused with isotonic solutions in the Fisher-Parsons set-up (RUMMEL and STUPP, 1962). Added to the mucosal perfusion fluid, HCT at a high concentration (2×10^{-3} M) inhibited the absorption of sodium, chloride, water and calcium ions, but did not interfere with the absorption of glucose. The action of HCT was comparable to that of the mercurial diuretic mersalyl, the only difference being a stimulation of the calcium absorption by the latter drug. Similarity, CT inhibited the absorption of sodium and water, but not the absorption of amino acids or glucose, into everted sacks of hamster intestine (BINDER et al., 1966). Analogous effects of HCT were observed in the non-isolated gut loop, filled with Tyrode's solution, when HCT was added on the muscosal side; the effect of HCT given parenterally was not studied under these circumstances. The larger depression of chloride than of sodium absorption was interpreted as a primary effect of the drug on intestinal chloride permeability (RUMMEL and STUPP, 1962). As in the kidney, it might also be explained by a primary inhibition of sodium transport in the absence of any inhibition of the absorption of bicarbonate.

Though intestinal absorption of salt and water is one of the few extrarenal transfer mechanisms which is directly depressed by thiazide diuretics, this depression does not appear to influence salt and water exchanges in animals or in men receiving diuretic doses of these drugs.

Various investigators confirmed a decrease in potassium concentration in skeletal muscle fiber water in normal rats treated for various periods with usually high doses of different thiazide diuretics (TOBIAN et al., 1962; GROLLMAN and DAHR, 1966; GESSLER and NEUHAUS, 1962; WOLF and GESSLER, 1964). In some studies there was a simultaneous increase in muscle fiber sodium content, and a smaller increase in chloride content (TOBIAN et al., 1962; GESSLER and NEUHAUS, 1962; WOLF and GESSLER, 1964). The increase of the chloride space did not appear to be due to an actual increase in extracellular fluid, since extracellular volume measured as inulin space remained unchanged (WOLF and GESSLER, 1964). No change in skeletal muscle sodium or chloride content or concentration was found by GROLLMAN and DAHR (1966), TALSO et al. (1966), or LIM et al. (1966). Loss of skeletal muscle potassium in such experiments may be due to a primary renal potassium depletion, while an increase in intracellular sodium and chloride, if it actually occurs, may point to an extrarenal action of the drugs.

An analogous fall in potassium concentration was observed in the myocardium of rats treated for six weeks with HCT, and was thought to be related to the apparently increased frequency of electrocardiographic anomalies in patients given thiazides and digitalis (LIM et al., 1966).

In normal man, a decrease of skeletal muscle potassium content was also produced by one week's treatment with either HCT or chlortalidone, but not with furosemide (BERGSTROM and HULTMAN, 1966). In hypertensive man, there was equally a decrease in muscle potassium (VILLAMIL, 1963; CIER, 1964). In normal as well as in hypertensive men, treatment with thiazide diuretics caused a decrease in skeletal muscle water, as well as a decrease in skeletal muscle Cl content and -space, which had not been observed in rats (Bergstrom and Hultman, 1966; Villamil, 1963). Sodium content and space decreased less: this finding points to the possibility of an increase in intracellular sodium. The ratio of intracellular to extracellular sodium in hypertensive patients, on the other hand, has been stated not to be significantly influenced by treatment with thiazide diuretics (Villamil et al., 1963).

These observations on skeletal muscle electrolytes in man can, of course, be interpreted as consequences of changes in extracellular fluid composition, induced by the renal action of the drugs.

Various and sometimes opposite changes in water, sodium, potassium and chloride content of different tissues were observed in rats treated for two weeks with huge doses of CT. Since the composition of extracellular fluid was not much altered in these animals, some of these changes may have been primarily extrarenal (Grollman and Dahr, 1966).

While a somewhat mysterious increase in potassium and decrease in sodium of human red blood cells 8 hours after an intravenous dose of 50 mg of HCT (Schäfer and Becker, 1961) remains unexplained, it was clearly shown in vitro (Göres and Banaschak, 1965) that even large concentrations of HCT do not depress potassium or sodium transport in red blood cells from rabbits. Acetazolamide was similarly ineffective. The same large doses had a slight inhibitory effect on potassium uptake by nucleated chicken red blood cells. In contrast to thiazide diuretics, ethacrynic acid as well as amipramidine were shown to depress active potassium uptake as well as active sodium output in human red blood cell ghosts (Sachs and Welt, 1966).

Neither HCT nor diazoxide had any influence on sodium or potassium transport in uterine and aortic strips from female rabbits (Daniel and Nash, 1965). Both drugs, however, in vitro caused a slight decrease of uterine spontaneous motility but had no consistent influence on contractions produced by different pharmacological agents.

Even if thiazide diuretics did induce minor changes in the electrolyte transport in extrarenal tissues, the magnitude of these changes appears to be too small to affect plasma electrolyte concentrations in nephrectomized animals. A report on a decrease of plasma potassium in nephrectomized dogs after CT or HCT (Beavers, 1960) was not confirmed by supsequent investigators (Blackmore, 1961; Vanatta and Blackmore, 1962). In nephrectomized rats, neither HCT nor furosemide induced any spectacular changes in the plasma composition (Baumung and Formanek, 1966).

The finding of a slight increase in total plasma volume, measured with Evan's blue, in normal non-anesthetized dogs receiving an intravenous infusion of an isotonic saline solution (van Riezen, 1964), under the influence of CT or a mercurial diuretic, is reminiscent of many reports from the beginning of the era of mercurial diuretics. Like these reports, it was interpreted to show an additional extrarenal effect of these drugs.

Hypertrophy of the thyroid and a state of compensated hypothyroidism in thiazide-treated rats simultaneously given an iodine deficient diet is not due to any extrarenal effect of the drug, but presumbably to the enhancement of urinary iodide excretion (Fregly, 1965, 1966).

VII. Cardiovascular Effects

1. Acute Effects

Given by the oral route, or infused intravenously, most benzothiadineines are devoid of major effects on the heart or on blood vessels. Such effects as have been described were not usually observed in the preclinical laboratory testing but in later studies designed to elucidate the mechanism of therapeutic efficacy of these drugs in human hypertension. Since this effect occurs typically only after a few days of treatment, it appears doubtful whether acute effects can contribute to its explanation.

In non-anesthetized normotensive dogs with a carotid loop, HCT as well as clorexolone, given orally in a dose of 2.5 mg/kg, caused a fall in blood pressure of 15—28 mmHg, reaching its peak somewhat earlier with clorexolone than with HCT, and accompanied by bradycardia (MAXWELL and McLUSKY, 1964). A similar, though earlier and more pronounced short-lasting fall in blood pressure, accompanied by a fall in GFR, was seen in hypertensive subjects after intravenous injections of 0.5 to 1.0 g of CT (CROSLEY et al., 1960; GREENE et al., 1961). The major component of the fall in blood pressure was a drop in cardiac output in half the subjects, while in the other half the fall was mainly due to decreased peripheral resistance (GREENE et al., 1961).

The acute fall in blood pressure seemed unrelated to the diuretic effect, because it occurred a short time after the injection and was not accompanied by any change in plasma volume (GREENE et al., 1961). In dogs, in which an acute rise in blood pressure had been induced by bilateral denervation of the carotid sinuses, up to 30 mg/kg of HCT had no effect on blood pressure (PREZIOSI et al., 1961). In non-hypertensive anesthetized dogs, small doses (10 mg/kg) acutely depressed the hypertensive reaction to the injection of epinephrine or norepinephrine, as well as to stimulation of the lumbar sympathetic chain. Five to six times larger doses also depressed the blood pressure rise in response to clamping of the carotid arteries, electrical stimulation of the central end of the cut vagus nerve, and the injection of angiotensin. The fall in blood pressure induced by acetylcholine or histamine was not influenced by a preceding injection of HCT (PREZIOSI et al., 1961a, 1961b). In anesthetized cats, 10 mg/kg of CT, or 1—10 mg/kg of HCT, increased the hypotensive response to reserpine when the diuretic was given either 15 min before, or up to 3½ hours after reserpine (PREZIOSI et al., 1961). An acute depression of pressure responses to vasoconstrictor drugs by thiazides, as found in these dog experiments, was not confirmed in non-anesthetized humans. Large doses of CT, given simultaneously with infusions of epinephrine or angiotensin, had no effect on the blood pressure rise (SILAH et al., 1965). Similarly, a large dose of CT, injected into the right heart, in no way modified the effect of 0.5 mg of phenylephrine (m-hydroxy-phenyl-ethanol-methyl-amine) (GREENE et al., 1963). These observations appear to exclude any direct pharmacological modification of pressure responses to drugs by thiazides in man.

Depression of pressure response to catecholamines, which occurs after a few days of treatment, must probably be explained by the changes in water and electrolyte balance produced by the renal action of the drugs. Direct pharmacological antivasoconstrictor effects of the thiazide diuretics do not thus appear to play an important role in normal or hypertensive man. Yet, the occurrence of a very slight anti-vasoconstrictor effect was also demonstrated on isolated strips from the rabbit aorta in vitro (SCARSELLI, 1965). Addition of HCT to the organ bath slightly depressed the contractile responses of the strips to epinephrine or to angiotensin. Mersalyl was much more effective in this respect. Additional clopamide had the same effect (Flückiger and Taeschler, 1966).

In isolated Langendorff hearts from rabbits, addition of HCT or of bendroflumethiazide in rather high concentrations to the perfusion fluid induced some coronary dilatation. CT was ineffective in this respect (Preziosi et al., 1962). A single dose of HCT, injected 5 min before pitressin, partially suppressed the ECG changes produced by this drug, which are considered an expression of coronary vasoconstriction (Preziosi et al., 1962). This acute anti-coronary-constrictor effect of HCT was much weaker than an analogous protective effect of a 7 day's treatment with HCT, CT or bendroflumethiazide.

2. The Anti-hypertensive Effect of Thiazide Diuretics

The consistent though not very spectacular efficacy of the benzothiadiazine diuretics and their congeners, as well as of other modern diuretics, in the management of the majority of all cases of human chronic hypertension, is practically the most important effect of these drugs. A moderate fall in blood pressure in hypertensive subjects treated for some time with CT was an apparently simultaneous incidental discovery of several clinicians, who used the drug as a diuretic agent (Wilkins, 1957). Blood pressure is not lowered in normotensive subjects: the effect must therefore be called "antihypertensive" rather than hypotensive. The antihypertensive activity of CT has not been appreciably improved upon in the great number of thiazide or other diuretics introduced after CT. All these drugs, which are diuretic at very different dose levels, exert their antihypertensive effects at daily doses equal to, or somewhat smaller than those needed for a diuretic effect (Cranston et al., 1963; Cier, 1964; Grenfell et al., 1963; Barenberg and Gifford, 1963; Borhani, 1960; Daniel, 1962; Frank et al., 1960; Klapper, 1962; McQueen and Morrison, 1960; Spiekermann et al., 1963; Simpson, 1964; Schreiber, 1963; Bucher, 1961; Currens, 1963; Samson, 1965).

The antihypertensive effect thus appears to be closely connected to the diuretic effect of the drugs. Therapeutic efficacy in human, as well as in experimental, hypertension appears to be shared by all effective diuretic agents. Organomercurials have not been widely used in this indication but, appear to be effective (McQueen and Morrison, 1960). There is no doubt about the efficacy of furosemide (Davidov et al., 1966; Lindner, 1966; Vorburger, 1964, 1966; Bariso and Hanenson 1966), or of drugs which differ so widely from the thiazides as ethacrynic acid (Dollery et al., 1964; Conway and Leonetti, 1965; Ledingham and Bayliss, 1965; Barjon and Pelissier, 1966). Triamterene appears to enhance the antihypertensive effect of thiazides or thiazide-like diuretics (Baume et al., 1963; Heath and Freis, 1963; Meykadeh, 1965; Morin et al., 1965; Cranston et al., 1965), but is not useful as an antihypertensive drug when given alone (Cranston et al., 1965). Spironolactone given in natriuretic doses has no effect on arterial blood pressure in hypertensive patients (Friis et al., 1966). All saluretic drugs, with the exception of potassium-sparing agents, thus, are useful in the treatment of hypertension.

On the other hand, many effective antihypertensive agents are devoid of any diuretic activity, or even cause sodium retention. Among these agents, the so-called non-diuretic benzothiadiazines, particularly diazoxide, have aroused considerable interest. These drugs differ chemically from their diuretic congeners by the lack of the sulfamoyl group in position 7. Their hypotensive action has been thought to ressemble the antihypertensive effect of the thiazide diuretics, and to support the view that the diuretic drugs are "antihypertensive by virtue of a direct hemodynamic action apart from their diuretic action" (LARAGH, 1962; RUBIN et al., 1961). There are, however, considerable differences in the patterns of the antihypertensive effect of the thiazide diuretics and the frankly hypotensive action of diazoxide (KAKAVIATOS et al., 1962; HOLLANDER et al., 1962; RUBIN et al., 1963; CARMINATI, 1963; WILSON and OKUN, 1963). Since the common properties of the non-diuretic and diuretic benzothiadiazines are limited to a superficial chemical resemblance, and since the pharmacological effects differ completely, no inferences of the mechanism of action of one group of these drugs can be drawn from the mere existence of the other group. The non-diuretic benzothiadiazines will be discussed separately.

Although the correlation between the diuretic and antihypertensive effect of diuretics seems established, it is still uncertain why diuretic agents lower blood pressure. Treatment of *hypertensive patients* leads initially to a loss of fluid from the body, frequently indicated by a loss of weight, and to a contraction of the extracellular and intravascular spaces with a secondary decrease in cardiac output (CONWAY and LAUWERS, 1960; DOLLERY et al., 1959; DUSTAN et al., 1959; WILSON and FREIS, 1959; FREIS, 1960; WINER, 1961; CIER, 1964). With continued treatment and probably with partial or total escape from the diuretic action of the drug, the fluid volumes and cardiac output revert to normal but the blood pressure remains low, or at least lower than before treatment. In this second phase a decrease in peripheral resistance accounts for the antihypertensive effect which remains reversible upon withdrawal of the drug (WINER, 1961; CONWAY and LAUWERS, 1960; CONWAY and PALMERO, 1963; DOLLERY et al., 1959; DUSTAN et al., 1959; WILSON and FREIS, 1959; HOLLANDER et al., 1961; VILLAREAL et al., 1962; FREIS, 1960; CIER, 1964).

In the course of the first phase of loss of fluid from the extracellular and intravascular compartments, the effect of diuretics on blood pressure can be prevented by salt administration. In the second phase of diminished peripheral resistance, day-to-day replacement of excreted sodium, or prevention of sodium losses by treatment with fludrocortisone, does not appear to abolish the antihypertensive effect of thiazide diuretics, unless the "replacement" results in overloading of the patient with salt.

Lowering of blood pressure, during the first phase of contraction of extracellular and blood volume, does not need any particular explanation since any decrease of these volumes will lower blood pressure. Peripheral resistance during this first phase, in man, is either unchanged or slightly increased. No particular hemodynamic effects must, therefore, be ascribed to changes in the water and electrolyte content of arterial walls which were observed during this phase in experimental hypertension in dogs (CAVALCA et al., 1961). Thiazides reversed the changes in the electrolyte and water content of arterial walls which were induced by hypertension. The drugs diminished arterial wall water, sodium, potassium, and perhaps also chloride content. In hypertensive man the electrolyte content of skeletal muscle was investigated in the hope that its composition might reflect the composition of vascular smooth muscle. The changes induced by thiazides were a decrease in intracellular water, potassium, and sodium content under the influence of CT (TAQUINI, 1962) or HCT (VILLAMIL et al., 1963). All these changes were, of course, secondary to sodium and water depletion since thiazides do not influence tissue electrolyte content in nephrectomized animals (ORBISON, 1962). The whole picture of the first phase of the antihypertensive action of thiazides may thus be interpreted as the situation precisely opposite to experimental hypertension caused by salt loading in dogs (DOUGLAS et al., 1964) or in rats.

There are no reports on changes in arterial wall electrolyte content in the second chronic phase of the antihypertensive effect of thiazides, where they might have contributed to the decrease in peripheral resistance. In rats treated with CT for more than 140 days, there was a decrease in skeletal muscle potassium and an increase in heart muscle sodium as well as a decrease in plasma chloride concentration (Schultz et al., 1963), while in rats treated for six weeks with HCT the sodium concentration in the aortic wall, and the potassium concentration in heart muscle were decreased (Lim et al., 1966). Both types of changes may or may not have been related to the antihypertensive effect. A decrease in intracellular sodium and potassium contents was observed in the sekletal muscle of hypertensive patients after long-term treatment with HCT (Villamil et al., 1963). It was accompanied by a loss of intracellular water and therefore did not result in any change of the sodium gradient across the muscle cell membrane. Since there are, furthermore, no changes in the total exchangeable sodium content of the body during the second phase (Lauwers and Conway, 1960; Winer, 1961), it appears doubtful whether a measurable contraction of intracellular space occurs in other tissues, including arterial walls (Cier, 1964).

There are thus no changes in the sodium content of tissues or in sodium distribution in tissues which could be held responsible for the persistence of low blood pressures in long term treatment with benzothiadiazines. Some investigators therefore suggested that potassium depletion could be the decisive factor. Potassium depletion is known to depress the blood pressure of experimental hypertensive rats, mainly in hypertension induced by cortexone. In support of this idea, two groups of investigators (Fritel et al., 1961; Bartorelli et al., 1966) reported re-elevation of arterial blood pressure in hypertensive subjects after long term treatment with thiazide diuretics, when the potassium stores were repleted by high doses of potassium salts. The great majority of the clinical observers are, however, unanimous in finding that potassium supplements given at the same time as benzothiadiazines do not interfere with their antihypertensive action.

Another explanation of the long term antihypertensive efficacy of thiazide diuretics may be a decrease in sympathetic nervous activity, which could either be due to an action on the central nervous system, or to a decreased discharge of norepinephrine from sympathetic nerve endings, or finally to end-organ refractoriness, i.e. a depressed vasoconstrictor response to epinephrine or norepinephrine. The latter hypothesis is backed by a number of observations, made during both the first and second phases of antihypertensive treatment with thiazides. Cardiac as well as vascular responses to epinephrine, norepinephrine or phenylephrine were found to be diminished or abolished by a number of investigators, in man as well as in experimental animals (Aleksandrow et al., 1959; Bock and Gross, 1960; Eckstein et al., 1962, 1964; Feisal et al., 1961; Greene et al., 1963; Silah et al., 1965). The contrary was found by Flückiger and Taeschler (1966) who found that pretreatment with clopamide increased the sensitivity of aortic strips to norepinephrine.

Decrease of cardiac as well as of vascular responses would appear to argue for a simultaneous decrease in responsiveness of sympathetic alpha and beta receptors; on the other hand, norepinephrine was reported (Feisal et al., 1961) to exert a pronounced vasodilator effect in the forearms of hypertensive subjects treated with chlorothiazide. This observation demonstrates unaltered responsiveness of vascular beta receptors. The pressure response to angiotensin is not depressed by treatment with thiazide diuretics (Bock and Gross, 1960; Silah, 1965), though angiotensin liberates norepinephrine.

Decreased responsiveness to the vasoconstrictor or cardiac effects of endogenous sympathomimetic amines may, thus, contribute to the hypotensive effect of thiazides. In rats treated for two weeks with effective doses of a thiazide diuretic other investigators (AOKI and BRODY, 1965), however, failed to detect any change in vascular reactivity to norepinephrine, epinephrine or angiotensin, but noted a slight, though significant, lowering of the vasoconstrictor response of the perfused hind-limbs to lumbar sympathetic stimulation. This is the only piece of evidence suggesting that diuretics may affect the sympathetic neuro-effective junction. Since all other drugs which act at this point are more potent antihypertensives than thiazides and, furthermore, consistently induce orthostatic hypotension in man, while thiazide diuretics are relatively weak antihypertensive agents and never induce orthostatic hypotension, an inhibitory effect on sympathetic nerve endings does not appear to contribute considerably to the lowering of elevated blood pressure in man. The catecholamine content of the adrenals, the kidneys or the brains of rats or rabbits was not influenced by pretreatment with clopamide (FLÜCKIGER and TAESCHLER, 1966). Finally, there is no evidence that thiazides could influence central sympathetic activity.

It is unknown, at present, whether any physiological vasodilator or vaso-depressor substance contributes to the control of normal blood pressure. If there are such substances, thiazides might act by enhancing their effectiveness, since they have consistently been found to enhance the clinical effect of all known blood pressure-lowering drugs (CRANSTON et al., 1963; BOCK and GROSS, 1960; GRENFELL et al., 1963; KOLODNY and DABOLINS, 1960; MAXWELL et al., 1962; McQUEEN and MORRISON, 1960; FREIS, 1960; CIER, 1964; BEIN and BRUNNER, 1966).

While the response of hypertensive patients to treatment with diuretic thiazides does not appear to depend on the etiology of the hypertension, there are marked differences in the efficacy of the diuretics against different types of experimental hypertension in animals. In renal hypertension, induced by constricting one renal artery without disturbing the opposite kidney, no decrease of blood pressure is obtained by continued treatment with HCT or other thiazides (BEIN and BRUNNER, 1966). In such animals the natriuretic response to thiazides is normal, or slightly depressed, as a result of strong depression in the untouched contralateral kidney and no change or a slight increase in the response of the ischemic kidney (PETERS, 1965). Similarly, in the rat, HCT was ineffective in lowering blood pressure in the slightly more severe hypertension induced by constricting one renal artery and simultaneous contralateral nephrectomy (REGOLI and SCHAECHTELIN, unpublished results). While the drugs, thus, do not influence *established* renal *hypertension*, in the rat, the *development* of hypertension after compression of one kidney by a "figure 8 ligature" and contralateral nephrectomy was *prevented* by chronic treatment with HCT (SCHULTZ et al., 1963).

Blood pressure is lowered by thiazide diuretics in rats made hypertensive by cortexone (DOCA) and simultaneous salt loading (DANIEL, 1962; FRIEDMAN et al., 1960). The decrease in blood pressure was found by one group of investigators (FRIEDMAN et al., 1960) to be accompanied by a slight contraction of the chloride space, while another investigator did not find any change in inulin space (DANIEL, 1962). Repletion of the extracellular space by hypertonic salt solution has no influence on the lowered blood pressure of such rats. Surprisingly, repletion of extracellular space by a hypotonic salt solution was found to increase blood pressure to the pretreatment hypertensive values (FRIEDMAN et al., 1960). This observation was not fully confirmed by another investigator (DANIEL, 1962). In (partial) contradiction to FRIEDMAN et al. (1960) and to DANIEL (1962), FREGLY and Gennaro (1965) found that the simultaneous administration of chlorothiazide, or of hydrochlorothiazide, in rats injected once a week with 5 mg/rat of DOC-trimethylacetate actually accelerated the development of hypertension. The diuretics did, however, protect the animals against the so-called metacorticoid hypertension, i.e. the high blood pressure persisting after terminating treatment with DOCA. Thiazides were also reported to lower blood pressure in established metacorticoid hypertension of the rat (Stanton and White, 1965).

To sum up, the antihypertensive effect of diuretic drugs is not due to any acute hypotensive action which some of these drugs possess, and is characterized by its slow onset of action. It depends on the diuretic response induced by the drugs and on the contraction of extracellular and intravascular spaces secondary to this diuretic response. The sodium and water depletion of the body of the hypertensive man or animal appears to trigger off a change in cardiovascular reactivity. As a result of this change blood pressure remains low even when, with continued treatment, the intravascular and extracellular spaces re-expand to their pretreatment values. The secondary change in vascular reactivity may be due to depressed responsiveness to sympathomimetic amines, or to increased responsiveness to an unknown endogenous hypotensive transmitter. The lowering of blood pressure by temporary contraction of the extracellular space, induced by thiazide diuretics, may be considered as the antithesis to some types of experimental hypertension, such as hypertension induced by salt, aldosterone or DOCA, in which a temporary increase in body sodium and water appears to trigger off another equally unknown mechanism which elevates blood pressure.

VIII. Non-Diuretic Benzothiadiazines

Derivatives of CT devoid of the sulfamoyl group in position 7 are non-diuretic, and often even cause a decrease in renal sodium excretion. Some of the compounds are also very effective vasodilators and cause a pronounced fall in blood pressure.

General formula of 1, 2, 4
benzothiadiazines

Diazoxide

Structure activity relationships in this group were studied in respect to the hypotensive effect observed either in normal anesthetized dogs (Topliss et al., 1963), or in renal hypertensive rats (Bierbaum et al., 1963). Unsubstituted 2H-1,2,4-benzothiadiazine possesses a very weak hypotensive activity. Effective vasodilators were obtained by introducing $-Cl$, $-Br$, or $-CF_3$ in position 6 or 7 in the aromatic ring. With $-Cl$, as a substituent in position 7, the strongest drug was obtained. $-Cl$ could also be replaced by $-NO_2$, but neither by methyl- nor by methoxy-groups. Cl-substitution in position C 3 resulted in a very weak hypotensive agent; a Cl in position 8 abolished the effect. Alkyl substitution in position 3 enhanced the potency up to a chain length of 3 carbon atoms; longer aliphatic chains depressed activity. A compound with the side chain of benzthiazide in position 3 was effective. Alkyl substitution in position 2 or 4 depressed or abolished the hypotensive effect.

Only one compound in this series, namely *diazoxide*, has been investigated pharmacologically (Rubin et al., 1961), and evaluated clinically as an antihypertensive agent (Finnerty et al., 1963; Wilson and Okun, 1963). Diazoxide is a compound of low acute toxicity in rats, mice and rabbits which appears to be absorbed rapidly, but incompletely, from the intestine: the LD_{50} by the oral route is consistently about twice as large as by the intravenous or the intraperitoneal routes. Intestinal absorption in experimental animals (RUBIN et al., 1962; CARMINATI, 1963) and in man (CALESNICK, 1965) depends on the pharmaceutical preparation used, solutions and suspensions being absorbed much more rapidly than tablets or capsules.

The outstanding acute pharmacological effect of diazoxide is a fall in blood pressure observed in normal anesthetized or unanesthetized rats, rabbits, cats and man (CARMINATI, 1963; HAUSLER and WOHL, 1965; ROWE et al., 1963; RUBIN et al., 1962; RUBIN et al., 1963; RUBIN et al., 1961; WILSON and OKUN, 1963; THOMSON et al., 1962). The fall in blood pressure occurs within a few minutes in experimental animals and within an hour in man (WILSON and OKUN, 1963) after intravenous injection, and somewhat later, though still quite acutely, after oral administration.

While benzothiadiazines do not lower the blood pressure of renal hypertensive rats, the action of diazoxide in this condition is marked (BIERBAUM et al., 1963). Diazoxide is, in fact, several times more potent as an antihypertensive agent, in hypertensive than in normotensive rats. In vitro, diazoxide antagonizis contractions produced by Ba^{++} ions in circular segments of rat aortic smooth muscle. The potency of the antagonistic action was found to be significantly greater in segments from hypertensive than in segments from normotensive animals. These observations suggest an increased sensitivity of the diazoxide receptors in rats with DOCA-hypertension (WOHL et al., 1967).

In contrast to the antihypertensive action of the diuretic thiazides, which cannot usually be enhanced by increasing the dosage, the acute hypotensive response to diazoxide is dose-dependent from very low to very high doses (RUBIN, 1962; CARMINATI, 1963). The fall in blood pressure in the dog (RUBIN et al., 1963) and in man (THOMSON et al., 1962) is due to a dilatation of precapillary arterioles rather than of postcapillary capacitance vessels. It is not due to any action on the sympathetic or the parasympathetic nervous system. It is not abolished by pretreatment with either atropine or hexamethonium, or phenoxybenzamine (CARMINATI, 1963; RUBIN et al., 1962), nor by decapitation or spinalization, and therefore cannot depend on a central nervous effect. The fall in blood pressure also occurs in animals curarized with succinyl-choline, under artificial respiration and after denervation of the carotid sinuses, and therefore cannot be due to any influence on chemoreceptors or on baroreceptors (CARMINATI, 1963). An "antagonism" of diazoxide to the pressor action or norepinephrine or epinephrine can only be construed from experiments in which the two drugs are injected simultaneously (CARMINATI, 1963). When analyzed quantitatively, the "antagonism" appears to be of a complicated type and not simply competitive (HAUSLER and WOHL, 1965). Diazoxide has a more pronounced antagonistic action against the rise in blood pressure induced by vasopressin (CARMINATI, 1963) or barium ions HAUSLER and WOHL, 1965). With barium ions the antagonism is competitive.

It is particularly noteworthy that the hypotensive effect as well as the hyperglycemic and antinatriuretic effects of diazoxide are effectively antagonized by tolbutamide (WALES et al., 1967). Tolbutamide, on the other hand does not antagonize the antihypertensive effect of HCT (JOHNSON, 1967).

When injected into the central stump of a ligated femoral artery, diazoxide first causes vasodilatation in the ipsilateral leg, a short while later in the contralateral leg, and finally in the vascular bed of the carotids (CARMINATI, 1963). This observation again demonstrates the peripheral action of the drug. Peripheral activity can also be demonstrated on isolated carotid arteries of the rabbit, in the isolated rabbit's ear and on other isolated vascular preparations (Carminati, 1963; Rubin et al., 1963). In experimental animals (Carminati, 1963; Rubin et al., 1963; Rowe et al., 1963), and in man (Wilson and Okun, 1963; Finnerty et al., 1963), the fall in blood pressure is accompanied by an increase in cardiac output. This is another important difference from the first phase of the antihypertensive action of benzothiadiazines. The decrease in vascular resistance is more pronounced in the coronary than in other arterial beds: coronary blood flow therefore increases under the influence of diazoxide (Rowe et al., 1963). This increase may be related to the increase in cardiac output.

Diazoxide depresses the spontaneous movements of isolated rabbit's small intestine, but does not antagonize contractions of the guinea pig's small intestine produced by acetylcholine, histamine or barium. Its activity thus appears to be more pronounced in vascular than in other smooth muscle preparations. In the isolated Langendorff heart of guinea pigs and rabbits, the drug causes a slight transient depression of contractions. In the rabbit heart in situ, large doses of diazoxide cause an enlargement of the QRS complex.

Diazoxide has a very pronounced antinatriuretic and antidiuretic effect which may be counteracted by the simultaneous adminstration of thiazide diuretics, without influencing the fall in blood pressure (Carminati, 1963; Rubin et al., 1961, 1962). The antinatriuretic effect cannot be accounted for by the fall in GFR, which is not larger than expected in view of the fall in blood pressure. Diazoxide appears to accelerate the tubular reabsorption of sodium by an unknown mechanism (Senft, 1965). It shares this property with many other effective antihypertensive drugs but is more potent than the other drugs in this respect. With continuous administration, diazoxide often induces large salt and water retention and edema (Finnerty et al., 1963). This side-effect is so marked that it practically excludes the use of the drug in the treatment of *chronic* hypertension. Diazoxide, therefore was suggested as a "new treatment for *acute* hypertension" (Finnerty et al., 1963). Curiously enough, injection of diazoxide into a renal artery of the dog has been reported to increase GFR, osmolar clearance and sodium excretion (Greene, 1963). Even when combined with thiazide diuretics, which antagonize the sodium-retaining activity of diazoxide, the drug cannot be given for any length of time because of its pronounced metabolic effects. Besides a marked increase in blood urea and uric acid concentration diazoxide also elevates the plasma concentrations of non-esterified fatty acids (NEFA) and of cholesterol and induces marked hirsutism in women (Wilson and Okun, 1963; Wilson et al., 1964).

The most important side-effect of diazoxide, which practically excludes its clinical use as an antihypertensive agent is its diabetogenic action. The drug not only aggravates pre-existing diabetic conditions, but may induce acute diabetes in previously non-diabetic subjects (Dollery, 1962).

The aggravated diabetes in humans (Dollery, 1962), and the diazoxide hyperglycemia in experimental animals (Staquet et al., 1965), are usually reversible conditions. The antidiuretic and the hyperglycemic actions of diazoxide in rats do not appear to be correlated (Nabwangu et al., 1965). — In acute experiments there is, however, a slight correlation between the fall in blood pressure and the rise in blood sugar (Wolf et al., 1966). The metabolic disturbance induced in experimental animals by continued treatment with diazoxide resembles diabetes in respect of the blood glucose concentration and the depletion of hepatic glycogen. There are, however, no reports on induction of diabetic acidosis or coma in initially non-diabetic experimental animals. In previously prediabetic or diabetic human patients the drug is said to have precipitated acidosis in a few cases.

Diazoxide diabetes, which should perhaps preferably be called diazoxide hyperglycemia, has been extensively investigated because of its supposed analogy to the hyperglycemia induced by thiazide diuretics. This analogy applies to only a part of the effects of diazoxide: in respect of their hyperglycemic action, thiazide diuretics are not weak analogs of diazoxide, but rather drugs which share with diazoxide one of the several mechanisms responsible forthe hyperglycemic action of the latter (JANES et al., 1966).

Diazoxide induces hyperglycemia by interfering with three basic mechanisms controlling carbohydrate metabolism:

a) It interferes with the pancreatic secretion of insulin in response to glucose.

b) It stimulates catecholamine secretion from the adrenal medulla and from sympathetic nerve-endings.

c) It interferes with the metabolic degradation of 3'-5'-AMP (cyclic AMP) and thus causes an accumulation of this nucleotide in tissues. Cyclic AMP stimulates glycogenolysis and inhibits synthesis of glycogen.

Diazoxide also enhances the hyperglycemic effect of catecholamines, which is thought to be mediated by an activation of the enzyme ATP-cyclase which catalyzes the transformation of ATP into cyclic AMP. Increased secretion of epinephrine may contribute to the inhibition of pancreatic insulin secretion by diazoxide since epinephrine also depresses insulin secretion (COORE and RANDLE, 1964).

Inhibition of insulin release from the pancreas, in response to glucose, has been demonstrated in isolated pieces and in slices of rabbit pancreas, as well as in isolated pancreatic islets from the rat (FREDERICHS et al., 1965; HOWELL and TAYLOR, 1966). A number of thiazide diuretics had no effect on insulin secretion in this preparation (FREDERICHS et al., 1966). That a similar depression of insulin secretion in response to hyperglycemia occurs in the pancreas of the living animal was demonstrated by LOUBATIÈRES et al. (1966a, b): they found that diazoxide administered to dogs depressed to one third of its normal value the amount of insulin-like activity (ILA) in the pancreatico-duodenal vein after glucose loading. Inhibition of insulin secretion also occurred in adrenalectomized dogs in which the drug does not produce a very pronounced hyperglycemia. The depression of pancreatic insulin secretion was completely inhibited by the administration of a single large dose of tolbutamide before the diazoxide. This observation agrees with those of previous investigators (WOLFF and PARMLEY, 1963; WOLFF et al., 1966), who showed that in rats the hyperglycemic effect of diazoxide could be prevented by tolbutamide which also counteracts the diazoxide inhibition of insulin secretion from isolated pancreatic islets (FREDERICHS et al., 1966). Diazoxide thus inhibits insulin secretion in response to the physiological stimulus of hyperglycemia, but not in response to stimulation by the sulfonamide drug tolbutamide. As pointed out by LOUBATIÈRES et al. (1966b), the antagonism between diazoxide and tolbutamide could very well be due to competitive interaction of two different sulfonamides. It is not known whether overloading with potassium, which prevents the hyperglycemic effect of diazoxide (WOLFF and PARMLEY, 1963, 1964; KAESS et al., 1966), acts by preventing the depression of insulin secretion.

The depression of insulin secretion after large doses of diazoxide, given intravenously to rats (LOSERT et al., 1966) or to dogs (WOLFF, 1966), results in decreased blood insulin concentrations, as measured by the radio-immunological method. On the other hand, large doses given by the oral route to rats do not depress blood-ILA (KVAM and STANTON, 1964). In man relatively small and non-hypotensive doses of diazoxide depress plasma insulin, measured by the radio-immunological method (WOLFF et al., 1966).

Depression of insulin secretion by diazoxide entails a depression of the activity of those tissue enzymes which depend on insulin (Schultz et al., 1966). Insulin deficiency is known to depress the activity of glycogen synthetase I (Steiner, 1964). Losert et al. (1966) found very low amounts of active glycogen synthetase ("glycogen synthetase I") in skeletal muscle of rats given a single large dose of diazoxide. A similar decrease was observed in the liver of alloxan diabetic rats. The decrease in the active glycogen synthetase I after diazoxide, or in alloxan diabetic rats, was accompanied by a simultaneous increase in inactive glycogen synthetase ("glycogen synthetase D"), the total amount of hepatic glycogen synthetase remaining unchanged (Losert et al., 1966).

There are marked differences between the inhibition of insulin secretion by diazoxide and its suppression by alloxan (Howell and Taylor, 1966). In contrast to alloxan, diazoxide does not cause an initial liberation of insulin and an initial hypoglycemia (Howell and Taylor, 1966; Schultz et al., 1966). Furthermore, even large single doses of diazoxide do not cause any degranulation of the pancreatic beta-cells (Wolff et al., 1963; Wolff and Parmley, 1964); such degranulation was observed only exceptionally in chronic experiments in rats given diazoxide and trichlormethiazide (Wolff and Parmley, 1964). In spite of its pronounced hyperglycemic action, diazoxide does not appear to induce permanent diabetes in experimental animals. While alloxan destroys beta-cells and thus blocks the synthesis of insulin, diazoxide only interferes with its release in response to hyperglycemia. This interference may be intensified by an enhanced release of epinephrine and norepinephrine under the influence of diazoxide, since the catecholamines are also known to depress the release of insulin from the pancreas without blocking insulin synthesis.

It is quite clear that the hyperglycemic effect of diazoxide cannot be due solely to depressed insulin release. Diazoxide also induces a pronounced hyperglycemia in pancreatectomized dogs (Loubatieres, 1966a, b; Tabachnik et al., 1963; Tabachnik et al., 1964), as well as in rats (Losert, 1966) or in mice (Gulbenkian et al., 1963) with alloxan diabetes. Other mechanisms must be invoked to explain the increase in blood glucose in the absence of endogenous insulin secretion.

Diazoxide *enhances the secretion of epinephrine from the adrenal medulla*, as demonstrated by a decrease in adrenal epinephrine content after several doses of diazoxide, though not after a single dose (Schultz et al., 1966). Chronic treatment with diazoxide in rats induces marked adrenal hypertrophy, due to an increase in size of the medulla as well as of the cortex (Staquet et al., 1965). Total blood catecholamines are increased in rats (Zarday et al., 1966) and in dogs (Loubatières et al., 1966a, b). Since the method used in these measurements could not distinguish epinephrine from norepinephrine or dopamine, these observations may also point to increased liberation of norepinephrine.

The contribution of epinephrine to diazoxide hyperglycemia should be eliminated by adrenalectomy. While adrenalectomy (Staquet et al., 1966) in dogs completely suppresses the hyperglycemic response to diazoxide, in the rat it only depresses hyperglycemia to a degree depending on the glycogen-depletion of the body (Schultz et al., 1966; Wolff et al., 1966). According to Wolff et al. (1966), the hyperglycemic response to diazoxide can be re-established in the adrenalectomized animal by an infusion of norepinephrine, but not by cortisone. Contrary results have been reported by Tabachnik et al. (1965), as well as Schultz et al. (1966), who could re-establish a nearly normal hyperglycemic response to diazoxide in rats and in mice by treatment with cortisone, or other gluco-corticosteroids, and therefore concluded that the depression of the hyperglycemic response after adrenalectomy is due to glycogen depletion rather than to the loss of epinephrine secretion. This conclusion is supported by observations in hypophysectomized animals. Hypophysectomy at first depresses the hyperglycemic response to diazoxide and, in the rat, abolishes it totally after twenty days (NABWANGU et al., 1965). In hypophysectomized rats (TABACHNIK et al., 1965) the response may be normalized by forced feeding and vitamin B supplements, without any hormone supplementation; in hypophysectomized mice supplementary corticosteroids are needed. Similarly, adrenal demedullation in rats has been shown to depress, but not to abolish, the hyperglycemic response to diazoxide (JANES et al., 1964; WOLFF and PARMLEY, 1964).

Diazoxide also appears to *release norepinephrine from storage sites in sympathetic nerve endings*. The evidence in this respect is less compelling. In particular, depletion of tissue norepinephrine by diazoxide has apparently not been demonstrated. Furthermore, the fraction of norepinephrine in the increased blood catecholamines after diazoxide has not been determined. On the other hand, guanethidine, which may be expected to deplete tissue norepinephrine stores but does not influence adrenal epinephrine, depresses the hyperglycemic effect of diazoxide (JANES et al., 1964). When given simultaneously, it enhances the effect of diazoxide on rat liver glycogen, presumably because depletion of tissue norepinephrine by guanethidine is preceded by a liberation of norepinephrine (JANES et al., 1964). The release of epinephrine and/or norepinephrine induced by diazoxide is probably a consequence of the fall in blood pressure induced as a primary effect of the drug. Sodium nitroprusside, which is also a primary vasodilator, in rats, causes an analogous fall in blood pressure and increase in blood glucose concentration (NABWANGU et al., 1965; WOLFF et al., 1966). Hypotension, after diazoxide, always precedes the increase in blood sugar. Chlorisondamine, a ganglionic blocking agent which may be expected to depress the release of epinephrine and of norepinephrine induced by central reflex stimulation, depressed the hyperglycemic response to diazoxide in the mouse (TABACHNIK et al., 1965). The hyperglycemic effect of epinephrine, and of norepinephrine, is blocked by agents which inhibit the effects of the catecholamines on beta-receptors. Contradictory results were obtained in studies on the influence of beta-blocking agents on the hyperglycemic response to diazoxide. Isopropylmethoxamine was found to depress or even to suppress diazoxide hyperglycemia (TABACHNIK et al., 1965; KVAM and STANTON, 1964), while dichloroisoproterenol (DCI) did not have any effect on diazoxide hyperglycemia (SCHULTZ et al., 1966). Classical adrenolytic alpha-blocking agents, like dihydroergotamine or Hydergin, consistently depress or abolish diazoxide hyperglycemia (LOSERT et al., 1965; MENG and KRONEBERG, 1965; SCHULTZ et al., 1966). It has been pointed out (SCHULTZ et al., 1966) that dihydroergotamine also blocks the hyperglycemic response to cyclic AMP (NORTHROP and PARKS, 1964). Since diazoxide may induce an accumulation of cyclic AMP, independent of its action on catecholamine release, the suppression of its hyperglycemic effect by dihydroergotamine does not prove the role of catecholamine release in the hyperglycemic response.

Release of epinephrine and of norephinephrine certainly contributes to the hyperglycemic effect of diazoxide. The catecholamines are hyperglycemic mainly by virtue of their stimulating effect on glycogenolysis which, in turn, is thought to be due to activation of the enzyme ATP-cyclase and a consequent accumulation of cyclic 3',5'-AMP. Cyclic AMP induces glycogenolysis by stimulating the phosphorylation of the inactive phosphorylase b which yields the active enzyme phosphorylase a (SUTHERLAND and WOSILAIT, 1956; BUTCHER and SUTHERLAND, 1962). — At the same time, cyclic AMP depresses glycogen synthesis by changing active glycogen synthetase I into the inactive form (CRAIG and LARNER, 1964;

Danforth, 1965). Release of epinephrine and of norepinephrine does not, however, completely account for diazoxide hyperglycemia and glycogenolysis. Pretreatment with diazoxide enhances the hyperglycemic effect of epinephrine and also of cyclic AMP (Schultz et al., 1966), and the simultaneous administration of diazoxide enhances the glycogenolytic effect of guanethidine in rats which is presumably mediated by norepinephrine release (Janes et al., 1964). The non-diuretic benzo-thiadiazine must thus be assumed to possess a glycogenolytic effect independent of the release of catecholamines.

In contrast to the hyperglycemic effect, the increased turnover of plasma free fatty acids induced by diazoxide may be entirely mediated by the release of catecholamines (Sanbar, 1967).

The direct glycogenolytic action of diazoxide (Schultz et al., 1966; Losert et al., 1965; Losert et al., 1966) is the consequence of an activation of phosphorylase (transformation of phosphorylase b into phosphorylase a) in the liver and in skeletal muscle (Schultz et al., 1966), and a simultaneous inactivation of glycogen synthetase, demonstrated only in skeletal muscle (Schultz et al., 1966; Losert et al., 1966). Both changes may be due to an accumulation of cyclic 3',5'-AMP, which is thought to occur because concentrations of diazoxide of an order of magnitude that may well be attained in the tissues of experimental animals, inhibit a purified preparation of phosphodiesterase, i.e. the enzyme which normally degrades cyclic AMP. Adenyl-cyclase, on the other hand, was not influenced by diazoxide (Schultz et al., 1966). Skeletal muscle phosphodiesterase of rats given hyperglycemic doses of diazoxide was equally inhibited. (Fig. 6).

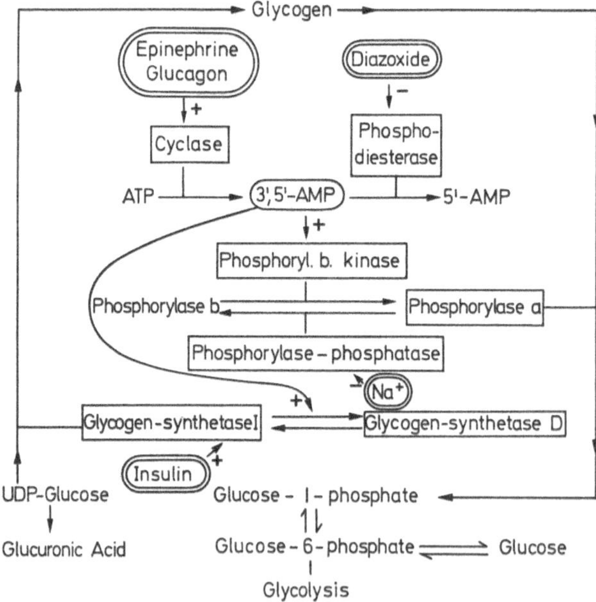

Fig. 6. No frames: substrates. Square frames: enzyme activities (connected to the catalyzed reactions by straight lines). Round frames: drugs, hormones, or ions wich either enhance (+) or depress (−) known enzyme activities

Inhibition of insulin secretion by epinephrine is equally thought to be mediated by accumulation of cyclic AMP in pancreatic islets. Diazoxide could act by an analogous mechanism. It should, however, be stated at this point that two other drugs which presumably cause an accumulation of cyclic AMP in cells, do not inhibit but actually stimulate insulin secretion (MARRI et al., 1966; SENFT, 1967). These drugs are glucagon, claimed to be an activator of adenylcyclase in the liver, and theophyllin, a known inhibitor of phosphodiesterase. Since it blocks the degradation of the mediator synthesized under the influence of epinephrine, diazoxide should augment and prolong the effect of epinephrine.

Diazoxide is devoid of any glycogenolytic activity in liver slices in vitro (TABACHNIK et al., 1965). It does not interfere with the hypoglycemic action of insulin in dogs (DATEY et al., 1966), nor with the effect of insulin on the isolated rat diaphragm or on epididymal adipose tissue (FIELD and MANDELL, 1964). It does, however, depress the "basal" glucose uptake of the isolated diaphragm, but not of isolated adipose tissue, in the absence of insulin (BARNETT and WHITNEY, 1966). Together with CT it inhibits the "basal" glucose uptake of the diaphragm as well as of the epididymal fat pad.

An inhibitory effect of dietary potassium overloading on the hyperglycemic effect of diazoxide has already been mentioned. It was discovered (WOLFF and PARMLEY, 1964) in studies designed to elucidate the so-called diabetogenic effect of thiazide diuretics. Since the diuretics cause potassium depletion, potassium supplements were given to rats treated with diuretics, with diazoxide, or with both drugs simultaneously. Additional potassium in all cases prevented the hyperglycemia. Correspondingly, the glycogenolytic effect of diazoxide is considerably enhanced in potassium-depleted rats (KAESS et al., 1966).

The activity of phosphodiesterase, which is inhibited by diazoxide, is not influenced by changes in either sodium or potassium concentration of the incubation medium. On the other hand, phosphorylase-phosphatase, the enzyme which inactivates phosphorylase a by transforming it into phosphorylase b, is insensitive to diazoxide or to changes in potassium concentration, but was shown to be inhibited by sodium. Since intracellular sodium in skeletal muscle of potassium-depleted rats increases considerably, potassium depletion may enhance the glycogenolytic effect of diazoxide by depressing the inactivation of phosphorylase. Vice versa, potassium loading could accelerate the inactivation of phosphorylase by decreasing intracellular sodium concentration in skeletal muscle (KAESS et al., 1966). This interpretation has not yet been confirmed by studies in other tissues or in other species.

While the diabetogenic as well as sodium-retaining activity of diazoxide precludes its clinical use as an antihypertensive agent, the drug is now sometimes used in the symptomatic treatment of therapy-resistant hypolgycemia, due either to tumours of the pancreatic islets (LUNDVALL and JOHNSSON, 1965; ERNESTI et al., 1965; WOLFF et al., 1966) or to other causes (WOLFF et al., 1966).

IX. The "Diabetogenic" Effect of Thiazide Diuretics

Diuretic benzothiadiazines are not diabetogenic. Apart from a few clinical observations of diabetes in thiazide treated patients, not previously *known* to be diabetic (WOLFF et al., 1963, SAUDAN et al., 1961) there is no evidence to show that permanent diabetes was ever induced by diuretics in a previously non-diabetic human subject or experimental animal (FAIRBAIRN, 1965; Editorial, 1965; GOLDNER and BLEICHER, 1965; GOLDNER et al., 1960; HEIMSOTH et HARTMAN, 1965; LYON and DE GRAFF, 1964; MAEHR and ROMMEL, 1966; CARLINER et al., 1965; SHAPIRO et al., 1960; PETERS, 1966; FREDERICH et al., 1965).

The term "diabetogenic effect" is used to designate:

a) increases in fasting blood sugar or decreases in glucose tolerance (judged from the blood glucose values after an oral or intravenous glucose load) after periods of treatment with thiazide diuretics in human patients or in experimental animals;

b) acute increases in blood sugar or decreases of glucose tolerance following single, usually large, doses of thiazide diuretics, and

c) the enhancement of diazoxide hyperglycemia by diuretic benzothiadiazines.

Since it has become customary, the term "diabetogenic effect" will be used in agreement with this definition.

Changes in blood sugar, or in glucose tolerance, induced by diuretic benzothiadiazines are consistently reversible. Exceptions to this rule are so rare that they may well be due to coincidence. Actual diabetes may have been precipitated by treatment with benzothiadiazines in some prediabetic subjects (Shapiro et al., 1960; Lyon and de Graff, 1964).

There is no statistical evidence that the passage from the prediabetic to the diabetic condition occurs more frequently, or more rapidly, under the influence of thiazide diuretics.

Decreased glucose tolerance was observed in approximately one third of a group of non-diabetics, mostly hypertensive patients, treated with different thiazide diuretics for more than two months (Dollery et al., 1965; Breckenridge et al. 1967). This fraction varies considerably in different groups of patients, and may be related to the frequency of a slight disposition to diabetes. With shorter periods of treatment, decreased glucose tolerance in non-diabetic subjects is observed more rarely (Brown et al., 1967; Chazan and Boshell, 1965; Carliner et al., 1965; Editorial, 1965; Fairbairn, 1965; Heimsoth and Hartman, 1965; Heimsoth et al., 1966; Königstein, 1963; Lyon and de Graff, 1964; Maehr and Rommel, 1966; Shapiro et al., 1960; Weller and Borondy, 1965). Augmentation of fasting blood sugar is rarely observed in previously non-diabetic subjects, even when they are treated for long periods with thiazide diuretics (Carliner et al., 1965). Among prediabetic and diabetic patients treated with diuretic benzothiadiazines, the majority suffer some deterioration of the metabolic balance, as shown by a diminished glucose tolerance, an increase in fasting blood sugar, increased glucosuria and, rarely aggravated diabetic acidosis (Königstein and Maehr, 1962; Chazan and Boshell, 1965; Mustala and Toivonen, 1965; Weller and Borondy, 1965; Carliner et al., 1965; Roediger et al., 1964). This deterioration, like the decrease in glucose tolerance in previously normal subjects, is generally reversible on cessation of therapy. In normal rats, treatment with 50—1000 times the diuretic dose of CT, HCT or other thiazide diuretics fails to induce a rise in fasting blood sugar, or a decrease in glucose tolerance, even after "sensitization" to diabetogenic drugs by potassium depletion or glucose loading (Watson et al., 1964), by sub-diabetogenic doses of alloxan or by subtotal pancreatectomy (Guidoux and Peters, 1965; Peters et al., 1966; Peters, 1966).

One group of investigators (Meng and Kroneberg, 1964, 1965) found a less than 25 per cent increase of blood sugar in normal rats after 12 days' treatment with 50 mg/kg day of HCT or 250 mg/kg day of acetazolamide, while ouabain was ineffective. Similarly, a one week's treatment with 100 mg/kg day of CT was reported to depress glucose tolerance, without elevating fasting blood sugar, when the drug was given by stomach tube, while the result could not be reproduced when the drug was added to drinking water (Weller and Borondy, 1965).

It is unknown, at present, why thiazide diuretics induce minimal "diabetogenic" effects in some experiments on normal rats (Meng and Kroneberg, 1964, 1965) but, fail to do so in others (Watson et al., 1964; Peters, 1965; Peters, 1966; Senft et al., 1966), sometimes even in the same laboratory (Weller and Borondy, 1965). Since Watson et al. (1964) had negative results with all strains of rats available in the US, genetic differences are an improbable explanation. The failure of "sensitizing" procedures to enhance a possible "diabetogenic" effect argues against a role of minor variations in experimental conditions. A tremendous increase of fasting blood sugar observed after six days' treatment with 50 mg/kg day of HCT (LOSERT et al., 1965) was due to the use of a commercial solution of HCT containing a large proportional N-monomethyl-acetamide. This solvent has been shown to be itself a potent diabetogenic agent when given in high doses (GUIDOUX and PETERS, 1965; PETERS et al., 1966; SITT et al., 1966). It causes a lethal acute diabetes, comparable to the disease produced by very large doses of anti-insulin serum (PETERS et al., 1966). Its diabetogenic effect is, at least partly, explained by a depression of the hypoglycemic action of insulin (PETERS et al., 1966; SITT et al., 1966). The "diabetogenic" effect of N-monomethyl-acetamide is increased by simultaneous administration of hydrochlorothiazide (PETERS et al., 1966).

Acute increases in blood sugar, five hours after a single dose of several thiazide diuretics, corresponding to the sevenfold diuretic dose, were described by WOLF and PARMLEY (1963). These changes were very small: glycemia increased by 10—15 per cent after CT, HCT, polythiazide and bendroflumethiazide, while no change was induced by trichlormethiazide, flumethiazide or chlortalidone. These observations were not confirmed with HCT (PETERS, 1966).

A clear-cut acute hyperglycemia, one hour after the interperitoneal administration of very large doses of several diuretics, was observed in rats under particular conditions (TABACHNIK et al., 1965): blood samples were obtained by puncture of the abdominal aorta under ether anesthesia, a procedure which results in fairly high blood glucose values even in the control animals. The following diuretics caused a significant increase in glycemia at a dose level of 160 mg/kg: CT, cyclothiazide, polythiazide, bendroflumethiazide, quinethazone, chlortalidone and ethacrynic acid. HCT, hydroflumethiazide and benzthiazide increased blood sugar only when given at a dose level of 320 mg/kg. Similar results in ether-anesthetized rats were reported by FOY (1967), who, furthermore, found the hyperglycemic effect to be always abolished by adrenalectomy, but less regularly depressed by pretreatment with dihydroergotamine or reserpine. In dogs, intraduodenal administration of 4 times the diuretic dose of HCT did not induce any acute change in glycemia, glucose tolerance or lactic acid production within a few hours (FREDERICH et al., 1965). In man a questionable increase in glycemia two hours after breakfast was described in subjects given 8 or 16 mg of trichlormethiazide or 1 gr of CT before breakfast (ZATUCHNI and KORDASZ, 1961).

Enhancement of the hyperglycemic effect of diazoxide by several thiazide diuretics in rats was described by WOLFF and PARMLEY (1963, 1964). The hyperglycemic effect could be suppressed by tolbutamide. An enhancement of the diabetogenic effect of diazoxide by HCT was also seen by SITT et al. (1966) who, however, used hydrochlorothiazide dissolved in N-monomethyl-acetamide. In man (DOLLERY, 1962), simultaneous administration of thiazides may possibly increase the frequency or the gravity of hyperglycemia under the influence of diazoxide.

The "diabetogenic" effects of thiazides and other diuretics do not appear to be quantitatively correlated to their diuretic effects. Diazoxide, which, in contradistinction to the diuretic thiazides, actually merits the title of a diabetogenic agent, has no diuretic effect whatsoever. On the other hand, furosemide and ethacrynic acid which are diuretics with a greater efficacy than thiazides, appear to be less "diabetogenic" than benzothiadiazines. Mercurial diuretics were not reported to aggravate diabetes, but a decrease in glucose tolerance has been seen once 24 hours after a diuretic dose of a mercurial diuretic in man (KÖNIGSTEIN,

1965), and may occur more frequently. Slight increases in blood sugar in normal rats may be correlated to the potassium depletion induced by thiazides (Meng and Kroneberg, 1964, 1965). Potassium depletion, induced experimentally (Sagild et al., 1961), or induced by primary hyperaldosteronism (Conn, 1965) in man, itself causes a decrease in glucose tolerance, even when the plasma potassium concentration is not lowered. It is, therefore, not surprising that no correlation was found between the decrease in glucose tolerance and plasma potassium levels in patients treated by thiazide diuretics (Goldner et al., 1960). Decreased glucose tolerance, after treatment with thiazides, in prediabetic or diabetic subjects, can be improved by administration of potassium chloride (Rapoport and Hurd, 1964).

In rats hydrochlorothiazide and furosemide, in contradistinction to diazoxide, do not depress the blood insulin concentration as measured by the radio-immunological method, nor do they interfere with the increase of blood insulin after intravenous glucose loading (Senft et al., 1966). This statement contrasts with observations in four patients whose glucose tolerance had decreased under treatment with thiazide diuretics: in all four patients the "typical" as well as the "atypical" fraction of plasma ILA were diminished (Samaan et al., 1963). More recently (Dollery et al., 1965) four out of five such patients were stated to have had normal or elevated blood insulin levels as measured by the radio-immunological method, while one patient had a low value. In this latter patient both fractions of ILA were equally depressed. There is thus a possibility that thiazides may depress ILA without decreasing insulin levels as detected by the immunological method. Since this is a working hypothesis rather than a conclusion, it will not be further elaborated, and it will be assumed that thiazides have no influence on insulin secretion.

Thiazide diuretics, furthermore, have no influence on the effect of insulin on blood sugar and glucose utilization (Senft et al., 1966), or on the effect of insulin on the isolated diaphragm or the isolated epididymal fat pad (Field and Mandell, 1964; Weller and Borondy, 1965). A report on a depression of the hypoglycemic effect of insulin by HCT in rabbits (d'Addabbo et al., 1964) is in contradiction to these findings but appears to lack confirmation. The level of insulin antibodies in blood in diabetic patients is not influenced by thiazide diuretics (Greenberg et al., 1963). Pretreatment of rats with thiazides decreased the response to insulin of adipose tissue obtained from these animals (Field and Mandell, 1964; Weller and Borondy, 1965). Very large concentrations of CT also inhibited the unstimulated or insulin-stimulated glucose metabolism of rats epididymal fat tissue in vitro; the concentrations needed were much larger than those attained in vivo (Weller and Borondy, 1967).

Indirect evidence, thought to favor the idea of a depression of insulin secretion by CT, was the finding of a decrease in hepatic glucokinase and dihydroxyacetone-kinase activities, without a change in hexokinase activity (Borondy and Weller, 1965). While none of these enzymes is influenced by CT in vitro, similar changes in hepatic enzyme activites were observed in rats made diabetic by alloxan. Insulin deficiency is not the only possible explanation of these changes. Hydroflumethiazide and HCT, and to a lesser degree CT, have been found to inhibit hepatic D-fructose-1-phosphotransferase in vitro (Llinas and Ponz, 1962). This or any other isolated enzyme inhibition, may induce secondary changes in enzyme activities resembling those produced by insulin deficiency.

There is thus no evidence for an interference of thiazide diuretics with either insulin secretion or the metabolic effects of insulin.

A high dose of HCT (200 mg/kg i.v.) was reported to cause an increase in blood glucose concentration in alloxan-diabetic rats, nephrectomized in order to avoid any hemoconcentration which the diuretic could possibly induce (SENFT et al., 1966), while smaller doses of HCT do not increase blood sugar in alloxan-diabetic rats (STAQUET et al., 1965). A large dose of furosemide also proved ineffective in this respect (SENFT et al., 1966). The hyperglycemic effect of HCT in the alloxan-diabetic rat was due to glycogenolysis. Like diazoxide, HCT increases the activity of glycogen phosphorylase in the liver, even if the animals are simultaneously adrenalectomized in order to eliminate any effect of epinephrine secretion (SENFT et al., 1966). The activation of glycogen phosphorylase, in turn, is probably due to an accumulation of cyclic 3'-5'-AMP since HCT, like diazoxide, inhibits phosphodiesterase in liver as well as in skeletal muscle. Furosemide also inhibits phosphodiesterase in the liver, but is inactive in skeletal muscle. This may account for the absence of an increase in blood glucose in the alloxan-diabetic animal, since the glucose liberated by accelerated glycogenolysis in the liver may be deposited as glycogen, or metabolized, in skeletal muscle. Potassium depletion may enhance the glycogenolytic effect of HCT by increasing intracellular sodium concentration which could interfere with the inactivation of glycogen phosphorylase (KAESS et al., 1966).

An increase in plasma pyruvate in human patients treated with CT or HCT (CHASE and WALLACE, 1961) may or may not be related to increased glycogenolysis. No explanation is available for the enhanced fall in plasma inorganic phosphate concentration after tolbutamide observed in normal subjects pretreated with CT (BEARDWOOD et al., 1965). This finding has been interpreted as evidence of a direct effect of CT on cellular premeability to phosphate, but may also be secondary to changes in carbohydrate or fat metabolism.

To sum up, the hyperglycemic activity of thiazide diuretics may be due to the same basic mechanism as the glycogenolytic activity of diazoxide. Thiazides, according to this conception (SENFT et al., 1966), differ from diazoxide by the absence of an inhibitory effect on insulin secretion. Further experimentation in other conditions and in other species will still have to confirm the validity of this interpretation.

X. Therapeutic Uses

1. As Diuretics

The natriuretic effect of thiazide diuretics and related drugs, such as quinethazone or clopamide, proves useful in the treatment of all conditions associated with the retention of salt water. Attempts at a prophylactic use of these drugs have generally been less successful. The main types of salt and water retention clinically treated with these drugs are the edema of heart failure, the nephrotic syndrome edema and ascites in patients with cirrhosis of the liver, and finally salt and water retention in pregnancy. Among these conditions the edema of heart failure responds best to thiazide diuretics.

The efficacy of all these drugs is the same, i.e. there is no difference between the effects on sodium excretion or on weight loss which may be obtained by the optimal dose of each of these drugs. A list of maximally effective doses is given in Table 9. Most of the data given in this table are taken from SWARTZ et al. (1963a). The ratios between the mean therapeutic doses of the different drugs are comparable to those between the maximum active doses (KAUFMANN and SIEGENTHALER, 1965).

Besides differing in potency, the various thiazide diuretics also differ in onset and duration of action. Like CT, they all act earlier and more rapidly than mercurial diuretics, even when given by the same route (BLACKMORE, 1959; LYON and DE GRAFF, 1964). According to their clinical effects the diuretics may be divided into a *short-acting group* with a peak effect four hours after oral administration and a total duration of action of 6—12 hours. This group comprizes CT and flumethiazide. An *intermediate group* of drugs reaches its maximal effect 6—12 hours after an oral dose and has lost its effect after 18 hours. This group comprises HCT, benzthiazide, flumethiazide, trichlormethiazide, cyclothiazide, cyclopenthiazide and clopamide. The *long-acting diuretics* reach their peak effect 18 to 22 hours after an oral dose and show some effect on sodium excretion for 36—48 hours, and sometimes even longer. In this group the main drugs are chlortalidone, polythiazide (HUTCHEON and LEONARD, 1963; CURRENS, 1963)

Table 9. *Maximum effective doses of thiazide diuretics and related drugs*
(Completed from SWARTZ et al., 1963)

Drug	Dose p. o.	References
Chlorothiazide	1,000 mg b.i.d.	DINON et al., 1958; GOODKIND et al., 1958, KEYES and BERLACHER, 1959; REUBI and COTTIER, 1961; LARAGH, 1962; SWARTZ et al., 1963a
Flumethiazide	1,000 mg b.i.d.	FORD, 1960
Benzthiazide	100 mg b.i.d.	HAVARD and WOOD, 1960; SWARTZ et al., 1963a
Hydrochlorothiazide	50—100 mg b.i.d.	RICHTERICH, 1958, 1959; CATTAN et al., 1959; DEMANET et al., 1959; MERTZ, 1959; RICHTERICH et al., 1959; SACKNER et al., 1959; FARRELLY et al., 1960; FUCHS 1960; PORTER and DAVID, 1960; SWARTZ et al., 1963a
Hydroflumethiazide	100 mg b.i.d.	DENNIS and FORD, 1960; GOLD et al., 1961; SWARTZ et al., 1963a
Isobutylhydrochloro-thiazide	50 mg b.i.d.	FORTIN and BERNARD-BRUNEL, 1961
Bendroflumethiazide	10 mg o.d.	MEHTA et al., 1963a; SWARTZ et al., 1963a; LASCH et al., 1961
Methylclothiazide	10 mg o.d.	SWARTZ et al., 1963a; CASTELLS DE SANTIAGO et al., 1965
Cyclothiazide	4 mg b.i.d.	SWARTZ et al., 1963a, b
Trichlormethiazide	4 mg b.i.d.	HUTCHEON and TAKASU 1960,; GELLMAN, 1963; SWARTZ et al., 1963a
Polythiazide	2—4 mg b.i.d.	RUSKIN and RUSKIN, 1962; CURRENS, 1963; SELLER et al., 1963; SWARTZ et al., 1963a; GOLD et al., 1964; PLATTEBORSE et al., 1965; SAMSON, 1965
Cyclopenthiazide	1—2 mg b.i.d.	BARRET et al., 1961; DETTLI and SPRING, 1961; MEHTA et al., 1963b
Chlortalidone	200 mg o.d.	KELLER, 1960; STEWART and CONSTABLE, 1961; FRANK and DENTLER, 1963; SWARTZ et al. 1963a
Quinethazone	100 mg b.i.d. or 200 mg o.d.	DATEY and PANDYA, 1963; STEIGMANN and GRIFFIN, 1963; SWARTZ et al., 1963a; HUTCHEON et al., 1964; SANDLER, 1964; DETTLI and SPRING, 1965; ANGELOPOULOS et al., 1966
Clopamide	60 mg o.d.	SCHMUZIGER, 1963; THÜRLIMANN, 1963; THUT, 1963; PARSONS and PRICE, 1965

o.d. = once daily; b.i.d. = twice daily.

and perhaps quinethazone. The efficacy of thiazide diuretics, as described by their maximal effect on sodium excretion or on weight loss, is consistently smaller than that of mercurial diuretics (LYON and DE GRAFF, 1964; GOLD et al., 1961; GOLD et al., 1964). The ratio of the maximal effects of the two groups of drugs varies according to the methods of evaluation and patients studied. As a rough approximation one may state that under clinical conditions thiazide diuretics produce approximately two thirds of the maximal diuretic effect which could be obtained with mercurial diuretics, ethacrynic acid or furosemide. Parenteral administration of thiazide diuretics does not usually improve their efficacy (MEHTA et al., 1963a); only in the case of polythiazide does parenteral administration cause a (spurious) increase in efficacy (GOLD, 1964; RIMERIS and TRISTANI, 1965), as judged by weight loss or sodium excretion during the first 24 hours after a single dose. The enhanced efficacy is presumably due simply to an earlier onset of action. In the treatment of the edema of congestive heart failure the thiazide diuretics are usually used as adjuvants to the more specific therapy with cardiac glycosides. Even in the chronic maintenance of such patients the diuretics are usually combined with small maintenance doses of digitoxin or similar drugs. In contrast to thiazides, organomercurials were at one time advocated as sole maintenance treatment in patients with heart failure. This type of maintenance management has won some popularity in the United States, but was never widely practised in Europe. The different use of the two groups of diuretic drugs may be related to their different efficacies but may also reflect a change in therapeutic fashions.

There is no doubt that the use of thiazide diuretics allows maintenance of patients, after an episode of acute congestive heart failure, with small doses of digitalis glycosides. A difficulty of this type of combined treatment is the possibility of an increase in responsiveness of the heart to digitalis, as a consequence of the hypokalemia induced by the diuretics. While incidents, and even fatal accidents, due to such changes have doubtlessly occurred, the complication does not appear to be statistically a major hazard in therapeutics. It may be prevented, either by occasional adjustment of the dosage of cardiac glycosides, or else by measures designed to avoid potassium depletion by the diuretics. Such measures will be discussed in the chapter on toxicity and side effects.

All clinical observers agree that the actual increase in sodium and water excretion induced by a diuretic is always greatest in the first few days of treatment and declines subsequently (CATTAN, 1959; PLATTEBORSE, 1965; PELTOLA, 1963). The nature of this decrease has not been investigated: it is thus not clear whether and when there is an actual loss of the block of tubular sodium reabsorption, and when the net effect of the diuretics on sodium excretion, diminishes because of a decrease in GFR. It has been shown that the lost diuretic effect of benzothiadiazines may be recovered by increasing the dietary salt allowance (PLATTEBORSE et al., 1965). This observation, as well as the fact that the diuretic effects of treatment with thiazides last longer in patients given additional salt (DEMANET et al., 1959; CATTAN et al., 1959), argues for a spurious escape in long-continued treatment. Correction of salt depletion (PELTOLA, 1963; PLATTEBORSE, 1965; DEMANET et al., 1959) may normalize GFR. In cardiac patients, there is also the possibility that the primarily saluretic effect of the drug induces some degree of dilutional hyponatremia which interferes with cardiac output, and secondarily also with GFR. Correction, again, would re-establish a normal response to the diuretics.

To judge from animal experiments (PETERS, 1966), a true escape of the renal tubules from the action of diuretic benzothiadiazines should occur when the drugs are given at too short intervals. This type of escape has not been described under clinical conditions.

The combination of different thiazide diuretics, or of thiazide diuretics with chlortalidone, quinethazone, clopamide or furosamid, in the treatment of congestive heart failure or other edematous conditions is useless, since such combinations do not enhance the maximal effect and do not produce fewer side effects than a single drug given in adequate dosage (Dettli and Spring, 1966), The combination of one of these drugs with a carbonic anhydrase inhibitor results in additive effects on sodium excretion but greatly enhances losses of potassium. In relation to acid-base-balance, the effect of the carbonic anhydrase inhibitor predominates if it is given in an effective dose, so that the result is metabolic acidosis (Dettli and Spring, 1965). Therapeutically, this type of combination does not appear advantagenous.

The combination of thiazide diuretics with either *triamterene* or *amiloride* aims mainly at decreasing the urinary potassium losses. The combination of thiazide diuretics with spironolactone in the treatment of heart failure is also used in order to depress urinary potassium excretion, while in the treatment of salt retention in liver disease *spironolactone* appears to enhance the natriuretic effect of benzo-thiadiazines. Edema and *salt and water retention due to the nephrotic syndrome* are less amenable than cardiac edema to therapy by thiazide diuretics. Although there is a good initial response to the drugs, the effect is often rapidly lost if there are no simultaneous measures to increase plasma albumin concentration. In the presence of hypoalbuminemia, there may be a rapid fall in GFR due to a decrease in plasma volume while the expansion of the extravascular fluid remains unchanged. Successful treatment of the nephrotic syndrome in children with glucocortico-steroids may be supplemented by treatment with thiazide diuretics: such supplementation is, however, not often necessary.

If the nephrotic syndrome is due to nephritis, or if nephritis or pyelonephritis are accompanied by non-cardiac edema, the therapeutic efficacy of the thiazide diuretics appears to depend on the general state of kidney functions (Dreifus et al., 1960; Schreiner and Bloomer, 1957). With greatly depressed GFR and filtered sodium load, or with hyponatremia, a large increase in sodium excretion may not be expected (Schreiner and Bloomer, 1957; Kleeman et al., 1966). No diuretic effect was induced by intravenous HCT in patients with advanced renal disease when their GFR was below 40 ml/min, and their maximum urinary osmolarity did not exceed 600 mOsm/kg H_2O (Dreifus et al., 1960).

Other investigators (Reubi and Cottier, 1961) found no correlation between GFR and the natriuretic effect of CT in patients with renal disease: a similar net sodium excretion was sometimes obtained in patients with normal GFR or with GFR of 15—20 ml/min. The difference in diuretic response of different patients with low GFR may depend on the ability of renal tissue to store the thiazide diuretics. A closer correlation may perhaps be expected between the diuretic efficacy of benzothiadiazines and the clearance or the renal extraction of PAH, than with GFR.

While the effect of thiazide diuretics in nephrotic edema is unpredictable and often inadequate, their use in *cirrhotic edema and ascites* is like navigating between Scylla and Charybdis. On the one hand, the natriuretic effect of the drug is less reliable in hepatogenic than in cardiac edema (Lasch et al., 1961; Porter and David, 1960; Lintrup et al., 1963; Read et al., 1958; Rivera et al., 1964; Rissel et al., 1959; Myerson, 1961), on the other hand the danger of complications due to diuretic therapy is considerably increased in cirrhotics (Vesin et al., 1962, 1964a; Read et al., 1958; Rivera et al., 1964; Roberts, 1966; Sherlock et al., 1966; Magid et al., 1958).

In cirrhotic patients diuretic therapy promises success only when the daily urine output is still above 500 ml, GFR above 20—25 ml, plasma sodium and potassium concentrations normal and blood urea either low or normal (VESIN et al., 1964b). When these criteria are not fulfilled, i.e. in the presence of "functional renal failure of cirrhosis" (VESIN et al., 1962), the drugs do not usually induce much sodium excretion. Since secondary hyperaldosteronism in cirrhotics is usually more pronounced than in other types of edema and contributes largely to salt and water retention, the diuretic effect of thiazides may be considerably improved by simultaneous treatment with spironolactone (LINTRUP et al., 1963; RIVERA et al., 1964).

The so-called "rebound" retention of sodium and water at the end of a drug-induced diuresis, which is particularly prevalent in cirrhotics, may be diminished by spironolactone (RIVERA et al., 1964). In hepatic, but not in cardiac or renal edema, spironolactone alone or in combination with a glucocorticosteroid often produces an adequate diuretic effect (VESIN et al., 1964a). The diuretic effect of thiazides can also be increased by treatment with glucocorticosteroids.

The major dangers of diuretic therapy in cirrhosis are:

a) *Sodium depletion* with a decrease in intravascular fluid which will precipitate "functional renal failure". When water diuresis is impaired, sodium losses induce dilutional hyponatremia which is very prevalent in drug-treated cirrhotics (SHERLOCK et al., 1966) and endangers heart and renal functions.

b) *Depression of GFR* by the drug may add its effect to that of sodium depletion and may, thus, aggravate azotemia and its consequences.

c) *Potassium depletion* and *hypokalemia* aggravate the subjective symptoms of the cirrhotic, while potassium depletion contributes to the development of *hypochloremic alkalosis* which, in turn, may precipitate ammonia intoxication (MAGID et al., 1958) and hepatic encephalopathy and coma (MISRA and TEOTIA, 1960; READ et al., 1959; SATALINE, 1963; SHERLOCK et al., 1966).

All other known side effects of diuretics may equally aggravate the clinical state of the cirrhotic patient. Rapid disappearance of ascites may induce strangulation of existing hernias (ROBERTS, 1966).

The complications of therapy with thiazides and related diuretics in cirrhotics are so frequent and so dangerous that some clinicians actually consider these drugs as contra-indicated in cirrhosis and limit treatment to the use of glucocorticosteroids, spironolactone and triamterene (VESIN et al., 1964a).

There is no doubt that *edema in pregnancy* responds well to thiazides (ASSALI et al., 1958) and related diuretics (NICOLAI, 1965). This statement applies to the majority of all cases of edema in pregnancy which are not due to overt renal pathology. In normal (FINNERTY and BEPKO, 1966) and nearly normal (MENZIES, 1964) pregnancies the most conspicuous effect of continued treatment with diuretics is a lesser gain of weight than in untreated control subjects.

The value of thiazide diuretics in the *treatment of hypertension in pregnancy* is controversial (MORRIS, 1966; HAYASHI, 1963). While a recent authoritative report on this subject (MORRIS, 1966) does not even mention diuretics, most obstetricians would probably routinely treat moderate hypertension in pregnancy with diuretics, in the same way as moderate hypertension is treated in non-pregnant subjects. In *preeclampsia*, or in *eclampsia*, the onset of the diuretic action of the thiazides is probably too slow, and furosemide or ethacrynic acid appear to be the diuretics of choice. In early preeclampsia, a controlled trial (MENZIES, 1964) did not show any advantage of CT over treatment with a sedative (phenobarbital); in particular, perinatal mortality was similar in both treatment groups. A *prophylaxis of toxemia of pregnancy* by systematic treatment with thiazides, beginning from the second trimester, was suggested a few years ago (Fallis et al., 1964) and has meanwhile won enthusiastic supporters (Finnerty and Bepko, 1966) as well as decided opponents (Mac Gillivray, 1965). Originally, the incidence of preeclampsia was stated to be reduced by daily doses of 50 mg of HCT, particularly in primigravid women whose initial blood pressure was above 120/70 mm Hg (Fallis et al., 1964).

A statistical study of 1,300 treated and 1,700 untreated pregnant women under 20 years of age leads to much more significant claims. In this age group toxemia of pregnancy is more frequent and perinatal mortality is higher than in older women. Systematic treatment with thiazides reduced the incidence of edema, eclampsia or hypertension by 75 per cent. Perinatal mortality (still-birth and neonatal death) was lowered from 5% to 0.7%. Even the incidence of prematurity was much lower (5%) in treated than in untreated (12%) teenage mothers. As expected, the weight gain was much lower in the women treated with thiazides. Confirmation of these figures, which are vigorously contested by other observers of usually smaller groups of patients, would be a serious argument for systematic treatment of a least very young and primigravid pregnant women with thiazides. Since no comparable figures are available for other age groups and other conditions, the general use of diuretics in pregnancy does not appear to be warranted at present.

A serious drawback to the large-scale use of thiazides in pregnancy is the occurrence of fetal toxicity. While none of the drugs appears to be teratogenetic, according to clinical observation und systematic studies in animals, blood disorders have been observed in babies of mothers treated with thiazides during pregnancy. There are increasingly frequent reports of neonatal thrombocytopenia in such infants (Rodriguez et al., 1964). Furthermore the infants may have hemolytic anemia, with or without Heinz bodies in red blood cells (Harley et al., 1964). Thus, a quantitative assessment of the risks to the infant, as well as to the mother who is subject to the same side effects as other human beings treated with thiazides, should be balanced against possible prophylactic advantages before the routine introduction of diuretic treatment during pregnancy.

Huge amounts of thiazide and other diuretics are prescribed and ingested prophylactically against a frequent, and probably neurotic, syndrome called *"premenstrual tension"*, where thiazides have been shown to be of value in a series of more or less controlled studies. Effectiveness in the treatment of "premenstrual tension" had become one of the niceties of the introduction of any new diuretic drug on the American market (Baden and Lizcano, 1963). Since dehydration interferes with lactation, thiazide diuretics may be used as an adjuvant in weaning procedures (Healy, 1961).

If *respiratory failure* is mainly or partly due to pulmonary congestion, it can be effectively alleviated by thiazides, with or without spironolactone, and by furosemide (Noble et al., 1966). Diuretic therapy, if effective, lowers pCO_2 and increases pO_2 in such cases.

The use of diuretics in the first days of a *hypocaloric regime in the treatment of obesity* is customary and serves mainly psychological purposes. Since it serves no medical purpose, its ethical justification appears doubtful in view of the possible side effects of the drugs.

Thiazide diuretics have apparently been used in fraudulent attempts to lower the body weight of sportsmen before competitions. This type of use may be dangerous, since it has been shown in healthy subjects that the physical work performance is decreased as a consequence of loss of fluid produced by CT and can be normalized by infusing salt solutions (Danzinger and Cumming, 1964).

Advantage can be taken of the potassium-depleting action of thiazide diuretics in the *prevention of Stokes-Adams seizures* (TOBIAN, 1961).

2. In the Management of Hypertension

Since ancient times diuretics have been thought useful in the treatment of various types of circulatory ailments. PAGE (1966) recalls that gin and similar beverages were originally introduced into medical use because oil of juniper is an effective, albeit somewhat toxic, diuretic. Since their antihypertensive effect was first recognised, thiazide diuretics have become the accepted basic treatment of all types of arterial hypertension. Their limited antihypertensive efficacy suffices for the treatment of mild hypertension. In all types of severe hypertension, thiazide diuretics must be combined with other antihypertensive drugs. All known thiazide diuretics are equally effective as antihypertensive agents (GROLLMAN, 1960; DOLLERY et al., 1960; CURRENS, 1963; ORTENZI, 1960; TAPIA, 1961; SPIEKERMAN et al., 1963; SCHREIBER, 1963; KLAPPER and RICHARD, 1962; FREIS, 1959; BARENBERG and GIFFORD, 1963; SAMSON, 1965). The same effect is shared by the diuretics related to the thiazides (SANDLER, 1964).

Furosemide and ethacrynic acid are equally effective, but in view of their greater potency and the greater risk of side-effects with these drugs, they should probably not be used instead of thiazide diuretics in the day-to-day management of chronic hypertension. In hypertensive emergencies, furosemide and ethacrynic acid may, on the other hand, replace hypotensive agents.

Combination of thiazide diuretics with triamterene (HEATH and FREIS, 1963; BENDER et al., 1967) or with amiloride, may be a wise measure in order to avoid potassium depletion. The main merit of thiazides and related diuretics in the management of medium or severe hypertension is that good therapeutic effects can be obtained with lower doses of vasodilator or other hypotensive drugs than were needed before the introduction of diuretic therapy (PAGE, 1966). The troublesome side-effects of large doses of other antihypertensive drugs may thus often be avoided. Another argument for the use of combinations of thiazide diuretics with other antihypertensive drugs stems from the fact that many of these drugs, e.g. hydralazine, guanethidine, mecamylamine, reserpine or diazoxide, have a potent antinatriuretic and antidiuretic effect, which can also be demonstrated in experimental animals (FREYBURGER et al., 1966), and which may be effectively antagonized by thiazide diuretics. In the management of hypertension, thiazide diuretics and related drugs have been combined with practically all other types of drugs, e.g. guanethidine (BUCHER, 1961), mebutamate (CARTER and PARSONS, 1964), reserpine (ORDONEZ, 1963), alpha-methyl-DOPA (COLWILL et al., 1964), pargyline (BREST et al., 1964) or deserpidine (CASTELLS DE SANTIAGO et al., 1965). The popularity of such combinations has, of course, induced manufacturers to market combined tablets of all imaginable compositions. The use of these combined tablets should be discouraged and abandoned in favor of combinations in a ratio to be determined by trial and error for each patient.

XI. Miscellaneous Effects

The effects of neuromuscular blocking agents are rather unpredictably modified by thiazide diuretics. Originally 100 mg/kg CT was found to augment the head-drop phenomenon in rabbits injected with a small dose of d-tubocurarine (dTC) (FERRARI et al., 1959). Smaller or equal doses of HCT were ineffective in this respect, while 50 mg of acetazolamide had the same effect (GESSA and

Ferrari, 1963). The head-drop induced in rabbits by succinylcholine, gallamine or hexamethonium was not influenced either by CT, HCT or acetazolamide. The augmentation by CT of the neuromuscular block after dTC was confirmed in the sciatic nerve-tibialis preparation from the rabbit, where as HCT or acetazolamide were ineffective. A large dose (300 mg/kg) of CT had the opposite effect and decurarized rabbits. In the isolated phrenic nerve-diaphragm preparation from rats, CT and HCT both elevated the neuromuscular blocking action of dTC or gallamine, but not of succinylcholine or of hexamethonium. Acetazolamide was ineffective in this isolated preparation (Gessa and Ferrari, 1963). In the isolated phrenic nerve-diaphragm preparation from the rat, and in the sciatic nerve-tibial muscle preparation in the rabbit, large doses of CT have been reported to prevent and to suppress the neuromuscular blocking action of tetrodotoxin (Kurtz, 1964).

These different effects are too contradictory to allow any unifying explanation.

In psychotic patients HCT (100 mg/day p.o.) was shown to abolish the physiological rise of body temperature by 0.3 to 0.4 degree C in the early afternoon (Saarima, 1963). This effect was interpreted as a hypothalamic action and has not been reinvestigated. In mice a fall in body temperature induced by reserpine may be prevented by small doses of clopamide, but not apparently of other saluretic agents (Flückiger and Taeschler, 1966). In contrast to some hopes stemming from individual observations, pretreatment of pregnant women with CT has no influence on the frequency or severity of neonatal jaundice (Crossland and Flowers, 1963). An inhibition of the catecholamine-depleting action of reserpine on the adrenal medulla by HCT has been reported (Coper et al., 1960), but was not confirmed by subsequent investigators (Brunner and Maître: personal communication; Herken, Senft and Schultz: personal communication).

XII. Toxicity and Side-Effects

The acute toxicity of the thiazides and related diuretic agents is low: the therapeutic index, i.e. the ratio LD_{50}/ED_{50} for different drugs varies from 100 to 1000 and was never found inferior to 50 (Peck et al., 1958; Kobinger and Katic, 1960; Auclair, 1963; Cornish, 1966; Flückiger et al., 1963; Lund and Kobinger, 1960; Piala et al., 1961; Barrett et al., 1961; P'An et al., 1960; Taylor and Maren, 1963; Cummings and Stokey, 1963; Poutsiaka et al., 1960; Stenger and Wirz, 1960).

In chronic toxicity experiments carried out in the usual species of laboratory animals with all the diuretics discussed in this chapter, none exerted any major damaging effect. This absence of chronic toxicity may testify to an escape from the diuretic action of the drugs, or else to an astonishingly good adaptation of water and salt intake to increased urinary losses. Chlortalidone (Fratta et al., 1965), as well as thiazide diuretics, are devoid of embryotoxic or teratogenic effects in several species.

Specific toxic effects of chronic treatment with thiazide diuretics on organs or tissues have very rarely been described. Thus, an atrophy of the seminal vesicles and an increase in testicular weight was observed in male rats given more than 500 mg/kg·day of CT for two weeks; similar doses had no effect on female genital organs (Snair and Lu, 1959). Toxic effects on defined tissues were seen in some animal experiments, when particular organs were either pre-damaged by other agents, or manipulations, or were submitted to particular demands. Nephrotoxic effects falling in this category have been described above. A particular type of liver toxicity of HCT has been observed in rats after subtotal hepatectomy, i.e. removal of 60—70% of total liver weight (WALTHER, 1965). Under these circumstances, a single huge oral dose (4 g/kg) of HCT slowed liver regeneration and increased mortality. Histologically, the fatty infiltration also observed in the liver tissue of untreated animals was considerably augmented.

Chronic treatment with 10 mg/kg · day of HCT had no influence on liver regeneration but also increased the amount of fatty infiltration in the remaining tissue. This increase could, surprisingly, be blocked by simultaneous treatment with tolbutamide and was therefore thought to be related in an undefined way to the "diabetogenic" effect of thiazides. In man, there is no evidence for a particular liver toxicity of thiazides: jaundice has rarely been observed in patients treated with these drugs. A single more severe case of cholestatic jaundice had been observed in an elderly man taking quinethazone. An argument for the causal role of the drug was the observation that inadvertent quinethazone administration induced recurrence of jaundice (MEYLER, 1966).

A curious apparently organ-specific toxic effect which has been observed in man, but not in experimental animals, after CT, HCT and chlortalidone is *acute hemorragic pancreatitis* (WENGER and GROSS, 1964; MINKOWITZ, 1964; THENOT, 1963; JONES and CALDWELL, 1962) or *acute pancreatic atrophy* (SHANKLIN, 1962). The number of cases is small, and the causal relationship between the often fatal disease and the diuretics has not been proved. It is not known whether other thiazide diuretics given in smaller absolute doses may also induce acute pancreatitis. There is no relationship whatsoever between acute pancreatitis, i.e. mainly destruction and inflammation of the exocrine pancreas, and the "diabetogenic" effects of thiazides. In cases where a "diabetogenic" effect was observed, plasma amylase values were consistently found to be normal when investigated (CARLINER et al., 1965). There is, furthermore, no evidence that the "diabetogenic" effect of thiazides could be due to organic alterations of the pancreatic islets.

Another curious side effect of continued treatment with thiazides or chlortalidone, observed in man, is transient *myopia* or aggravation of a pre-existent myopia. This complication appears to be observed mainly in pregnant women. The causal relationship of diuretics to the myopia may sometimes be shown by experimental readministration of the drugs. It is not known whether and to what extent this complication is related to the diuretic effect of the drugs. Yellow vision (MEYLER, 1966) also appears to occur as a very rare complaint.

Toxic effects of thiazide diuretics and related drugs on *blood forming organs* in man are not specific for the thiazides but may be a reminder that these drugs are sulfonamides. The factors responsible for such disturbances, in a minority of the large number of patients treated with these or other sulfonamides, remain obscure. *Neutropenia*, resulting in leucopenia with relative lymphocytosis, is fairly often observed in patients receiving thiazide diuretics (SPAULDING, 1962; DE RITIS, 1963; SCHOTLAND and GRUMBACH, 1963; NEAVERSON, 1964; TURNER and WOODLIFF, 1964). In some cases neutropenia was shown to be reproducible on re-administration of diuretic sulfonamides (SCHOTLAND and GRUMBACH, 1963). *Neutropenia* may predispose to agranulocytosis which has been occasionally, though rarely, observed, in patients treated with diuretic benzothiadiazines or related drugs (KLEIN, 1963; ZUCKERMAN and CHAZAN, 1958). It is not known whether agranulocytosis occurs more frequently in patients presenting an initial neutropenia than in those whose blood picture initially remains normal. In the absence of precise knowledge on this point, cessation of therapy with thiazide diuretics appears to be indicated when the white blood cell count falls. Control of white blood cell counts at regular intervals would appear indicated in all patients receiving these drugs for any length of time.

Thrombocytopenia has been described more frequently, and may occur more frequently, than agranulocytosis after long-term treatment with thiazide diuretics (Nordquist et al., 1959; McMurdo, 1964; Bettman, 1963; Aubertin and Sudre, 1964; Loftus and Lloyd, 1962).

Both disturbances may occur together in the same patient (Zuckerman and Chazan, 1958). The thrombocytopenia may sometimes be the consequence of the presence of drug-induced or drug-dependent platelet-agglutinins. Thus, in a case of severe thrombocytopenic purpura, after treatment with glucocorticosteroids and normalization of the blood picture, addition of HCT to blood in vitro induced agglutination of platelets (Bettman, 1963).

While the white blood cell and the platelet generating systems of the bone marrow may, thus, be directly or indirectly affected by thiazide diuretics, the red blood cell precursors appear to be fairly immune: fortunately, *aplastic anemia* is an extremely rare complication of this type of treatment.

Thrombocytopenia may also occur *in new-born infants* whose mothers were treated with thiazide diuretics during pregnancy (Prescott, 1964; Trimble, 1964; Anonymous, 1963; Editorial, 1964; Rodriguez, 1964). Marrow studies in such infants (Rodriguez et al., 1964) may also disclose disturbances in the formation of white blood cells. Although the pregnant women whose babies were affected had often received other drugs besides thiazide diuretics, some observers feel that thiazide diuretics are the most probable cause of the blood dyscrasia (Rodriguez et al., 1964). That diuretic benzothiadiazines should cause the same blood dyscrasias in fetuses and in their mothers, is not surprising: there is some evidence that these drugs freely pass the placental barrier (Trimble, 1964). In view of the well-known free passage of other sulfonamide drugs (Anonymus, 1963), free passage of the diuretics has always been expected to occur. It is not clear whether fetuses in the pre-natal stage are more sensitive than adults to the propensity of thiazide diuretics to induce thrombocytopenia. Neonatal thrombocytopenia induced by thiazides given to the mothers is thought by some observers to be possibly a frequent occurrence (Editorial, 1964; Prescott, 1964; Trimble, 1964), while another observer never saw this complication in a very large number of infants of mothers treated with the diuretics (Finnerty, 1964).

Thrombocytopenia in the new-born is a very dangerous complication and has a mortality of approximately 14% (Editorial, 1964). In 80% of the observed cases, it occurs in infants of mothers suffering from idiopathic thrombocytopenia. In the remaining 20% the etiology of the syndrome is unknown. In this group, thiazides may play a certain role. Thrombocytopenia is not the only blood disturbance observed in infants of thiazide-treated mothers: in some cases these drugs may be responsible for *neonatal hemolysis* with Heinz bodies in red blood cells (Harley et al., 1964). These observations may also support the interpretation of neonatal thrombocytopenia as an antibody-induced phenomenon.

Skin rashes, usually of the macular type, and occasionally hemorrhagic, were rarely observed in patients treated with thiazide diuretics (Meyler, 1966).

Thiazide diuretics sometimes evoke a very particular type of skin disorder due to sensitization to light (Harber et al., 1959). Such *photosensitivity* dermatoses, which may assume the type of lichen planus-like eruptions or of sunburn-like eruptions, were in fact expected to occur since sulfanilamide (Epstein, 1939) and other chemotherapeutic sulfonamides (Burckhardt, 1941) were known to cause photosensitization of the human skin. Photosensitivity to sulfamilanide occurs in two quite different forms: the "phototoxic reaction" occurs in all persons receiving adequate exposures to ultra-violet light following intradermic-injections of sulfanilamide. The "photoallergic reaction" occurs only in a minority of subjects after a period of latency and with "metastatic" flare-ups at body sites distant from the site of light exposure (EPSTEIN, 1939). The skin reactions to light in subjects treated with thiazide diuretics belong to the photoallergic rather than to the phototoxic type (BAER and HARBER, 1961; BURCKHARDT and SUTTER, 1963).

The photosensitization observed appears to be due to the thiazides themselves rather than to degradation products since CDSA, the only known in vivo-oxidation product of CT, chloro-disulfamoyl-benzene, and 4-chloro-2,5-disulfamoyl-benzene-1-hydroxylamine, did not produce photosensitization when applied to the skin in patches or by intradermic injection. On the other hand, p-hydroxylamine-benzene-sulfonamide has been reported to be effective in this respect (BURCKHARDT and SUTTER, 1963). Delayed photosensitization to thiazide diuretics thus cannot be attributed to the slow transformation of these compounds into known metabolites.

Gastrointestinal symptoms caused by thiazide diuretics and related drugs are usually mild and less frequent than with the chemotherapeutic sulfonamides. However, occasional diarrhea was reported with all of the drugs in current use.

The major side-effects common to the whole group of thiazide diuretics and their congeners are, however, related to their specific renal effects.

Their occurrence and pathogenesis has been discussed in the chapters on renal effects.

Sodium depletion may lead either to undue losses of extracellular and intravascular fluid or, when renal functions are impaired, to dilutional hyponatremia. When given to patients with dilutional hyponatremia due to inappropriate secretion of vasopressin, the diuretics may exert deleterious effects (GRANTHAM et al., 1965). Excessive salt and water losses, dehydration and hypovolemia may impair renal functions but can also induce neurological or psychiatric complications. The neurological complications may be a particular type of attacks of orthostatic hypotension (CARTER, 1965), various paresthesias or even coma and convulsions (FARIS et al., 1962). The danger of acute dehydration is particularly pronounced in hot climates (LYON and DE GRAFF, 1964; BRUNO, 1960) where the patients must be very carefully supervised during such treatment. Dilutional hyponatremia may also cause neurological complications, lethargy and coma, but is mainly feared because of its depressor effect on cardiac performance. Prevention of dilutional hyponatremia consists in careful adjustment of salt intake to urinary losses. Treatment of dilutional hyponatremia is very difficult and may be attempted by a suitable combination of thiazide diuretics with ethacrynic acid or furosemide, and administration of additional salt.

Potassium depletion and hypokalemia is the most frequent and the best-known consistent side effect of treatment with effective modern diuretic agents. Hypokalemia, by itself, causes symptoms of fatique and weakness and may disturb the urinary concentrating process. It has been thought to be responsible for some cases of shock after anesthesia and operation (Drugs and Therapeutics Bulletin 1964; MEYLER, 1966).

It may intensify the reaction of the neuromuscular junction to blocking agents and may thus be responsible for delayed effects of curarization. Finally, potassium depletion, with or without hypokalemia, may increase the efficacy and the toxicity of cardiac glycosides and therefore precipitate digitalis intoxication. Digitalis intoxication doubtlessly continues to be a frequent occurrence (SUFFER, 1961). It is not known, to what extent this frequency is related to the widespread use of thiazide diuretics on the one hand, and the equally potassium-depleting gluco-corticosteroids on the other hand. An appreciation of the quantitative importance of this danger is difficult and cannot be based on measuring potassium concentration in the plasma, since even extensive potassium depletion may not be reflected by low plasma potassium levels. In patients treated with cardiac glycosides, or suffering from a disease which may at some time need treatment with cardiac glycosides, potassium depletion by thiazide diuretics is probably not "a source of overconcern" (Weller, 1962).

In combined treatment with cardiac glycosides and diuretics, cellular potassium depletion may be accelerated since the digitalis compounds tend to elevate plasma potassium concentration by releasing potassium from the body cells, and thiazides and other diuretics simultaneously accelerate the renal excretion (Staquet et al., 1964).

In view of the many dangers of potassium depletion, it should be avoided whenever possible. Since diuretics are given in order to enhance sodium excretion, but not usually in order to decrease the amount of potassium present in the organism, the easiest way of avoiding potassium depletion would appear to be potassium supplementation. The only generally accepted contra-indication against potassium supplementation is the presence of a renal or adrenal disease predisposing the patient to potassium retention and hyperkalemia (Weinfeld, 1961).

Potassium supplementation is technically more difficult than it appears at first sight. The amount of potassium which can be given as food or vegetables may be inadequate in the case of heavy urinary losses. Furthermore, patients may be anorexic or severely ill and unable to take much food. In the presence of potassium depletion and hypochloremic alkalosis, additional potassium is best given as potassium chloride (Wilson, 1965). The daily dose needed may reach 3—6 gm (Anonymus, 1964). Potassium should not be given in tablet form because it causes considerable gastric irritation when these tablets dissolve in the stomach, resulting in a concentrated solution of KCl. They should be dissolved before use. Even then, they often cause gastric distress, besides being very unpalatable (Wilson, 1965), and therefore are often prescribed but not taken by the patient. Effervescent potassium tablets (Wilson, 1965), or effervescent potassium wafers (Sperber et al., 1965), dissolve readily in water and can easily be taken without gastric irration. Unfortunately they contain potassium bicarbonate, rather than potassium chloride, and may thus aggravate hypochloremic alkalosis. It has repeatedly been shown that even successful potassium supplementation does not correct hypochloremic alkalosis in patients treated with different thiazides (Dybkaer and Frantzen, 1964). Correction of hypochloremia, on the other hand, may correct hypokalemia as discussed previously (page 291). An additional difficulty in potassium supplementation is the choice of the time of giving potassium. When given simultaneously with the diuretics, additional potassium tends to be excreted (Frank et al., 1962). Doses of potassium should, therefore, probably be given at midtimes between consecutive doses of diuretics.

Of course, potassium supplements should never be combined with diuretics in the same tablet. The requirements for potassium supplementation vary widely from one patient to the other, and the incorporation of potassium salts in tablets of diuretic agents may result in a false feeling of security with inadequate potassium supplementation.

In order to avoid unpleasant gastric effects, potassium chloride supplements, alone or together with diuretic benzothiadiazines, have been incorporated into *enteric-coated tablets* or capsules. When these capsules disintegrate in the small bowel, they produce a very concentrated potassium solution which first irritates the mucous membranes, then causes ulcerations and may finally cause perforation of the bowel. The first phase of irritation which, in the case of the stomach causes nausea and unpleasant feelings, escapes subjective detection in the case of the small bowel. Many reports on small bowel ulceration, perforation or obstruction, probably related to enteric-coated potassium, or enteric-coated potassium plus thiazide tablets, have been published (PAYAN and BLAUSTEIN, 1965; ABBRUZZESE and GOODING, 1964; BAKER et al., 1964; LINDHOLMER et al., 1964; Annotation, 1965; BUCHAN and HOUSTON, 1965; LAWRASON et al., 1965).

While circumscribed ulcerative or obstructive lesions of the small bowel used to be clinically very rare before 1960, a considerable increase in the frequency of "primary" obstruction of the small bowel has since been observed in Swedish (RÄF and LINDHOLMER, 1965) and American (LAWRASON et al., 1965) hospitals. No such increase is said to have occurred in Great Britain (BINNS, 1965). Since this possibility became known, the great majority (LAWRASON et al., 1965) of patients operated for perforation or obstruction of the small bowel are found to have been treated at one time with enteric-coated potassium chloride tablets or similar enteric-coated tablets containing potassium chloride plus a thiazide diuretic (MORGEN-STERN et al., 1965; RAF and LINDHOLMER, 1965).

It is not quite clear wheter, at the usual rates of flow of contents through the small intestine, the speed of disintegration of enteric-coated potassium chloride tablets could result in potassium concentrations high enough to induce irritation or even ulceration of the bowel wall. In the dog, an uncoated KCl tablet placed on the surface of the intestinal muscosa may cause superficial necrosis by the time it has dissolved (MORGENSTERN et al., 1965). This, however, is a condition where the tablet runs no risk of being washed away. All factors which prolong the stay of such tablets in a circumscribed segment of the small intestine will increase the likelihood of damage to the muscosa. Such factors could be intestinal spasm, or arrest of peristalsis, initially produced by the potassium ions liberated from the tablet. Occasionally, enteric coated tablets have also been found stuck to the wall of the intestine or located in what was probably originally a mucosal fold and later became an ulcer (BINNS, 1965). Though the causal relationship between ingesting enteric-coated potassium chloride tablets and lesions of the small intestine is evident, it has been pointed out (BINNS, 1965; LAWRASON et al., 1965) that such lesions are very rare compared to the number of patients treated with combined thiazide-potassium chloride-enteric coated tablets.

Experimentally, necrosis and ulceration of the wall of the small bowel has been induced in dogs by fastening tablets containing either potassium, or potassium plus a thiazide, or a thiazide, or a placebo to the intestinal wall (BOLEY et al., 1965).

Only the tablets containing potassium or potassium plus thiazide caused ulceration, while pure thiazide or placebo tablets were completely without effect. When fed orally to beagle dogs, the daily human dose of thiazide-potassium chloride-combinations did not induce any lesions of the small intestine, while a dose four times larger induced microscopic and macroscopic alterations (DAVIES and REINERT, 1965). These alterations were stated to be more frequent in animals given the thiazide-KCl-combination than in animals given only the potassium chloride-containing core of such enteric-coated tablets.

The same group of investigators (DAVIES and REINERT, 1965) also reported that, in rhesus or in cynomolgus monkeys, treatment with KCl-thiazide enteric-coated tablets induced more frequent and more pronounced lesions than treatment with pure enteric-coated potassium chloride tablets. Whereas in these experiments thiazides appeared to aggravate the damaging effect of potassium chloride, other investigators found that the lesions in monkeys were due exclusively to potassium chloride, and that the presence or absence of thiazides played no role (DIENER et al.,

1965). Whenever damage of the intestinal wall could be induced experimentally, its main determinant was a high concentration of potassium and not a short-term increase in local osmolarity, since comparable tablets containing sodium chloride were always found to have no effect.

If the sudden release of fairly large amounts of potassium salts in the small intestine is the cause of the ulcerative and obstructive lesions, an obvious way of avoiding this is to develop pharmaceutical formulations of enteric-coated tablets which disintegrate slowly and progressively in the intestinal contents and, thus, act as a kind of "trickle charger" for potassium. Such formulations have been developed ("Slow-K"). There is convincing experimental (Binns, 1965; Lister, 1965), but little clinical, evidence that they are less dangerous to the small intestine than ordinary enteric-coated KCl-thiazide tablets. In view of the relative rarity of clinical disease of the small intestine with the older formulations, the evidence for the clinical superiority of the new formulation cannot become convincing until a few years of observation have elapsed.

Potassium chloride supplementation is thus an obvious but sometimes technically difficult way of preventing potassium depletion under the influence of thiazide diuretics. Replacement of potassium losses could be obtained by other salts of potassium. Since chloride depletion appears more important than potassium depletion, the obvious choice remains potassium chloride. An alternative solution would be the replacement of potassium losses by another potassium salt, and chloride supplementation in the form of sodium chloride. Giving sodium chloride would, however, partly nullify the therapeutically desired effect of the diuretic. Again, the obvious answer would be to use another chloride, preferably the chloride of an organic base or the hydrochloride of an amino acid. Thus, lysine hydrochloride has been used with other than the thiazide diuretics.

A better way of avoiding potassium depletion by thiazides may be *to combine* these drugs *with one of the potassium-retaining diuretics*, such as chlorazanil *triamterene* or amipramidine (amiloride) (Hutcheon, 1967). Triamterene has been extensively used in such combinations, mainly in the treatment of hypertension (Sevelius and Colmore, 1965; Tannenbaum and Crosley, 1966; Spiekerman et al., 1966; Hansen and Bender 1967).

Triamterene has limited natriuretic and good antihypertensive activity of its own (Spiekerman et al., 1966). When combined with thiazide diuretics, it always depresses the potassium losses and sometimes enhances the natriuretic effect. A drawback of the combination is the greater increase in blood urea concentrations than observed with thiazides alone (Selvelius and Colmore, 1965). Furthermore, triamterene is sometimes not well tolerated and may cause anemia and increases in serum-glutamic-oxaloacetate-transaminase activity (Spiekerman et al., 1966). The introduction of *amipramidine* (amiloride), which has effects comparable to those of triamterene but a greater potency, may facilitate such combined treatment. Though more potent than triamterene, amipramidine does not show a greater efficacy either as a natriuretic or as a potassium-retaining agent.

While the "potassium-sparing" diuretics may compensate for the potassium-wasting effect of thiazides, they must not be expected to prevent hypochloremic alkalosis. Both triamterene, and amipramidine could be effective in this respect, since they consistently enhance urinary bicarbonate excretion during the first hours or the first days of treatment. With continued treatment, this enhanced excretion of bicarbonate, unfortunately, reverts to pretreatment values (Migone et al., 1963). Thereafter, combinations of thiazides and triamterene (and probably also combinations of thiazides and amipramidine) must be expected to be as chloruretic as thiazides alone.

A potassium-sparing action, comparable to that obtained by triamterene or amipramidine, may be obtained by using the specific aldosterone-antagonist *spironolactone* in those cases of edema in which secondary hyperaldosteronism and non-escape from the tubular action of aldosterone play a major role (FARRELLY et al., 1960; MEHTHA et al., 1963 b). According to some clinical reports, the use of *quinethazone* instead of thiazide diuretics would also result in less marked losses of potassium (DATEY and PANDYA, 1963; STEIGMANN and GRIFFIN, 1963). In view of the fact that similar claims were made for every new thiazide diuretic introduced after CT, much more evidence is required than is available at present before quinethazone can be accepted as a "potassium-sparing" diuretic.

Thiazide-induced *retention of uric acid* can easily be prevented by uricosuric drugs, as discussed in the chapter on the effect of thiazides on renal excretion of uric acid. The uricosuric effects of large doses of thiazides, on the other hand, are thought to contribute sometimes to the formation of uric acid stones (Editorial, 1967).

References

ABBRUZZESE, A. A., and C. A. GOODING: Reversible small bowel obstruction: withdrawal of hydrochlorothiazide-potassium chloride-therapy. Practitioner **193**, 360—362 (1964).

ABITOL, H., E. R. ORTIZ-QUEVARA, J. N. CUCCHI, and C. H. COLQUE: Diuretics in diabetes insipidus. Lancet **1964** I, 616.

D'ADDABBO, A., G. SEYBOLD u. E. KALLEE: Der Einfluß von Hydrochlorothiazid auf die Insulinwirkung und den Abbau von ^{131}J-Insulin beim Kaninchen. Z. ges. exp. Med. **138**, 105—115 (1964).

AFENDULIS, T. C., u. E. ZANNIS: Über die Wirkung des Hydroflumethiazids auf die Magensekretion. Dtsch. Z. Verdau.- u. Stoffwechselkr. **21**, 8—10 (1961).

ALEKSANDROW, D., W. WYSZNACKA, and J. GAJEWSKI: Influence of chlorothiazide upon arterial responsiveness to nor-epinephrine in hypertensive subjects. New Engl. J. Med. **261**, 1052—1055 (1959).

ALEXANDER, C. S.: The effect of 3'-5'-cyclic AMP and other nucleotides on urine flow and hemodynamics in the rat. (Abstract.) J. clin. Invest. **44**, 1025 (1965).

ALLEN, J. R., and H. L. ROSENTHAL: Succinic cytochrome c reductase activity in kidney and liver tissue from starved and fed rabbits. Proc. Soc. exp. Biol. Med. **111**, 556—559 (1962).

ANDERSON, K. V., H. R. BRETTELL, and J. K. AIKAWA: C^{14}-labeled hydrochlorothiazide in human beings. Arch. int. Med. **107**, 736—742 (1961).

ANDERSON, R. S., and E. C. PICKERING: Assessment of the action of acetazolamide and hydrochlorothiazide in the cow. Res. Vet. Sci. **5**, 100—108 (1964).

ANGELOPOULOS, B., C. VLASSOPOULOS, and A. KALOS: Experimental investigation and observations on the diuretic action of quinethazone. Med. Pharmacol. exp. **14**, 528—536 (1966).

Annotation: Potassium chloride and intestinal ulceration. Lancet **1965** II, 28.

Anonymous: Passage of diuretics through placenta. Brit. med. J. **1963** II, 984.

Anonymous: Drug hazards in anaesthesia and surgery. Drug Ther. Bull. **2**, 82—83 (1964).

Anonymous: Diuretica en kalium. Ned. T. Geneesk. **108**, 1915, 1964.

AOKI, V. S., and M. J. BRODY: Effect of thiazides on the sympathetic nervous system. Pharmacologist **7**, 145 (1965).

ASSALI, N. S., L. JUDD, N. MONDZ, and K. DASGUPTA: Diuretic effects of chlorothiazide in toxemia of pregnancy. J. Lab. clin. Med. **52**, 423—436 (1958).

AU, W. Y. W., and L. G. RAISZ: Studies on the renal concentrating mechanism. V. Effect of diuretic agents. J. clin. Invest. **39**, 1302—1311 (1960).

AUBERTIN, E., et J. SUDRE: Purpura thrombocytopénique hémorrhagique dû à l'Esidrix J. Méd. Bordeaux **141**, 1735 (1964).

AUCLAIR, M., M. C. AUCLAIR, M. C. HAZARD, et R. THEVENOT: Etude pharmacodynamique d'un nouveau diurétique sulfamidé: sel de potassium du trichlorométhyl-hydrochlorothiazide. II. Activité diurétique. Thérapie **18**, 137—145 (1963b).

— — et R. THEVENOT: Etude pharmacodynamique d'un nouveau diurétique sulfamidé: sel de potassium du trichlorométhyl-hydrochlorothiazide. I. Toxicité et pharmacologie générale. Thérapie **18**, 131—136 (1963a).

AXELROD, A. E., V. R. POTTER, and C. A. ELVEHJEM: The succinoxydase system in riboflavin-deficient rats. J. biol. Chem. **142**, 85—88 (1942).

Ayvazian, J. H., and L. F. Ayvazian: A study of the hyperuricemia induced by hydrochlorothiazide and acetazolamide separately and in combination. J. clin. Invest. **40**, 1961—1966 (1961).

Baba, W. I., A. F. Lant, and G. M. Wilson: The action of oral diuretics in diabetes insipidus. Proc. roy. Soc. Med. **58**, 911—912 (1965).

— — — Studies on the mechanism and characteristics of action of a new phthalimidine diuretic, clorexolone. Clin. pharmacol. Ther. **7**, 212—223 (1966).

Baden, N. F., and H. R. Lizcano: Evaluation of a new diuretic drug (quinethazone) in the treatment of the premenstrual tension syndrome. J. New Drugs **3**, 167—171 (1963).

Baer, J. E., A. V. Brooks, R. M. Noll, and K. H. Beyer: Effect of hydrochlorothiazide on renal electrolyte gradient in glucose diuresis and experimental diabetes insipidus. J. Pharm. exp. Ther. **137**, 319—323 (1962).

— H. L. Leidy, A. V. Brooks, and K. H. Beyer: The physiological disposition of chlorothiazide (diuril) in the dog. J. Pharm. exp. Ther. **125**, 295—302 (1959).

— and H. F. Russo: Effect of electrolyte loading on the saluretic action of chlorothiazide. J. Pharm. exp. Ther. **122**, 3 A (1958).

— —, and K. H. Beyer: Saluretic activity of hydrochlorothiazide (6-chloro-7-sulfamyl-3,4-dihydro-1,2,4-benzothiadiazine-1,1-dioxide). Proc. Soc. exp. Biol. Med. **100**, 442—446 (1959).

Baer, R. L., and L. C. Harber: Photosensitivity to drugs. Studies in man and guinea-pigs. Arch. Dermatol. **83**, 7—14 (1961).

Baker, D. R., W. H. Schrader, and C. R. Hitchcock: Small bowel ulceration apparently associated with thiazide and potassium therapy. J. Amer. med. Ass. **190**, 134—138 (1964).

Bálint, P., u. I. Forgács: Natriumreabsorption und Sauerstoffverbrauch der Niere bei osmotischer Belastung. Arch. ges. Physiol. **288**, 332—341 (1966).

Barclay, J. A., and I. D. Singh: The isolated glomerulus. J. Physiol. **126**, 53 P (1954).

Barenberg, R. L., and R. W. Gifford: Treatment of hypertension with trichlormethiazide. Ohio St. Med. J. **59**, 805—808 (1963).

Bariso, C., and I. Hanenson: A comparison of the anti-hypertensive and diuretic effects of furosemide and chlorothiazide in hospitalized patients. Clin. Res. **14**, 446 (1966).

Barjon, P., et J. G. Pelissier: Posologie, indications et effets secondaires de l'acide éthacrynique. J. Urol. Néphrol. **72**, 591—609 (1966).

Barnett, C. A., and J. E. Whitney: The effect of diazoxide and chlorothiazide on glucose uptake in vitro. Metabolism **15**, 88—93 (1966).

Barrett, W. E., J. J. Chart, and A. A. Renzi: Pharmacology of cyclopenthiazide, a sulfamide diuretic. Arch. int. Pharmacodyn. **131**, 325—338 (1961).

—, R. A. Rutledge, H. Sheppard, and A. J. Plummer: The pharmacology of hydrochlorothiazide (Esidrix), a new, orally effective sulfamide diuretic. Toxicol. appl. Pharmacol. **1**, 333—349 (1959).

Barrows, C. H., C. M. Roeder, and J. A. Falzone: Effect of age on the activities of enzymes and the concentrations of nucleic acids in the tissues of female wild rats. J. Gerontol. **17**, 144—147 (1962).

Bartorelli, C., N. Gargano, and G. Leonetti: Potassium loss and potassium replacement during long-term diuretic treatment in hypertension. In: F. Gross (Ed.): Antihypertensive therapy: Principles and practice. An International Syposium. Berlin-Heidelberg-New York: Springer 1966, pp. 422—435.

— — et A. Zanchetti: Etude comparative de l'action salidiurétique de l'hydrochlorothiazide et du chlorothiazide. Schweiz. med. Wschr. **89**, 331—334 (1959).

Baulieu, E. E., and P. Robel (Ed.): Aldosterone. A symposium organized by the council for international organizations of medical sciences established under the joint auspices of UNESCO and WHO. Oxford: Blackwell 1964.

Baume, P., F. J. Radcliff, and J. R. Corry: Triamterene, a new natriuretic agent. Am. J. med. Sci. **245**, 668—675 (1963).

Baumung, H., u. K. Formanek: Der Einfluß von Saluretika auf den Natrium-, Kalium- und Gesamteiweißgehalt des Serums nephrektomierter Ratten. Med. Pharmacol. exp. **14**, 311—317 (1966).

Baur, M.: Pharmakologisch-klinische Prüfung neuerer Diuretica. 1. Mitteilung: Quinethazone. Arzneimittel-Forsch. **15**, 806—812 (1965).

Beardwood, D. M., J. S. Alden, C. A. Graham, J. T. Reardwood Jr., and A. Marble: Evidence for a peripheral action of chlorothiazide in normal man. Metabolism **14**, 561—567 (1965).

Beavers, W. R.: Effects of chlorothiazide on plasma electrolytes in nephrectomized dogs. Proc. Soc. exp. Biol. Med. **103**, 711—712 (1960).

Becker, E. L., and H. E. Ginn: Free water excretion in normal dogs. Amer. J. Physiol. **202**, 1131—1135 (1962).

BEIN, H. J., and H. BRUNNER: Mode of action of antihypertensive drugs. In: F. GROSS (Ed.): Antihypertensive Therapy: Principles and Practice. An International Symposium. Berlin-Heidelberg-New York: Springer 1966, pp. 15—30.

BENDER, A. D., C. L. CARTER, and K. B. HANSEN: Use of a diuretic combination of triamterene and hydrochlorothiazide in elderly patients. J. Amer. geriatr. Soc. 15, 166—173 (1967).

BENNETT, C. M., B. M. BRENNER, and R. W. BERLINER: Micropuncture study of nephron function in rhesus monkey. J. clin. Invest. 47, 203—216 (1968).

BERGSTROM, J., and E. HULTMAN: The effect of thiazides, chlorthalidone and furosemide on muscle electrolytes and mucsle glycogen in normal subjects. Acta med. scand. 180, 363—376 (1966).

BERLINER, R. W.: Renal mechanisms for potassium excretion. Harvey Lectures Ser. 55, 141—171 (1961).

—, J. H. DIRKS, and W. J. CIRKSENA: Action of diuretics in dogs studied by micropuncture. Ann. N. Y. Acad. Sci. 139, 424—432 (1966).

BETTMAN, J. W.: Drug hypersensitivity purpuras. Report of a case and discussion of their mechanisms. Arch. int. Med. 112, 840—845 (1963).

BEYER, K. H.: Factors basic to the development of useful inhibitors of renal transport mechanisms. Arch. int. Pharmacodyn. 98, 97—117 (1954).

— The mechanism of action of chlorothiazide. Ann. N. Y. Acad. Sci 71, 363—379 (1958).

—, and J. E. BAER: Physiological basis for the action of newer diuretic agents. Pharmacol. Rev. 13, 517—562 (1961).

BEYER, T.: Invloed van chloorthiazide op het urinezuurgehalte van bloed and urine. Ned. T. Geneesk. 106, 2268—2273 (1962).

BIERBAUM, B. A., J. J. TRAVERSO, and C. W. WHITEHEAD: Hypotensive 1,2,4-benzothiadiazines. J. med. Chem. 6, 272—275 (1963).

BINDER, H. J., L. A. KATZ, R. P. SPENCER, and M. M. SPIRO: The effects of inhibitors of renal transport on the small intestine. J. clin. Invest. 45, 1834—1858 (1966).

BINNS, T. B.: Thiazide-potassium chloride preparations and lesions of the small intestine. Present position in Britain. Proc. Europ. Soc. Study Drug Tox. 6, 31—37 (1965).

BJORNBERG, A., and H. GISSLEN: Thiazides: a cause of necrotizing vasculitis. Lancet 1965 II, 982—983.

BLACKMORE, K. E., and H. SCHNIEDEN: The effect of diuretics on the water excretion of protein deficient rats. Brit. J. Pharmacol. 12, 279—283 (1957).

BLACKMORE, W. P.: Comparative effects of chlorothiazide and mersalyl (mersalyl-sodium and theophylline) on the kidney. J. Pharm. exp. Ther. 125, 303—308 (1959).

— Failure of benzydroflumethiazide and hydrochlorothiazide to influence plasma potassium in nephrectomized dogs. Proc. Soc. exp. Biol. Med. 106, 681—683 (1961).

BLAGG, R. C.: Hydroflumethiazide, a new oral diuretic. Lancet 1959 II, 311—313.

BLOM, P. S., L. ROOK, and H. A. SONNEVELT: Sodium economy in the proximal and distal parts of the nephron: studies in patients with diabetes insipidus. Their elimination under normal conditions and after salt restriction, chlorothiazide and a mercurial diuretic. Acta med. scand. 174, 201—213 (1963).

BLOOMER, H. A., F. C. RECTOR JR., and D. W. SELDIN: The mechanism of potassium reabsorption in the proximal tubule of the rat. J. clin. Invest. 42, 277—285 (1963).

BLOUIN, L. T., D. H. KAUMP, R. L. FRANSWAY, and D. WILLIAMS: Studies on a new oral diuretic: 4-chloro-N-methyl-3-(methylsulfamoyl)-benzamide. J. New Drugs 3, 302—308 (1964).

BOCK, K. D., u. F. GROSS: Abschwächung pressorischer Wirkungen durch Sali-Diuretica. Arch. exp. Path. Pharmakol. 238, 339—347 (1960).

BOGGIANO, B. G., V. PETROW, O. STEPHENSON, and A. M. WILD: Studies in the field of diuretics. III. Some symmetrical benzene-1,3-disulphon-alkyl-amides. J. Pharm. Pharmacol. 12, 497—500 (1960).

BOISSIER, J. R., C. DUMONT et J. LESBROS: Activité diurétique de l'acide aulfamido-3-chloro-4-benzoïque (S. D. 141.08) et du sulfamido-3-chloro-4-benzamide (S. D. 141.12). Thérapie 21, 331—340 (1966).

— — — et C. MALEN: Etude de nouveaux diurétiques: phényl-alcoyl-sulfones et thioacromannes sulfamidés. Thérapie 20, 1305—1310 (1965).

— — — et D. MOISY: Étude pharmacologique d'un diuretique dérivé du thiochromanne, le méticrane. Thérapie 22, 137—147 (1967).

—, P. SIMON, J. M. LWOFF et M. BRETEAU: Action d'un sulfamide diurétique (clopamide) chez le Rat en insuffisance rénale chronique expérimentale. Thérapie 20, 393—398 (1965).

BOLEY, S. J., L. SCHULTZ, H. KRIEGER, S. SCHWARTZ, A. ELGUEZABAL, and A. C. ALLEN: Experimental evaluation of thiazides and potassium as a cause of small bowel ulcer. J. Amer. med. Ass. 192, 763—768 (1965).

Bonjour, J. Ph.: Débit urinaire et filtration glomérulaire chez le rat normal et surrénalectomisé. Helv. Physiol. Acta **24**, 24—44 (1966).

Bonting, S. L., W. A. Simon, and N. M. Hawkins: Studies on sodium-potassium-activated adenosine-triphosphatase. I. Qualitative distribution in several tissues of the cat. Arch. Biochem. Biophys. **95**, 416—423 (1961).

Borhani, N. O.: Chlorothiazide and hydrochlorothiazide. A comparative study of their hypotensive, saluretic and hyperuricemic action. Ann. int. Med. **53**, 342—358 (1960).

Borondy, P. E., and J. M. Weller: Effect of chlorothiazide on rat liver glucokinase, hexokinase and dihydroxyacetone-kinase activities. Proc. Soc. exp. Biol. Med. **118**, 938—940 (1965).

Bourgoignie, J. J., N. I. Gallagher, C. Kuhn, H. M. Perry Jr., and R. M. Donati: Experimental and clinical dissociation of erythropoietin and renin activity in plasma. J. Lab. clin. Med. **68**, 858—859 (1966).

Braun, P., u. F. Schaub: Nierenfunktion unter Salidiuretika. Schweiz. med. Wschr. **91**, 39—45 (1961).

Breckenridge, A., T. A. Wellborn, C. T. Dollery, and R. Frazer: Glucose tolerance in hypertensive patients on long-term diuretic therapy. Lancet **1967 I**, 61—64.

Brest, A. N., C. Heider, H. M. Mehbod, and G. Onesti: Drug control of diuretic-induced hyperuricemia. J. Amer. med. Ass. **195**, 42—44 (1966).

—, G. Onesti, C. Heider, R. H. Seller, and J. H. Moyer: Comparative effectiveness of pargyline as an antihypertensive agent. Am. Heart. J. **68**, 621—626 (1964).

—, and J. H. Moyer: Comparative efficacy of mercurials versus potent oral diuretics. In: A. N. Brest, J. H. Moyer (Ed.): Cardiovascular Drug Therapy. The 11th Hahnemann Symposium. New York-London: Grune & Stratton 1965, pp. 192—195.

Brettell, H. R., J. K. Aikawa, and G. S. Gordon: Studies with chlorothiazide tagged with radioactive carbon (C^{14}) in human beings. Arch. int. Med. **106**, 57—63 (1960).

British Drug Houses: Belgian patents 603600 and 603718, 1964.

Brown, J. J., A. F. Lever, and J. I. S. Robertson: Renin in diabetes insipidus. Lancet **1965 II**, 1349.

Brown, T. C., J. O. Davis, and C. I. Johnston: Acute responses in plasma renin and aldosteronesecretion to diuretics. Amer. J. Physiol. **211**, 437—441 (1966).

Brown, W. J., Jr., and F. K. Brown: Thiazide-induced alteration of carbohydrate tolerance in normal man. Curr. Ther. Res. **9**, 200—208 (1967).

Bruchhausen, F. v.: Beeinflussung des Phosphatstoffwechsels durch Phlorrhizin und Aminonucleosid. Arch. exp. Path. Pharmakol. **245**, 85 (1963).

— Über den Einfluß von Phlorrhizin und Aminonucleosid auf den Phosphateinbau in Leber- und Nierenphosphatide. Arch. exp. Path. Pharmakol. **249**, 21—34 (1964).

Brunner, F. P., F. C. Rector jr., and D. W. Seldin- Mechanism of glomerulotubular balance. II. Regulation of proximal tubular reabsorption by tubular volume, as studied by stopped-flow microperfusion. J. clin. Invest. **45**, 603—612 (1966).

Brunner, H.: Renale Wirkungen von Acetazolamid, Chlorothiazid und Chlormerodrin bei experimenteller Niereninsuffizienz. I. Schädigung der Nieren durch Roentgenbestrahlung. Z. ges. exp. Med. **132**, 163—190 (1959a).

— Renale Wirkungen von Acetazolamid, Chlorothiazid und Chlormerodrin bei experimenteller Niereninsuffizienz. II. Schädigung der Nieren durch operative Blasenkatheterisierung. Z. ges. exp. Med. **132**, 192—208 (1959b).

— Renale Wirkungen von Acetazolamid, Chlorothiazid und Chlormerodrin bei experimenteller Niereninsuffizienz. III. Störung der Nierenfunktionen durch partielle Nephrektomie. Z. ges. exp. Med. **132**, 209—224 (1959c).

— Renale Wirkungen von Acetazolamid, Chlorothiazid und Chlormerodrin bei experimenteller Niereninsuffizienz. IV. Vergleich der Einflüsse verschiedener Nierenfunktionsstörungen. Klin. Wschr. **37**, 1129—1133 (1959d).

— Wirkungen von Acetazolamid, Chlorothiazid und Chlormerodrin auf die Clearance von Inulin, echtem endogenen Kreatinin, PAH und Harnstoff. Abgrenzung nephrotoxischer Effekte der Diuretica von Dehydratationsfolgen bei gesunden Ratten. Arch. exp. Path. Pharmakol. **236**, 559—581 (1959e).

—, F. A. Horster u. G. Kuschinsky: Die Beeinflussung eines experimentellen Stauungsödems der Ratte durch Chlorothiazid, Hydrocortison, Dexamethason und Vasopressin. Arch. exp. Path. Pharmakol. **239**, 359—369 (1960).

Bruno, H. W.: Dangers of oral diuretics in a hot climate. Lancet **1960 II**, 1145—1146.

Bryant, J. M., T. F. Yü, L. Berger, N. Schvartz, S. Torosdag, L. Fletcher, H. Fertig, M. Schvartz, and R. B. F. Quan: Amer. J. Med. **33**, 408—420 (1962).

Buchan, D. J., and C. S. Houston: Small bowel ulceration associated with enteric-coated potassium chloride and hydrochlorothiazide. Canad. med. Ass. J. **92**, 176—179 (1965).

BUCHER, H. W.: Neue Erfahrungen über die Langzeitbehandlung mit Guanethidin und dessen Kombination mit Cyclopenthiazid. Schweiz. med. Wschr. **91**, 914—918 (1961).

BURCH, H. B., J. SKERJANCE, and L. THOMSON: Flavoproteins oxidizing DPNH and TPNH in fetal and young rat liver and kidney. Fed. Proc. **23**, 485 (1964).

BURCKHARDT, W.: Untersuchungen über die Photoaktivität einiger Sulfanilamide. Dermatologica **83**, 63—74 (1941).

—, u. T. SUTTER: Photoallergische Arzneiexantheme durch Hydrochlorothiazid. Z. Haut- u. Geschl.-Kr. **34**, 105—108 (1963).

BURG, M. B., and J. ORLOFF: Oxygen consumption and active transport in separated renal tubules. Amer. J. Physiol. **203**, 327—330 (1962).

BUTCHER, R. W., and E. W. SUTHERLAND: Adenosine-3′,5′-phosphate in biological materials. I. Purification and properties of cyclic 3′,5′-nucleotide phosphodiesterase. J. biol. Chem. **237**, 1244—1250 (1962).

CAFRUNY, E. J., and C. ROSS: Involvement of the distal tubule in diuresis provoked by benzothiadiazines. J. Pharm. exp. Ther. **137**, 324—328 (1962).

—, and A. SMALL: The proximal tubule as a site of action of diuretics. Pharmacologist 8, 178 (1966).

CALESNIK, B., B. KATCHEN, and J. BLACK: Importance of dissolution rates in producing effective diazoxide blood levels in man. J. pharm. Sci. **54**, 1277—1280 (1965).

CARLINER, N. H., J. L. SCHELLING, R. D. RUSSELL, R. OKUN, and M. DAVIS: Thiazide- and phthalimidine-induced hyperglycemia in hypertensive patients. J. Amer. med. Ass. **191**, 535—540 (1965).

CARLSON, C. H., W. D. ARMSTRONG, L. SINGER, and L. B. HINSHAW: Renal excretion of radiofluoride in the dog. Amer. J. Physiol. **198**, 829—832 (1960).

CARMINATI, G. M.: Proprietà farmacologiche del diazossido, un derivato benzotiadiazinico ad azione ipotensiva. Arch. int. Pharmacodyn. **143**, 446—465 (1963).

CARTER, A. B.: Thiazides and cerebral ischaemia. Lancet **1965 II**, 1127.

CARTER, F. S.: Antihypertensive therapy with combined mebutamate and hydrochlorothiazide. Clin. Med. **71**, 1216—1222 (1964).

CASSIN, S., and B. VOGH: Effect of hydrochlorothiazide on renal blood flow and clearance of para-aminohippurate and creatinine. Proc. Soc. exp. Biol. Med. **122**, 970—973 (1966).

CASTELLS DE SANTIAGO, J. M., J. A. GRANDE, y R. BALLESTEROS DE FRUTUS: Valoración del efecto diurético de la meticlotiazida y de la acción hipotensora de la asociación meticlotiazida-deserpidina. Rev. clin. esp. **26**, 46—54 (1965).

CASTLES, T. R., and H. E. WILLIAMSON: The effect of chlorothiazide on the excretion of uric acid and electrolytes in the chicken. J. Pharmacol. exp. Ther. **142**, 231—236 (1963).

CATTAN, R., P. VESIN et F. LIOZON: Résultats et indications de l'hydrochlorothiazide dans les oedèmes. Bull. Soc. Méd. Paris **75**, 517—530 (1959).

CAVALCA, L., F. F. GILARDI, U. MARINI, e R. BERETTA: Variazioni idroeletriche plasmatiche, urinarie e tessutali in cani con ipertensione da deafferentiazione barocettiva trattati con idroclorotiazide. Fol. endocrinol. **14**, 558—568 (1961).

CHARBON, G. A., M. M. HOEKSTRA, and D. S. KOOL: The influence of glucagon on the urinary excretion of water, sodium, potassium, calcium, magnesium, chloride and inorganic phosphate. Acta physiol. pharmacol. neerl. **12**, 48—56 (1963).

CHART, J. J., A. A. RENZI, W. BARRETT, u. H. SHEPPARD: Vergleichende experimentelle Untersuchungen über neuere Sulfonamide mit diuretischer und saluretischer Wirkung. Schweiz. med. Wschr. **89**, 325—331 (1959).

CHASE, P. H., and S. L. WALLACE: Influences of chlorothiazide and hydrochlorothiazide on serum pyruvic acid. Metabolism **10**, 372—378 (1961).

CHAUBE, S., and C. E. CARTER: The effect of chlorothiazide on hypoxanthine dehydrogenase, lactate dehydrogenase, and soluble protein of chick embryo kidney. Biochem. Pharmacol. **7**, 17—22 (1961).

CHAZAN, J. A., and B. R. BOSHELL: Etiological factors in thiazide-induced or aggravated diabetes mellitus. Diabetes **14**, 132—136 (1965).

CHENEY, L. C., and C. T. HOLDREDGE: U. S. Patent 2947742 (Aug. 2), 1960.

CIER, J. F.: Les diurétiques sulfamidés dans l'hypertension rénale expérimentale. Actualités pharmacol. **17**, 41—68 (1964).

—, et A. FREDERICH: Etude par la méthode du „stop-flow" du transit tubulaire du calcium chez le chien sous l'influence des diurétiques sulfamidés. C. R. Soc. Biol. **159**, 1696—1700 (1965).

CLODI, P. H., u. H. SCHNACK: Der Einfluß von Diuretika auf die Cholerese der Gallefistelratte und der perfundierten Rattenleber. Wien. klin. Wschr. **78**, 774—776 (1966).

CLOSE, W. J., R. L. SWETT, L. E. BRADY, J. H. SHORT, and M. VERUSTEN: Synthesis of potential diuretic agents. I. Derivatives of 7-sulfamyl-3,4-dihydro-1,2,4-benzothiadiazine-1,1-dioxide. J. Amer. chem. Soc. **82**, 1132—1135 (1960).

Cohen, E., B. Klarberg, and J. R. Vaughan Jr.: Quinazolinone sulfonamides as diuretic agents. J. Amer. chem. Soc. **81**, 5508—5509 (1959).
— — — Quinazolinone sulfonamides — a new class of diuretic agents. J. Amer. chem. Soc. **82**, 2731—2735 (1960).
Cohn, D. V., A. F. Smaich, and R. Levy: The inhibition of respiration and phosphorylation in kidney mitochondria by parathyroid hormone administered in vivo. J. biol. Chem. **241**, 889—894 (1966).
Colwill, J. M., A. M. Dutton, J. Morrissey, and P. N. Yu: Alpha-methyldopa and hydrochlorothiazide. New Engl. J. Med. **271**, 696—703 (1964).
Coninck, S. W. de, M. J. Rutgeerts, and R. Wattiaux: Lysosomes in rat-kidney tissue. Biochim. Biophys. Acta **105**, 446—459 (1965).
Conn, J. W.: Hypertension, the potassium ion and impaired carbohydrate tolerance. New Engl. J. Med. **273**, 1135—1143 (1965).
Conway, J., and P. Lauwers: Hemodynamic and hypotensive effects of long-term therapy with chlorothiazide. Circulation **21**, 21—27 (1960).
—, and G. Leonetti: Hypotensive effect of ethacrynic acid. Circulation **32**, 13—18 (1965).
—, and H. Palmero: The vascular effect of the thiazide diuretics. Arch. int. Med. **111**, 203—207 (1963).
Coore, H. C., and P. J. Randle: Regulation of insulin secretion studied with pieces of rabbit pancreas incubated in vitro. Biochem. J. **93**, 66—70 (1964).
Copenhaver, J. H., E. G. Shirley, and R. K. Meyer: Enzymes in the tissues of alloxan-diabetic rats. Arch. Biochem. **34**, 360—371 (1960).
Coper, H., H. Herken u. G. Schüler: Ausschaltung der Reserpinwirkung auf die Nebenniere durch Diuretica. Naturwissenschaften **47**, 85 (1960).
Coquoin-Carnot, M., C. Tordet-Caridroit et F. Carnot-Manne: Mise en évidence histochimique de quelques activités déshydrogénasiques dans le rein et le foie de rat à la période prénatale. Bull. Soc. Chim. Biol. **47**, 338—340 (1965).
Cornish, E. J., G. E. Lee, and W. R. Wragg: 5-chloro-2-cyclohexyl-1-oxo-6-sulphamoyl-isoindoline: a new diuretic. Nature **197**, 1296—1297 (1963).
— — — The diuretic activity of clorexolone and some related phthalimidines and 1-oxo-isoindolines. J. Pharmacy Pharmacol. 18, 65—80 (1966).
Cortney, M. A., M. Mylle, W. E. Lassiter, and C. W. Gottschalk: Renal tubular transport of water, solute and PAH in rats loaded with isotonic saline. Amer. J. Physiol. **209**, 1199 to 1205 (1965).
Cragoe, E. J. Jr., O. W. Woltersdorf Jr., J. E. Baer, and J. M. Sprague: Synthesis and diuretic activity of 3,3-spiro-substituted hydrothiazides. J. med. pharm. Chem. **5**, 896 to 912 (1962).
Craig, J. W., and J. Larner: Influence of epinephrine and insulin on uridine diphosphate glucose-α-glucan transferase and phosphorylase in muscle. Nature **202**, 971—973 (1964).
Cranston, W. I., and B. E. Juel-Jensen: The effects of spironolactone and chlorthalidone on arterial pressure. Lancet **1962 I**, 1161—1164.
— —, A. M. Semmence, R. P. C. H. Jones, J. A. Forbes, and L. M. M. Mutch: Effect of oral diuretics on raised arterial pressure. Lancet **1963 II**, 966—970.
—, A. M. Semmence, D. W. Richardson, and C. F. Barnett: Effect of triamterene (Dyrenium) on elevated arterial blood pressure. Amer. Heart J. **70**, 455—460 (1965).
Crawford, J. D., L. Frost, P. Meara, and M. L. Terry: Evidence of antagonism between hydrochlorothiazide and mineralocorticoid active steroids. Am. J. Dis. Child. **102**, 731—735 (1961).
— —, M. Welsh, and M. L. Terry: Relations between pharmacologic activity and molecular structure of certain saliuretic sulfonamides. J. Pharmacol. exp. Ther. **135**, 382—393 (1962).
—, and G. C. Kennedy: Chlorothiazide in diabetes insipidus. Nature **183**, 891—892 (1959).
Crosley, A. P. Jr., R. C. Cullen, D. White, J. J. Freeman, C. A. Castillo, and G. C. Rowe: Studies on the mechanism of action of chlorothiazide in cardiac and renal diseases. I. Acute effects on renal and systemic hemodynamics and metabolism. J. Lab. clin. Med. **55**, 191 to 202 (1960).
Crossland, D. M., and C. E. Flowers: Chlorothiazide and its relationship to nconatal jaundice. Obstet. Gynecol. **22**, 500—504 (1963).
Cummings, J. R., and E. H. Stokey: Pharmacology of quinethazone, a new diuretic agent. Arzneimittel-Forsch. **13**, 661—664 (1963).
Currens, J. H.: Clinical trial with two potent thiazide diuretics: polythiazide and cyclothiazide. Curr. ther. Res. **5**, 202—208 (1963a).
— Polythiazide and chlorothiazide. J. Amer. med. Ass. **186**, 81—82 (1963b).
Cutler, R., C. R. Kleeman, J. T. Dowling, and M. H. Maxwell: Physiological studies in a family with nephrogenic (vasopressin-resistant) diabetes insipidus (N.D.I.). J. clin. Invest. **39**, 980 (1960).

DALE, R. A.: Correlations between components of the glycolytic pathway. Biochem. J. **96**, 347—353 (1965).

DANFORTH, W. H.: Glycogen synthetase activity in skeletal muscle. Interconversion of two forms and control of glycogen synthesis. J. biol. Chem. **240**, 588—593 (1965).

DANIEL, E. E.: On the mechanism of antihypertensive action of hydrochlorothiazide in rats. Circul. Res. **11**, 941—954 (1962).

—, and C. W. NASH: The effect of diuretic and non-diuretic benzothiadiazines and of structurally related diuretic drugs on active ion transport and contractility in smooth muscles. Arch. int. Pharmacodyn. **158**, 139—154 (1965).

DANZINGER, R. G., and G. R. CUMMING: Effects of chlorothiazide on working capacity of normal subjects. J. appl. Physiol. **19**, 636—638 (1964).

DARMADY, E. M., T. T. MOWLES, A. A. RENZI, H. SHEPPARD, and F. STRANACK: The localization of hydrochlorothiazide-3H within the kidney. Clin. Sci **22**, 295—300 (1962).

DATEY, K. K., and U. N. PANDYA: Quinethazone as a diuretic agent. J. postgrad. Med. **9**, 99—105 (1963).

DAVIDOV, M., N. KAKAVIATOS, and F. A. FINNERTY JR.: Diuretic and antihypertensive properties of furosemide. J. New Drugs **6**, 123—124 (1966).

DAVIES, R. F., and H. REINERT: Intestinal lesions with enteric-coated potassium-thiazide combinations in laboratory animals. Proc. Europ. Soc. Study Drug Tox. **6**, 15—21 (1965).

DAVIS, A., and K. P. FELLOWES: Some pharmacological properties of 5-chloro-2,4-disulphamoyl-toluene, "Disamide", an orally active diuretic agent. J. Pharm. Pharmacol. **12**, 65—73 (1960).

DEETJEN, P.: Mikropunktionsuntersuchungen zur Wirkung von Furosemid. Arch. ges. Physiol. **284**, 184—190 (1965).

—, u. K. KRAMER: Die Abhängigkeit des O_2-Verbrauchs der Niere von der Na-Rückresorption. Arch. ges. Physiol. **273**, 636—650 (1951).

— — Na-Rückresorption und O_2-Verbrauch in der Niere. Klin. Wschr. **38**, 680 (1960).

—, u. H. SONNENBERG: PAH-Transport im proximalen Konvolut des Warmblüternephrons. Arch. ges. Physiol. **278**, 48—56 (1963).

DEMANET, J. C., J. R. M. FRANCKSON, P. E. GREGOIRE et P. A. BASTENIE: Etude clinique d'un nouveau diuretique, l'hydrochlorothiazide: modification de l'équilibre hydrique et électrolytique chez les patients avec et sans oedèmes. Acta clin. Belg. **14**, 437—453 (1959).

DEMARTINI, F. E., A. M. BRISCOE, and C. RAGAN: Effect of ethacrynic acid on calcium and magnesium excretion. Proc. Soc. exp. Med. Biol. **124**, 320—324 (1967).

—, E. A. WHEATON, L. A. HEALEY, and J. H. LARAGH: Effect of chlorothiazide on renal excretion of uric acid. Amer. J. Med. **32**, 572—577 (1962).

DENNIS, E. W., and R. V. FORD: Hydroflumethiazide: the clinical pharmacology of a new oral diuretic. Amer. J. Cardiol. **5**, 402—406 (1960).

DE RITIS, L.: Un caso di neutropenia da clorotiazide. Arcisped. S. Anna Ferrara **16**, 985—988 (1963).

DE STEVENS, G.: Diuretics. Chemistry and Pharmacology. New York: Academic Press 1963.

—, A. HALAMANDARIS, S. RICCA JR., and L. H. WERNER: Heterocyclic disulphonamides and their diuretic properties. J. med. pharmaceut. Chem. **1**, 565—576 (1959).

—, L. H. WERNER, W. E. BARRETT, J. J. CHART, and A. A. RENZI: The chemistry and pharmacology of hydrotrichlorothiazide. Experientia **16**, 113—114 (1960).

— —, A. HALAMANDARIS, and S. RICCA JR.: Dihydrobenzothiadiazine dioxides with potent diuretic effect. Experientia **14**, 463 (1958).

DETTLI, L., u. P. SPRING: Vergleichende pharmakologische Prüfung eines neuen Salidiuretikums (Cyclopenthiazid) am gesunden Menschen. Z. ges. exp. Med. **134**, 310—322 (1961).

— — Diuretische Effekte der simultanen Kombination eines Salidiureticums mit einem Carboanhydratasehemmer. Helv. Med. Acta **31**, 273—276 (1964).

— — Diuretische Effekte der simultanen Kombination eines Salidiureticums mit einem Carboanhydratasehemmer in maximal wirksamen Dosen. Helv. Med. Acta **32**, 419 (1965).

— — Therapy with combinations of diuretic agents: comparative studies. Ann. N. Y. Acad. Sci. **139**, 471—480 (1966).

DICKER, S. E., and M. G. EGGLETON: Hyaluronidase and antidiuretic activity in urine of man. J. Physiol. **154**, 374—384 (1960).

— — The antidiuretic action of hydrochlorothiazide in the hydrated rat. J. Physiol. **171**, 377—383 (1964).

DIENER, R. M., D. H. SHOFFSTALL, and A. E. EARL: Production of potassium-induced gastrointestinal lesions in monkeys. Tox. appl. Pharmacol. **7**, 746—755 (1965).

DIES, F., R. M. COBOS, and A. RIVERA: Effect of a benzothiadiazine derivate on the permeability to water of isolated membranes. Endocrinology **71**, 332—333 (1962).

—, and A. RIVERA: A possible mechanism of action of the antidiuretic effect of benzothiadiazine derivatives. Clin. pharmacol. Ther. **3**, 172—179 (1962).

Dies, F., M. A. Suarez, and A. Rivera: Treatment of diabetes insipidus with orally administered compounds. Clin. pharmacol. Ther. **4**, 602—611 (1963).

Dige-Petersen, H., and S. Hvidt: Bendroflumethiazide and sweat electrolytes. Acta med. scand. **181**, 219—222 (1967).

Dinon, L. R., Y. S. Kim, and J. B. Vanderveer: Clinical experience with chlorothiazide (Diuril), with particular emphasis on untoward responses. A report of 121 cases studied over a 15 months period. Amer. J. med. Sci. **236**, 533—545 (1958).

Dirks, J. H., W. J. Cirksena, and R. W. Berliner: The effect of saline infusion on sodium reabsorption by the proximal tubule of the dog. J. clin. Invest. **44**, 1160—1170 (1965).

— — — Micropuncture study of the effect of various diuretics on sodium reabsorption by the proximal tubules of the dog. J. clin. Invest. **45**, 1875—1885 (1966).

Dollery, C. T.: Action of diazoxide (Letter). Brit. Med. J. **1962 II**, 337.

— Comment. In: F. Gross (Ed.): Antihypertensive Therapy. Principles and practice. An International Symposium. Berlin-Heidelberg-New York: Springer 1966, p. 466.

—, A. M. Breckenridge, T. A. Wellborn, and I. Trayner: Diabetogenic effects of benzothiadiazine diuretics. Assessment of risk. Proc. Europ. Soc. Study Drug Tox. **6**, 9—14 (1965).

—, D. Emslie-Smith, and D. F. Muggleton: Actions of chlorothiazide in hypertension. Proc. roy. Soc. Med. **53**, 592—594 (1960).

— — — Action of chlorothiazide on the distribution, excretion and hypotensive effect of pempidine in man. Brit. J. Pharmacol. **17**, 488—506 (1961).

—, M. Harington, and G. Kaufmann: The mode of action of chlorothiazide in hypertension with special reference to potentiation of ganglionic blocking agents. Lancet **1959 I**, 1215 to 1217.

—, E. H. O. Parry, and D. S. Young: Diuretic and hypotensive properties of ethacrynic acid: a comparison with hydrochlorothiazide. Lancet **1964 I**, 947—952.

Domer, F. R.: Effects of diuretics on the movement of radioactive potassium (K^{42}) from the blood to the perfused cerebrospinal fluid in cats. Pharmacologist **7**, 166 (1965).

Douglas, B. H., A. C. Guyton, J. B. Langston, and V. S. Bishop: Hypertension caused by salt soading. II. Fluid volume and tissue pressure changes. Amer. J. Physiol. **207**, 669—671 (1964).

Dreifus, L. S., C. G. Duarte, R. Kodama, and J. H. Moyer: The effect of thiazide diuretics in the abnormal kidney. Ann. int. Med. **53**, 1170—1179 (1960).

Duarte, C. G., and J. H. Bland: Changes in metabolism of glucose, phosphorus and uric acid after oral administration of chlorothiazide. Metabolism **14**, 899—903 (1965 b).

— — Calcium, phosphorus and uric acid clearances after intravenous administration of chlorothiazide. Metabolism **14**, 211—219 (1965 a).

—, L. S. Dreifus, R. Kodama, A. N. Brest, and J. H. Moyer: Pattern of uric acid excretion after intravenous administration of hydrochlorothiazide. Amer. J. Cardiol. **8**, 815—818 (1961).

Dubach, U. C.: Quantitative distribution of glucose-6-phosphate dehydrogenase and isocitric dehydrogenase in the human nephron. Experientia **21**, 263 (1965).

Duggan, D. E.: The accumulation of chlorothiazide and related saluretic agents by isolated renal tubules. J. Pharmacol. exp. Ther. **152**, 122—129 (1966).

— A biochemical basis for the renal activity of N-7-acetylchlorothiazide. J. Pharmacol. exp. Ther. **156**, 193—199 (1967).

—, and R. M. Noll: Effects of ethacrynic acid and cardiac glycosides upon a membrane adenosine-triphosphatase of renal cortex. Arch. Biochem. Biophys. **109**, 388—396 (1965).

Duhm, B., W. Maul, H. Medenwald, K. Patzschke u. L. A. Wegner: Untersuchungen mit ^{14}C-markiertem N-(4′-chlor-3′-sulfamoyl-benzolsulfonyl)-N-methyl-2-aminomethyl-2-methyl-tetrahydrofuran. Stoffwechsel und Kinetik. Arzneimitt.-Forsch. **17**, 672—687 (1967).

Dume, T., H. H. Krause, K. M. Koch u. B. Ochwadt: Glomerulusfiltrat unter Furosemid und Hydrochlorothiazid. Arch. ges. Physiol. **291**, R 60—61 (1966).

Dustan, H. P., G. R. Cumming, A. C. Corcoran, and I. H. Page: A mechanism of chlorothiazide enhanced effectiveness of antihypertensive, ganglioplegic drugs. Circulation **19**, 360—365 (1959).

Dybkaer, R., and A. Frantzen: Cyclopenthiazide with or without supplementary potassium. Effects in long-term treatment of patients with negligible excretory elimination of edema. Acta med. scand. **175**, 135—143 (1964).

Earley, L. E., R. M. Friedler, and J. A. Martino: "Proximal" tubular reabsorption studied during distal blockade. Clin. Res. **14**, 375 (1966).

—, M. Kahn, and J. Orloff: The effects of infusions of chlorothiazide on urinary dilution and concentration in the dog. J. clin. Invest. **40**, 857—866 (1961).

—, and J. Orloff: The mechanism of antidiuresis associated with the administration of hydrochlorothiazide to patients with vasopressin-resistant diabetes insipidus. J. clin. Invest. **41**, 1988—1997 (1962).

— — Thiazide diuretics. Ann. Rev. Med. **15**, 149—166 (1964).

ECKSTEIN, J. W., F. M. ABBOUD, and S. A. PEREDA: The effect of norepinephrine on cardiac output, arterial blood pressure and heart rate in dogs treated with chlorothiazide. J. clin. Invest. **41**, 1578—1583 (1962).
—, M. G. WENDLING, and F. M. ABBOUD: Effect of prolonged treatment with chlorothiazide on cardiovascular responses to norepinephrine. J. Lab. clin. Med. **64**, 853—854 (1964).
Editorial: Neonatal thrombocytopenia and thiazide drugs. Brit. med. J. **1964 I**, 1395.
Editorial: Drug-induced diabetes. Lancet **1965 II**, 328—329.
Editorial: Drugs and renal calculi. Brit. med. J. **1967 II**, 847.
EDMONDS, C. J.: An aldosterone antagonist and diuretics in the treatment of chronic oedema and ascites. Lancet **1960 I**, 509—515.
—, and G. M. WILSON: Hydroflumethiazide, a new oral diuretic. Lancet **1959 II**, 303—308.
— — The action of hydroflumethiazide in relation to adrenal steroids and potassium loss. Lancet **1960 I**, 505—509.
EILERS, R. A., and R. E. PETERSON: Aldosterone secretion in the rat. In: BAULIEU and ROBEL (Eds.), a symposium. Oxford: Blackwell 1964, pp. 251—264.
EISALO, A., and O. HEINIVAARA: Benzthiazide, a new oral diuretic. A preliminary report. Scand. J. clin. lab. Invest. **12**, 315—319 (1960).
EPSTEIN, S.: Photoallergy and primary photosensitivity to sulfanilamide. J. invest. Dermatol. **2**, 43—51 (1939).
ERBE, R. W., and J. M. WELLER: Effect of thiazides on acid-base-balance. Clin. Res. **11**, 240 (1963).
ERICSON, L. A.: Hygroton-induced myopia and retinal edema. Acta ophthal. (Kbh.) **41**, 538—543 (1963).
ERNESTI, M., M. M. MITCHELL, M. S. RABEN, and Y. GILBOA: Control of hypoglycaemia with diazoxide and human growth hormone. Lancet **1965 I**, 628—630.
ESSIG, A.: Competitive inhibition of renal transport of p-aminohippurate by analogues of chlorothiazide. Amer. J. Physiol. **201**, 303—308 (1961).
FABRE, J., A. MERMINOD et M. RUDHART: Action diurétique de la benzhydrofl:uméthiazide (Néo-Rontyl). Schweiz. med. Wschr. **90**, 1498—1501 (1960).
FAIRBAIRN II, J. H.: Long-term effects of oral diuretic therapy. In: A. N. BREST and J. H. MOYER (eds.): Cardiovascular drug therapy. The 11th Hahnemann Symposium. New York-London: Grune & Stratton 1965, pp. 24—28.
FALLIS, N. E., W. C. PLAUCHE, L. M. MOSEY, and H. G. LANGFORD: Thiazide versus placebo in prophylaxis of toxemia of pregnancy in primigravid patients. Amer. J. Obstet. Gynecol. **88**, 502—504 (1964).
FARIS, A. A., J. DAVIS, and C. M. POSER: Iatrogenic electrolyte disturbances with neurologic manifestations. Report of a case. Neurology **12**, 571—576 (1962).
FARRELLY, R. O., R. N. HOWIE, and J. D. K. NORTH: Use of spironolactone and hydrochlorothiazide in treatment of oedema. Brit. med. J. **1960 II**, 339—343.
FEISAL, K. A., J. W. ECKSTEIN, A. W. HORSLEY, and H. H. KEASLING: Effects of chlorothiazide on forearm vascular responses to norepinephrine. J. appl. Physiol. **16**, 549—552 (1961).
FEKETE, A., and I. TARABA: Oxygen consumption and PAH accumulation in kidney slices after renal ischemia. Acta physiol. Acad. Sci. hung. **28**, 59—93 (1965).
FELDMAN, D., M. BRENNER, and M. B. FLEISHER: Aldosterone and rat-kidney enzymes. Biochem. biophys. acta **78**, 775—777 (1963).
—, C. V. WENDE, and E. KESSLER: The effect of aldosterone on oxidative enzymes of the rat kidney. Biochem. biophys. acta **51**, 401—403 (1961).
FERRARI, W., G. L. GESSA, and G. SANGIORGI: Increase by chlorothiazide of the paralysing activity of d-tubocurarine chloride. Nature (Lond.) **184**, 1235 (1959).
FIELD, J. B., and S. MANDELL: Effects of thiazides on glucose uptake and oxidation of rat muscle and adipose tissue. Metabolism **13**, 959—963 (1964).
FINNERTY, F. A., JR: Thiazides and neonatal thrombocytopenia. New Engl. J. Med. **271**, 160—161 (1964).
—, and F. BEPKO JR.: The real value of thiazides in the pregnant juvenile. Clin. Res. **14**, 108 (1966).
— N. KAKAVIATOS, J. TUCKMAN, and J. MAGILL: Clinical evaluation of diazoxide, a new treatment for hypertension. Circulation **28**, 203—208 (1963).
FISHER, J. W., D. B. KNIGHT, and C. COUCH: The influence of several diuretic drugs on erythropoietin formation. J. Pharmacol. exp. Ther. **141**, 113—121 (1963).
FISHMAN, R. A.: Factors influencing the exchange of sodium between plasma and cerebrospinal fluid. J. clin. Invest. **38**, 1698—1708 (1959).
FLATMARK, T.: Studies on the peroxidase effect of cytochrome c. I. The peroxidase activity of subcellular fractions from the rat kidney, and the assay of soluble cytochrome c by paper electrophoresis. Acta chem. scand. **18**, 985—994 (1964).

Flinn, R. B., le Boeuf, and G. F. Cahill Jr.: Metabolism of C^{14}-labeled substrates in kidney cortical slices from normal and alloxan-diabetic rats. Amer. J. Physiol. **200**, 508—510 (1961).

Flückiger, V. E.: Die Leistung von Brinaldix bei gestörtem Salz- und Wasserhaushalt. Schweiz. med. Wschr. **93**, 1662—1664 (1963).

—, W. Schalch u. M. Taeschler: Das neue Salureticum Brinaldix (DT-327). Schweiz. med. Wschr. **93**, 1232—1237 (1963).

— u. M. Taeschler: Extrarenale Wirkungen eines Salidiureticums. Arzneimittel-Forsch. **16**, 1183—1186 (1966).

Ford, R. V.: Diuretic therapy of congestive heart-failure. Ann. N.Y. Acad. Sci. **71**, 397—402 (1958).

— Pharmacology and potency estimation of chlorothiazide and thiazide derivatives. Int. Rec. Med. **172**, 434—437 (1959).

— Comparative effects on urinary electrolyte excretion following two benzothiadiazine diuretics, flumethiazide and chlorothiazide. Amer. J. med. Sci. **239**, 165—166 (1960).

— Clinical pharmacologic investigation of polythiazide, a potent oral diuretic agent. Curr. ther. Res. **3**, 320—328 (1961).

— Clinical pharmacologic evalution of quinethazone as a diuretic agent. Curr. ther. Res. **4**, 238—242 (1962).

— Mechanisms of action of diuretics as revealed by potentiation studies. J. Lab. clin. Med. **50**, 814—821 (1957).

—, and J. Nickel: Pharmacologic observations on a new potent benzothiadiazine diuretic (Be 724-A). Amer. Heart J. **59**, 215—223 (1960).

—, and J. B. Rochelle: The differing mechanisms of action of mercurials, carbonic anhydrase inhibitors, and chlorothiazide as diuretic agents. J. Lab. clin. Med. **53**, 53—63 (1959).

Formanek, K., u. H. J. A. Müller: Der Einfluß der Dosierung auf die Wirkung moderner Saluretica. Wien. klin. Wschr. **73**, 702—703 (1961).

Fortin, P., et J. Bernard-Brunel: Résultats obtenus dans l'insuffisance cardiaque par l'emploi d'un nouveau diurétique, le 3500-S (isobutyl-3-chloro-6-sulfamido-7-dihydro-3,4-benzothiadiazine-1,2,4-dioxyde-1,1). Presse méd. **69**, 2127—2129 (1961).

Foulkes, E. C.: On the mechanism of chlorothiazide-induced kaluresis in the rabbit. J. Pharm. exp. Ther. **150**, 406—423 (1965).

—, and B. F. Miller: Steps in p-aminohippurate transport by kidney slices. Amer. J. Physiol. **196**, 86—92 (1959).

Foy, J. M.: Acute diuretic induced hyperglycaemia in rats. Life Sci. **6**, 897—902 (1967).

Frank, H., u. H. Dentler: Der Einfluß von 1-oxo-3-3′-sulfamoyl-4′-chlorphenyl-3-hydroxy-isoindolin auf die Elektrolytausscheidung im Harn im Vergleich mit einigen anderen Diuretica. Arzneimittel-Forsch. **13**, 398—400 (1963).

— — u. F. Eberlein: Die Substitition von Kalium bei Verabreichung verschiedener Saluretica. Arzneimittel-Forsch. **12**, 702—706 (1962).

— — — u. E. Schmid: Untersuchungen über ein blutdrucksenkendes Diureticum mit langer Wirkungsdauer. Arzneimittel-Forsch. **10**, 434—440 (1960).

Fraser, R., V. H. T. James, J. J. Brown, P. Isaac, A. F. Lever, and J. I. S. Robertson: Effect of angiotensin and of furosemide on plasma aldosterone, corticosterone, cortisol and renin in man. Lancet **1965 II**, 989—991.

Fratta, I., K. M. Harper, E. G. Stenger, and E. B. Sigg: Effect of chlortalidone on embryonic development. Med. pharm. exp. **12**, 245—253 (1965).

Frederich, A., C. Berger et C. Gharib: Influence d'un sulfamide diurétique, l'hydrochlorothiazide, sur l'élimination urinaire du calcium. Thérapie **20**, 695—707 (1965).

—, G. Faucon et M. Collard: Influence des diurétiques sulfamidés sur la glycémie et sur l'assimilation de glucose chez le chien. C.R. Soc. Biol. **159**, 1751—1754 (1965).

Frederichs, H., R. Gerber u. W. Creutzfeldt: Insulinsekretion in vitro. II. Hemmung der glucoseinduzierten Insulinabgabe durch Diazoxid. Diabetologia **2**, 269—276 (1966).

—, U. Reich u. W. Creutzfeldt: Insulinsekretion in vitro. I. Hemmung der glucoseinduzierten Insulinabgabe durch Diazoxid. Klin. Wschr. **43**, 136—140 (1965).

Freed, S. C., and M. Friedman: Depressor effect of potassium restriction on blood pressure of the rat. Proc. Soc. exp. Biol. Med. **78**, 74—76 (1951).

Freedland, R. A., and A. R. Taylor: Studies on glucose-phosphatase and glutaminase in rat liver and kidney. Biochem. biophys. acta **92**, 567—571 (1964).

Fregly, M. J.: Effect of hydrochlorothiazide on the thyroid gland and on urinary excretion of I^{131} in rats. Circulation **32**, Suppl. II, 88—89 (1959).

— Effect of thiazides on the thyroid glands of rats. Toxicol. appl. Pharmacol. **8**, 558—566 (1966).

—, and J. F. Gennaro Jr.: Effect of thiazides on metacorticoid hypertension and on thyroid activity of rats. Canad. J. Physiol. Pharmacol. **43**, 521—530 (1964).

FREIS, E. D.: Mechanism of the antihypertensive effects of diuretics. Possible role of salt in hypertension. Clin. pharmacol. Ther. 1, 337—344 (1960).
— Treatment of hypertension with chlorothiazide. J. Amer. med. Ass. 169, 105—108 (1959).
FREYBURGER, W. A., B. E. GRAHAM, and G. R. ZINS: Antidiuretic properties of hypotensive agents, with special reference to N,N-diallyl-melamine-N-oxide (U-20388). Pharmacologist 8, 182 (1966).
FRICK, A., G. RUMRICH, K. J. ULLRICH, and W. E. LASSITER: Microperfusion study of calcium transport in the proximal tubule of the rat kidney. Arch. ges. Physiol. 286, 109—117 (1965).
FRIEDMAN, M., R. H. ROSENMAN, and S. FREED: The depressor effect of potassium deprivation on the blood pressure of hypertensive rats. Amer. J. Physiol. 167, 457—462 (1951).
FRIEDMAN, S. M., M. NAKASHIMA, and C. L. FRIEDMAN: Relation of saluretic and hypotensive effects of hydrochlorothiazide. Amer. J. Physiol. 198, 148—152 (1960).
FRIIS, T., J. LINTRUP, and N. I. NISSEN: Comparative studies of spironolactone (Aldactone) and chlorthalidone (Hygroton) in treatment of arterial hypertension. Acta med. scand. 179, 371—381 (1966).
FRITEL, D., J. QUICHAUD, M. HODARA et J. TRUFFERT: Etude du mécanisme d'action de l'hydrochlorothiazide dans l'hypertension artérielle. Rôle de l'hypokaliémie. Rev. franç. Étud. clin. biol. 6, 560—573 (1961).
FUCHS, M.: The clinical pharmacology of hydrochlorothiazide. Chemotherapia 1, 231—238 (1960).
—, B. E. NEWMAN, S. IRIE, R. MARANOFF, E. LIPPMAN, and J. H. MOYER: Preliminary report on Hygroton, a new oral diuretic. Curr. ther. Res. 2, 11—16 (1960).
FUISZ, R. E., A. D. GOODMAN, D. E. KAMM, G. F. CAHILL JR., and A. MARBLE: Metabolic implications of renal gluconeogenesis in rate control of ammonia synthesis. J. clin. Invest. 44, 1049 (1965).
GANGULI, N. C., B. S. ARORA, and V. R. BHALERAO: Inhibition of certain glycolytic enzymes of rat tissues by boric acid. Ind. J. exp. Biol. 14, 228—229 (1963).
GANGULY, J.: Studies on the mechanism of fatty acid synthesis. VII. Biosynthesis of fatty acids from malonyl-co A. Biochem. biophys. acta 40, 110—118 (1960).
GANS, J. H., M. D. BAILIE, and D. L. BIGGS: In vitro metabolism of ^{14}C-labelled pyruvate and propionate by ruminant and dog kidney cortex and medulla. Arch. Biochem. Biophys. 115, 192—196 (1966).
GAYER: J. Therapie des Diabetes insipidus mit Salidiuretika. Dtsch. med. Wschr. 89, 2246 (1964).
GEHLE, W.: Gichtanfälle und Saluretika. Med. Klin. 57, 890—892 (1962).
GELLMAN, D. D.: Clinical experience with a new oral diuretic, trichlormethiazide. Canad. med. Ass. J. 89, 66—72 (1963).
GERLACH, U., u. E. SCHÜRMEYER: Stoffwechseluntersuchungen bei experimenteller Nierenschädigung durch Dihydrotachysterin. Z. ges. exp. Med. 132, 295—305 (1959).
GERTLER, M. M., K. MURAKAMI, and R. G. GUTHRIE: Oxidative phosphorylation in normal and failure liver, kidney and heart mitochondria. Proc. Soc. exp. Biol. Med. 121, 657—664 (1966).
GERTZ, K. H.: Transtubuläre Natriumchloridflüsse und Permeabilität für Nichtelektrolyte im proximalen und distalen Konvolut der Rattenniere. Arch. ges. Physiol. 276, 336—356 (1963).
—, J. A. MANGOS, G. BRAUN, and H. D. PAGEL: On the glomerular tubular balance in the rat kidney. Arch. ges. Physiol. 285, 360—372 (1965).
GESSA, G. L., and W. FERRARI: Influence of chlorothiazide, hydrochlorothiazide and acetazolamide on neuromuscular transmission in mammals. Arch. int. Pharmacodyn. 144, 258—268 (1963).
GESSLER, U., u. M. NEUHAUS: Experimentelle Untersuchungen intra- und extracellulärer Elektrolyt- und Wassergehaltsveränderungen nach Chlorthalidonbehandlung. Arch. exp. Path. Pharmakol. 244, 63—70 (1962).
GFELLER, J., u. W. SIEGENTHALER: Klinisch-experimentelle Untersuchungen mit dem Diureticum Chlosudimeprimyl. Klin. Wschr. 44, 746—748 (1966).
GIEBISCH, G.: Measurement of electrical potentials and ion fluxes on single renal tubules. Circulation 21, 879—891 (1960).
—, R. M. KLOSE, and E. E. WINDHAGER: Micropuncture study of hypertonic sodium chloride loading in the rat. Amer. J. Physiol. 206, 687—693 (1964).
— G. MALNIC, R. M. KLOSE, and E. E. WINDHAGER: Effect of ionic substitutions on distal potential differences in rat kidney. Amer. J. Physiol. 211, 560—568 (1966).
GILLENWATER, J. Y.: Antidiuretic properties of chlorothiazide in diabetes insipidus dogs Metabolism 14, 539—558 (1965).

Gillenwater, J. Y. and J. G. Llaurado, and G. D. Webster: Mechanism of chlorothiazide-induced kaliuresis. Fed. Proc. **23**, 306 (1964).

—, and G. D. Webster: Chlorothiazide-induced kaliuresis after adrenalectomy. J. Pharmacol. exp. Ther. **156**, 366—368 (1967).

Ginetzinsky, A. G.: Role of hyaluronidase in the reabsorption of water in renal tubules: the mechanism of action of the antidiuretic hormone. Nature **182**, 1218—1219 (1958).

— Relationship between urinary hyaluronidase and diuresis. Nature **189**, 235—236 (1961).

—, and L. N. Ivanova: The role of the system hyaluronic acid-hyaluronidase in the process of water reabsorption in tubules of the kidney. (Russian). Dokl. Akad. Nauk **119**, 1043—1045 (1958).

Göres, E.: The effect of diuretics devoid of mercury on the tissue respiration „in vitro" and oxidative phosphorylation of isolated hepatic mitochondria. [Russian.] Farmakol. i toksikol. **26**, 192—197 (1963).

—, u. H. Banaschak: Über die Beeinflussung des Kaliumtransports roter Blutzellen durch quecksilberfreie Diuretika. Acta biol. med. germ. **14**, 390—396 (1965).

—, u. F. Jung: Über die Beeinflussung der Acetazolamid- und Chlorazanildiurese der Ratte nach chronischer Vorbehandlung mit Chlorothiazid. Acta biol. med. germ. **6**, 35—42 (1961).

—, P. Lange u. A. Fähndrich: Die Wirkung des Acetazolamids und einiger verwandter Sulfonamide auf Harnstoffsynthese und Glutaminase I. Biochem. Pharmacol. **14**, 1585 bis 1594 (1965).

Goeroeg, P., u. L. Szporny: Die Wirkung von Glykocorticoiden und einigen anderen aktiven Steroiden auf die Krebs-Cyclus-Aktivität der Rattenniere. Biochem. Pharmacol. **14**, 1673—1677 (1965).

Gold, H., N. T. Kwit, A. J. Golfinos, and I. D. Bross: A rapid quantitative method for the comparison of diuretic agents in bed-patients with congestive failure. Amer. J. med. Sci. **239**, 665—680 (1960).

— —, D. Mehta, and I. D. J. Bross: Diuretic effect of polythiazide and sodium meralluride. Comparison in bedfast patients with edema. J. Amer. med. Ass. **190**, 571—574 (1964).

— —, C. R. Messeloff, M. L. Kramer, A. J. Golfinos, D. Mehta, W. Zahn, and L. Warshaw: Comparison of hydroflumethaizide and meralluride. J. Amer. med. Ass. **177**, 239—242 (1961).

Goldberg, M., M. A. Ramirez, T. C. Sansone, and S. J. Shubrooks: Use of renal tissue analysis to study site of action of diuretic agents. Clin. Res. **13**, 306 (1965).

Goldner, M. G., u. S. J. Bleicher: Über Thiazid-Hyperglykämie. Ärztl. Forsch. **19**, 170—174 (1965).

—, H. Zarowitz, and S. Akgün: Hyperglycemia and glycosuria due to thiazide derivatives administered in diabetes mellitus. New Engl. J. Med. **262**, 403—406 (1960).

Goodkind, M. J., R. M. Harvey, and D. W. Richards: Use of chlorothiazide in the treatment of edema. Amer. J. med. Sci. **235**, 164—167 (1958).

Grantham, J. J., R. W. Brown, and P. R. Schloerb: Asymptomatic hyponatremia and bronchogenic carcinoma: the deleterious effects of diuretics. Amer. J. med. Sci. **249**, 273—277 (1965).

Greenberg, S. R., M. Dresner, and R. Gorczyca: The effect of thiazide diuretics on insulin antibodies. Amer. J. med. Sci. **246**, 329—331 (1963).

Greene, J. A., Jr.: Effects of diazoxide on renal function in the dog. Proc. Soc. exp. Biol. Med. **125**, 375—379 (1967).

—, G. Gros, M. Fukuda, and J. M. Weller: Studies on the action of furosemide in renal insufficiency. J. Lab. clin. Med. **68**, 878—879 (1966).

Greene, M. A., A. J. Boltax, M. Niv, and E. Rogow: The influence of chlorothiazide upon the cardiovascular response to a vasoconstrictor drug, phenylephrine. Amer. J. med. Sci. **246**, 575—583 (1963).

— —, and E. S. Scherr: Acute effects of intravenous chlorothiazide upon cardiovascular hemodynamics. Amer. Heart J. **62**, 659—669 (1961).

Grenfell, R. R., A. H. Briggs, and W. C. Holland: Hypotensive effect of some anti-hypertensive drugs. Clin. pharmacol. Ther. **4**, 162—171 (1963).

Grollman, A. (Ed.): New diuretics and antihypertensive agents. Ann. N. Y. Acad. Sci. **88**, 771—1020 (1960).

—, and A. S. Dahr: Effect of chlorothiazide on the water and electrolyte content of tissues. Texas Rep. Biol. Med. **24**, 164—168 (1966).

Groot, C. A. de, and S. E. de Jongh: The influence of chlorothiazide on phosphate metabolism in rat kidney. Arch. int. Pharmacodyn. **139**, 380—390 (1962).

Gross, F., A. Plummer, u. H. Zeugin: Zur experimentellen Charakterisierung neuer Diuretica. Bull. Schweiz. Akad. med. Wissensch. **15**, 346—359 (1959).

Guichard, C., P. Blanquet et C. Vitte: Etude de l'influence des diurétiques sur l'élimination rénale du calcium. Thérapie **19**, 345—356 (1964).

GUIDOUX, R., et G. PETERS: Effets "diabétogènes" de l'hydrochlorothiazide et du N-mono-méthyacétamide chez le rat. Helv. physiol. acta **23**, C 93—94 (1965).

GULBENKIAN, A., J. J. PETILLO, L. J. SCHOBERT, F. SEIDMAN, and A. YANNELL: Hyper-glycemic effect of diazoxide. Fed. Proc. **22**, 543 (1963).

GUTMAN, A. B.: Uricosuric drugs with special reference to probenecid and sulfinpyrazone. In: S. GARATTINI, and P. A. SHORE (Eds.): Advances in pharmacology **4**, 91—142 (1966). New York-London: Academic Press 1966.

GUTMAN, J.: An extrarenal effect of hydrochlorothiazide. Experientia **19**, 544—545 (1963).

—, and M. CHAIMOVITZ: Effect of chlorothiazide on water consumption in the rat. Nature **209**, 410—411 (1966).

HÄNZE, S.: Der Magnesiumstoffwechsel. Stuttgart: Thieme 1966.

— Untersuchungen zur Wirkung verschiedener Diuretica auf die renale Magnesium- und Calciumausscheidung. Klin. Wschr. **38**, 1168 (1960).

—, u. H. SEYBERTH: Untersuchungen zur Wirkung der Diuretica Furosemid, Etacrynsäure und Triamteren auf die renale Magnesium- und Calciumausscheidung. Klin. Wschr. **45**, 313—314 (1967).

HAMILTON, J. T., and C. W. GOWDEY: A comparison of the effects of chlorothiazide, quin-ethazone and placebo on student volunteers and on rats: a teaching exercise. Canad. med. Ass. J. **95**, 62—67 (1966).

HAMLIN, R. L.; R. C. SMUTH, T. E. POWERS, and T. HASCHEN: Efficacy of various diuretics in normal dogs. J. Amer. Vet. Ass. **146**, 1417—1420 (1965).

HANSEN, K. B., and A. D. BENDER: Changes in serum potassium levels occuring in patients treated with triamterene and a triamterene-hydrochlorothiazide combination. Clin. pharmacol. Ther. **8**, 392—399 (1967).

HARBER, L. C., A. M. LASHINSKY, and R. L. BAER: Skin manifestations of photosensitivity due to chlorothiazide and hydrochlorothiazide. J. invest. Dermatol. **33**, 83—84 (1959).

HARLEY, J. D., J. D. ROBIN, and S. E. J. ROBERTSON: Thiazide-induced neonatal hemolysis? Brit. med. J. **1964 I**, 696—697.

HARRISON, J., and K. G. MCNEILL: Effect of chlorothiazide on caesium-137 excretion in human subjects. Canad. med. Ass. J. **89**, 1266—1265 (1963).

HART, L. G., and L. S. SCHANKER: Transport of chlorothiazide into bile. Pharmacologist **7**, 166 (1965).

— — Active transport of chlorothiazide into bile. Amer. J. Physiol. **211**, 643—644 (1966).

HAUSLER, L., and A. J. WOHL: Aspects of the antagonism between diazoxide and selected vasoconstrictor agents. Pharmacologist **7**, 145 (1965).

HAVARD, C. M.: Thiazide-induced antidiuresis in diabetes insipidus. Proc. roy. Soc. Med. **58**, 1005—1007 (1965).

HAVARD, C. W. H., and P. H. N. WOOD: The effect of diuretics on renal water excretion in diabetes insipidus. Clin. Sci. **21**, 321—332 (1961).

— — Clinical evaluation of benzthiazide, an oral diuretic. Brit. med. J. **1960 I**, 1773—1776.

HAYASHI, T. T., P. PHITAKSPHRAIWAN, and J. R. WILSON: Effects of diet and of diuretic agents in pregnancy toxemias. Obstet. Gynecol. **22**, 327—334 (1963).

HEALEY, L. A., G. J. MAGID, and J. L. DECKER: Uric acid retention due to hydrochloro-thiazide. New Engl. J. Med. **261**, 1358—1362 (1959).

HEALY, M.: Suppressing lactation with oral diuretics. Lancet **1961 I**, 1353—1354.

HEATH, W. C., and E. D. FREIS: Triamterene and hydrochlorothiazide in the treatment of hypertension. Ann. int. Med. **60**, 317 (1965).

— — Triamterene with hydrochlorothiazide in the treatment of hypertension. J. Amer. med. Ass. **186**, 119—122 (1963).

HEIDENREICH, O., L. BAUMEISTER, G. FÜLGRAFF, P. KELLER u. Y. KOOK: Die Wirkung von Eledoisin auf die Nierenfunktion des Hundes. Arch. int. Pharmacodyn. **156**, 348—357 (1965).

HEIMSOTH, V., R. BOLLINGER u. F. HARTMANN: Klinisch-experimentelle Untersuchungen zur Kohlehydrat-Stoffwechselstörung durch Saluretika. Med. Klin. **61**, 577—583 (1966).

—, u. F. HARTMANN: Untersuchungen zur Störung des Harnsäurestoffwechsels nach Saluretika-Verabreichung. Dtsch. med. Wschr. **90**, 1905—1908 (1965).

— — Klinische Bewertung der Kohlehydratstoffwechselstörungen durch Saluretika. Dtsch. med. Wschr. **90**, 1467—1473 (1965).

HEINEMANN, H. O., F. E. DEMARTINI, and J. H. LARAGH: The effect of chlorothiazide on renal excretion of electrolytes and free water. Amer. J. Med. **26**, 853—861 (1959).

HELLER, J., V. ŠRKHOVA, and J. VOSTÀL: The effect of various diuretic agents on renal electrolyte and urea concentration gradients in rats. Experientia **21**, 454—455 (1965).

HENNINGSEN, P., and D. BENVENISTE: Effect of hydrochlorothiazide and chlortalidone on renal reabsorption of glucose. Scand. J. clin. lab. Invest. **17**, 388—394 (1965).

Herken, H.: Die Regulation der gestörten Diurese durch Pharmaka. Arch. exp. Path. Pharmakol. 238, 158—195 (1960).
— Diuretika und tubuläre Funktionen der Niere. Dtsch. med. Wschr. 86, 2091—2100 (1961).
—, V. Neuhoff u. G. Senft: Biosynthese eines pteridinhaltigen Nucleotids in der Niere nach Applikation von Triamteren. Klin. Wschr. 43, 960—961 (1965).
—, G. Senft u. H. Wilutzky: Die Erzeugung von Natrium- und Wasserretention zur Prüfung der Diuretica. Arch. exp. Path. Pharmakol. 229, 123—138 (1956).
Herms, W., u. K. E. Hofmann: Untersuchungen an der Froschhaut zur Kenntnis des Wirkungsmechanismus von Diuretica auf transportaktive Membranen. Arch. exp. Path. Pharmakol. 251, 355—374 (1965).
Hess, J., N. A. Lassen, and O. Munck: Sodium transport and oxygen consumption in the mammalian kidney. Nature 190, 919—921 (1961).
Hess, R.: Renal histochemistry of oxidative enzyme systems in aminonucleoside nephrosis. Amer. J. Pathol. 37, 583—597 (1960).
—, D. G. Scarpelli. and A. G. E. Pearse: The cytochemical localization of oxidative enzymes. II. Pyridine nucleotide-linked dehydrogenase. J. biophys. biochem. Cytol. 4, 753—760 (1958).
Higgins, B. A., J. R. Nassin, J. Collins, and A. Hilb: The effect of bendrofluazide on urine calcium excretion. Clin. Sci. 27, 457—462 (1964).
Hodgkinson, C. P., F. A. D. Inch, and R. J. Sneed: Effects of flumethiazide, hydrochlorothiazide and acetazolamide on the intraocular pressure of rabbits receiving fludrocortisone. Amer. J. Ophthalmol. 55, 583—588 (1963).
Hollander, W., A. V. Chobanian, and R. W. Wilkins: The role of diuretics in the management of hypertension. Ann. N. Y. Acad. Sci. 88, 975—986 (1960).
—, R. N. Kaplan, A. V. Chobanian, and R. W. Wilkins: The antihypertensive activity of a non-diuretic benzothiadiazine, diazoxide. Ann. int. Med. 56, 668 (1962).
Holzgreve, H., A. Frick, G. Rumrich, M. Wiederholt u. K. J. Ullrich: Wirkungsweise von Diuretica auf den transtubulären Transport von Natriumchlorid. In: K. J. Ullrich u. K. Hierholzer (Hrsg.): Normale und pathologische Funktionen des Nierentubulus. 3. Symposium der Gesellschaft für Nephrologie. Bern-Stuttgart: H. Huber 1965, pp. 147—154.
Hook, J. B., A. H. Blatt, M. J. Brody, and H. E. Williamson: Effects of several saluretic-diuretic agents on renal hemodynamics. Clin. Res. 13, 424 (1965).
— — — — Effects of several saluretic diuretic agents on renal hemodynamics. J. Pharmacol. exp. Ther. 154, 667—673 (1966).
—, and H. E. Williamson: Addition of the natriuretic action of SKF 525-A to the action of certain other natriuretic agents. J. Pharm. exp. Ther. 146, 265—269 (1964).
— — Lack of correlation between natriuretic activity and inhibition of renal Na—K-activated ATP-ase. Proc. Soc. exp. Biol. Med. 120, 358—360 (1965)a.
— — Localization of the site of the natriuretic action of SKF 525-A. J. Pharm. exp. Ther. 150, 270—274 (1965)b.
Horster, F. A., G. Kuschinsky, G. Peters u. H. Brunner: Der Einfluß einer venösen Stauung im Kopfbereich auf die Wasser- und Elektrolytausscheidung von Ratten. Arch. exp. Path. Pharmakol. 239, 345—358 (1960).
Horstmann, H., H. Wollweber und K. Meng: Chemische Struktur und diuretische Wirkung in der Reihe der 4-Chlor-3-sulfonamido-benzolsulfonamide. Arzneimitt.-Forsch. 17, 653 bis 659 (1967).
Howell, S. L., and K. W. Taylor: Effects of diazoxide on insulin secretion in vitro. Lancet 1966 I, 128—129.
Hutcheon, D. E.: Problems in the human pharmacology of diuretic drugs. J. New Drugs 5, 13—20 (1965).
— Effects of antikaliuretic diuretics on biochemical complications of thiazide therapy. Pharmacologist 9, 196 (1967).
—, and G. Leonard: Therapeutic efficacy of diuretics with different duration of action. J. Amer. med. Ass. 185, 640—643 (1963).
— —, and A. E. Loniewski: Bioassay of diuretics in congestive heart failure: a comparison of quinethazone with hydrochlorothiazide. J. New Drugs 4, 148—153 (1964).
—, D. Mehta, and A. Romano: Diuretic action of furosemide (Lasix). Arch. int. Med. 115, 542—546 (1965).
—, and T. Takasu: The diuretic action of trichlormethiazide in patients with congestive heart failure. Clin. pharmacol. Ther. 1, 444—448 (1960).
Hutchison, J. C., P. M. Roediger, and M. Werblin: Cholestatic jaundice following administration of quinethazone. Curr. ther. Res. 6, 199—201 (1964).
Inoue, H., M. Takeda, K. Higaki, and H. Kugita: Synthesis and diuretic activity of benzothiadiazine derivatives (Jap.). Yokugaku Zasshi (J. Pharm. Soc. Japan) 85, 95—100 (1965).

IRMSCHER, K., P. BÖHM u. H. ZIMMERMANN: Zur Wirkung der Sali-Diuretica beim Diabetes insipidus. Dtsch. Arch. klin. Med. **209**, 289—306 (1964).

ISHIKAWA, E., R. M. OLIVER, and L. J. REED: Alpha keto acid dehydrogenase complexes. V. Macromolecular organization of pyruvate and alpha-ketoglutarate dehydrogenase complexes isolated from beef kidney mitochondria. Proc. Nat. Acad. Sci. **56**, 534—541 (1966).

ISORNI, P., et J. VANTELON: L'inversion des effets thérapeutiques dans l'usage discontinu des diurétiques. Presse méd. **70**, 2256—2258 (1962).

ISSEKUTZ, SEN., B. N. JOBBÀGYI, E. KELEMEN u. E. USZVALD: Über antisaluretisch wirkende Thiazidderivate. Acta physiol. Acad. Sci. hung. **23**, 407—413 (1963).

IVANČEVIČ, I., u. J. TABORSKY: Über die bromuretische Wirkung des Hydrochlorothiazid. Med. Pharmacol. exp. **3**, 140—143 (1960).

JACKMAN, G. B., V. PETROW, O. STEPHENSON, and A. M. WILD: Studies in the field of diuretic agents. Part IV. The condensation of some halogeno-2,4-disulphamoyl-benzene derivatives with basic reagents. J. Pharm. Pharmacol. **12**, 648—655 (1960).

— — — — Studies in the field of diuretic agents. Part VI. Some sulphamoyl benzoic acids. J. Pharm. Pharmacol. **14**, 679—686 (1962).

JACOBI, H., u. R. FONTAINE: 3-(alpha-Methylbenzyl)-6-chlor-7-sulfamyl-3,4-dihydro-1,2,4-benzothiadiazin-1,1-dioxyd, ein neues Salureticum. 2. Mitteilung. Arzneimittel-Forsch. **16**, 1332—1339 (1966).

JACONO, G., A. BRANCACCIO, B. D'ALESSANDRO, and R. DE LUCA: The effect of probenecid and hydrochlorothiazide on the clearances of free and conjugated 17-hydroxy-corticosteroids, total 17-ketosteroids, dehydroepiandrosterone, and androsterone. Endocrinology **69**, 231—237 (1961).

JANES, R. G., R. J. RUELF, and W. R. WILSON: Effect of guanethidine and adrenal demedullation on hyperglycemic responses to diazoxide in rats. Proc. Soc. exp. Biol. Med. **117**, 572—575 (1964).

JEANDET, H., G. SCHALLER et M. RUDHART: Action diurétique de la quinéthazone. Méd. et Hyg. (Genève) **20**, 720—722 (1962).

JOHNSON, B.: Antagonism to diazoxide of tolbutamide (Letter). Lancet **1967 II**, 417—418.

JONES, M. F., and J. R. CALDWELL: Acute hemorrhagic pancreatitis associated with administration of chlorthalidone. New Engl. J. Med. **267**, 1029—1031 (1962).

JONES, V. D., and E. J. LANDON: Diuretic agents on respiration and glycolysis of rat and rabbit kidney slices. Pharmacologist **7**, 166 (1965).

—, G. LOCKETT, and E. LANDON: A cellular action of mercurial diuretics. J. Pharm. exp. Ther. **147**, 23—31 (1965).

JUCKER, E., A. LINDEMANN u. E. SCHENKER: Konstitution und salidiuretischer Effekt von 3-sulfamyl-4-chlor-benzoesäure-Derivaten und verwandten Verbindungen. Arzneimittel-Forsch. **13**, 269—280 (1963).

KAESS, H., W. LOSERT, G. SCHULTZ, G. SENFT u. R. SITT: Zum Mechanismus der Aktivitäts-änderungen glykogenauf- und -abbauender Fermente nach Diazoxid. Arch. exp. Path. Pharmakol. **253**, 49—50 (1966).

KAGAWA, C. M., and C. G. VAN ARMAN: Bromide and chloride excretion with diuretic agents in animals. J. Pharmacol. exp. Ther. **129**, 343—349 (1960).

KAHN, M.: Effect of chlorothiazide on electrolyte excretion in intact and adrenalectomized rats. Amer. J. Physiol. **202**, 1141—1143 (1962).

KAKAVIATOS, N., J. TUCKMAN, and F. A. FINNERTY JR.: An antihypertensive agent which reduces peripheral resistance. Clin. Res. **10**, 174 (1962).

KAMM, D. E., and N. G. LEVINSKY: Effect of plasma sodium elevation on renal sodium reabsorption. Amer. J. Physiol. **206**, 1131—1136 (1964).

KARGER, W., u. W. NAGEL: Wirkungsweise verschiedener Pharmaka auf ionenaktive Membranen. Arch. ges. Physiol **279**, R 35 (1964).

KARTUM, P., et E. AZERAD: Expérimentation clinique d'un nouveau salidiurétique oral, le sel de potassium du trichlorméthyl-hydrochlorothiazide (PS 207) dans l'insuffisance cardiaque. Presse méd. **70**, 1197—1198 (1962).

KASHGARIAN, M., Y. WARREN, and H. LEVITIN: Micropuncture study of proximal renal tubular chloride transport during hypercapnea in the rat. Amer. J. Physiol. **209**, 655—658 (1965).

KASPER, H., u. I. HUELSCHER: Der Einfluß von Hydrochlorothiazid auf die Thiaminausscheidung im Urin. Klin. Wschr. **44**, 568—571 (1966).

—, P. KAMEL-LOTFI u. E. PEPPLER: Der Einfluß der durch Hydrochlorothiazid gesteigerten Diurese auf die Thiaminausscheidung im Urin bei der Ratte. Klin. Wschr. **41**, 770—773 (1963).

KAUFMANN, W., u. W. SIEGENTHALER: Diuretische Therapie der hydropischen Herzinsuffizienz. Dtsch. med. Wschr. **90**, 2253—2255 (1965).

KEAN, E. L., P. H. ADAMS, R. W. DAVIES, R. W. WINTERS, and R. E. DAVIES: Oxygen consumption and respiratory pigments of mitochondria of the inner medulla of the dog kidney. Biochem. biophys. acta **64**, 503—507 (1962).

KELLER, H. M.: Die Wirkung von Hygroton auf Diurese und Elektrolytausscheidung bei Patienten mit Oedemen verschiedener Genese. Schweiz. med. Wschr. **90**, 731—737 (1960).

KENNEDY, A. C., K. D. BUCHANAN, and C. CUNNINGHAM: The diuretic activity of bendrofluazide. Lancet **1960 I**, 1267—1270.

—, W. C. WATSON, and C. CUNNINGHAM: The diuretic activity of hydroflumethiazide. Lancet **1959 II**, 309—311.

KENNEDY, G. C., and J. D. CRAWFORD: Treatment of diabetes insipidus with hydrochlorothiazide. Lancet **1959 I**, 866—867.

— — A comparison of the effects of adrenalectomy and of chlorothiazide in experimental diabetes insipidus. J. Endocrinol. **22**, 77—86 (1961).

—, and L. E. HILL: Electrolyte conservation during the treatment of diabetes insipidus with benzothiadiazines. Quart. J. exp. Physiol. **48**, 248—252 (1963).

—, and R. A. PARKER: The effect of hydrochlorothiazide on the kidney of the electrolyte-deficient rat. Quart. J. exp. Physiol. **48**, 186—191 (1963).

—, E. SKADHAUGE, and P. HAGUE: The effect of hydrochlorothiazide on water intake and plasma osmolarity in diabetes insipidus in the rat. Quart. J. exp. Physiol. **49**, 417—423 (1964).

KESSLER, R. H.: The effects of metabolic inhibitors and diuretics on sodium chloride reabsorption and oxidative metabolism in the mammalian kidney. Ann. N. Y. Acad. Sci. **139**, 356—361 (1968).

—, K. HIERHOLZER, R. S. GURD, and R. F. PITTS: Localization of action of chlorothiazide in the nephron of the dog. Amer. J. Physiol. **196**, 1346—1351 (1959).

KEYES, J. W., and F. J. BERLACHER: Chlorothiazide (Diuril) — a new, nonmercurial, orally given diuretic. J. Amer. med. Ass. **169**, 109—112 (1959).

KIIL, F., K. AUKLAND, and H. E. REFSUM: Renal sodium transport and oxygen consumption. Amer. J. Physiol. **201**, 511—516 (1961).

KINDERMANN, G.: Alkalose und Tetanie bei der Behandlung mit Salidiuretika. Med. Klinik **59**, 137—140 (1964).

KINSOLVING, C. R., R. L. POST, and D. L. BEAVER: Sodium plus potassium transport adenosine-triphosphatase activity in kidneys. J. cell. compl. Physiol. **62**, 85—94 (1963).

KISSANE, J. M.: Quantitative histochemistry of the kidney. I. Segmental distribution of enzymes in the renal proximal tubule of normal rats. J. Histochem. Cytochem. **9**, 578—584 (1961).

—, and R. H. HEPTINSTALL: Experimental hydronephrosis: Morphologic and enzymatic studies of renal tubules in ureteric obstruction and recovery in the rat. I. Alkaline and acid phosphatases. Lab. Invest. **13**, 539—546 (1964).

— — Experimental hydronephrosis: Morphologic and enzymatic studies of renal tubules in ureteric obstruction and recovery in the rat. II. Pentose phosphate pathway. Lab. Invest. **13**, 547—551 (1964).

—, and E. HOFF: Quantitative histochemistry of the kidney. II. Enzymatic activities in glomeruli and proximal tubules in aminonucleoside nephrosis in rats. J. Histochem. Cytochem. **10**, 259—268 (1962).

KJELLBO, H., H. STAKEBERG, and J. MELLGREN: Possibly thiazide-induced renal necrotising vasculitis. Lancet **1965 I**, 1034—1035.

KLAPPER, M. S., and L. RICHARD: Polythiazide in hypertension. South. Med. J. **55**, 297—300 (1962).

KLEEMAN, C. R., J. BOHANNAN, D. BERNSTEIN, S. LING, and M. H. MAXWELL: Effects of variations in sodium intake on calcium excretion in normal humans. Proc. Soc. exp. Biol. Med. **115**, 29—32 (1964).

—, R. OKUN, and R. J. HELLER: The renal regulation of sodium and potassium in patients with chronic renal failure (CRF) and the effect of diuretics on the excretion of these ions. Ann. N. Y. Acad. Sci. **139**, 520—539 (1966).

KLEIN, M.: Agranulocytosis secondary to chlorthalidone therapy. Report of a case. J. Amer. med. Ass. **184**, 310—311 (1963).

KLINGENBERG, M., and D. PETTE: Proportions of mitochondrial enzymes and pyridine nucleotides. Biochem. biophys. Res. Commun. **7**, 430—432 (1962).

—, W. SLENCSKA u. E. RITT: Vergleichende Biochemie der Pyridinnucleotid-Systeme in Mitochondrien verschiedener Organe. Biochem. Z. **332**, 47—56 (1959).

KNOX, F. G., J. S. FLEMING, and D. W. RENNIE: Effects of osmotic diuresis on sodium reabsorption and oxygen consumption of kidney. Amer. J. Physiol. **210**, 751—759 (1966).

Kobinger, W.: Die Beeinflussung der maximalen Harnkonzentration sowie der Natrium- und Harnstoffgradienten im Nierengewebe durch ein Thiaziddiureticum. Arch. exp. Path. Pharmakol. **249**, 501—508 (1965).

—, u. U. Katic: Pharmakologische Eigenschaften von Benzhydroflumethiazid, einem neuen oral wirksamen Diureticum. Arch. exp. Path. Pharmakol. **238**, 435—453 (1960).

— — u. F. J. Lund: Beziehungen zwischen saluretischer Aktivität und Carboanhydrase-hemmwirkung bei aromatischen Sulfonamiden. Arch. exp. Path. Pharmakol. **240**, 469—482 (1961).

Koenig, R., Z. Foeldi u. C. J. Spolari: (Chinoin Gyog. Veg. Termekek G.) Patent DAS 1150079, 1963.

Königstein, R. P.: Manifestation of diabetes after massive saluretic therapy. Wien med. Wschr. **113**, 354—356 (1963).

— Zur Ätiologie der diabetogenen Wirkung der Saluretika. Wien. klin. Wschr. **77**, 988—989 (1965).

—, u. G. Maehr: Die Verwendung von Saluretika bei Diabetikern. Münch. med. Wschr. **112**, 82—84 (1962).

Kolodny, A. L., and R. Dabolins: Potentiating the hypotensive effect of hydrochloro-thiazide with syrosingopine. Angiology **11**, 180—185 (1960).

Krajci-Lazary, B., R. Dzurik, and T. R. Niederland: Metabolic activity of the kidneys. Acta physiol. Acad. Sci. hung. **26**, P 63 (1965).

Kramer, K., u. P. Deetjen: Beziehungen des O_2-Verbrauchs der Niere zu Durchblutung und Glomerulusfiltrat bei Änderung des arteriellen Druckes. Arch. ges. Physiol. **271**, 782—796 (1960).

Krebs, H. A.: Renal gluconeogenesis. Adv. Enzyme Regul. **1**, 385—400 (1963).

—, D. A. H. Bennett, P. de Gasquet, T. Gascoyne, and T. Yoshida: Renal gluconeogenesis. The effect of diet on the gluconeogenic capacity of rat kidney cortex slices. Biochem. J. **86**, 22—27 (1963).

—, and P. Lund: Formation of glucose from hexoses, pentoses, polyols and related substances in kidney cortex. Biochem. J. **98**, 210—214 (1966).

—, and T. Yoshida: Renal gluconeogenesis. II. The gluconeogenic capacity of the kidney cortex of various species. Biochem. J. **89**, 398—400 (1963).

Krück, F.: Osmotische Clearance, Elektrolytausscheidung und Säure-Basenhaushalt unter der Einwirkung verschiedener Diuretica. Arzneimittel-Forsch. **13**, 673—676 (1963).

Kühn, E.: Influence de l'antidiurèse obtenue par infusion de l'arginine-vasopressine. (AVP), de la lysine-vasopressine (LVP) et de l'oxytocine sur l'excrétion de calcium chez la brebis. Arch. int. Pharmacodyn. **160**, 480—484 (1966).

Kupfer, S., and J. D. Kosovsky: Effect of cardiac glycosides on renal tubular transport of calcium, magnesium, inorganic phosphate and glucose in the dog. J. clin. Invest. **44**, 1132—1143 (1965).

Kurtz, G. S.: Contribution à la recherche de l'antagonisme de la tétrodotoxine. Mémoire au titre d'assistant étranger, Fac. Méd. Paris, 1964.

Kuschinsky, G.: Methoden zur Prüfung diuretisch wirkender Stoffe. Arch. exp. Path. Pharmakol. **238**, 195—218 (1960).

Kvam, D. C., and H. C. Stanton: Studies on diazoxide hyperglycemia. Diabetes **13**, 639—644 (1964).

Lamberg, B. A., and B. Kuhlback: Effect of chlorothiazide and hydrochlorothiazide on the excretion of calcium in urine. Scand. J. clin. lab. Invest. **11**, 351—357 (1959).

Lambie, A. T., and J. S. Robson: Mechanism of "thiazide antidiuresis". Lancet **1965 II**, 1127.

Landau, B. R.: Gluconeogenesis and pyruvate metabolism in rat kidney, in vitro. Endocrinology **67**, 744—751 (1960).

Lant, A. F., W. I. Baba, and G. M. Wilson: On the clinical evaluation of diuretics, with particular reference to a new phthalimidine diuretic, clorexolone. Clin. pharmacol. Ther. **7**, 196—211 (1966).

Laragh, J. H.: The mode of action and use of chlorothiazide and related compounds. Circulation **26**, 121—132 (1962).

—, H. O. Heinemann, and F. O. Demartini: Effect of chlorothiazide on electrolyte transport in man: its use in the treatment of edema of congestive heart failure, nephrosis and cirrhosis. J. Amer. med. Ass. **166**, 145—152 (1958).

Lasch, F., W. Mente u. G. Schneider: Klinisch-experimentelle und therapeutische Erfahrungen mit dem neuen Salidiureticum Benzylhydroflumethiazid. Wien. klin. Wschr. **73**, 254—259 (1961).

Lassen, N. A., O. Munck, and J. H. Thaysen: Oxygen consumption and sodium reabsorption in the kidney. Acta physiol. scand. **51**, 371—384 (1961).

Lassen, N. A., and J. M. Thaysen: Correlation between sodium transport and oxygen consumption in isolated renal tissue. Biochem. biophys. Acta **47**, 616—618 (1961).

Lassiter, W. E., C. W. Gottschalk, and M. Mylle: Micropuncture study of renal tubular reabsorption of calcium in normal rodents. Amer. J. Physiol. **204**, 771—775 (1963).

Lavender, A. R., and T. N. Pullman: The renal effects of chlorothiazide. J. Pharmacol. exp. Ther. **134**, 281—285 (1961).

— — The renal action of malachite green, a diuretic drug. J. Pharmacol. exp. Ther. **146**, 87—91 (1964).

Lawrason, F. D., E. Alpert, F. L. Mohr, and F. G. McMahon: Ulcerative-obstructive lesions of the small intestine. J. Amer. med. Ass. **191**, 641—644 (1965).

Lean, E. L., P. H. Adams, R. W. Winters, and R. E. Davies: Energy metabolism of the renal medulla. Biochim. biophys. acta **54**, 474—478 (1961).

Lechene, C., et F. Morel: Microinjections de sodium et d'inuline marqués dans les capillaires du rein de Hamster. I. Perméabilité au sodium des segments tubulaires corticaux. Néphron **2**, 207—218 (1965).

Ledingham, J. G. C., and R. I. S. Bayliss: Ethacrynic acid: two years' experience with a new diuretic. Brit. med. J. **1965 II**, 732—735 (1965).

Lee, G. E., and W. R. Wragg: Sulphamoylbenzo-1,2,3,4-thiatriazine-1,1-dioxides: a new class with oral diuretic activity. J. Pharm. Pharmacol. **15**, 589—593 (1963).

Lehninger, A. L.: The mitochondria. Molecular basis of structure and function. New York-Amsterdam: W. A. Benjamin Inc. 1966, p. 42.

Leibman, K. C., D. Alford, and R. A. Boudet: Nature of the inhibition of carbonic anhydrase by acetazolamide and benzthiazide. J. Pharmacol. exp. Ther. **131**, 271—274 (1961).

Lichtwitz, A., R. Parlier, S. Deseze, D. Hioco et L. Miravet: L'effet hypocalciurique des sulfamides diurétiques. Sem. Hôp. (Paris) **37**, 2350—2362 (1961).

— —, C. Prouzet, L. F. Miravet, et S. Deseze: L'hypocalciurie de l' hydrofluméthiazide. Path. Biol., **8**: 1873—1877, 1960.

Liddle, G. W.: Aldosterone antagonists. Arch. int. Med. **102**, 998—1004 (1958).

Lieberman, J.: Cyclic fluctuation of sweat electrolytes in adult females: effect of polythiazide. Clin. Res. **14**, 155 (1966).

Light, A. E.: Diuretic activity of various compounds as determined by urinary excretion studies in rats. J. Amer. pharm. Ass., Sci. Ed. **48**, 335—345 (1959).

Lim, R. A., R. B. Forney, F. G. Henderson, and B. L. Martz: Changes in tissue electrolytes following the prolonged administration of hydrochlorothiazide. Clin. Res. **14**, 477 (1966).

Lindholmer, B., E. Nyman, and L. Räf: Non-specific stenosing ulceration of the small bowel. A preliminary report. Acta chir. scand. **128**, 310—311 (1964).

Lindner, A. E., N. Cohen, A. E. Dreiling, and H. D. Janowitz: Effect of acetazolamide on secretion of sodium and potassium by the human stomach. J. appl. Physiol. **17**, 514—521 (1962).

Lindner, E.: Die blutdrucksenkende Wirkung von Reserpin, Furosemid, und Reserpin in Kombination mit Furosemid beim experimentellen renalen Hochdruck der Ratte. Arzneimittel-Forsch. **16**, 628—630 (1966).

Lindsay, A. E., and H. Brown: Clinical experience with p-sulfonamido-benzoic acid, a carbonic anhydrase inhibitor, as a diuretic agent. J. Lab. clin. Med. **43**, 839—847 (1954).

Linke, A.: Die Behandlung des Diabetes insipidus mit saluretischen Sulfonamiden. Med. Welt **1960**, 968—973.

Lintrup, J., T. Friis, and N. I. Nissen: Comparative studies on the diuretic effect of chlorothiazide and spironolactone in cardiac and hepatogenic edema. Acta med. scand. **174**, 425—439 (1963).

Lister, R. E.: Potassium chloride and intestinal ulceration. Lancet **1965 II**, 794.

Llinas, J. M., et F. Ponz: Inhibición de la cetohexoquinasa de hégado por benzotiadiazinas. Rev. esp. Fisiol. **18**, 109—114 (1962).

Loftus, L. R., and H. O. Lloyd: Purpura due to trichlormethiazide. J. Amer. med. Ass. **180**, 410—411 (1962).

Logemann, W., and P. N. Giraldi: On the metabolism of methylated disulphonamides with a diuretic action — a contribution to the mechanism of action of chlorothiazide and similar compounds. Brit. J. Pharmacol. **18**, 61—64 (1962).

— —, and M. A. Patenti: Nature **182**, 1510—1511 (1958).

Losert, W., G. Schultz, G. Senft u. R. Sitt: Zum Mechanismus der Benzothiadiazinhyperglykämie. Arch. exp. Path. Pharmakol. **251**, 119—120 (1965).

—, G. Senft u. R. Sitt: Hormonale Regulationsstörungen als Ursache der Benzothiadiazinbedingten Kaliumverluste. Arch. exp. Path. Pharmakol. **251**, 120—121 (1965).

— — — G. Schultz u. H. Kaess: Die Beteiligung des Insulins an der Diazoxyd-Hyperglykämie. Arch. exp. Path. Pharmakol. **253**, 388—394 (1966).

LOTSPEICH, W. D., D. M. KELLER, and S. WOROKOW: A study of some effects of phlorizin on the metabolism of kidney tissue in vitro. J. biol. Chem. **222**, 843—853 (1956).

LOUBATIERES, A., M. M. MARIANI et R. ALRIC: Analyse des mécanismes impliqués dans l'action hyperglycémiante du diazoxide. C. R. Acad. Sci., Sér. D, **262**, 1792—1795 (1966).

— — — Analyse expérimentale du mécanisme de l'action hyperglycémiante du diazoxide. IIId International Pharmacological Congress, Sâo Paulo, 1966. Abstracts. Pg. 35.

LUND, F. J., and W. KOBINGER: Aromatic sulphamoyl compounds with diuretic action. Acta pharmacol. toxicol. **16**, 297—324 (1960).

—, and K. STØRLING: Pharmacological properties of a new diuretic: 5-chloro-2,4-bis-sulphon-amido-aniline. Acta pharmacol. toxicol. **15**, 300—306 (1959).

LUNDVALL, O., and S. JOHNSSON: Insuloma treated with diazoxide. Nord. Med. **73**,53—56 (1965).

LYON, A. F., and A. C. DE GRAFF: Diuretic therapy. Part IV. Pharmacology of thiazide diuretics. Amer. Heart J. **68**, 421—423 (1964a).

— — Diuretic therapy. Part V. Clinical use of thiazide diuretics. Amer. Heart J. **68**, 569—571 (1964b).

— — Diuretic therapy. Part VI. Metabolic complications of thiazide therapy and their correction. Amer. Heart J. **68**, 710—712 (1964c).

MAC GILLIVRAY, I.: Bendroflumethiazide and pregnancy. Amer. J. Obstet. Gynecol. **91**, 879 bis 880 (1965).

MAEHR, G., u. K. ROMMEL: Klinisch-experimentelle Untersuchungen zur Beeinflussung des Kohlehydratstoffwechsels durch Hydrochlorothiazid und Furosemid. Klin. Wschr. **44**, 48—51 (1966).

MAGID, G. J., S. H. LEVITT, H. A. HARPER, and P. H. FORSHAM: Ammonia intoxication in a patient with cirrhosis treated with chlorothiazide. J. Amer. med. Ass. **168**, 35—39 (1958).

MALNIC, G., R. M. KLOSE, and G. GIEBISCH: Micropuncture study of renal potassium excretion in the rat. Amer. J. Physiol. **205**, 674—686 (1964).

— — — Micropuncture study of distal tubular potassium and sodium transport in rat nephron. Amer. J. Physiol. **211**, 529—547 (1966a).

— — — Microperfusion study of distal tubular potassium and sodium transfer in rat kidney. Amer. J. Physiol. **211**, 548—559 (1966b).

— Evaluation of the mode of action of some diuretics by micropuncture methods. Abstr. 3rd Internat. Pharmacol. Congr., São Paulo 1966, pp. 138.

—, F. LACAZ VIEIRA, and H. ENOKIBARA: Effect of "furosemid" on chloride and water excretion in single nephrons of the kidney of the rat. Nature **208**, 80—81 (1965).

MALVIN, R. L., W. S. WILDE, and L. P. SULLIVAN: Localization of nephron transport by stop-flow analysis. Amer. J. Physiol. **194**, 135—142 (1958).

MARCHETTI, G., e L. MERLO: Effetti diuretici di alguni derivati dell'acido fenil-imidazo-piridin-carbonico. Farmaco, Ed. sci. **18**, 275—287 (1963).

MAREN, T. H.: The relation between enzyme inhibition and physiological response in the carbonic anhydrase system. J. Pharmacol. exp. Ther. **139**, 140—153 (1963).

—, and C. E. WILEY: Renal activity and pharmacology of N-acyl and related sulfonamides. J. Pharmacol. exp. Ther. **143**, 230—242 (1964).

MARKKANEN, T., E. MAEKILAE, and U. VAAJA: Hydrochlorothiazide and saliva. An experimental investigation on the effect of hydrochlorothiazide on the salivary secretion in man. Arzneimittel-Forsch. **14**, 1221—1222 (1964).

MARRI, G., J. TYLER, V. MARKS e E. SAMOLS: Min. Med. **57**, 2733—2736 (1966).

MARSH, D. J., K. J. ULLRICH, and G. RUMRICH: Micropuncture analysis of the behavior of potassium ions in rat renal cortical tubules. Arch. ges. Physiol. **277**, 107—119 (1963).

MARSHALL, F. N., and H. E. WILLIAMSON: Natriuretic response during infusion of beta-diethyl-aminoethyl-diphenyl-propyl-acetate hydrochloride (SKF 525-A) into the renal artery. J. Pharmacol. exp. Ther. **143**, 395—400 (1964).

MARTZ, B. L., T. SYESTER, K. SMEEDY, G. C. COKINOS, and D. SCHMID: A diuretic assay using normal subjects. Clin. pharmacol. Ther. **3**, 340—344 (1962).

MAXWELL, D. R., and J. M. McLUSKY: Hypotensive action of hydrochlorothiazide and clorexolone in the conscious normotensive dog. Nature **202**, 300—301 (1964).

MAXWELL, M. H., H. C. GONIOK, L. SCADUTO, M. L. PEARCE, and C. R. KLEEMAN: Hemodynamic studies of a monamine-oxidase inhibitor, D,L-serine-N^2-isopropyl-hydrazide (Ro-4-1038). Circulation **26**, 1279—1287 (1962).

McCANN, W. P.: Renal glucose metabolism and diuretic agents (chlormerodrin and chlorothiazide). Fed. Proc. **23**, 437 (1964).

— Renal glucose production and uptake in separate sites, and its significance. Amer. J. Physiol. **203**, 572—576 (1962).

— The oxidation of ketone bodies by mitochondria from liver and peripheral tissues. J. biol. Chem. **226**, 15—22 (1957).

— Quantitative histochemistry of the dog nephron. Amer. J. Physiol. **185**, 372—377 (1956).

McMurdo, R.: Thrombocytopenic purpura due to chlorothiazide. Practitioner **192**, 403—404 (1964).

McQueen, E. G., and R. B. I. Morrison: The hypotensive action of diuretic agents. Lancet **1960 I**, 1209—1212.

Meador, C. K., and W. C. Owen: Absence of kaluretic effect of thiazides in Addisonian subjects. Clin. Res. **13**, 245 (1965).

Mehta, D., C. R. Messeloff, N. T. Kwit, A. T. Golfinos, and H. Gold: Bioassay of bendroflumethiazide for diuretic efficacy by intramuscular injection in patients with edema. J. New Drugs **3**, 245—249 (1963a).

—, N. G. Suchak, S. S. Mandrekar, R. Khokhani, M. J. Shah, and U. K. Sheth: Some aspects of diuretic activity of cyclopenthiazide, and effect of spironolactone on them compared with mersalyl. Indian J. Physiol. Pharmacol. **7**, 100—106 (1963b).

Mendicino, J., and F. Vasarhely: Renal fructose-1,6-diphosphatase. J. biol. Chem. **238**, 3528—3534 (1963).

Meng, K.: Mikropunktionsuntersuchungen über den renalen Wirkungsmechanismus von Hydrochlorothiazid und Acetazolamid. Arch. exp. Path. Pharmakol. **251**, 170 (1965).

— Mikropunktionsuntersuchungen über die saluretische Wirkung von Hydrochlorothiazid, Acetazolamid und Furosemid. Arch. Pharmakol. exp. Ther. **257**, 355—371 (1967).

— u. G. Kroneberg: Untersuchungen an der Ratte zur Frage der diabetogenen Wirkung von Saluretica. Arch. exp. Path. Pharmakol. **251**, 433—444 (1965).

— — Erhöhung des Blutzuckers der Ratte durch Saluretica. Arch. exp. Path. Pharmakol. **247**, 351—352 (1964).

— — Pharmakologie von N-(4'-chlor-3'-sulfamoyl-benzolsulfonyl)-N-methyl-2-aminomethyl-2-methyl-tetrahydrofuran, einer neuen diuretisch wirkenden Verbindung. Arzneimitt.-Forsch. **17**, 653—665 (1967).

Menzies, D. N.: Controlled trial of chlorothiazide in treatment of early preeclampsia. Brit. med. J. **1964 I**, 739—742.

Merrill, J. P.: Experience with Dirnate, an oral diuretic. Amer. J. Med. **14**, 519 (1953).

Mertz, D. P.: Renotrope Wirkungen von synthetischem Bradykinin. Arch. exp. Path. Pharmakol. **244**, 405—419 (1963).

— Pharmakologische Eigenschaften von Hydrochlorothiazid im Vergleich zur Wirkung anderer Diuretica. Arch. exp. Path. Pharmakol. **237**, 71—93 (1959).

Meyer, P.: Personal communication (1968).

—, J. Menard, J. M. Alexandre et P. Milliez: Variations de l'activité de la rénine plasmatique après injection d'acide éthacrynique. J. Urol. Néphrol. **72**, 619—625 (1966).

— — —, and B. Weil: Correlations between plasma renin, hematocrit and natriuresis. Rev. Canad. Biol. **25**, 111—114 (1966b).

Meykadeh, F.: Le triamtérène. Méd. et Hyg. (Genève) **23**, 8—9 (1965).

Meyler, L.: Side-effects of drugs 1963—1965. Vol. 5. Amsterdam: Excerpta Med. Foundation 1966, pp. 229, 235.

Migone, L.: Acquisitions de physiopathologie rénale avec les diurétiques. Méd. et Hyg. (Genève) **18**, 548—550 (1960).

— Funzione tubulari del rene in corso di trattamento diuretico. In: Scritti in onore del prof. E. Maurizio in occasione del suo XXV anno di insegnamento. Genova 1962, pp. 1713 a 1745.

— Diverse modalità d'influenza dei diuretici sull'escrezione potassica. Atti Accad. med. lombarda **18**, 963—985 (1963).

—, S. Ambrosioli, and G. Baronio: Factors of renal potassium excretion during diuretic treatment. Proc. 2nd Internat. Congr. Nephrol.; Publ. House of the Czechoslovak Acad. Sci., 1963b, pp. 669—673.

— — A. Borghetti, P. Ottaviani e L. Scarpini: Attività enzimatiche del rene nella nefrite sperimentale da eteroanticorpi. Min. nefrol. **4**, 1—15 (1957).

— — e V. Ferioli: Fattori di escrezione potassica nel trattamento diuretico. Min. nefrol. **10**, 79—95 (1963a).

— — — e G. Missale: Alcuni effetti degli spironolattoni sulle funzioni tubulari del rene in diverse condizioni cliniche. Min. med. **54**, 817—823 (1963).

Milne, M. D.: Diuretics and electrolyte balance. In: J. M. Robson and R. S. Stacey (eds.): Recent advances in pharmacology, 3rd edition. London: J. & A. Churchill 1962, pp. 214 to 260.

Minkowitz, S., H. B. Soloway, J. E. Hall, and V. Yermakow: Fatal hemorrhagic pancreatitis following chlorothiazide administration in pregancy. Obstet. Gynecol. **24**, 337—342 (1964).

Misra, S. S., and S. P. S. Teotia: Hepatic coma precipitated by chlorothiazide in hepatic cirrhosis with ascites. Lancet **1960 I**, 464—466.

MONROE, K. E., L. H. GRANT, A. A. SASAHARA, and D. LITTMANN: Effect of chlorothiazide therapy on serum uric acid and uric acid excretion. New Engl. J. Med. 261, 290—292 (1959).
MOREL, F.: Les modalités de l'excrétion du potassium par le rein: étude expérimentale à l'aide de radio-potassium chez le lapin. Helv. physiol. acta 13, 276—294 (1955).
— Etude de l'excrétion tubulaire du potassium. C. R. 1er Cong. Internat. Néphrol. 1961, pp. 16—39.
MORGENSTERN, M., M. FREILICH, and J. PANISH: The circumferential small-bowel ulcer. J. Amer. med. Ass. 191, 637—640 (1965).
MORIN, Y., L. TURMEL, and J. FORTIER: Triamterene: clinical studies in arterial hypertension. Amer. Heart J. 69, 195—199 (1965).
MORRIS, N. F.: Hypertension in pregnancy and its treatment. In: F. GROSS (Ed.): Antihypertensive therapy: Principles and practice. An international symposium. Berlin-Heidelberg-New York: Springer 1966, pp. 324—337.
MORRISON, A. B.: Effect of potassium deficiency on action of chlorothiazide in the rat. Amer. J. Physiol. 205, 494—498 (1963).
MUDGE, G. H.: Influence of plasma composition on sodium excretion and diuretic action. Ann. N. Y. Acad. Sci. 139, 304—310 (1966).
MUSCHAWEK, R., und P. HAJDU: Die salidiuretische Wirksamkeit der Chlor-N-(2-furylmethyl)-5-sulfamyl-anthranilsäure. Arzneimittel-Forsch. 14, 44—47 (1964).
MUSTALA, O., and S. TOIVONEN: Comparison of the diabetogenic effects of chlorothiazide and furosemide. Ann. Med. Fenn. 54, 75—80 (1965).
MYERSON, R. M.: The diuretic effect of polythiazide in cirrhosis of the liver. Curr. ther. Res. 3, 431—437 (1961).
NABWANGU, J., M. J. STAQUET, J. K. VIKTORA, R. YABO, and F. W. WOLFF: Hormonal regulation of hyperglycemia due to diazoxide. Clin. Res. 13, 246 (1965).
NACHLAS, M. M., D. G. WALKER, and A. M. SELIGMAN: The histochemical localization of triphosphopyridine nucleotide diaphorase. J. biophys. biochem. Cytol. 4, 467—473 (1958).
NASSIM, J. R., and B. A. HIGGINS: Control of idiopathic hypercalciuria. Brit. med. J. 1965 I, 675—681.
NEAVERSON, M. A.: Neutropenia due to chlorthalidone. Lancet 1964 II, 208.
NECHAY, B. R., J. L. LARIMER, and T. H. MAREN: Effects of drugs and physiological alterations on nasal secretion in sea-gulls. J. Pharmacol. exp. Ther. 130, 401—410 (1960).
—, and E. SANNER: Interference of reserpine with the diuretic action of theophylline and hydrochlorothiazide in the chicken. Acta pharmacol. toxicol. 18, 339—350 (1961).
NEEDLEMAN, P.: Potentiation by phenobarbital of the diuretic response to chlorothiazide. Amer. J. Pharm. 134, 205—208 (1962).
NELSON, D. R., and W. E. CORNATZER: Role of the thyroid in the synthesis of heart, liver and kidney mitochondrial phospholipids. Endocrinology 77, 37—44 (1965).
— — Effect of digitoxin, aldosterone and dietary sodium chloride on incorporation of inorganic P^{32} into liver and kidney nuclear and mitochondrial phospholipids. Proc. Soc. exp. Biol. Med. 116, 237—242 (1964).
NEWSHOLME, E. A.: Regulation of the activities of phosphofructokinase and fructose diphosphatase in slices of kidney cortex. Biochem. J. 97, P 2 (1965).
NICOLAI, K. H.: Klinisch-experimentelle Untersuchungen über die Wirksamkeit von Brinaldix bei der Behandlung des Gestoseödems. Med. Welt 1965, 1320—1327.
NIETH, N., and P. SCHOLLMEYER: Substrate-utilization of the human kidney. Nature 209, 1244—1245 (1966).
NOBLE, M. I., D. TRENCHARD, and A. GUZ: The value of diuretics in respiratory failure. Lancet 1966 II, 257—260.
NORDQUIST, P., G. CRAMÉR, and P. BJÖRNTORP: Thrombocytopenia during chlorothiazide treatment. Lancet 1959 I, 271—272.
NORTHROP, G., and R. E. PARKS JR.: The effect of adrenergic blocking agents and theophylline on 3',5'-AMP-induced hyperglycemia. J. Pharmacol. exp. Ther. 145, 87—91 (1964).
NORUM, K. R.: The distribution of palmityl-CoA-carnitine palmityltransferase in human organs and tissues. Scand. J. clin. Lab. Invest. 17, Suppl. 86, 176 (1965).
NOVELLO, F. C., S. C. BELL, E. L. A. ABRAMS, J. ZIEGLER, and J. M. SPRAGUE: Diuretics: aminobenzenedisulfonamides. J. org. Chem. 25, 965—970 (1960).
—, and J. M. SRAGUE: Benzothiadiazine dioxides as novel diuretics. J. Amer. chem. Soc. 79, 2028—2029 (1957).
OCHWADT, B., E. SCHROEDER u. B. BETHGE: Untersuchungen über den Stoffwechsel unveresterter Fettsäuren an der isolierten Hundeniere mit Hilfe von C^{14}-Palmitinsäure. Arch. ges. Physiol. 286, 199—206 (1965).
OHKAWA, T., T. SONODA, H. YANO, M. TAKEUCHI, M. MIYAGAWA, K. KINOSHITA, T. KOTAKE, and T. KUSUNOKI: Histologic and histochemical studies on the kidney in experimentally induced hyperparathyroidism. Urol. internat. 17, 294—317 (1964).

ORBISON, J. L.: Failure of chlorothiazide to influence tissue electrolytes in hypertensive and non-hypertensive nephrectomized dogs. Proc. Soc. exp. Biol. Med. **110**, 161—164 (1692).

ORDONEZ, B. M.: Nueva associación medicamentosa (higroton-reserpina) en la hipertensión arterial. Prensa Med. Mex. **28**, 236—239 (1963).

OREN, B. G., M. RICH, and M. S. BELLE: Chlorothiazide (Diuril) as a hyperuricacidemic agent. J. Amer. med. Ass. **168**, 2128—2129 (1958).

ORLOFF, J.: Pitfalls in the use of stop-flow for the localization of diuretic action with special reference to Na reabsorption. Ann. N.Y. Acad. Sci. **139**, 344—355 (1966).

—, and R. W. BERLINER: Renal pharmacology. Pharmacol. Rev. **1**, 287—314 (1961).

—, and M. BURG: Effect of strophanthidin on electrolyte excretion in the chicken. Amer. J. Physiol. **199**, 49—54 (1960).

—, J. S. HANDLER, and A. S. PRESTON: The similarity of effects of vasopressin, adenosine-3′,5′-phosphate (cyclic AMP) and theophylline on the toad bladder. J. clin. Invest. **41**, 702—709 (1962).

ORTENZI, E.: I diuretici clorotiazidici nel trattamento dell'ipertensione essenziale di grado moderato. Rif. med. **74**, 821—823 (1960).

PAGE, I. H.: Drug treatment of hypertension. A public lecture. In: F. GROSS (ed.): Antihypertensive therapy: Principles and practice. An International Symposium. Berlin-Heidelberg-New York: Springer 1966, pp. 602—614.

P'AN, S. Y., A. SCRIABINE u. D. E. McKERSIE: Die diuretische Wirkung von Benzthiazid. Arch. exp. Path. Pharmakol. **238**, 129—130 (1960 b).

— — —, and W. M. McLAMORE: The pharmacological activities of benzthiazide (3-benzylthiomethyl-6-chloro-7-sulfamyl-1,2,4-benzothiadiazine-1,1-dioxide), a non-mercurial diuretic. J. Pharmacol. exp. Ther. **128**, 122—130 (1960 a).

PARSONS, V., and R. K. PRICE: Diuretic action of clopamide in oedematous patients. Practitioner **195**, 648—653 (1965).

PARSONS, W. B.: Treatment of hypertension with mebutamate alone and in combination with hydrochlorothiazide. J. New Drugs **4**, 188—189 (1964).

PATHE, G., H. J. ERNOULD et A. MOREL: Trois cas de syndrome polyuro-dipsique traités par les diurétiques saluriques. Sem. Hôp. (Paris) **32**, 567—572 (1963).

PATON, D. M.: Hazards of antihypertensive therapy. S. Afr. med. J. **38**, 31—34 (1964).

PAUSESCU, E., V. BERONIADE et A. PLESOIANU: L'activité enzymatique du rein perfusé à de basses températures. I. Etude in vitro sur l'oxydation de certains substratums du cycle de Krebs. Rev. Roumaine Physiol. **1**, 297—309 (1964).

PAYAN, H., and A. BLAUSTEIN: Potassium chloride and small bowel perforation. Gastroenterology **48**, 877—878 (1965).

PEARSON, B., and V. DEFENDI: Histochemical demonstration of succinic dehydrogenase in thin tissue sections by means of 2-(P-10-Dopheryl)-3-(p-nitro-phenyl)-5-phenyl tetrazolium chloride under aerobic concitions. J. histochem. Cytochem. **2**, 248—257 (1954).

PEART, W. S.: The renin-angiotensin system. Pharmacol. Rev. **17**, 143—182 (1965).

PECK, H. M., S. E. McKINNEY, J. E. BAER, E. C. McMANUS, and K. H. BEYER: Toxicologic evaluation of a saluretic agent, chlorothiazide (6-chloro-7-sulfamyl-1,2,4-benzothiadiazine-1,1-dioxide). J. Pharmacol. exp. Ther. **122**, 60 A, (1958).

PELTOLA, P.: Electrolyte disturbances caused by saluretics in the treatment of congestive heart failure. Ann. Med. int. Fenn. **52**, 35—41 (1965).

PETERS, G.: Pharmacology of diuretics. In: F. GROSS (ed.): Antihypertensive therapy: Principles and practice. An International Symposium. Berlin-Heidelberg-New York: Springer 1966, pp. 31—57.

— Effects of val$_5$-angiotensin II-amide and of hydrochlorothiazide on the kidney of renal hypertensive rats. Nephron **2**, 95—106 (1965).

— Compensatory adaptation of renal functions in the unanesthetized rat. Amer. J. Physiol. **205**, 1042—1048 (1963 a).

— Basi fisiologiche dell'azione dei diuretici. Atti Accad. Med. lombarda **18**, 931—939 (1963 b).

— Nebennierenrinden-Inkretion und Wasser-Elektrolythaushalt. Befunde und Deutungen. Leipzig: Thieme 1960.

—, H. BRUNNER, and F. GROSS: Isotonic saline diuresis and urinary concentrating ability in renal hypertensive rats. Nephron **1**, 295—309 (1964).

—, R. GUIDOUX u. L. GRASSI: Die diabetogene Wirkung von N-Monomethyl-Acetamid. Arch. Pharmakol. exp. Path. **255**, 58—59 (1966).

—, and G. SCHAECHTELIN: Renin, angiotensin and the kidney (facts and dreams). Antiseptic **63**, 209—225 (1966).

PETROW, V., O. STEPHENSON, and A. M. WILD: Studies in the field of diuretic agents. VII. 4-chloro-2′-methyl-3-sulphamoyl-benzanilides. J. Pharm. Pharmacol. **15**, 138—148 (1963).

— — — Studies in the field of diuretic agents. V. A new route to disulphamoyl derivatives of benzene. J. Pharm. Pharmacol. **12**, 705—719 (1960).

PIALA, J. J., J. W. POUTSIAKA, C. I. SMITH, J. C. BURKE, and B. N. CRAVER: Pharmacology of benzhydroflumethiazide (naturetin). J. Pharmacol exp. Ther. **134**, 273—280 (1961).

PINSON, R., JR., E. C. SCHREIBER, E. H. WISEMAN, J. CHIAINI, and D. BAUMGARTNER: The fate and excretion of polythiazide in the dog. J. med. pharm. Chem. **5**, 491—502 (1962).

PITTS, R. F.: Some reflections on mechanisms of action of diuretics. Amer. J. Med. **24**, 745—756 (1958).

— A comparison of the mode of action of certain diuretic agents. Progr. cardiovasc. Dis. **3**, 357—371 (1961)..

—, F. KRÜCK, R. LOZANO, D. W. TAYLOR, O. HEIDENREICH, and R. H. KESSLER: Studies on the mechanism of diuretic action of chlorothiazide. J. Pharmacol. exp. Ther. **123**, 89—97 (1958).

PLATTEBORSE, R., M. COMILIA, H. OOMS et W. PAGE: Diurétiques et bilans sodiques. Acta gastroenterol. belg. **28**, 312—356 (1965).

PORTER, G. A., and N. A. DAVID: Hydrochlorothiazide used alone in congestive heart failure, and in combination with prednisone and other diuretics in cirrhosis and nephrosis. Amer. J. med. Sci. **240**, 417—432 (1960).

POUTSIAKA, J. W., H. MADISON, L. G. MILLSTEIN, and J. KIRPAN: Effects of benzhydroflumethiazide (naturetin) on the renal excretion of calcium and magnesium. Toxicol. appl. Pharmacol. **3**, 455—458 (1961).

—, J. J. PIALA, C. I. SMITH, J. C. BURKE, and B. G. H. THOMAS: Pharmacologic studies of flumethiazide (Ademol). J. Pharmacol. exp. Ther. **128**, 405—413 (1960).

PRATT, E. B., and J. K. AIKAWA: Secretion and effect of hydrochlorothiazide in bile and pancreatic juice. Amer. J. Physiol. **202**, 1083—1086 (1962).

PRESCOTT, L. F.: Neonatal thrombocytopenia and thiazide drugs. Brit. med. J. **1964** I, 1438.

PREZIOSI, E., E. MARMO, and E. MIELE: On the mechanism of the antihypertensive effect of hydrochlorothiazide. Chemotherapia **2**, 1—6 (1961 b).

— — — Effets du chlorothiazide et de l'hydrochlorothiazide sur l'activité hypotensive de la réserpine. Arch. int. Pharmacodyn. **131**, 355—367 (1961 c).

—, E. MIELE, and E. MARMO: Experimental research on the anti-anginous effects of hydrochlorothiazide and other benzothiadiazine diuretics. Arch. int. Pharmacodyn. **140**, 308—318 (1962).

—, A. F. DE SHAEPDRIJVER, E. MARMO, and E. MIELE: On the mechanism of the antihypertensive effect of hydrochlorothiazide. Arch. int. Pharmacodyn. **131**, 209—229 (1961 a).

PULVER, R., E. G. STENGER u. B. EXER: Über die Hemmung der Carboanhydratase durch Saluretica. Arch. exp. Path. Pharmakol. **244**, 195—210 (1962).

—, H. WIRZ u. E. G. STENGER: Über das Verhalten des Diureticums Hygroton (G 33182) im Stoffwechsel. Schweiz. med. Wschr. **89**, 1130—1133 (1959).

RADO, J. P.: Mechanism of thiazide antidiuresis. Lancet **1965** II, 1018.

RÄF, L., and B. LINDHOLMER: Enteric-coated potassium chloride tablets and stenosing ulceration of the small intestine. Proc. Europ. Soc. Study Drug Tox. **6**, 15—21 (1965).

RAMIREZ, E. A., and F. E. TRISTANI: Clinical evaluation of parenteral polythiazide administration. Curr. ther. Res. **7**, 528 (1965).

RAMOS, G., A. RIVERA, J. C. PEÑA, and F. DÍES: Mechanism of the antidiuretic effect of saluretic drugs. Studies in patients with diabetes insipidus. Clin. pharmacol. Ther. **8**, 557—565 (1967).

RAPOPORT, M. I., and H. F. HURD: Thiazide-induced glucose intolerance treated with potassium. Arch. int. Med. **113**, 405—408 (1964).

READ, A. E., R. M. HASLAM, and J. LAIDLAW: Chlorothiazide in control of ascites in hepatic cirrhosis. Brit. med. J. **1958** I, 963—966.

—, J. LAIDLAW, R. M. HASLAM, and S. SHERLOCK: Neuropsychiatric complications following chlorothiazide therapy in patients with hepatic cirrhosis. Possible relation to hypokalaemia. Clin. Sci. **18**, 409—423 (1959).

RECTOR, F. C., JR., F. P. BRUNNER, and D. W. SELDIN: Mechanism of glomerulotubular balance. I. Effect of aortic constriction and elevated ureteropelvic pressure on glomerular filtration rate, fractional reabsorption, transit time and tubular size in the rat. J. clin. Invest. **45**, 590—602 (1966).

—, and J. R. CLAPP: Evidence for active chloride reabsorption in the distal tubule of the rat. J. clin. Invest. **41**, 101—107 (1962).

—, J. C. SELLMAN, M. MARTINEZ-MALDONADO, and D. W. SELDIN: The mechanism of suppression of proximal tubular reabsorption by saline infusions. J. clin. Invest. **46**, 47—56 (1967).

REMENCHIK, A. P.: Potassium depletion produced by administration of chlorthalidone to non-edematous patients with arterial hypertension. Amer. J. med. Sci. **252**, 171—176 (1966).

RENNICK, B., M. PRYOR, and N. YOSS: Inhibition of the renal transport of epinephrine by the benzothiadiazine compounds. J. Pharmacol. exp. Ther. **143**, 42—46 (1964).

Reubi, F. C., and P. T. Cottier: Effects of reduced glomerular filtration rate on responsiveness to chlorothiazide and mercurial diuretics. Circulation **23**, 200—210 (1961).

Reutter, F., u. F. Schaub: Harnsäurestoffwechsel und Salidiuretika. Dtsch. med. Wschr. **89**, 1101—1104 (1964).

— — Klinisch-pharmakologische Prüfung eines neuen Sulfonamiddiureticums (Quinethazone). Schweiz. med. Wschr. **93**, 826—830 (1963).

Richterich, R.: Natriuretic potency of hydrochlorothiazide in humans. Experientia **14**, 458 (1958).

— Experimentell-klinische Untersuchungen über Hydrochlorothiazid (Esidrex), ein neues, diuretisch wirksames Sulfonamid. Klin. Wschr. **37**, 355—365 (1959).

—, P. Spring u. H. Thönen: Klinische Erfahrungen mit Hydrochlorothiazid, einem neuen, oral verabreichbaren Sulfamiddiureticum. Schweiz. med. Wschr. **89**, 353—361 (1959).

Rissel, E., H. Schnack, N. Stefenelli u. F. Wewalka: Die Wirkungen von Hydrochlorothiazid auf den Wasser- und Elektrolytstoffwechsel bei Leberzirrhose. Dtsch. med. Wschr. **84**, 1221—1225 (1959).

Rivera, A., A. Flores, and M. A. Suarez: Sodium retention following diuretic therapy. Clin. pharmacol. Ther. **5**, 286—295 (1964).

Roberts, H. J.: Diuretic therapy in cirrhosis (Letter). Lancet **1966 II**, 109.

Robertson, J. E., D. A. Dusterhoft, and T. F. Mitchell Jr.: Diuretics. 6-substituted 3-ketoalkyl-3,4-dihydro-2H-1,2,4-benzothiadiazine-1,1-dioxides and related amides, oximes and hydrazones. J. med. Chem. **8**, 90—95 (1965).

Robinson, J. C., L. Keaty, R. Molinari, and I. W. Sizer: L-alpha-hydroxy acid oxidases of hog renal cortex. J. biol. Chem. **237**, 2001—2010 (1962).

Robson, J. S., and A. T. Lambie: The effect of chlorothiazide in diabetes insipidus with particular reference to the osmolality of the serum. Metabolism **11**, 1041—1053 (1962).

Roch-Ramel, F., and G. Peters: Intrarenal urea and electrolyte concentrations, as influenced by water diuresis and by hydrochlorothiazide. Europ. J. Pharmacol. **1**, 124—139 (1967).

Rodriguez, S. U., S. L. Leikin, and M. C. Hiller: Neonatal thrombocytopenia associated with ante partum administration of thiazide drugs. New Engl. J. Med. **270**, 881—884 (1964).

Roe, J. H., and D. S. Franklin: Lipolytic enzyme content of rat tissues. Proc. Soc. exp. Biol. Med. **121**, 708—709 (1966).

Roediger, P. M., J. Alden, D. Beardwood, and J. C. Hutchison: Benzothiadiazines and diabetes mellitus. II. Comparison of hyperglycemic effects of bendroflumethiazide and chlorothiazide in hypertensive patients with diabetes mellitus. Curr. ther. Res. **6**, 670—676 (1964).

Rooth, G., and C. Furst: The relation between hypopotassaemia and alkalosis during administration of polythiazide and chlorthalidone. Acta med. scand. **176**, 51—57 (1964).

Rosenman, R. H., S. C. Freed, and M. Friedman: Effect of DCA upon the blood pressure of rats fed varied dietary intakes of potassium and sodium. J. clin. Endocrinol. **14**, 661—670 (1954).

Ross, C. R., and E. J. Cafruny: Blockade of the diuretic action of benzothiadiazines. J. Pharmacol. exp. Ther. **140**, 125—132 (1963).

Rossi, C. S., and A. C. Lehninger: Stoichiometric relationships between accumulation of ions by mitochondria and the energy-coupling sites in the respiratory chain. Biochem. Z. **338**, 698—713 (1963).

Rowe, G. G., T. R. Leicht, W. C. Boake, J. C. Kyle, and C. W. Crumpton: The systemic and coronary hemodynamic effects of diazoxide. Amer. Heart J. **66**, 636—643 (1963).

Rubin, A. A., F. E. Roth, R. M. Taylor, and H. Rosenskilde: Pharmacology of diazoxyde, an antihypertensive, nondiuretic benzothiadiazine. J. Pharmacol. exp. Ther. **136**, 344—352 (1962).

— —, M. M. Winbury, J. G. Topliss, M. H. Sherlock, N. Sperber, and J. Black: New class of antihypertensive agents. Science **133**, 2067 (1961).

—, L. Zitowitz, and L. Hausler: Acute circulatory effects of diazoxide and sodium nitrite. J. Pharmacol. exp. Ther. **140**, 46—51 (1963).

Rummel, W., and H. F. Stupp: The influence of diuretics on the absorption of salts, glucose and water from the isolated small intestine of the rat. Experientia **18**, 303—309 (1962).

Ruskin, A., and B. Ruskin: The diuretic effects of polythiazide in edematous states. Texas Rep. Biol. Med. **20**, 665—670 (1962).

Rutman, J. Z., L. E. Meltzer, J. R. Kitchell, R. J. Rutman, and P. George: Effect of metal ions on in vitro gluconeogenesis in rat kidney cortex slices. Amer. J. Physiol. **208**, 841—846 (1965).

Saarima, H. A.: The effect of hydrochlorothiazide on the normal diurnal rhythm of the body temperature in man. Ann. med. exp. Fenn. **41**, 311—314 (1963).

SACHS, J. R., and L. G. WELT: The influence of diuretic agents on the cation transport system in the human red blood cell. Clin. Res. **14**, 109 (1966).

SACKNER, M. A., A. A. WALLACE, and S. BELLET: The diuretic effects of hydrochlorothiazide in congestive heart failure, cirrhosis, chronic renal disease and hypertension. Preliminary report based on a study of 28 cases. Amer. J. med. Sci. **237**, 575—584 (1959).

SAGILD, U., V. ANDERSON, and P. B. ANDREASEN: Glucose tolerance and insulin responsiveness in experimental potassium depletion. Acta med. scand. **169**, 243—251 (1961).

SAMAAN, N., C. T. DOLLERY, and R. FRASER: Diabetogenic action of benzothiadiazines. Serum insulin-like activity in diabetes worsened or precipitated by thiazide diuretics. Lancet **1963 II**, 1244—1247.

SAMSON, W. E.: Clinical evaluation of polythiazide in hypertension and congestive heart failure: a comparative double-blind study. Amer. J. med. Sci. **249**, 571—575 (1965).

SANBAR, S. S.: Metabolism of plasma glucose and lipids following diazoxide administration in dogs. Metabolism **16**, 259—270 (1967).

SANDLER, G.: Quinethazone, a new oral diuretic. Brit. med. J. **1964 II**, 288—292.

SANNER, E.: Studies on biogenic amines and reserpin-induced block of the diuretic action of hydrochlorothiazide and theophylline in the chicken. Acta pharmacol. toxicol. **22**, Suppl. **1**, 7—33 (1965).

SANTUCCI, G.: L'action des diuretiques sulfamides au cours des diverses phases évolutives de l'hypertension rénale expérimentale. Thèse de Lyon, 1964.

SASTRY, B. V., and M. T. BUSH: Enhancement of the renal excretion of cesium^{137} in rats treated with acetazolamide and related compounds. J. Pharmacol. exp. Ther. **143**, 30—41 (1964).

SATALINE, L. R.: More on chlorthalidone. New Engl. J. Med. **268**, 390 (1963).

SAUDAN, Y., D. MASSON et B. CURCHOD: L'influence des salidiurétiques sur la régulation de le glycémie. Praxis **50**, 45—48 (1961).

SCARPELLI, D. G., R. HESS, and A. G. E. PEARSE: The cytochemical localization of oxidative enzymes. I. Diphosphopyridine nucleotide diaphorase and triphosphopyridine nucleotide diaphorase. J. biophys. biochem. Cytol. **4**, 747—751 (1958).

SCARSELLI, V.: Diuretici e reattività di strisce di aorte ad alcuni stimoli fisiologici. Arch. int. Pharmacodyn. **157**, 322—329 (1965).

SCHÄFER, H. E., u. G. BECKER: Beeinflussung des aktiven Erythrozytenvolumens und des intra- und extrazellulären Mineralbestandes nach intravenöser Verabreichung von Hydrochlorothiazid. Z. ges. inn. Med. **16**, 289—293 (1961).

SCHAFROTH, P., u. R. RICHTERICH: Das isolierte Glomerulum der Rattenniere. IV. Enzymmuster der Endoxydation. Enzymol. biol. clin. **3**, 165—183 (1963).

SCHLITTLER, E., G. DE STEVENS u. L. H. WERNER: Neuere Entwicklungen auf dem Gebiet der quecksilberfreien Diuretica. Angew. Chemie **74**, 317—326 (1962).

SCHLOSSMANN, K.: Konzentration im Plasma und Clearance von N-(4'-chlor-3'-sulfamoyl-benzolsulfonyl)-N-methyl-2-aminomethyl-2-methyl-tetrahydrofuran und N-(4'-chlor-3'-sulfamoyl-benzol sulfonyl)-N-methyl-2-aminomethyl-2-methyl-5-oxo-tetrahydrofuran. Arzneimitt.-Forsch. **17**, 688—691 (1967).

SCHMUZIGER, V. P.: Brinaldix, ein neues Salidiuretikum. Praxis **52**, 1066—1070 (1963).

SCHOLLMEYER, P., u. M. KLINGENBERG: Über den Cytochrom-Gehalt tierischer Gewebe. Biochem. Z. **335**, 426—439 (1962).

SCHOTLAND, M. G., M. M. GREENBACH, and J. STRAUSS: The effects of thiazides in nephrogenic diabetes insipidus. Pediatrics **31**, 741—753 (1963).

—, and M. M. GRUMBACH: Neutropenia in an infant secondary to hydrochlorothiazide therapy. Pediatrics **31**, 754—758 (1963).

SCHREIBER, W.: Über die blutdrucksenkende Wirkung des Saluretikums Polythiazid. Med. Welt **1963**, 2146—2148.

SCHREINER, G. E.: Chlorothiazide in renal disease. Ann. N. Y. Acad. Sci. **71**, 420—432 (1958).

—, and H. A. BLOOMER: Effect of chlorothiazide on the edema of cirrhosis, nephrosis, congestive heart failure, and chronic renal insufficiency. New Engl. J. Med. **257**, 1016—1022 (1957).

SCHULTZ, E. M.: U. S. Patent 2835702, 1958.

SCHULTZ, G., G. SENFT, W. LOSERT u. R. SITT: Biochemische Grundlagen der Diazoxid-Hyperglykämie. Arch. exp. Path. Pharmakol. **253**, 372—387 (1966).

SCHULTZ, J., M. HOLTZ u. I. HAGEMANN: Der Einfluß einer langdauernden Verabfolgung von Hydrochlorothiazid auf die Entwicklung eines experimentellen renalen Hypertonus sowie auf den Elektrolythaushalt der Ratte. Acta biol. med. germ. **10**, 117—125 (1963).

SCHWAB, M., u. H. IMMICH: Ergebnisse einer klinisch-pharmakologischen Gemeinschaftsuntersuchung mit dem Saluretikum Bayer 1500. In: L. HEILMEYER, M. J. MOLTMEIER u. F. MARONGIU (Hrsg.): Diureseforschung. Stuttgart: Thieme 1967, S. 12—22.

SCHWAB, R. H., J. K. PERLOFF, and R. PORUS: Chlorothiazide-induced gout and diabetes. Arch. int. Med. **111**, 465—470 (1963).
SCHWARTING, G.: Diuretische und saluretische Wirkungen von Chlorothiazid unter normalen und pathologischen Bedingungen. Klin. Wschr. **37**, 476—483 (1959).
SCRIABINE, A., B. KOROL, B. KONDRATAS, M. YU, S. Y. P'AN, and J. A. SCHNEIDER: Pharmacological studies with polythiazide, a new diuretic and antihypertensive agent. Proc. Soc. exp. Biol. Med. **107**, 864—872 (1961).
—, S. Y. P'AN, B. KONDRATAS, J. McMANUS, and W. McLAMORE: Diuretic activity of a dihydro-analog of benzthiazide (3-benzyl-thiomethyl)-6-chloro-7-sulfamyl-3,4-dihydro-1,2,4-benzothiadiazine-1,1-dioxide). Chemotherapia **4**, 405—412 (1962).
— —, D. ROWLAND, and C. BERTRAND: Some aspects of pharmacological activity of benzthiazide in dogs. J. Pharmacol. exp. Ther. **133**, 351—356 (1961).
—, E. C. SCHREIBER, M. YU, and E. H. WISEMAN: Renal clearance of polythiazide. Proc. Soc. exp. Biol. Med. **110**, 872—875 (1962).
SEITZ, H., and Z. F. JAWORSKI: Effect of hydrochlorothiazide on serum and urinary calcium and urinary citrate. Canad. med. Ass. J. **90**, 414—420 (1964).
SELLER, R. H.: M. FUCHS, G. ONESTI, C. SWARTZ, A. N. BREST, and J. H. MOYER: Clinical experience with a new type of orally effective diuretic agent. Clin. pharmacol. Ther. **3**, 180—183 (1962).
—, C. SWARTZ, and G. ONESTI: The clinical pharmacology of polythiazide. Curr. ther. Res. **5**, 198—201 (1963).
SELLERI, R., O. CALDINI, R. SPANO, G. CASCIO, and M. PALAZZOADRIANO: Synthesis of new derivatives of coumarin and analysis of their action. Arzneimittel-Forsch. **15**, 910—913 (1965).
SENFT, G.: Der Einfluß von Glucocorticosteroiden auf die Wirkung von Hydrochlorothiazid bei Ratten mit einer Aminonucleosidnephrose. Arch. exp. Path. Pharmakol. **241**, 555—556 (1961).
— Membrantransport und Pharmaka. In: K. J. ULLRICH u. K. HIERHOLZER (Eds.): Normale und pathologische Funktionen des Nierentubulus. 3. Symposium der Gesellschaft für Nephrologie. Bern-Stuttgart: H. Huber 1965, pp. 63.
— On the action of benzothiadiazines and related compounds on enzymic and hormonal regulations of carbohydrate metabolism. Abstracts 3d International Pharmacological Congress. Sâo Paulo, 1966, pp. 139.
— Personal communication (1967).
—, W. LOSERT, G. SCHULTZ, R. SITT u. H. K. BARTELHEIMER: Ursachen der Störung im Kohlehydratstoffwechsel unter dem Einfluß sulfonamidierter Diuretica. Arch. exp. Path. Pharmakol. **255**, 369—382 (1966).
SETTLE, H. P. JR., R. J. KILEY, W. J. MUNSIE, and J. A. OWEN JR.: Chlorothiazide-diazoxide hyperglycemia and nephrotoxicity in the intact rat. Clin. Res. **14**, 78 (1966).
SEVELIUS, H., and J. P. COLMORE: Combination of triamterene and hydrochlorothiazide in treatment of congestive heart failure. J. New Drugs **5**, 43—50 (1965).
SFIKAKIS, P. P., and A. B. AVRAMIDIS: Hygroton-induced gout, with a review on sulphonamide diuretics-precipitated gouty arthritis. Z. Rheumaforsch. **22**, 83—88 (1963).
SHALDON, S., R. H. SILVA, A. I. RAE, J. POMEROY, J. RYDER, and S. SHERLOCK: Effects of chlorothiazide on renal ammonia production, plasma electrolytes, and acid-base balance in acute renal failure. Proc. Soc. exp. Biol. Med. **113**, 983—986 (1963).
SHANKLIN, D. R.: Pancreatic atrophy apparently secondary to hydrochlorothiazide. New Engl. J. Med. **266**, 1097—1099 (1962).
SHAPIRA, F.: Activité fructose-1-phospho-aldolasique des tissus de mammifères. I. Répartition de l'activité fructose-1-phospho-aldolasique dans les tissus de mammifères. Bull. Soc. chim. Biol. **43**, 1357—1365 (1961).
SHAPIRO, A. P., T. G. BENEDEK, and J. L. SMALL: Effect of thiazides on carbohydrate metabolism in patients with hypertension. New Engl. J. Med. **265**, 1028—1033 (1960).
SHEPPARD, H., T. F. MOWLES, N. BOWEN, A. A. RENZI, and A. J. PLUMMER: Distribution and fate of hydrochlorothiazide-H3. Toxicol. appl. Pharmacol. **2**, 188—194 (1960).
— —, and A. J. PLUMMER: Determination of hydrochlorothiazide in urine. J. Amer. pharmaceut. Ass., Sci. Ed. **49**, 722—723 (1960).
SHERLOCK, S., B. SENEWIRATNE, A. SCOTT, and J. G. WALKER: Complications of diuretic therapy in hepatic cirrhosis. Lancet **1966 I**, 1049—1053.
SHIBKO, S., and A. L. TAPPEL: Rat-kidney lysosomes: isolation and properties. Biochem. J. **95**, 731—741 (1965).
SHORE, V., and B. SHORE: Effect of mercuric chloride on some kidney enzymes in chow-fed and sucrose-fed rats. Amer. J. Physiol. **198**, 187—190 (1960).
SIEDEL, W., u. K. STURM: DAS 1 141 992, 1963.

SILAH, J. G., R. E. JONES, F. A. BASHOUR, and N. M. KAPLAN: The effect of acute administration of chlorothiazide upon the pressor responsiveness to angiotensin and norepinephrine. Amer. Heart J. **69**, 301—305 (1965).

SIMPSON, F. O.: Clinical trial of a new oral diuretic, M & B 8430. Curr. ther. Res. **6**, 21—26 (1964).

SITT, R., G. SENFT, W. LOSERT u. H. K. BARTELHEIMER: Wirkungsverlust des Insulins als Ursache der N-Monomethylacetamid-Hyperglykämie. Arch. Pharmakol. exp. Path. **255**, 383—387 (1966).

— — — u. H. KAESS: Der Einfluß von Hydrochlorothiazid und die blutzuckersteigernde Wirkung des Diazoxids. Arch. exp. Path. Pharmakol. **253**, 402—408 (1966).

SKADHAUGE, E.: Investigations into the thiazide-induced antidiuresis in patients with diabetes insipidus. Acta med. scand. **174**, 739—749 (1963).

SLOTKOFF, L. M., G. M. EISNER, W. ADAMSON, and L. S. LILIENFOELD: Effect of chlorithiazide on renin secretion. Clin. Res. **14**, 492 (1966).

SMILO, R. P., W. R. BEISEL, and P. H. FORSHAM: Reversal of thiazide-induced transient hyperuricemia by uricosuric agents. New Engl. J. Med. **267**, 1225—1227 (1962).

SNAIR, D. W., and F. C. LU: The effect of chlorothiazide on sex organs in rats. Toxicol. appl. Pharmacol. **1**, 147—149 (1959).

SNEIDER, T. W., and H. L. SHORE: Phospholipid kinetics in the isolated perfused dog kidney. Fed. Proc. **22**, 575 (1963).

SOFFER, A.: The changing clinical picture of digitalis intoxication. Arch. int. Med. **107**, 681—688 (1961).

SPATER, H. W., A. B. NOVIKOFF, and B. MASEK: Adenosinetriphosphatase activity in the cell membranes of kidney tubule cells. J. biophys. biochem. Cytol. **4**, 765—770 (1958).

SPAULDING, W. B.: Dangers in the use of some potent drugs. Canad. med. Ass. J. **87**, 1275—1281 (1962)

SPERBER, R. J., S. FISH, A. C. DE GRAFF, and P. R. FREUDENTHAL: Correction of the diuretic-induced hypokalemia and hyperuricemia. Amer. J. med. Sci. **249**, 269—272 (1965).

SPIEKERMAN, R. E., R. W. P. ACHOR, K. G. BERGE, and W. F. McGUCKIN: Antihypertensive properties of polythiazide and chlorothiazide. Comparative double-blind study. J. Amer. med. Ass. **184**, 191—196 (1963).

—, K. G. BERGE, D. L. THURBER, S. W. GEDGE, and W. F. McGUCKIN: Potassium-sparing effects of triamterene in the treatment of hypertension. Circulation **34**, 524—531 (1966).

SPRAGUE, J. M.: The chemistry of diuretics. Ann. N. Y. Acad. Sci., **71**, 328—343 (1958).

STANTON, H. C., and J. B. WHITE JR.: Hypotensive actions of drugs on unanesthetized normotensive and "metacorticoid" hypertensive rats, determined by a direct recording technique. Arch. int. Pharmacodyn **154**, 351—363 (1965).

STAQUET, M., J. C. DEMANET et G. J. MERCENIER: Etude clinique de l'interaction de la digitale et d'un diurétique sur le métabolisme du potassium et du sodium. Acta clin. belg. **19**, 5—12 (1964).

—, J. NANWANGU, and F. W. WOLFF: The effect of thiazides on the blood sugar of alloxanized and suballoxanized rats. Metabolism **14**, 1307—1310 (1965).

—, J. K. WALES, P. B. BRADLEY, and F. W. WOLFF: Effect of diazoxide in eviscerated dogs. Clin. Res. **14**, 68 (1966).

—, R. YABO, J. VIKTORA, and F. W. WOLFF: An adrenergic mechanism for hyperglycemia induced by diazoxide. Metabolism **14**, 1000—1009 (1965).

STEIGMANN, I., and R. GRIFFIN: Evaluation of quinethazone, a new diuretic. J. Amer. geriat. Soc. **11**, 945—951 (1963).

STEINER, D. F.: Mechanism of regulation of hepatic glycogen synthesis. Nature **204**, 1171—1173 (1964).

STENGER, E. G.: Die diuretische Wirkung neuer Sulfamylderivate. Bull. Schweiz. Akad. med. Wissensch. **15**, 339—345 (1959).

—, u. H. WIRZ: Pharmakologie und Wirkungsmechanismus von Hygroton. Chemotherapia **1**, 254—263 (1960).

— — u. R. PULVER: Hygroton (G 33182), ein neues Salidiuretikum mit protrahierter Wirkung. Schweiz. med. Wschr. **89**, 1126—1130 (1959).

STEWART, W. K., and L. W. CONSTABLE: The diuretic response to Hygroton, mersalyl and Aldactone. Lancet **1961 I**, 523—530.

STURM, K., W. SIEDEL u. R. WEYER: DAS 1 129 501, 1962.

SUKI, W., F. C. RECTOR JR., and D. W. SELDIN: The site of action of furosemide and other sulfonamide diuretics in the dog. J. clin. Invest. **44**, 1458—1469 (1965).

SULLIVAN, L. P., and J. H. PIRCH: Effect of bendroflumethiazide on distal nephron transport of sodium, potassium and chloride. J. Pharmacol. exp. Ther. **151**, 168—179 (1966).

SUTHERLAND, E. W., and W. D. WOSILAIT: The relationship of epinephrine and glucagon to liver phosphorylase. I. Liver phosphorylase: preparation and properties. J. biol. Chem. **218**, 459—468 (1956).

Swartz, C., R. Seller, M. Fuchs, A. N. Brest, and J. H. Moyer: Five years' experience with evaluation of diuretic agents. Circulation 28, 1042—1049 (1963a).
—, R. H. Seller, M. Fuchs, S. Spitzer, G. Onesti, A. N. Brest, and J. H. Moyer: The clinical pharmacology of cyclothiazide. Am. J. med. Sci. 245, 573—581 (1963b).
Tabachnik, I. I. A., A. Gulbenkian, and F. Seidman: Further studies on the metabolic effects of diazoxide. J. Pharmacol. exp. Ther. 150, 455—462 (1965).
— — — The effect of a benzothiadiazine, diazoxide, on carbohydrate metabolism. Diabetes 13, 409—418 (1964).
— —, and A. Yannell: The hyperglycemic activity of benzothiadiazine and other diuretics. Life Sci. 4, 1931—1936 (1965).
—, W. Zeman, and J. Black: The effect of a benzothiadiazine on carbohydrate metabolism. Diabetes 12, 354 (1963).
Taborsky, J., u. I. Ivančevič: Die Bromurese unter Hydrochlorothiazid an Ratten. Med. pharmacol. exp. 5, 442—446 (1961).
—, M. Rabadžija u. Z. Supek: Der Einfluß von Hypophysenhinterlappen-Hormonen auf die Diurese, Chlorid- und Bromidausscheidung bei Ratten. Med. pharmacol. exp. 14, 212—216 (1966).
Taggart, J. V.: Mechanisms of renal tubular transport. Amer. J. Med. 24, 774—784 (1958).
— Biochemical aspects of renal tubular transport. In: S. S. Bradley (Ed.): Trans. 1st Conf. on Renal Functions, 1949.
Talso, P. J., A. P. Remenchik, and A. F. Cutiletta: Effects of diuretic agents on serum and tissue electrolytes in rats. Proc. Soc. exp. Biol. Med. 122, 78—81 (1966).
Tannenbaum, P. J., and A. D. Crosley Jr.: A comparison of the effects of hydrochlorothiazide, and hydrochlorothiazide in combination with triatmenterene, on electrolyte balance. Clin. pharmacol. Ther. 7, 777—782 (1966).
Tapia, F. A.: Diuretic and antihypertensive effects of polythiazide (Renese). Curr. ther. Res. 3, 365—377 (1961).
Taquini, A. C.: Considerations on the effect of chlorothiazide in hypertension. Arch. int. Pharmacodyn. 140, 549—555 (1962).
Taugner, R., u. I. Iravani: Autoradiographische Untersuchungen zur Verteilung von Hydrochlorothiazid, Chlorthalidon, Aminoisometradin und Theophyllin im Körper und speziell in der Niere. Arzneimittel-Forsch. 15, 538—542 (1965).
Taylor, C. B.: The effect of mercurial diuretics on adenosine-triphosphatases of rabbit kidney in vitro. Biochem. Pharmacol. 12, 539—550 (1963).
Taylor, R. M., and T. H. Maren: The pharmacology of trichlormethiazide, a benzothiadiazine diuretic. J. Pharmacol. exp. Ther. 140, 249—258 (1963).
—, and M. M. Winbury: A potent new benzothiadiazine diuretic. Nature 187, 603—604 (1960).
Terry, B., and J. B. Hook: The natriuretic action of DT-327. Pharmacologist 9, 196 (1967).
Thaysen, J. H., N. A. Lassen, and O. Munck: Sodium transport and oxygen consumption in the mammalian kidney. Nature 190, 919—921 (1961).
Thenot, A.: Hydrochlorothiazide contre pancréas. Presse méd. 71, 572—573 (1963).
Thomas, J., E. Thomas, and P. Desgrez: Action hypocalciurique du benzthiazide appréciée sur 50 cas de lithiase rénale hypercalciurique. Etude conjointe de l'élimination phosphatée, magnésienne, uratique, et du comportement de l'acidité titrable at du pH urinaire. Thérapie 20, 1443—1461 (1965).
Thompson, G. R.: The effect of diazoxide, potassium chloride and ammonium chloride on serum and urinary uric acid. Arthr. and Rheum. 8, 830—835 (1965).
Thomson, A. E., M. Nickerson, P. Gaskell, and G. R. Graham: Clinical observations on an antihypertensive chlorothiazide analogue devoid of diuretic activity. Canad. med. Ass. J. 78, 1306—1310 (1962).
Thürlimann, V. E.: Das neue Salidiuretikum Brinaldix in der ambulanten internistischen Praxis. Ther. Umsch. 20, 426—429 (1963).
Thurau, K., C. Ervin, and W. Anderson Jr.: Renal Na-reabsorption and O_2-uptake in dogs during hypoxia and hydrochlorothiazide infusion. Proc. Soc. exp. Biol. Med. 106, 714—717 (1961).
—, u. J. Schnermann: Die Natriumkonzentration an den Macula densa-Zellen als regulierender Faktor für das Glomerulumfiltrat (Mikropunktionsversuche). Klin. Wschr. 43, 410—413 (1965).
Thut, W.: Klinisch-experimentelle Untersuchungen mit einem neuen Salureticum (Brinaldix[R]). Schweiz. med. Wschr. 94, 1117—1121 (1964).
Timmerman, R. J., F. R. Springman, and P. K. Thomas: Evaluation of fursemide, a new diuretic agent. Curr. ther. Res. 6, 88—94 (1964).
Timonen, S., E. Hirvonen, and R. Sokkanen: Urinary volume and excretion of oestrogens in late pregnancy. Acta endocrinol. 49, 393—402 (1965).

TINKER, D. O., and D. J. HANAHAN: Phospholipid metabolism in kidney. III. Biosynthesis of phospholipids from radioactive precursors in rabbit renal cortex slices. Biochemistry 5, 423—435 (1966).

TOBIAN, L., J. JANECEK, J. FOKER, and D. FERREIRA: Effest of chlorothiazide on renal juxtaglomerular cells and tissue electrolytes. Amer. J. Physiol. 202, 905—908 (1962).

TODD, L. E., L. GARCIN-ANTILLON, and G. GORDILLO-PANIAGUA: Effects of thiazides and spironolactone on diuresis in nephrogenic diabetes insipidus. Bol. méd. Hosp. infant. (Méx.) 3, 215—222 (1962).

TOPLISS, J. G., M. H. SHERLOCK, H. REIMANN, L. M. KONZELMAN, E. P. SHAPIRO, B. W. PETTERSEN, H. SCHNEIDER, and N. SPERBER: Antihypertensive agents. I. Non-diuretic 2H-1,2,4-benzothiadiazine-1,1-dioxides. J. med. Chem. 6, 122—127 (1963).

TORSTI, P., and B. A. LAMBERG: The effect of a two days' treatment with chlorothiazide on the urinary excretion of calcium, phosphate and sodium in hyper- and hypocalcaemia. Acta med. scand. 175, 181—191 (1964).

TRIMBLE, G. X.: Thiazides and neonatal thrombocytopenia. New Engl. J. Med. 271, 160 (1964).

TURNER, N. A., and H. J. WOODLIFF: Neutropenia associated with chlorthalidone therapy. Med. J. Australia 51, 361—362 (1964).

ULLRICH, K. J.: Recent developments of micromethods for the study of renal physiology and pharmacology. Biochem. Pharmacol. 9, 181—192 (1962).

—, K. BAUMANN, K. LOESCHKE, G. RUMRICH, and M. STOLTE: Micropuncture experiments with saluretic sulfonamides. Ann. N. Y. Acad. Sci. 139, 416—422 (1966).

UTTER, M. F.: The role of CO_2 fixation in carbohydrate utilization and synthesis. Ann. N. Y. Acad. Sci. 72, 451—461 (1959).

VANATTA, J. C., and W. P. BLACKMORE: Acute and chronic effects of benzthiazide in dogs. Toxicol. appl. Pharmacol. 4, 595—609 (1962).

VANDER, A. J., and E. J. CAFRUNY: Stop-flow analysis of renal function in the monkey Maca mulatta. Amer. J. Physiol. 202, 1105—1108 (1962).

—, and J. R. LUCIANO: Effects of mercurial diuresis and acute sodium depletion on renin release in the dog. Amer. J. Physiol. 212, 651—656 (1967).

—, R. L. MALVIN, W. S. WILDE, and C. P. SULLIVAN: Localization of the site of action of chlorothiazide by stop-flow analysis. J. Pharmacol. exp. Ther. 125, 19—22 (1959).

—, and R. MILLER: Control of renin secretion in anesthetized dogs. Fed. Proc. 23, 467 (1964a).

— — Control of renin secretion in the anesthetized dog. Amer. J. Physiol. 207, 537—546 (1964b).

VAN RIEZEN, H.: Evidence for an extrarenal factor in the action of diuretics. An experiment in dogs with mercaptomerin, theophylline and chlorothiazide. Arch. int. Pharmacodyn. 147, 83—98 (1964).

VENNING, E. H., I. DYRENFURTH, J. B. DOSSETOR, and J. C. BECK: Effect of chlorothiazide upon aldosterone excretion and sodium and potassium balance in essential hypertension. J. Lab. clin. Med. 60, 78—85 (1962).

VESIN, P., B. RUEFF, H. TRAVERSO, H. HIRSCH-MARIE et R. CATTAN: L'insuffisance rénale fonctionelle du cirrhotique ascitique. Etude critique du rôle des diurétiques. Bull. mém. Soc. Méd. Hôp. Paris 113, 778—795 (1962).

—, H. TRAVERSO et R. CATTAN: Etude du métabolisme de l'eau et des électrolytes au cours de l'évolution de la cirrhose du foie. Sem. Hôp. (Paris) 40, 1—9 (1964b).

— —, A. ROBERTI, R. VIGUIE et R. CATTAN: Bases physiopathologiques du choix des diurétiques dans les oedèmes des cirrhotiques. Rein et foie: maladies de la nutrition 6, 87—98 (1964).

VEYRAT, R., E. F. ARNOLD et A. DUCKERT: Etude clinique et métabolique de nouveaux diurétiques du groupe des sulfonamidés. Schweiz. Med. Wschr. 89, 1133—1140 (1959).

—, J. DE CHAMPLAIN, R. BOUCHER, J. GENEST et A. F. MULLER: Corrélation entre le taux plasmatique de l'activité de la rénine et le bilan métabolique du sodium chez l'homme normal. Helv. med. acta 31, 432—436 (1964).

VILLAMIL, M. F., N. YEYATI, M. A. ENERO, C. RUBIANES, and A. C. TAQUINI: Effect of long term treatment with hydrochlorothiazide on water and electrolytes. Amer. Heart J. 65, 194—207 (1963).

VILLAREAL, H., J. E. EXAIRE, A. REVOLLO, and J. SONI: Effects of chlorothiazide on systemic hemodynamics in essential hypertension. Circulation 26, 405—408 (1962).

VISHWAKARMA, P., and T. MILLER: Renal transport of citrate: relations with calcium. Amer. J. Physiol. 205, 281—285 (1963).

VOISIN, J., and G. LOMBARD: La myopie transitoire, complication possible de l'usage des salidiurétiques. Sem. Hôp. (Paris) 40, 622—625 (1964).

VON ARX, A.: Klinische Erfahrungen mit dem neuen Salidiuretikum Brinaldix bei der Ödembehandlung. Ther. Umsch. 20, 423—425 (1963).

Vorburger, C.: Propriétés et mode d'action de la furosémide. J. Urol. Néphrol. **72**, 581—590 (1966).
— Un nouveau diurétique, la fursémide. Rev. méd. Suisse Rom. **84**, 277—288 (1964).
—, u. F. Reubi: Chlorothiazid und Harnsäureausscheidung. Helv. med. Acta **30**, 593—602 (1963).
Wachstein, M.: Histochemical staining reactions of the normally functioning and abnormal kidney. J. Histochem. Cytochem. **3**, 246—270 (1955).
Wagle, S. R., R. K. Gaskins, A. Jacoby, and J. Ashmore: Studies on glucose synthesis by rat liver and kidney cortex slices. Life Sci. **5**, 655—663 (1966).
Wales, J. K.: Preliminary studies on the action of quinethazone in normal subjects and in hypertensive patients. Brit. J. clin. Pract. **19**, 387—392 (1965).
—, A. M. Grant, and F. W. Wolff: Reversal of diazoxide effects by tolbutamide. Lancet **1967 I**, 1137—1138.
Walker, R. D.: Response of the infant kidney to diuretic drugs. Canad. med. Ass. J. **91**, 1149—1153 (1964).
Walser, M.: Calcium clearance as a function of sodium clearance in the dog. Amer. J. Physiol. **200**, 1099—1104 (1961).
Walther, M.: Die Wirkung von Hydrochlorothiazid auf die Rattenleber und die Beeinflussung der Leberregeneration nach partieller Hepatektomie. Acta biol. med. germ. **15**, 245—253 (1965).
Watson, J. F., J. R. Clapp, and R. W. Berliner: Micropuncture study of potassium concentration in proximal tubule of dog, rat and necturus. J. clin. Invest. **43**, 595—605 (1964).
Watson, L. S., S. M. van Pelt, and C. A. Winter: Effect of chlorothiazide on blood glucose of rats. Fed. Proc. **23**, 438 (1964).
Weber, G.: Kidney enzymes of gluconeogenesis, glycogenesis, glycolysis and direct oxidation. Proc. Soc. exp. Biol. Med. **108**, 631—633 (1961).
— Study and evaluation of regulation of enzyme activity and synthesis in mammalian liver. Adv. Enzyme Reg. **1**, 1—35 (1963).
Weber, J. W., u. E. Gautier: Pitressin-resistant diabetes insipidus. Therapie mit Salidiuretika. Helv. paediat. acta **16**, 565—585 (1961).
Weidmann, P., u. W. Siegenthaler: Untersuchungen zum tubulären Wirkungsmechanismus von Chlosudimeprimyl im Stop-flow-Versuch. Klin. Wschr. **44**, 745—746 (1966).
Weinberger, M. H., A. J. Dowdy, G. W. Nokes, and J. A. Luetscher: Stimulation of plasma renin activity without increased aldosterone production after administration of chlorothiazide in hypertensive patients. J. clin. Invest. **46**, 1130 (1967).
Weinfeld, A.: Elektrolyt- och vätskebalansrubbningar vid behandling med diuretica. Nord. Med. **65**, 736—745 (1961).
Weisberg, H., R. J. Strobus, W. S. Rosenthal, H. D. Appleton, and G. B. Jerzy: Comparative study of mercurial and thiazide diuretics in precipitating hepatic enecephalopathy in patients with cirrhosis. Gastroenterology **46**, 767—768 (1964).
Weller, J. M.: Potassium depletion and benzothiadiazine drugs: a source of overconcern? Amer. Heart J. **63**, 842—843 (1962)
—, and P. E. Borondy: Effect of benzothiadiazine drugs on carbohydrate metabolism. Metabolism **14**, 708—714 (1965).
— — Inhibitory effect of chlorothiazide in vitro on glucose metabolism of adipose tissue. Proc. Soc. exp. Biol. Med. **124**, 220—223 (1967).
Wenger, J., P. R. Gross: Acute pancreatitis related to hydrochlorothiazide therapy. Gastroenterology **46**, 768 (1964).
Werner, L. H., A. Halamandaris, S. Ricca Jr., L. Dorfman, and G. de Stevens: Dihydrobenzothiadiazine-1,1-dioxides and their diuretic properties. J. Amer. Chem. Soc. **82**, 1161—1166 (1960).
—, and G. de Stevens: U.S. Pat. 2970154 (1961).
Whitehead, G. W., and J. J. Traverso: Diuretics. VI. 1,2,4-benzothiadiazine-1,1-dioxides, substituted at 2,3,4- and 7-N-sulfamoyl. J. org. Chem. **27**, 951—956 (1962).
Wieland, O., u. M. Suyter: Glycerokinase: Isolierung und Eigenschaften. Biochem. Z. **329**, 320—321 (1957).
Wijdeveld, P. G. A. B., J. K. van der Korst, en P. Jansen: Diurese en natriurese bij diabetes insipidus. 2. De antidiuretische werking van chlorothiazide. Ned. T. Geneesk. **109**, 830—832 (1965).
Wilkins, R. W.: New drugs for hypertension with special reference to chlorothiazide. New Engl. J. Med. **257**, 1026—1030 (1957).
— New drugs for the treatment of hypertension. Ann. int. Med. **50**, 1—10 (1959).
Wilson, A. F., and D. H. Simmons: Diuretic action in hypochloremic dogs. Clin. Res. **14**, 158 (1966).
Wilson, G. M.: Diuretics and potassium supplements. Prescribers J. **5**, 78—80 (1965).

WILSON, I. M., and E. D. FREIS: Relationship between plasma and extracellular fluid volume depletion and the antihypertensive effect of chlorothiazide. Circulation **20**, 1028—1036 (1959).

WILSON, W. R., and R. OKUN: The acute hemodynamic effects of diazoxide in man. Circulation **28**, 89—93 (1963).

—, D. B. STONE, R. OKUN, and P. RUSSELL: Metabolic effects of diuretic and non-diuretic benzothiadiazines. Ann. int. Med. **60**, 317 (1964).

WINER, B. M.: The antihypertensive action of benzothiadiazines. Circulation **23**, 211—218 (1961).

WIRZ, H.: Carbonic anhydrase inhibitors. Abstract: 2nd Internat. Pharmacol. Congr., Prague, 1963. Biochem. Pharmacol. **12**, Suppl. 151 (1963).

WISEMAN, E. H., E. C. SCHREIBER, and R. PINSON JR.: Studies of N-dealkylation of some aromatic sulfonamides. Biochem. Pharmacol. **11**, 881—886 (1962).

— — — J. CHIAINI, and D. BAUMGARTNER: The fate and excretion of polythiazide (Renese) in the dog. Fed. Proc. **21**, 181 (1962).

WOHL, A. J., L. M. HAUSLER, and F. E. ROTH: In vitro potency of diazoxide as a vascular antagonist in hypertensive vs. normal rats. Pharmacologist **9**, 198 (1967).

WOLF, K., u. U. GESSLER: Experimentelle Untersuchungen zum Elektrolytstoffwechsel nach Chlorthalidonbehandlung. Arch. exp. Path. Pharmakol. **247**, 136—143 (1964).

WOLF, R. L., M. MENDLOWITZ, N. E. NAFTCHI, and S. E. GITLOW: Current treatment of hypertension with drugs. Amer. Heart J. **66**, 414—428 (1963).

WOLFF, F. W., R. G. LANGDON, B. RUEBNER, C. HOLLANDER, and R. D. SKOGLUND: A new form of experimental diabetes. Diabetes **12**, 335—338 (1963).

—, and W. W. PARMLEY: Aetiological factors in benzothiadiazine hyperglycemia. Lancet **1963 II**, 63—69.

— — Further observations concerning the hyperglycemic action of benzothiadiazines. Diabetes **13**, 115—121 (1964).

— —, and R. OKUN: Benzothiadiazine hyperglycemia and diabetes. Clin. Res. **11**, 231 (1963).

—, M. STAQUET, J. VIKTORA, J. WALES u. Z. ZARDAY: Pharmakologische Kontrolle der Insulin-Sekretion. Arch. exp. Path. Pharmakol. **253**, 96—97 (1966).

—, J. WALES, M. STAQUET, J. VIKTORIA, and Z. ZARDAY: Therapeutic agents that affect insulin release. Abstracts 3rd Internat. Pharmacol. Congr., São Paulo, 1966, pp. 36.

WOLFSON, S. A.: Clinical and laboratory observations on methyclothiazide, an oral diuretic. Curr. ther. Res. **5**, 63—69 (1963).

WORTHEN, H. G.: Renal toxicity of maleic acid in the rat. Enzymatic and morphologic observations. Lab. Invest. **12**, 791—801 (1963).

WU, R.: Rate-limiting factors in glycolysis and inorganic orthophosphate transport in rat liver and kidney slices. J. biol. Chem. **240**, 2373—2381 (1965).

WURSTER, C. E., JR. and J. H. COPENHAVER JR.: Incorporation of (^{32}P) phosphate in rabbit kidney lecithins as a function of lecithin unsaturation. Biochem. biophys. acta **98**, 351—355 (1965).

YEARY, R. A., C. A. BRAHM, and D. L. MILLER: Acute and subacute toxicity of an adduct of hydralazine and a 3-ketoalkylthiazide. Toxicol. appl. Pharmacol. **7**, 598—605 (1965).

YOUNG, D. S., T. M. FORRESTER, and T. N. MORGAN: A comparison of the diuretic action of the chlorothiazide analogues. Lancet **1959 II**, 765—768.

ZARDAY, Z., J. VIKTORA, and F. W. WOLFF: The effect of diazoxide on catecholamines. Metabolism **15**, 257—260 (1966).

ZATUCHNI, J. T., and F. KORDASZ: The diabetogenic effect of thiazide diuretics. Amer. J. Cardiol. **7**, 565—567 (1961).

ZUCKERMAN, A. J., and A. A. CHAZAN: Agranulocytosis with thrombocytopenia following chlorothiazide therapy. Brit. med. J. **1958 II**, 1338.

ZWEIFLER, A. J., and G. R. THOMPSON: Correction of thiazide hyperuricemia by potassium chloride and ammonium chloride. Arthr. and Rheum. **8**, 1334—1344 (1965).

— — Effect of KCl and NH₄Cl on thiazide hyperuricemia. Clin. Res. **12**, 261 (1964).

Furosemide

G. Peters and Francoise Roch-Ramel

With 2 Figures

I. Introduction

Like other congeners of thiazide diuretics, furosemide was discovered in the course of attempts to replace the heterocyclic part of the benzothiadiazine molecule by open chain structures. After the first pharmacological and clinical studies the drug appeared to be a thiazide diuretic of average potency and considerably improved efficacy, but much evidence has since accumulated for important differences between furosemide and thiazide diuretics, in the type as well as in the site of renal action.

Simultaneously, a pharmacological likeness to ethacrynic acid and mercurial diuretics has emerged. This was an unexpected finding in view of their widely differing chemical structures.

The main differences between the effects of thiazides and their other congeners, on the one side, and furosemide on the other, are the following:

a) Furosemide has a much greater ceiling effect with increasing doses; i.e. its natriuretic *efficacy* is much greater than that of thiazide diuretics (Muschawek and Hajdú, 1964; Timmerman et al., 1964; Heidland et al., 1964; Hutcheon et al., 1964, 1965; Spring and Dettli, 1966; Dettli and Spring, 1965; Brest et al., 1966).

b) Furosemide does not depress glomerular filtration rate (GFR) and may possibly increase it (Heidland et al., 1964; Vorburger, 1966; Suki et al., 1965). At the same time, it often increases the renal clearance of PAH (Vorburger, 1966; Buchborn and Anastasakis, 1964; Heidland et al., 1964; Schirmeister and Willmann, 1964): this increase may possibly reflect an actual increase in renal blood flow (RBF).

c) Furosemide abolishes the ability of the kidneys to elaborate a concentrated urine and therefore depresses $T^c_{H_2O}$ (Suki et al., 1965; Hook and Williamson, 1965; Le Zotte, 1966). Like thiazide diuretics, it usually depresses C_{H_2O} in water diuresis (Buchborn and Anasta sakis, 1964; Vorburger, 1966). Increased or unchanged C_{H_2O}, as originally described by some observers (Klütsch et al., 1963; Heidland et al., 1964), is a consequence of the large increase in sodium excretion induced by furosemide, as shown by Suki et al. (1965).

d) Furosemide increases urinary acidification (Suzuki et al., 1964; Vorburger, 1966).

Other less important or less well established differences will be discussed along with the pharmacological effects of furosemide.

II. Chemical Properties of Furosemide and Structure-Activity Relationships

Furosemide (also called fursemide, or frusemide, and commercialized under the trade names Lasix and Lasilix) is 4-chloro-N-(2-furyl-methyl)-5-sulfamoyl-

0-anthranilic acid:

The molecular weight is 331; the melting point 203—205°C. The pure drug is not very soluble in water. It is a stronger acid than most thiazides: its pK_a' is 3.6—3.9 (the pK_1' of chlorothiazide being 6.7). The drug is, therefore, soluble at approximately 2.5 per cent in buffer solutions at a pH of 7.0.

For the same reason its lipid/buffer solution-partition coefficient is quite low at pH 7.0 (0.08), or pH 7.4 (0.02). In plasma, 80 per cent (65—90 per cent) of the drug is bound to protein. The concentration of the drug in biological fluids may be measured by the BRATTON-MARSHALL procedure for sulfonamides after acid hydrolysis, or by a fluorophotometric method (HAJDÚ and HÄUSSLER, 1964).

Among the many derivatives or related compounds (STURM et al., 1964, 1966), only anthranilic acid derivatives bearing a N-substituted or unsubstituted sulfamoyl group in position 5, a chlorine atom in position 4, and an aromatic or heterocyclic ring with at least one methylene bond attached to the nitrogen atom 7, had pronounced saluretic activity. The anthranilic acid amides corresponding to furosemide were unstable in slightly acid solution and isomerized to diuretically inactive compounds. The reduction of the methyl-ester of furosemide, the condensation of furosemide-1-amide with formaldehyde, acetylation of both N in 5 and in 7, produced inactive compounds (STURM et al., 1966). It is not known whether the saluretically active derivatives and analogs of furosemide have the thiazide-type or the ethacrynic acid-type of saluretic action.

III. Absorption Distribution and Fate

Furosemide is rapidly absorbed from the intestine: maximum plasma concentrations in humans given the S^{35}-marked drug were reached thirty minutes after intramuscular administration, and sixty minutes after oral administration (CALESNIK et al., 1965, 1966). To judge by the amounts of the drug recovered in the urine and feces of man and of experimental animals, a sizeable fraction of the drug always escapes intestinal absorption. Within 75—100 hours, 15—17 per cent of an intravenous dose and more than 40% of an oral dose of furosemide were recovered in the feces of rats, the concentration being measured by both the chemical (HÄUSSLER and HAJDÚ, 1964) and the radiochemical method (SCHMIDT, quoted from Hoechst, 1963).

Within the same period of time, approximately 25% of an oral dose was excreted in the urine, while the urinary fraction of an intravenous dose was approximately 65% (HÄUSSLER and HAJDÚ, 1964). In dogs (SCHMIDT, quoted from Hoechst, 1963), 60% of an intravenous and only 40% of an oral dose were recovered in the urine within a similar period of observation. In man (CALESNIK et al., 1966), 80% of an intravenous or intramucuslar dose was recovered from the urine in 24 hours, but only 26—54% after oral administration.

After intravenous injection the drug is rapidly cleared from the blood of dogs (SCHMIDT, 1956) and men (CALESNIK et al., 1965, 1966) Blood concentrations fall to undectable levels within 70 to 120 minutes. In man, the fall in plasma concentration may be described by two exponential functions, with two values for "biological half-life", corresponding to 7, and 70 minutes respectively (CALESNIK et al., 1965). In dogs a $t/2$-value of 12—15 minutes (HÄUSSLER and HAJDÚ, 1964) corresponds mainly to the first component, which probably represents distribution in an unknown compartment within the organism. Half-life times after intramuscular or oral administration (Calesnik et al., 1965; Häussler and Hajdú, 1964) in man or dogs do not allow any conclusion about the distribution of the drug, since they are influenced by the amounts of the drug reaching the blood stream either from the intestinal or from the intramuscular depot during the time of observation. $t/2$ is stated to be more than 4 hours after oral administration in dogs, but only 90 minutes in man. Incomplete intestinal absorption is also indicated by the large difference between the oral LD_{50} (4.6 gm/kg) and the intravenous LD_{50} (0.3 gm/kg) in mice (Muschawek, 1964). In contrast to findings with hydrochlorothiazide, the orally effective dose of furosemide in rats is as high as the intravenous dose. An optimal diuretic effect in the rat is obtained by 40 mg/kg by the oral route, compared to 1.25 mg/kg orally for HCT (Formanek and Kenner, 1966).

Distribution in different tissues may be judged from experiments in rats given a single oral or intravenous dose of S^{35}-marked furosemide (Schmidt, 1963). At the peak of the diuretic response, i.e. 4 hours after administration, 80% of an oral dose, and 10% of an intravenous dose, were found in the gastro-intestinal tract, while 18% of an oral and 70% of an intravenous dose had been excreted in the urine. The amount of drug remaining in the organism was thus quite small after oral administration, and approximately 10 times larger after intravenous administration. In both cases the largest fraction of the drug absorbed, but not excreted in the urine, was found in the "carcass", excluding the gastro-intestinal tract, the liver, the spleen, the lungs, the blood, the heart and the brain. The drug did not appear to be concentrated in the liver, and the renal concentration was quite small as compared to that of thiazide diuretics. After oral administration an unduly large fraction of the absorbed but non-excreted drug was found in the "intestinal fat" which, of course, contains blood vessels, but also lymphatics. Since the "carcass" contains mainly skeletal muscle, skin, subcutaneous tissue, and bone, these findings may indicate either that the drug is distributed in extracellular fluids only, or that it penetrates into the cells of all types of tissue. When given in diuretic doses, furosemide does not appear to be extensively metabolized. The major part of the absorbed drug was always recovered unchanged in the urine. A small fraction undergoes scission between N 7 and C 8, resulting in the production of 4-chloro-5-sulfamoyl-anthranilic acid, a virtually non-diuretic compound, also excreted in the urine (Häussler and Hajdú, 1964).

The renal excretion of furosemide in the dog occurs by glomerular filtration and tubular secretion. At blood levels of $0.35-2.0$ mg% the renal clearance is higher than GFR (Gayer, 1965). The maximum rate of tubular transport (Tm_F) varies from 1.0 to 5.0 mg/100 ml GFR. In stop-flow experiments (Gayer, 1965; Small and Cafruny, 1965), furosemide was found only in the urine portions corresponding to the proximal tubules. The distribution of the peak concentration was analogous to that of PAH. Furosemide, thus, appears to be secreted by the tubular transport system responsible for the secretion of other weak acids. One is, however, disturbed by the finding that, in the dog, high plasma concentrations of PAH do not depress the renal clearance of furosemide (Gayer, 1965). Similarly, the high values of the renal clearance of PAH found in humans given furosemide (Vorburger, 1966; Buchborn and Anastasakis, 1964; Schirmeister and Willmann, 1964) argue against an interference of furosemide with PAH secretion. On the other hand, the secretion of furosemide was stated to be completely blocked by diodrast (Portwich et al., 1965), and the renal effect of furosemide on sodium and water excretion in the dog was shown to be suppressed by the previous administration of probenecid (Hook and Williamson, 1965b). It is thus not clear whether furosemide is actually transported by the system responsible for the secretion of PAH, benzy-l penicillin and phenol red. If this proves to be the case, an explanation must be found for the absence of competition with PAH. Renal accumulation of furosemide does not occur to the same extent as with thiazide diuretics, as seen from the distribution studies of SCHMIDT (1963) mentioned above. Similarly, the simultaneous measurement of the renal excretion and of the concentration of the drug in arterial and in renal venous blood in healthy human volunteers (PORTWICH et al., 1965) did not show any significant renal storage of the drug.

Since even after i.v. injection a fraction of furosemide always appears in the gastro-intestinal tract, the drug must pass there from the blood stream. The modalities of this passage have not been investigated. As opposed to thiazides, furosemide does not appear to be secreted into the bile (HÄUSSLER and HAJDÚ, 1964).

IV. Renal Effects

1. Excretion of Sodium

The natriuretic effect of furosemide is due to a direct renal action: infusion of the drug into one renal artery of the dog at first induces unilateral natriuresis (HOOK and WILLIAMSON, 1965b). Its primary effect is thought to be an impairment of sodium rather than chloride transfer from tubular fluid to blood. The evidence in favor of the primacy of the natriuretic effect is not quite as compelling as with thiazides. Thus, in dogs, in metabolic alkalosis induced by infusion of a bicarbonate solution, a purely natriuretic drug would be expected to cause the same natiuresis but less chloruresis than in a situation of metabolic acidosis. Furosemide was found to induce the same increase of chloride excretion in both situations (HOOK and WILLIAMSON, 1965b). The non-appearance of significant amounts of bicarbonate in the urine in metabolic alkalosis may be due to another action of furosemide on "secretory" movements of H^+-ions and consequently on bicarbonate reabsorption. Only in dogs made hypochloremic and alkalotic by an NaCl-free diet and infusions of nitrate, does furosemide slightly enhance bicarbonate excretion: the urinary Cl/Na ratio falls below 1.0 (WILSON and SIMMONS, 1965, 1966). The natriuretic effect of furosemide is depressed to 40% of the normal value under these conditions, while thiomerin, a mercurial diuretic, becomes ineffective. This observation has been interpreted as evidence in favor of a primary action of mercurial diuretics, as opposed to furosemide, on the reabsorption of chloride (WILSON and SIMMONS, 1965, 1966).

While the natriuretic potency of furosemide is lower than that of most thiazides, there is no doubt about its greater efficacy in terms of the maximal sodium excretion which may be obtained by increasing dosage in rats (TIMMERMAN et al., 1964; MUSCHAWEK and HAJDÚ, 1964; RECTOR et al., 1967; FORMANEK and KENNER, 1966), in dogs (MUSCHAWEK and HAJDÚ, 1964; SUKI et al., 1965; GAYER, 1965; SMALL and CAFRUNY, 1965; DIRKS et al., 1966; HOOK and WILLIAMSON, 1965a; LE ZOTTE et al., 1966), in normal man (TIMMERMANN et al., 1964; SPRING and DETTLI, 1966; HUTCHEON et al., 1965; HEIDLAND and KLÜTSCH, 1964), or in patients with edema (BREST et al., 1966; DETTLI and SPRING, 1965; HUTCHEON et al., 1965; KLEINFELDER, 1963; HUTCHEON et al., 1965; HUTCHEON and LEONARD, 1967; ALMONDHIRY and WERTHEIMER, 1965; KERR et al., 1965) (Fig. 1). The ratio of the efficacy of furosemide vs. different thiazide diuretics depends on the period of urine collection, since the diuretic action of furosemide begins earlier and ends earlier than that of most thiazides. The ratio will be exaggeratedly high with very short collection periods, and exaggeratedly low with very long collection periods. A comparison of potencies and efficacies of two benzothiadiazines and of furosemide in rats is shown in Fig. 1: the urine collection period of five hours used in these experiments is a

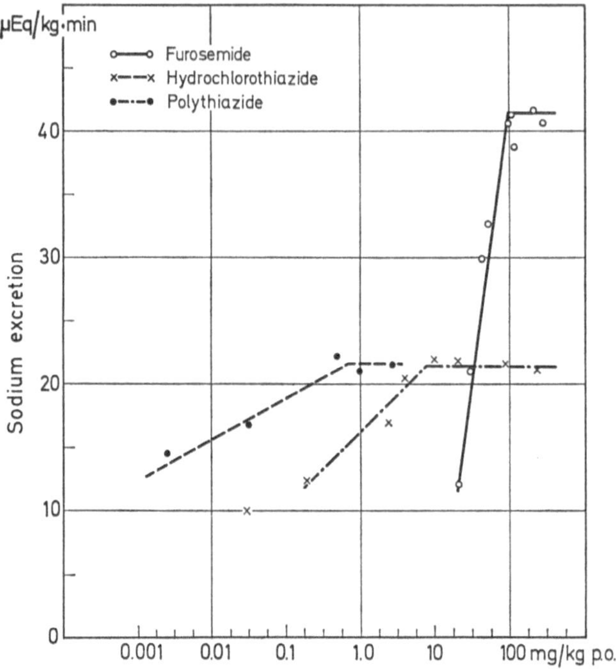

Fig. 1. Natriuretic potency and efficacy of furosemide and of thiazides in rats. Data from TIMMERMAN et al. (1964). Drugs given orally. Excretion rate calculated from a 5-hourly collection period. Points designate group means. Regression lines adapted visually

fair compromise between the duration of action of both drugs given orally. In a well-known study on healthy human subjects, a single dose of furosemide was shown to cause less additional sodium and water excretion in the following 24 hours than a single dose of a thiazide diuretic (FORRESTER and SHIRRIFFS, 1965). This result should be expected in view of the short duration of action of furosemide and the equally short-lived pronounced "rebound", due to the loss of fluid induced by the diuretic (DETTLI and SPRING, 1965; SPRING and DETTLI, 1966). In order to reach a maximal effect during twenty-four hours with furosemide, the ceiling dose of three times 80 mg must be given at 8 hour intervals (DETTLI and SPRING, 1965). In contrast, a maximum effect during 24 hours with chlorothiazide is obtained by one single dose of 1.5. gm. — In edematous subjects, where the "rebound" to the action of diuretics is less prevalent than in normal subjects, even a single dose of furosemide often induces a larger excretion of salt and water than a single dose of a thiazide diuretic (KERR et al., 1965; BREST et al., 1966; HUTCHEON et al., 1965).

After oral administration of furosemide in normal man, a peak effect is reached within one hour, and the whole natriuretic effect is over within 8 hours. After intravenous injection, the peak effect occurs within a few minutes and the effect is finished within 3—4 hours (SPRING and DETTLI, 1966). The time-course of the action of furosemide in other species is similar.

In all the experiments and observations so far mentioned, the natriuretic effect has been expressed as the additional sodium excretion under the influence of the drug. As discussed in the chapter on thiazide diuretics, the effect of the drug should be expressed as absolute depression of sodium reabsorption, since this is the primary effect. There is no doubt that the maximum efficacy of furosemide also considerably exceeds that of thiazide diuretics when expressed as decrease of sodium reabsorption. A "rebound" phenomenon has not been observed with thiazide diuretics in terms of an enhanced tubular reabsorption of sodium. According to the micropuncture experiments of DIRKS et al. (1966) in dogs, it may occur with mercurials, ethacrynic acid, or furosemide, since these drugs induce a sudden loss of salt and water which may stimulate proximal tubular sodium reabsorption by a mechanism opposed to the depression of proximal absorption after isotonic saline loading.

Refractory states to the natriuretic action of furosemide appear to be rare. Occasionally, cirrhotic patients in "functional renal failure" fail to respond to any diuretic agent. In contrast, there is a large number of clinical observations on patients with diseases of the liver or heart failure who failed to respond to various thiazides but responded satisfactorily to furosemide (STEIGMANN et al., 1965; PETOLA, 1965; MCILWAINE and SMITH, 1964; MADULI et al., 1965; FORATTINI and ROLANDI, 1965; STOKES and NUNN, 1964; LARAGH et al., 1966). In patients with renal disease and a reduced GFR, furosemide generally induces a greater diuretic effect than chlorothiazide, and often even a greater effect than meralluride (VORBURGER, 1966). The fraction of the filtered sodium, osmotically active solutes or water, which escapes tubular reabsorption ("tubular rejection fraction" = TRF) under the influence of furosemide, reaches its highest values at GFR's of 40—60 ml/min (BERMAN and EBRAHIMI, 1965); it is usually smaller at higher or normal values of GFR. At GFR values below 60 ml/min, furosemide increases the TRF proportionally to the pre-drug value of GFR (VORBURGER, 1966; KLÜTSCH, 1967). Significant natriuretic effects are observed even with GFR values below 16 ml/min (VORBURGER, 1966; GREENE et al., 1966). The apparent enhancement of the natriuretic activity by moderate reductions in GFR may be related to the depression of proximal fractional water reabsorption by furosemide in rats with depressed, but not with normal GFR (DEETJEN, 1965).

Tremendously high values of TRF for water, reaching 70%, were also observed in dogs suffering from canine nephritis with low values of GFR (GAYER, 1965).

Escape from the diuretic action of furosemide is sometimes observed in patients having continuous treatment (FORATTINI and ROLANDI, 1965), but appears to be exceptional (HUTCHEON and LEONARD, 1967). The cause of this escape, which may very well be due to dehydration and a fall in GFR, has not been investigated. A *true* tubular escape (see page 284) from the action of furosemide has been neither sought nor described. A decrease of the diuretic effect of furosemide with doses higher than the maximally effective dose in rats (FORMANEK and KENNER, 1966), with urine collection periods of 8 hours, may be due to a very marked and initial dehydration followed by the usual rebound, or else to an initial fall in blood pressure. Large doses of furosemide given intravenously have been shown to cause a fall in blood pressure in anesthetized cats and dogs (MUSCHAWEK and HAJDÚ, 1964).

In normal children, oral doses of furosemide, equivalent to adult doses as calculated according to surface area, caused a 5 to 35% smaller increase in urine volume (expressed in ml/kg body weight $\times$ 6 hours) (HARNACK and ECKART, 1965). This difference is to small too play any role in pediatric therapeutics. Accordingly, furosemide was found effective, under clinical conditions, in normal children and in the treatment of the nephrotic syndrome (Rosenkranz, 1964).

2. Excretion of Potassium

In respect to the renal excretion of potassium, furosemide shared the fate of every newly introduced thiazide diuretic. While initial experimental (Muschawek and Hajdú, 1964) and clinical (Peltola, 1965; McIlwaine and Smith, 1964; Maduli et al., 1965; Vorburger, 1966; Heidland et al., 1964; Kleinfelder, 1963) reports stressed the small amounts of potassium lost by comparison with the large natriuretic effect, the drug actually causes wastage of potassium both in patients (Almondhiry and Wertheimer, 1965; Brest et al., 1966; Hutcheon et al., 1965) and in experimental animals (Formanek and Kenner, 1966; Hook and Williamson, 1965c; van Ypersele de Strihou, 1966). Within 48 hours, (large) doses of furosemide given to rats at 4 hour intervals, caused a more important potassium depletion than similar doses of hydrochlorothiazide in experiments where potassium losses were measured by whole body scintillation counting, using K^{42}, and checked by measuring the urinary excretion of potassium (Born et al., 1965). With long term administration to patients, the kaliuretic effect of the drug was reported to decrease occasionally (Peltola, 1965; Hutcheon, 1965). The mechanism of the kaliuretic action of furosemide may be presumed to ressemble that of the thiazide diuretics (page 287).

3. Urinary Acidification

In experimental animals (Hook and Williamson, 1965d) or in patients given furosemide, urinary pH either remains unchanged or falls (Suzuki et al., 1964; Rosenkranz, 1966; Vorburger, 1966; Hutcheon et al., 1965; Brest et al., 1966); urinary titratable acidity and NH_4^+-excretion usually rise slightly. Thus, *total urinary acid excretion*, defined as $V \times$ (titratable acidity $+ [NH_4^+]$), usually increases slightly. On the other hand, the ratio $([Cl^-]/[Na^+] + [K^+])$ in the urine usually rises under the influence of furosemide; the rise becomes very conspicuous in animals in metabolic alkalosis (Hook and Williamson, 1965b; Wilson and Simmons, 1965, 1966). Generally speaking, for comparable rates of natriuresis, furosemide causes more chloride excretion than thiazide diuretics.

If furosemide acts primarily by depressing sodium reabsorption, the increased chloride excretion means at the same time a decreased excretion of bicarbonate (and perhaps also of phosphate). Enhanced reabsorption of bicarbonate is generally accepted to be the consequence of an increased transfer of hydrogen ions into tubular fluid, i.e. in the "secretory" direction. *Total acid secretion*, as defined by (titratable acidity $\times V + [NH_4^+] \times V$ — bicarbonate reabsorption per unit time), is thus generally, and sometimes very considerably increased by furosemide.

The mechanism of the increased hydrogen ion "secretion" has not yet been studied.

4. Excretion of Chloride

As stated, the chloride fraction of total urinary anions regularly increases under the influence of furosemide. This increase is more pronounced than after benzothiadiazines or related drugs. Consequently, when an isotonic urine is excreted under the influence of the drug, the chloride concentration in the final urine exceeds the plasma concentration by a factor of approximately 1.5. From a micropuncture study in rats, it appears that chloride TF/P ratios of approximately 1.3 are present in the lower part of the proximal tubules in control as well as in furosemide-treated rats. While, however, in the early distal tubule the chloride-TF/P in normal control rats falls to 0.30, it remains at 1.3 in furosemide-treated animals (MALNIC et al., 1965). Though sodium concentrations in tubular fluid were not measured in these experiments, they may be expected not to exceed 1.0 in the proximal tubules, and not to reach as high values as the chloride-TF/P's in the distal tubules. The point of the nephron, where the high $[Cl^-]/[Na^+]$ ratios of the final urine are established, therefore, must be situated between the end of the proximal and the beginning of the distal tubules, presumably in the ascending limbs of Henle's loops.

Notwithstanding some remarks by clinical observers on an assumed low propensity of furosemide to induce metabolic alkalosis, the pronounced chloruretic effect must and does entail chloride depletion and marked hypochloremic alkalosis. An enhanced "secretion" of hydrogen ions further accentuates this tendency. In dogs, furosemide-induced hypochloremic alkalosis may be slightly alleviated by sprionolactone, but does not respond to dietary potassium supplements. The condition can be corrected only by giving large amounts of chloride, as sodium chloride (VAN YPERSELE DE STRIHOU, 1966). The metabolic alkalosis is thus clearly due to chloride rather than to potassium depletion.

5. Renal Blood Flow, Glomerular Filtration Rate and Excretion of Urea

In human subjects and patients, furosemide sometimes causes an increase in the clearance of PAH (HEIDLAND et al., 1964; VORBURGER, 1964, 1966). While this increase may be interpreted as a "wash-out" effect, it has been pointed out that it persists beyond the period of expected washout (VORBURGER, 1964, 1966). The renal extraction of PAH, measured in a few patients, was not consistently modified by furosemide (VORBURGER, 1964); the observed changes in C_{PAH}, therefore, appear to express actual increases in renal blood flow. Furthermore, in as yet unpublished investigations (quoted by VORBURGER, 1964, 1966) in the dog, furosemide is said to have increased renal blood flow, measured by an electromagnetic flow-meter on the renal artery. Also in dogs, furosemide was shown to inhibit the autoregulation of renal blood flow with increasing or decreasing perfusion pressures. This inhibition occurred irregularly, while a perfusion of mannitol consistently inhibited autoregulation (BLATT et al., 1965). An increase in renal blood flow would appear plausible in cases where the control value is influenced by autoregulatory vasoconstriction.

As opposed to thiazide diuretics, furosemide does not depress glomerular filtration rate. In fact, a number of clinical observers found increases of GFR during the first 20 to 40 minutes after the administration or injection of furosemide (BUCHBORN and ANASTASAKIS, 1964; HEIDLAND et al., 1964; KLÜTSCH, 1966; SCHIRMEISTER and WILLMANN, 1964; VORBURGER, 1964, 1966). A similar transient increase was found in non-diuretic dogs given furosemide, but not when the drug was administered in water diuresis (SUKI et al., 1965). The increase in GFR, therefore, is probably a wash-out effect, though it may exceptionally be a consequence of a change in renal hemodynamics.

In spite of the absence of an active depressing effect of the drug on glomerular filtration, chronic treatment with the drug may lower GFR (KLÜTSCH, 1966). Some clinical investigators found rises in blood urea concentrations in patients treated with furosemide for some length of time (HUTCHEON et al., 1965). These rises may be the consequence of a depression of GFR, not by the drug, but by the dehydration which it induces. They may also be due to some as yet unknown influence on the production or the distribution of urea. One group of observers (Almondhiry and Wertheimer, 1965) states that, in patients with cirrhosis of the liver, blood urea concentrations tend to fall towards normal under treatment with furosemide.

6. Urinary Dilution and Concentration

Experimental data about the action of furosemide on the clearance of free water (C_{H_2O}) in hydrated man, or in dogs, appear contradictory at first sight. Early clinical investigators (Klütsch et al., 1963) were impressed by an increase in urine flow without the depression of C_{H_2O} usually seen with thiazide diuretics. Other investigators found a depression of C_{H_2O} when the drug was given to hydrated normal subjects with a high rate of urine flow during the control periods (Krück and Jahnecke, 1966; Buchborn and Anastasakis, 1964; le Zotte et al., 1966; Morrin 1966). Contradictory results were also obtained in experimental animals. The issue was clarified by the experiments of Suki et al. (1965), who found that C_{H_2O} in dogs, under the influence of furosemide, exhibited the characteristics of a tubular maximum: at values of C_{osm} above 10 ml/dog min, C_{H_2O} tended to stabilize between 6.0 and 8.0 ml/min. As seen in Fig. 2, taken from the paper by Suki et al.

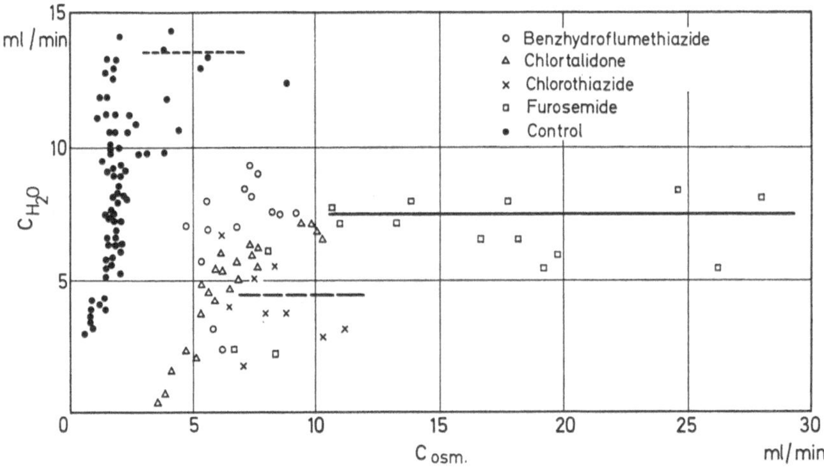

Fig. 2. The relationship of solute-free water clearance (C_{H_2O}) to osmolar clearance (C_{osm}) during hypotonic saline infusion (control) compared to that following the administration of various diuretic drugs. Slightly modified from Suki et al. (1965)

(1965), the effect of furosemide on C_{H_2O} depends on the situation preceding the administration of the drug. With values of C_{H_2O} above the tubular maximum, furosemide will induce a fall, which may be less marked than with thiazide diuretics because of a larger increase in C_{osm}. With low control values of C_{H_2O} and C_{osm}, furosemide considerably increases C_{osm}, and elevates C_{H_2O} to its maximal possible value under the influence of the drug, while thiazide diuretics would cause a lesser increase in C_{osm}, and would thus not modify or even depress C_{H_2O} (Fig. 2). Furosemide, thus, clearly limits the production of free water to a maximal value which is considerably lower than the values observed in mannitol diuresis, superimposed on water diuresis: the drug interferes with the elaboration of large quantities of a dilute urine. It must, therefore, be assumed to act on the part of the nephron responsible for urinary dilution, i.e. either on the ascending limb of Henle's loop ("medullary diluting segment"), or on the distal tubule ("cortical diluting segment").

In dogs (MUSCHAWEK and HAJDÚ, 1964), or in rats (Unpublished observations), excreting an isotonic urine during control periods as well as in human subjects without or with renal disease (HEIDLAND et al., 1964) furosemide usually adds an isotonic increment to the urine, while thiazides increase urinary osmolarity, mainly by increasing the concentration of sodium. Generally speaking, furosemide tends to enhance the excretion of water to the same extent as the excretion of salt or even slightly more. Only very high doses of the drug appear to cause a slight increase in urinary osmolarity in dogs (MUSCHAWEK and HAJDÚ, 1964). In normal (SPRING and DETTLI, 1966) or in diseased (PELTOLA, 1965) man, the difference between furosemide and thiazide diuretics in this respectis also shown by the consistently low urinary sodium concentration under furosemide. In patients with renal diseases, the urinary increment under furosemide is hypotonic with GFR still above 25 ml/min, and becomes frankly, but slightly hypertonic at GFR of 20−30 ml/min (BERMAN and EBRAHIMI, 1965). Furosemide should, thus, be less prone than thiazide diuretics to cause dilutional hyponatremia, as long as GFR is depressed by less than 50 per cent. This theoretical advantage is practically unimportant, because the greater sodium depletion produced by furosemide will tend to depress GFR and to cause a secondary disturbance in the mechanism of water diuresis.

The acute anti-diuretic effect of furosemide in the water diuresis of diabetes insipidus could thus be as pronounced as that of thiazide diuretics whenever the initial solute excretion is fairly high, while, with lower rates of solute excretion, the drug may be expected to augment urine flow and C_{H_2O}. If the chronic "anti-diuretic" effect of diuretics in pituitary and nephrogenous diabetes insipidus depends on sodium depletion, furosemide should be even more effective than thiazide diuretics.

In man (MORRIN, 1966) or in animals excreting a concentrated urine, the large isotonic increment of urine flow induced by furosemide usually lowers urinary osmolarity towards isotonicity. While the action of furosemide in this respect resembles osmotic diuresis, it differs by the fact that in dehydrated dogs the drug depresses $T^c_{H_2O}$ and, when superimposed on mannitol diuresis, also $Tm^c_{H_2O}$.

In dogs (HOOK and WILLIAMSON, 1965d) and in rats (HELLER et al., 1965) furosemide clearly abolishes the corticomedullary and the cortico-papillary-sodium and urea gradients. This effect cannot be due to a wash-out phenomenon as a consequence of a depression of proximal sodium reabsorption, since the resulting sodium diuresis would be expected to abolish the cortico-papillary urea gradient, but not the sodium gradient. Furosemide, therefore, must disturb the functioning of the mechanism responsible for the establishment of the cortico-papillary sodium gradient. The most likely mechanism of this disturbance is an inhibition of sodium reabsorption out of the ascending limb of Henle's loop. The same mechanism of action is generally attributed to ethacrynic acid.

7. Site of Action

Indirect evidence thus suggests an inhibition of sodium (and chloride) reabsorption out of the ascending branch of Henle's loop. Reabsorption of salt at this site occurs without an equivalent movement of water, and results in the production of the hypotonic fluid usually found in the first part of the distal tubule. Micropuncture studies in rats confirm the action of furosemide at this site, since early distal sodium (DEETJEN, 1965) and chloride (MALNIC et al., 1965) concentrations were considerably elevated and approached plasma concentrations under the influence of the drug. The increase in early distal Na^+- and Cl^- concentrations is not due to increased water losses from the "medullary diluting site" (ascending limb). Quite to the contrary, furosemide prevents the increase of the TF/P_{inulin} ratio that normally occurs between late proximal and early distal tubule (Deetjen, 1966), i.e. inhibits water movements in the reabsorptive direction at these sites. Similar observations were made in micropuncture studies on rhesus monkeys (Bennett et al., 1968). An additional action on the proximal tubule is suggested by the very high TRF's of water and sodium under furosemide alone or in combination with other diuretics (Cafruny and Small, 1966), as well as by the results of stop-flow experiments in dogs (Suzuki et al., 1964). In patients with pituitary diabetes insipidus, an i.v. injection of furosemide causes a fall of C_{H_2O} as does an injection of hydrochlorothiazide, during the diuretic phase (Radó et al., 1967a, c). With furosemide, the diuretic phase is immediately followed by pronounced antidiuresis with a fall in GFR. The duration of the antidiuretic phase is a function of the dose of furosemide (Radó et al., 1967b). Furosemide has consistently been found to be as effective as thiazide diuretics in the chronic management of patients with pituitary or nephrogenous diabetes insipidus. The mechanism of this action may be assumed to be similar to that of thiazide diuretics (p. 307). As discussed in detail on page 296, micropuncture experiments in rats clearly show a depression of sodium outflow from proximal tubules (Holzgreve et al., 1966) and a depression of proximal "intrinsic reabsorptive capacity", i.e. fluid reabsorption per unit volume of tubular contents per unit time (Rector et al., 1967).

In normal rats (Deetjen, 1964, 1966), in normal dogs (Dirks et al., 1966), or in rhesus monkeys (Bennett et al., 1968), this depression does not result in a decrease in total proximal fractional reabsorption of water and of sodium, possibly because it is counter-balanced by an increase in tubular volume and a slowing of water and sodium flow through the proximal tubules. Like hydrochlorothiazide, furosemide increases the hydrostatic pressure of proximal tubular fluid, and, thereby, the diameter of proximal tubules. Unlike hydrochlorothiazide, furosemide also causes an increase of the glomerular capillary pressure, resulting in the maintenance of a normal transglomerular filtration pressure (Krause et al., 1967).

An actual decrease in proximal fractional water reabsorption is induced by furosemide only under particular conditions. These conditions may be those in which the proximal tubules are not dilated. Dilatation did not occur when GFR was depressed by more than 40 per cent by dehydration in rats (Deetjen, 1965). The very large TRF of sodium and water observed in renal diseases in man, or in dogs, could equally be due to an inhibition of proximal fractional reabsorption, since anatomical changes probably interfere with dilatation of the tubules in diseased kidney. Thus, an additional proximal action may contribute to the diuretic effect of furosemide in particular conditions.

8. Mechanism of the Natriuretic Action

Furosemide is a weak inhibitor of carbonic anhydrase, approximately as potent as sulfanilamide (Baer and Beyer, 1966). This property is certainly not related in any way to the diuretic activity of the drug. The difference in the patterns of action of furosemide and thiazide diuretics suggests different mechanisms of action. The observation that the drug EX 4877 (p. 271) suppresses the renal effects of hydrochlorothiazide, but not those of furosemide (Small and Cafruny, 1967) may support this assumption. Experiments on the frog skin, which tended to suggest a primary action of furosemide on chloride permeability (NAGEL and KARGER, 1964), were not confirmed by other investigators (HERMS and HOFMANN, 1965) who found that the drug actually increased the trans-cutaneous potential difference and enhanced sodium transport, measured as the short-circuit current. These results, in turn, are difficult to reconcile with observations on the isolated toad bladder (FERGUSON, 1966). In this amphibian membrane neither the muco-serosal potential difference, nor the short-circuit current were influenced by furosemide. The diuretic did, however, abolish the stimulant effect of vasopressin, as well as of cyclic 3'-5'-AMP on sodium transport through the bladder wall. This inhibition was not due to a specific antagonism against vasopressin, since furosemide did not depress the increase in water permeability induced by the peptide. These data have been interpreted (FERGUSON, 1966) to indicate an antagonism of furosemide against cyclic 3'-5'-AMP. This interpretation remains unconvincing, since cyclic AMP may also be involved in the increase in water permeability of the toad bladder, induced by vasopressin, and not suppressed by furosemide. MOLINA et al. (1967) reported observations which lead to conclusions contrary to those of FERGUSON (1966). They found that fairly high doses of furosemide depressed the potential difference as well as the short circuit current across an isolated toad bladder, but that both parameters could be raised above their initial values by the subsequent addition of vasopressin.

The inhibition of tubular sodium transport by furosemide may be due to an action on the pumping mechanism itself. In contrast to thiazide diuretics, furosemide appears to inhibit the Na^+-K^+-dependent "specific" membrane ATP-ase in the kidneys of rats, when injected intravenously (HOOK and WILLIAMSON, 1965 d). The biological significance of this inhibition is doubtful, since ethacrynic acid, which exerts only a very short-lasting diuretic effect in the rat, causes a similar inhibition. The influence of furosemide on renal Na^+-K^+-dependent membrane ATP-ase has apparently not been quantitatively studied in vitro.

9. Excretion of Uric Acid

Furosemide causes the same, or perhaps even a slightly more frequent increase in plasma uric acid concentrations as thiazide diuretics (SCHAEFER, 1964; WOLFER et al., 1964; KUHLBACK, 1965; GODWIN and GUNTON, 1966; HUTCHEON et al., 1965; VORBURGER, 1966). It may precipitate attacks of gout in subjects with increased uric acid pools (HUMPHREYS, 1966). Since an intravenous dose of furosemide also causes a transient accelerated urinary excretion of uric acid (VROOM and SPIJKERS, 1966; SCHIRMEISTER and WILLMANN, 1964), the effects of the drug on the renal handling of uric acid appear to be the same as those of the thiazides.

10. Effects on the Renin-Angiotensin System

In normal human subjects, an intravenous injection of furosemide induced an increase in plasma renin activity measured by a sensitive highly specific method, as well as in plasma aldosterone concentration, while the plasma concentrations of corticosterone and of cortisol remained unchanged (FRASER et al., 1965). Under the same experimental conditions, an i.v. infusion of angiotensin caused the same changes in plasma corticosteroid concentrations. The release of renal renin caused by furosemide is probably a consequence of acute sodium depletion, or acute hypovolemia, rather than a direct effect of the drug on the kidney.

11. Miscellaneous Renal Effects

I. v. furosemide causes a transient increase of renal calcium excretion in man (Vroom and Spijkers, 1966; Hänze and Seyberth, 1967). Magnesium excretion is also enhanced by furosemide (Hänze and Seyberth, 1967).

V. Extrarenal Effects

1. Distribution of Salt and Water

An intravenous dose of furosemide, in normal man, within 30 min causes a decrease of plasma volume and of red cell mass which corresponds approximately to the volume of urine excreted in this time. The drug thus induces a very pronounced initial hypovolemia (Pierson et al., 1965). Subsequently, blood volume must be restored to normal values by an inflow of isotonic fluid from the interstitial into the intravascular space. In view of its rapid clearance by the kidneys, furosemide must be expected to cause still fewer effects on extrarenal sodium transport mechanisms than potent thiazide diuretics.

In vitro, furosemide inhibits sodium extrusion and potassium uptake on recovery of electrolyte gradients by sodium-rich pieces from rabbit uterus and aortas (Daniel, 1966).

Like mercurial diuretics, i. v. furosemide induces an immediate rise in thoracic duct lymph-flow in dogs (De Luca et al., 1967).

Furosemide is said to possiss a non-renal effect against inflammatory edema. In rats it prevents the inflammation induced by injecting dextran, ovalbumin, or 5-hydroxy-tryptamine-(5 HT)-solutions into the foot pad, while hydrochlorothiazide or chlortalidone are ineffective. The protective effect of furosemide against 5-HT-edema could also be demonstrated in nephrectomized rats (Formanek, 1965) and was thus clearly due to an extrarenal action of the drug.

The mechanism of this anti-edema action has not been investigated. It may be related to that of the synthetic glucocorticosteroid dexamethasone which also has a strong diuretic effect in rats. Dexamethasone was shown to prevent the edema of the head usually observed after bilateral ligature of the external jugular veins in rats (Horster et al., 1960), while equally diuretic doses of chlorothiazide were ineffective in this respect (Brunner et al., 1960). Furosemide appeared to be nearly as effective as dexamethasone in this preparation (Koesters and Lüllmann, 1966).

2. Blood Pressure

Very large intravenous doses of furosemide cause a fall in blood pressure in cats or in rabbits. With the exception of the changes due to hypovolemia, furosemide does not induce any other acute hemodynamic effects. From clinical observations (Schaefer, 1964; Vroom and Spijkers, 1966; Davidov et al., 1966a, b), there is no doubt that furosemide fully shares the antihypertensive efficacy of the thiazide diuretics without presenting any particular advantages. Like thiazide diuretics, it appears to enhance the efficacy of hypotensive vasodilator drugs.

In rats with experimental renal hypertension, the combination of furosemide with reserpine caused a greater fall in blood pressure than either drug by itself; the combined effect of both drugs was additive (Lindner, 1966).

3. Carbohydrate Metabolism

Though we know of no controlled comparative studies, clinical observers appear to agree with Schaefer's (1964) statement that furosemide is less "diabetogenic" than thiazides. In rats, a single oral dose was found to cause a decrease of glucose tolerance after a large oral glucose load, and to depress the hypoglycemic effect of small doses of insulin injected intraperitoneally (FORMANEK and KENNER, 1966). Similarly, 2 weeks of treatment with large doses of furosemide caused a moderate depression of glucose tolerance after oral loading. Adipose tissue obtained from these animals oxidized less glucose than control tissue (WELLER and BORONDY, 1967).

Furosemide alone did not increase blood sugar in these experiments, but caused slight increases in blood sugar values 1—3 hours after injection in other experiments (WALES et al., 1968). The hyperglycemic potency of furosemide was similar to that of chlortalidone, ethacrynic acid or triamterene. The "diabetogenic" potential of the drug, thus, appears as high as that of thiazides. In rats with alloxan diabetes, on the other hand, furosemide, unlike hydrochlorothiazide, did not cause an elevation of blood glucose concentration (SENFT et al., 1966). When injected into rats, furosemide inhibited phosphodiesterase-activity in the liver only, while hydrochlorothiazide inhibited the enzyme in the liver as well as in skeletal muscle (SENFT et al., 1966). These observations appear to show that furosemide is less ,,diabetogenic", i.e. less glycogenolytic than thiazides.

VI. Therapeutic Uses

1. As a Diuretic

In chronic heart failure, furosemide may be used as a diuretic instead of thiazides. The efficacy of each dose of the drug was always found to be greater than that of each dose of various thiazide diuretics, and in comparative studies usually reached that of an injection of a mercurial diuretic (VEREL et al., 1964; MARCHESE and STOCCHI, 1965; STOKES and NUNN, 1964; WERTHEIMER et al., 1967). With a single dose per day, the diuretic response for the whole 24 hours was stated to exceed slightly, that to thiazide diuretics (GOODWIN and GUNTON, 1966; SCHNITZLER and FRITZ, 1965; STOKES and NUNN, 1964). After a dose of furosemide given in the morning, the diuretic response is usually completed by evening: this may be a practical advantage. On the other hand, the very sudden diuretic response to furosemide may be responsible for weakness, dizziness, light-headedness, nausea and vertigo, presumably due to the rapid loss of intravascular fluid (HUTCHEON et al., 1965). Many reports mention adequate diuretic responses to furosemide in patients with heart failure who had failed to respond to different thiazides (STOKES and NUNN, 1964; MADULI et al., 1965; VILLANI and FORTUNATO, 1965; LARAGH et al., 1966), or even to mercurials (VROOM and SPIJKERS, 1966). As discussed in the chapter on thiazide diuretics, the non-response to thiazides in such cases may very well be only temporary. So the number of patients refractory to thiazides and benefited by furosemide may actually be quite small. Particularly spectacular effects of furosemide may be seen in patients with left-sided heart failure and cor pulmonale (GUPTA et al., 1967; STOKES and NUNN, 1964). Though no extensive comparative studies have been published, the short and intense diuretic activity of furosemide and the sudden hemoconcentration which it induces may be a real advantage in mobilizing edema fluid into the pulmonary circulation. In contrast to thiazide diuretics, which act too slowly under these conditions, furosemide (and ethacrynic acid) may also be beneficial in acute pulmonary edema of cardiac origin (PELTOLA, 1965; McILWAINE, 1964; MADULI et al., 1965; KERR et al., 1965). In an experimental study on epinephrine-induced pulmonary edema in the rabbit (MADULI et al., 1965), furosemide had a slight protective effect when injected before, and a better protective effect when injected simultaneously with epinephrine. The simultaneous injection of mercuhydrin gave a somewhat better long-term protection than furosemide, but reduced the initial survival rate because of its cardiotoxicity. Both diuretics were ineffective when injected after epinephrine. Epinephrine-induced pulmonary edema in the rabbit thus responds much less to furosemide than cardiogenic pulmonary edema in man, where in one series of observations (Peltola et al., 1965) 23 out of 25 cases improved within 10 to 20 minutes after an intravenous injection. Large doses of furosemide exert a limited protective action against experimental heart failure with pulmonary edema induced in rats by overloading the circulation with Haemaccel-solutions (Rensch and Kitayama, 1967).

Dilutional hyponatremia is apparently induced more rarely by chronic treatment with furosemide than with thiazide diuretics, because the sodium concentration in the urine voided under the influence of the drug is generally lower than with thiazides (Peltola, 1965; Maduli et al., 1965; Marchese and Stocchi, 1965; Vorburger, 1966). In a few patients, long-term treatment with furosemide actually results in an increased plasma sodium concentration (Maduli et al., 1965); in the majority of the patients plasma sodium remains practically unchanged.

While the reports of different observers on the potassium depleting effect are contradictory, an evaluation of all published data leads to the conclusion that furosemide does not differ significantly from thiazide diuretics in this respect (Stokes and Nunn, 1964; Hutcheon and Leonard, 1967; Wertheimer et al., 1967; Stahl et al., 1965; Laragh et al., 1966).

Similar considerations apply to the treatment of hepatogenic edema in patients with cirrhosis of the liver. In spite of its greater efficacy, furosemide does not present any notable therapeutic advantage over thiazides in the chronic management of the ordinary case; in fact, its sudden action may increase the danger of complications. The somewhat curious experimental finding that a liver by-pass in the rat depresses the diuretic effect of hydrochlorothiazide, but does not influence the effect of furosemide (Formanek and Kenner, 1966), cannot be directly translated into clinical terms.

As with thiazide diuretics, the treatment of renal edema with furosemide is more difficult and less reliable than the treatment of cardiac edema (Maduli et al., 1965; Marelli, 1965; Marchese and Stocchi, 1965; Poletti et al., 1965; Almondhiry and Wertheimer, 1965).

In cirrhotic patients, furosemide very often aggravates the hypokalemia (Maduli et al., 1965): it appears doubtful whether furosemide really causes less potassium depletion and less secondary hyperaldosteronism than thiazide diuretics, as stated by one clinical observer (Peltola, 1965). In spite of its powerful chloruretic and kaliuretic effects, furosemide is said rarely to cause hypochloremic alkalosis (Maduli et al., 1965) in cirrhotic patients. There are no reliable data on the frequency of the precipitation of hepatic encephalopathy, which should be expected to occur as frequently or more frequently than with thiazides. There are many reports on diuretic responses to furosemide in thiazide-resistant cirrhotics. The greater efficacy of furosemide may permit the treatment of otherwise intractable ascites (Steigmann et al., 1965).

2. In the Treatment of Hypertension

As an antihypertensive agent, furosemide appears to share the efficacy as well as the side-effects of thiazide diuretics (Jackson and Nellen, 1966; Bariso and Manenson, 1966). Its initial effect on blood pressure is more rapid and more pronounced (DAVIDOV et al., 1965, 1966). The drug could, thus, be used in hypertensive emergencies.

VII. Toxicity and Side Effects

1. Acute Toxicity

The acute toxicity of furosemide is low. Intravenous LD_{50} values in mice, rats, rabbits and dogs range from 300 to 800 mg/kg (MUSCHAWEK and HAJDÚ, 1964; Hoechst, 1963). The oral LD_{50} values are $4-12$ times higher. This indicates incomplete, or rather slow intestinal absorption. Though no systematic comparisons were published, replacement of salt and water losses induced by the drug appears to result in higher LD_{50} values.

2. Chronic Toxicity

In rats 100 mg/kg·day p.o., given for one year, had no significant influence on mortality, organ weights or histology.

In dogs (THOMS et al., 1964), doses above 300 mg/kg·day may kill some animals within 2 to 4 weaks, as a consequence of sodium and potassium depletion leading to renal failure. In animals which survive this period, and in all animals receiving lower doses, after an initial period of dilutional hyponatremia and hypokalemia, the blood electrolyte concentrations revert to normal. This normalization, surprisingly, appears to be due not to an escape from the diuretic action of the drug, but to an enhanced "rebound" between doses and to an adaptation of water and salt intake: a markedly increased fluid exchange as compared to control dogs was noted in such studies.

In dogs surviving high doses of furosemide for 26 weeks, histological study revealed renal changes (scarring and calcification) presumably due to potassium depletion. Given to pregnant bitches or rats, furosemide had no effect on the offspring.

3. Side-Effects in Man

As a consequence of its rapid and intense action, furosemide may cause acute short-lasting circulatory disturbances not seen with the thiazides.

Among the side effects due to the typical renal action of the drug during continued treatment, an increase in blood urea concentration is often observed (HUTCHEON et al., 1965; GOODWIN and GUNTON, 1966), but appears always to be reversible, sometimes during continued treatment, and sometimes only after cessation of therapy. The increase does not appear to be more pronounced in cases with renal failure (VORBURGER, 1966). It is clinically insignificant.

Hyperuricemia occurs as frequently, or more frequently than with thiazides, and may eventually precipitate attaks of gout.

Hypokalemia is equally commonly observed.

As discussed above, the diabetogenic effect of furosemide appears to be slight to many clinical observers (SCHAEFER, 1964; MARELLI, 1965): glucose tolerance is not usually influenced in non-diabetic subjects (MARELLI, 1965; JACKSON et al., 1966; PELTOLA, 1965). Aggravations of pre-existing diabetes have, however, occasionally been observed. In the absence of controlled comparative studies, the often repeated statement that furosemide is less diabetogenic than thiazides, must be considered unfounded.

The drug appears to have induced thrombocytopenia in rare cases. Like thiazide diuretics, it occasionally causes diarrhea (Meyler, 1966).

Acute pancreatitis may or may not be a side-effect of furosemide therapy. One reported case (Wilson et al., 1967) had his first attack under furosemide, but later suffered a second attack without receiving this drug (Davies, 1967).

References

Almondhiry, H., and L. Wertheimer: Effect of furosemide on water and electrolyte excretion in patients with fluid retention. Clin.Res. 13, 235 (1966).

Baer, J. E., and K. H. Beyer: Renal pharmacology. Ann. Rev. Pharmacol. 6, 261—292 (1966).

Bariso, C., and I. Hanenson: A comparison of the antihypertensive and diuretic effects of furosemide and chlorothiazide in hospitalized patients. Clin. Res. 14, 446 (1966).

Bennett, C. M., B. M. Brenner, and R. W. Berliner: Micropuncture study of nephron function in rhesus monkey. J. clin. Invest. 47, 203—216 (1968).

Berliner, R. W., J. H. Dirks, and W. J. Cirksena: Action of diuretics in dogs studied by micropuncture. Ann. N. Y. Acad. Sci. 139, 424—432 (1966).

Berman, L. B., and A. Ebrahimi: Experiences with furosemide in renal disease. Proc. Soc. exp. Biol. Med. 118, 333—336 (1965).

Blatt, A. H., H. E. Williamson, and M. J. Brody: Release of vasodilator and it's possible relation to autoregulation of renal blood flow. Pharmacologist 7, 152 (1965).

Born, G. S., S. M. Shaw, J. F. Christian, and W. V. Kessler: Kaliuretic properties of furosemide and hydrochlorothiazide by in vivo liquid scintillation counting. J. pharmaceut. Sci. 54, 1646—1650 (1965).

Brest, A., R. Seller, O. Ramirez, G. Onesti, and J. H. Moyer: Comparative diuretic efficacy of furosemide. J. New Drugs 5, 329—332 (1966).

Brunner, H., F. A. Horster u. G. Kuschinsky: Die Beeinflussung eines experimentellen Stauungsödems der Ratte durch Chlorothiazid, Hydrocortison, Dexamethason, DOCA und Vasopressin. Arch. exp. Path. Pharmakol. 239, 359—369 (1960).

Buchborn, E., u. S. Anastasakis: Angriffspunkt u. Wirkungsmechanismus von Furosemid am distalen Nephron des Menschen. Klin. Wschr. 42, 1127—1131 (1964).

Cafruny, E. J., and A. Small: The proximal tubule as a site of action of diuretics. Pharmacologist 8, 178 (1966).

Calesnik, B., J. A. Christensen, and M. Richter: Absorption and excretion of furosemide-S35 in human subjects. Proc. Soc. exp. Biol. Med. 123, 17—22 (1966).

— M. Richter, and B. Canby: Pharmaco-kinetics and dynamics of S35-furosemide in human subjects. Fed. Proc. 24, 258 (1965).

Daniel, E. E.: The effects of new diuretics on net ion movements in sodium-rich smooth muscles. Canad. J. Physiol. Pharmacol. 45, 149—159 (1967).

Davidov, M., N. Kakaviatos, and F. A. Finnerty Jr.: Diuretic and antihypertensive properties of furosemide. Clin. Res. 14, 107 (1966a).

— — — Diuretic and antihypertensive properties of furosemide. J. New Drugs 6, 123—124 (1966b).

Davies, D. M.: Acute pancreatitis and furosemide (Letter). Lancet 1967 I, 1386.

Deetjen, P.: Mikropunktionsuntersuchungen zur Wirkung von Furosemid. Arch. ges. Physiol. 284, 184—190 (1965).

— Micropuncture study on site and mode of diuretic action of furosemide. Ann. N. Y. Acad. Sci. 139, 408—415 (1966).

de Luca, R., N. Spampinato, E. Triggiani e E. del Giudice: Sull azione extrarenale della furosemide. Boll. Soc. ital. Biol. sper. 93, 262—263 (1967).

Dettli, L., u. P. Spring: Pharmakologisch-klinische Prüfung neuer Diuretica. 2. Mitteilung: Furosemid. Arzneimittel-Forsch. 15, 1162—1168 (1965).

Dirks, J. H., W. J. Cirksena, and R. W. Berliner: Micropuncture study of the effect of various diuretics on sodium reabsorption by the proximal tubules of the dog. J. clin. Invest. 45, 1875—1885 (1966.)

Ferguson, D. R.: Effects on frusemide on sodium and water transport by the isolated toad bladder. Brit. J. Pharmacol. 27, 528—531 (1966).

Fcrattini, C., e R. Rolandi: Observazioni cliniche sull' azione diuretica dell'acido 4-cloro-N-(2-furilmetil)-5-sulfamil-antranilico (furosemide). Min. Med. 56, 1606—1612 (1965).

Formanek, K.: Die Wirkung von Saluretica auf experimentell erzeugte Ödeme der Rattenpfote. Med. Pharmacol. exp. 13, 353—360 (1965).

—, and T. Kenner: Special features of the action of a new diuretic. Brit. J. Pharmacol. 26, 27—33 (1966).

FORRESTER, T. M., and G. G. SHIRRIFFS: Frusemide and bendrofluazide in healthy subjects. Lancet **1965** I, 409—411.

FRASER, R., V. H. T. JAMES, J. J. BROWN, P. ISAAC, A. F. LEVER, and J. I. S. ROBERTSON: Effect of angiotensin and of frusemide on plasma aldosterone, corticosterone, cortisol and renin in man. Lancet **1965** II, 989—991.

GAYER, J.: Die renale Exkretion des neuen Diureticum Furosemid. Klin. Wschr. **43**, 898—902 (1965).

GODWIN, T. F., and R. W. GUNTON: Clinical trial of a new diuretic, furosemide. Comparison with hydrochlorothiazide and mercaptomerin. Canad. med. Ass. J. **93**, 1296—1300 (1966).

GREENE, J. A., JR., G. GROS, M. FUKUDA, and J. M. WELLER: Studies on the action of furosemide in renal insufficiency. J. lab. clin. Med. **68**, 878—879 (1966).

GUPTA, K. K., K. P. MISRA, I. S. ANAND, and V. K. CAPLASH: Furosemide in acute pulmonary edema. Lancet **1967** I, 1386—1387.

HÄNZE, S., u. H. SEYBERTH: Untersuchungen zur Wirkung der Diuretica Furosemid, Ethacrynsäure und Trimteren auf die renale Magnesium- und Calciumausscheidung. Klin. Wschr. **45**, 313—314 (1967).

HÄUSSLER A., und HAJDÚ, P.: Untersuchungen mit dem Salidiureticum 4-Chlor-N-(2-furyl-methyl) — Anthranilsäure, II. Arzneimittel-Forsch. **14**, 710—713 (1964).

HAJDÚ, P., u. A. HÄUSSLER: Untersuchungen mit dem Salidiureticum 4-Chlor-N-(2-furyl-methyl)-anthranilsäure, I. Arzneimittel-Forsch. **14**, 709—710 (1964).

HARNACK, G. A. V., u. D. ECKART: Klinisch-experimentelle Untersuchungen zur Arzneimitteldosierung im Kindesalter. Dtsch. med. Wschr. **90**, 2104—2107 (1965).

HEIDLAND, J. A., H. KLÜTSCH u. F. SUZUKI: Nierenhämodynamik, Wasser- und Elektrolytausscheidung nach 4-Chlor-N-(2-furylmethyl)-5-sulfamyl-anthranilsäure. Arzneimittel-Forsch. **14**, 713—716 (1964).

HELLER, H., V. ŠKRHOVÁ, and J. VOSTÁL: The effect of various diuretic agents on renal electrolyte and urea concentration gradients in rats. Experientia **21**, 454—455 (1965).

HERMS, W., u. K. E. HOFMANN: Untersuchungen an der Froschhaut zur Kenntnis des Wirkungsmechanismus von Diuretica an transportaktiven Membranen. Arch. exp. Path. Pharmakol. **251**, 355—374 (1965).

Hoechst AG: Lasix: Ergebnisse des internationalen Furosemid-Symposion in Bad Homburg v. d. H. Frankfurt: Hoechst AG 1963.

HOLZGREVE, H., A. FRICK, G. RUMRICH, M. WIEDERHOLT u. K. J. ULLRICH: Wirkungsweise von Diuretica auf den transtubulären Transport von Natriumchlorid. In: K. J. ULLRICH u. K. HIERHOLZER (Hrsg.): Normale und pathologische Funktionen des Nierentubulus. 3. Symposion der Gesellschaft für Nephrologie. Bern: Huber 1966, pp. 147—154.

HOOK, J. B., and H. E. WILLIAMSON: Effekt of furosemide on renal medullary sodium gradient. Proc. Soc. exp. Biol. Med. **118**, 372—374 (1965 a).

— — Influence of probenecid and alterations in acid-base balance on the saluretic activity of furosemide. J. Pharmacol. exp. Ther. **149**, 404—408 (1965 b).

— — Addition of the saluretic action of furosemide to the saluretic actions of certain other agents. J. Pharmacol. exp. Ther. **148**, 88—93 (1965 c).

— — Lack of correlation between natriuretic activity and inhibition of renal Na-K-activated ATPase. Proc. Soc. exp. Biol. Med. **120**, 358—360 (1965 d).

HORSTER, F. A., G. KUSCHINSKY, G. PETERS u. H. BRUNNER: Der Einfluß einer venösen Stauung im Kopfbereich auf die Wasser- und Elektrolytausscheidung von Ratten. Arch. exp. Path. Pharmakol. **239**, 345—358 (1960).

HUMPHREYS, D. M.: Acute gout apparently precipitated by frusemide. Brit. med. J. **1966** I, 1024—1025.

HUTCHEON, D. E., and G. LEONARD: Diuretic and antihypertensive actions of furosemide. J. clin. Pharmacol. a. J. N. Drugs **7**, 26—33 (1967).

— D. MEHTA, and A. B. LEONARD: Renal pharmacology of frusemide, a new monosulfamyl-anthranilic acid diuretic. Fed. Proc. **23**, 439 (1964).

— —, and A. ROMANO: Diuretic action of furosemide. Arch. int. Med. **115**, 542—546 (1965).

JACKSON, W. P. V, and M. NELLEN: Effect of frusemide on carbohydrate metabolism, blood pressure and other modalities: a comparison with chlorothiazide. Brit. med. J. **1966** II, 333—3336.

KERR, D. N. S., A. O. ROBSON, and R. M. PARFITT: Frusemide (Letter). Lancet **1965** I, 655 bis 656.

KLEINFELDER, H.: Experimentelle Untersuchungen und klinische Erfolge mit einem neuen Diureticum. Dtsch. med. Wschr. **88**, 1695—1702 (1963).

Klütsch, K.: Nierenfunktion und Saliurese-Mangel. Med. Wschr. **108**, 2576—2577 (1966).
— Funzione renale e saluresi. Min. Med. **58**, 1111—1112 (1967).
— A. Heidland, and F. Suzuki: Cambiamenti comparativi nella clearance dell'acqua libera dopo somministrazione di idroclorotiazide, politiazide e furosemide. Atti. Accad. Med. lombarda **18**, 1255—1258 (1963).
Koesters, S., u. H. Lüllmann: Über die Beeinflussung eines tierexperimentellen Stauungs-oedems durch Furosemid. Klin. Wschr. **44**. 1403—1405 (1966).
Krause, H. H., T. Dume, K. M. Koch u. B. Ochwadt: Intratubulärer Druck glomerulärer Kapillardruck und Glomerulumfiltrat nach Furosemid und Hydrochlorothiazid. Arch. ges. Physiol. **295**, 80—89 (1967).
Krück, F., u. J. Jahnecke: Klinisch-pharmakologische Untersuchungen zur Beeinflussung der Clearance freien Wassers durch Furosemid. Klin. Wschr. **44**, 1355—1360 (1966).
Kuhlback, B.: Einfluß eines neuen Diuretikums (Furosemid) auf den Harnsäurestoffwechsel. Med. Klin. **60**, 2105—2106 (1965).
Laragh, J. M., P. J. Cannon, W. B. Stason, H. O. Heinemann: Physiologic and clinical observations on furosemide and ethacrynic acid. Ann. N. Y. Acad. Sci. **139**, 453—465 (1966).
Lindner, E.: Die blutdrucksenkende Wirkung von Reserpin, Furosemid, und Reserpin in Kombination mit Furosemid, beim experimentellen renalen Hochdruck der Ratte. Arznei-mittel-Forsch. **16**, 628—630 (1966).
le Zotte, L. A., K. M. MacGaffey, E. W. Moore, and H. Jick: The effects of frusemide on renal concentration and dilution. Clin. Sci. **31**, 371—382 (1966).
Madoery, R., S. Levy, and A. A. Luisada: Action of certain diuretics in pulmonary edema. Curr. ther. Res. **7**, 712—720 (1965).
Maduli, S., M. Campanini, G. Comoli e A. Gambigliani-Zoccoli: La terapia diuretica con furosemide (Lasix). Min. Medica **56**, 1629—1631 (1965).
Malnic, G., F. L. Vieira, and H. Enokibara: Effect of "furosemid" on chloride and water excretion in single nephrons of the kidney of the rat. Nature **208**, 80—81 (1965).
Marchese, G., e F. Stocchi: Sperimentazione clinica di un nuovo diuretico, l'acido 4-cloro-N-(2-furimetil)-5-sulfamil-antranilico. Min. Med. **56**, 1612—1617 (1965).
Marelli, G.: Esperienze clinica sull'acido 4-cloro-N-(2-furimetil)-5-sulfamil-antranilico-(furosemide). Min. Med. **56**, 1581—1586 (1965).
McIlwaine, C. L. K., and D. H. K. Smith: New diuretic — Lasix. Brit. med. J. **1964 II**, 1265.
Molina, G., J. O. Gonzalez u. J. G. Orozco: Einfluß des antidiuretischen Hormons und des Furosemid auf den Natriumtransport. Arzneimitt.-Forsch. **17**, 382—384 (1967).
Morrin, P. A. F.: The effect of furosemide, a new diuretic agent, on renal concentrating and diluting mechanisms. Canad. J. Physiol. **44**, 129—137 (1966).
Muschawek, R., u. P. Hajdú: Die salidiuretische Wirksamkeit der Chlor-N-(2-furylmethyl)-5-sulfamylanthranilsäure. Arzneimittel-Forsch. **14**, 44—47 (1964).
Nagel, W., u. W. Karger: Die Wirkung von 4-chloro-N-(2-furylmethyl-)5-sulfamyl-anthra-nilsäure (Lasix) auf ionenaktive Membranen (Abstract.). Arch. ges. Physiol. **281**, 63—64 (1964).
Peltola, P.: Furosemide (Lasix) as a diuretic. Acta. med. scand. **177**, 777—782 (1965).
Pierson Jr., R. N., S. Alter, H. Roselle, and J. G. Hilton: The early effects of intra-venous furosemide on red cell mass, hematocrit, and plasma volume in man. Clin. Res. **13**, 557 (1965).
Poletti, T., G. Bellardo e M. Mascarello: Esperience cliniche con il furosemide. Min. Medica **56**, 1591—1601 (1965).
Portwich, F., H. Büttner u. J. Schäfer: Simultane Untersuchung der Clearance und re-nalen Extraktion von Pharmaka. In: K. J. Ullrich u. K. Hierholzer (Hrsg.): Normale und pathologische Funktionen des Nierentubulus. 3. Symposion der Gesellschaft für Nephrologie. Bern: Huber 1965, pp. 173—176.
Radó, J. P., C. Bános, J. Marosi, J. Takó, and L. Szilágyi: Furosemide antidiuresis. Lancet **1967 II**, 569 (1967b).
—, L. Borbély, C. Bános, J. Takó, and I. Kovács: Actions of furosemide and a thiazide. **1967 II**, 465 (1967a).
—, J. Takó, and T. Szábó: Site of action of furosemide. J. clin. Pharmacol. a. J. N. Drugs **7**, 142—149 (1967).
Rector Jr., F. C., J. C. Sellman, M. Martinez-Maldonado, and D. W. Seldin: The mech-anism of suppression of proximal tubular reabsorption by saline infusions. J. clin. Invest. **46**, 47—56 (1967).
Rensch, M., u. S. Kitayama: Der Einfluß von Furosemid auf den Ablauf der experimentellen Herzinsuffizienz. Arzneimitt.-Forsch. **17**, 1131—1133 (1967).

ROSENKRANZ, A.: Die renale Wasser- und Elektrolytausscheidung unter Fursemid beim Kind Wien. med. Wschr. 114, 236—329 (1964).

SCHAEFER, H. F.: Moderne Diuretika und ihre Nebenwirkungen beim Diabetes mellitus. Med. Welt. 16, 922—926 (1964).

SCHIRMEISTER, J., u. H. WILLMANN: Über die Harnsäure- und andere Clearances nach intravenöser Gabe von Fursemid beim Menschen. Klin. Wschr. 42, 623—628 (1964).

SCHNITZLER, R., u. K. W. FRITZ: Eine vergleichende Prüfung des Diureticums Fursemid. Arzneimittel-Forsch. 16, 630—634 (1966).

SENFT, G., W. LOSERT, G. SCHULTZ, R. SITT u. K. H. BARTELHEIMER: Ursachen der Störungen im Kohlehydratstoffwechsel unter dem Einfluß sulfonamidierter Diuretica. Arch. Pharmakol. exp. Path. 255, 369—382 (1966).

SMALL, A., and E. J. CAFRUNY: The renal sites of action of furosemide. Pharmacologist 7, 165 (1965).

— — Furosemide and hydrochlorothiazide do not have a common mode of action. J. Pharmacol. exp. Ther. 156, 616—621 (1967).

SPRING, P., and L. DETTLI: Indications, posologie et effets secondaires de la furosémide. J. Urol. Néphrol. 72, 611—618 (1966).

STAHL, J., PH. REVILLE et M. IMLER: Effets thérapeutiques d'un nouveau salidiurétique, le furosémide. Son utilisation par voie intravineuse dans les urgences. Strasbourg méd. 1965, 603—614.

STEIGMANN, F., R. OZ, and A. DUBIN: A new diuretic for intractable ascites (Abstract). Fed. Proc. 24, 258 (1965).

STOKES, W., and L. NUNN: An effective new diuretic, Lasix. Brit. med. J. 1964 II, 910—911.

STURM, K., W. SIEDEL u. R. WEYER: Verfahren zur Herstellung von Sulfamyl-anthranilsäuren. Dtsch. Bundes-Patent No. 1122 541, 1964.

— — — u. H. RUSCHIG: Zur Chemie des Furosemids I. Synthesen von 5-sulfamoyl-anthranilsäure-Derivaten. Chem. Ber. 99, 328—344 (1966).

SUKI, W., F. C. RECTOR JR., and D. W. SELDIN: The site of action of furosemide and other sulfonamide diuretics in the dog. J. clin. Invest. 44, 1458—1459 (1965).

SUZUKI, F., K. KLÜTSCH u. A. HEIDLAND: Stop-flow-Untersuchungen zum Wirkungsmechanismus von Furosemid. Klin. Wschr. 42, 569—571 (1964).

THOMS, R. K., F. R. SPRINGMAN, and H. E. WILSON: A toxicological evaluation of furosemide: a new diuretic agent. Curr. ther. Res. 6, 88—94 (1964).

TIMMERMANN, R. J., F. R. SPRINGMAN, and P. K. THOMAS: Evaluation of furosemide, a new diuretic agent. Current ther. Rev., 6, 88—94 (1964).

VEREL, D., N. H. STENTIFORD, F. RAHMAN, and R. SAYNOR: A clinical trial of frusemide. Lancet 1964 II, 1088—1089.

VILLANI, M., e. F. FORTUNATO: Esperienze con l'uso del furosemide in ospedale. Min. Med. 56, 1601—1606 (1965).

VORBURGER, C.: Die akute Wirkung des Diureticums Furesomid auf das Glomerulumfiltrat, die renale Hämodynamik, die Wasser-, Natrium-, Chlorid- und Kaliumausscheidung und auf den Sauerstoffverbrauch der Nieren. Klin. Wschr. 42, 833—839 (1964).

— Propriétés et mode d'action de la furosémide. J. Urol. Néphrol. 72, 581—590 (1966).

VROOM, R. J. A. F., en J. SPIJKERS: Klinische ervaringen met fursemide. Ned. T. Geneesk. 110, 275 (1966).

WALES, J. K., A. GRANT, and F. W. WOLFF: Studies on the hyperglycemic effects of nonthiazide diuretics. J. Pharmacol. exp. Ther. 159, 229—235 (1968).

WELLER, J. M., and M. BORONDY: Effect of furosemide in glucose metabolism. Metabol. clin. Exp. 16, 532—536 (1967).

WERTHEIMER, L., H. ALMONDMIRY, and B. KHERO: Furosemide, a new diuretic in edematous states. Clinical studies in patients with congestive heart failure and cirrhosis of the liver. Arch. int. Med. 119, 189—194 (1967).

WILSON, A. E., S. H. MEHRA, C. R. GOMERSALL, and D. M. DAVIS: Acute pancreatitis associated with furosemide therapy. Lancet 1967 I, 105.

WILSON, A. F., and D. H. SIMMONS: Comparison of urinary elfectrolyte excretion following furosemide and thiomerin in hypochloremic dogs. Pharmacologist 7, 166 (1965).

— — Diuretic action in hypochloremic dogs. Clin. Res. 14, 158 (1966).

WÖLFER, H. J., K. W. SCHNEIDER, W. GATTENLÖHNER u. J. GÜNTHER: Behandlung der arteriellen Hypertonie mit Fursemid. Münch. med. Wschr. 106, 1767—1773 (1964).

YPERSELE DE STRIHOU, C. VAN: Mécanisme de l'alcalose induite par l'injection d'un diurétique, la furosémide. J. Urol. Néphrol. 72, 626—629 (1966).

Ethacrynic Acid and Related Drugs

G. Peters and Françoise Roch-Ramel

With 1 Figure

I. Introduction

While furosemide was discovered accidentally in the course of studies on derivatives of thiazide diuretics, ethacrynic acid is the result of a long-continued search for non-organometallic inhibitors of sulfhydryl-group-depending enzymes. An inhibition of sulfhydryl-enzyme systems is thought to be responsible for the diuretic activity of organomercurials. The search for non-organometallic inhibitors with a similar action was carried out in K. H. Beyer's laboratory, simultaneously with the research which led to the development of the diuretic thiadiazines. The two major groups of modern diuretic agents were thus evolved and developed by the same team of pharmacologists and chemists (Beyer et al., 1965).

Among the many groups of compounds tested, one class of sulfhydryl-binding compounds emerged as safe and very effective diuretic agents: this class are the alpha-beta unsaturated ketone derivatives of aryloxyacetic acids

Among these compounds only one was extensively studied (Schultz et al., 1962) both experimentally and clinically. This compound is ethacrynic acid (commercialized under the trade name of Edecrin).

(Beyer et al. 1965; Baer et al. 1965)

Another group of substances with a slight chemical resemblance to ethacrynic acid, the substituted 2-methylene-thiazolidones (4), was developed somewhat later and independently (Satzinger, 1963). One of these drugs, Etozoline

has been studied experimentally to a certain extent, but has not reached the stage of clinical trials.

II. Chemistry and Structure-Activity-Relationships

Four compounds derived from the alpha-beta-unsaturated ketone derivatives of phenoxyacetic acid and one analogous compound derived from naphthoxyacetic acid,

$$H_2C=\underset{\underset{CH_3}{\overset{|}{CH_2}}}{\overset{|}{C}}-\overset{\overset{O}{\parallel}}{C}-\text{[naphthyl]}-O-CH_2-COOH$$

have been tested experimentally as diuretic agents in dogs (SCHULTZ et al., 1962; BAER et al., 1964a). Among the phenoxyacetic acid derivatives only those bearing either a Cl or a CH_3 substituent in position X were effective diuretics (SCHULTZ et al., 1962). A second substituent in position Y enhanced the efficacy, while further substitution on the aromatic ring resulted in less effective or ineffective compounds. The ability to react with SH-groups is a common characteristic of the whole class, and is not limited to the diuretically active compounds (SCHULTZ et al., 1962). Among the derivatives of phenoxyacetic acid, the compound in which $R = R' = H$; $R'' = C_2H_5$; and $X = Y = CH_3$ is the most potent natriuretic agent; the naphthoxyacetic acid derivative shown above had the same effect as this compound in dogs (BAER et al., 1964a). Ethacrynic acid is apparently nearly as effective as these two drugs. The reasons for the choice of ethacrynic acid among its congeners have not been stated. The whole group shares the particularity of being effective diuretic agents in the dog and in man, but much less effective in the rat.

Among the substituted 2-methylene-thiazolidone-(4)-derivatives, Etozoline is the most potent diuretic. In contrast to ethacrynic acid and its congeners, it appears to be as active in rats as in dogs (HEIDENREICH et al., 1964a).

Ethacrynic acid is a white crystalline compaund, m. p. 121—122 °C, which is sparingly soluble in water and aqueous acids. Its pKa is 3.50. The sodium salt is very soluble in water. The ether/water partition coefficient at room temperature is 1.25 at pH 6.0, and 0.05 at pH 7.4 (BEYER et al., 1965). Ethacrynic acid is an acid of approximately the same strength as furosemide, and much stronger than the thiazides.

III. Absorption, Distribution, Excretion and Metabolism

Ethacrynic acid appears to be rapidly absorbed from the intestine as shown by the onset of the diuretic action within 10—30 minutes in dogs (BEYER et al., 1965), and in man (SPERBER et al., 1965a). The completeness of intestinal absorption cannot be judged easily, because a large fraction of the absorbed drug is excreted in the bile and recovered in the feces. In rats and in dogs, the fraction of an oral or an intravenous dose recovered in the feces within 24 hours is approximately the same. This fraction was judged by the total radioactivity excreted after administering either a compound marked with ^{14}C in the acetate portion of the molecule, or with ^{14}C or ^{3}H in the terminal CH_2-group (BEYER et al., 1965).

An oral dose may thus be initially completely or nearly completely absorbed. If this is so, the initial absorption would have to occur in the stomach or the upper duodenum, since the drug excreted with the bile is evidently not completely absorbed from the intestine: the fraction of the ethacrynic acid which appears in the feces is mainly the unchanged drug.

In human or dog plasma, or in solutions of bovine serum albumin, one molecule of albumin reversibly binds four molecules of ethacrynic acid; with a large excess of ethacrynic acid (45 : 1) up to 16 moles can be bound per mole of albumin (Ronwin and Zacchei, 1967).

Ethacrynic acid is rapidly cleared from the blood stream: $t/2$ is less than one hour. Three hours after intravenous administration in dogs, and 24 hours after intravenous, intraperitoneal or oral administration in rats, radio-activity of the labelled drug was found in substantial amounts only in the liver, in the bile, the intestine and its contents and in urine; in the dog the kidneys also contained measurable amounts of the drug. The apparent volume of distribution has not been calculated, but appears to be equal to or less than the extracellular space. Less than one per cent of injected ethacrynic acid is degraded to CO_2 (Beyer et al., 1965; Baer et al., 1963).

Excretion of ethacrynic acid occurs through the bile and through the urine. In rats or in dogs 15—33% of single doses are excreted in the urine, and 50% or more are excreted in the bile and recovered in intestinal contents and feces, regardless of the mode of administration (Baer et al., 1963; Beyer et al., 1965).

While the mechanism of the biliary excretion has not been investigated, the urinary excretion appears to occur by filtration and secretion through the proximal tubular transport system for acids. In dogs, the renal clearance of ethacrynic acid measured with the drug labelled in the CH_2-group of the acetate portion of the molecule, was equal to or inferior to GFR, measured as the clearance of exogenous creatinine (Baer et al., 1963; Beyer et al., 1965). Tubular secretion was demonstrated by a depression of the drug/creatinine clearance-ratio by increasing doses of ethacrynic acid ("self-depression") and by pretreatment with probenecid. Under the influence of probenecid, approximately 20% of the filtered amount of the drug appear in the final urine. A large fraction is probably lost from tubular fluid by back-diffusion in the lower nephron, since the drug clearance is increased by alkalinizing the urine with an intravenous infusion of $NaHCO_3$ (Beyer et al., 1965). Active reabsorption of the drug has not been demonstrated but may well contribute to the low clearance values after inhibition of tubular secretion. In stop-flow experiments in dogs, the peak-secretion of ^{14}C-labelled ethacrynic acid was shown to occur at the same location in the proximal part of the nephron as the secretion of PAH (Beyer, 1965).

In vitro, cortical slices from rabbit kidneys accumulate ethacrynic acid (or rather ^{14}C-activity, since the experiments were carried out with the labelled drug) under aerobic conditions. The accumulation is depressed by probenecid or 2,4-dinitrophenol (Beyer et al., 1965). A fraction of the accumulation, however, cannot be inhibited by probenecid or dinitrophenol and may be due to tissue-binding.

In rats or in dogs given the labelled drug, 30—40% of the radioactivity recovered in the urine correspond to unchanged ethacrynic acid. Approximately 30% of the radioactivity may be extracted by ethylacetate, and consists of unstable and unidentified compounds. 20—30% of the metabolites found in urine are excreted as the cysteine-adduct of the drug. This cysteine-adduct is a fairly unstable compound, in contrast to the cysteine-adducts of organomercurial diuretics.

Etozoline must be absorbed from the intestine, since it is active when given orally to rats or dogs (Heidenreich et al., 1964a). There are no data on the extent of the intestinal absorption of the drug, on its distribution in the organism, or on its metabolism. Etozoline induced a fall in the renal clearance of PAH in the dog (Heidenreich et al., 1964a) and suppressed the PAH secretory peak in stop-flow experiments (Heidenreich et al., 1964b). This observation may point to secretion of the drug by the acid-transport system, but certainly does not prove it.

IV. Renal Effects

1. Excretion of Sodium

The natriuretic effect of ethacrynic acid differs from that of the thiazides by:
a) the much greater efficacy at maximally effective doses of the drug in the dog and in man (Fig. 1).

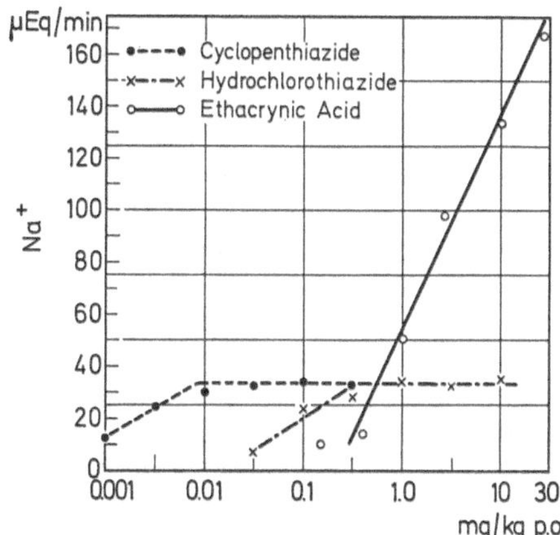

Fig. 1. Log-dose response curves for the natriuretic effect of hydrochlorothiazide, cyclopenthiazide (high potency), and ethacrynic acid (low potency; high efficacy), administered orally to dogs. Ordinate: sodium excretion µEq/min, calculated from a 4—6 hours' urine collection period. Abscissa: oral doses in mg/kg. Data from BEYER et al. (1965) and BARRETT et al. (1959, 1961: see pg. 356)

b) the species-specificity of the action of ethacrynic acid, which is an effective diuretic in the dog, in man and in the rabbit, less effective in the guinea-pig and still much less effective in the rat where high doses, given intraperitoneally or intravenously, may not elicit any diuretic response (BEYER et al., 1965).

c) the enhancement of urinary acidification and bicarbonate reabsorption by ethacrynic acid which is observed even during metabolic alkalosis.

d) the tendency of ethacrynic acid to enhance the excretion of water to a greater extent than the excretion of salt.

e) the very pronounced chloruretic activity of ethacrynic acid.

The main feature which distinguishes the action of ethacrynic acid from that of furosemide is its species-specificity. The effects of the drug on urinary acidification and chloride excretion are perhaps somewhat more pronounced than with furosemide.

Ethacrynic acid differs from mercurial diuretics:

a) by its rapid onset and short duration of action,

b) by its oral effectiveness,

c) by its continued effectiveness in metabolic alkalosis,

d) by its pronounced kaliuretic effect,

e) by the impossibility of suppressing the natriuretic response by dimercaprol which in the dog only slightly shortens the diuretic response (BEYER et al., 1965).

Etozoline differs from ethacrynic acid by its high activity in the rat and by the decrease of its natriuretic effect in dogs in metabolic alkalosis (HEIDENREICH et al., 1964a). Like ethacrynic acid, it promotes renal potassium excretion and urinary acidification.

The renal action of ethacrynic acid is proved by an ipsilateral diuresis induced in the dog by infusion of the drug into one renal artery (Beyer et al., 1965). Indirect evidence for a primary renal effect is the conspicuous hemoconcentration which the drug induces in animals and in man.

The renal action of Etozoline has not been directly proved.

Rats were originally thought to be quite insensitive to the diuretic action of ethacrynic acid. This assumption appears to be based on an experimental artefact. As shown by two groups of investigators (Senft et al., 1968; Deetjen, 1968), the diuretic effect of the drug, though pronounced, is very short-lived in this species and is consistantly followed by "rebound" retention. It, therefore, escapes detection with ordinary or long collection periods.

Mice are somewhat less sensitive to the natriuretic action of ethacrynic acid than dogs, but show a large response after 50 mg/kg by the oral route (Beyer et al., 1965).

Ethacrynic acid is generally thought to act primarily on sodium reabsorption. There is no clear-cut foundation for this belief. Though there is overwhelming evidence for the primacy of sodium reabsorption in the normally functioning kidney, where chloride is mainly reabsorbed passively, the present evidence does not enable us to exclude the possibility of a primary inhibition of chloride reabsorption by ethacrynic acid. Primary inhibition of reabsorption, in the case of chloride, could mean either a change in chloride permeability of the tubular wall, and/or an enhancement of the transport of chloride into tubular fluid. Such a transport is supposed to occur in the proximal tubules of the rat (Kashgarian et al., 1965; Malnic, 1966), and to be coupled to the transport of hydrogen-ions in the "secretory" direction. While the possibility of a primary action of ethacrynic acid on chloride reabsorption cannot be excluded, there is no definite evidence in its favor. Ethacrynic acid causes a greater increase in renal chloride than in sodium excretion, and at the same time usually induces a larger chloride than sodium concentration in the final urine in dogs (Baer et al., 1963; Beyer et al., 1965), in normal man (Cannon et al., 1965) and in patients (Walker, 1965; Ledingham and Bayliss, 19651; Cannon et al., 1963; Melvin et al., 1963; Lundvall et al., 1965; Roux et al., 1966). The drug causes a larger decrease in chloride than in sodium reabsorption. This finding does not prove a primary inhibition of chloride reabsorption, since it could also be due to a simultaneous primary or secondary stimulation of hydrogen-ion and potassium secretion.

There is no doubt that total renal acid secretion, as well as urinary acid excretion, are considerably stimulated by ethacrynic acid. At the same time, urinary potassium excretion is enhanced. The drug could, thus, primarily inhibit sodium reabsorption above the level of the distal tubules. The resulting increased sodium concentration in distal tubular fluid would enhance the passive movement of potassium ions in the "secretory" direction, and might at the same time, by the increase in intra-tubular electronegativity, accelerate the movement of hydrogen-ions in the same direction, either in the distal tubule alone, or in both the proximal and the distal tubules. Increased hydrogen-ion secretion would enhance bicarbonate reabsorption and, thereby, increase the fraction of chloride in the sum of urinary anions.

Alternatively, a primary depression of net chloride reabsorption could depress sodium reabsorption by increasing the electrochemical gradient against its transport, and could also stimulate the "secretory" movement of hydrogen-ions as well as of potassium Finally, the drug could also inhibit sodium reabsorption and enhance hydrogen-ion "secretion" by independent mechanisms. The data available at present do not allow a decision between these three or other possibilities.

Studies on the amphibian skin could in no case furnish definite arguments in favor of one or the other hypothesis; unfortunately the results of such studies (EDEL and EIGLER, 1966; BABA et al., 1966) are not only non-contributory, but also contradictory.

Like ethacrynic acid, Etozoline has a more pronounced effect on the urinary chloride than on sodium excretion (HEIDENREICH et al., 1964a, b). In the absence of comparative studies, it is difficult to decide whether the chloruretic effect of Etozoline in the dog is actually weaker than that of ethacrynic acid, as appears on inspection of the published data.

Metabolic acidosis induced by feeding NH_4Cl to man (CANNON et al., 1963), or to dogs (BEYER et al., 1965), or induced by acetazolamide in dogs (BEYER et al., 1965), neither enhances nor depresses the natriuretic response to ethacrynic acid (MUDGE, 1966). Such pre-treatment, however, further enhances the Cl^-/Na^+-ratio under the influence of the drug. In metabolic alkalosis, induced in man by the drug itself, the natriuretic effect remains unchanged (MUDGE, 1966). Metabolic alkalosis, induced in dogs by continuous loading with sodium bicarbonate, does not greatly depress the natriuretic action of ethacrynic acid. Even under these circumstances the drug has a pronounced chloruretic action: it depresses urinary bicarbonate excretion and increases urinary chloride excretion, the sum of the excretion of the two anions approximating to the sum of the monovalent cations before and after the change in the ratio of the two anions induced by the drug.

Like ethacrynic acid, Etozoline keeps its efficacy in experimental metabolic acidosis in dogs. Its natriuretic effect is depressed in bicarbonate alkalosis in the dog: in this particular condition the drug is much more diuretic than natriuretic (HEIDENREICH et al., 1964a). Both ethacrynic acid (BEYER et al., 1965) and Etozoline (HEIDENREICH and BAUMEISTER, 1964) given to dogs in maximal chlorothiazide-diuresis override the effect of the thiazide-diuretic and produce an additive effect on both sodium and chloride excretion. Both drugs likewise additively increase the diuretic effect of mercurial diuretics. When, however, optimal conditions for the diuretic efficacy of organomercurial diuretics are established by pre-treatment with ammonium chloride and saline loading, additional ethacrynic acid does not produce a marked increase in sodium excretion (BEYER et al., 1965).

As discussed in the chapter on thiazide diuretics (p. 296), such combination experiments do not allow any conclusion about the mechanism of action of the drug, which, judging from the functional effects of the drugs, differs more clearly as between ethacrynic acid (or Etozoline) and thiazides on the one side, than as between ethacrynic acid and mercurials on the other.

In normal man, as well as in patients with edema, the action of ethacrynic acids was stated to be additive to that of thiazide diuretics, as well as of mercurial diuretics given in supramaximal doses (CANNON et al., 1965; DOLLERY et al., 1964; SPERBER et al., 1965), while the combination with acetazolamide or other carbonic anhydrase inhibitors may produce a more than additive effect, to judge by the total amount of sodium excreted (CANNON et al., 1965). Many clinical reports describe patients who were considered refractory to thiazide diuretics, but subsequently responded to ethacrynic acid (LARAGH et al., 1966). The criteria for refractoriness to thiazide diuretics in such studies were usually not very strict. From a purely practical standpoint, the combination of ethacrynic acid and hydrochlorothiazide was stated to be particularly advantageous in some patients with a poor response to all types of diuretic therapy (DOLLERY et al., 1964). A combination of ethacrynic acid and furosemide in patients produced on several occasions a natriuretic response which exceeded that of twice the dose of either drug given singly (Ledingham and Bayliss, 1965a). Both drugs were given at maximally effective doses in these experiments.

Triamterene has been stated not to enhance the natriuretic effect of ethacrynic acid: this finding is not astonishing in view of the fairly weak natriuretic effect of triamterene. All the more surprising is the statement that triamterene did not reduce the ethacrynic acid-induced potassium excretion (Ledingham and Bayliss, 1965b).

In many animal experiments, and from observations on man, the natriuretic effect of ethacrynic acid, expressed as the additional sodium chloride or water excreted, was found to decrease with repeated administration of the drug. This escape from the diuretic action was less pronounced than with other classes of diuretic agents: it was always exclusively due to sodium-depletion and dehydration. A true escape of the kidneys from the diuretic action of ethacrynic action has not been observed or described either in animals (Beyer et al., 1965) or in man (Barjon and Pelissier, 1966; Hagedorn, 1965).

Refractory states to the action of ethacrynic acid appear to be rather rare in clinical conditions (Lundvall et al., 1965; Barjon and Pelissier, 1966; Laragh et al., 1966), and have not been described in experimental animals. This rarity is striking in view of the frequency of mercurial-resistant edema in earlier times. The number of resistant cases may, however, increase with continued clinical observation.

It is not known to what extent the action of ethacrynic acid depends on adrenocortical secretions. The drug was shown to be fully effective in one adrenalectomized human subject (Cannon et al., 1965) who, however, was probably treated with a glucocorticosteroid. In this subject, as well as in other subjects treated with spironolactone, the natriuretic effect of ethacrynic acid was as strong as in normal subjects, but the kaliuretic action was depressed.

In patients with renal failure, ethacrynic acid usually exerts a sometimes astonishingly pronounced natriuretic effect (Maher and Schreiner, 1965; Hagedorn et al., 1965; Barjon and Pelissier, 1966). On the other hand, there are isolated reports on the absence of a diuretic effect in uremic patients (Lundvall et al., 1965). The effect may depend on the ability of the kidney to concentrate ethacrynic acid.

Since the ethacrynic acid-group of diuretics are sulfhydryl binding agents, it should be possible to interrupt their diuretic action, like that of organomercurials, by an injection of dimercaprol. While dimercaprol appears to cause an immediate arrest of the diuretic action of Etozoline in the dog (Heidenreich et al., 1964a), it is difficult to demonstrate its ability to antagonize the effect of ethacrynic acid (Beyer et al., 1965). An ethacrynic acid-diuresis in the dog is not interrupted by the injection of dimercaprol. Only the duration of the response to a single intravenous injection of ethacrynic acid appears to be shortened by the dithiol. This weak antagonistic action of dimercaprol has been explained by the relative instability of the dimercaprol-adduct of ethacrynic acid, as compared to the stable cyclic complex which mercurials form with the dithiol: the ethacrynic acid-dimercaprol compound even possesses a weak saluretic effect in dogs (Beyer et al., 1965). The stability of the Etozoline-dimercaprol-complex has not been investigated, either chemically or biologically. The interesting question, whether non-diuretic mercurials, known to be effective antagonists of mercurial diuretics, like p-chloromercuribenzoate, or p-chloromercuri-sulfonate (Maher and Schreiner, 1962), also antagonize the renal effect of ethacrynic acid, or of Etozoline has not yet been investigated.

2. Excretion of Potassium

Although the amount of potassium excreted by dogs in response to ethacrynic acid may be slightly lower in comparison to the amount of sodium excreted than with thiazide diuretics (BOJS and LUNDVALL, 1966), the drug definitely enhances renal potassium excretion in the dog (BEYER et al., 1965) as well as in man (MELVIN et al., 1965). The same statement applies to Etozoline (HEIDENREICH et al., 1964a). Unlike mercurial diuretics, neither ethacrynic acid nor Etozoline depress the potassium excretion induced by diuretic thiazides. In fact, the kaliuretic effects of both groups of compounds appear additive with combined medication. The kaliuretic effect of ethacrynic acid (BEYER et al., 1965), or of Etozoline (HEIDENREICH, 1964a), is apparently not depressed by the previous or subsequent administration of diuretic organomercurials. This latter finding creates some difficulties in the interpretation of the antikaliuretic action of organomercurials.

All clinical observers agree that ethacrynic acid causes potassium wastage and sometimes profound potassium depletion. An enhanced secretion of aldosterone may contribute to the kaliuretic effect. Since this kaliuresis was found to be depressed in one adrenalectomized human subject, as well as in one patient given spironolactone (CANNON, 1965), it has been suggested that potassium wastage is exclusively due to aldosterone. On the other hand, it has been stated that triamterene, which admittedly is not a specific but only a physiological antagonist to aldosterone, does not eliminate potassium losses under the influence of ethacrynic acid (LEDINGHAM and BAYLISS, 1965a). Amiloride (= amipramizide = MK 870) has been shown to reduce the kaliuretic effect of ethacrynic acid in man (ALTER et al., 1967).

Though there are no unequivocal experimental results demonstrating an increase in potassium excretion under the influence of ethacrynic acid in the absence of aldosterone, it is fairly improbable that the drug should not possess any kaliuretic activity of its own. Long-continued administration of ethacrynic acid does not appear to result in a decrease in potassium wastage. Experiments in profoundly potassium-depleted animals have not been reported. Such potassium depletion as is induced under therapeutic conditions does not appear to interfere with the natriuretic effect of the drug. Potassium depletion may contribute to the development of metabolic alkalosis in subjects treated with ethacrynic acid. It does not appear to be the main determinant of the disturbance of the acid-base balance, since correction of hypokalemia by administration of potassium salts does not correct the alkalosis, though the plasma potassium concentration usually rises (WAYNE et al., 1967).

3. Excretion of Halogenides

The very pronounced action of ethacrynic acid and of Etozoline on urinary chloride excretion has been mentioned previously. The chloride-wasting effect is particularly prevalent in states of metabolic acidosis with increased plasma chloride concentrations, but does not disappear in metabolic alkalosis with moderate hypokalemia. Extreme degrees of hypochloremia have not been investigated with ethacrynic acid. As mentioned above, there is no definite evidence to exclude the possibility that ethacrynic acid may act primarily on renal chloride transport in the reabsortive direction, although a primary effect on sodium reabsorption appears more probable. Ethacrynic acid considerably enhances the urinary bromide excretion in dogs, as well as in patients suffering from bromide intoxication (SCHMITT et al., 1965, 1966).

The bromuretic effect of the drug was much stronger than that of saline loading and isotonic saline diuresis, or of osmotic diuresis induced by mannitol (Schmitt et al., 1966). The relative increase in bromide excretion and clearance induced by ethacrynic acid was greater than the relative increase in chloride excretion, in the dog as well as in man (Schmitt et al., 1966). As a pratical therapeutic measure in human patients with bromide intoxication, ethacrynic acid-diuresis was, however, inferior to hemodialysis or to peritoneal dialysis (Schmitt et al., 1966). The precise mechanism of the bromuresis is unexplained. In stop-flow experiments, a negative bromide peak was found in the same urine portions as the negative sodium peak, and was interpreted as an expression of distal tubular reabsorption of the anion. In ethacrynic acid-induced bromuresis, the distal reabsorptive bromide peak did not disappear (Schmitt et al., 1965). The large chloride-wastage induced by ethacrynic acid is the main determinant of the metabolic alkalosis currently observed in animals or in patients treated with the drug for any length of time.

This type of alkalosis has, most unfortunately, been called "contraction-alkalosis" (Cannon et al., 1965b). The term is meant to imply that renal losses of sodium chloride in the absence of renal excretion of bicarbonate will induce a contraction of the extracellular space around the remaining bicarbonate, and thus cause an alkaline deviation of pH in the presence of a normal pCO_2. In fact, it is evident that contraction of the extracellular space does not cause alkalosis, while any increase in the extracellular bicarbonate concentration will do so, whether the extracellular space is contracted or not. The severity of the metabolic alkalosis as measured by the increase in blood-pH, depends exclusively on the concentration of bicarbonate in the extracellular fluid and not on its total amount. Metabolic alkalosis would be less severe with a diuretic that would simultaneously cause equal losses of sodium and chloride, and retention of bicarbonate and water, resulting in dilutional hypo-osmolarity of the extracellular fluid. The term "contraction alkalosis" could, thus, be used in order to emphasize that ethacrynic acid has less tendency than thiazide diuretics to induce dilutional hyponatremia. Even then, the new term would be unfortunate, because it implies a difference between hypochloremic alkalosis induced by ethacrynic acid and by other diuretics which, in fact, does not exist. The major reason, why ethacrynic acid appears to induce a more frequent and a more severe hypochloremic alkalosis than diuretic benzothidiazines is not a contraction of the extracellular space, but probably a simultaneous enhancement of urinary acidification.

4. Urinary Acidification

Ethacrynic acid and its congeners are devoid of any inhibitory action on carbonic anhydrase. In dogs excreting a more or less acid urine, ethacrynic acid (Beyer et al., 1965), or Etozoline (Heidenreich et al., 1964a), consistently increase the renal excretion of titratable acid and of ammonium ions; the pH of the urine falls, when it is superior to approximately 5.5 in the control periods. In dogs excreting an alkaline urine containing bicarbonate, the bicarbonate excretion is regularly depressed. The drug thus induces an increased hydrogen-ion excretion (sum of titratable acid + ammonium ions − bicarbonates) as well as an enhanced total tubular hydrogen-ion-secretion (excreted titratable acid + excreted ammonium ions + reabsorbed bicarbonate). Tubular hydrogen ion-"secretion" is enhanced even in animals receiving a bicarbonate infusion, where it may be supposed to be maximally stimulated: in the rat, bicarbonate alkalosis was shown to be a more potent physiological stimulus to tubular hydrogen ion-secretion than different types of acidosis (GUIGNARD and PETERS, 1966).

Analogous observations on a consistent enhancement of urinary acidification, in all its phases, by ethacrynic acid were made in healthy human subjects, as well as in patients treated with the drug (CANNON et al., 1963; CANNON et al., 1965a; CANNON et al., 1965b; JENNY and DE SOUSA, 1966; BARJON and PELLISSIER, 1966; LEDINGHAM and BAYLISS, 1965a). All clinical observers who measured either plasma bicarbonate concentration, or any one of the other usual clinical parameters expressing plasma bicarbonate concentration, found an increase in patients treated with ethacrynic acid. Judged from this increase, the chloruresis and enhanced urinary acidification were also marked in patients with chronic renal disease (HAGEDORN et al., 1965). There are, however, no studies on the influence of ethacrynic acid on urinary acidification in patients with secondary or primary renal anacidogenesis. Such studies would be of practical importance and interest, since they could furnish clues to the, as yet, unexplained mechanism of the stimulation of urinary acidification.

5. Glomerular Filtration Rate, Renal Blood Flow and Renal Excretion of Urea

The diuretic effect of ethacrynic acid appears to be less constantly associated with a depression of GFR than that of the thiazides. In dogs, the drug does not appear to de press glomerular filtration rate, as long as the water and salt losses are adequately replaced (BAER et al., 1963; BEYER, 1965). Etozoline, on the other hand, consistently causes a slight depression of GFR, as measured by the clearance of exogenous creatinine (HEIDENREICH et al., 1964a). In normal man, a 10—30% decrease of GFR was described by one group of observers in the hours following the administration of a diuretic dose of ethacrynic acid, when the subjects were in water diuresis (GOLDBERG et al., 1964). The decrease was less pronounced in hydropenic subjects. In patients with essential hypertension, GFR was usually slightly depressed at the peak of a diuretic response to i.v. ethacrynic acid (BOJS and LUNDVALL, 1966). Another group of observers (LARAGH et al., 1966) saw no consistent or significant changes of GFR after i.v. ethacrynic acid in normal men or patients. By analogy with the action of thiazides, the effect of ethacrynic acid on GFR is much more variable when the drug is administered continuously. GFR may decrease slightly, remain unchanged, or even increase. Major changes do not occur unless the subject is actually dehydrated by the drug. In patients with renal failure (MAHER and SCHREINER, 1965; HAGEDORN, 1965), treatment with ethacrynic acid does not result in a further depression of glomerular filtration rate, or in an increased retention of nitrogen-containing metabolic end-products.

While no direct measurements have been reported, renal blood flow, as judged by the clearance of PAH in man (CANNON et al., 1965) or in the dog (BEYER et al., 1965), does not appear to be influenced by ethacrynic acid (LARAGH et al., 1966; BOJS and LUNDVALL, 1966). Etozoline on the other hand (HEIDENREICH et al., 1964a), consistently causes a major depression of the renal clearance of PAH, which, in view of the much smaller depression of GFR, was interpreted as an inhibition of the tubular secretion of PAH, rather than as a decrease in renal blood flow (HEIDENREICH et al., 1964a, b).

The acute effects of ethacrynic acid on the renal excretion of urea were found to vary in oedematous or hypertensive patients (DOLLERY et al., 1964): the clearance of urea rose acutely in one half of the patients and fell in the other half. By the third hour after a diuretic dose of ethacrynic acid, the urea clearance had fallen to values below the control values in 7 out of 9 patients; the extent of the depression was greater than that of the usual depression of GFR.

These data suggest, but do not prove, that ethacrynic acid may have an influence on the renal movements of urea. In chronic toxicity experiments in animals (quoted by Dollery, 1965), an elevation of blood urea was the only biochemical abnormality found. In these studies, as in clinical observations, the urea retention may well be the result of salt losses induced by the drug. The possibility of a direct renal effect is, however, not excluded.

The clinical observations on blood urea concentrations in patients treated for shorter or longer periods with ethacrynic acid are equivocal. Slightly to greatly elevated values are frequently encountered in such patients (Sperber et al., 1965b; Kayser et al., 1965; Daley and Evans, 1963), while in another series of clinical observations (Wayne et al., 1965) there were only insignificant rises of blood urea concentrations. Initially elevated urea values in patients with renal failure may even fall under the influence of the drug (Wayne et al., 1965). Even if ethacrynic acid has an influence on the renal handling of urea, this effect does not appear to cause consistent changes in urea excretion with continued treatment.

6. Urinary Dilution and Concentration

Ethacrynic acid profoundly affects the ability of the human or the canine kidney to elaborate either a concentrated or a diluted urine. Under the influence of the drug the kidney becomes strictly "isosthenuric", i.e. compelled to excrete a urine isotonic to plasma. The isosthenuria produced differs markedly from the isosthenuria induced by osmotic diuretics like mannitol. While in dehydrated man or animals, with or without additional exogenous vasopressin, mannitol-diuresis increases water back-diffusion from the lower nephron to the interstitial spaces and to the blood stream, up to a maximal value ($Tm^c_{H_2O}$), ethacrynic acid practically abolishes concentrative back-diffusion of water in hydropenic man (Goldberg et al., 1964; McGaffey et al., 1964; Cannon et al., 1965) or dog (Baer et al., 1964b; Beyer et al., 1965; Earley and Friedler, 1964; McGaffey et al., 1964): $Tm^c_{H_2O}$ falls to zero. While mannitol or other osmotic diuretics, superimposed on water diuresis in hydrated man or dogs, increase the amount of free water generated in the diluting sites of the nephron (C_{H_2O}), the administration of ethacrynic acid immediately results in the production of a strictly isotonic urine, and thus simply supresses C_{H_2O} both in man (Goldberg et al., 1964; Cannon et al., 1965) and in the dog (Earley et al., 1964; Beyer et al., 1965).

Ethacrynic acid-isosthenuria, thus, differs markedly from mannitol-isosthenuria. It may, however, pathogenetically resemble the isosthenuria observed in some types of renal disease. Since isosthenuria in renal disease is a sign of impending doom, the term has been carefully avoided in reference to ethacrynic acid or to furosemide. There is, however, no reason to avoid it, if it is realized that diuretic isosthenuria is always a reversible condition.

Unlike diuretic benzothiadiazines, but like mannitol, albeit for very different reasons, ethacrynic acid abolishes the difference in sodium and in urea concentrations between the papillary tip and the inner medulla on the one side, and the renal cortex on the other side ("corticomedullary gradient") (Baer et al., 1964; Beyer et al., 1965; Goldberg et al., 1965; Goldberg, 1966). The effect of mannitol, in this respect, is thought to be due to a wash-out of the inner medullary sodium and urea into Henle's loops, perfused at great speed by large volumes of isotonic fluid, and perhaps also into blood-vessels. If osmotic diuresis is induced by hypertonic NaCl-solutions instead of mannitol, only the medullary urea is washed out, while the corticomedullary sodium gradient is maintained (Beyer et al., 1965). As discussed previously, thiazides may also cause a moderate washout of papillary urea. Ethacrynic acid abolishes the corticomedullary sodium gradient. In dogs, the corticomedullary urea gradient (measured at different plasma urea concentrations) is depressed to very low values, but does not disappear completely (GOLDBERG et al., 1967). The effect of ethacrynic acid cannot be due to a wash-out by fluid escaping proximal tubular absorption, for such fluid would be relatively rich in sodium and could therefore wash out the urea, but not the sodium gradient.

Ethacrynic acid must, thus, interfere with the basic process responsible for the establishment of the corticomedullary sodium gradient. Mercurial diuretics appear to have a similar, though less pronounced, effect. Thus, meralluride depressed but did not completely suppress the corticomedullary sodium gradient in dogs, while, after establishment of profound metabolic acidosis, chlormerodrin completely abolished the sodium gradient and supressed urinary concentrating ability (HOOK and WILLIAMSON, 1965).

The basic process responsible for the establishment of the corticomedullary sodium gradient is generally thought to be an active transport of sodium ions out of the ascending limb of Henle's loop. The occurrence of this transport has never been directly demonstrated. The observations on the abolishment of the urinary concentrating ability by ethacrynic acid are, therefore, generally interpreted to mean that this drug abolishes sodium reabsorption at this particular site.

Since the ascending limb of Henle's loop is thought to be little permeable to water, sodium leaving the ascending limb is also considered responsible for the establishment of the hypotonicity of early distal tubular fluid. Such hypotonicity is the pre-requisite of the elaboration of a diluted urine, which is finally accomplished by the reabsorption of sodium not accompanied by water, from the convoluted distal tubules. Blockage of sodium reabsorption in the ascending limb of Henle's loops could, therefore, also explain the depression of C_{H_2O} by ethacrynic acid. It is, however, an open question, whether inhibition of sodium reabsorption in the ascending limb of Henle's loops can actually explain a complete suppression of C_{H_2O} in water-loaded animals. Some free water should be expected to be generated in the distal tubules and to escape reabsorption from the collecting ducts, as the walls of these structures should show a low water permeability under these circumstances, and the osmotic gradient for the back-diffusion of water would be even smaller than in brisk water diuresis after the annihilation of the corticomedullary sodium gradient by the drug. Since ethacrynic acid does completely eliminate C_{H_2O} in some experiments in water diuresis, an additional action of the drug, either on the cortical distal tubules ("cortical diluting segment"), or on the collecting ducts, must probably be postulated. The additional effect could be an inhibition of distal tubular sodium reabsorption, or else an increase in water permeability of the distal tubules or the collecting ducts. The latter effect could, in turn, be due to a direct action of the drug, or to a release of pituitary vasopressin. This additional action is apparently not shared by mercurial diuretics, which also depress or suppress the corticomedullary sodium gradient, but were reported variously to increase or not to affect free water clearance under conditions of salt and water loading (AU and RAISZ, 1960; GOLDSTEIN et al., 1961; HEINEMANN and BECKER, 1958).

7. The Antidiuretic Effect

In acute experiments in patients with pituitary diabetes insipidus (GOLDBERG et al., 1964), ethacrynic acid causes an increase in urine volume and a depression of the clearance of free water which is approximately equal to, or somewhat smaller than the depression induced in normal overhydrated subjects. If this effect of ethacrynic acid is compared to the acute effect of thiazides, the striking differences are not only the expected greater enhancement of sodium excretion by the more effective ethacrynic acid, but also the lesser depression of C_{H_2O} in relation to the increase of C_{osm} with ethacrynic acid. The drug induces a moderate fall in C_{H_2O} with an actual considerable increase in urine flow: it is thus less antidiuretic than thiazides, as one would expect it to be if it acted only on the ascending limb of Henle's loops, i.e. on the "medullary concentrating segment".

The available data do not allow us to decide whether the acute anti-diuretic effect of ethacrynic acid is really less marked in patients with pituitary diabetes insipidus than in normal subjects in water diuresis or in water-loaded dogs; there are, unfortunately, no published experiments with ethacrynic acid on dogs with diabetes insipidus. If such a difference really exists, it would support the contention that the "additional" antidiuretic effect of ethacrynic acid in normal subjects is a consequence of an increased release of pituitary vasopressin.

Chronic treatment with ethacrynic acid of patients with diabetes insipidus induces, in principle, the same sequence of events as treatment with a thiazide diuretic (Dige-Petersen, 1966b; Ramos et al., 1967). After an initial increase in urinary osmolarity with a decrease in C_{H_2O}, plasma sodium, potassium and chloride concentrations fall, while, at the same time, the urinary excretion of salts reverts to normal and water intake decreases. The total decrease in water intake and urine output with ethacrynic acid, may be somewhat smaller than after a thiazide diuretic. The difference has been ascribed to the rather short duration of action of ethacrynic acid, which could cause fluctuations in plasma electrolyte concentrations. It could also be related to the absence of an escape from the tubular natriuretic action of ethacrynic acid: under continued treatment with a thiazide diuretic, the total urinary excretion of sodium and of chloride falls to lower values than with ethacrynic acid.

In nephrogenic diabetes insipidus, the acute effects of ethacrynic acid on the increase of C_{osm} as well as on the decrease in C_{H_2O} were, astonishingly, much greater than those of a five times larger dose of chlorothiazide when both drugs were given intravenously (Brown et al., 1966). In the treatment of patients with nephrogenic diabetes insipidus, ethacrynic acid was at least as effective as, but probably more effective than, thiazide diuretics (Steele et al,, 1965; Brown et al., 1966). In all patients, a considerable decrease of water intake and of urine output were obtained, though urinary osmolarity did not usually reach isotonicity. Since, in view of its mechanism of action, ethacrynic acid would be expected to be less "antidiuretic" than thiazides, its good clinical efficacy in the treatment of nephrogenic diabetes insipidus has been interpreted as an argument in favor of the primary role of sodium depletion (and perhaps also of potassium wastage) for the therapeutic effect of diuretics in this condition (Brown et al., 1966). The difference could, however, also be explained differently: each dose of ethacrynic acid would, by its acute and rapid action, induce a transient contraction of the extra-cellular compartment of sufficient magnitude to enhance proximal sodium and water reabsorption. In micropuncture experiments on dogs (Dirks et al., 1966) a single dose of ethacrynic acid was shown to enhance proximal tubular reabsorption of sodium and of water, presumably by a mechanism opposite to the depression of proximal fractional reabsorption by expansion of extracellular fluid. Enhanced proximal absorption of sodium and water during a part of the day would depress the renal excretion of sodium as well as of water, as observed in the course of treatment of nephrogenic diabetes insipidus with ethacrynic acid (Steele et al., 1965). Finally, the natriuretic effect of the thiazides could be depressed in nephrogenic diabetes insipidus, perhaps by some change in the renal handling of these drugs in comparison with normal subjects.

As discussed in the chapter on thiazides (p. 311) the implantation of crystals of CT in the rat's hypothalamus induces a depression of spontaneous drinking and of drinking responses to hypertonic saline. Implantation of ethacrynic acid has the same effect (BERGMANN et al., 1968), though somewhat larger doses are needed.

Ethacrynic acid has been successfully used in the treatment of the dilutional hyponatremia due to the inappropriate secretion of anti-diuretic hormone (JENNY and DE SOUSA, 1966). By abolishing the corticomedullary gradient, the drug limits the maximal urinary osmolarity obtained under the influence of excessive amounts of endogenous vasopressin to approximately 280 mOsm/L. It thereby prevents water retention in excess of salt, as long as the relationship of total salt to total water ingested corresponds approximately to isotonicity. Since the urine does not become hypotonic in the presence of excessive amounts of antidiuretic hormone and of ethacrynic acid, the drug cannot be expected to protect such patients against dilutional hyponatremia induced by the intake of large amounts of hypotonic fluid. In established dilutional hyponatremia, ethacrynic acid can prevent an aggravation of the condition, while any increase in plasma sodium or chloride concentrations, or plasma osmolarity, obtained under the influence of the drug depends on the simultaneous ingestion or administration of more salt than water.

8. Site of Action

To judge from concentration and dilution experiments, indirect evidence points to an action of ethacrynic acid on the ascending limb of Henle's loops. The very high tubular rejection fractions of sodium, but particularly of water, observed under some experimental conditions appear to argue in favor of an additional action of the drug on the proximal or the distal tubules. In stopflow experiments (BEYER et al., 1965; GUSSIN and CAFRUNY, 1965), ethacrynic acid appeared to depress the distal, as well as the proximal, components of sodium reabsorption, and to enhance potassium movements in the "secretory" direction, mainly in the urine portions corresponding to the distal nephron. Since judgements on the so-called proximal portions in stop-flow experiments are very difficult in view of the fact that these portions run through the whole distal nephron before being recovered, a refinement of the usual technique was introduced by GUSSIN and CAFRUNY: in one type of experiment the diuretic was injected simultaneously with the clamping of the ureter. Any effect produced by the drug on the composition of the urine portions contained in the tubuli during the period of stopped flow was considered to be due to proximal action. In other types of experiment the drug was injected 3 minutes before occlusion and was then judged to have had an opportunity to reach the proximal as well as the distal nephron. Even with this technique, ethacrynic acid seemed to act on both the proximal and the distal nephron.

In micropuncture experiments on dogs (DIRKS et al., 1966), proximal tubular fractional water reabsorption, judged by the TF/P of inulin, was never depressed by ethacrynic acid, but sometimes even increased as a consequence of the dehydration produced by the drug. The effect of ethacrynic acid on the proximal tubule may (or may not) be analogous to that of furosemide, which depresses the intrinsic reabsorptive capacity of the proximal tubules, but does not depress fractional reabsorption because it induces a simultaneous increase in tubular diameter and intratubular volume. If this were so, the drug would be expected to depress fractional tubular reabsorption under conditions where tubular dilatation could not take place. This may explain the apparent contradiction between stop-flow and micropuncture observations in the canine species.

In ordinary stop-flow experiments (Heidenreich et al., 1964a), Etozoline appears to depress sodium reabsorption mainly in the proximal tubules and to enhance distal tubular potassium "secretion".

9. Mechanism of Action

Ethacrynic acid may inhibit tubular sodium reabsorption by a more direct action on the sodium pump than thiazide diuretics, since it has been shown to inhibit, under certain circumstances, the Na^+—K^+-dependent A.T.P.-ase of the renal cortex (Beyer et al., 1965; Duggan and Noll, 1965) as well as of other tissues, for instance, red blood cells (Smith et al., 1966). Unfortunately, the inhibitory activity of ethacrynic acid on this specific "transport" enzyme is much weaker than that of mercurial diuretics or of ouabain. Thus, a membrane A.T.P.-ase preparation from guinea-pig renal cortex was inhibited to 50% by 2×10^{-6} M meralluride, 4×10^{-6} M ouabain, and by 2×10^{-4} M ethacrynic acid, which is, thus, approximately 100 times less potent than mercurial diuretics. There is considerable doubt whether, after diuretic doses of ethacrynic acid, concentrations sufficient to inhibit Na^+—K^+-dependent A.T.P.-ase are ever reached in renal tissue (Nechay et al., 1966), unless it be assumed that ethacrynic acid is concentrated at a critical site of sodium reabsorption within the renal tubular cell. The inhibitory potency of ethacrynic acid on isolated renal membrane A.T.P.-ase preparations can be enhanced by pre-incubation of the enzyme with the inhibitor, before adding the substrate, probably because the drug is slowly bound to the proteins of such a preparation (Duggan et al., 1965). Pre-incubation results in an approximately 10-fold potency increase, but does not influence the ratio of the potencies of mercurial diuretics, ouabain and ethacrynic acid. The inhibition of renal membrane A.T.P.-ase preparations by ethacrynic acid and by mercurial diuretics is not quite as specific as the inhibition by ouabain, which blocks Na^+—K^--dependent A.T.P.-ase without influencing the A.T.P.-ase activity which is not stimulated by sodium or potassium. Thus, in a membrane A.T.P.-ase preparation from guinea-pig which contains more than 80% Na^+—K^+-dependent A.T.P.-ase, the 50% inhibition of the specific enzyme by ethacrynic acid was accompanied by a 10% inhibition of the Na^+—K^+-independent fraction. In an analogous preparation from dog's renal cortex, only about 40% of total A.T.P.-ase activity was Na^+—K^+-dependent: a dose of ethacrynic acid which blocked the specific enzyme by approximately 50% also caused a 50% inhibition of the non-specific fraction. In a rat kidney membrane preparation only 10% of total A.T.P.-ase activity was Na^+—K^+-dependent; inhibition of this specific enzyme by approximately 50% occurred under ethacrynic acid, together with a 14% inhibition of non-specific A.T.P.-ase (Duggan and Noll, 1965). The evidence for an association between the inhibition of a Na^+—K^+-dependent A.T.P.-ase of kidney tissue and the diuretic effect of ethacrynic acid, is thus unfortunately still inconclusive. The following arguments favor the role of such an association:

a) In a series of congeners and derivatives of ethacrynic acid there was a narrow correlation between inhibitory activity on a guinea-pig renal cortex membrane A.T.P.-ase and saluretic potency in the dog (Duggan and Noll, 1965). This correlation may, however, be limited to diuretics closely related to ethacrynic acid.

Thus, there are organic compounds of mercury, like p-chloromercuribenzoate, which do inhibit Na^+—K^+-dependent A.T.P.-ase but do not possess any diuretic effect (NECHAY et al., 1966, 1967). Furthermore, within the series of ethacrynic acid congeners, there is also a narrow correlation between the diuretic effect and the ability to combine with sulfhydryl groups. On the other hand, there is a large group of sulfhydryl reagents which neither inhibit Na^+—K^+-dependent A.T.P.-ase, nor are diuretics, e.g. N-ethylmaleimide, iodoacetate, iodosobenzonate and arsenite (DUGGAN and NOLL, 1965). Thus, the correlation may be less impressive than it appears at first sight.

b) Rats are known to be rather insensitive to the saluretic action of ethacrynic acid (p. 410). Na^+—K^+-dependent A.T.P.-ase, obtained from rat kidneys by a fairly complicated procedure, was found to be more than 100 times less sensitive to the inhibitory action of ethacrynic acid, and of ouabain, than the enzyme obtained from the guinea-pig's renal cortex (DUGGAN and NOLL, 1966). As stated previously, only a very small fraction of the membrane A.T.P.-ase activity in preparations from the rat kidney is Na^+—K^+-dependent. A.T.P.-ase in preparations from the tissues of rats may be made Na^+—K^+-dependent by removing endogenous cations, either by prolonged dialysis, or by detergents (LANDON and NORRIS, 1963; JÄRNEFELT, 1964). As a detergent, deoxycholate was found particularly effective in this respect (DUGGAN and NOLL, 1966), and increased the Na^+—K^+-dependent fraction of total A.T.P.-ase activity from less than 10% to more than 50% (DUGGAN and NOLL, 1966). It is this deoxycholate activated specific Na^+—K^+-dependent A.T.P.-ase which was actually shown to be less sensitive to ethacrynic acid than the non-pretreated preparation from the guinea-pig renal cortex. Like the guinea-pig preparation, the rat renal Na^+—K^+-dependent A.T.P.-ase was approximately 10 times more sensitive to ouabain than to ethacrynic acid.

c) There is a limited correlation between the inhibition of cation transport and inhibition of membrane A.T.P.-ase in human red blood cells (SACHS and WELT, 1966; SMITH et al., 1966). In intact human red blood cells, ethacrynic acid (as well as amiloride) was found to decrease the active potassium influx into the cells and to depress an active component. The inhibition of K^+-influx was competitive with the external K^+-concentrations. Since the intracellular A.T.P.-ase concentrations were not depressed by the diuretics, the inhibition was not due to an alteration in the primary sources of energy (SACHS and WELT, 1966). In fragmented ghosts of human red blood cells, ethacrynic acid inhibited total A.T.P.-ase activity, not exclusively the Na^+—K^+-dependent fraction. This effect was increased by adding ouabain. A.T.P.-ase activity of red cell membranes was also depressed, when ethacrynic acid was added at the external surface of reconstituted ghosts. In this condition, however, addition of ouabain did not enhance the inhibitory action of ethacrynic acid. Furthermore, the inhibition of membrane A.T.P.-ase in reconstituted ghosts could be washed away by washing the cells with ethacrynic acid-free solution, but this procedure did not re-establish the cation transport ability. There are thus some subtle differences in the kinetics of the inhibition of membrane A.T.P.-ase, and the inhibition of cation transport in red blood cells by ethacrynic acid.

The following observations argue against an exclusive action of ethacrynic acid on the basis of Na^+—K^+-dependent A.T.P.-ase inhibition:

a) Even when A.T.P.-ase preparations are pre-incubated with the diuretic (DUGGAN and NOLL, 1966), the concentrations of ethacrynic acid needed to inhibit Na^+—K^+-dependent A.T.P.-ase are very high, and probably higher than those reached in renal tissue. Thus, a microsomal Na^+—K^+-dependent A.T.P.-ase preparation from dog's renal cortex was totally inhibited by 10^{-5} M to 10^{-4} M ouabain, mercaptomerin, chlormerodrin, p-chloromercuribenzoate or p-chloro-mercuriphenylsulfonate, while 10^{-3} M ethacrynic acid depressed the enzyme activity by only 50%. At 50% inhibition, the amount of inhibitor found per gram of microsomal protein was 1 mole of chlomerodrin or p-chloromercuriphenyl-sulfonate, but 29 moles of ethacrynic acid. The amount of inhibitor found in dog kidneys, at peak diuresis, was only 0.8 μmole of chlormerodrin and only 0,02 μmole of ethacrynic acid per g of microsomal protein. The amount of ethacrynic acid present was thus smaller than the amount needed for a 50% inhibition of A.T.P.-ase by three orders of magnitude. Only concentration of ethacrynic acid at a critical site of sodium reabsorption within the cells could thus save the hypothesis of a relation between inhibition of A.T.P.-ase and of sodium transport (Nechay et al., 1966). Another argument against a causal relationship of A.T.P.-ase inhibition and saluretic activity is the absence of a diuretic effect of p-chloromercuribenzoate and p-chloromercuriphenylsulfonate. On the other hand, pre-treatment of dogs with the mercurial diuretics or with ethacrynic acid suppressed the natriuretic activity of ouabain, subsequently injected into one renal artery, while pretreatment with a non-diuretic mercurial was ineffective in this respect (Nechay et al., 1966).

b) Injection of ethacrynic acid as well as of furosemide into rats inhibits the activity of a Na^+-K^+-dependent A.T.P.-ase preparation subsequently obtained from the kidneys of the animal. While both drugs are equally effective in this respect, furosemide has a strong natriuretic action, while ethacrynic acid does not influence urine flow or electrolyte excretion in the rat (Hook and Williamson, 1965), There is thus no correlation between the inhibition of Na^+-K^+-dependent A.T.P.-ase and natriuretic activity.

c) Ethacrynic acid inhibits oxygen uptake (Jones and Landon, 1965) as well as potassium retention (Landon and Jones, 1966) in slices from the rabbit renal cortex, and also potassium uptake by slices from the rat renal cortex. The concentration necessary for an inhibition of oxygen uptake is smaller than that needed to depress glycolysis, i. e. conversion of glucose to lactate. A mercurial diuretic, and ouabain, on the other hand, inhibit glycolysis and oxygen uptake at the same concentration: this effect is interpreted as an interaction between a membrane A.T.P.-ase system and the glycolytic enzyme phosphoglycerate-kinase (Jones et al., 1965). Mercurial diuretics and ouabain may inhibit the membrane A.T.P.-ase system, resulting in a secondary inhibition of respiration. If this is so, the primary inhibitory action of ethacrynic acid should be on another step in the metabolic pathways.

d) A Na^+-K^+-dependent A.T.P.-ase preparation from rabbit kidney cortex was found to be insensitive to the concentration of ethacrynic acid (Landon and Jones, 1966), reported by other observers to inhibit analogous preparations from guinea-pig or from rat renal cortex (Duggan and Noll, 1965, 1966). When this membrane A.T.P.-ase preparation from rabbit renal cortex was added to incubated mitochondria isolated from the same tissue, a considerable increase in oxygen uptake occurred immediately. This stimulation of mitochondrial respiration was blocked by ouabain and therefore attributed to an action of the Na^+-K^+-dependent A.T.P.-ase. Ethacrynic acid, which did not inhibit this A.T.P.-ase, also counteracted the increase in mitochondrial respiration induced by adding the membrane A.T.P.-ase preparation.

The inhibition of mitochondrial respiration by ethacrynic acid increased with time, suggesting an uptake or binding of the drug to the mitrochondria (Landon and Jones, 1966). Ethacrynic acid thus appears to act by preventing the stimulation of mitochondrial respiration by membrane A.T.P.-ase. Unfortunately, these observations were made with an enzyme preparation obtained from the kidney of a species (rabbit) which is not very sensitive to the natriuretic action of ethacrynic acid.

e) In human red blood cells, ethacrynic acid inhibits a fraction of sodium outflux, which is sensitive to the presence of Na^+ in the incubation medium, but insensitive to ouabain (HOFFMAN and KREGENOW, 1966); only the ouabain-sensitive fraction of sodium outflux is thought to be related to specific membrane ATP-ase. — In potassium-depleted Ehrlich ascites tumor cells, ethacrynic acid depresses the rise in Q_{O_2} induced by adding potassium to the incubation medium (GORDON, 1968). This action is best explained as a consequence of an inhibition of mitochondrial respiration.

It is thus quite uncertain whether the natriuretic action of ethacrynic action is related to an inhibition of Na^+-K^+-dependent A.T.P.-ase, or perhaps to a blocking action on other metabolic steps which may be related to the action of the membrane-enzyme.

Ethacrynic acid was also found to inhibit a number of oxidative mitochondrial enzymes in preparations obtained from tissues other than the kidneys, as for instance in beef heart sarcosomes (GAUDEMER et al., 1965). In this preparation, ethacrynic acid reacted synergistically with dinitrophenol to inhibit the oxidation of beta-hydroxybutyrate, alpha-ketoglutarate + malonate, succinate and malate.

The inhibitory action was strongest against the oxidation of beta-hydroxy-butyrate and was enhanced in the presence of ADP (GAUDEMER et al., 1965). The inhibition was weakest on the oxidation of alpha-ketoglutarate. The concentrations of ethacrynic acid necessary to inhibit these enzyme systems were, however, rather high, and definitely higher than those found in renal tissue.

Generally speaking, the ability of ethacrynic acid to inhibit sulfhydryl-enzyme-systems obtained from the kidney, or from other tissues, is far from being remarkable. As an inhibitor of such systems (as e.g. glyceraldehyde-phosphate-dehydrogenase, lactic dehydrogenase, succinic dehydrogenase, malic dehydroge-nase, alpha-ketoglutarate-dehydrogenase) ethacrynic acid was consistently found to be less effective than mercurial diuretics or p-chloromercuribenzoate. The low efficacy of the diuretic raises some doubts about the relationship between these enzyme inhibitions and the natriuretic activity.

This is a somewhat sad statment about a drug which was sought and discovered as a sulfhydryl-group binding agent, particularly since there is some evidence that diuretic doses actually are capable of binding protein-bound sulfhydryl-groups in the dog kidney (KOMORN and CAFRUNY, 1964, 1965). Organomercurials, given to dogs, are known to block a number of protein-bound sulfhydryl-groups in Henle's loop, the last part of the proximal, and the first part of the distal tubules, but in neither the proximal nor the distal convolutions. The concentration of such groups can be evaluated by a particular staining method (CAFRUNY and FARAH, 1956), and decreases after the injection of diuretic doses of organomercurials. Ethacrynic acid has an analogous effect on the protein-bound sulfhydryl-groups throughout the proximal and the distal tubules, as well as in the collecting ducts (KOMORN and CAFRUNY 1964, 1965). When injected into non-pretreated dogs, the drug causes a considerable dilatation of the tubules but no detectable change in stainable protein-bound sulfhydryl-groups. When injected into dogs in mannitol diuresis, ethacrynic acid blocks the protein-bound sulfhydryl groups. While this contradiction is somewhat difficult to explain, the fact that the drug does not block the sulfhydryl-groups in rats, in which its diuretic activity is weak appears to argue for a relationship between the change in histochemical behavior and the diuretic action.

This change may be an expression of tissue binding preceding the actual effect of ethacrynic acid, rather than a hint about its mechanism of action. Thus, etha-crynic acid was found to inhibit the binding of a mercurial diuretic not only in viable tissue slices from the renal cortex but also in slices of rat or dog liver, renal cortex and renal medulla fixed with trichloroacetic acid and subsequently washed. A similar inhibition was also observed in viable slices at 4° C, i.e. under conditions, where no active transport occurs. Ethacrynic acid thus appears to be bound to the same tissue constituents as organomercurials (Gussin and Cafruny, 1965 b).

10. Excretion of Calcium, Magnesium and Phosphates

In acute experiments on normal volunteers (Hänze and Seyberth, 1967; Demartini et al., 1967), as well as in the treatment of patients with edema, ethacrynic acid enhances urinary calcium excretion in the majority of cases (Jenny and de Sousa, 1966). The nature and the mechanism of this effect have not been investigated. It is not known whether calcium losses continue to occur with long-term treatment. One may speculate that this is not so, since plasma concentrations do not change during long-term treatment and there are no reports on tetany in patients so treated. Continuous urinary calcium wasting, together with the nearly unavoidable hypochloremic alkalosis, should frequently induce tetanic symptoms.

In acute experiments, ethacrynic acid also causes a large increase in urinary magnesium excretion (Hänze and Seyberth, 1967; Demartini et al., 1967). Again, there are no studies on changes of blood magnesium concentration during long-term treatment.

In patients treated for short periods with ethacrynic acid, there were no unequivocal changes in urinary phosphate excretion (Jenny and de Sousa, 1956). In acute experiments in man, ethacrynic acid depresses the urinary phosphate excretion (Demartini et al., 1967).

11. Excretion of Uric Acid

The effect of ethacrynic acid on the urinary excretion of uric acid appears to be comparable in every respect to that of the thiazide diuretics. All clinical observers found increases in blood uric acid concentration in patients treated with the drug: the increases were often greater than those usually observed under therapy with diuretic benzothiadiazines (Barjon and Pelissier, 1966; Maher and Schreiner, 1965; Lundvall et al., 1965; Schröder et al., 1964; Brest et al., 1965; Brown et al., 1966; Hagedorn et al., 1965; Cannon et al., 1963, 1965a; Kayser et al., 1965; Sperber et al., 1965a, b). Attacks of gout apparently occur rarely (Melvin et al., 1963). It must, however, be pointed out that the plasma concentration of uric acid does not increase in all patients, and sometimes even falls (Dollery et al., 1964; Cannon et al., 1963, 1965; Lundvall et al., 1965); such falls were observed mainly in patients, in whom the drug induced a large increase in urine flow (Maher and Schreiner, 1965). A fall may also occur in patients in whom there was a previous uric acid retention caused by thiazide diuretics (Lundvall et al., 1965). Intravenous injection of ethacrynic acid, in normal subjects or in patients, usually causes an acute increase in urinary uric acid excretion and clearance (Cannon et al., 1965a; Bourke et al., 1966). This increase depends on the dose: large doses (50—120 mg) increase urinary uric acid excretion, while small doses (1.25 bis 2.25 mg) depress it (Nash et al., 1966) The concentrations reached in renal tissue with current oral doses must therefore be expected to exert a uric acid-retaining effect.

Even when a large dose of uric acid is given intravenously, the initial enhancement of uric acid excretion lasts only for a very short time and is followed by a prolonged depression of at least four hours'duration (Bourke et al., 1966).

12. Miscellaneous Renal Effects

The renal excretion of citrate falls after oral doses of ethacrynic acid, even during the short phase of the rise in uric acid excretion (BOURKE et al., 1966).

In dogs, urinary oxygen tension was found to increase during ethacrynic acid diuresis (WASHINGTON and HOLLAND, 1966). Isotonic saline diuresis, or mannitol diuresis, on the other hand, depress urinary pO_2, while diuresis induced by chlorothiazide does not cause any change. These observations were interpreted to mean that urinary pO_2 is in equilibrium with renal medullary pO_2, and that medullary pO_2 rises whenever sodium transport out of the ascending limb of Henle's loop is depressed, but decreases when the oxygen requirement for this transport increases.

13. Renin and Erythropoietin

Acute dehydration induced by ethacrynic acid causes an increase in plasma renin activity (CASTENFORS, 1967), followed by enhanced secretion of aldosterone (ESPINER et al., 1967). There is no evidence for a direct renal effect.

While acute doses are ineffective in this respect, chronic treatment with ethacrynic acid, in dogs, caused an increase in plasma erythropoietin activity, beginning on the second day of treatment. This increase did not depend on dehydration, since the fluid and electrolyte losses were replaced in these experiments. Chronic administration thus appears to stimulate the release of erythropoietin activity, originating presumably from the kidney (MURPHY et al., 1966).

V. Extrarenal Effects

1. Distribution of Salt and Water

While any changes found in the electrolyte or water content of peripheral tissues of man or animals treated with diuretic doses of ethacrynic acid must, a priori, be considered as a direct or indirect consequence of the diuretic effect, there is no doubt that ethacrynic acid can also influence sodium transport in other tissues. Such influences were studied in red blood cells (SACHS and WELT, 1966; SMITH et al., 1966). The results were discussed in relation to the mechanism of the diuretic action of the drug.

When diuretic doses of ethacrynic acid are given to man or experimental animals, adequate concentrations for producing such extrarenal effects are probably never reached in tissues other than the kidney.

In inverted sacs from the small intestine of hamsters, 5 mM of ethacrynic acid inhibited the transport of sodium, as well as of L-methionine, L-lysine, glucose and uracil, from the mucosal to the serosal compartment (BINDER et al., 1966). The inhibition of the transport of non-electrolytes was probably a consequence of the inhibition of sodium transport. 0.5 mM of ethacrynic acid failed to inhibit non-electrolyte transport but did inhibit sodium and water transport, as did 2 mM chlorothiazide. In the same preparation, probenecid inhibits the transport of the amino-acids but neither glucose nor uracil, nor salt and water transfer (BINDER et al., 1966). The inhibition of the intestinal transport of sodium and other substances by ethacrynic acid is of some practical interest, since various grades of diarrhea are one of the most consistent side-effects of the drug.

2. Blood Pressure

Even when injected intravenously into experimental animals (BEYER et al,. 1965), and into man (IRONS et al., 1965, 1966), ethacrynic acid has no impressive cardiovascular effects. Intra-atrial injections in hypertensive subjects induced a small decrease in blood pressure, without any major change in cardiac functions (Nash et al., 1966). Though, in experimental animals, treatment with small doses of ethacrynic acid lowered neither the sodium concentration in arterial walls nor the arterial responses to sympathomimetic catecholamines (Abboud and Eckstein 1965), the anti-hypertensive efficacy of the drug appears to be approximately equal to that of hydrochlorothiazide (Dollery et al., 1964; Conway and Leonetti, 1965; Dollery, 1965; Cannon et al., 1965a; Brest et al., 1965).

3. Cabohydrate Metabolism

According to the majority of clinical observers, ethacrynic acid is less "diabetogenic" than thiazide-diuretics.

There are no reports on the appearance of diabetes as a consequence of the treatment with ethacrynic acid. In non-diabetic patients, treatment with the drug in fairly high doses has no influence on the results of glucose-tolerance tests, or the response to insulin or tolbutamide (Ozen et al., 1966; Dige-Petersen, 1966). In diabetic patients, the metabolic status was not influenced by treatment with ethacrynic acid (Dige-Petersen, 1966a; Wayne et al., 1967; Kayser, 1965). There is only one observation in which diabetes actually worsened under treatment with the diuretic (Kayser, 1965).

In the particular experimental set-up of Tabachnik et al. (1965), ethacrynic acid, in rats, was, on the other hand, more hyperglycemic than most thiazide diuretics: the actual hyperglycemic effect approached that of diazoxide. As discussed in the chapter on thiazide diuretics, the experimental procedure employed in these studies favors hyperglycemic responses due to the secretion of endogenous epinephrine, or to the stimulation of sympathetic activity. Similarly, ethacrynic acid proved as hyperglycemic as furosemide in non-fasted rats (Wales et al.,1968). In rats simultaneously given the diuretic agent and monomethylacetamide, ethacrynic acid did not aggravate the diabetes (R. Guidoux: Unpublished results). There are thus both positive and negative observations on the possible "diabetogenic" effect of ethacrynic in a species in which it has no diuretic effect. The observations in man do not exclude the possibility of a "diabetogenic" effect but suggest that such an effect, if present, is less pronounced than with the thiazides.

VI. Therapeutic Uses

1. As a Diuretic in Chronic Conditions of Salt and Water Retention

In chronic edema of heart failure and of the nephrotic syndrome (in the absence of a major depression of GFR), ethacrynic acid, used as sole diuretic agent, is approximately as effective as good thiazide diuretics. Apparent therapeutic advantages of either ethacrynic acid, or the thiazides, depend on ancillary conditions and are practically unimportant (Dollery et al., 1965; Barjon and Pelissier, 1966; Kayser, 1965; Sperber et al., 1965; Daley and Evans, 1963; Ledingham and Bayliss, 1965; Brest et al., 1965; Cannon et al., 1965b; Lundvall et al., 1965).

Advantages or disadvantages of either group of drugs as primary therapeutic agents in such edematous conditions depend mainly on the side-effects. The great efficacy of ethacrynic acid causes more frequent hypovolemic disturbances, as e.g. acute dizziness, vertigo, headache or even orthostatic hypotension. Many clinicians, therefore, reccommend the use of ethacrynic acid only in those patients who cannot be managed by thiazides (Barjon and Pelissier, 1966; Jenny and de Sousa, 1966). On the other hand, such disagreeable side-effects can be avoided if each patient is first given a small test dose, and the prescribed dose is adjusted accordingly (LEDINGHAM and BAYLISS, 1965b). Another disadvantage of ethacrynic acid is the fairly high frequency of diarrhea and of vomiting (DOLLERY et al., 1964). There are apparently more patients who cannot tolerate ethacrynic acid than are intolerant of hydrochlorothiazide. Diarrhea has been observed even in subjects given ethacrynic acid by the intravenous route (HAGEDORN et al., 1965). Nausea also appears to be more current after ethacrynic acid. This argument is however more statistical than therapeutical: in an individual patient who tolerates ethacrynic acid without nausea or diarrhea, the drug can be prescribed instead of a thiazide.

Ethacrynic acid has also been suspected of causing agranulocytosis in a few cases. Since agranulocytosis occurs occasionally, and rarely, with practically every drug in therapeutic use, and since the thiazides, as sulfonamide compounds, are also sometimes responsible for this complication, there is some doubt whether these observations are a valid argument against the routine use of ethacrynic acid. There are, in fact, no statistically valid extensive comparisons of the frequency of granulocytopenia or agranulocytosis in a large group of patients treated with either the one or the other group of diuretics.

The greater efficacy of ethacrynic acid allows it to be used, at least temporarily, as sole therapeutic agent in heart failure (WAYNE et al., 1967). In some cases treatment with ethacrynic acid, or with mercurial diuretics, may maintain patients in an edema-free condition without the use of digitalis glycosides.

Ethacrynic acid proved effective as a diuretic agent in many patients who had previously failed to respond to thiazide diuretics (BOURKE et al., 1966; WAYNE et al., 1967; HAGEDORN et al., 1965; MAHER and SCHREINER, 1965; BARJON and PELISSIER, 1966; JENNY and DE SOUSA, 1966; IRONS et al., 1965; ROUX et al., 1966; STEIGMANN and OZ, 1964; DOLLERY et al., 1965). While a number of the patients may not have been truly and permanently insensitive to thiazide diuretics, in others ethacrynic acid really appeared to be the "diuretic of the last chance" (BARJON and PELISSIER, 1966). In patients in whom a diuresis must be obtained at any price, the combination of ethacrynic acid with thiazides is the most potent diuretic medication available at present (LEDINGHAM and BAYLISS, 1965b). If the activity of ethacrynic acid in patients resistant to the diuretic action of the benzothiadiazines is really due to different mechanisms of action, the advantage of ethacrynic acid should not be unilateral: there should also be patients refractory to ethacrynic acid but capable of responding to benzothiadiazines. Such patients have not been described in the clinical literature.

In edematous patients with renal failure, ethacrynic acid is often a much more effective diuretic agent than the thiazides (MAHER and SCHREINER, 1965; BARJON and PELISSIER, 1966; BERNSTEIN et al., 1965; FLOYD et al., 1965). The intravenous administration of ethacrynic acid nearly always permits some enhancement of renal sodium and water excretion (IRONS et al., 1965).

In patients with hepatic cirrhosis, the greater efficacy of ethacrynic acid obviously constitutes an additional danger. In this condition the less effective thiazides are considered by some authors as too energetic and potentially dangerous drugs. It is not surprising that ethacrynic acid should increase the risk of complications (BARJON and PELISSIER, 1966). In a series of cirrhotic patients, azotemia was observed more frequently after treatment with ethacrynic acid or furosemide than after the classical thiazides (SHERLOCK et al., 1966). In the same series hepatic encephalopathy was particularily frequent after ethacrynic acid. Hyponatremia or hypovolemia were equally frequent with both groups of diuretic agents. Futhermore, the greater propensity of ethacrynic acid to cause fluctuations in blood volume, and thereby to enhance the secretion of aldosterone (Cannon et al., 1965 b), is certainly a drawback in the treatment of cirrhotic patients, in whom secondary hyperaldosteronism is usually very pronounced. Gastrointestinal disturbances, currently induced by ethacrynic acid, are particularly unwelcome in cirrhotic patients. Acute hypovolemia may precipitate renal failure in cirrhotics. Thus ethacrynic acid appears to be a dangerous drug in hepatogenic edema. On the other hand, ascites fairly often proves "intractable" by other diuretic agents, so that ethacrynic acid has to be used in spite of its dangers.

There is no evidence that there could be any difference in efficacy or in potential dangers between furosemide and ethacrynic acid. Unfortunately, the two drugs do not appear to have been compared systematically under controlled conditions. The greater natriuretic efficacy of ethacrynic acid may prove useful in all edematous conditions where the salt intake of the patient cannot be adequately restricted (Barjon and Pelissier, 1966).

2. As a Diuretic in Acute Emergencies

Because of its rapidity of action, as well as because of its great efficacy, ethacrynic acid has been used fairly extensively in the treatment of acute pulmonary edema in patients with left-sided heart failure. Its effect in this emergency has consistently been described as satisfactory: the use of the drug, particularly by the intravenous route, compares favorably with other measures for fluid withdrawal, e.g. blood letting (Ledingham, 1964; Conway et al., 1965; Lundvall et al., 1965; Walker et al., 1965; Barjon and Pelissier, 1966; Fine and Levy, 1965; Orinius, 1965; Rosenberg et al., 1965). Thiazide diuretics have not been tried in acute pulmonary edema and would, in any case, act too slowly or cause too small a diuresis. Again, furosemide may be equivalent to ethacrynic acid, but there are no comparative studies.

Ethacrynic acid has also proved useful in non-cardiogenic cases of pulmonary congestion, e.g. bronchopneumonia, and other types of chronic respiratory failure with carbon-dioxide retention and acidemia (Barjon and Pelissier, 1966).

Since it induces a copious diuresis under nearly all circumstances, ethacrynic acid can also be used in the treatment of barbiturate poisoning where, furthermore, pulmonary congestion occasionally complicates the picture (G. Matell: quoted from Barjon and Pelissier, 1966). Ethacrynic acid has also been successfully used in one case of acute renal failure (Maher and Schreiner, 1965). It appears doubtful whether ethacrynic acid can replace osmotic diuretics in this condition, where vascular effects of increased plasma osmolarity may be more important than the actual increase in urine flow.

3. In the Treatment of Hypertension

While comparative studies have clearly shown that the antihypertensive effect of ethacrynic acid is equivalent to that of hydrochlorothiazide (Dollery et al., 1964), the less dramatically acting thiazides appear to be preferable in this condition, though large-scale therapeutic comparisons between thiazides and their congeners (other drugs possessing the same mechanism of action), furosemide and ethacrynic acid, have not yet been published.

4. In the Treatment of Miscellaneous Conditions

The use of ethacrynic acid in the treatment of diabetes insipidus, pituitary as well as nephrogenic, has been discussed previously. When compared with thiazide diuretics in a small number of cases of pituitary diabetes insipidus, ethacrynic acid was judged to be a less effective agent than a thiazide (SPERBER et al., 1965). This judgement is not borne out by the results obtained by subsequent investigators.

One case of orthostatic edema has been successfully treated with ethacrynic acid (MAHER and SCHREINER, 1965). The possibility of influencing dilutional hyponatremia by ethacrynic acid, suggested by R. MACH and his collaborators (JENNY and DE SOUSA, 1966), has already been mentioned.

VII. Toxicity and Side-Effects

1. Acute Toxicity

In contrast to other sulfhydryl-reagents, ethacrynic acid is a non-toxic drug. This fact may attest to the instability of the protein-SH adducts of the drug, or may indicate that ethacrynic acid usually does not reach the SH-groups of critical enzymes in tissues other than the kidney. After intravenous injection, no acute disturbances of cardiac rhythm have been observed, either in humans or in experimental animals. Organomercurials may produce dangerous arhythmias.

The acute as well as the chronic toxicity of the drug is mainly related to its typical renal effects on electrolyte excretion. Thus, a single large dose (50 mg/kg) in the dog may induce a picture of dehydration, hyponatremia, hypokalemia and hypochloremic alkalosis (PECK et al., 1964). All these disturbances may be avoided or corrected by saline substitution (MATTIS et al., 1964). In the mouse, the LD_{50} was found to be 220 mg/kg i.v., and 600 mg/kg p.o. The animals died a few hours to 4 days after treatment. By an unknown mechanism, ethacrynic acid considerably enhances the toxicity of ethanol in mice (DIXON and RALL, 1965). 100 mg/kg of ethacrynic acid, given s.c. one hour before a dose of alcohol, lowered its i.p. LD_{50} from 4.8 to 3.1 ml/kg. Conversely, the LD_{50} of ethacrynic acid given s.c. one hour before 4.0 ml/kg of ethanol, was only approximately 4.5 mg/kg. The mechanism of this mutual enhancement of toxicity is unknown. Like some mercurial diuretics, ethacrynic acid is a weak inhibitor of alcohol dehydrogenase. In dogs, pretreatment with ethacrynic acid slightly prolongs the half-life of intravenous doses of alcohol. Neither effect is sufficiently large to explain the change in toxicity observed in mice (DIXON and RALL, 1965). If a similar interaction takes place in man, accidents should be expected to occur with individuals treated with ethacrynic acid who drink alcoholic beverages. No such accidents appear to have been observed hitherto.

2. Chronic Toxicity

Again, most effects are direct consequences of the diuretic activity of the drug and its other renal effects. Dogs given high doses of ethacrynic acid (30 mg/kg·day) rapidly get into a state of exsiccosis with hypovolemia, dilutional hyponatremia, hypokalemia and hypochloremic alkalosis. These disturbances of electrolyte metabolism cause a profound anorexia which parallels observations in human patients, mainly in cirrhotics. At sacrifice or at death, such severely stressed animals show changes usually associated with inanition and dehydration (PECK et al., 1964). All these chronic toxic effects may be avoided, if the animals are given saline ad libitum, instead of water, as a drinking fluid (MATTIS et al., 1964). Severely stressed animals may be brought back to life by forced feeding, repletion of sodium chloride and water, and subsequent administration of saline as a drinking fluid.

Dogs treated with these high doses of ethacrynic acid and given saline as sole drinking fluid keep in perfect health, while their water and salt turnover is a multiple of normal values. This is presumably a consequence of the intermittent hypovolemia induced by ethacrynic acid. Hypovolemia should stimulate the so-called vascular component of thirst, which would normally entail water drinking and dilutional hyponatremia, but in animals given isotonic saline as sole drinking fluid will result in successful replacement of lost salt and water.

Rats, which are rather insensitive to the diuretic effect of ethacrynic acid, tolerate doses of 100 mg/kg · day for fairly long periods. In rats given 400 mg/kg · day, gastric inflammation is observed at autopsy. This inflammation parallels the acute or chronic gastritis often induced by the drug in man.

3. Clinical Side-Effects

Single doses of the drug are usually well tolerated, but may cause some local irritation in intolerant subjects. Given orally, they often cause low-grade nausea, epigastric pain or anorexia. In some cases there is acute diarrhea. Usually, the gastrointestinal symptoms appear only after prolonged treatment and when fairly large doses of the drug must be given (Maher and Schreiner, 1965; Hagedorn et al., 1965; Barjon and Pelissier, 1966). Intravenous administration of the drug may cause pain along the brachial vein (Irons et al., 1965).

The acute diuretic effect of the drug may cause acute hypovolemia with dizziness, sleepiness, vertigo or headache, or even pictures resembling an acute collapse (Dollery, 1965). Such complications may be avoided by testing the sensitivity of the patient.

With long-term treatment, the more important side-effects are again related to the typical renal effects of the drug.

Fairly frequently, there are signs of dehydration and of hypovolemia (Cannon et al., 1963, 1965; Ledingham, 1964; Ledingham and Bayliss, 1965a, b; Maher and Schreiner, 1965; Barjon and Pelissier, 1966).

Low plasma volumes may entail low rates of glomerular filtration. Such conditions can easily, and should rapidly, be corrected by administering suitable amounts of salt and water. If the patient is left untreated under these circumstances, anorexia and thirst may combine to produce dilutional hyponatremia. Otherwise, this complication is a very rare sequel of treatment with ethacrynic acid, as opposed to thiazide diuretics (Barjon and Pelissier, 1966). It occurs only when large doses are given in cases of refractory edema (Floyd et al., 1965), or in patients with cirrhosis of the liver (Sherlock et al., 1965). Of course, the danger of salt depletion is particularly high in patients with hepatic cirrhosis, who are often hypovolemic before being given the drug, (Lieberman and Reynolds, 1965; Sherlock et al., 1965) and particularly low in patients with heart failure, who tend to have high plasma volumes.

While the correction of sodium depletion and dehydration is relatively easy, hypochloremic alkalosis, the other major sequel of overtreatment with ethacrynic acid, is more difficult to eliminate. Hypochloremic alkalosis occurs frequently, and can be corrected only by giving suitable amounts of chloride. Since it is due to chloride depletion, as well as to enhanced renal excretion of hydrogen ions, a rational suggestion for its correction is the administration of lysine hydrochloride (Jenny and de Sousa, 1966), or other hydrochlorides of weak bases. Replacement by sodium chloride effects a repletion of sodium stores and may thus counteract the desired effect of the diuretic. The difficulties of the administration of potassium chloride have been discussed in the chapter on thiazide diuretics (p. 352).

Again, hypochloremia and alkalosis appear particularly dangerous in cases of hepatic cirrhosis because they may cause hepatic encephalopathy. Unfortunately, substitution by the hydrochlorides of amino acids may be dangerous because it will enhance the endogenous production of ammonia.

Hypokalemia alone may be corrected fairly easily by potassium supplements. Correction of hypokalemia, however, will not correct the metabolic alkalosis due to ethacrynic acid.

Acute accidents due to the renal effects of ethacrynic acid have been observed mainly in cirrhotic patients.

There are a few observations on acute hepatic encephalopathy (CANNON et al., 1963, 1965; LIEBERMAN and REYNOLDS, 1965; SHERLOCK et al., 1965; SCHROEDER et al., 1964; BARJON et PELISSIER, 1966).

One observation was published on ventricular tachycardia, presumably due to hypokalemia (SCHROEDER et al., 1964). Massive diuresis may sometimes cause confusional states (BARJON and PELISSIER, 1966; FLOYD et al., 1965), mainly in patients with cirrhosis of the liver. Hypovolemia and hypotension have been reported in one case to induce acute anuria and death after such an episode (FLOYD et al., 1965).

The issue of hyperuricemia has been discussed above.

Agranulocytosis fortunately appears to be a rare complication of treatment with ethacrynic acid (DOLLERY, 1965; MAHER and SCHREINER, 1965; BARJON and PELISSIER, 1966; SPENCER, 1967). Granulocytopenia has not been reported to occur with any frequency in average patients treated with the drug. Since, in a few cases of a granulocytosis, it is not known whether this complication was preceded by granulocytopenia, there is no hint whether regular leucocyte counts in treated patients may help to avoid dramatic events.

Ethacrynic acid may also very rarely induce thrombocytopenia (SPENCER, 1967).

Skin rashes are a very uncommon complication of treatment with ethacrynic acid (MAHER and SCHREINER, 1965; SPENCER, 1967). Whether cholestatic jaundice, seen in one case, was actually related to ethacrynic acid, is unclear (MAHER and SCHREINER, 1965). The occasional and very rare occurrence of hyperglycemia has already been discussed. On the other hand the drug may also, equally very rarely, cause hypoglycemia, possibly related to the anorexia caused by salt and water depletion.

A transient hearing-loss, corresponding to a 30—40 decibel sensory neural loss, occasionally occurs in patients treated with ethacrynic acid (SCHNEIDER and BECKER, 1966). The hearing loss apparently depends on a rather high dose (150—700 mg) of ethacrynic acid given in the 12 hours preceding the complication. It is not preceded or accompanied by vertigo, but sometimes by tinnitus. On cessation of therapy, hearing becomes normal within 3 to 48 hours. It is not known whether the hearing-loss is related to the drug itself, or to accute salt and water depletion.

References

ABBOUD, F. M., and J. W. ECKSTEIN: Relationship between sodium content of arteries and responsiveness to sympathetic stimulation (Abstract). J. clin. Invest. **44**, 1025 (1965).
ALTER, S., P. CUSHMAN, and J. G. HILTON: A new guanidine diuretic, amipramizide: reduction of the kaliuretic effect of ethacrynic acid in man. Clin. pharmacol. Ther. 8, 243—248 (1967).
AU, W. Y. W., and L. G. RAISZ: Studies on the renal concentrating mechanism. V. Effect of diuretic agents. J. clin. Invest. **39**, 1302—1311 (1960).
BABA, W. I., A. J. SMITH, and M. M. TOWNSHEND: A comparison of the effects of ethacrynic acid and a mercurial diuretic (Mersalyl) on sodium transport across the isolated frog skin. Brit. J. Pharmacol. **28**, 238—245 (1966).

Baer, J. E., C. B. Jones, J. K. Michaelson, H. F. Russo, and K. H. Beyer: Effect of ethacrynic acid on urine concentration. Fed. Proc. **23**, 438 (1964 b).
— E. H. Leidy, A. M. Reytar, and C. M. Jones: Ethacrynic acid: excretion and distribution in the dog. Pharmacologist **5**, 267 (1963).
— J. K. Michaelson, C. B. Jones, H. F. Russo u. K. H. Beyer: Die Wirkung von 2,3-Dichlor-4-(2-methylenbutyryl)-phenoxyessigsäure (Etacrynsäure) auf die Urin-Konzentration und auf die renale Soluten-Exkretion beim Hund. Arzneimittel-Forsch. **16**, 373—380 (1965).
— — D. N. McKinstry, and K. H. Beyer: A new class of diuretic-saluretic agents, the α,β-unsaturated ketone drivatives of aryloxyacetic acids. Proc. soc. exp. Biol. Med. **115**, 87—90 (1964 a).
Baker, M. K., J. B. Hook, and H. E. Williamson: Saluretic action of ethacrynic acid in the mouse. J. pharm. Sci. **54**, 1830 (1965).
Barjon, P., et J.-G. Pelissier: Posologie, indications et effects secondaires de l'acide éthacrynique. J. Urol. Néphrol. **72**, 591—609 (1961).
Bergmann, F., A. Zerachia, M. Chaimovitz, and Y. Gutman: Influence of drugs, implanted into the hypothalamus, on the water consumption of rats. J. Pharmacol. exp. Ther. **159**, 222—232 (1968).
Bernstein, A., M. Ozde, A. Crews Jr., E. L. Rothfeld, and F. Simon: Ethacrynic acid: a new potent diuretic. Amer. J. med. Sci. **249**, 551—560 (1965).
Beyer, K. H., J. E. Baer, J. K. Michaelson, and H. F. Russo: Renotropic characteristics of ethacrynic acid: a phenoxyacetic saluretic-diuretic agent. J. Pharm. exp. Ther. **147**, 1—22 (1965).
Binder, H. J., L.-A. Katz, R. P. Spencer, and H. M. Spiro: The effect of inhibitors of renal transport on the small intestine. J. clin. Invest. **45**, 1854—1858 (1966).
Bojs, G., and O. Lundvall: Effects of ethacrynic acid on renal function in man. Acta med. scand. **179**, 95—100 (1966).
Bourke, E., J. G. G. Ledingham, and G. S. Stokes: Effects of intravenous ethacrynic acid on the renal handling of eitrate and urate in man. Clin. Sci. **31**, 231—246 (1966).
Brest, A. N., G. Onesti, R. Seller, O. Ramirez, C. Heider, and J. H. Moyer: Pharmacodynamic effects of a new diuretic drug, ethacrynic acid. Amer. J. Cardiol. **16**, 99—105 (1965).
Brown, D. M., J. W. Reynolds, A. F. Michael, and R. A. Ulstrom: The use and mode of action of ethacrynic acid in nephrogenic diabetes insipidus. Pediatrics **37**, 447—455 (1966).
Cafruny, E. J., and A. Farah: Effects of the mercurial diuretic, mersalyl, on the concentration of protein-bound sulfhydryl in the cytoplasm of dog kidney cells. J. Pharm. exp. Ther. **117**, 101—108 (1956).
Cannon, P. J., R. P. Ames, and J. H. Laragh: Methylenebutyryl phenoxyacetic acid. Novel and potent natriuretic and diuretic agent. J. Amer. med. Ass. **185**, 854—863 (1963).
— M. O. Heinemann, M. S. Albert, J. H. Laragh, and R. W. Winters: „Contraction" alkalosis after diuresis of edematous patients with ethacrynic acid. Ann. int. Med. **62**, 979—990 (1965 b).
— — W. B. Stason, and J. M. Laragh: Ethacrynic acid: effectiveness and mode of diuretic action in man. Circulation **31**, 5—18 (1965 a).
Castenfors, J.: Effect of ethacrynic acid on plasma renin activity during supine exercise in normal subjects. Acta physiol. scand. **70**, 215—220 (1967).
Conway, J., and G. Leonetti: Hypotensive effect of ethacrynic acid. Circulation **31**, 661—664 (1965).
Daley, D., and B. Evans: Diuretic action of ethacrynic acid in congestive heart failure. Brit. med. J. **1963 II**, 1169—1171.
Deetjen, P.: Personal communication (1968).
Demartini, P. E., A. M. Briscoe, and C. Ragan: Effect of ethacrynic acid on calcium and magnesium excretion. Proc. Soc. exp. Biol. Med. **124**, 320—324 (1967).
Dige-Petersen, H.: Ethacrynic acid and carbohydrate metabolism. Nord. Med. **75**, 123—125 (1966 a).
— Antidiuretisk effekt af etakrynsyre. Nord. Med. **75**, 125—127 (1966 b).
Dirks, J. H., W. J. Cirksena, and R. W. Berliner: Micropuncture study of the effect of various diuretics on sodium reabsorption by the proximal tubules of the dog. J. clin. Invest. **45**, 1875—1885 (1966 a).
Dixon, R. L., and D. P. Rall: Enhancement of ethanol toxicity by ethacrynic acid. Proc. Soc. exp. Biol. Med. **118**, 970—973 (1965).
Dollery, C. T.: Etharcynic acid. Practitioner **194**, 286—290 (1965).
— E. H. O. Parry, and D. S. Young: Diuretic and hypotensive properties of ethacrynic acid: a comparison with hydrochlorothiazide. Lancet **1964 I**, 947—952.

DUGGAN, D. E., and R. M. NOLL: Effects of ethacrynic acid and cardiac glycosides upon a membrane adenosinetriphosphatase of renal cortex. Arch. Biochem. Biophys. **109**, 388—396 (1965).

— — A biochemical basis for the inactivity of ethacrynic acid in the rat. Biochem. biophys. Acta **121**, 162—164 (1966).

EARLEY, L. E., and R. M. FRIEDLER: Renal tubular effects of ethacrynic acid. J. clin. Invest. **43**, 1495—1506 (1964).

EDEL, H. H., J. EIGLER u. E. RENNER: Zum Wirkungsmechanismus der Etacrynsäure. II. Mitteilung. Der Einfluß der Etacrynsäure auf das distale Nephron des Menschen. Klin. Wschr. **44**, 421—340 (1966).

EIGLER, J., H. CARL u. H. H. EDEL: Zum Wirkungsmechanismus der Etacrynsäure. I. Mitteilung. Der Einfluß von Etacrynsäure und Furosemid auf Membranpotential und Kurzschlußstrom in der Krötenhaut. Klin. Wschr. **44**, 417—421 (1966).

ESPINER, E. A., J. R. TUCCI, P. I. JAGGER, G. L. PANK, and D. P. LAULER: The effect of acute diuretic induced extracellular volume depletion on aldosterone secretion in normal man. Clin. Sci. **33**, 125—134 (1967).

FINE, S. L., and R. I. LEVY: Ethacrynic acid in acute pulmonary edema. New Engl. J. Med. **273**, 583—586 (1965).

FLOYD, W. L., C. E. RACKLEY, J. C. HULBURT, C. W. HARRIS, and E. S. ORGAIN: Use of ethacrynic acid in treatment of refractory edema. Circulation **32**, Suppl. II, 85—86 (1965).

GAUDEMER, Y., B. FOUCHER et D. GAUTHERON: Un nouvel inhibiteur des oxidations et des phosphorylations mitochondriales: l'acide éthacrynique. C. R. Soc. Biol. **261**, 3899—3902 (1965).

GOLDBERG, M.: Ethacrynic acid: site and mode of action. Ann. N. Y. Acad. Sci. **139**, 443—452 (1966).

— D. K. McCURDY, E. L. FOLTZ, and L. W. BLUEMLE JR.: Effects of ethacrynic acid (a new saluretic agent) on renal diluting and concentrating mechanisms: evidence for site of action in the loop of Henle. J. clin. Invest. **43**, 201—216 (1964).

— M. A. RAMIREZ, T. C. SANSONE, and S. J. SHUBROOKS: Use of renal tissue analysis to study sites of action of diuretic agents. Clin. Res. **13**, 306 (1965).

— A. M. WOJTCZAK, and M. A. RAMIREZ: Uphill transport of urea in the dog kidney: effects of certain inhibitors. J. clin. Invest. **46**, 388—399 (1967).

GOLDSTEIN, M. H., M. F. LEVITT, A. D. HAUSER, and D. POLIMEROS: Effect of meralluride on solute and water excretion in hydrated man: comments on site of action. J. clin. Invest. **40**, 735—742 (1961).

GORDON, E. E.: Site of ethacrynic acid action on Ehrlich ascites tumor cells. Biochem. Pharmacol. **17**, 1237—1242 (1968).

GUIGNARD, J.-P., et G. PETERS: Effet de l'amide de la val_5-angiotensine II et du triamtérène sur l'acidification urinaire chez le rat. Helv. physiol. Acta **24**, C87—C89 (1966).

GUSSIN, R. Z., and E. J. CAFRUNY: Proximal and distal sites of action of ethacrynic acid. Fed. Proc. **24**, 258 (1965a).

— — Effects of ethacrynic acid on renal uptake of mercury. J. Pharm. exp. Ther. **149**, 1—6 (1965b).

HAGEDORN, C. W., A. A. KAPLAN, and W. H. HULET: Prolonged administration of ethacrynic acid in patients with chronic renal disease. New Engl. J. Med. **272**, 1152—1155 (1965).

HÄNZE, S., u. H. SEYBERTH: Untersuchungen zur Wirkung der Diuretica Furosemid, Etacrynsäure und Triamteren auf die renale Magnesium- und Calciumausscheidung. Klin. Wschr. **45**, 313—314 (1967).

HEIDENREICH, O., u. L. BAUMEISTER: Über die additive Wirkung von chemisch und wirkungsmäßig unterschiedlichen Diuretica. Klin. Wschr. **42**, 1236—1240 (1964).

— G. FÜLGRAFF, L. BAUMEISTER u. K. SCHMIZ: Lokalisierung der Wirkungsorte des Diureticums Etozolin im Nephron des Hundes und Mitteilung einer rechnerischen Auswertungsweise von Stop-flow-Versuchen. Arch. exp. Path. Pharmakol. **249**, 432—445 (1964b).

— G. GHAREMANI, P. KELLER, Y. KOOK u. K. SCHMIZ: Die Wirkungen von 2-Carbäthyloxy-methylen-3-methyl-5-N-piperidino-thiazolidon-(4) auf die Nierenfunktion von Ratten und Hunden. Arzneimittel-Forsch. **14**, 1242—1248 (1964a).

HEINEMANN, H. O., and E. L. BECKER: Effect of a mercurial diuretic on the excretion of "free water" in diabetes insipidus. J. appl. Physiol. **12**, 51—54 (1958).

HOFFMAN, J. F., and F. M. KREGENOW: The characterization of new energy-dependent transport processes in red blood cells. Ann. N. Y. Acad. Sci. **137**, 566—576 (1966).

HOOK, J. B., and H. E. WILLIAMSON: Effect of chlormerodrin on medullary sodium transport. Pharmacologist **7**, 167 (1965a).

— — Lack of correlation between natriuretic activity and inhibition of renal Na-K-activated ATP-asc. Proc. soc. exp. Biol. Med. **120**, 358—360 (1965b).

Irons, G. V., Yi-Hong Kong, W. M. Ginn Jr., and E. S. Orgain: Clinical experience with intravenous administration of ethacrynic acid. J. Amer. med. Ass. **194**, 1348—1351 (1965).

Järnefelt, J.: Conversion of Na-K-independent part of the brain microsomal ATPase to a form requiring added Na and K. Biochem. biophys. Res. Commun. **17**, 330—340 (1964).

Jenny, M., et R. C. de Sousa: Propriétés et mode d'action de l'acide éthacrynique. J. Urol. Néphrol. **72**, 569—579 (1966).

Jones, V. D., and E. J. Landon: Diuretic agents on respiration and glycolysis of rat and rabbit kidney slices. Pharmacologist **7**, 166 (1965).

— G. Lockett, and E. J. Landon: A cellular action of mercurial diuretics. J. Pharm. exp. Ther. **147**, 23—31 (1965).

Kayser, D.: Klinische Erfahrungen mit einem neuen oral wirksamen Diureticum (Aethacrynsäure). Arzneimittel-Forsch. **14**, 949—953 (1965).

Kashgarian, M., Y. Warren, and H. Levitin: Micropuncture study of proximal renal tubular chloride transport during hypercapnia in the rat. Amer. J. Physiol. **209**, 655—658 (1965).

Komorn, R. M., and E. J. Cafruny: Ethacrynic acid: diuretic property coupled to reaction with sulfhydryl groups of renal cells. Science **143**, 133—134 (1964).

— — Effects of ethacrynic acid on renal protein-bound sulfhydryl groups. J. Pharm. exp. Ther. **148**, 367—372 (1965).

Kong, Y. H., G. V. Irons Jr., W. H. Ginn Jr., G. E. Garrison, and E. S. Orgain: Diuretic response to intravenous MK-597. Circulation **32**, Suppl. II, 128—129 (1965).

Landon, E. J., and V. D. Jones: Ethacrynic acid and oxidative metabolism in mammalian kidney. Pharmacologist **8**, 209 (1966).

—, and R. L. Norris: Sodium- and potassium-dependent adenosine-triphosphatase activity in a rat-kidney endoplasmic reticulum fraction. Biochim. biophys. Acta (Amst.) **71**, 266—276 (1963).

Laragh, J. H., P. J. Cannon, W. B. Stason, and H. O. Heinemann: Physiologic and clinical observations on furosemide and ethacrynic acid. Ann. N. Y. Acad. Sci. **139**, 453—465 (1966).

Ledingham, J. G. G.: Ethacrynic acid parenterally in the treatment and prevention of pulmonary edema. Lancet **1964** I, 952—954.

—, and R. I. S. Bayliss: Metabolic effects and site of action of ethacrynic acid. Clin. pharmacol. Ther. **6**, 474—485 (1965a).

— — Ethacrynic acid: Two years' experience with a new diuretic. Brit. med. J. **1965** II, 732—735 (1965b).

Lieberman, F. L., and T. B. Reynolds: The use of ethacrynic acid in patients with cirrhosis and ascites. Gastroenterology **49**, 531—538 (1965).

Lundvall, O., G. Schröder, R. Sannerstedt, and L. Werkö: Clinical trials with ethacrynic acid, a new type of diuretic. Svenska Läk.-Tidn. **62**, Suppl. I, 53—61 (1965).

Mac Gaffey, K., L. A. Lezotte Jr., J. H. Snyder, E. W. Moore, and H. Jick: Ethacrynic acid: a drug which abolishes the concentrating ability of the kidney. Proc. Soc. exp. Biol. Med. **116**, 11—16 (1964).

Maher, J. F., and G. Schreiner: Studies on ethacrynic acid in patients with refractory edema. Ann. int. Med. **62**, 15—29 (1965).

Malnic, G.: Evaluation of the mode of action of some diuretics by micropuncture methods. Abstracts: 3d International Pharmacological Congress, p. 138. São Paulo, Brazil, 1966.

— F. L. Vieira, and H. Enokibara: Effect of „furosemid" on chloride and water excretion in single nephrons of the kidney of the rat. Nature **208**, 80—81 (1965).

Mattis, P. A., E. J. Zawoiski, A. Schlabach, and A. H. Phelps: Amelioration of effects of excessive dosage of ethacrynic acid. Fed. Proc. **23**, 438 (1964).

Melvin, N. E. W., R. O. Farrelly, and J. D. K. North: Ethacrynic acid: a new oral diuretic. Brit. med. J. **1963** I, 1521—1524.

Miller, T. B., and A. E. Farah: Inhibition of mercurial diuresis by non-diuretic mercurials. J. Pharmacol. exp. Ther. **135**, 102—111 (1962).

Mudge,, G. H.: Influence of plasma composition on sodium excretion and diuretic action Ann. N. Y. Acad. Sci. **139**, 304—310 (1966).

Murphy, G. P., E. A. Mirand, and G. S. Johnston: Canine erythropoietin release after acute and prolonged ethacrynic acid administration. Clin. Res. **14**, 384 (1966).

Nash, H. L., A. E. Fitz, W. R. Wilson, W. M. Kirkendall, and J. M. Kioschos: Cardiorenal hemodynamic effects of ethacrynic acid. Amer. Heart J. **71**, 153—165 (1966).

Nechay, B. R., R. F. Palmer, D. A. Chinoy, and V. A. Posey: The problem of $Na^+ + K^+$ ATP-ase as the renal acceptor for diuretic action of mercurials and ethacrynic acid. Pharmacologist **8**, 209 (1966).

— — — — The problem of Na^+-K^+-adenosine-triphosphatase as the receptor for diuretic action of mercurials and ethacrynic acid. J. Pharmacol. exp. Ther. **157**, 599—617 (1967).

Orinius, E.: Etakrynsyra-snabbverkande diuretikum. Svenska Läk.-Tidn. **62**, Suppl. I, 50—52 (1965).

OZEN, M. A., O. SANDALCI, and F. BERKER: Ethacrynic acid and carbohydrate metabolism. Amer. J. med. Sci. **252**, 558—563 (1966).

PECK, H. M., S. E. McKINNEY, and R. E. ZWICKEY: The toxicologic evaluation of ethacrynic acid (MK-595). Fed. Proc. **23**, 438 (1964).

RAMOS, G., A. RIVERA, J. C. PEÑA, and F. DÍES: Mechanism of the antidiuretic effect of saluretic drugs. Studies in patients with diabetes insipidus. Clin. pharmacol. Ther. **8**, 557—565 (1967).

RONWIN, E., and A. G. ZACCHEI: The binding of ethacrynic acid to bovine serum albumin. Canad. J. Biochem. **45**, 1433—1443 (1967).

ROSENBERG, B., G. DOBKIN, and R. RUBIN: The intravenous use of ethacrynic acid in the management of acute pulmonary edema. Amer. Heart J. **70**, 333—336 (1965).

ROUX, M., F. LE GALL, et J. MICHAUD: L'acide éthacrynique: Propriétés générales. Utilisation clinique dans les rétentions oedémateuses. Presse méd. **74**, 2799—2803 (1966).

SACHS, J. R., and L. G. WELT: The influence of diuretic agents on the cation transport system in the human red blood cell. Clin. Res. **14**, 109 (1966).

SATZINGER, G.: Substituierte 2-Methylen-Thiazolidone-(4). Justus Liebigs Ann. Chem. **665**, 150—154 (1963).

SCHMITT, G. W., B. DAVIS, J. F. MAHER, and G. E. SCHREINER: Stop-flow analysis of bromide excretion and its modification with ethacrynic acid. Clin. Res. **13**, 313 (1965).

— J. F. MAHER, and G. E. SCHREINER: Ethacrynic acid enhanced bromuresis: a comparison with peritoneal and hemodialysis. J. Lab. clin. Med. **68**, 913—922 (1966).

SCHNEIDER, W., and E. L. BECKER: Acute transient hearing loss after ethacrynic acid therapy. Arch. int. Med. **117**, 715—719 (1966).

SCHRÖDER, G., R. SANNERSTEDT, and L. WERKÖ: Clinical experiences with ethacrynic acid, a new non-thiazide saluretic agent. Acta med. scand. **175**, 781—786 (1964).

SCHULTZ, E. M., E. J. CRAGOE JR., J. B. BICKING, W. A. BOLLHOFER, and J. M. SPRAGUE: α, β-unsaturated ketone derivatives of aryloxyacetic acids, a new class of diuretics. J. med. pharm. Chem. **5**, 660—662 (1962).

SENFT, G., W. LOSERT u. A. LÜBBEMEIER: Nachweis der diuretischen Wirksamkeit der Etacrynsäure bei der Ratte. Arzneimitt.-Forsch. **18**, 563—566 (1968).

SHERLOCK, S., B. SENEWIRATNE, A. SCOTT, and J. G. WALKER: Complications of diuretic therapy in hepatic cirrhosis. Lancet **1966 I**, 1049—1053.

SKOU, J. C.: The influence of some cations on an adenosine-triphosphatase from peripheral nerve Biochim. biophys. Acta (Amst.) **23**, 394—401 (1957).

SMITH, E. K. M., A. CZERWINSKI, H. J. GITELMAN, and L. G. WELT: The influence of ethacrynic acid on erythrocyte ATP-ase. Clin. Res. **14**, 388 (1966).

SPENCER, A. G.: New oral diuretics and potassium supplements with diuretics. Prescribers Journal **6**, 84—91 (1967).

SPERBER, R., A. C. DE GRAFF, and A. F. LYON: Ethacrynic acid. Amer. Heart J. **69**, 281—282 (1965).

SPERBER, R. J., L. B. DI RE, M. M. SINGER, S. FISCH, and A. C. DE GRAFF: Ethacrynic acid in pathological fluid retention. J. Amer. med. Ass. **191**, 99—102 (1965).

STEELE, T. H., W. D. SHELP, and S. F. WEN: The effect of ethacrynic acid in nephrogenic diabetes insipidus. Clin. Res. **13**, 314 (1965).

STEIGMANN, F., and R. OZ: Diuretic effect of MK-595 in cirrhotics with "intractable" ascites. Fed. Proc. **23**, 438 (1964).

TABACHNIK, I. I. A., A. GULBENKIAN, and A. YANNEL: The hyperglycemic activity of benzo-thiadiazine and other diuretics. Life Sci. **4**, 1931—1936 (1965).

WALES, J. K., A. GRANT, and F. W. WOLFF: Studies on the hyperglycemic effects of non-thiazide diuretics. J. Pharmacol. exp. Ther. **159**, 229—235 (1968).

WALNER, J. G.: Ethacrynic acid ("Edecrin"). Prescribers Journal **5**, 62—64 (1965).

WASHINGTON II, J. A., and J. M. HOLLAND: Urine oxygen tension: effects of osmotic and saline diuresis and of ethacrynic acid. Amer. J. Physiol. **210**, 243—250 (1966).

WAYNE, H. H., S. A. KUTLER, P. S. McGIRR, and R. D. STOIKE: Ethacrynic acid use in ambulatory patients with resistant edema. Amer. J. cardiol. **16**, 729—737 (1967).

Aldosteron-Antagonisten

H. HERKEN

Mit 23 Abbildungen

Die Aldosteron-Antagonisten sind Antimetaboliten, die auf Grund ihrer strukturellen Ähnlichkeit Wirkungen natürlicher Stoffwechselprodukte, in diesem speziellen Fall des Aldosterons, ausschalten oder einschränken können. Die Verdrängung des Hormons von den Receptoren der Erfolgsorgane erfolgt nach dem Prinzip des kompetitiven Antagonismus, wobei die Pharmaka selbst nicht miteinander reagieren [spezifischer Antagonismus nach der Definition von A. J. CLARK (1937)]. Nach den Vorstellungen von WOOLLEY (1956) besteht das Problem, solche Antimetaboliten herzustellen, darin, „ein Molekül zu erzeugen, welches so geformt ist, daß es dem Schlüssel zu den Türen des Stoffwechsels der Tiere ähnelt, so daß das Schlüsselloch blockiert werden kann". Diese Formulierung entspricht im Prinzip dem Vergleich, den EMIL FISCHER bei seiner Definition über die Spezifität der Fermente gebraucht hat.

Die Entwicklung von Aldosteron-Antagonisten zu therapeutischen Zwecken wurde durch Befunde angeregt, die dem Aldosteron eine wesentliche Bedeutung in der Pathogenese von Ödemkrankheiten zusprachen. Die Verwendung dieser Pharmaka hat daher nur dann einen Sinn, wenn die zu beseitigenden Krankheitssymptome Folge einer gesteigerten Biosynthese des Aldosterons oder einer vermehrten Wirksamkeit der normal erzeugten Mengen sind.

I. Die Beteiligung des Aldosterons an der Regulation des Elektrolythaushaltes

Die Beurteilung der Pharmakologie der Aldosteron-Antagonisten setzt Kenntnisse über die biologischen Eigenschaften des von der Nebennierenrinde produzierten Aldosterons voraus, dessen Biosynthese vom Pregnenolon aus über verschiedene Zwischenstufen verläuft, unter denen Progesteron und Corticosteron die wichtigsten sind (Abb. 1). Analysen des Nebennierenvenenblutes von Tier und Mensch geben Auskunft über die biologisch wichtigen Verbindungen, die als Endprodukte des Nebennierenrindenstoffwechsels in den Organismus abgegeben werden. Hierbei werden unter physiologischen Bedingungen überwiegend Corticosteron, Hydrocortison, Aldosteron und androgene Wirkstoffe nachgewiesen (FARRELL, RAUSCHKOLB u. ROYCE, 1955). Auch Progesteron wird von den Nebennieren an das Blut abgegeben, wie sich aus Analysen des Nebennierenvenenblutes von Hunden ergab (ENDRÖCZI, 1962; SAMUELS u. UCHIKAWA, 1967). Die Mengenverhältnisse der angegebenen Hormone differieren bei den einzelnen Tierarten erheblich (BUSH, 1955). Andere Steroide mit biologischer Aktivität, wie Cortison, 11-Dehydrocorticosteron, Cortexon und 11-Desoxy-17-hydrocortison sind Zwischenstufen, die bei der Biosynthese der Hormone durchlaufen werden können (HEARD, BLIGH, CANN, JELLINCK, O'DONNELL, RAO u. WEBB, 1956; HAYANO, SABA, DORFMAN, HECHTER, 1956; GROSS, 1956).

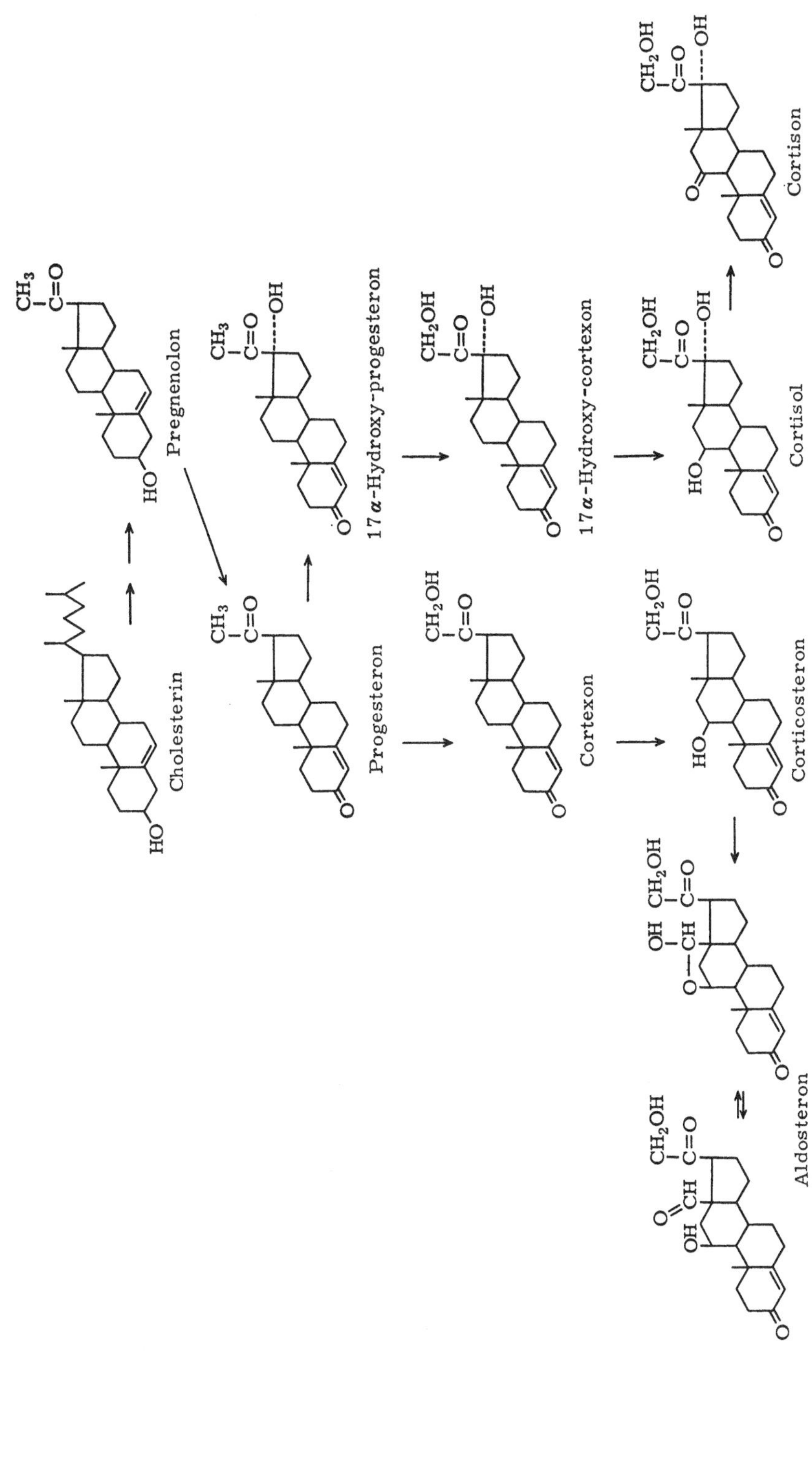

Cholesterin

Pregnenolon

17 α-Hydroxy-progesteron

Progesteron

Cortexon

17 α-Hydroxy-cortexon

Cortisol

Corticosteron

Cortison

Aldosteron

Abb. 1. Biosynthese der Corticosteroide

Eine ausführliche Zusammenstellung der bis 1964 veröffentlichten Befunde, die sich mit der Regulation der Aldosteronproduktion in den Nebennierenrinden und der Abgabe des Hormons in das Blut unter der Einwirkung von ACTH und des Renin-Angiotensin-Systems befassen, stammt von GANONG und VAN BRUNT (1968). Dort finden sich auch Angaben über die Verfahren zur quantitativen Bestimmung von Aldosteron in Organen und Körperflüssigkeiten. Eine weitere zusammenfassende Darstellung über Vorkommen, Biosynthese und Wirkungen des Aldosterons ist von EISENSTEIN (1967) publiziert.

1. Vorkommen und chemische Struktur des Aldosterons

Die Untersuchungen über die Wirkungen des Aldosterons auf den tubulären Transport von Natrium- und Kaliumionen lieferten die Grundlagen für die Entwicklung der Aldosteron-Antagonisten und für ihre Verwendung bei verschiedenen Ödemkrankheiten. Aus der umfangreichen Literatur über Aldosteron sind die Arbeiten ausgewählt worden, die zur Beantwortung der Frage beitragen, welche Folgen die pharmakologische Ausschaltung von Aldosteron für den Elektrolyt- und Wasserhaushalt des Organismus haben kann.

Bis zur Entdeckung des Aldosterons galt 11-Desoxycorticosteron (Cortexon), das 1937 von STEIGER u. REICHSTEIN synthetisiert wurde, als wirksamster und typischer Vertreter der Corticosteroide mit natriumretinierenden Eigenschaften. Die Verbindung, die damals als einzige in größeren Mengen durch Synthese zu erhalten war, hat bei der Erforschung der hormonalen Steuerung des Elektrolythaushaltes wertvolle Dienste geleistet und sich über lange Zeit in der Therapie bestimmter Formen der Nebennierenrinden-Insuffizienz, z. B. der Addisonschen Krankheit, als lebensrettendes Hormon bewährt. Sehr bald stellten sich jedoch Zweifel ein, ob 11-Desoxycorticosteron als genuines Hormon der Nebennierenrinde angesehen werden kann. Bei Untersuchungen des Nebennierenvenenblutes von Hunden wurden nur sehr kleine Mengen Cortexon gefunden, die biologisch nicht bedeutsam sein konnten (FARRELL, RAUSCHKOLB, ROYCE u. HIRSCHMANN, 1954). Auch WETTSTEIN u. Mitarb. vertraten die Ansicht, daß Desoxycorticosteron kein genuines Hormon, sondern eher die natürliche Vorstufe einer stärker wirksamen Verbindung sein könnte.

Schon 1934 haben WINTERSTEINER, VARS u. PFIFFNER beobachtet, daß bei der Aufarbeitung von Nebennierenrindenextrakten nach der Isolation und Kristallisation von Cortison, Hydrocortison, Corticosteron und anderen kristallisierbaren Steroiden eine „amorphe Fraktion" zurückblieb, die im Lebenserhaltungstest an adrenalektomierten Tieren wirksamer war als die abgetrennten Kristallisate. Dieser Befund wurde von KENDALL, MASON, HOEHN u. McKENZIE 1937 durch Gewinnung von Präparaten bestätigt, die dem Desoxycorticosteron im biologischen Test an der Ratte überlegen waren. Bei der Suche nach dieser unbekannten Verbindung, deren charakteristische Wirkung in der Bezeichnung „sodium retaining factor" zum Ausdruck kam, wurde immer wieder festgestellt, daß sie biologisch aktiver als Desoxycorticosteron sein müßte.

Nachdem DEMING u. LUETSCHER (1950) eine Substanz im Harn von Kindern mit nephrotischem Syndrom gefunden hatten, die in ihren biologischen Eigenschaften dem Desoxycorticosteron ähnlich war, konnten SIMPSON, TAIT, WETTSTEIN, NEHER, v. EUW u. REICHSTEIN (1953) sowie SIMPSON, TAIT, WETTSTEIN, NEHER, v. EUW, SCHINDLER u. REICHSTEIN (1954a, b, c) die Substanz kristallisieren und ihre Struktur als $11\beta,21$-Dihydroxy-3,20-dioxo-4-pregnen-18-al $\rightleftharpoons$ $11\beta,21$-Dihydroxy-3,20-dioxo-4-pregnen-18-al-11,18-halbacetal identifizieren. Wegen der charakteristischen Aldehydgruppe am C_{18}-Atom des Steroidgerüstes wurde die Verbindung Aldosteron genannt. Dieser hochwirksame Naturstoff ist in der Nebennierenrinde nur in sehr kleinen Mengen enthalten. WETTSTEIN (1954) gibt an, daß aus 1 kg Rindernebennieren nur 44—95 µg kristallisiertes Aldosteron gewonnen werden konnte. Untersuchungen von DEANE u. GREEP (1946), BERGNER u. DEANE (1948) sowie DEANE, SHAW u. GREEP (1948) haben zuerst auf die Beziehungen zwischen morphologischen Veränderungen der Nebennierenrinde und dem Mineralhaushalt, der Hypophysenfunktion und dem Kohlenhydratstoffwechsel hingewiesen (s. hierzu DEANE, 1962). Versuche von AYRES, GOULD, SIMPSON u. TAIT (1956) haben gezeigt, daß Aldosteron in der Zona glomerulosa von Rinder- und Rattennebennieren gebildet wird. Inkubation von Gewebeschnitten aus der Nebennierenrinde von Rindern mit Progesteron, Desoxycorticosteron und Corticosteron führten zur erhöhten Produktion von Aldosteron, wenn die Gewebe aus der Zona glomerulosa stammten. Desoxycorticosteron steigerte die Bildung von Corticosteron sowohl in der Zona glomerulosa als auch in dem Gewebe der Zona fasciculata und reticularis. Progesteron vermehrte die Produktion von Hydrocortison nur in dem Gebiet der Zona fascicularis und reticularis. Bei Inkubation der Gewebeschnitte aus der Zona glomerulosa kam es nach Zugabe von Progesteron zu einer vermehrten Bildung von Corticosteron und Aldosteron (STACHENKO u. GIROUD, 1959). Diese Untersuchungen lieferten den Beweis für die Existenz von verschiedenen Wegen für die Corticosteroid-Biosynthese aus einer gemeinsamen Vorstufe in den einzelnen Abschnitten der Nebennierenrinde. So entsteht aus dem Progesteron das Hydrocortison durch Hydroxylierung an C 17, C 21 und C 11 durch die Enzyme aus den Zellen der Zona fasciculata und reticularis, die Bildung von Aldosteron dagegen durch Hydroxylierung von C 21, C 11 und der Oxydation an C 18 durch die Zona glomerulosa. Die Hydroxylierung von Corticosteron an C 18 ist der letzte entscheidende Schritt bei der Biosynthese des Aldosterons (s. Abb. 1).

Untersuchungen an Homogenaten von Nebennierenrinden haben zum Teil zu anderen Ergebnissen geführt, wobei sich bei der Biosynthese des Aldosterons in dem einen Fall nur Desoxycorticosteron (WETTSTEIN, KAHNT u. NEHER, 1955; KAHNT, NEHER u. WETTSTEIN, 1956), in dem anderen nur Progesteron als wirksam erwies (ROSEMBERG, ROSENFELD, UNGAR u. DORFMAN, 1956).

Die Verwendung von radiokativ markierten Steroiden hat ergeben, daß die Nebennierenrinde in der Lage ist, aus ^{14}C-Progesteron, ^{14}C-Desoxycorticosteron und ^{14}C-Corticosteron tatsächlich ^{14}C markiertes Aldosteron zu bilden (AYRES, HECHTER, SABA, SIMPSON u. TAIT, 1957), so daß hier Übereinstimmung mit den Befunden von STACHENKO u. GIROUD besteht.

2. Renale Wirkungen des Aldosterons

a) Natriumretention und Kaliumelimination

Bei der Untersuchung der renalen Wirkungen an adrenalektomierten Ratten fanden DESAULLES, TRIPOD u. SCHULER (1953), daß die natriumretinierende Wirkung des kristallinen Aldosterons etwa 25mal größer war als der natriumretinierende Effekt des 11-Desoxycorticosterons. Unter den gleichen Bedingungen übertrifft Aldosteron die kaliumeliminierende Aktivität des 11-Desoxycorticosterons um das 5fache. Die natürlich vorkommende Form des Hormons ist das d-Isomere des 11 β,21-Dihydroxy-3,20-dioxo-4-pregnen-18-al ⇌ 11 β,21-Dihydroxy-3,20-dioxo-4-pregnen-18-al-11,18-halbacetals. Nur die d-Form ist hormonal aktiv (LUETSCHER, DOWDY, LEW u. CALLAGHAN, 1962; COPE, 1965). Dies entspricht der Beobachtung, daß d-Aldosteron im Lebenserhaltungstest bei adrenalektomierten Hunden 1,7—2mal wirksamer ist als d,l-Aldosteronacetat (Gross u. Lichtlen, 1958). Die hohe Wirksamkeit des Aldosterons auf den Elektrolyt- und Wasserhaushalt wird auch durch die Beobachtung bestätigt, daß 10 µg/Tag genügen, um die Natrium- und Kaliumkonzentration des Blutplasmas sowie den Blutdruck bei adrenalektomierten Hunden auf normaler Höhe zu halten. Bei einer Substitution mit Cortisol müssen zur Erzielung gleicher Effekte 5000 µg appliziert werden.

Aldosteron wirkt *direkt* auf die Niere. Nach einer Infusion sehr kleiner Mengen (0,0045 µg/min) in die Arterie einer Niere fand sich bei adrenalektomierten Hunden nach einer Latenzzeit von 1 Std nur an der durchströmten Niere eine starke Verringerung der Natriumausscheidung im Harn, die andere zeigte keine Reaktion (Barger, Berlin u. Tulenko, 1958; Ganong u. Mulrow, 1958). Der Rückgang der Natriumausscheidung im Urin nach Applikation von Aldosteron beruht nicht auf einer Einschränkung der glomerulären Filtration (Sala u. Luetscher Jr., 1954; Dingman, Finkenstaedt, Laidlaw, Renold, Jenkins, Merrill u. Thorn, 1958; Sonnenblick, Cannon u. Laragh, 1961). Er wird durch eine *vermehrte tubuläre Rückgewinnung* verursacht.

Der Angriffsort der natriumretinierenden Wirkung des Aldosterons wurde mit Hilfe der Stop-Flow-Analyse und der Mikropunktionsmethode untersucht. Verschiedene Befunde sprechen für eine Lokalisation in den distalen Segmenten des Nephrons bei Hunden und Ratten (Vander, Malvin, Wilde, Lapides, Sullivan u. McMurray, 1958; Malvin u. Wilde, 1959; Vander, Wilde u. Malvin, 1961; Hierholzer, 1964; Wiederholt, Hierholzer, Rumrich u. Holzgreve, 1964; McEvoy, Hollmann u. Senft, 1965; Hierholzer, Wiederholt, Holzgreve, Giebisch, Klose u. Windhager, 1965). Hierholzer u. Mitarb. fanden allerdings bei ihren Mikropunktionsuntersuchungen, daß die Resorption von Natriumionen nach Adrenalektomie sowohl im proximalen als auch im distalen Tubulus eingeschränkt sein kann. Dieser Ausfall kann durch Gabe von Aldosteron beseitigt werden, so daß diese Ergebnisse für einen Angriff des Hormons im proximalen und distalen Abschnitt des Nephrons sprechen s. Hierholzer u. Ullrich, S. 161). Ob dieser Befund verallgemeinert werden kann, insbesondere auch für den Menschen gilt, ist noch fraglich.

Durch die Untersuchungen von Loeb (1932/1933) ist bekannt, daß die Adrenalektomie nicht nur zu einer vermehrten Kochsalzausscheidung im Urin führt, sondern auch mit einer Kaliumretention abläuft. Umgekehrt führt eine Injektion von Aldosteron zu einer *Natriumretention* bei gleichzeitigem *Anstieg der Elimination von Kalium-*, Wasserstoff- und Ammoniumionen (Mills, Thomas u. Williamson, 1960, 1961; Liddle, 1961; Sonnenblick, Cannon u. Laragh, 1961; Ross, 1965). Stop-Flow-Analysen an Tieren mit erhaltenen Nebennieren lieferten Befunde, die für eine *distale* Lokalisation dieser Ionentransporte sprechen (Abb. 2). Die Steigerung der tubulären Rückgewinnung von Natriumionen durch Aldosteron ist meist von einer vermehrten Kaliumexkretion begleitet, doch bestehen bei der Bewertung von Dauer und Ausmaß der Wirkungen offenbar keine konstanten Beziehungen zwischen beiden tubulären Effekten. Kleine Dosen von Aldosteron können die tubuläre Rückgewinnung von Natriumionen bei adrenalektomierten Hunden steigern, ohne die Kaliumausscheidung entsprechend zu vermehren. Erst bei Anwendung höherer Dosen zeigen sich entgegengerichtete Wirkungen auf den tubulären Transport beider Kationen (Swingle, Maxwell, Ben, Baker, Le Brie u. Eisler, 1954). Hunde mit erhaltenen Nebennieren können auf Aldosteron-Injektionen mit einem Anstieg der Kaliumausscheidung im Harn reagieren, ohne daß es zu einer entsprechenden Reduktion der renalen Natriumelimination kommt (Barger, Berlin u. Tulenko, 1958). Für das verschiedene Verhalten ist auch die wechselnde Zufuhr von Kochsalz in der Nahrung verantwortlich gemacht worden. Bei der Beurteilung der Kopplung des Aldosteron-bedingten Na^+-K^+-Austausches kommt es sehr auf die experimentellen

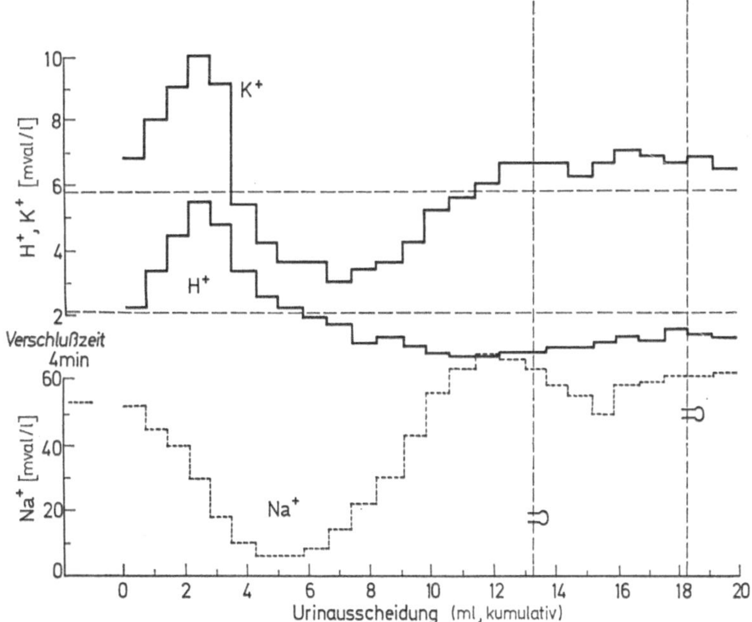

Abb. 2. Stop flow-Diagramm für Na^+, H^+ und K^+. (MALVIN u. WILDE, 1959)

Bedingungen an. Infusionsversuche an adrenalektomierten Ratten ergaben, daß der natriumretinierende Effekt des Aldosterons bei Erhöhung der Natriumeinfuhr zunahm. Das gleiche galt auch für die Kaliumelimination, so daß der Quotient

$$\frac{\text{Natriumretention}}{\text{Kaliumelimination}}$$ ungefähr konstant blieb (Tabelle 1) (MARX, 1966).

Bei eingeschränkter Kochsalzzufuhr kann der durch Aldosteron hervorgerufene Kaliumverlust deutlich vermindert werden. Dies wird auf den unter diesen Bedingungen geringeren Natrium-Kalium-Austausch im distalen Tubulusabschnitt zurückgeführt. Eine ähnliche Deutung gilt auch für die beim sekundären Aldosteronismus erhobenen Befunde, nach denen bei starker Natriumretention oft eine normale Kaliumausscheidung festgestellt wurde. Der unter bestimmten Bedingungen gekoppelte Austausch von Natrium- gegen Kaliumionen (WILBRANDT, 1963) wurde in Stop-Flow-Untersuchungen an der Niere im distalen Tubulus lokalisiert (MALVIN u. WILDE, 1959). Auch beim Menschen wurde nach Aldosterongabe eine vermehrte Natriumretention ohne Steigerung der Kaliumausscheidung beobachtet. Gekoppelte Austauschvorgänge können daher vorkommen, sind aber offenbar kein regelmäßiges Resultat jeder Aldosteronwirkung. Bei seinen Untersuchungen über die Hemmung der durch Aldosteron induzierten Transportvorgänge hat H. E. WILLIAMSON (1963) festgestellt, daß Actinomycin D nur die Natriumelimination beeinflußt, ohne dabei den Kaliumtransport zu verändern. Danach bestehen offenbar auch Unterschiede in den biochemischen Grundlagen beider Ionentransporte.

b) Wirkungsverlust des Aldosterons bei wiederholter Anwendung
(Escape-Phänomen)

Nach Beobachtungen von Simpson u. Tait (1955), Sonnenblick, Cannon u. Laragh (1961) soll die natriumretinierende Wirkung von Aldosteron intensiver sein als sein Einfluß auf die Kaliumausscheidung. Gleiche Befunde wurden von Marx (1966) erhoben (s. Tabelle 1). Dies scheint allerdings nicht für die chronische Verabreichung des Hormons zu gelten. Hier kann die Kaliumausscheidung im Urin konstant bleiben, auch wenn die natriumretinierenden Eigenschaften des

Tabelle 1. *Einfluß von Aldosteron (0,25 µg d-Aldosteron / Tier · Std) auf die Na+-, K+- und H₂O-Ausscheidung adrenalektomierter Ratten* (Marx, 1966)

NaCl-Konzentration in der Infusions- flüssigkeit (g/100 ml)	0,05	0,2	0,9	1,2
Einfuhr Na+ (µval/Tier · 10 Std)	428	1712	7700	10722
I Na+-retinierender Effekt (Δ Na gegenüber Kontrollen) (µval/Tier · 10 Std)	444	638	1300	1725
II K+-eliminierender Effekt (Δ K gegenüber Kontrollen) (µval/Tier · 10 Std)	60	104	196	281
Quotient I/II	7,35	6,11	6,62	6,15

Steroids im Laufe der Applikation abnehmen. Über dieses „Escape-Phänomen", das ausschließlich den natriumretinierenden Effekt betrifft, wurde mehrfach berichtet. Der Wirkungsverlust erstreckte sich nicht auf die Ausscheidung von Kalium- und Wasserstoffionen, die nach wie vor in erhöhtem Umfang eliminiert wurden (August, Nelson u. Thorn, 1958; August u. Nelson, 1959). Die kontinuierliche Verabreichung höherer Dosen von Aldosteron an gesunde Menschen oder an Patienten mit Addisonscher Erkrankung hat keine stärkere Natriumretention zur Folge. Nach einigen Tagen ist der Natriumhaushalt wieder ausgeglichen. Die initiale Retention von Natriumionen ist von einer vorübergehenden Vermehrung der extracellulären Flüssigkeit begleitet. Es entwickelt sich aber kein allgemeines Ödem (Relman, Stuart, Schwartz, 1958). Der Mechanismus dieses „Escape-Phänomens" war Gegenstand zahlreicher Untersuchungen, konnte aber bisher noch nicht aufgeklärt werden (Davis, Hollman, Carpenter, Urquhart, Higgins Jr., 1964; Ganong u. Van Brunt, 1968).

Interessante Beobachtungen über langanhaltende Einwirkungen großer Mengen von Aldosteron auf den Elektrolythaushalt wurden auch beim Conn-Syndrom gemacht (Conn, 1955; Conn u. Louis, 1955). Bei diesem primären Aldosteronismus, der mit einer enorm gesteigerten Produktion des natriumretinierenden Hormons einhergeht, ist der Natriumstoffwechsel der Patienten nicht wesentlich verändert, die Natriumkonzentration im Plasma normal oder nur wenig erhöht, Ödeme fehlen. Die Kaliumausscheidung ist aber derartig gesteigert, daß Hypokaliämien auftreten und allgemeine Muskelschwäche resultiert. Die durch Aldosteron verursachte vermehrte Ausscheidung von Wasserstoff- und Ammoniumionen kann zu einer metabolischen Alkalose führen. Die Plasma-Bicarbonat-Konzentration ist höher als normal, die von Chlorid erniedrigt (Ayres, Garrod, Tait u. Tait, 1958).

Die Beobachtungen beim Conn-Syndrom sprechen dafür, daß die vermehrte Neubildung von Aldosteron allein nicht für die Entstehung von generalisierten

Ödemen verantwortlich gemacht werden kann. Ob auch eine vermehrte Bildung von Glucocorticoiden am Zustandekommen des Conn-Syndroms beteiligt ist, ist noch ungeklärt.

3. Bildung und Abgabe von Aldosteron unter normalen und pathologischen Bedingungen

Die biologischen Eigenschaften des Aldosterons, insbesondere die starke natriumretinierende Wirkung, die auf Funktionsänderungen in den Tubuluszellen der Niere beruht, gaben Anlaß zur Untersuchung der Bedingungen, die zu einer gesteigerten Produktion des Hormons führten. Dabei wurde festgestellt, daß zahlreiche unspezifische Reize verschiedener Art eine vermehrte Bildung von Aldosteron durch die Nebennierenrinde erzeugen. Dies wird z.B. auch durch natriumarme Diät erreicht (Zusammenstellung s. WETTSTEIN, 1956; GANONG u. VAN BRUNT, 1968).

THORN, ROSS, CRABBÉ u. VAN'T HOFF (1957) haben gefunden, daß sich das Maximum einer Aldosteronausscheidung bei einer natriumarmen Diät erst nach mehreren Tagen einstellt, so daß keine zeitlich gut übereinstimmende Beziehung zwischen der verminderten Natriumausscheidung und der AldosteronMehrbildung besteht. Der Vorgang ist als Anpassungsreaktion gedeutet worden, die den Körper vor extremen Natriumverlusten schützen soll. Die Beobachtung, daß eine natriumarme Diät zu einer vermehrten Aldosteronausscheidung im Urin führt, ist vielfach bestätigt worden (LUETSCHER u. AXELRAD, 1954; LUETSCHER, 1956). Gleiche Befunde stammen von BUCHBORN, KOCZOREK u. WOLFF (1957), JOHNSON, LIEBERMANN u. MULROW (1957), CRABBÉ, ROSS u. THORN (1958), SIEGENTHALER (1961).

Für das Verständnis der Wirkungen von Anti-Aldosteronen und weiteren Verbindungen mit ähnlichen Wirkungen auf den gestörten Elektrolyt- und Wasserhaushalt sind natürlich Kenntnisse über die inkretorischen Leistungen der Nebennierenrinde bei Gesunden und Ödemkranken besonders wichtig. Die tägliche synthetische Leistung der Nebennierenrinde für Aldosteron liegt bei Gesunden zwischen 108 und 190 µg/Tag (AYRES, BARLOW, GARROD, KELLY, TAIT, TAIT u. WALKER, 1958; COPE, NICOLIS u. FRASER, 1961; SIEGENTHALER, DOWDY u. LUETSCHER, 1962). Bei natriumarmer Diät stieg die Aldosteroninkretion auf 780—980 µg/Tag an (COPE, 1965). Das stimmt mit den bereits erwähnten Befunden von AYRES, BARLOW, GARROD, KELLY, TAIT, TAIT u. WALKER (1958) überein. Eine ähnliche Abhängigkeit der Aldosteron-Produktion von der Natriumzufuhr in der Diät wurde von CADE u. PERENICH (1965) beschrieben. Zu gleichen Ergebnissen kamen auch EILERS u. PETERSON (1964) an hypophysektomierten Ratten, die zugleich den Beweis dafür lieferten, daß die Biosynthese von Aldosteron in der Nebennierenrinde im Vergleich zu der des Cortisols durch die Tätigkeit der Hypophyse wenig beeinflußt wird (LIDDLE, DUNCAN JR., BARTTER, 1956; SCIAN, WESTERMAN, KRUESI u. HILTON, 1959).

Im Anschluß an die Beobachtungen von DEMING u. LUETSCHER haben sich zahlreiche Arbeiten mit der Bedeutung des Aldosterons für die Entstehung von Ödemkrankheiten beschäftigt. Untersuchungen an gesunden Tieren haben zur Klärung dieser Frage wenig beigetragen, da die wiederholten Verabreichungen von Aldosteron nicht zur sekundären Wasserspeicherung und damit zur Ödembildung führen (SIMPSON u. TAIT, 1955). Auch DESAULLES u. Mitarb. (1953) hatten schon vorher aus einigen kurzfristigen Versuchen geschlossen, daß Aldosteron keine sekundären Wirkungen auf die Wasserausscheidung hat. Bei der Beurteilung der im wesentlichen negativen Resultate aller Tierversuche muß allerdings berücksichtigt werden, daß die gewählten Versuchsbedingungen mit dem Status ödemkranker Menschen schwer in Einklang zu bringen sind, da hier offenbar noch andere Regulationsstörungen vorliegen, die nicht nur auf der veränderten Tätigkeit der Nebennierenrinde beruhen (s. hierzu: LEVINSKY, 1966 und EARLEY, 1966).

Bessere Resultate über die Beziehungen zwischen der vermehrten Produktion von Aldosteron und dem Auftreten von Ödemen wurden bei der experimentell erzeugten Aminonucleosidnephrose der Ratte erhalten. Nach Applikation dieser Verbindung, die ein nephrotisches Syndrom erzeugt, das demjenigen des Menschen sehr ähnlich ist, wurden höhere Konzentrationen einer Verbindung mit natriumretinierender Aktivität im Nebennierenvenenblut ausgeschieden, als es bei normalen Tieren der Fall ist (DAS GUPTA u. GIROUD, 1958; KALANT, DAS GUPTA u. GIROUD, 1960). Wahrscheinlich handelt es sich ebenfalls um Aldosteron, dessen Menge gegenüber den Kontrollen um das 5fache höher war. Dieses experimentell erzeugte nephrotische Syndrom ist auch zur Testung von Aldosteron-Antagonisten herangezogen worden (HERKEN, 1963).

Bei der Untersuchung der verschiedenen Ödemkrankheiten des Menschen, die mit Störungen im Elektrolytstoffwechsel und Wasserhaushalt einhergehen, haben die methodischen Fortschritte zum Nachweis von Aldosteron in den Nebennieren, im Blut, im Speichel und auch im Urin die Aufklärung der Frage nach der pathogenetischen Bedeutung der vermehrten Aldosteron-Produktion bei der Entstehung von Ödemen wesentlich gefördert. Durch Verwendung radioaktiv markierten Aldosterons konnte die tägliche Inkretion mit Hilfe der Isotopenverdünnungsanalyse bei Gesunden und Kranken korrekt bestimmt werden. AYRES, GARROD, SIMPSON u. TAIT (1957) fanden bei einem normalen Salzgehalt der Nahrung eine maximale Inkretion von 190 µg/Tag. Unter Salzentzug stieg die Synthese und Abgabe des Aldosterons in der Nebennierenrinde auf 780 µg/Tag an. Es wurden aber nur 7,2 µg bzw. 42 µg Aldosteron im Urin innerhalb von 24 Std ausgeschieden, so daß ein großer Teil des Hormons wahrscheinlich durch den Stoffwechsel verändert wird (Tabelle 2).

Als Metaboliten sind 4, 5-Dihydroaldosteron, Tetrahydroaldosteron und ein Hexahydroderivat des Hormons nachgewiesen worden. ULICK u. LIEBERMAN

Tabelle 2. *Aldosteronausscheidung bei normaler und kochsalzarmer Kost sowie verschiedenen Ödemkrankheiten*

Untersuchungsbedingungen	Aldosteronausscheidung im Urin (µg/24 Std)	Autoren
Normalwerte	1,8— 3,0	LUETSCHER JR. u. AXELRAD (1954)
	0,7— 2,7	LUETSCHER JR. (1956)
	0,5— 12,5	NEHER u. WETTSTEIN (1956)
	0,5— 6,5	WOLFF, KOCZOREK, JESCH u. BUCHBORN (1956)
	1,5— 5,0	BUCHBORN, KOCZOREK u. WOLFF (1957)
	1,4— 1,9	JOHNSON, LIEBERMAN u. MULROW (1957)
Na⁺-arme Kost	10,3— 15,3	LUETSCHER JR. u. AXELRAD (1954)
	3,5— 10,0	BUCHBORN, KOCZOREK u. WOLFF (1957)
	8,9— 11,5	JOHNSON, LIEBERMAN u. MULROW (1957)
	> 30	SIEGENTHALER (1961)
Herzinsuffizienz	2 —136	WOLFF, KOCZOREK, BUCHBORN u. KÖHLER (1956)
	2 — 20	BUCHBORN, KOCZOREK u. WOLFF (1957)
Dekompensierte Lebercirrhose	10 —116	WOLFF, KOCZOREK, JESCH u. BUCHBORN (1956)
	12 —120	BUCHBORN, KOCZOREK u. WOLFF (1957)
Nephrose (Erwachsene)	1 — 40	MULLER u. MANNING (1963)
(kindl. Lipoidnephrose)	169 —770	MULLER u. MANNING (1963)

(1957); ULICK, LARAGH u. LIEBERMAN (1958); ULICK, KUSCH u. AUGUST (1961); ULICK, VETTER u. AUGUST (1962); KELLY, BANDI, SHOOLERY u. LIEBERMAN (1962); KELLY, BANDI, LIEBERMAN (1962, 1963a, 1963b); PASQUALINI, LEGRAND, JAYLE (1963); KELLY u. LIEBERMAN (1964); ROSENFELD, FUKUSHIMA u. GALLAGHER (1967) identifizierten das Tetrahydro-Derivat als Tetrahydro-11-oxo-18-carbinol, das durch Hydrierung der Doppelbindung im Ring A des Steroidskelets und der 3-Keto-Gruppe entsteht. Dieses Stoffwechselprodukt wird glucuronidiert und kann im Harn durch das Ferment β-Glucuronidase gespalten werden (PASQUALINI, 1964). Störungen der Leberfunktion können den Aldosteronabbau behindern und dadurch erhöhte Aldosteron-Werte im Plasma erzeugen, die eine Mehrbildung des Hormons vortäuschen (WOLFF, LOMMER, JAHNECKE u. TORBICA, 1964).

Auf die Bedeutung des gestörten Steroidstoffwechsels in der Leber für die Entstehung einer Hyperaldosteronämie ist schon vorher von COPPAGE, ISLAND, COONER u. LIDDLE (1962) hingewiesen worden. Diese Autoren fanden, daß die biologische Halbwertzeit von Aldosteron bei Lebercirrhose und Patienten mit Herzinsuffizienz und Stauungssymptomen im Vergleich zu Gesunden wesentlich verlängert ist. Bei Patienten mit nephrotischem Syndrom und ungestörter Leberfunktion wurde eine normale Halbwertzeit für Aldosteron gemessen. Hohe Aldosteronwerte im Blutplasma, die nicht auf einer gesteigerten Mehrbildung von Aldosteron in der Nebenniere beruhen, wurden auch bei reduzierter renaler Clearance gefunden (WOLFF, BETTE, BLAISE, DÜSTERDIECK, JAHNECKE, KOBAYASHI, KRÜCK, LOMMER u. SCHIEFFER, 1966).

Die Bestimmung der Aldosteron-Inkretion bei verschiedenen Ödemerkrankungen mit Hilfe der Isotopenverdünnungsmethode (ULICK, LARAGH, LIEBERMAN, 1958) führte zur Feststellung erheblicher Differenzen zwischen normalen und ödemkranken Menschen. Die höchsten Werte wurden mit 6600 µg Aldosteron/Tag beim nephrotischen Syndrom gemessen. Die gleichen Autoren fanden auch eine inkretorische Leistungssteigerung der Nebenniere bei Patienten mit Lebercirrhose, die mit 2080 µg Aldosteron/Tag festgestellt wurde. In allen diesen Fällen handelt es sich um einen *sekundären Aldosteronismus*, bei dem — im Gegensatz zum Conn-Syndrom — keine Erkrankung der Nebennierenrinde vorliegt. Die Abhängigkeit der Aldosteronproduktion bei den Ödemkrankheiten von verschiedenen äußeren Faktoren macht es verständlich, daß die quantitativen Angaben darüber außerordentlich schwanken. Bei kardialen Ödemen beschreiben ULICK, LARAGH u. LIEBERMAN (1958) Aldosteroninkretionen in der Größe von 250 bis 600 µg/Tag. Unter ähnlichen Bedingungen fanden MULLER, VEYRAT u. MANNING (1959) Werte zwischen 174 und 1065 µg Aldosteron/Tag (Tabelle 3). Im Gegensatz zum primären Aldosteronismus beim Conn-Syndrom gibt es bei dem sekundären Aldosteronismus der Ödemkrankheiten anscheinend kein „Escape-Phänomen", d.h. kein Nachlassen der natriumretinierenden Aktivität des Hormons bei dauernder vermehrter Abgabe.

Aus den oben angeführten Gründen können vergleichbare Ergebnisse nur bei Einhaltung konstanter Versuchsbedingungen erhalten werden. WOLFF, BETTE, BLAISE, DÜSTERDIECK, JAHNECKE, KOBAYASHI, KRÜCK, LOMMER u. SCHIEFFER (1966) haben Messungen der Inkretionsrate und der Gesamt-Clearance des Aldosterons und seiner Metaboliten unter definierten Bedingungen an 52 Patienten mit verschiedenen Ödemkrankheiten vorgenommen. (Liegende Patienten nach 3 Tagen Bettruhe, Natrium-Aufnahme 100—120 mval pro Tag und Absetzung aller Arzneimittel mit Ausnahme von Digitalis.) Die Autoren ziehen aus ihren Untersuchungen den Schluß, daß eine Hyperaldosteronämie bei Ödemen sowohl durch echte Vermehrung der Produktion (z. B. beim nephrotischen Syndrom) als auch durch Hemmung des Abbaus von Aldosteron in der Leber (Lebercirrhose), sowie durch

Reduktion der renalen Clearance verursacht sein kann. Bei der Herzinsuffizienz mit Stauungserscheinungen kann sowohl eine vermehrte Neubildung als auch eine gestörte Inaktivierung des Aldosterons durch den Stoffwechsel zur Entstehung einer Hyperaldosteronämie beitragen. Bei Patienten mit Herzinsuffizienz verstärkt das Aufstehen und körperliche Anstrengung die Inkretion des Aldosterons und kann auch die Inaktivierung des Hormons im Stoffwechsel im Vergleich zu ge-

Tabelle 3

	Untersuchungs-bedingungen	Aldosteron-Sekretionsraten (μg/24 Std)	Autoren
		108 ± 28	WOLFF, BETTE, BLAISE, DÜSTERDIECK, KOBAYASHI, KRÜCK, LOMMER, SCHIEFFER (1966)
Mensch	Normalwerte	190	AYRES, BRARLOW, GAROD, KELLIE, TAIT, TAIT u. WALKER (1958)
		230—250	ULICK, LARAGH u. LIEBERMAN (1958)
		200	MULLER, VEYRAT u. MANNING (1959)
		40—180 ($m=109$)	SIEGENTHALER, DOWDY u. LUETSCHER JR. (1962)
	Na$^+$-arme Kost	930	ULICK, LARAGH u. LIEBERMAN (1958)
		780—930	COPE (1965)
	Herzinsuffizienz	160—500	ULICK, LARAGH u. LIEBERMAN (1958)
		174—476	MULLER, VEYRAT u. MANNING (1959)
	Lebercirrhose	1570—2080	ULICK, LARAGH u. LIEBERMAN (1958)
	Nephrotisches Syndrom	bis 6600	ULICK, LARAGH u. LIEBERMAN (1958)
	Nephrotisches Syndrom	1646—3702	WOLFF, BETTE, BLAISE, DÜSTERDIECK, JAHNELKE, KOBAYASHI, KRÜCK, LOMMER, SCHIEFFER (1966)
	Bilaterale renale Ischämie	2592	WOLFF et al. (1966)
	Unilaterale renale Ischämie	355 u. 862	WOLFF et al. (1966)
	Lebercirrhose	183—386	WOLFF et al. (1966)
	Herzinsuffizienz mit Stauungs erscheinungen	632 u. 980	WOLFF et al. (1966)
		Aldosteron-sekretionsrate (μg/NN kg Tag) chem. Methode[a]	
Ratte	Normalwerte	38,9	EILERS u. PETERSON (1964)
		47,5	CADE u. PERENICH (1965)
	Na$^+$-arme Kost	125,3	CADE u. PERENICH (1965)
		Aldosteron-sekretionsrate (μg/NN/kg/Tag) biol. Test[b]	
	Normalwerte	7,2	DAS GUPTA u. GIROUD (1958)
	Aminonucleosid-nephrose	37,7—43,4	DAS GUPTA u. GIROUD (1958)

[a] Isotopenverdünnungsmethode.

[b] Testung der Na$^+$-retinierenden Wirkung des Nebennierenvenenblutextraktes nach papierchromatographischer Trennung am adrenalektomierten Tier. Als Ausgleichssubstanz diente DOCA, wobei ein Wirkungsunterschied von 1:100 zwischen kristallinem d,1-Aldosteron-21-monoacetat und Desoxycorticosteronacetat berücksichtigt wurde.

sunden Menschen reduzieren. Nach Ansicht von WOLFF u. Mitarb. erklären diese Befunde das relativ seltene Auftreten einer vermehrten Hormonproduktion (LARAGH, CANNON u. AMES, 1964) mit Hyperaldosteronämie bei Patienten mit Herzinsuffizienz, die Bettruhe und eine Diät mit normaler Salzzufuhr einhalten. Aus vielen Untersuchungen geht hervor, daß der sekundäre Aldosteronismus bei der Herzinsuffizienz sich quantitativ erheblich von dem der dekompensierten Lebercirrhose und der Nephrose unterscheidet. Andererseits ist bekannt, daß sich Ödeme bei Patienten auch entwickeln oder Natrium- und Wasser-Retentionen bestehen bleiben, wenn die Konzentration des Plasmaaldosterons normal ist (WOLFF, LOMMER, JAHNECKE u. TORBICA, 1964). In vielen Fällen sind keine eindeutigen Beziehungen zwischen dem Ausmaß der Hyperaldosteronämie und der Natriumretention erkennbar. Die Bedingungen, unter denen die erhöhte Aldosteroninkretion zur Bildung und Vermehrung generalisierter Ödeme beiträgt, sind noch immer nicht vollständig geklärt. Es bestehen offenbar Unterschiede in der Wirksamkeit des Hormons in der stationären und dynamischen Phase der Ödemerkrankung.

Die Funktionsstörungen im Organismus, die zur Stimulation der Nebennierenrinde mit erhöhter Abgabe des Aldosterons in das Blut führen, sind offenbar verschiedener Art und auch nicht spezifisch. Hauptsächlich werden Störungen in der Plasmavolumenregulation verantwortlich gemacht (BARTTER, MILLS, BIGLIERI u. DELFA, 1959; BARTTER u. GANN, 1960; RECTOR JR., VAN GIESEN, KILL u. SELDIN, 1964). Eine zusammenfassende Darstellung der verschiedenen Befunde über die Stimulierung der Aldosteron-Inkretion wurde von GANONG und VAN BRUNT (1968) veröffentlicht. Die Autoren behandeln die Bedeutung und Verschiebung der Relationen der Natrium- und Kalium-Konzentrationen im Plasma, die Rolle des Renin-Angiotensin-Systems, kardiovasculäre Veränderungen, die Folgen einer salzarmen Diät und Wirkungen verschiedener Pharmaka, die zu Veränderungen der Aldosteron-Inkretion führen können.

Andere Autoren (GROSS, 1961; THURAU, 1964; s. hierzu auch GANONG u. VAN BRUNT, 1968) glauben, daß Veränderungen in den juxtaglomerulären Zellen der Niere für die vermehrte Bildung von Aldosteron wichtig sind, wobei die Aldosteronsekretion durch vermehrte Abgabe von Angiotensin stimuliert werden soll. Gegen beide Vorstellungen sind wichtige Einwände vorgebracht worden. Die zahlreichen, zum Teil sich widersprechenden Befunde wurden in einem Übersichtsreferat von DAVIS (1967) zusammengestellt.

4. Extrarenale Wirkungen des Aldosterons

Aldosteron aktiviert nicht nur den renalen Natrium- und Kaliumtransport in bestimmten Abschnitten des Nephrons. Es sind auch extrarenale Wirkungen an den Speicheldrüsen, den Schweißdrüsen und ebenso im Gastro-Intestinal-Trakt gefunden worden. Sie bestanden in einem Anstieg der Kalium- und einer Abnahme der Natriumkonzentration im Schweiß, Speichel und Stuhl (CONN, 1949; CONN u. LOUIS, 1950; WHITE, GORDON u. LEITER, 1950; SIMPSON u. TAIT, 1955; COGHLAN, DENTON, GODING u. WRIGHT, 1960; DAVIS, BALL, BAHN u. GOODKIND, 1959; SHIELDS, MULHOLLAND, ELMSLIE, 1966; LEVITAN, GOULSTON, 1967). FLÜCKIGER u. VERZAR (1954) beschrieben eine Änderung der Permeabilität der Muskelzellen am isolierten Zwerchfell der Ratte, so daß Mineralocorticoide offenbar auch den Ionenaustausch zwischen der extra- und intracellulären Flüssigkeit beeinflussen können. Dieser Befund ist für die Aufklärung der Frage von Bedeutung, ob Aldosteron an der Aufrechterhaltung des dynamischen Gleichgewichtes zwischen dem extracellulären Raum und dem Zellinneren beteiligt ist. Die Adrenalektomie führt bei Ratten erwartungsgemäß zu einer Abnahme der Ionenkonzentrationsgradienten für Natrium und Kalium in den Zellen verschiedener Organe (Leber, Herz, Skeletmuskel). Nach Behandlung dieser Tiere mit Aldosteron wird der celluläre Natrium- und Kaliumtransport aktiviert, wobei es zur Wiederherstellung der Ionenkonzentrationsgradienten kommt (Dulce u. Günther, 1960; Losert, Senft u. Senft, 1964). Auch im Hirngewebe von Ratten ist nach Entfernung der Nebennieren eine intracelluläre Anreicherung von Natriumionen und Wasser gefunden worden, die durch Applikation von Aldosteron rückgängig gemacht werden konnte. Diese extrarenalen Wirkungen des Aldosterons verdienen besondere Beachtung, weil sie auch für die Bewertung der pharmakologischen Eigenschaften der Antialdosterone, insbesondere möglicher Nebenwirkungen, bedeutsam sind.

5. Wirkungsmechanismus des Aldosterons

Über die biochemischen Grundlagen der Wirkungen des Aldosterons auf den Natrium- und Kaliumtransport in verschiedenen Geweben, die für das Verständnis der Effekte von Antialdosteronen und anderer Pharmaka mit ähnlich entgegengesetzten Wirkungen auf die Bewegungen von Natrium- und Kaliumionen durch biologische Membranen wichtig sind, wurde in den letzten Jahren viel gearbeitet. Wegen des komplizierten Aufbaus und des wenig übersichtlichen Stoffwechsels der verschiedenen Abschnitte des Nephrons wurden andere Organe zu diesem Studium herangezogen. Ein gut geprüftes Untersuchungsobjekt ist die Krötenblase, an der Aldosteron den Natriumtransport stimuliert (Crabbé, 1960, 1961). Möglicherweise handelt es sich dabei um den Prozeß einer „facilitated diffusion". Es ist ein aktiver, energieverbrauchender Prozeß mit Aufrichtung eines elektrochemischen Gradienten, der nicht von einem äquivalenten Austausch von Wasserstoff- oder Kaliumionen begleitet ist. Darin stimmt dieses Versuchsobjekt grundsätzlich mit der Niere überein. Auch an der Krötenblase wirkt Aldosteron erst nach einer Latenzzeit von etwa 1 Std (Crabbé, 1963). Die Feststellung, daß dieser Effekt des Aldosterons, ebenso wie die hormonale Stimulation des Natriumtransportes in der Niere (Williamson, 1963; Wiederholt, 1966) und in der Leber (Bartelheimer, Losert, Senft u. Sitt, 1967) von Ratten durch Actinomycin D und Puromycin gehemmt werden kann, führte zu der Annahme, daß Aldosteron die de novo-Synthese bestimmter Enzyme induziert, die für den gesteigerten Natriumtransport verantwortlich sind (Edelman, Bogoroch u. Porter, 1963; Edelman, 1966; Fanestil u. Edelman, 1966a). Für diese Annahme spricht auch, daß Aldosteron die Aufnahme von ^{3}H-Uridin in die Ribonucleinsäuren der Krötenblase stimuliert (Porter, Bogoroch u. Edelman, 1964). Auch beim Warmblüter sind ähnliche Beobachtungen gemacht worden. Fanestil u. Edelman (1965) fanden einen beschleunigten Einbau von ^{3}H-Orotsäure in die RNS der Kernfraktion bei adrenalektomierten Ratten 90 min nach der Injektion von 2 µg Aldosteron.

Edelman, Bogoroch u. Porter (1963) haben eine Anreicherung des Hormons in den Kernen von Zellen gefunden, die ebenso wie die epithelialen Mucosazellen der Krötenblase zu einem einseitig gerichteten Natriumtransport befähigt sind. Diese Befunde sprechen dafür, daß Aldosteron wie andere Hormone eine Stimulierung des Nucleinsäuresystems in den Zellen verschiedener Erfolgsorgane verursacht, die zu einer vermehrten Zelleistung durch Synthese charakteristischer Enzymproteine führt (Tabelle 3a). Allerdings ist bisher noch nicht bekannt, welche Fermente für den gesteigerten Ionentransport verantwortlich gemacht werden können. Sharp, Coggins, Lichtenstein u. Leaf (1966) sowie Sharp u. Leaf (1966) glauben, daß der wesentliche Effekt des Aldosterons auf der Induktion einer Permease beruht. Dadurch soll die Permeabilität für Natriumionen erhöht werden, so daß mehr Natriumionen entlang einem Konzentrationsgradienten in die

Zellen gelangen und damit das intracelluläre Natriumangebot für die Ionenpumpe vermehren. Diese Hypothese kann die Beschleunigung des Natriumtransportes durch Aldosteron in solchen Organen erklären, die zu einem in einer Richtung ab-

Tabelle 3a. *Befunde, die für eine Steigerung der Proteinsynthese als Ursache der Beschleunigung des Na+-Transports durch Aldosteron sprechen.* (Nach SENFT, 1967)

Organ	Befund	Autoren
Harnblase (Bufo marinus)	Latenzzeit (ca. 1 Std) zwischen Zugabe von Aldosteron und der Beschleunigung des Na+-Transports	CRABBÉ, 1963
Harnblase (Bufo marinus)	Bevorzugte Anreicherung von d-Aldosteron-H³ in den Kernen der epithelialen Mucosazellen	EDELMAN, BOGOROCH u. PORTER, 1963
Rattenniere Harnblase (Bufo marinus)	Beschleunigung der Incorporation von H³-Orotat bzw. H³-Uridin in die RNS nach Gabe von Aldosteron	FANESTIL u. EDELMAN, 1965 PORTER, BOROGOCH u. EDELMAN, 1964
Harnblase (Bufo marinus)	Ausbleiben des Aldosteron-beschleunigten Na+-Transports 1. bei Hemmung der DNS-abhängigen RNS-Synthese durch Actinomycin D 2. bei Unterbrechung der Proteinsynthese durch Puromycin	FANESTIL u. EDELMAN, 1966a
Rattenniere Rattenleber	Ausbleiben des durch Aldosteron beschleunigten Na+-Transports adrenalektomierter Ratten bei Gabe von Actinomycin D	WILLIAMSON, 1963 WIEDERHOLT, 1966 BARTELHEIMER, LOSERT, SITT u. SENFT, 1967

laufenden Transport von Natriumionen befähigt sind. Dies gilt z.B. auch für die Nieren, in denen der Nettotransport aus dem Primärharn durch die Tubuluszellen auf das peritubuläre Blut gerichtet ist. An der isolierten Harnblase von Bufo marinus, an der SHARP, COGGINS, LICHTENSTEIN u. LEAF (1966) ihre Befunde erhoben haben, liegen vergleichbare Bedingungen vor. Die von LEAF u. Mitarb. (1966) aufgestellte Hypothese setzt voraus, daß die durch Aldosteron induzierte Permease an der Mucosaseite bzw. der dem Lumen des Nephrons zugewandten Zellmembran lokalisiert ist, während der eigentliche Transportmechanismus an der peritubulären Membran bzw. den Zellen der Serosa ablaufen muß. Geht man davon aus, daß die Steigerung des Natriumtransportes in der Leber durch Aldosteron dem gleichen Prinzip folgt, so läßt sich dies allein mit Hilfe der Permease-Theorie kaum erklären.

Nach Entfernung der Nebennieren ist die intracelluläre Konzentration des Elektrolyten als Folge des gestörten cellulären Natriumtransportes erhöht. Diese Abweichung wird durch Behandlung der Tiere mit Aldosteron normalisiert (DULCE, GÜNTHER, 1960; LOSERT, SENFT, SENFT, 1964). Wenn die Wirkung des Aldosterons allein auf einer Erhöhung der Membranpermeabilität beruht, so würde unter dem Einfluß des Hormons die celluläre Natriumkonzentration weiter ansteigen und die Frage offenbleiben, warum die Natriumpumpe nicht schon vorher in Aktion treten konnte. Aus diesem Grunde scheint die von EDELMAN (1966a, b) und FIMOGNARI, PORTER u. EDELMAN (1967) vertretene Ansicht allgemeine Bedeutung zu haben. Die Autoren kommen auf Grund von Untersuchungen an der isolierten Harnblase von Bufo marinus zu dem Ergebnis, daß Aldosteron eine vermehrte Bildung bestimmter Enzyme des Tricarbonsäurecyclus induziert, die sowohl zur Klärung der

renalen wie der extrarenalen Effekte des Hormons herangezogen werden können.
Dabei wurde festgestellt, daß Aldosteron nur unter aeroben Bedingungen wirkt
und dann zu einer Beschleunigung des Natriumtransportes führt, wenn dem Gewebe während der Inkubation entweder Pyruvat, Oxalacetat, Acetyl-Coenzym A
oder β-Hydroxybutyrat angeboten wurde. Propionat oder Succinat waren unter
gleichen Bedingungen als Substrate wirkungslos und erzeugten in Gegenwart von
Aldosteron keine Beschleunigung des Natriumtransportes (Abb. 3). Fimognari,
Porter u. Edelman (1967) haben daher vermutet, daß Aldosteron möglicherweise

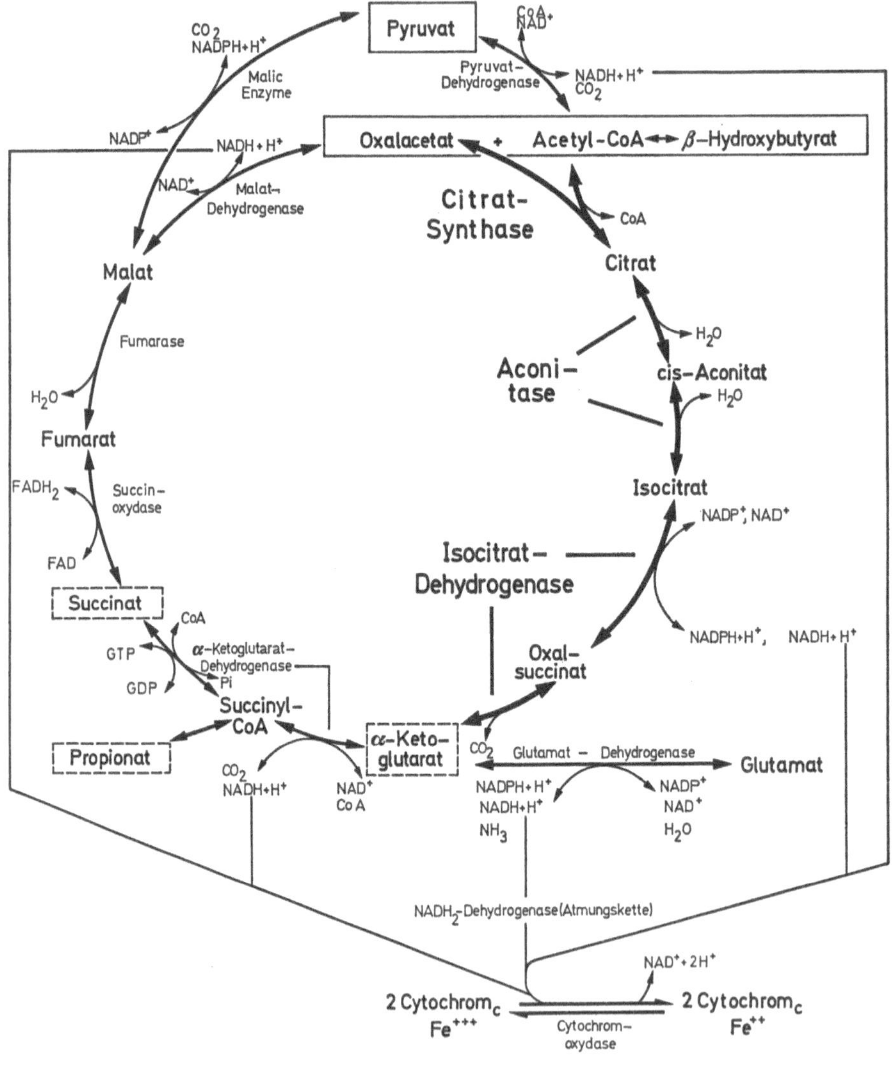

Abb. 3. Einfluß verschiedener Substrate auf den durch Aldosteron stimulierten Natriumtransport. (Nach Untersuchungen von I. S. Edelman [Edelmann 1966 a, b: Fimognari,
Porter u. Edelman, 1967] an der Harnblase von Bufo marinus)

die Synthese mehrerer Enzyme in der Reaktionskette zwischen Oxalacetat und Succinyl-Coenzym A stimuliert oder zu einer Aktivitätssteigerung der mitochondralen $NADH_2$-Dehydrogenasen führt. Neue Untersuchungen an der Krötenblase haben ergeben, daß eine Stimulation der Proteinsynthese durch Aldosteron auch nachweisbar ist, wenn an der Seite der Mucosa keine Natriumionen vorhanden sind (CRABBÉ, DE WEER, 1968, zitiert nach WIEDERHOLT, 1968). LOSERT, SITT, SENFT, VON BERGMANN und SCHULTZ (1967) haben ähnliche Untersuchungen über den Wirkungsmechanismus des Aldosterons an den Mitochondrien von Rattennieren vorgenommen. Bei adrenalektomierten Ratten, die Aldosterondosen erhielten, die mit den von CADE und PERENICH (1965) ermittelten Inkretionsraten vergleichbar waren, stieg die Aktivität der Citratsynthase um ungefähr 15% an. Die gleiche Aktivitätssteigerung wurde bei der NADP-bedürftigen Isocitratdehydrogenase gefunden. Dagegen wurde die Leistungsfähigkeit der α-Ketoglutarat-Dehydrogenase und der Succinoxydase, die nach den Untersuchungen von EDELMAN u. Mitarb. auch an der Krötenblase außerhalb des Wirkungsbereiches von Aldosteron liegt, nicht gesteigert. SENFT u. Mitarb. fanden bei ihren Untersuchungen, daß auch die Aktivität eines in den Mikrosomen lokalisierten Enzyms, und zwar die der $NADPH_2$-Cytochrom C-Dehydrogenase etwas erhöht ist.

Es ist natürlich schwer zu sagen, ob die geringfügigen Aktivitätssteigerungen der Fermente zur Erklärung der erheblichen Stimulation des Natriumtransportes durch Aldosteron an den Warmblüterzellen ausreichen. Auch ist der Nachweis einer spezifischen Induktion noch nicht gelungen, da die Einwirkung relativ hoher Dosen von Actinomycin ganz allgemein den Umfang der Proteinsynthese in den Zellen reduziert. Die geschilderten Befunde könnten aber für die Deutung der Unterschiede pharmakologischer Eingriffe in die durch Aldosteron stimulierte Reaktionskette mit den echten Aldosteron-Antagonisten und den Pseudo-Antialdosteronen wichtig sein. Aus den Zellkernen von Rattennieren wurde eine Aldosteron bindende Substanz isoliert und als Protein identifiziert (FANESTIL u. EDELMAN, 1966b; HERMAN, FIMOGNARI u. EDELMAN, 1968; EDELMAN, 1968). Im Zusammenhang mit den Wirkungen der Aldosteron-Antagonisten ist bemerkenswert, daß Spirolacton die Bildung des Aldosteron-Protein-Komplexes in Konzentrationen verhindert, die auch die Wirkung von Aldosteron an der Ratte in vivo ausschalten.

II. Antialdosterone

Die Feststellung, daß die vermehrte Produktion von Aldosteron bei verschiedenen Ödemkrankheiten oft eine extreme *Retention* von *Natriumionen* verursachte, bildete die Basis für die Versuche, *therapeutische* Effekte durch direkte Ausschaltung des Aldosterons am Angriffsort zu erreichen. Beobachtungen an Versuchstieren ergaben, daß erhebliche Unterschiede in der Empfindlichkeit des renalen Ionentransportes für Aldosteron bestehen, je nachdem, ob die Versuche an Tieren mit erhaltenen Nebennieren oder nach Adrenalektomie gemacht wurden. Die erhöhte Wirksamkeit des Aldosterons bei adrenalektomierten Tieren wurde damit in Zusammenhang gebracht, daß möglicherweise natürliche Antagonisten mit entfernt wurden. Die verschiedenen Theorien, die sich mit dieser Frage auseinandersetzen, wurden in einer Arbeit von COPE (1965) zusammengefaßt. Die sich darauf stützenden Experimente haben jedoch noch nicht zu praktisch verwertbaren Ergebnissen geführt. Die vielfach geäußerte Vermutung, daß die Nebennierenrinde auch ein diuretisches Hormon produziert, konnte bisher nicht bestätigt werden. Das im Urin von Kindern mit einer „salt-losing nephritis" gefundene $3\beta,16\alpha$-Dihydroxy-allopregnan-20-on war diuretisch nicht wirksam und sicher auch kein Aldosteron-Antagonist.

Nur Desaulles (1959) beschrieb in einer vorläufigen Mitteilung einen gewissen diuretischen Effekt des 3β,16α-Dihydroxy-allopregnan-20-on bei adrenalektomierten Ratten, die nicht mit Aldosteron substituiert waren. Eigene Untersuchungen an Ratten mit experimentell erzeugten Ödemen lieferten negative Resultate (Herken, 1960).

1. Progesteron als Aldosteron-Antagonist

Wichtiger waren die Feststellungen, daß Progesteron natriumretinierende Wirkungen von Nebennierenrindenhormonen offenbar unter bestimmten Bedingungen aufheben kann. Bei einem Patienten mit Addisonscher Erkrankung, der aus therapeutischen Gründen mit Desoxycorticosteronacetat und Cortisonacetat behandelt wurde, führte eine gleichzeitige Gabe von Progesteron zu einer starken Mehrausscheidung von Kochsalz im Harn. Diese Wirkung des Progesterons blieb aus, wenn Desoxycorticosteron und Cortison abgesetzt wurden. Aus diesen Befunden wurde geschlossen, daß die Steigerung der Kochsalzausscheidung im Urin durch Progesteron möglicherweise auf einer kompetitiven Ausschaltung der salzretinierenden Wirkungen des Desoxycorticosterons beruht (Landau, Bergenstal, Lugibihl u. Kascht, 1955). Später wurde beobachtet, daß Progesteron auch als Antagonist wirksam ist, wenn die Natrium- und Chloridretention durch Aldosteron erzeugt wurde (Landau u. Lugibihl, 1958). 150 mg Progesteron verhinderten die natriumretinierende Wirkung von 20 µg Aldosteron, die bei einem addisonkranken Patienten infundiert wurden. Höhere Dosen von Aldosteron

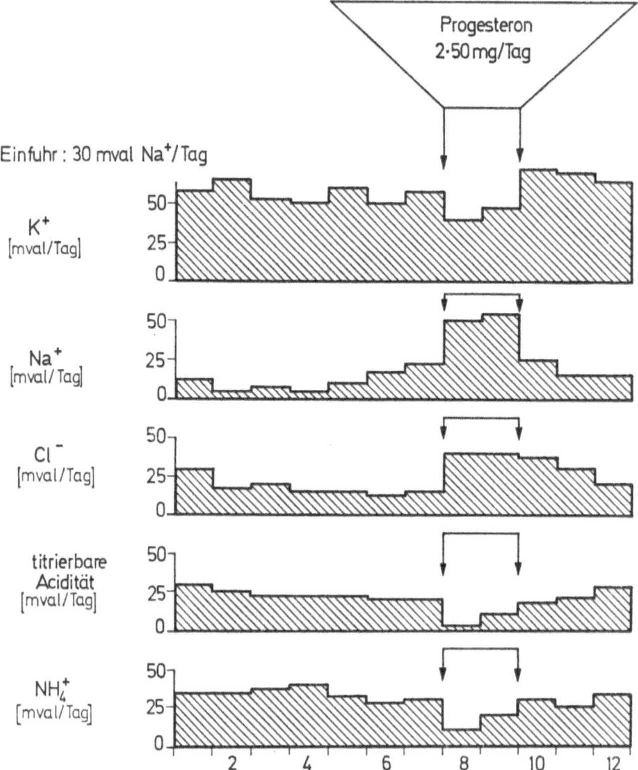

Abb. 4. Einfluß von Progesteron (2 · 50 mg/Tag, i.m., in öliger Lösung) auf die Ausscheidung von K+, Na+, Cl-, titrierbarer Acidität und NH+4 bei einer gesunden Frau, die eine Diät mit 30 mval Na+/Tag erhielt. (Liddle, 1961)

waren dagegen in der Lage, diese Wirkungen des Progesterons zu paralysieren, so daß hier Ansätze eines kompetitiven Antagonismus erkennbar wurden. Die Versuche ergaben, daß 40—50 µg Aldosteron ausreichten, um den antagonistischen Effekt von 150 mg Progesteron vollständig zu beseitigen.

Weitere Beobachtungen über antagonistische Eigenschaften des Progesterons gegenüber dem Aldosteron stammen von KOCZOREK (1960) und LIDDLE (1961). Bei einem gesunden Menschen, bei dem die Aldosteroninkretion durch Verabreichung einer natriumarmen Diät gesteigert wurde, führte die Applikation von Progesteron zu einer vermehrten Ausscheidung von Kochsalz im Harn, die von einer Herabsetzung der Kalium- und Ammoniumexkretion sowie der titrierbaren Säure begleitet war (LIDDLE, 1961) (Abb. 4).

2. Spirolactone[1] mit Steroidstruktur, Derivate des Androstens

Systematische Versuche zur Ausschaltung der Aldosteronwirkung auf den renalen Elektrolyttransport durch synthetisch hergestellte Antagonisten wurden durch CELLA u. KAGAWA (1957) eingeleitet. Die ersten brauchbaren Aldosteron-Antagonisten dieser Art waren Abkömmlinge des Androstens, unter denen das 3-(3-oxo-17β-hydroxy-4-androsten-17α-yl)-propionsäure-γ-lacton mit der Bezeich-

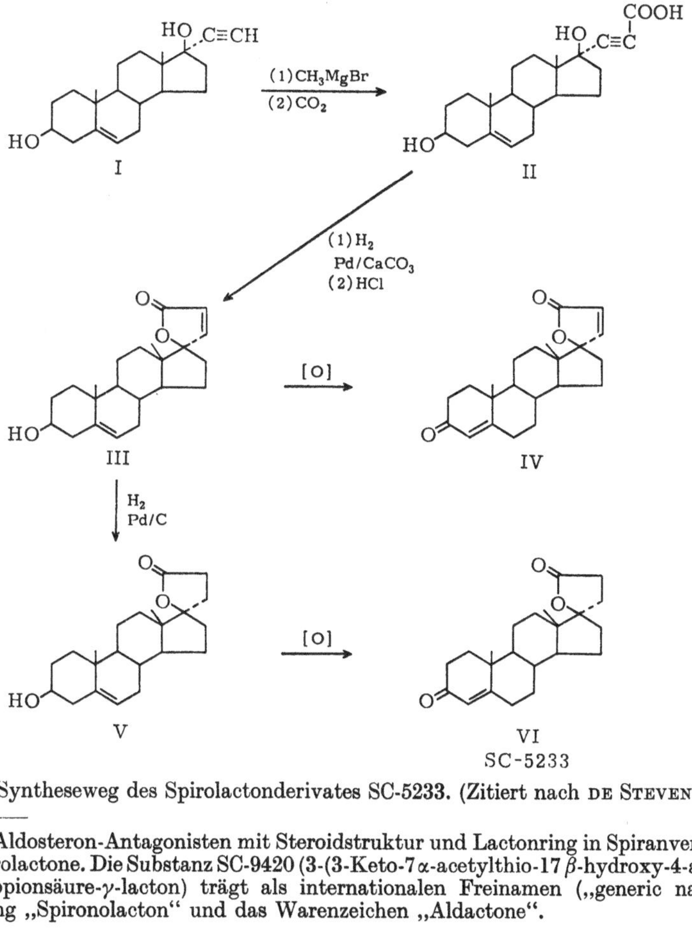

Abb. 5. Syntheseweg des Spirolactonderivates SC-5233. (Zitiert nach DE STEVENS, 1963)

---

[1] Alle Aldosteron-Antagonisten mit Steroidstruktur und Lactonring in Spiranverknüpfung heißen Spirolactone. Die Substanz SC-9420 (3-(3-Keto-7α-acetylthio-17β-hydroxy-4-androsten-17α-yl)-propionsäure-γ-lacton) trägt als internationalen Freinamen („generic name") die Bezeichnung „Spironolacton" und das Warenzeichen „Aldactone".

nung SC-5233 der Searle/USA und das an C19 demethylierte Nor-Analoge SC-8109 die wirksamsten waren. Der in der Abb. 5 wiedergegebene Weg für die Synthese der Verbindung SC-5233 gilt in analoger Form für die Herstellung strukturell ähnlicher Verbindungen. Die Ausgangssubstanz ist 17α-Äthinyl-5-androsten-3β,17β-diol, die in die Acetylensäure II umgewandelt wird. Selektive Reduktion und katalytische Hydrierung führen zur Bildung des ungesättigten Lactons III, das über eine weitere Reduktion die Verbindung V und dann nach Oxydation die Verbindung VI (SC-5233) mit gesättigtem Lactonring ergibt.

SC-5233 war die erste Verbindung mit Steroidstruktur, die alle Bedingungen eines echten Aldosteron-Antagonisten erfüllte. Das Androsten-Derivat hatte *keine* Wirkung auf die Natrium- und Kaliumausscheidung im Harn, wenn die Tiere vorher *adrenalektomiert* wurden. Es *verhinderte* aber die *Natriumretention* bei adrenalektomierten Ratten, die mit verschiedenen Dosen *Desoxycorticosteron* substituiert wurden (Kagawa, Cella u. van Arman, 1957; Kagawa, Sturtevant u. van Arman, 1959; Cella, 1960; Kagawa, 1960a, b, 1964). Bei diesen Versuchen wurde nicht nur ein *dosisabhängiger Antagonismus* mit Vermehrung der Natriumausscheidung registriert, auch die hormonal gesteigerte Kaliumelimination ging entsprechend zurück. Im Anschluß an diese Beobachtungen wurden zahlreiche Derivate des Androstens und Progesterons auf ihre Eigenschaften als Aldosteron-Antagonisten geprüft. Hierbei zeigte das an C19 demethylierte Nor-Analoge SC-8109 stärkere Wirksamkeit als das methylierte Produkt (Kagawa, Cella u. van Arman, 1957; Kagawa, 1960a). Doch mußte auch diese Verbindung subcutan injiziert werden. Die Behandlung von ungesättigten Verbindungen mit Thioessigsäure ergab eine Addition an der 1, 2 oder 6, 7-Doppelbindung (Dodson u. Tweit, 1959). Die Untersuchung der räumlichen Anordnung der C1- oder C7-Acetylthiogruppen im Molekül sprach für eine α-Konfiguration. Die Verbindung SC-9420, 3-(3-oxo-7α-acetylthio-17β-hydroxy-4-androsten-17α-yl)-propionsäure-γ-lacton, deren Synthese in Abb. 6 dargestellt ist, war im biologischen Test nach subcutaner Applikation weniger wirksam als SC-5233. Bei *oraler* Applikation war aber die Acetylthio-Verbindung den anderen Androsten-Derivaten

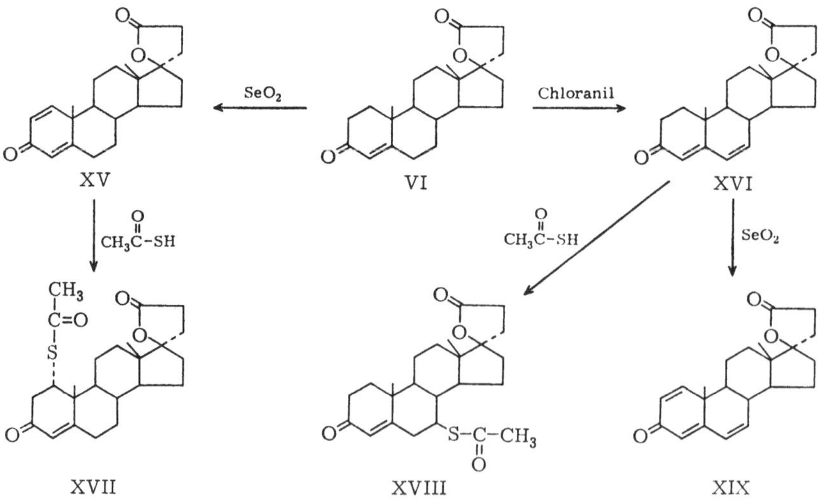

Abb. 6. Syntheseweg des Spirolactonderivates SC-9420 (Spironolacton). (Zitiert nach De Stevens, 1963)

deutlich überlegen (KAGAWA, 1960a). SC-9420, das später als Spironolacton (Aldactone) bezeichnet wurde, ist die oral wirksamste Substanz aus dieser Reihe.

Die folgende Tabelle (Tabelle 4) enthält einen Vergleich der Wirksamkeit verschiedener Spirolactone, wobei die Aufhebung der natriumretinierenden Eigenschaften von Desoxycorticosteronacetat durch SC-5233 als Bezugssystem verwendet wurde. Der für diese Registrierungen benutzte biologische Test wird im folgenden Kapitel ausführlich besprochen.

Seit dieser Zeit sind zahlreiche Aldosteron-Antagonisten synthetisiert und pharmakologisch geprüft worden. Manche von ihnen, die im pharmakologischen Test wirksam waren, haben sich klinisch nicht bewährt, so daß sie keine praktische Bedeutung bekamen. Eine zusammenfassende Darstellung über die Chemie sowie über die Beziehungen zwischen Struktur und pharmakologischer Wirkung einiger Spirolactone mit Steroidgerüst wurde von CELLA (1960) gegeben. Für die optimale Wirkung der Antialdosterone dieses Typs scheinen folgende Gruppen wichtig zu sein (Abb. 7):

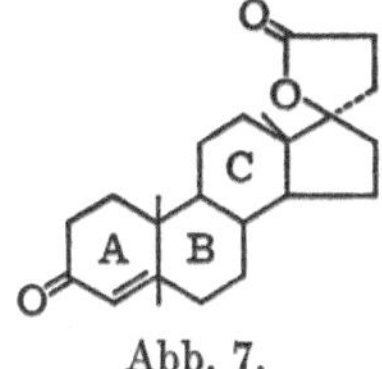

Abb. 7.

1. Eine Keton-Funktion an C3;
2. eine möglichst ebene Anordnung von Ring A und B, vorzugsweise eine Doppelbindung in Ring A zwischen C4 und C5;
3. keine weiteren Substituenten am Ring A;
4. Substitution in Ring B oder C zur Erzielung enteraler Resorptionsfähigkeit mit einer α-Acetylthiogruppe in α-Konfiguration;
5. ein fünfgliedriges Spirolacton von spezifischer Konfiguration an C17.

Tabelle 4. *Spirolactone und ihre DOCA-blockierenden Effekte*

Substitution oder Modifikation des Moleküls der Substanz SC-5233	DOCA-blockierender Effekt subcutan	oral
SC-5233 (VI)	100	1
IV	< 7	—
V	< 7	—
XV ($\varDelta^1$)	80	9
XVI ($\varDelta^6$)	29	17
XIX ($\varDelta^1$ und $\varDelta^6$)	70	17
XVII (1α · S—$\overset{\overset{\text{O}}{\|}}{\text{C}}$—CH₃)	18	7
SC-9420 (XVIII) [7α - S—$\overset{\overset{\text{O}}{\|}}{\text{C}}$—CH₃]	70	42
7β-S—$\overset{\overset{\text{O}}{\|}}{\text{C}}$—CH₃	< 7	< 4
2α-CH₃	< 13	< 13
6α-CH₃	15	21
6β-CH₃	60	12
16α-CH₃	< 7	—
6α-CH₃, 7α-S—$\overset{\overset{\text{O}}{\|}}{\text{C}}$—CH₃	~ 7	~ 40
11β-OH	15	—
11α-OH	< 7	—
2α-CH₃, 9α-F, 16β-OH	niedrig	niedrig

(Anmerkung: Zum Zwecke des Vergleichs ist die DOCA-blockierende Wirkung von SC-5233 als Bezugssystem angegeben und auf einen relativen Wert von 100 gesetzt worden. 0,16 mg SC-5233 (s.c.) hat eine 50%ige Aufhebung der Wirkung von 12 µg DOCA auf die renale Elektrolytausscheidung zur Folge.) (Zitiert nach DE STEVENS, 1963.)

3. Biologische Testung der Wirksamkeit von Aldosteron-Antagonisten

Für die Prüfung der Leistungsfähigkeit der verschiedenen Verbindungen im Tierversuch haben Kagawa, Shipley u. Meyer (1952), Kagawa, Cella u. van Arman (1957); Kagawa, Sturtevant u. van Arman (1959) und Kagawa (1960a) ein häufig benutztes Verfahren angegeben. Der Test wird an männlichen Sprague-Dawley-Ratten mit einem durchschnittlichen Gewicht von 150—200 g vorgenommen, die vor dem eigentlichen Versuch eine Woche lang unter standardisierten Bedingungen gehalten werden. Nach Adrenalektomie in Äthernarkose erhalten die Tiere anschließend Saccharose und Leitungswasser. Die Testung der Aldosteron-Antagonisten beginnt 24 Std nach Entfernung der Nebennieren. Zur Auslösung einer Natriumretention werden definierte Mengen Desoxycorticosteronacetat durch subcutane Injektion appliziert, wobei gleichzeitig 2,5 ml einer 0,85%igen Kochsalzlösung gegeben wurden. Die Aldosteron-Antagonisten werden meist in Öl gelöst subcutan injiziert oder mit einer Schlundsonde verabfolgt. Danach wird der Urin der Tiere 4 Std lang gesammelt, wobei die Ratten entweder in Einzelkäfigen (Kagawa, Shipley u. Meyer, 1952; Kagawa, Sturtevant u. van Arman, 1959) oder in Gruppen zu viert in einem Stoffwechselkäfig untergebracht waren. Am Ende des Versuches wird der Käfig ausgespült und das Spülwasser zusammen mit dem ausgeschiedenen Urin auf ein Volumen von 25 oder 50 ml aufgefüllt (Kagawa, Sturtevant u. van Arman, 1959; Kagawa, Bouska, Anderson u. Krol, 1964), die Natrium- und Kaliumkonzentration wird flammenphotometrisch bestimmt.

In ihren Standard-Versuchen benutzten die Autoren als Mineralocorticoid Desoxycorticosteronacetat. In einigen Experimenten wurden auch Aldosteron, Hydrocortison, Corticosteron, Compound S, 19-Nor-desoxycorticosteron, 9-α-Fluorocortison oder 18-Hydroxy-11-desoxycorticosteron untersucht.

Die Auswertung der Ergebnisse geschieht nach folgendem Verfahren: Desoxycorticosteron erzeugt eine Natriumretention und eine vermehrte Kaliumausscheidung. Nach Bestimmung der Konzentration beider Ionen wird jetzt ein Quotient Na^+/K^+ gebildet. Die Natriumkonzentration wird mit 10 multipliziert, der im Zähler stehende Wert durch die Kaliumkonzentration geteilt, und der Logarithmus dieses Quotienten auf der Ordinate einer Eichkurve mit dekadischem Maßstab aufgetragen. Die Abszisse enthält die Mineralocorticoiddosen, die ebenfalls im logarithmischen Maßstab eingezeichnet werden. Mit diesem Verfahren wird eine annähernd geradlinige Dosiswirkungskurve in einem Bereich zwischen 3 und

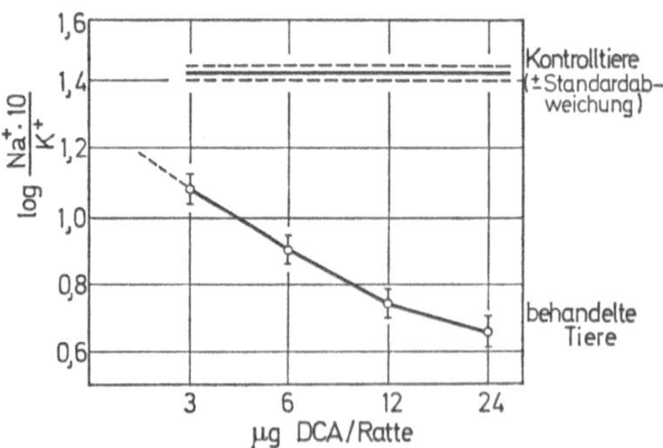

Abb. 8. Einfluß steigender Dosen von Desoxycorticosteronacetat (DOCA) auf den $\frac{Na^+}{K^+}$-Quotienten $\left(\log \frac{Na^+ \cdot 10}{K^+}\right)$ im Urin adrenalektomierter Ratten. (Kagawa, 1960a)

12 µg Desoxycorticosteron erhalten (Abb. 8). In den meisten Fällen verwandten
KAGAWA u. Mitarb. eine Standarddosis von 12 oder 48 µg Desoxycorticosteronacetat, die zusammen mit steigenden Mengen der zu analysierenden Antagonisten
appliziert wurde. Der nach zusätzlicher Gabe der Antagonisten sich ändernde
Wert $\left(\log \dfrac{Na^+ \cdot 10}{K^+}\right)$ ergibt beim Vergleich mit der Desoxycorticosteron-Eichkurve
zugleich die Menge an Desoxycorticosteron, deren Wirkung durch den Antagonisten
ausgeschaltet wird (Abb. 9).

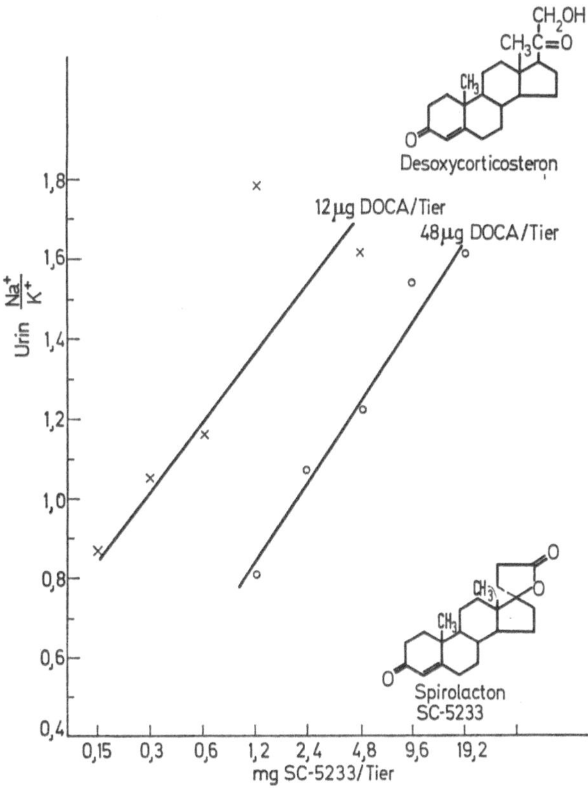

Abb. 9. Antagonismus zwischen Mineralocorticoid (DOCA) und Spirolacton (SC-5233) bei der
renalen Natrium- und Kaliumausscheidung. (Nach KAGAWA, STURTEVANT u. VAN ARMAN,
1959)

Die für eine 50%ige Hemmung des jeweiligen Desoxycorticosteron-Effektes
benötigten Dosen des Antagonisten werden als „mittlere effektive Dosen (MED)"
bezeichnet. Die folgende Tabelle (Tabelle 5) gibt Auskunft über das Verhalten der
biologisch wirksamsten Spirolactone mit der Grundstruktur des Androstens und
Androstadiens. Auf Grund der ermittelten Dosen läßt sich erkennen, daß die
Demethylierung von SC-5233 an C19 zu einer Wirkungszunahme führt. Die
MED von SC-8109 liegt bei parenteraler Injektion mit 0,08 mg (KAGAWA, 1960a)
bzw. 0,067 mg (KAGAWA, CELLA u. VAN ARMAN, 1957) deutlich niedriger. SC-9420,
das in der 7α-Position thioacetylierte Produkt, ist parenteral gegeben weniger
wirksam, übertrifft aber bei *oraler* Verabreichung die Wirksamkeit der beiden
anderen Androsten-Derivate. Daraus läßt sich schließen, daß die Thioacetylgruppe
in der 7α-Position für die intestinale Resorption des Spironolactons von ausschlag-

gebender Bedeutung ist. Das Kaliumsalz der durch Hydrolyse des Lactonringes veränderten Verbindung SC-9376, SC-14266 (Aldadiene), hat ungefähr die gleiche Wirksamkeit wie Spironolacton (SC-9420) (Kagawa, Bouska, Anderson u. Krol, 1964).

Wie im Kapitel über „Die Beteiligung des Aldosterons an der Regulation des Elektrolythaushaltes" angegeben, beeinflußt Aldosteron den Natrium- und Kaliumtransport durch biologische Membranen in entgegengesetzter Richtung. Das Ausmaß der Wirkungen auf die Bewegung der Kationen ist nicht äquivalent, wie Versuche unter den verschiedenen experimentellen Bedingungen, aber auch bei den krankhaften Zuständen des primären und sekundären Aldosteronismus ergeben haben. Im Tierexperiment läßt sich zeigen, daß die Wirkungen von Aldosteron mit steigender Dosis bei der Auslösung der Natriumretention eher ein Maximum erreichen, als es bei Messung der Kaliumexkretion der Fall ist (Abb. 10) (Marx, 1966).

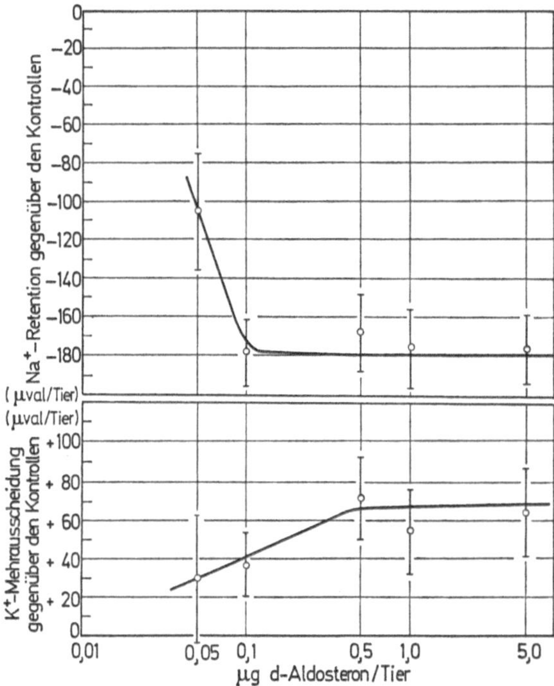

Abb. 10. Einfluß von d-Aldosteron auf die Na⁺- und K⁺-Ausscheidung adrenalektomierter Ratten. (Nach Marx, 1966)

Es ist daher wichtig zu beachten, daß die vergleichenden Untersuchungen der Wirkungsintensität verschiedener Aldosteron-Antagonisten in dem von Kagawa angegebenen Test auf der Bestimmung des Na⁺/K⁺-Quotienten im Harn beruhen. Der Quotient ändert sich in jedem Falle, ganz gleich, ob nur die Natriumretention vermindert oder die Kaliumelimination gesteigert wird. Das Verfahren führt dazu, daß schon eine relativ kleine Steigerung der Natriumausscheidung einen deutlichen Anstieg des Quotienten bewirkt, wenn die im Nenner stehende Kaliumkonzentration dabei abfällt. Dies läßt sich auch aus Werten erkennen, die in einer Arbeit von Kagawa, Sturtevant u. van Arman (1959) mitgeteilt wurden. Auch bei der Beurteilung der therapeutischen Effekte der Aldosteron-Antagonisten wird die verschiedene Intensität der Auswirkungen auf die Natriumelimination und die Kaliumretention zu berücksichtigen sein.

Tabelle 5. *Strukturformeln von Aldosteron-Antagonisten (Androsten- und Androstadienabkömmlinge)*

		Mittlere wirksame Dosis ("medium effective dose, MED")	
		mg/Ratte, s. c.	mg/Ratte oral
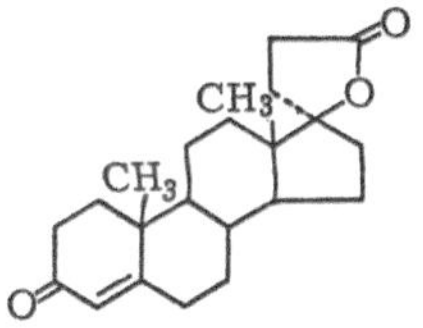	SC-5233: 3-(3-Keto-17β-hydroxy-4-androsten-17α-yl)propionsäure-γ-lacton	0,22[b] 0,24[a] 0,16[c]	19,2[b]
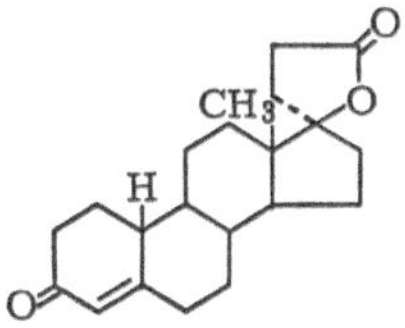	SC-8109: 3-(3-Keto-17β-hydroxy-19nor-4-androsten-17α-yl)propionsäure-γ-lacton	0,08[b] 0,067[a]	2,45[b]
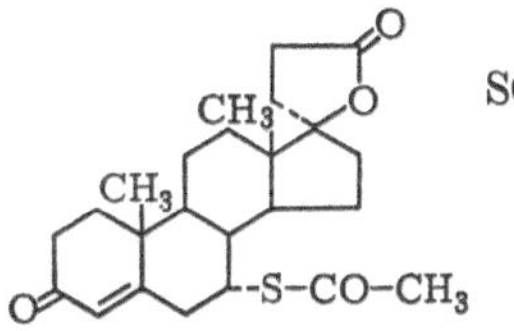	SC-9420: 3-(3-Keto-7α-acetylthio-17β-hydroxy-4-androsten-17α-yl)propionsäure-γ-lacton Spironolacton, Aldactone	0,33[b] 0,26[c]	0,48[b] 0,38[c]
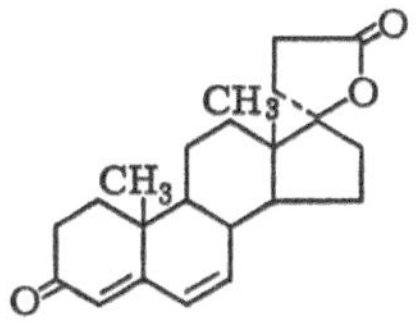	SC-9376: 3-(3-Keto-17β-hydroxy-4,6-androstadien-17α-yl)propionsäure-γ-lacton	27% der Wirkung von SC-5233 (0,59)[c]	17fach stärkere Wirkg. als SC-5233 (1,13)[c]
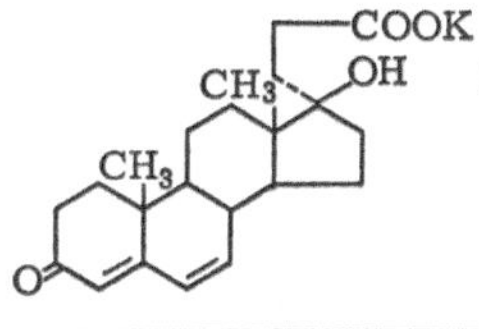	SC-14266: Kalium-3-(3-keto-17β-hydroxy-4,6-androstadien-17α-yl)propionat, Aldadiene	gleiche Größenordnung der Wirkung wie Spironolacton nach oraler und subcutaner Gabe[d]	

[a] Kagawa, Cella u. van Arman, 1957
[b] Kagawa, 1960 (a, c)
[c] Cella, 1960
[d] Kagawa, Bouska, Anderson u. Krol, 1964

Der Kagawa-Test mit seinen relativ kurzfristigen Versuchen ermöglicht keine genauen Angaben über Beginn und Dauer der Wirkungen von Aldosteron-Antagonisten. Zur Beurteilung dieser Vorgänge wurde daher ein Verfahren entwickelt, mit dem die tubuläre Rückgewinnung der Natriumionen unter dem Einfluß einer kontinuierlichen Aldosteronzufuhr und die Ausschaltung des Hormons durch den Aldosteron-Antagonisten Spirolacton über mehrere Stunden gemessen werden konnten. Dabei werden adrenalektomierte Ratten 24 Std nach der Operation in Einzelkäfige aus Plexiglas gesetzt, die in einer temperatur- und feuchtigkeitskonstanten Kammer untergebracht waren. Durch Aufstellung von Natrium-, Kalium- und Flüssigkeitsbilanzen können die Differenzen zwischen nicht narkotisierten Kontrollen und Versuchstieren bei konstanter glomerulärer Filtration erfaßt und statistisch ausgewertet werden. Einzelheiten der Methode finden sich bei Herken, Senft u. Wilutzky (1956), Herken, Natzschka u. Senft (1958), Herken, Senft, Schwarz u. Merker (1963). Infundiert wurde eine 0,2%ige Kochsalzlösung durch einen Polyäthylenschlauch in den Magen der Tiere oder Kochsalzlösungen gleicher Konzentration, die durch Zugabe von Glucose auf eine Osmolarität von 308 µosmol/ml eingestellt waren. Die Infusionsgeschwindigkeit betrug 5 ml/Tier und Stunde. d-Aldosteron wurde in einer Dosis von 0,25 µg/Tier und Stunde mit der Infusionslösung gegeben (Hollmann, Senft u. Werner, 1964; Marx, 1966). In allen Versuchen wurde die Größe der glomerulären Filtration mit Hilfe der Inulin-Clearance bestimmt.

Bei diesem Verfahren ermöglichen die erheblichen Abweichungen zwischen Kontrollen und Aldosteron-behandelten Tieren eine gute Beurteilung der hormonal ausgelösten Natriumretention und ihrer Aufhebung durch den Aldosteron-Antagonisten Spironolacton. Die natriumretinierende Wirkung des Aldosterons setzt 1 Std nach Beginn der Hormonzufuhr ein (Abb. 11). Sie erreicht 4 Std nach Infusionsbeginn ein Maximum, dann läßt der Effekt des Hormons allmählich nach, obwohl es in einer Dosis von 0,25 µg/Tier und Stunde kontinuierlich zugeführt wird (Escape-Phänomen). Trotz der hormonal bedingten Natriumretention wurde die Flüssigkeitsausscheidung mit dem Harn nicht reduziert. Die Natriumkonzentration des Harnes wird durch Aldosteron erniedrigt und erreicht nach 14 Std einen Wert, der mit der Natriumkonzentration der Infusionsflüssigkeit übereinstimmt. Es besteht also eine deutliche Dissoziation zwischen Natrium- und Wasserretention. Auch die Kontrollen retinieren unter diesen Bedingungen Natriumionen (Herken, Senft u. Natzschka, 1961). Bei den Kontrollen wird aber der Ausgleich dieser Natriumretention schon früher erreicht. Die Gründe sind in den zitierten Arbeiten von Herken et al. ausführlich diskutiert.

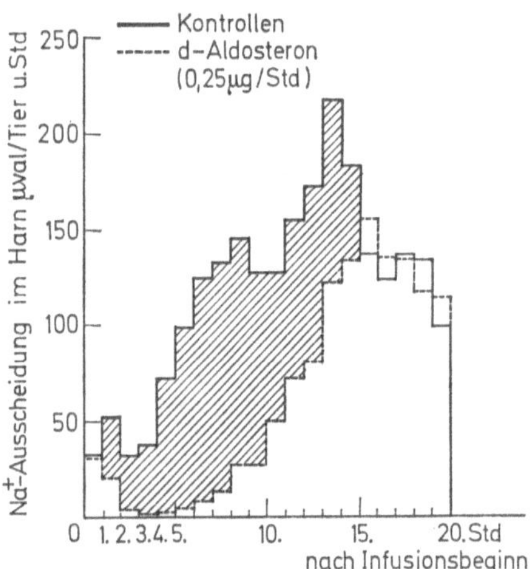

Abb. 11. Na+-retinierender Effekt von d-Aldosteron (0,25 µg/Std. i.v.) bei adrenalektomierten Ratten: 1101 µval/15 Std I.v. Infusion: 5 ml/Std einer mit Glucose äquilibrierten 0,2%igen Natriumchloridlösung. Einfuhr Na+: 171 µval/Std. —— Kontrollen; ----- d-Aldosteron (0,25 µg/Std). (Hollmann, Senft u. Werner, 1964)

Die renale Wirkung einer subcutanen Injektion von 6 mg Spironolacton ist 2 Std nach der Applikation an der Abnahme der natriumretinierenden Wirkung des Aldosterons erkennbar. Das Maximum der Wirkung des Antagonisten wird in der 8. Std nach Verabfolgung des Pharmakons erreicht bzw. in der 10. Std nach Beginn der Infusion. Die Abb. 12 zeigt, daß unter dem Einfluß des Aldosterons in einem 13stündigen Versuch 1070 μval Natrium retiniert werden. Dieser Effekt wird durch Spironolacton auf 619 μval reduziert.

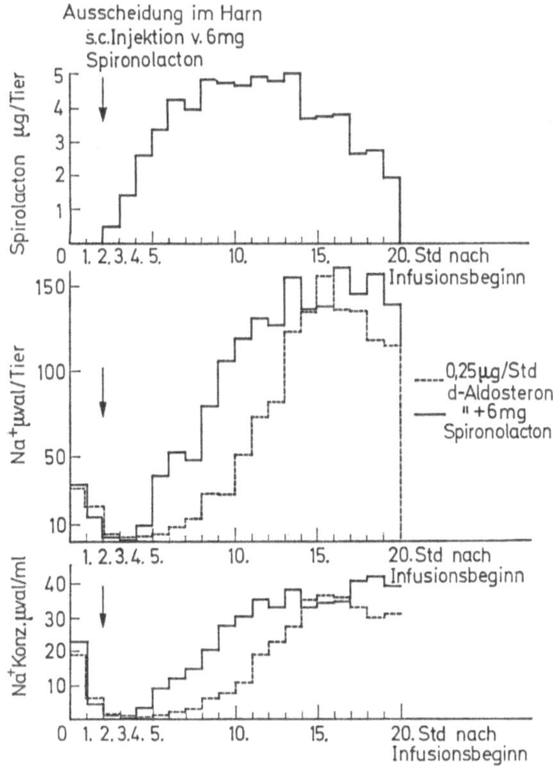

Abb. 12. Na⁺-retinierender Effekt des Aldosterons zwischen der 3. und 15. Std: 1071 μval/13 Std. Na⁺-retinierender Effekt des Aldosterons zwischen der 3. und 15. Std nach Injektion von 6 mg Spironolactone: 619 μval/13 Std. Reduktion der Aldosteronwirkung um 452 μval/13 Std = 42%. (HOLLMANN, SENFT u. WERNER, 1964)

Die im Kagawa-Test und ebenso mit dieser Infusionsmethode erzielten Ergebnisse beweisen, daß die Antagonisten in hohem Überschuß angewandt werden müssen, wobei das Mengenverhältnis Antagonist: Aldosteron 1000 : 1 und mehr betragen muß, damit das Antialdosteron durch kompetitive Verdrängung des Hormones am tubulären Angriffsort wirksam werden kann.

4. 1,4-Pregnadien-3,15,20-trion, ein Derivat des Progesterons als

Aldosteron-Antagonist

Die Beobachtungen über die pharmakologischen Eigenschaften des Progesterons, unter bestimmten Bedingungen als Antagonist des Aldosterons zu wirken (LANDAU, BERGENSTAL, LUGIBIHL u. KASCHT, 1955; KAGAWA, 1958; DUCOMMUN u. ENGEL, 1960; ROSEMBERG u. ENGEL, 1961; SEDLÁK u. PIZL, 1962), gaben Anlaß

zur Herstellung von Progesteron-Derivaten mit einem gesättigten Lacton-Ring.
Genauere experimentelle Untersuchungen liegen über 1,4-Pregnadien-3,15,20-trion
(SC-11835) vor (Kagawa, 1964b) (Tabelle 6). SC-11835 unterscheidet sich vom

Tabelle 6. *Strukturformeln von Aldosteronantagonisten (Progesteronabkömmlinge)*

	Mittlere wirksame Dosis (,,medium effective dose, MED") mg/Ratte subcutan	mg/Ratte oral
Progesteron: 4-Pregnen-3,20-dion	1,8[a]	> 9,6[b]
SC-11835: 1,4-Pregnadien-3,15,20-trion	gleich der oralen Dosis[b]	0,44[b]

[a] Kagawa, Cella u. van Arman, 1957. [b] Kagawa, 1964.

Tabelle 7. *Aufhebung der renalen Effekte von Desoxycortico-steronacetat
(DOCA) durch SC-11835 bei adrenalektomierten Ratten*

Test	Behandlung (Gesamtdosis)		n	Mittel der logarithmierten Einzelwerte der Na$^+$- und K$^+$-Ausscheidung		
	DOCA (µg)	SC-11835 (mg)		Na$^+$	K$^+$	$\dfrac{Na^+ \cdot 10}{K^+}$
	—	—	12	1,32	0,98	1,34
	9	—	12	0,86	1,06	0,80
A	9	0,05	4	0,92	0,99	0,93[a]
	9	0,2	3	1,07[a]	1,03	1,04[a]
	9	0,8	4	1,09[a]	1,06	1,04[a]
	9	3,2	4	1,27[a]	1,03	1,24[a]
B	9	0,05	4	0,91	1,02	0,88
	9	0,2	4	0,95	1,01	0,94[a]
	9	0,8	4	1,09[a]	1,03	1,06[a]
	9	3,2	4	1,13[a]	0,87[a]	1,26[a]

(DOCA: s.c., SC-11835: oral; Na$^+$ und K$^+$: log mval/l nach Verdünnung der Urinproben
von 4 Tieren auf 50 ml)
[a] $p \leqq 0,05$ im Vergleich zu Tieren, die nur DOCA erhielten, 4 Tiere/Messung.
(Kagawa, 1964)

Progesteron durch die Einführung einer Doppelbindung zwischen C1 und C2
und durch eine Keto-Gruppe in der Position 15. Die Verbindung schaltet Wirkungen von Mineralocorticoiden auf den renalen Natrium- und Kaliumtransport aus.
Sie ist wesentlich wirksamer als Progesteron. Bei oraler und parenteraler

Verabreichung entspricht der renale Effekt von SC-11835 ungefähr dem des Spironolactons. In der Tabelle 7 ist die Ausschaltung der renalen Wirkungen von 9 µg Desoxycorticosteronacetat durch steigende Dosen von SC-11835 dargestellt.

Tabelle 8. *Aufhebung der renalen Effekte von d-Aldosteron-21-acetat durch SC-11835 bei adrenalektomierten Ratten*

| Behandlung (Gesamtdosis) | | n | Mittel der logarithmierten Einzelwerte der Na^+- und K^+-Ausscheidung | | |
| Aldosteron | SC-11835 | | Na^+ | K^+ | $\dfrac{Na^+ \cdot 10}{K^+}$ |
(µg)	(mg)				
—	—	7	1,21	0,84	1,37
0,2	—	7	0,82	0,94	0,88
0,2	0,2	5	0,94[a]	0,87	1,07[a]
0,2	0,8	5	1,06[a]	0,82[a]	1,24[a]
0,2	3,2	5	1,17[a]	0,78[a]	1,38[a]

(Aldosteron und SC-11835: s.c.; Na^+ und K^+: log mval/l nach Verdünnung der Urinproben von 4 Tieren auf 50 ml.)
[a] $p \leqq 0,05$ im Vergleich zu Tieren, die nur Aldosteron erhielten; 4 Tiere/Messung. (KAGAWA, 1964.)

Tabelle 9. *Bestimmung der relativen Wirksamkeit von SC-11835 und Spironolacton als Mineralocorticoidantagonisten bei adrenalektomierten Ratten, die mit DOCA behandelt wurden*

Test	Substanz	Art der Gabe	n	Relative Wirksamkeit (95%-Grenzen)	χ^2-Wert
A	Spironolacton	oral	48	1	3,007
	SC-11835	oral	64	0,74 (0,35—1,54)	
B	Spironolacton	oral	48	1	0,125
	SC-11835	oral	48	1,88 (0,53—6,68)	
C	Spironolacton	oral	48	1	0,005
	SC-11835	oral	60	0,85 (0,25—2,87)	
D	Spironolacton	subcutan	48	1	0,817
	SC-11835	subcutan	48	1.42 (0,44—4,51)	
E	Progesteron	subcutan	48	1	1,712
	SC-11835	subcutan	64	6,03 (1,98—18,39)	

(Die blockierende Wirkung basiert auf der Aufhebung der Erniedrigung des Na^+/K^+-Quotienten im Urin nach Gabe von 9 µg DOCA; Homogenitätsprüfung nach dem χ^2-Test. Statistische Auswertung: $\chi^2 < 3,841$ [kritischer Wert für die Signifikanz bei einem p von 0,05]).
(KAGAWA, 1964)

In analoger Weise blockierte das Progesteron-Derivat auch die Effekte von Aldosteron, das in einer Dosis von 0,2 µg den adrenalektomierten Ratten durch subcutane Injektion verabfolgt wurde (Tabelle 8). Die Applikation von SC-11835 in Dosen von 0,2 bis 3,2 mg hemmte die durch Aldosteron ausgelöste Natriumretention und reduzierte partiell auch die durch das Hormon gesteigerte Kaliumausscheidung. An adrenalektomierten Tieren, die nicht mit Mineralocorticoiden substituiert waren, hatte das Progesteron-Derivat keine Wirkung auf den Natrium/Kalium-Quotienten. In der Tabelle 9 sind die Ergebnisse von Versuchen angegeben, in denen die Wirksamkeit von Spironolacton und SC-11835 verglichen wurde. Die Verbindung besitzt keine entzündungshemmenden Eigenschaften.

Bei der Prüfung möglicher hormonaler Wirkungen wurde gefunden, daß die gestagene Wirkung viel geringer ist als die des natürlichen Hormons. In dem von CLAUBERG (1930) angegebenen Test fand sich nur noch 1/200 der Wirkung des Progesterons. Bei solchen Untersuchungen wurde auch nachgewiesen, daß SC-

11835 kein Antiprogesteron ist. Ebenso wurden die Wirkungen anderer Sexual-hormone, z.B. von Testosteron und Oestron nicht gestört.

Obwohl diese Feststellungen allgemein günstig klingen, hat sich die Verbindung offenbar in der Praxis nicht durchgesetzt.

5. Der Nachweis des Spironolactons im Organismus

Zur Feststellung des Verhaltens des Spironolactons im Organismus, vor allem seiner Verteilung, Konzentration im Blutplasma und den Organen, sowie zur Ver-

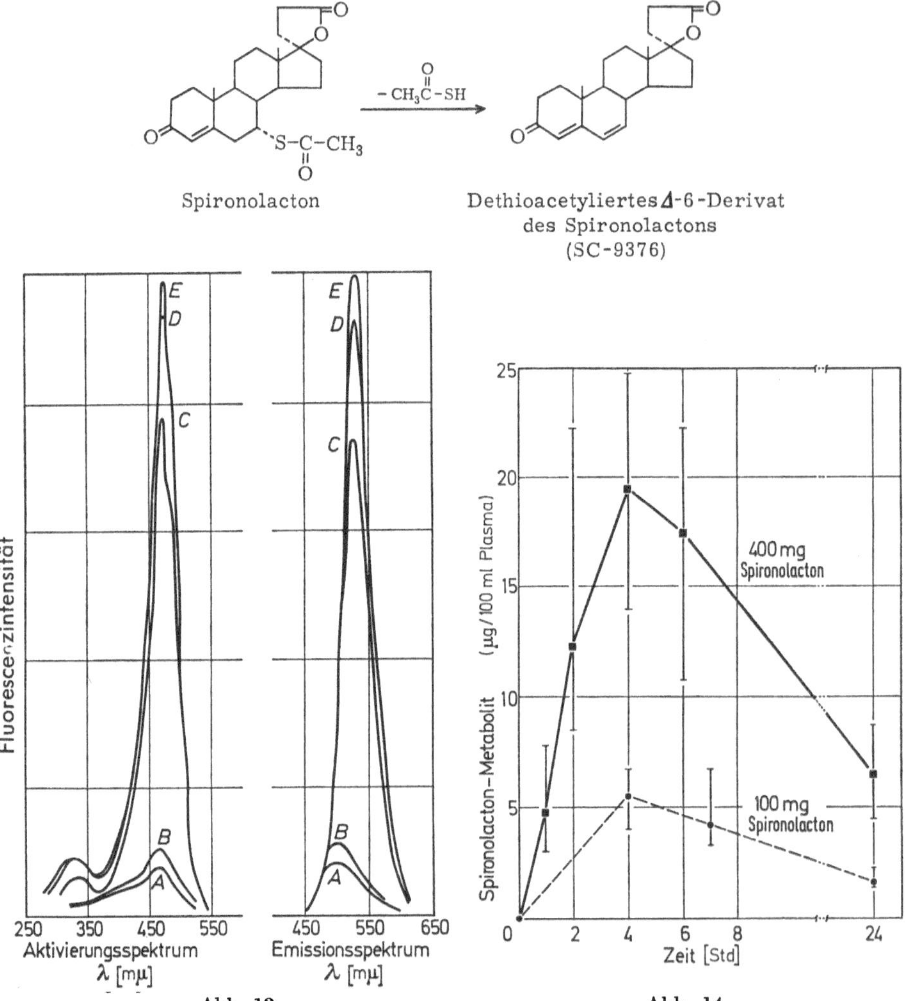

Abb. 13   Abb. 14

Abb. 13. Aktivierungs- und Fluorescenzspektrum eines schwefelsauren Extraktes aus dem Plasma nach oraler Gabe von Spironolacton im Vergleich zu den Spektren von Spironolacton- und SC-9376-Reinsubstanz. (Gochman u. Gantt, 1962.) A: Reagenzienleerwert; B: Plasma-leerwert; C: Plasmaextrakt nach Spironolactongabe; D: 0,2 µg Spironolacton; E: 0,05 µg SC-9376

Abb. 14. Plasmakonzentrationen des Spironolacton-Metaboliten (s. Text) nach oraler Gabe von 100 mg Spironolacton an 8 gesunde Erwachsene (Männer) und 400 mg an 4 Personen. Die Punkte markieren die Mittelwerte, die senkrechten Linien geben die Streuung an. Als Standardsubstanz diente SC-9376. (Gochman u. Gantt, 1962)

folgung der Ausscheidung durch die Nieren war die Entwicklung einer empfindlichen Nachweismethode notwendig. GOCHMAN u. GANTT (1962) haben ein Verfahren zur Bestimmung des Spironolactons und seines Hauptstoffwechselproduktes im tierischen und menschlichen Plasma entwickelt, das auf dem von SILBER, BUSCH u. OSLAPAS (1958) angegebenen Prinzip zum Nachweis des Corticosterons beruht. Nach Extraktion mit Methylenchlorid wird eine *charakteristische Fluoreszenz des Androsten-Derivates* in schwefelsaurer Lösung angeregt, die in einem Aminco-Bowman-Spektrofluorometer bei einem Aktivierungsmaximum von 465 mμ und einem Fluoreszenzmaximum von 520 mμ gemessen wird. Nach Applikation von Spironolacton ergaben die Experimente, daß es sich bei der im Plasma vorhandenen Substanz nicht um das Ausgangsprodukt handelte. Die fragliche Verbindung wurde als *dethioacetyliertes Δ-6-Derivat* (SC-9376) identifiziert. Die Verbindung hat eine stärkere Fluoreszenz als das Ausgangsprodukt Spironolacton bei gleichem Aktivierungs- und Fluoreszenzspektrum (Abb. 13). Die hohe Empfindlichkeit dieser Methode gestattet den Nachweis von 0,005 μg dieses Hauptmetaboliten im Blut. Der Metabolit SC-9376 ist bei subcutaner oder oraler Applikation nur halb so wirksam wie das Ausgangsprodukt Spironolacton. Nach den Feststellungen von GOCHMAN u. GANTT geht wahrscheinlich nur wenig unverändertes Spironolacton nach oraler Gabe in den Organismus über. Die Analyse der Plasmakonzentrationen mit Hilfe der spektrofluorometrischen Methode ergab, daß die höchsten Konzentrationen 4—6 Std nach oraler Applikation von 100 bzw. 400 mg Spironolacton bei männlichen Erwachsenen gefunden wurden (Abb. 14). Andere Abbauprodukte sind bisher nicht beschrieben. Außer der Dethioacetylierung wurde bei der Inkubation von Aldosteron-Antagonisten mit Leberschnitten oder Darmmucosa von Ratten eine hydrolytische Spaltung des inneren Esters im Lactonring festgestellt (GERHARDS u. ENGELHARDT, 1963). Dies scheint aber nicht zu einer Inaktivierung der Verbindungen zu führen, da das K^+-Salz der hierbei gebildeten Substanz (Aldadiene®, SC-14266) etwa die gleiche Wirksamkeit wie Spironolacton hat (KAGAWA, BOUSKA, ANDERSON u. KROL, 1964). Das bei der Hydrolyse entstehende Propionat scheint auch in vivo aufzutreten. Clearance- und Stop-Flow-Untersuchungen, die nach Gabe von Spironolacton durchgeführt wurden, sprechen nämlich für die tubuläre Sekretion eines Spirolacton-Derivates mit der Struktur einer organischen Säure (HOLLMANN, SENFT u. WERNER, 1964).

6. Renale Elimination des Spironolactons und seines dethioacetylierten Δ-6-Derivates

Clearance-Untersuchungen ergaben, daß im Harn mehr Spironolacton ausgeschieden wird als bei reiner glomerulärer Filtration zu erwarten war. Dies spricht für eine zusätzliche tubuläre Sekretion der Verbindung bzw. ihres dethioacetylierten Δ-6-Derivates, die bei der spektrofluorometrischen Bestimmung nicht differenziert wird (GOCHMAN u. GANTT, 1962). Unverändertes Spironolacton wurde weder im Urin vom Menschen noch im Harn von Ratten gefunden (Tabelle 10).

Untersuchungen von SPERBER (1948, 1954), FARAH, FRASER u. PORTER (1959) und BRAUN (1962) haben gezeigt, daß verschiedene organische Basen und Säuren, die in der Niere tubulär sezerniert werden, in Nierenschnitten gegen einen Konzentrationsgradienten angereichert werden. Die organischen Säuren bzw. Basen hemmen sich dabei kompetitiv. Versuche mit ähnlicher Methodik von HOLLMANN, SENFT u. WERNER (1964) haben ergeben, daß dies auch für das Spironolacton gilt. Bei der Inkubation von Nierenschnitten in Warburg-Gefäßen wurden temperatur- und konzentrationsabhängige Anreicherungen des Aldosteron-

Antagonisten gefunden. Dieser Vorgang konnte durch Zusatz von Bromkresolgrün $(1,42 \cdot 10^{-7}\,\text{Mol/ml})$ reduziert werden. Zur Erzielung einer 25%igen Hemmung war eine Konzentration des Farbstoffes erforderlich, die um mehr als zwei Zehnerpotenzen größer war als die Konzentration des Spirolactons in der Inkubationsflüssigkeit.

Tabelle 10. *Renale Elimination der Spirolactone* $(n = 8)$

Filtriertes Plasmavolumen	Spirolactone[a]				Quotient $\dfrac{\text{II}}{\text{I}}$
	Konzentration der nicht an Eiweiß gebundenen	I Glomerulär filtrierte	II Im Harn ausgeschieden	Tubulär sezernierte	
ml/min	µg/ml	µg/Tier · min			
1,14	0,03	0,0342	0,119	0,0848	3,48

(Hollmann, Senft u. Werner, 1964; Bestimmung der Spirolactone nach der Methode von Gochman u. Gantt, 1962.)

[a] Spironolacton + dethioacetyliertes Derivat (Methode s. Text).

Diese an Nierenschnitten erhobenen Befunde wurden durch Untersuchungen am Tier bestätigt. Die Spirolacton-Clearance war unter den gewählten Versuchsbedingungen mehr als 2mal so groß wie die Spirolactonmenge, die durch glomeruläre Filtration in den Harn gelangte, so daß sich folgendes Schema für die renale Ausscheidung des Spironolactons und seines dethioacetylierten Metaboliten ergab (Abb. 15). Bromkresolgrün in einer Menge von 5 mg/Tier und Stunde erniedrigte den Clearance-Quotienten des Pharmakons. Der Befund spricht für eine Hemmung der tubulären Sekretion des Aldosteron-Antagonisten (Tabelle 11). Durch Stop-

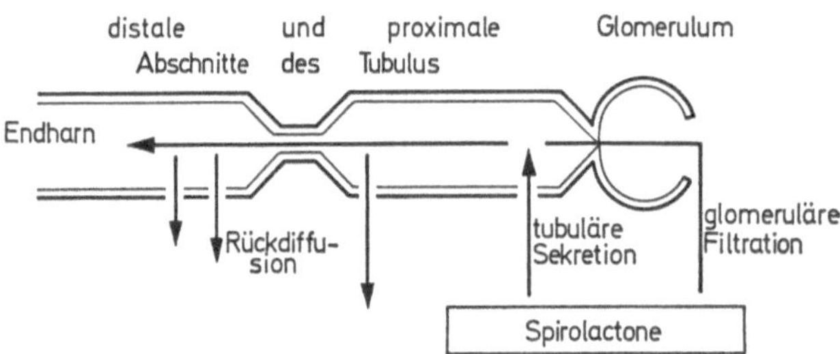

Abb. 15. Mechanismus der renalen Elimination von Spirolactonen

Tabelle 11. *Erniedrigung der tubulären Sekretion der Spirolactone durch Bromkresolgrün*

| | Spironolacton + d-Aldosteron 6 mg/Tier   0,25 µg/Tier und Stunde + bromkresolgrün 5 mg/Tier und Stunde | |
| $\dfrac{\dfrac{U \cdot V}{P_{\text{Spirol}}}}{\dfrac{U \cdot V}{P_{\text{Inulin}}}} = \dfrac{\text{Spirolacton*-Clearance}}{\text{Inulin-Clearance}}$ | 2,72 ± 0,3 | 1,10 ± 0,13 |

(Hollmann, Senft u. Werner, 1964)

Flow-Analysen wurde versucht, den Ort der tubulären Sekretion festzustellen. Einen Wert von 1 überschreitende Messungen der Clearance fanden sich im Bereich, der den proximalen Tubulusepithelien zugeordnet wurde (Abb. 16). Es ist

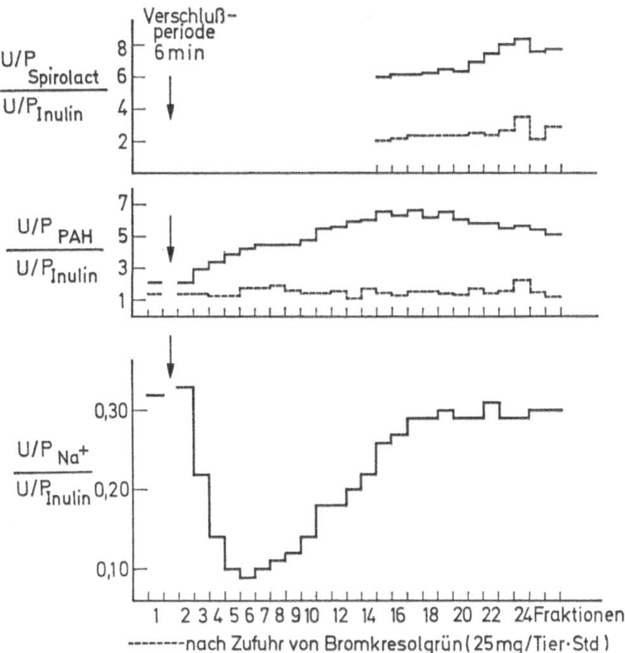

Abb. 16. Stop flow-Diagramm (Ratte) der tubulären Spironolactonausscheidung. (HOLLMANN, SENFT u. WERNER, 1964)

die gleiche Stelle, an der auch das sog. „proximale Plateau" der isotonischen Rückgewinnung von Natriumionen und der Gipfel der p-Aminohippursäure-(PAH-)Sekretion gefunden wurde. Die Applikation von Bromkresolgrün erniedrigte die tubuläre Sekretion des Spironolactons. Die tubuläre Sekretion der p-Aminohippursäure wurde dabei ebenfalls reduziert.

Bei Untersuchungen der Beziehungen zwischen tubulärer Sekretion und Wirkung des Spirolactons fanden HOLLMANN, SENFT u. WERNER keine Störung der pharmakologischen Effekte.

Diese Befunde sprachen zunächst gegen einen Zusammenhang zwischen der tubulären Sekretion der Antialdosterone und der Intensität ihrer pharmakologischen Wirkung. Bei Reduktion der Spironolactondosis von 6 auf 0,5 mg, die zu einer entsprechenden Minderung der Serumkonzentration und damit auch zu einer Reduktion der glomerulär filtrierten Menge des Aldosteron-Antagonisten führte, war eine deutliche Einschränkung der Wirkung nach Gabe von Bromkresolgrün erkennbar. Dies wird darauf zurückgeführt, daß Bromkresolgrün die tubuläre Sekretion des Antagonisten behindert, so daß die Konzentration am Wirkungsort unterschwellig bleibt. Die Natriumausscheidung wird reduziert, die tubuläre Rückgewinnung bis auf einen Wert erhöht, der dem Aldosteroneffekt bei den Kontrollen entspricht (Tabelle 12). Zwischen der tubulären Sekretion und den renalen Wirkungen der Antialdosterone scheint demnach ein Zusammenhang nur unter bestimmten Bedingungen erkennbar zu sein. Hierbei ist zu berücksichtigen, daß ein beträchtlicher Teil des glomerulär filtrierten Pharmakons bei der Passage des Tubulus in das Epithel zurückdiffundiert. Bei normaler glomerulärer Filtration und einer relativ hohen Konzentration des ultrafiltrierten Antagonisten reicht diese Menge aus, um die Wirkung des Aldosterons aufzuheben

Tabelle 12. *Beziehungen zwischen tubulärer Sekretion und Wirkung der Spirolactone ($n = 12$)*

	Konzentration der ultrafiltrablen Spirolactone [a] μg/ml Serum	Filtrierte Spirolactone [a] μg/Tier/min	Im Harn ausgeschiedene Spirolactone [a]	$\dfrac{U_{\mathrm{Spir.}} \cdot V}{P_{\mathrm{Spir.}}}$	$\dfrac{\dfrac{U_{\mathrm{Spir.}} \cdot V}{P_{\mathrm{Spir.}}}}{\dfrac{U_{\mathrm{Inulin}} \cdot V}{P_{\mathrm{Inulin}}}}$ ml/Tier/min	Na$^+$-Ausscheidung im Harn μval/Tier /min	Tubuläre Resorption von Na$^+$ in Prozent des filtrierten Na$^+$
Spironolacton 6 mg	0,0328	0,0374	0,0242	0,74	0,65	3,1 $\pm$ 1,6	98,3
Spironolacton 6 mg + BKG 5 mg/Tier·Std	0,1215	0,13	0,0205	0,17	0,16	2,7 $\pm$ 0,8	98,1
Spironolacton 0,5 mg	0,0084	0,0073	0,0054	0,65	0,74	1,64 $\pm$ 0,2	98,7
Spironolacton 0,5 mg + BKG 5 mg/Tier·Std	0,0167	0,0109	0,0035	0,21	0,32	0,39 $\pm$ 0,03	99,6

(Hollmann, Senft u. Werner, 1964)   BKG = Bromkresolgrün
  [a] Spironolacton + dethioacetyliertes Derivat (Methode s. Text).

oder zu reduzieren. Bei geringer Serumkonzentration und der dadurch bedingten Abnahme der glomerulär gefilterten Menge des Pharmakons ist die tubuläre Sekretion zur Erzielung pharmakologischer Effekte notwendig. Unter diesen Bedingungen kann eine Blockierung der tubulären Sekretion zu einer Abnahme oder sogar vollständigen Aufhebung der renalen Effekte des Antagonisten führen.

7. Wirkungen der Spirolactone bei der Aminonucleosidnephrose

Die Erzeugung eines nephrotischen Syndroms durch Verabreichung von Aminonucleosid ermöglicht eine Prüfung der Leistungsfähigkeit von Antialdosteronen unter pathologischen Bedingungen. Es gleicht dem nephrotischen Syndrom des Menschen in vielen Einzelheiten. Hypoproteinämie mit vermehrter Eiweißausscheidung, Anstieg des Serumcholesterins und der Phospholipide sowie generalisierte Ödeme werden gefunden, die mit der vermehrten Produktion eines natriumretinierenden Hormons einhergehen (Singer, 1957; Das Gupta u. Giroud, 1958; Das Gupta, Kalant u. Giroud, 1959; Kalant, Das Gupta u. Giroud, 1960). Die genannten Autoren haben beschrieben, daß der Gehalt des Nebennierenvenenblutes an Aldosteronäquivalenten auf das 5fache des normalen Wertes ansteigen kann. Dies wurde als Beweis dafür angesehen, daß Aldosteron an der Entstehung des Ödems bei diesem nephrotischen Syndrom ursächlich beteiligt ist. Die Befunde entsprechen im Prinzip den Feststellungen von Luetscher, Dowdy, Harvey, Neher u. Wettstein (1955), die als erste eine vermehrte Ausscheidung von Aldosteron im Harn von Kindern festgestellt haben, die an einer Nephrose erkrankt waren.

Das Gupta u. Giroud (1959) haben einige Untersuchungen zur Testung der Wirkung von Spirolactonen bei der Aminonucleosidnephrose durchgeführt. Die

Autoren injizierten täglich 25 mg SC-5233/kg an fünf aufeinander folgenden Tagen und begannen mit dieser Behandlung 72 Std nach der letzten (8.) Gabe von Aminonucleosid. Eine Natrium- und Kaliumbilanz wurde nicht aufgestellt. Aus der Abnahme der Ascitesflüssigkeit wurde auf die Wirksamkeit des Antialdosterons geschlossen.

Zur Erfassung der Veränderungen des Elektrolyt- und Wasserhaushaltes, die bei Ratten nach wiederholter Verabreichung von Aminonucleosid entstehen, wurde die standardisierte Infusionsmethode nach HERKEN, SENFT u. WILUTZKY (1956) benutzt. Folgende Störungen wurden registriert: Nach einer kurzen Latenzperiode, in der sich schon eine geringe, aber kontinuierliche Abnahme der Natriumkonzentration des Harnes mit gleichzeitiger Zunahme der Kaliumausscheidung erkennen läßt, kommt es am 8. Tag zu einer enormen Steigerung dieser pathologischen Symptome, die von einer entsprechenden Wasserretention begleitet ist. Das sind Veränderungen, die mit der gesteigerten Produktion von Aldosteron in Zusammenhang gebracht werden können und in ähnlicher Form bei der menschlichen Nephrose von HUNGERLAND (1956) und HAGGE (1958) beschrieben wurden. Am 8. Versuchstag hat die Natriumelimination mit dem Harn stark abgenommen, es wird mehr Wasser als Natrium retiniert, die Kaliumausscheidung erreicht einen maximalen Wert (HERKEN, SENFT u. v. STUCKRAD, 1961a, b; HERKEN, 1963). Da aber nur sehr geringe Flüssigkeitsmengen ausgeschieden wurden, war der absolute Kaliumverlust geringer als bei den Kontrolltieren. Die Messung der Inulin-Clearance am 8. Tag ergab, daß die glomeruläre Filtration von 8,0 ml/(kg · min) am Beginn des Versuches auf 2,9 ml/(kg · min) bei den nephrotischen Tieren abgesunken war. Damit verringerten sich auch die Mengen des glomerulär filtrierten Natriums um 70% des normalen Wertes (von 1173 auf 445 µval/[kg · min]). Die tubuläre Rückgewinnung betrug bei den Kontrollen 95,4%, bei den nephrotischen Tieren waren es sogar 99,8% der filtrierten Natriumionen, wobei aber die absolut zurückgewonnenen Natriummengen bei der stark eingeschränkten Filtration der nephrotischen Tiere natürlich geringer war. Alle Befunde passen sehr gut zu der These, daß Aldosteron an der Entstehung dieses Ödems beteiligt ist.

Bei der Testung des Aldosteron-Antagonisten, es wurde das Spirolacton-Derivat SC-8109 benutzt, das bei subcutaner Injektion nach Angaben von KAGAWA, CELLA u. VAN ARMAN (1957) und KAGAWA (1960a, c) stärker wirksam ist als Spironolacton, ist folgendes zu berücksichtigen: Bei der Dosierung wurde davon ausgegangen, daß die Tagesproduktion an natriumretinierendem Hormon bei nephrotischen Ratten unter Zugrundelegung von DOCA-Äquivalenten einer Menge von 150 µg/kg Tier und Tag entspricht (DAS GUPTA u. GIROUD, 1958). Daraus läßt sich errechnen, daß die Nebennieren einer Ratte in 4 Std ungefähr 4 µg Aldosteron an das Blut abgeben. Der Aldosteron-Antagonist wurde daher mit 7,5 mg/Tier in einer fast 2000fach größeren Menge appliziert.

Obwohl diese Dosis nach den bisher vorliegenden Befunden zu einer quantitativen Ausschaltung des endogenen Aldosterons ausreichen müßte, wurde die Natriumausscheidung nur um 50 µval gesteigert, die Kaliumelimination ging um 105 µval zurück (Abb. 17). Dieser Effekt ist zwar charakteristisch für ein Antialdosteron, doch bleibt die Natriumausscheidung weit hinter dem erwarteten Ausmaß zurück. Die Versuchsergebnisse zeigen, wie unzweckmäßig es ist, bei der Beurteilung therapeutischer Fragen mit Prozentzahlen zu operieren. Bei Anwendung einer solchen Prozedur verführt dies zu der Aussage, daß der Aldosteron-Antagonist die Ausscheidung von Natriumionen um 225% vermehrt hat. Die Natriumretention, auf deren Aufhebung es praktisch ankommt, geht aber nur um 1% zurück. Eine solche Feststellung hat natürlich nur einen geringen propagandistischen Wert, wird aber dem klinisch erzielten Effekt weit eher gerecht.

Die Wirkung des Aldosteron-Antagonisten auf den tubulären Kaliumtransport ist intensiver als der Eingriff in die Rückgewinnung von Natriumionen. Daraus resultiert ein erheblicher Anstieg des Na/K-Quotienten, dessen Wert für die Beur-

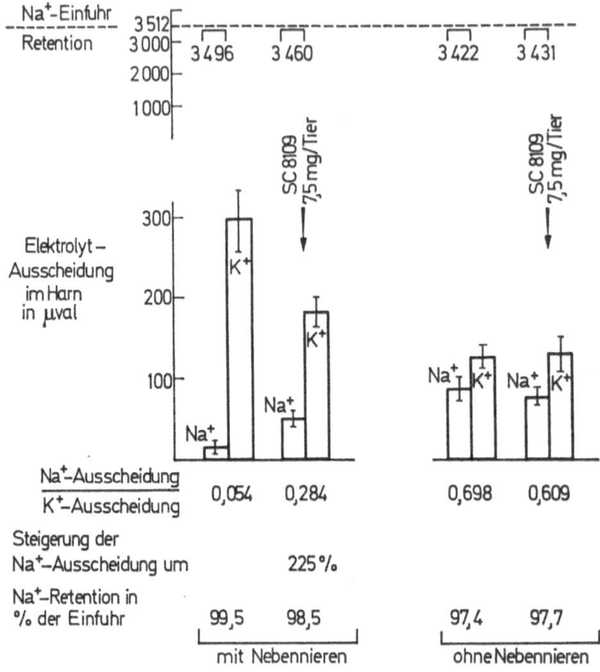

Abb. 17. Wirkungen des Spirolacton-Derivats SC-8109 auf die Natrium- und Kalium-Ausscheidung nephrotischer Ratten. (Herken, 1963)

teilung des therapeutischen Effektes schon vorher kritisch besprochen wurde. Wie erwartet, wirkt das Spirolacton nur bei Anwesenheit der Nebennieren bzw. eines natriumretinierenden Hormons (siehe Abb. 17).

Die kombinierte Anwendung eines Spirolactons mit einem Diureticum, in diesem Falle des SC-8109 mit Hydrochlorothiazid, die auch beim Menschen vielfach untersucht wurde (Vesin, Blanpin, Julien, Giboudeau, Renault, Cattan, 1959; Clowdus, Higgins, Rosevear u. Summerskill, 1960; Coppage u. Liddle, 1960; Shaldon, McLaren u. Sherlock, 1960; Chey u. Shay, 1961; Weeth u. Segaloff, 1962), führt bei der Aminonucleosidnephrose zu keiner wesentlichen Verstärkung der Diurese. Es wurde nur eine Addition beider Wirkungen auf die Natriumausscheidung festgestellt. Eindrucksvoller ist aber die Einschränkung der Kaliumverluste, wie ein Vergleich mit der Versuchsreihe ergibt, in der das Diureticum allein angewandt wurde (Abb. 18). Von dieser Möglichkeit, ein Kaliumdefizit zu vermeiden, wird auch klinisch Gebrauch gemacht.

Die nicht sehr ausgeprägten Wirkungen des Spirolactons bei dem experimentell erzeugten nephrotischen Syndrom, die übrigens mit den bei Menschen gemachten Beobachtungen übereinstimmen (Kerr, Read, Haslam u. Sherlock, 1958; Liddle, 1958; Farrelly, Howie u. North, 1960; Ross, 1961, Heintz, 1962) werfen zwei generell bedeutsame Fragen auf. Die erste betrifft die Dosiswirkungsbeziehungen zwischen Aldosteron und Antialdosteron, die zweite, ob dem Aldosteron eine allgemeine Bedeutung in der Pathogenese der Ödemkrankheiten zugesprochen werden kann, was inzwischen mehrfach angezweifelt wurde. Arbeiten, die sich mit der Frage des Zusammenhanges von Ödemgenese und erhöhter Aldosteroninkretion beschäftigen, wurden u.a. von KOCZOREK (1962), MÜLLER u.

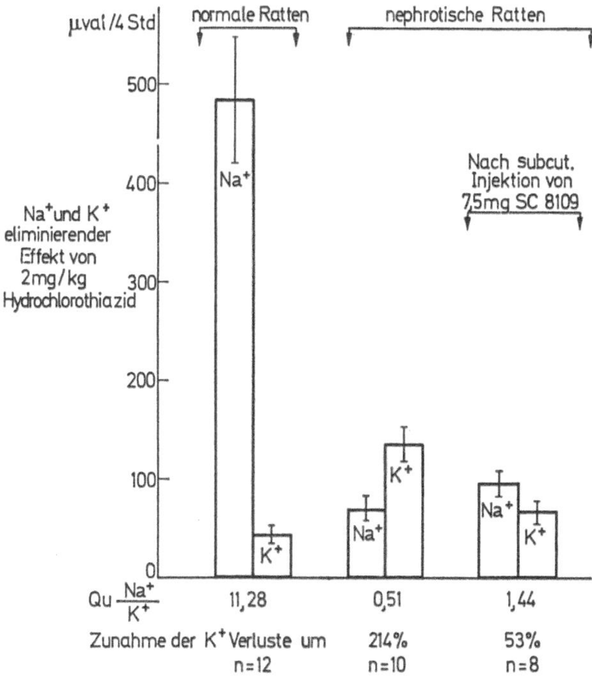

Abb. 18. Erniedrigung des K⁺-eliminierenden Effekts von Hydrochlorothiazid durch Verabreichung eines Spirolacton-Derivates (SC-8109). 4stündiger Infusionsversuch, Einfuhr 3512 µval Na⁺ (HERKEN, 1963)

MANNING (1963) sowie WOLFF, BETTE, BLAISE, DÜSTERDIECK, JAHNECKE, KOBAYASHI, KRÜCK, LOMMER, SCHIEFFER (1966), LUETSCHER (1967) veröffentlicht.

KAGAWA, CELLA u. VAN ARMAN (1957) haben gezeigt, daß die Antialdosterone nur bei großem Überschuß gegenüber Aldosteron wirksam sind. C.M. KAGAWA (1960a) hat Versuche mit konstanter Menge von SC-5233 und steigenden Dosen von Desoxycorticosteronacetat durchgeführt und dabei gefunden, daß sich die Wirkung von 0,6 bzw. 2,4 mg SC-5233 einschränken oder völlig aufheben läßt (Abb. 19). Zur Feststellung der Dosisrelation Aldosteron : Antialdosteron wurden ähnliche Versuche mit der von HERKEN, SENFT u. WILUTZKY (1956) angegebenen Infusionsmethode durchgeführt. Dabei ergab sich, daß ein fast quantitativer Antagonismus nur in einem Bereich bis zu 1 µg Aldosteron deutlich erkennbar war (HERKEN, 1963; MARX, 1966). Die Wirkung von 5 µg Aldosteron wurde nur geringfügig gemindert, obwohl der natriumretinierende Effekt kaum stärker war als der von 0,5 bzw. 1 µg und die eingesetzte Dosis des Antialdosterons entsprechend erhöht wurde, so daß auch hier wiederum ein Dosisverhältnis von mehr als 1000:1 gewahrt blieb (Abb. 20). Da bei der menschlichen Nephrose Aldosteron-Biosynthesen von 6 mg und mehr pro Tag gefunden wurden (ULICK, LARAGH u. LIEBERMAN, 1958), kann errechnet werden, welche Dosen Antialdosteron aufgewendet werden müssen, um unter diesen Bedingungen zu einem therapeutischen Erfolg zu kommen.

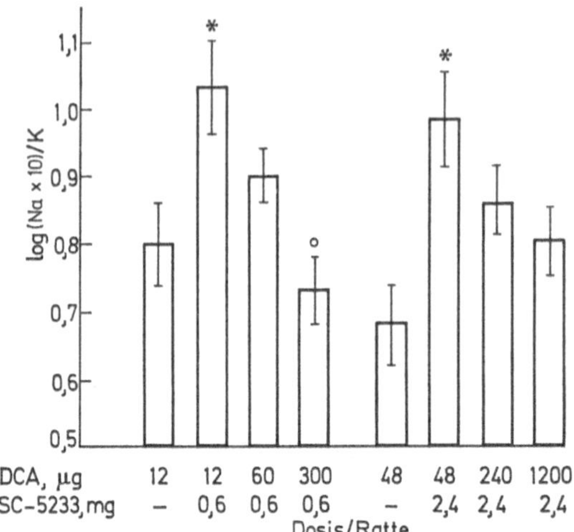

Abb. 19. Aufhebung des blockierenden Effektes von SC-5233 durch große Dosen von DOCA bei adrenalektomierten Ratten. Die Standardabweichung ist durch die vertikalen Linien angegeben (18—19 Tiere/Behandlung). * $p < 0,05$, gegenüber alleiniger Gabe von DOCA; ○ $p < 0,05$, gegenüber der Behandlung mit SC-5233 und 12 µg DOCA. (Kagawa, 1960a)

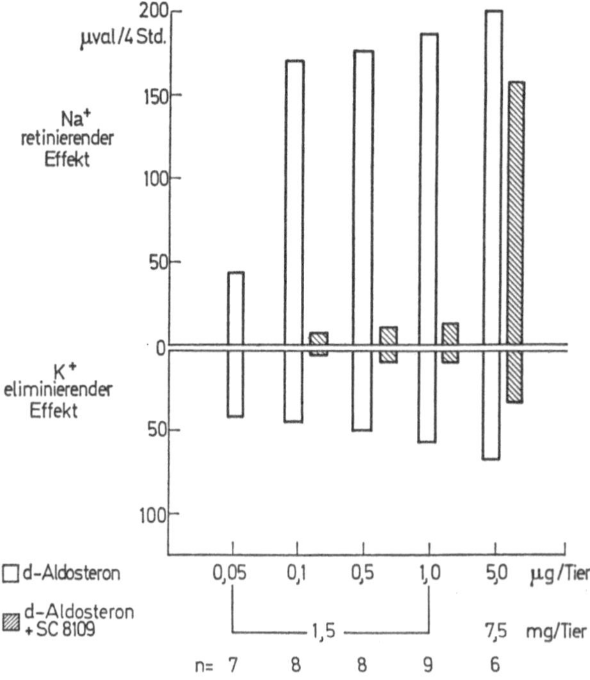

Abb. 20. Antagonismus zwischen Aldosteron und dem Spirolacton-Derivat SC-8109. ☐ Na⁺-retinierender und K⁺-eliminierender Effekt des Aldosterons. ▨ Aufhebung bzw. Reduktion des Aldosteron-Effektes durch das Spirolacton-Derivat. Die Differenzen zwischen den Säulen entsprechen der Intensität der pharmakologischen Wirkung des Spirolactons.
(Herken, 1963; Marx, 1966)

Ein Grund für die verhältnismäßig geringfügigen Effekte des Antialdosterons beim nephrotischen Ödem kann allerdings auch darin gesucht werden, daß Aldosteron nur bedingt an der Entstehung des Ödems beteiligt ist. Dafür spricht auch, daß die nephrotischen Ratten nahezu die gleiche Menge Natrium retinieren, unabhängig davon, ob die Nebennieren vorhanden sind oder fehlen. Die geringfügige Differenz in den Bilanzen kann durch zusätzliche Aldosteron-Injektionen ausgeglichen werden. Bei allen Störungen der Nierenfunktion, die mit einer Abnahme der glomerulären Filtration einhergehen, so wie das auch bei der Aminonucleosidnephrose der Fall ist, muß jedoch berücksichtigt werden, daß eine niedrige Natriumausscheidung im Endharn noch keinen Beweis für eine tubuläre Leistungssteigerung darstellt. Pitts u. Duggan haben schon 1950 darauf hingewiesen, daß eine relativ große Rückgewinnung von Natriumionen bei verlangsamtem Harnfluß und dem dadurch bedingten verlängerten Kontakt zwischen Primärharn und Tubuluszellen möglich ist. Unter diesen Bedingungen kann von einer echten Leistungssteigerung der Tubuluszellen auch deswegen keine Rede sein, weil die absolute Menge der tubulär zurückgewonnenen Natriumionen die der Kontrollen nicht erreicht.

Durch Gabe von 6-Methylprednisolon läßt sich die glomeruläre Filtration der adrenalektomierten nephrotischen Ratten vollständig normalisieren, so daß unter diesen Bedingungen die gleiche Menge Primärharn in das Tubuluslumen einfließt wie bei den Kontrollen. Dennoch ergibt die Aufstellung von Natriumbilanzen deutliche Unterschiede (Abb. 21). Unter der Wirkung des Amino-

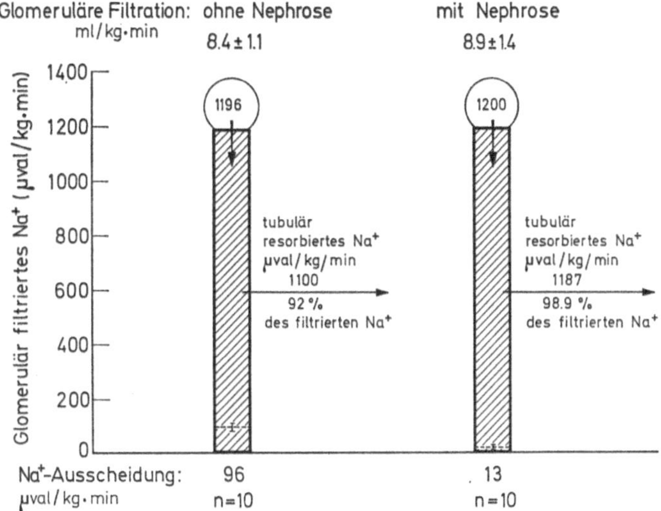

Abb. 21. Tubuläre Leistungssteigerung bei nephrotischen Ratten ohne Nebennieren: 87 µval/kg und min ≅ 7,3 g NaCl/kg und Tag. Beide Tiergruppen erhielten 6-Methyl-Prednisolon in einer Dosis von 20 mg/kg und Tag. Behandlungsdauer: 5 Tage. (Herken, 1963)

nucleosids wird auch von den adrenalektomierten Tieren weit mehr Natrium tubulär zurückgewonnen als von den Kontrollen. Selbst bei völligem Fehlen von Aldosteron werden von den nephrotischen Tieren 87 µval Na⁺/(kg · min), d. h. fast 8 g Kochsalz/kg Tier und Tag zusätzlich tubulär resorbiert. Der Befund, daß die Zufuhr von Aminonucleosid auch dann noch zur Retention von Natriumionen führt, wenn die Tiere mit 6-Methylprednisolon behandelt werden, das in den angewandten Dosen die natriumretinierende Wirkung großer Aldosteronmengen quantitativ aufheben kann und unter den gewählten Bedingungen selbst keinen natriumretinierenden Effekt besitzt, spricht dafür, daß die Wirkung des Aminonucleosids auf den tubulären Transport von Natriumionen nicht mit der des Aldosterons identisch ist (Herken, Senft u. v. Stuckrad, 1961a, b). Dies erklärt auch, warum die Antialdosterone vom Typ der Spirolactone auf Störungen des Elektrolyt- und Wasserhaushaltes bei der Aminonucleosidnephrose nur geringe Wirkungen haben. Es ist noch nicht untersucht worden, ob beim nephrotischen Syndrom des Menschen ähnliche tubuläre Resorptionssteigerungen für Natriumionen vorkommen, an denen Aldosteron ebensowenig wie bei der Aminonucleosidnephrose beteiligt ist. Daraus würde sich allerdings die Konsequenz ergeben, daß die vermehrte Produktion von Aldosteron beim nephrotischen Syndrom weniger renale als extrarenale Auswirkungen auf den Natrium- und Kaliumhaushalt hat.

Beim Vergleich der Versuchsserien nephrotischer Ratten vor und nach der Entfernung der Nebennieren fand sich ein auffälliger Unterschied im Verhalten des Ödems. In Gegenwart der Nebennieren blieb das Ödem überwiegend extracellulär, nach Entfernung des endokrinen Organs strömten Natriumionen und Wasser in die Zellen ein (Herken, Senft u. v. Stuckrad, 1961a, b). Offenbar hat Aldosteron wichtige extrarenale Wirkungen, die für die Aufrechterhaltung der normalen Elektrolytkonzentration der Zellen wie des Wassergehaltes von Bedeutung sind (Dulce u. Günther, 1960; Gross, 1961; Losert, 1964; Losert, Senft u. Senft, 1964). Diese Befunde sind auch für die Beurteilung der extrarenalen Wirkungen der Spirolactone wichtig.

8. Extrarenale Wirkungen der Spirolactone

Untersuchungen, die sich mit den extrarenalen Wirkungen des Aldosterons beschäftigten, haben bisher zu keinen übereinstimmenden Auffassungen über die Bedeutung des Hormons für die Verteilung von Natrium- und Kaliumionen zwischen den Zellen und dem extracellulären Raum geführt. In dem Kapitel über „Extrarenale Wirkungen des Aldosterons" wurde bereits darauf hingewiesen, daß die Niere nicht das einzige Erfolgsorgan für den Angriff des Aldosterons ist. Änderungen des Natrium/Kalium-Quotienten sind auch in anderen Geweben gefunden worden, doch gestatten die Resultate keine klare Beurteilung der Auswirkungen des Hormons auf die Verteilung von Natrium- und Kaliumionen zwischen Blut, Plasma und Zellinnerem beim generalisierten Ödem. F. Gross (1961) kam in seinem Aufsatz über extrarenale Wirkungen von Aldosteron zu der Feststellung, daß Aldosteron als ein Hormon zu charakterisieren ist, das einen allgemeinen Einfluß auf die Natrium- und Kaliumverteilung im Körper hat und nicht nur als Wirkstoff angesehen werden kann, der lediglich die Natrium-Rückresorption und Kaliumelimination in der Niere fördert. Sulser u. Wilbrandt (1957), Kunz u. Sulser (1958) sowie Wilbrandt (1959) fanden nach Anwendung von Aldosteron eine partielle Hemmung der Wirkung von Herzglykosiden, die sie auf einen Antagonismus bei dem Transport von Natriumionen zurückführen. Crabbé (1960) beschrieb nach Einwirkung von Aldosteron einen gesteigerten Natriumtransport durch die Wand der isolierten Harnblase der Kröte, wobei noch Konzentrationen von 10^{-7} mg/ml wirksam waren. Durch gleichzeitige Gabe von Spirolactonen konnte dieser Effekt aufgehoben werden. Damit wurde gezeigt, daß die Spirolacton-Derivate als kompetitive Antagonisten des Aldosterons auch am Kaltblüter wirksam sind. Losert (1964) sowie Losert, Senft u. Senft (1964) haben die Verteilung der Natrium- und Kaliumionen zwischen dem extra- und intracellulären Raum verschiedener Organe geprüft, um festzustellen, wie sich die Ionenkonzentrationen in den verschiedenen Organen nach Adrenalektomie und nach Substitution mit d-Aldosteron verändern. Dabei wurden auch die extrarenalen Wirkungen von SC-8109 [3-(3-Keto-17β-hydroxy-19-nor-4-androsten-17α-yl)-propionsäure-γ-lacton] analysiert. Die extracelluläre Natriumkonzentration nahm in allen Versuchsreihen nach der Adrenalektomie ab. Vier subcutane Injektionen von d-Aldosteron (0,5 µg/Tier und Tag) führten zu einer Normalisierung der Werte. Der Effekt des Aldosterons wurde durch 1,5 mg SC-8109/Tier und Tag (subcutan in 4 Teilinjektionen) aufgehoben (Tabelle 13). Die Gewebe reagierten auf die Entfernung der Nebennieren nicht

Tabelle 13. *Steigerung des Konzentrationsquotienten* $\dfrac{Na^+\,(EZF)}{Na^+\,(IZF)}$ *verschiedener Gewebe durch Aldosteron*

		Tiere *mit* Nebennieren	Tiere *ohne* Nebennieren	+ d-Aldosteron 0,5 µg/Tier und Tag	+ SC 8109 1,5 mg/Tier und Tag
(Na$^+$) µval/ml EZF	Skeletmuskulatur	142,4 ± 0,94	126,0 ± 1,08 $p < 0,0002$	142,2 ± 0,60 $p < 0,0002$	126,5 ± 1,11 $p < 0,0002$
	Herzmuskulatur	142,4 ± 0,94	126,3 ± 1,00 $p < 0,0002$	142,2 ± 0,60 $p < 0,0002$	126,8 ± 1,07 $p < 0,0002$
	Leber	143,0 ± 3,47	132,6 ± 1,50 $p = 0,0012$	141,0 ± 0,62 $p < 0,0002$	134,9 ± 0,85 $p < 0,0002$
(Na$^+$) µval/ml	Plasma	149,1 ± 0,50	138,1 ± 0,42 $p < 0,0002$	146,4 ± 1,10 $p < 0,0002$	137,3 ± 0,60 $p < 0,0002$
(Na$^+$) µval/ml IZF	Skeletmuskulatur	15,4 ± 2,36	15,9 ± 1,75	12,5 ± 1,55	12,2 ± 1,08
	Herzmuskulatur	20,5 ± 1,92	20,8 ± 1,48 $p < 0,0002$	10,7 ± 1,51	15,3 ± 1,75 $p = 0,05$
	Leber	5,7 ± 1,27	9,1 ± 1,01 $p < 0,05$	0,9 ± 0,49 $p < 0,0002$	6,6 ± 1,34 $p = 0,0007$
	Erythrocyten	13,5 ± 0,57	15,6 ± 0,36 $p = 0,0027$	10,2 ± 0,48 $p < 0,0002$	16,4 ± 0,52 $p < 0,0002$
$\dfrac{(Na^+)^e}{(Na^+)^i}$	Skeletmuskulatur	9,2	7,9	11,4	10,4
	Herzmuskulatur	6,9	6,1	13,3	8,3
	Leber	25,1	14,6	156,7	20,4
	$\dfrac{\text{Plasma}}{\text{Erythrocyten}}$	11,0	8,9	14,4	8,4

(LOSERT, SENFT u. SENFT, 1964)

einheitlich. Die intracelluläre Natriumkonzentration blieb in der Skelet- und Herzmuskulatur unverändert, in den Erythrocyten, besonders aber in der Leber, stieg der intracelluläre Natriumgehalt an. Die Zufuhr von Aldosteron bewirkte in allen Organen einen Abfall der intracellulären Natriumkonzentration, unabhängig davon, ob sie nach der Adrenalektomie angestiegen war oder nicht. Der hormonale Effekt war stets größer als die durch Adrenalektomie hervorgerufene entgegengesetzte Wirkung. Die Intensität der extrarenalen Wirkungen des Antialdosterons war in den untersuchten Geweben nicht gleich.

In der Skeletmuskulatur konnte SC-8109 die Wirkungen des Aldosterons nicht ausschalten. Deutliche Effekte ergaben sich aber in der Herzmuskulatur, der Leber und den Erythrocyten, in denen der Antagonist die Aldosteronwirkungen teilweise oder sogar vollständig aufheben konnte. Durch diese vergleichenden Untersuchungen an verschiedenen Geweben wurden die Befunde von DULCE, GÜNTHER u. SCHÜTTE (1958), DULCE u. GÜNTHER (1960) sowie BONATZ (1962) bestätigt, die ebenfalls eine Aktivierung des Natriumtransportes in der Skeletmuskulatur und der Leber unter dem Einfluß von Aldosteron beobachtet hatten. Die Befunde von RIECKER u. v. BUBNOFF (1958), KOCZOREK, KARL, RIECKER, EICKE u. WOLFF (1959) sowie KOCZOREK, v. BUBNOFF u. RIECKER (1962), nach denen eine erhöhte Aldosteroninkretion den Natriumtransport durch die Erythrocytenmembran inaktiviert und Spirolactone diesen Effekt aufheben können (KOCZOREK, v. BUBNOFF u. RIECKER, 1962) wurden dagegen nicht bestätigt.

Unter dem Einfluß des Aldosterons wird nicht nur die extracelluläre Natriumkonzentration erhöht, sondern gleichzeitig auch der intracelluläre Natriumgehalt stärker herabgesetzt, als es bei den Kontrolltieren mit erhaltenen Nebennieren der Fall war. Dies kann so erklärt werden, daß der Ausfall der Glucocorticoide bzw. der durch die Exstirpation des endokrinen Organs entfernten Hormone die

Tabelle 14. *Steigerung des Konzentrationsquotienten* $\dfrac{\mathrm{K^+\,(IZF)}}{\mathrm{K^+\,(EZF)}}$ *verschiedener Gewebe durch Aldosteron*

		Tiere *mit* Nebennieren	Tiere *ohne* Nebennieren		
				+ d-Aldosteron 0,5 µg/Tier und Tag	+ SC 8109 1,5 mg/Tier und Tag
(K^+) µval/ml EZF	Skeletmuskulatur	$6,4 \pm 0,09$	$7,3 \pm 0,11$ $p < 0,0002$	$6,4 \pm 0,06$ $p < 0,0002$	$7,3 \pm 0,10$ $p < 0,0002$
	Herzmuskulatur	$6,4 \pm 0,09$	$7,2 \pm 0,10$ $p < 0,0002$	$6,4 \pm 0,05$ $p < 0,0002$	$7,4 \pm 0,10$ $p < 0,0002$
	Leber	$6,4 \pm 0,12$	$7,2 \pm 0,13$ $p < 0,0002$	$6,6 \pm 0,12$ $p < 0,0015$	$7,2 \pm 0,11$ $p < 0,002$
(K^+) µval/ml	Plasma	$6,9 \pm 0,05$	$8,5 \pm 0,06$ $p < 0,0002$	$7,0 \pm 0,04$ $p < 0,0002$	$8,4 \pm 0,04$ $p < 0,0002$
(K^+) µval/ml IZF	Skeletmuskulatur	$182,3 \pm 2,66$	$181,3 \pm 2,22$	$179,2 \pm 3,29$	$171,2 \pm 3,67$
	Herzmuskulatur	$150,6 \pm 2,65$	$142,9 \pm 2,58$ $p = 0,0425$	$145,9 \pm 2,34$	$149,6 \pm 2,53$
	Leber	$189,4 \pm 4,51$	$179,8 \pm 3,66$	$206,8 \pm 3,62$ $p < 0,0002$	$190,3 \pm 4,13$ $p < 0,0002$
	Erythrocyten	$143,1 \pm 1,13$	$132,6 \pm 1,02$ $p < 0,0002$	$146,4 \pm 1,99$ $p < 0,0002$	$132,4 \pm 1,31$ $p < 0,0002$
$\dfrac{(K^+)^i}{(K^+)^e}$	Skeletmuskulatur	28,5	24,8	28,0	23,5
	Herzmuskulatur	23,5	19,8	22,8	20,2
	Leber	29,6	25,0	31,3	26,4
	$\dfrac{\text{Erythrocyten}}{\text{Plasma}}$	20,7	15,6	20,9	15,8

(LOSERT, SENFT u. SENFT, 1964)

celluläre Ansprechbarkeit für Aldosteron steigert, besonders deutlich an den Zellen der Leber. In diesem Gewebe wird der aus den extra- und intracellulären Natriumkonzentrationen errechnete Quotient $\dfrac{\text{Na}^+\,(\text{EZF})}{\text{Na}^+\,(\text{IZF})}$ um mehr als eine Zehnerpotenz erhöht. Die deutliche Abnahme des Quotienten nach Entfernung der Nebennieren spricht dafür, daß Aldosteron am stärksten auf den Ionentransport in der Leber wirkt.

In analoger Weise, wenn auch entgegengesetzer Richtung, gelten diese Störungen des Ionentransportes auch für das Kalium. Die extracelluläre Kaliumkonzentration steigt nach Entfernung der Nebennieren an. Die Veränderungen bleiben aus, wenn die Tiere mit Aldosteron behandelt werden. Zufuhr des Aldosteron-Antagonisten SC-8109 verhindert den hormonalen Effekt (Tabelle 14). Die Befunde über die Aktivierung des Natrium- und Kaliumtransportes durch Aldosteron in der Leber und in der Skeletmuskulatur bestätigten Versuche von DULCE, GÜNTHER u. SCHÜTTE (1958), DULCE u. GÜNTHER (1960) sowie BONATZ (1962). Auf Grund der extrarenalen Ausschaltung der Aldosteronwirkung können die Spirolactone die Natrium- und Kaliumquotienten $\left(\dfrac{\text{Na}^+\,(\text{EZF})}{\text{Na}^+\,(\text{IZF})},\ \dfrac{\text{K}^+\,(\text{IZF})}{\text{K}^+\,(\text{EZF})}\right)$ in verschiedenen Geweben, besonders in der Leber, in den Erythrocyten und im Herzmuskel vermindern. Die Abb. 22, in der auch die Mengen an Spirolacton aufgezeichnet sind, die in den einzelnen Organen gefunden wurden, vermittelt einen

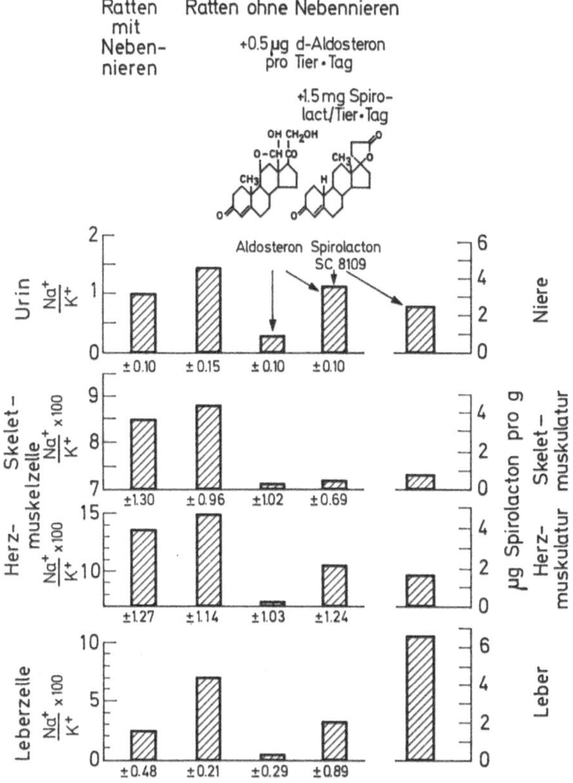

Abb. 22. Quotienten aus der Natrium- und Kaliumkonzentration im Urin und im Intracellulärraum verschiedener Gewebe. Beziehungen zwischen der Wirkung des Aldosteronantagonisten und dem Gehalt der Gewebe an Spirolacton. (Nach LOSERT, 1964)

Einblick in das verschiedene Verhalten der Organe. Die gleichzeitige Injektion des Spirolactons SC-8109 (1,5 mg/Tier und Tag, 4 subcutane Injektionen) verhinderte die Aktivierung des Kaliumtransportes, die durch 0,5 µg Aldosteron/Tier und Tag erzeugt wurde, in allen Geweben. Die hormonal ausgelöste Steigerung des Natriumtransportes wurde dagegen nur in der Leber, im Blut und in der Herzmuskulatur durch den Antagonisten eingeschränkt oder aufgehoben, aber nicht in der Skeletmuskulatur. Dies kann daran liegen, daß die geringsten Mengen an Spirolacton in der Muskulatur gefunden wurden (LOSERT, 1964).

Ob diese Befunde auch für den Menschen gelten, ist noch nicht geprüft. Die günstigen Wirkungen, die nach Anwendung von Spirolactonen bei Patienten mit Lebercirrhose beobachtet wurden, sprechen dafür, daß der hormonal induzierte Kationentransport in der Leberzelle des Menschen gegenüber Spirolactonen offenbar weniger empfindlich ist als bei der Ratte.

Eine partielle oder totale Ausschaltung der Wirkung des Aldosterons kann daher unter extremen Bedingungen zu einer intracellulären Anreicherung von Natrium führen, die mit einer Hyponatriämie und einem intracellulären Kaliumdefizit verbunden ist. Solche Fälle können allerdings nur eintreten, wenn die renale Elimination der Spirolactone durch Störung der Nierenfunktion verzögert wird und eine Kumulation der Substanzen bei längerer Verabreichung einen extrarenalen Aldosteron-Antagonismus möglich macht. Die gleichzeitige Senkung der tubulären Kaliumausscheidung kann dann zu bedrohlicher Hyperkaliämie führen. BAETHMANN, REULEN, KOCZOREK, WESEMANN u. BRENDEL (1967) haben festgestellt, daß der Elektrolyt- und Wassergehalt der Hirnzellen unter dem Einfluß von Aldosteron steht. Die nach Adrenalektomie auftretende Natrium- und Wasserzunahme, die auch bei den intracellulären Formen des Hirnödems verschiedener Genese gefunden wird, soll nach den Versuchen der Autoren durch Aldosteron, aber auch durch Dexamethason vollständig aufgehoben werden. Merkwürdigerweise führte auch die Anwendung des Aldosteron-Antagonisten Aldadien zu einer analogen Besserung der Störungen des Elektrolyt- und Wasserhaushaltes der Zellen beim Hirnödem. Die widersprüchlichen Angaben, daß Aldosteron und sein Antagonist gleich günstige Wirkungen beim traumatischen Hirnödem im Tierexperiment haben, werden von BAETHMANN, KOCZOREK, REULEN, WESEMANN, HOFMANN, ANGSTWURM u. BRENDEL (1968) damit erklärt, daß Aldadien den gestörten Elektrolyt- und Wasserhaushalt der Hirnzellen über eine nachfolgende Steigerung der Aldosteroninkretion regeneriert. Bestimmungen der Aldosteroninkretion wurden allerdings nicht vorgenommen. Der Wert der Befunde wird auch dadurch gemindert, daß keine Messungen des Extracellulärraumes beim Hirnödem vorgenommen wurden und somit keine Aussagen über Ionenverschiebungen zwischen dem Zellinneren und dem extracellulären Raum unter der Wirkung von Aldosteron und seinem Antagonisten Aldadien möglich sind.

Die hemmenden Eigenschaften des Spironolactons SC-9420 auf den durch Aldosteron stimulierten intestinalen Transport von Natrium, Kalium und Wasser wurden von ELMSLIE, MULHOLLAND u. SHIELDS (1966) untersucht.

9. Toxicität der Antialdosterone im Tierversuch

Die akute Toxicität der Spirolactone wird als verhältnismässig gering bezeichnet. SC-5233 hat bei Mäusen eine LD 50 von 490 ± 45 mg/kg, wenn die Verbindung durch intraperitoneale Injektion verabfolgt wurde. Bei Ratten war die LD 50 bei gleicher Applikation sogar noch höher, sie betrug mehr als 700 mg/kg. Bei SC-8109 und Spironolacton wurden Werte angegeben, die sich von den genannten nicht wesentlich unterscheiden (KAGAWA, 1960a). SC-14266 besitzt bei Mäusen eine LD 50 von 140 $\pm$ 20 mg/kg bei intraperitonealer Verabreichung, bei oraler Gabe stieg sie auf 1420 $\pm$ 200 mg/kg an (KAGAWA, BOUSKA, ANDERSON u. KROL, 1964).

Bei der Prüfung der subchronischen Toxicität wurden die drei Spirolactone SC-5233, SC-8109 und Spironolacton (SC-9420) jungen, noch nicht geschlechtsreifen Ratten in Tagesdosen von 25 mg/kg ca. 2 Wochen intramuskulär injiziert. Das Wachstum der Tiere unterschied sich nicht von dem der Kontrollen. Blutbildveränderungen sowie makroskopische oder mikroskopische Veränderungen der verschiedensten Gewebe wurden nicht gefunden (KAGAWA, 1960a). Das Kaliumsalz der 3-(3-Oxo-17β-hydroxy-4,6-androstadien-17α-yl)-propionsäure (SC-14266) wurde in einer gleichen Versuchsanordnung 15 Tage lang subcutan in einer Tagesdosis von 20 mg/kg appliziert. Die Behandlung hatte keinen Einfluß auf das Wachstum, die Futteraufnahme, die Hämoglobinkonzentration und das weiße Blutbild. Rest-N und die Na$^+$-, K$^+$-, Ca^{++}- sowie Cl$^-$-Konzentrationen im Plasma blieben unverändert. Die histologischen Untersuchungen der Schilddrüse, des Magens, des Pankreas, des Dünndarmes, des Colons, der Harnblase und der Scheide ergaben keine pathologischen Veränderungen.

2,5- und 10%ige Lösungen der Verbindung verursachten bei Ratten und Hunden nach subcutaner und intramuskulärer Injektion vorübergehende Schmerzreaktionen, Gewebsnekrosen traten jedoch nicht auf (KAGAWA, BOUSKA, ANDERSON u. KROL, 1964). Ergebnisse chronischer Toxicitätsversuche, die sich über einen Zeitraum von mehr als $\frac{1}{2}$ Jahr erstreckten, waren in den zitierten Arbeiten nicht enthalten.

10. Klinische Anwendung von Spirolactonen

Die klinischen Befunde bestätigen im Prinzip die im Tierversuch erhaltenen Ergebnisse, soweit sie sich auf die Ausschaltung der renalen Aldosteronwirkungen beziehen. Bei 5 gesunden Versuchspersonen zeigte sich keine Änderung der glomerulären Filtrationsrate durch SC-8109. Es wurde aber eine deutliche Natriurese und Kaliumretention beobachtet. Bei 4 von 5 Personen trat ein Anstieg der Frei-Wasser-Clearance auf (WIGGINS, HUTCHIN, CARBONE u. DOOLAN, 1959). Die Spirolactone sind nur in Gegenwart von Aldosteron oder anderen Mineralocorticoiden wirksam. Sie schalten Wirkungen des exogenen und endogenen Aldosterons durch kompetitiven Antagonismus am Erfolgsorgan aus. Das führt zu verstärkter Ausscheidung von Natrium, Chlorid und Wasser und zu einer Reduktion der Elimination von Kalium- und Ammoniumionen sowie von titrierbarer Säure (COPPAGE u. LIDDLE, 1960). Allerdings wurden quantitative Differenzen im Verhalten der verschiedenen Ödemerkrankungen nach Gabe von Spirolactonen festgestellt, die zum Teil auf den wechselnden Umfang der Beteiligung des Aldosterons an der Pathogenese der Ödeme zurückgeführt wurden. Hier soll nur über solche klinischen Befunde berichtet werden, bei denen eine gewisse Gesetzmäßigkeit erkennbar ist.

a) Behandlung der Lebercirrhose

KERR, READ, HASLAM u. SHERLOCK (1958) berichteten, daß die alleinige Anwendung von SC-8109 bei Patienten mit einer Lebercirrhose, bei denen ein Ascites und prätibiale Ödeme bestanden, nicht zu einer vollständigen Beseitigung der Natrium- und Wasserretention führte, bzw. in manchen Fällen gar nicht wirksam war. KRÜCK u. HILD (1962) sind dagegen bei Beobachtungen des Krankheitsverlaufes in 46 Fällen zu dem Schluß gelangt, daß eine Beseitigung der pathologischen Flüssigkeitsansammlung bei der Lebercirrhose durch Gabe von Spironolacton möglich ist. Bei einer mittleren Tagesdosis von ungefähr 600 mg der Verbindung trat die maximale Wirkung nach 7 Tagen ein.

Die Natriumausscheidung wurde gegenüber einer Vorperiode, in der nur 31,09 mval
in 24 Std ausgeschieden wurden, auf 231,2 mval/24 Std erhöht. Die Elimination der Kaliumionen hält sich mit 70,1 mval/24 Std noch innerhalb der normalen Grenzen. Vom 18. Tag nach Beginn der Therapie blieb das Körpergewicht
der Patienten konstant. Eine erneute Flüssigkeitsretention trat nicht auf, wenn
die Probanden unter einer durchschnittlichen Erhaltungsdosis von 350 mg Spiron-
olacton/Tag gehalten wurden. Über eine vermehrte Flüssigkeits- und Na⁺-Aus-
scheidung, die von einer Gewichtsabnahme begleitet war und nach alleiniger Gabe
von Spirolactonen auftrat, wurde auch von LIDDLE (1957, 1958), BOLTE, VERDY,
MARC-AURÈLE, BROVILLET, BEAUREGARD u. GENEST (1958), MORRISON u. CHAL-
MERS (1958, 1959), KOWLESSAR, CLARKSON u. SLEISENGER (1959), SLEISENGER,
RICHARD, KOWLESSAR u. PETERSON (1959), CLOWDUS, HIGGINS, ROSEVEAR u.
SUMMERSKILL (1960), HENLEY, STREETEN u. POLLAND (1960), PETERSON (1960),
MORRISON (1960), GANTT (1960) sowie HENLEY (1960) berichtet.

Die kombinierte Anwendung von Spirolactonen und Diuretica (hauptsächlich
sulfonamidierte Benzothiadiazine) bei gleichzeitiger Verabfolgung einer natriumarmen Diät wird von allen Autoren, die sich mit der Prüfung dieser therapeutischen Maßnahmen bei der Lebercirrhose beschäftigt haben, als zur Zeit günstigste

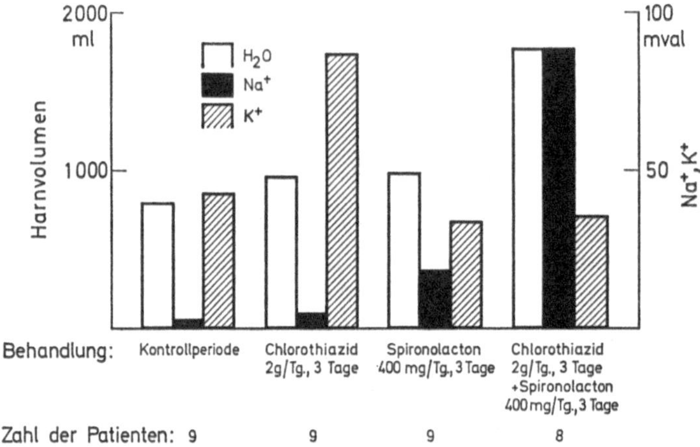

Abb. 23. Mittlere tägliche Harn-, Na⁺- und K⁺-Ausscheidung bei Patienten mit Lebercirrhose
und Ascites während einer Behandlung mit Chlorothiazid, Spironolacton oder einer Kombination beider Pharmaka. (SHALDON, McLAREN u. SHERLOCK, 1960)

Behandlung angesehen (Abb. 23) (VESIN, BLANPIN, JULIEN, GIBOUDEAU, RENAULT
u. CATTAN, 1959; CLOWDUS, HIGGINS, ROSEVEAR u. SUMMERSKILL, 1960;
COPPAGE u. LIDDLE, 1960; MORRISON, 1960; SHALDON, McLAREN u. SHERLOCK,
1960; CHEY u. SHAY, 1961; FUCHS, 1961; WEETH u. SEGALOFF, 1962. SHAL-
DON, McLAREN u. SHERLOCK (1960) berichteten über das eindrucksvolle
Ergebnis, daß durch die gleichzeitige Gabe von Spironolacton und Chlorothiazid
bei 7 von 9 behandelten Patienten das Wiederauftreten eines Ascites über eine
Beobachtungsperiode von mehr als einem Jahr verhindert werden konnte. Der
besondere Vorteil der Kombinationstherapie liegt im wesentlichen in der Vermeidung der zu einer Hypokaliämie führenden Kaliumverluste, die bei alleiniger Gabe
von Diuretica sehr häufig zu erwarten sind (KRÜCK u. HILD, 1962). Da die
glomeruläre Filtration bei der Lebercirrhose meist nicht vermindert ist, hat die
Einschränkung der tubulären Sekretion von Kaliumionen unter dem Einfluß

von Spirolactonen nur selten eine Hyperkaliämie und Acidose zur Folge (LIDDLE, 1958; SIEGENTHALER u. TRUNIGER, 1961). Extrarenale Wirkungen der Antialdosterone auf die Verteilung der Elektrolyte in den Geweben haben offenbar keine große Bedeutung. Die bereits erwähnten Befunde von KOCZOREK, v. BUBNOFF u. RIECKER (1962), nach denen der Na^+-Gehalt menschlicher Erythrocyten während der Gabe von Spirolactonen absinkt, können nicht auf die extrarenale Wirkung der Aldosteron-Antagonisten zurückgeführt werden, weil diese Pharmaka auch an Erythrocyten den aktiven Na^+- und K^+-Transport hemmen (LOSERT, 1964; LOSERT, SENFT u. SENFT, 1964). Die mögliche Minderung der Ionen-Konzentrationsgradienten zwischen dem intra- und extracellulären Raum erzeugt jedoch keine klinisch erkennbaren Nebenwirkungen. Beim Menschen dürfte allerdings der Aldosteron-abhängige Teil der Ionenpumpe in der Leber unempfindlicher als beim Tier sein, wie die erfolgreiche Behandlung des Ascites bei der Lebercirrhose mit Spirolactonen beweist. Anreicherung von Natriumionen und Entleerung des Kaliums sind in der Leberzelle nach Verwendung von Aldosteron-Antagonisten bisher nicht gefunden worden, im Gegenteil, die gefürchtete Kaliumverarmung der Leberzelle wird bei der Cirrhose inhibiert.

b) Nephrotisches Syndrom

Die alleinige Gabe von Spirolactonen führt offenbar nur selten zu einer Ausschwemmung des nephrotischen Ödems (HEINTZ, 1962). Die meisten Autoren empfehlen eine kombinierte Anwendung von Aldosteron-Antagonisten und sulfonamidierten Benzothiadiazinen bei gleichzeitiger Einschränkung der Kochsalzzufuhr (SLATER, MOXHAM, HURTER u. NABARRO, 1959; FARRELLY, HOWIE u. NORTH, 1960; GENEST u. PIGEON, 1960; REUBI, STEWART u. CONSTABLE, 1961; ROSS u. SMITH, 1963). Es liegen aber auch Berichte vor, daß der Erfolg dieser kombinierten Therapie auf die Elimination von Natriumionen gering ist (FARRELLY, HOWIE u. NORTH, 1960; LIDDLE, 1958; ROSS, 1961). Dies deckt sich mit den bei der Aminonucleosidnephrose gemachten Beobachtungen (HERKEN, SENFT u. v. STUCKRAD, 1961 a, b; HERKEN, 1963). Die Anwendung der Spirolactone ist beim nephrotischen Syndrom wegen der häufig verminderten glomerulären Filtration mit dem Risiko einer Hyperkaliämie behaftet (MANNING u. BEHRLE, 1961; HEINTZ, 1962), die zum Absetzen der Pharmaka zwingen kann.

Die Eiweißausscheidung wird durch Spirolacton ebensowenig beseitigt wie andere Symptome des nephrotischen Syndroms, die auf Störungen des intermediären Lipidstoffwechsels beruhen.

c) Herzinsuffizienz

Die Untersuchung der Leistungsfähigkeit der Spirolactone bei der Behandlung der Herzinsuffizienz hat zu widersprechenden Ergebnissen geführt. Die Wirkung wird von der Mehrzahl der Autoren für gering gehalten. Die großen Unterschiede in der Produktion des Aldosterons bei den kardialen Ödemen sprechen dafür, daß dieses Hormon nicht in allen Fällen ausschlaggebende Bedeutung für das Zustandekommen der Flüssigkeitsretention hat. DEMING u. LUETSCHER (1950) haben den „sodium retaining factor", der später als Aldosteron identifiziert wurde, in den ersten Untersuchungen auch im Harn von Patienten mit kardialer Dekompensation nachgewiesen. Prinzipiell gleichartige Befunde wurden von zahlreichen anderen Autoren erhoben (WOLFF, KOCZOREK, BUCHBORN, KÖHLER, 1956; NEHER, 1956; CEJKA, DE VRIES u. BORST, 1960). Nach Feststellungen von BUCHBORN, KOCZOREK u. WOLFF (1959) sollen ungefähr zwei Drittel der Natriumretention herzinsuffizienter Patienten auf eine Erhöhung der Aldosteronaktivität zurückzuführen sein. Ulick, Laragh u. Lieberman (1958) fanden hingegen, daß die Aldosteronsekretion beim kardialen Hydrops nicht größer ist als bei gesunden Probanden. Auch Carruthers, Ledray, Seraglia, McIntosh, Baird u. Walsh (1963) fanden bei 6 Patienten mit chronischer Herzinsuffizienz keine erhöhte Aldosteronausscheidung im Harn.

Bei einer geringfügigen oder sogar normalen Aldosteronabgabe aus der Nebennierenrinde bei der Herzinsuffizienz kann keine deutliche Wirkung der Aldosteron-Antagonisten erwartet werden. Dies bestätigen Beobachtungen von Liddle (1958) und Muller (1961). Zahlreiche Autoren haben den Einfluß einer kombinierten Anwendung von Benzothiadiazinen und Spirolactonen auf extracelluläre Flüssigkeitsansammlungen bei Patienten mit einer Herzinsuffizienz untersucht (Friedberg, 1960; Hoobler, 1960; Farrelly, Howie u. North, 1960; Ogden, Scherr, Spritz u. Rubin, 1961; Krück u. Hild, 1962; Zeh u. Krück, 1962). Dabei lag die Vorstellung zugrunde, den überwiegend proximalen Effekt eines Diureticums durch gleichzeitige Behinderung der tubulären Rückgewinnung von Natriumionen auch in den distalen Tubuli zu verstärken, die in diesem Abschnitt des Nephrons bei erhöhter Aldosteroninkretion in verstärktem Umfang resorbiert werden können. In den Studien von Zeh und Krück (1962) wurde die tägliche Spirolactondosis zwischen 200 und 1200 mg variiert. Als Diuretica wurden äquieffektive Dosen Chlorothiazid, Hydrochlorothiazid, Isobutyryl-hydrochlorothiazid und Chlorthalidon verwendet. Die Autoren gelangten zu dem Schluß, daß die Aldosteron-Antagonisten in erster Linie für die Behandlung der chronischen Herzinsuffizienz in Frage kommen, die auf Diuretica allein nicht mit der Ausscheidung der Ödeme reagieren, so daß die gleichzeitige Applikation von Benzothiadiazinen und Spirolactonen angezeigt ist. Diese Therapie war bei etwa der Hälfte der Patienten erfolgreich. Eine weitere Aufgabe der Kombinationstherapie besteht in der Vermeidung bzw. Herabsetzung der durch die Benzothiadiazine erzeugten Kaliumverluste, obwohl die Intensität dieses Effektes bei der Herzinsuffizienz geringer ist als bei der Lebercirrhose. Über ähnliche Beobachtungen über günstige Effekte der kombinierten Anwendung von Chlorothiazid, Merallurid und SC-9108 bei Patienten mit Herzinsuffizienz berichtete Laragh (1965).

Prinzipiell gleiche Resultate wurden auch von Ogden, Scherr, Spritz u. Rubin (1961) sowie von Farrelly, Howie u. North (1960) mitgeteilt. Trotz der durch Benzothiadiazine und Spirolactone gesteigerten Natriumausscheidung übertraf die Kaliumausscheidung nicht die in der therapiefreien Vorperiode gemessenen Werte.

Unter 24 Patienten mit Lebercirrhose, kardialem Ödem oder nephrotischem Syndrom, bei denen eine Hyperaldosteronämie bestand, zeigten 9 Fälle mit maximaler Natriumretention keine oder nur geringfügige Wirkungen nach Gabe von Spironolacton. Als Ursache dafür wurde ein zu geringes Natriumangebot an den Erfolgszellen des distalen Tubulus angeführt. Wurden diese Bedingungen durch Infusion von Mannit geändert, so konnte bei diesen Patienten eine maximale Natriurese erzielt werden, wenn die proximale steroidunabhängige und die distale aldosteronabhängige Rückgewinnung von Natriumionen durch Furosemid und Aldacton (Spironolacton) blockiert wurden (Wolff et al., 1966).

d) Nach chirurgischen Eingriffen

Zu den unspezifischen Stimulationen, die zu einer erhöhten Produktion in der Nebennierenrinde und vermehrten Abgabe von Aldosteron in das Blut führen können, gehören auch die Auswirkungen chirurgischer Eingriffe. Llaurado (1955), Zimmermann, Casey u. Block (1956) und Zimmermann, Casey, Block u.

Bichel (1956) gelang der Nachweis, daß postoperativ größere Mengen eines natriumretinierenden Hormons ausgeschieden werden. Die Verbindung wurde chemisch als Aldosteron identifiziert (Llaurado, Neher u. Wettstein, 1956). Allgemein wurde versucht, die damit verbundenen Störungen des Elektrolyt- und Wasserhaushaltes, vor allem die Natriumretention und die Kaliumverluste durch postoperative Infusionen von Elektrolytlösungen bestimmter Zusammensetzung auszugleichen (s. hierzu Herken, 1959). Inzwischen wurde auch geprüft, ob die postoperative Natriumretention und die Kaliumverluste durch Anwendung von Antialdosteronen verhindert werden können. Dies hat natürlich nur dann einen Sinn, wenn die erwähnten Störungen tatsächlich durch vermehrte Abgabe von Aldosteron oder durch Steigerung der Hormonaktivität am Erfolgsorgan bedingt sind. Die Herstellung eines wasserlöslichen injizierbaren Präparates (Aldadiene-Kalium) hat solche Untersuchungen begünstigt.

Von Reifferscheid (1964/65) wurde die Verwendung von Aldosteron-Antagonisten bei der postoperativen Darmatonie empfohlen. Die Therapie geht offenbar davon aus, daß bei jedem Ileus Kaliumverarmungen in den Zellen der Darmwand einschließlich der Muskulatur vorkommen, die durch Antialdosterone verhindert werden sollen. Aus den früher angeführten Gründen (s. Kapitel „Extra-renale Wirkung des Aldosterons") kann die Ausschaltung des Aldosterons auch einen gegenteiligen Effekt auf diesen Vorgang haben, so daß die theoretischen Grundlagen dieser Therapie noch unzureichend sind. Moeller (1968) berichtet über 4 Fälle von paralytischem Ileus, der nach Mangelernährung, schwerer All-gemeinerkrankung und einer Therapie mit Cortison und Diuretica eingetreten war. Nach Injektion von Aldadiene-Kalium und gleichzeitiger Verabreichung von 100 mval Kalium soll sich der Ileus schnell gebessert haben (Moeller u. Muniz, 1967). Es ist allerdings nicht ausgeschlossen, daß diese Wirkung durch Kalium-ionen allein verursacht wurde.

Gleichmann, Bostroem, Kreuzer u. Löhr (1965) fanden bei dem sekundären Aldosteronismus nach Operationen mit der Herz-Lungen-Maschine keine Präven-tivwirkungen des Aldosteron-Antagonisten (Spironolacton, Aldacton) auf den Säure-Basen- und Elektrolythaushalt. Das Ausmaß der beobachteten Störungen soll allerdings nicht so intensiv und von kürzerer Dauer gewesen sein.

Die postoperative Verwendung von Aldadiene-Kalium in der Bauchchirurgie (Schattenfroh, 1968) und bei portokavalem Shunt (Wildhirt, 1968) ermöglicht noch kein Urteil über die Brauchbarkeit dieser Maßnahme. Eckart, Häring u. Karajannis (1968) fanden nach Anwendung von Aldosteron-Antagonisten 24 Std nach manchen Operationen eine Zunahme der Natrium- und Wasserausscheidung mit einem Rückgang der Kaliumausscheidung im Urin. Die gleichen Autoren konnten allerdings die nach Magenresektion auftretenden Störungen des Wasser- und Elektrolythaushaltes durch Aldadiene-Kalium nicht wesentlich ändern, so daß die bisher vorliegenden Untersuchungen auch hier kein klares Bild über den Wert dieser Therapie geben, zumal die gleichzeitige Infusion kaliumreicher Lösungen zu einer Hyperkaliämie führen kann.

11. Nebenwirkungen

Bei längerem Gebrauch von Spirolactonen kann es zu einem Abfall der Na^+-Konzentration sowie zu einem Anstieg der K^+-Konzentration im Plasma kommen (Ross, 1965). Übelkeit und Erbrechen sowie gastro-intestinale Reizungen sind bisher nicht beschrieben worden. Dagegen sollen nach chronischer Einnahme dieser Pharmaka allergische Hautreaktionen und Symptome einer zentralen Seda-tion auftreten. Auch ein Hirsutismus (Ross, 1962) sowie Gynäkomastien (Mann, 1963) sind beschrieben worden. In vereinzelten Fällen sind bei Frauen Lactationen aufgetreten, die auf die Aufnahme von Spirolactonen zurückgeführt wurden (Ross, 1965).

Vielfach wurde vermutet, daß die Aldosteroninkretion nach Ausschaltung der tubulären Effekte des Aldosterons durch Spirolacton kompensatorisch erhöht wird. Die im Zusammenhang mit dieser Fragestellung durchgeführten Untersuchungen haben zu widersprechenden Ergebnissen geführt. Slater, Moxham, Hurter u. Nabarro (1959) sowie Liddle (1958) fanden, daß die Aldosteronausscheidung und die Sekretionsrate des Hormons bei Patienten unverändert bleibt, wenn sie mit Spirolactonen behandelt werden. In einem anderen Falle wurde dagegen eine Verdoppelung der Aldosteronausscheidung nach Anwendung von SC-8109 beobachtet (Bolte, Verdy, Marc-Aurèle, Brovillet, Beauregard u. Genest, 1958; Slater, Moxham, Hurter u. Nabarro, 1959). Auch bei Versuchspersonen, die eine kochsalzarme Diät erhielten, wurde unter der Gabe von Spirolactonen ein Anstieg des Aldosterongehaltes im Urin gemessen (Bolte, Verdy, Marc-Aurèle, Brovillet, Beauregard u. Genest, 1958).

Die Wirkungen der Glucocorticoide blieben unter dem Einfluß der Spirolactone unverändert. Eine Veränderung der Hydrocortisonsekretion wurde nicht beschrieben.

Literatur

August, J. T., and D. H. Nelson: Adjustment to aldosterone or desoxycorticosterone acetate induced sodium retention in patients with Addison's disease. J. clin. Invest. 38, 1964 (1959).
— —, and G. W. Thorn: Response of normal subjects to large amounts of aldosterone. J. clin. Invest. 37, 1549 (1958).
Ayres, P. J., J. Barlow, O. Garrod, A. E. Kellie, S. A. S. Tait, J. F. Tait, and G. Walker: The metabolism of (16-^{3}H) aldosterone in man. In: An international symposium on aldosterone. Ed. by A. F. Muller, and C. M. O'Connor. London: J. & A. Churchill Ltd. 1958, p. 73.
— O. Garrod, S. A. Simpson, and J. F. Tait: A method for determination of aldosterone, cortisol, and corticosterone in biological extracts, particularly applied to human urine. Biochem. J. 65, 639 (1957).
— — S. A. S. Tait, and J. F. Tait: Primary aldosteronism (Conn's syndrome). In: An international symposium on aldosterone. Ed. by A. F. Muller, and C. M. O'Connor. London: J. & A. Churchill Ltd. 1958, p. 143.
—, R. P. Gould, S. A. Simpson u. J. F. Tait: Biochem. J. 63, 19P (1956).
—, O. Hechter, N. Saba, S. A. Simpson u. J. F. Tait: Biochem. J. 65, 22P (1957).
Baethmann, A., Kh. R. Koczorek, H. J. Reulen, W. Wesemann u. W. Brendel: Die Bedeutung des Aldosterons für den Elektrolyt- und Wassergehalt des Gehirns beim experimentellen Hirnödem. Pflügers Arch. 297, R. 88, 120 (1967).
— — — — H. F. Hofmann, A. Angstwurm u. W. Brendel: Die Beeinflussung des traumatischen Hirnödems durch Aldosteron, Aldosteronantagonisten und Dexamethason im Tierexperiment. Postoperative Störungen des Elektrolyt- und Wasserhaushaltes. Pathophysiologie und Therapie. Stuttgart-New York: F. K. Schattauer 1968.
Barger, A. C., R. D. Berlin, and J. F. Tulenko: Infusion of aldosterone, 9-α-fluorhydrocortisone, and antidiuretic hormone into the renal artery of normal and adrenalectomized dogs: Effect on electrolyte and water excretion. Endocrinology 62, 804 (1958).
Bartelheimer, H. K., W. Losert, G. Senft u. R. Sitt: Hemmung der extrarenalen Wirkung von d-Aldosteron durch Actinomycin D. Naunyn-Schmiedebergs Arch. Pharmak. exp. Path. 258, 372 (1967).
Bartter, F. C., and D. S. Gann: On the hemodynamic regulation of the secretion of aldosterone. Circulation 21, 1016 (1960).
— I. H. Mills, E. G. Biglieri, and C. Delea: Studies on the control and physiologic action of aldosterone. Recent Progr. Hormone Res. 15, 311 (1959).
v. Bergmann, K.: Einfluß von d-Aldosteron, Amilorid und Triamteren auf die Aktivität mitochondrialer, hyaloplasmatischer und mikrosomaler Enzyme in der Rattenniere. Inaugural-Dissertation, Med. Fak. Freie Universität Berlin (in Vorbereitung, 1968).
Bergner, G. E., u. H. W. Deane: Endocrinology 43, 240 (1948).

BOLTE, E., M. VERDY, J. MARC-AURÈLE, J. BROVILLET, P. BEAUREGARD, and J. GENEST: Studies on new diuretic compounds: Spirolactone and chlorothiazide. Canad. med. Ass. J. 79, 881 (1958).

BONATZ, G.: Einfluß des Aldosterons auf die extrarenale Elektrolytverteilung bei der normalen und adrenalektomierten Ratte. Inauguraldissertation, Med. Fak. d. Freien Universität Berlin 1962.

BRAUN, W.: Untersuchungen über den aktiven Transport organischer Säuren und Basen in Nierenschnitten. Habilitationsschrift. Universität Hamburg 1962.

BUCHBORN, E., KH. R. KOCZOREK u. H. P. WOLFF: Aldosteronausscheidung und tubuläre Nierenfunktion. Klin. Wschr. 35, 452 (1957).

— — — Aldosteron, Glomerulusfiltrat und Natriumretention. Klin. Wschr. 37, 71 (1959).

BUSH, J. E.: Recent work on the secretion of the adrenal cortex. Schweiz. med. Wschr. 85, 645 (1955).

CADE, R., and TH. PERENICH: Secretion of aldosterone by rats. Amer. J. Physiol. 208, 1026 (1965).

CARRUTHERS, B. M., R. D. LEDRAY, M. SERAGLIRA, W. W. MCINTOSH, M. M. BAIRD, and G. C. WALSH: Effect of an aldosterone antagonist (Spironolactone) on patients with severe conquestive heart failure. J. Canad. med. Ass. 89, 633 (1963).

CEJKA, V., L. A. DE VRIES, and J. G. G. BORST: The diuretic effect of spirolactone SC-9420 in a case of secondary aldosteronism. Lancet 1960/I, 312.

CELLA, J. A.: Chemistry and structure-activity relationships of some steroidal spirolactones. In: Edema, mechanisms and management. Ed. by J. H. MOYER, and M. FUCHS. Philadelphia-London: W. B. Saunders 1960, p. 303.

—, and C. M. KAGAWA: Steroidal lactones. J. Amer. chem. Soc. 79, 4808 (1957).

CHEY, W. Y., and H. SHAY: Aldactone in ascites of cirrhosis. Gastroenterology 40, 563 (1961).

CLAUBERG, C.: Zur Physiologie der Sexualhormone im besonderen des Hormons des Corpus luteum. 1. Mitteilung: Der biologische Test für das Luteohormon (das spezifische Hormon des Corpus luteum) am infantilen Kaninchen. Zbl. Gynäkol. 54, 2757 (1930).

CLARK, A. J.: General pharmacology. Handb. d. exp. Pharmakologie. Begr. von A. HEFFTER, Ergänzungswerk, 4. Band. Berlin: Springer 1937.

CLOWDUS, B. F., J. A. HIGGINS, J. W. ROSEVEAR, and W. H. J. SUMMERSKILL: Treatment of "refractory" ascites with a new aldosterone antagonist in patients with cirrhosis. Proc. Staff Meet. Mayo Clin. 35, 98 (1960).

COGHLAN, J. P., D. A. DENTON, J. R. GODING, and R. D. WRIGHT: The control of aldosterone secretion. Postgrad. med. J. 36, 76 (1960).

CONN, J. W.: Electrolyte composition of sweat; clinical implications as an index of adrenal cortical function. Arch. intern. Med. 83, 416 (1949).

— Primary Aldosteronism: New clinical syndrome. J. Lab. clin. Med. 45, 3017 (1955).

—, and L. H. LOUIS: Production of endogenous "salt-active" corticoids as reflected in the concentrations of sodium and chloride of thermal sweat. J. clin. Endocr. 10, 12 (1950).

— — Primary aldosteronism, a new clinical entity. Trans. Ass. Amer. Phycns 68, 215 (1955).

COPE, C. L.: Adrenal steroids and disease. Chapter 21: Aldosterone. London: Pitman Medical Publishing Co. Ltd. 1965, p. 408.

— G. NICOLIS, and B. FRASER: Measurement of aldosterone secretion rate in man by use of a metabolite. Clin. Sci. 21, 367 (1961).

COPPAGE, W. S., D. P. ISLAND, A. E. COONER, and G. W. LIDDLE: The metabolism of aldosterone in normal subjects and in patients with hepatic cirrhosis. J. clin. Invest. 41, 1672 (1962).

COPPAGE, W. S., JR., and G. W. LIDDLE: Mode of action and clinical usefulness of aldosterone antagonists. Ann. N.Y. Acad. Sci. 88, 815 (1960).

CRABBÉ, J.: Stimulation of active sodium transport across the isolated toad bladder by aldosterone in vitro. J. clin. Res. 8, 227 (1960).

— Stimulation of active sodium transport by the isolated toad bladder with aldosterone in vitro. J. clin. Invest. 40, 2103 (1961).

— The sodium-retaining action of aldosterone. Brussels: Editions Arscia, Presse Acad. Eur. 1963.

— E. J. ROSS, and G. W. THORN: The significance of the secretion of aldosterone during dietary sodium deprivation in normal subjects. J. clin. Endocrin. Metab. 18, 1159 (1958).

—, u. P. DE WEER: Biochim. biophys. Acta (im Druck). Zitiert nach: M. WIEDERHOLT, Diskussionsbemerkung in: Postoperative Störungen des Elektrolyt- und Wasserhaushaltes. Pathophysiologie und Therapie. Stuttgart-New York: F. K. Schattauer 1968, S. 223.

DAS GUPTA, D., and C. J. P. GIROUD: Experimental aminonucleoside nephrosis (I): Action of cortisone on aldosterone and corticosterone production. Proc. Soc. exp. Biol. (N.Y.) 98, 334 (1958).

— — Effect of an aldosterone antagonist on the fluid retention of aminonucleoside nephrosis. Endocrinology 65, 500 (1959).

Das Gupta, D., N. Kalant, and C. J. P. Giroud: Experimental aminonucleoside nephrosis (II): Effect of adrenalectomy on fluid retention of aminonucleoside nephrosis. Proc. Soc. exp. Biol. (N.Y.) **100**, 602 (1959).

Davis, J. O., W. C. Ball Jr., R. C. Bahn, and M. J. Goodkind: Relationship of adrenocortical and anterior pituitary function to fecal excretion of sodium and potassium. Amer. J. Physiol. **196**, 149 (1959).

— J. E. Hollman, C. C. J. Carpenter, J. Urquhart, and J. T. Higginj Jr.: An extrarenal factor essential for chronic renal sodium retention in presence of increased sodium-retaining hormone. Circulat. Res. **14**, 17 (1964).

Davis, J. O.: The regulation of aldosterone secretion. In: The adrenal cortex. Ed. by A. B. Eisenstein. Boston: Little, Brown Company 1967, p. 203.

Deane, H. W.: The anatomy, chemistry, and physiology of adrenocortical tissue. In: Handbuch d. exp. Pharmakologie, Ergänzungswerk Bd. XIV/1. Berlin-Göttingen-Heidelberg: Springer 1962)

—, and R. O. Greep: Amer. J. Anat. **79**, 117 (1946).

—, J. H. Shaw u. R. O. Greep: Endocrinology **43**, 133 (1948).

Deming, G. B., and J. A. Luetscher Jr.: Bioassay of desoxycorticosterone-like material in urine. Proc. Soc. exp. Biol. (N.Y.) **73**, 171 (1950).

Desaulles, P., J. Tripod u. W. Schuler: Wirkung von Electrocortin auf die Elektrolyt- und Wasserausscheidung im Vergleich zu DOCA. Schweiz. med. Wschr. **83**, 1088 (1953).

Desaulles, P. A.: Preliminary note on certain pharmacological properties of 3 β,16 α-dihydroxy-allopregnan-20-one. Experientia (Basel) **15**, 301 (1959).

Dingman, J. F., J. I. Finkenstaedt, J. C. Laidlaw, A. E. Renold, D. Jenkins, J. P. Merrill, and G. W. Thorn: Influence of intravenously administered adrenal steroids on sodium and water excretion in normal and addisonian subjects. Metabolism **7**, 608 (1958).

Dodson, R. M., and R. C. Tweit: Addition of alkanethiolic acids to Δ 1,4-3-oxo- and Δ4,6-3-oxosteroids. J. Amer. chem. Soc. **81**, 1224 (1959).

Ducommun, P., et E. Engel: Déclenchement de la diurèse à l'association de progestérone et d'un dérivé de l'iso-insulin dans un cas d'oedèmes réfractaires. Schweiz. med. Wschr. **90**, 561 (1960).

Dulce, H. J., u. Th. Günther: Steuerung des cellulären Elektrolyt- und Wassergehaltes durch Hormone. Naunyn-Schmiedebergs Arch. exp. Path. Pharmak. **238**, 368 (1960).

— — u. E. Schütte: Studien über den Wasser- und Salzhaushalt: II. Einfluß der Adrenalektomie auf den Wasser- und Salzhaushalt der Ratte. Clin. chim. Acta **3**, 423 (1958).

Earley, L. E.: Influence of hemodynamic factors on sodium reabsorption. Ann. N. Y. Acad. Sci. **139**, Art. 2, 312 (1966).

Eckart, J., R. Häring u. I. Karajannis: Die Wirkung von Aldosteronantagonisten auf den Natrium- und Kaliumhaushalt in der postoperativen Phase. — Postoperative Störungen des Elektrolyt- und Wasserhaushaltes.Pathophysiologie und Therapie. Stuttgart-NewYork: F. K. Schattauer 1968, S. 247.

Edelman, I. S.: Subcellular distribution and mode of action of aldosterone. In: Steroid dynamics. Ed. by G. Pincus, T. Nakao, and J. F. Tait. New York, London: Academic Press 1966.

— Molecular processes in steroid regulation of sodium transport. In: Second international congress on hormonal steroids. Milan, Tokyo, Buenos Aires: Excerpta Medica Foundation, 1966a, p. 43.

— Action of aldosterone on sodium transport. Abstract. International Congress of Nephrology, Washington, D. C., September 25—30, 1966b, p. 67.

— Intracellular Action of Aldosterone on Sodium Transport. Vortrag Symposium „Nierenstoffwechsel und Transportprobleme". Feldafing, Mai 1968.

— R. Bogoroch, and G. A. Porter: On the mechanism of action of aldosterone on sodium transport: The role of protein synthesis. Proc. nat. Acad. Sci. (Wash.) **50**, 1169 (1963).

Eilers, E. A., and R. E. Peterson: Aldosterone secretion. in the rat. In: Aldosterone. Ed. by E. E. Baulieu, and P. Robel. Oxford: Blackwell Scientific Publications 1964.

Eisenstein, A. B. (Ed.): The adrenal cortex. Boston: Little, Brown and Co. 1967.

Elmslie, R. G., A. T. Mulholland, and R. Shields: Blocking by spironolactone (SC 9420) of the action of aldosterone upon the intestinal transport of potassium, sodium and water. Gut **7**, 697 (1966).

Endröczi, E.: Studies on the adrenocortical and testicular androgenic and gestagenic steroid secretion in the dog. Acta physiol. Acad. Sci. hung. **21**, 195 (1962).

Fanestil, D. D., u. I. S. Edelman: Unveröffentlichte Untersuchungen (1965). Zitiert nach: Edelman, I. S.: Subcellular distribution and mode of action of aldosterone. In: Steroid dynamics. Ed. by G. Pincus, T. Nakao, and J. F. Tait. New York, London: Academic Press 1966.

— — On the mechanism of action of aldosterone on sodium transport. Effects of inhibitors of RNA and of protein synthesis. Fed. Proc. **25**, 912 (1966a).

Fanestil, D. D., u. I. S. Edelmann: Proc. Natl. Acad. Sci. USA **56**, 872 (1966b).

Farah, J., J. Fraser, and E. Porter: Studies on the uptake of N^1-methyl-nicotinamide by renal slices of the dog. J. Pharmacol. exp. Ther. **126**, 202 (1959).

Farrell, G. L., E. W. Rauschkolb, and P. C. Royce: Secretion of aldosterone by the adrenal of the dog. Effects of hypophysectomy and ACTH. Amer. J. Physiol. **182**, 269 (1955).

— — —, and H. Hirschmann: Isolation of desoxycorticosterone from adrenal venous blood of the dog: Effect of hypophysectomy and ACTH. Proc. Soc. exp. Biol. (N.Y.) **87**, 587 (1954).

Farrelly, R. O., R. N. Howie, and J. D. K. North: Use of spironolactone and hydrochlorothiazide in treatment of oedema. Brit. med. J. **1960/I**, 339.

Fimognari, G. M., G. A. Porter, and I. S. Edelmann: The role of the tricarboxylic acid cycle in the action of aldosterone on sodium transport. Biochim. Biophys. Acta (Amst.) **135**, 89 (1967).

Flückiger, E., u. F. Verzar: Die Wirkung von Aldosteron auf den Natrium-,Kalium- und Hydrogenstoffwechsel des isolierten Muskels. Experientia (Basel) **10**, 259 (1954).

Friedberg, Ch. K.: Clinical pharmacology and therapeutic use of spirolactones, antialdosterone agents. In: Edema, mechanisms and management. Ed. by J. H. Moyer, and M. Fuchs. Philadelphia and London: W. B. Saunders Comp. 1960, p. 316.

Fuchs, M.: Treatment of hepatic oedema. Amer. J. Gastroenterol. **38**, 294 (1961).

Ganong, W. F., and P. J. Mulrow: Rate of change in sodium and potassium excretion after injection of aldosterone into the aorta and renal artery of the dog. Amer. J. Physiol. **195**, 337 (1958).

—, and E. E. van Brunt: Control of aldosterone secretion. In: Hbd. exp. Pharmakologie, Bd. XIV/3. Berlin-Heidelberg-New York: Springer 1968, S. 62—74 u. 78.

Gantt, C. L.: Treatment of edema and ascites due to liver disease with antagonists of aldosterone. In: The clinical use of aldosterone antagonists. Ed. by F. C. Bartter. Springfield, Ill.: Charles C. Thomas 1960, p. 133.

Genest, J., and G. Pigeon: Use of diuretics in treatment of kidney diseases. Ann. N.Y. Acad. Sci. **88**, 890 (1960).

Gerhards, E., u. R. Engelhardt: Zum Stoffwechsel von 3-(3-Oxo-7α-acetylthio-17β-hydroxy-4-androsten-17α-yl)-propionsäure-γ-lacton. Arzneimittel-Forsch. **13**, 972 (1963).

Gleichmann, U., B. Bostroem, H. Kreuzer u. B. Löhr: Sekundärer Aldosteronismus nach Operationen mit der Herz-Lungen-Maschine und seine Beeinflussung durch Aldactone. Anaesthesist **14**, 355 (1965).

Gochman, N., and C. L. Gantt: A fluorimetric method for the determination of a major spironolactone (aldactone) metabolite in human plasma. J. Pharmacol. exp. Ther. **135**, 312 (1962).

Gross, F.: Nebennierenrinde und Wasser-Salzstoffwechsel unter besonderer Berücksichtigung von Aldosteron. Klin. Wschr. **34**, 929 (1956).

— Extrarenale Wirkungen von Aldosteron. Dtsch. med. Wschr. **42**, 1989 (1961).

—, and P. Lichtlen: Further evidence for a qualitative difference between aldosterone and cortexone. In: An introductional symposium on aldosterone. Ed. by A. F. Muller, and C. M. O'Connor. Boston, Mass.: Little Brown Comp. 1958, p. 39.

Hagge, W.: II. Deutsches Elektrolytsymposion 1958.

Hayano, M., N. Saba, R. I. Dorfman, and O. Hechter: Some aspects of the biogenesis of adrenal steroid hormones. Recent Progr. Hormone Res. **12**, 79 (1956).

Heard, R. D. H., E. G. Bligh, M. C. Cann, P. H. Jellinck, V. J. O'Donnel, B. G. Rao, and J. L. Webb: Biogenesis of the sterols and steroid hormones. Recent Progr. Hormone Res. **12**, 45 (1956).

Heintz, R.: Aldactone bei der Behandlung des nephrotischen Syndroms. In: Klinische Anwendung der Aldosteron-Antagonisten. Herausgeg. von F. Krück, Kh. R. Koczorek u. G. Betzien. Stuttgart: Thieme 1962.

Henley, K. S.: Aldosterone antagonists in the treatment of chronic liver disease with ascites refractory to conventional therapy. In: The clinical use of aldosterone antagonists. Ed. by F. C. Bartter. Springfield, Ill.: Charles C. Thomas 1960, p. 112.

— D. H. P. Streeten, and H. M. Polland: Hyperaldosteronism in liver disease. Gastroenterology **38**, 681 (1960).

Herken, H.: Kritische Bemerkungen zur postoperativen Infusion von Elektrolytlösungen. Langenbecks Arch. und Dtsch. Z. Chir. **292**, 90 (1959).

— Die Regulation der gestörten Diurese durch Pharmaka. Naunyn-Schmiedebergs Arch. exp. Path. Pharmak. **238**, 158 (1960).

— Diuretische Therapie. In: Das nephrotische Syndrom. Herausgeg. von F. Reubi u. H. G. Pauli. Stuttgart: Thieme 1963.

— J. Natzschka u. G. Senft: Die Wirkung elektrischer Reizungen im Zwischenhirn auf den Salz- und Wasserhaushalt. Naunyn-Schmiedebergs Arch. exp. Path. Pharmak. **234**, 185 (1958).

Herken, H., G. Senft u. J. Natzschka: Untersuchungen über eine zentralnervöse Regulation des Natriumhaushaltes. Naunyn-Schmiedebergs Arch. exp. Path. Pharmak. **240**, 483 (1961).
— — W. Schwarz u. H.-J. Merker: Struktur und Funktion der Glomerula nach Einwirkung von Glucocorticoiden bei der Aminonucleosidnephrose. Naunyn-Schmiedebergs Arch. exp. Path. Pharmak. **245**, 289 (1963).
— — u. H. v. Stuckrad: Die Störungen der Nierenfunktion nach Einwirkung von Aminonucleosid. Naunyn-Schmiedebergs Arch. exp. Path. Pharmak. **240**, 394 (1961a).
— — — Der Einfluß von Aminonucleosid auf die tubuläre Rückgewinnung von Natriumionen. Klin. Wschr. **39**, 1159 (1961b).
— — u. H. Wilutzky: Die Erzeugung von Natrium- und Wasserretentionen zur Prüfung der Diuretica. Naunyn-Schmiedebergs Arch. exp. Path. Pharmak. **229**, 123 (1956).
Herman, Th. S., G. M. Fimognari, and I. S. Edelman: Studies on Renal Aldosterone-binding Proteins. J. Biol. Chem. **243**, 3849 (1968).
Hierholzer, K.: Analyse der Natrium-Transportstörung an der Niere adrenalektomierter Ratten. Untersuchungen am Einzelnephron. Habilitationsschrift Med. Fak. d. Freien Universität Berlin (1964).
— M. Wiederholt, H. Holzgreve, G. Giebisch, R. M. Klose, and E. E. Windhager: Micropuncture study of renal transtubular concentration gradients of sodium and potassium in adrenalectomized rats. Pflügers Arch. ges. Physiol. **285**, 193 (1965).
Hollmann, G., G. Senft u. C. Werner: Tubuläre Wirkungen und renale Elimination von Spirolactonen. Naunyn-Schmiedebergs Arch. exp. Path. Pharmak. **247**, 419 (1964).
Hoobler, S. W.: Use of spironolactone in the treatment of refractory heart failure. In: The clinical use of aldosterone antagonists. Ed. by F. C. Bartter. Springfield, Ill.: Charles C. Thomas 1960, p. 154.
Hungerland, H.: Über die Na-Resorption im Darm und ihr Verhältnis zur tubulären Na-Rückresorption bei der Nephrose. Klin. Wschr. **34**, 1212 (1956).
Johnson, B. B., A. H. Liebermann, and P. J. Mulrow: Aldosterone excretion in normal subjects depleted of sodium and potassium. J. clin. Invest. **36**, 757 (1957).
Kagawa, C. M.: Blocking urinary electrolyte effects of desoxycorticosterone with progesterone in rats. Proc. Soc. exp. Biol. (N.Y.) **99**, 705 (1958).
— The pharmacology of anti-aldosterone agents (spirolactones). In: Edema, mechanisms and management. Ed. by J. H. Moyer, and M. Fuchs. Philadelphia u. London: W. B. Saunders 1960a, p. 309.
— Antagonism of the electrolyte effects of various corticosteroids by spirolactones. In: The clinical use of aldosterone antagonists. Ed. by C. F. Bartter. Springfield, Ill.: Charles C. Thomas 1960b, p. 33.
— Blocking the renal electrolyte effects of mineralocorticoids with an orally active steroidal spirolactone. Endocrinology **67**, 125 (1960c).
— Action of antialdosterone compounds in the laboratory. In: Hormonal steroids, biochemistry, pharmacology, and therapeutics. Ed. by L. Martini and A. Pecile. New York-London: Academic Press 1964, p. 445.
— Mineralocorticoid-blocking properties of a progesterone-like derivate (SC-11835). Endocrinology **74**, 724 (1964b).
— D. J. Bouska, M. L. Anderson, and W. F. Krol: Pharmacological properties of a mineralocorticoid antagonist (SC-14266). Arch. int. Pharmacodyn. **149**, 8 (1964).
— J. A. Cella, and C. G. van Arman: Action of new steroids in blocking effects of aldosterone and deoxycorticosterone on salt. Science **126**, 1015 (1957).
— E. G. Shipley, and R. K. Meyer: A biological method for determining small quantities of sodium retaining substances. Proc. Soc. exp. Biol. (N.Y.) **80**, 281 (1952).
— F. M. Sturtevant, and C. G. van Arman: Pharmacology of a new steroid that blocks salt activity of aldosterone and desoxycorticosterone. J. Pharmacol. exp. Ther. **126**, 123 (1959).
Kahnt, F. W., R. Neher, and A. Wettstein: Experientia **11**, 446 (1956).
Kalant, N. D., D. das Gupta, and C. J. P. Giroud: Mechanism of edema formation in experimental nephrosis. First international congress of endocrinology, Session III, b, No. 91. Copenhagen (1960).
Kelly, W. G., L. Bandi, and S. Lieberman: Isolation and characterization of human urinary metabolites of aldosterone: III. Three isomeric tetrahydro metabolites. Biochemistry **1**, 792 (1962).
— — — Isolation and characterization of human urinary metabolites of aldosterone: IV. The synthesis and stereochemistry of two bicyclic acetal metabolites. Biochemistry **2**, 1243 (1963a).
— — — Isolation and characterization of human urinary metabolites of aldosterone: V. Dihydroaldosterone and 21-deoxytetrahydroaldosterone. Biochemistry **2**, 1249 (1963b).
— — J. N. Shoolery, and S. Lieberman: Isolation and characterization of aldosterone metabolites from human urine: Two metabolites bearing a bicyclic acetal structure. Biochemistry **1**, 172 (1962).

KELLY, W. G., and S. LIEBERMAN: Isolation and characterization of human urinary metabolites of aldosterone. In: Aldosterone. Ed. by E. E. BAULIEU, and P. ROBEL. Oxford: Blackwell Scientific Publications 1964, p. 103.

KENDALL, E. C., H. L. MASON, W. J. HOEHN, and B. F. McKENZIE: Further investigation of the suprarenal cortex. J. biol. Chem. 119, lvi (1937).

KERR, D. N. S., A. E. READ, R. M. HASLAM, and S. SHERLOCK: The use of a steroidal spirolactone in the treatment of ascites in hepatic cirrhosis. Lancet 1958/II, 1084.

KINNE, R., u. R. KIRSTEN: Enzymaktivitäten in der Niere normaler und adrenalektomierter Ratten vor und nach Aldosterongabe. Pflügers Arch. ges. Physiol. 294, R 31 (1967).

KOWLESSAR, O. D., B. CLARKSON, and M. H. SLEISENGER: Use of an anti-aldosterone compound for fluid retention in hepatic disease. Clin. Res. 7, 37 (1959).

KOCZOREK, KH. R.: Über Aldosteron-antagonistische Eigenschaften des Progesterons. Klin. Wschr. 38, 826 (1960).

— Physiologie und Pathophysiologie der Aldosteroninkretion. In: Klinische Anwendung der Aldosteron-Antagonisten. Herausgeg. von F. KRÜCK, KH. R. KOCZOREK u. G. BETZIEN. Stuttgart: Thieme 1962, S. 2.

— M. v. BUBNOFF u. G. RIECKER: Über extrarenale Wirkungen von aldosteron-antagonistischen Substanzen. Untersuchungen an Erythrocyten. In: Klinische Anwendung der Aldosteron-Antagonisten. Herausgeg. von F. KRÜCK, KH. R. KOCZOREK u. G. BETZIEN. Stuttgart: Thieme 1962, S. 111.

— J. KARL, G. RIECKER, M. EICKE u. H. P. WOLFF :Über die Behandlung des Morbus Addison mit synthetischem Aldosteron. Dtsch. med. Wschr. 84, 1134 (1959).

KRÜCK, F., u. R. HILD: Aldactone bei der Behandlung der dekompensierten Lebercirrhose. In: Klinische Anwendung der Aldosteron-Antagonisten. Herausgeg. von F. KRÜCK, KH. R. KOCZOREK u. G. BETZIEN. Stuttgart: Thieme 1962, S. 40.

— — Unveröffentlichte Untersuchungen. Zitiert bei: E. ZEH u. F. KRÜCK: Aldactone bei der Behandlung der chronischen Herzinsuffizienz. In: Klinische Anwendung der Aldosteron-Antagonisten. Herausgeg. von F. KRÜCK, KH. R. KOCZOREK u. G. BETZIEN. Stuttgart: Thieme 1962, S. 67.

KUNZ, H. A., u. F. SULSER: Beziehungen zwischen Nebenniere und aktivem Kationentransport. Experientia (Basel) 14, 278 (1958).

LANDAU, R. L., D. M. BERGENSTAL, K. LUGIBIHL, and M. E. KASCHT: The metabolic effects of progesterone in man. J. clin. Endocr. 15, 1194 (1955).

—, and K. LUGIBIHL: Inhibition of the sodium-retaining influence of aldosterone by progesterone. J. clin. Endocr. 18, 1237 (1958).

LARAGH, J. H.: Mechanisms and Management of Intractable Heart Failure. J. chron. Dis. 18, 879 (1965).

—, P. J. CANNON, and R. P. AMES: CIOMS Symposium Aldosterone. Oxford: Blackwell Scientific Publication, 1964, p. 427.

LEVINSKY, N. G.: Nonaldosterone influences on renal sodium transport. Ann. N. Y. Acad. Sci. 139, 295 (1966).

LEVITAN, R., and K. GOULSTON: Water and electrolyte content of human iliostomy fluid after d-aldosterone administration. Gastroenterology 52, 510 (1967).

LIDDLE, G. W.: Sodium diuresis induced by steroidal antagonists of aldosterone. Science 126, 1016 (1957).

— Recent advances in the knowledge of the causes of edema and in diuretic therapy: aldosterone antagonists. Arch. intern. Med. 102, 998 (1958).

— Specific and non-specific inhibition of mineralocorticoid activity. Metabolism 10, 1021 (1961).

—, L. E. DUNCAN Jr., and F. C. BARTTER: Dual mechanism regulating adrenocortical function in man. Amer. J. Med. 21, 380—386 (1956).

LLAURADO, J. G.: Increased excretion of aldosterone immediately after operation. Lancet 1955/I, 1295.

—, R. NEHER, and A. WETTSTEIN: Chemical identification of aldosterone in postoperative urine. Clin. chim. Acta 1, 236 (1956).

LOEB, R. F.: Chemical changes in blood in Addison's disease. Science 76, 420 (1932).

— D. W. ATCHLEY, E. M. BENEDICT, and J. LELAND: Electrolyte balance studies in adrenalectomized dogs with particular reference to the excretion of sodium. J. exp. Med. 57, 775 (1933).

LOSERT, W.: Die Beeinflussung der Elektrolytverteilung zwischen dem intra- und extracellulären Raum durch Aldosteron und Aldosteronantagonisten. Inauguraldissertation, Med. Fak. d. Freien Universität Berlin (1964).

—, C. SENFT u. G. SENFT: Extrarenale Wirkungen des Aldosterons und der Spirolactone. Naunyn-Schmiedebergs Arch. exp. Path. Pharmak. 248, 450 (1964).

—, R. SITT, G. SENFT, K. v. BERGMANN u. G. SCHULTZ: Untersuchungen zum Wirkungsmechanismus des Aldosterons. Naunyn-Schmiedebergs Arch. Pharmak. exp. Path. 257, 309 (1967).

Losert,W.,G. Senft, and A. Zesch: Biochemical studies on mechanisms of action of compounds influencing tubular sodium transport: I. Aldosterone, amiloride, triamterene. 5. Symposium der Ges. f. Nephrologie, Lausanne, 21.—23. 9. 1967 (im Druck).

Luetscher J. A.: Studies of aldosterone in relation to water and electrolyte balance in man. Recent Progr. Hormone Res. 12, 175 (1956).

— Disorders associated with altered secretion of aldosterone. In: The adrenal cortex. Ed. by A. B. Eisenstein. Boston: Little, Brown and Company 1967, p. 639.

—, and B. J. Axelrad: Increased aldosterone output during sodium deprivation in normal men. Proc. Soc. exp. Biol. (N.Y.) 87, 650 (1954).

— A. Dowdy, J. Harvey, R. Neher, and A. Wettstein: Isolation of crystalline aldosterone from the urine of a child with the nephrotic syndrome. J. biol. Chem. 217, 505 (1955).

— —, W. Lew, and A. M. Callaghan: Comparison of effects of d- and l-aldosterone on excretion of sodium and potassium by the adrenalectomized rat. Endocrinology 70, 445 (1962).

Malvin, R. L., and W. S. Wilde: Stop flow studies on ion and water reabsorption in the dog. Symposium on salt and water metabolism. Ed. by A. P. Fishman. New York: Heart Association 1959.

Mann, N. M.: Gynecomastia during therapy with spironolactone. J. Amer. med. Ass. 184, 778 (1963).

Manning, R. T., and F. C. Behrle: Use of spironolactone in renal edema. J. Amer. med. Ass. 176, 769 (1961).

Marx, P.: Renale Wirkungen des d-Aldosterons und seines Antagonisten Spironolacton. Inauguraldissertation, Med. Fak. d. Freien Universität Berlin 1966.

McEvoy, J., G. Hollmann u. G. Senft: Einfluß von Mineralocorticoiden auf die tubuläre Rückgewinnung von Natriumionen. Naunyn-Schmiedebergs Arch. exp. Path. Pharmak. 250, 318 (1965).

Mills, J. N., S. Thomas, and K. S. Williamson: The acute effect of hydrocortisone, desoxycorticosterone, and aldosterone upon the excretion of sodium, potassium, and acid by the human kidney. J. Physiol. 151, 312 (1960).

— — — The effect of intravenous aldosterone and hydrocortisone on the urinary electrolytes of the recumbent human subject. J. Physiol 156, 415 (1961).

Moeller, J.: Diskussionsbemerkung. Postoperative Störungen des Elektrolyt- und Wasserhaushaltes. Pathophysiologie und Therapie. Stuttgart-New York: F. K. Schattauer 1968, S. 160.

—, u. B. Muniz: Hypokaliämischer Ileus und Aldosteronismus. Med. Klin. 62, 2019 (1967).

Morrison, R. S.: The use of aldosterone antagonists in cirrhosis with ascites and edema. In: The clinical use of aldosterone antagonists. Ed. by F. C. Bartter, Springfield, Ill.: Charles C. Thomas 1960, p. 90.

—, and T. C. Chalmers: The effects of an aldosterone antagonist in decompensated liver disease. Clin. Res. 6, 300 (1958).

— — Combined diuretic and steroid therapy in cirrhosis with ascites. Clin. Res. 7, 437 (1959).

Muller, A. F.: Die Aldosteron-Antagonisten. Dtsch. med. Wschr. 86, 951 (1961).

— u. E. L. Manning: Nephrotisches Syndrom und Hyperaldosteronismus. In: Das nephrotische Syndrom, Aktuelle Probleme der Nephrologie, II. Symposion der Gesellschaft für Nephrologie (21.—23. 9. 1962 in Bern). Herausgeg. von F. Reubi u. H. G. Pauli. Stuttgart: Thieme 1963, S. 119.

— R. Veyrat et E. L. Manning: Etude de la sécrétion de l'aldosterone par l'aldosteroen marqueé au tritium. Helvet. med. Acta 26, 714 (1959).

Neher, R.: Nebennierenrinde und Wasserstoffwechsel unter besonderer Berücksichtigung von Aldosteron. Klin. Wschr. 34, 929 (1956).

—, and A. Wettstein: Physicochemical estimation of aldosterone in urine. J. clin. Invest. 35, 800 (1956).

Ogden, D. A., L. Scherr, N. Spritz, and A. L. Rubin: A Comparison of the properties of chlorothiazide, spironolactone and a combination of both as diuretic agents. New Engl. J. Med. 265, 358 (1961).

Pasqualini, J. R.: Aldosterone and tetrahydroaldosterone conjugation in human urine and plasma. In: Aldosterone. Ed. by E. E. Baulieu, and P. Robel. Oxford: Blackwell Scientific Publications 1964, p. 131.

— J. C. Legrand, and M. F. Jayle: Separation and evaluation of tetrahydroaldosterone by paper chromatography. Acta endocr. (Kbh.) 43, 67 (1963).

Peterson, R. E.: Preliminary observations on aldosterone secretion in primary aldosteronism during the administration of spirolactone. In: The clinical use of aldosterone antagonists. Ed. by F. C. Bartter. Springfield, Ill.: Charles C. Thomas 1960, p. 24.

Pitts, R. F., and J. J. Duggan: The relationship between glomerular filtration rate, proximal tubular absorption of sodium and diuretic efficacy of mercurials. J. clin. Invest. 29, 372 (1950).

PORTER, G. A., R. BOGOROCH, and I. S. EDELMAN: On the mechanism of action of aldosterone on sodium transport: The role of RNS synthesis. Proc. nat. Acad. Sci. (Wash.) **52**, 1326 (1964).

RECTOR, F. C., JR., G. VAN GIESEN, F. KILL, and D. W. SELDIN: Influence of expansion of extracellular volume on tubular reabsorption of sodium independent of changes in glomerular filtration rate and aldosterone activity. J. clin. Invest. **43**, 341 (1964).

REIFFERSCHEID, M.: Neue Gesichtspunkte zum dynamischen Ileus. Langenbecks Arch. klin. Chir. **308**, 191 (1964).

— Die postoperative Magen-Darm-Atonie. Chir. Praxis **9**, 535 (1965).

RELMAN, A. S., W. K. STUART, and W. B. SCHWARTZ: A study of the adjustments to sodium and water retaining hormones in normal subjects (abstr.). J. clin. Invest. **37**, 924 (1958).

REUBI, F. C.: The action and use of diuretics in renal disease. Progr. cardiovasc. Dis. **3**, 563 (1961).

RIECKER, G., u. M. V. BUBNOFF: Über den intrazellulären Wasser- und Elektrolytstoffwechsel — Untersuchungen an Erythrocyten: II. Mitt.: Ödemkrankheiten. Klin. Wschr. **36**, 556 (1958).

ROSEMBERG, E., and I. ENGEL: The effect of hydrocortisone and progesterone on the electrolyte action exhibited by desoxycorticosterone in the adrenalectomized rat. Endocrinology **69**, 496 (1961).

—, G. ROSENFELD, F. UNGAR, and R. I. DORFMAN: Endocrinology **58**, 708 (1956).

ROSENFELD, R. S., D. K. FUKUSHIMA, and T. F. GALLAGHER: Metabolism of adrenal cortical hormones. In: The adrenal cortex. Ed. by A. B. EISENSTEIN. Boston: Little, Brown and Company 1967, p. 103.

ROSS, E. J.: Importance of potassium supplements during the use of spirolactone and thiazide diuretics. Brit. med. J. **1961/I**, 1508.

— Human assay of electrolyte-active steroids and their antagonists. Clin. Sci. **23**, 197 (1962).

— Aldosterone and its antagonists. Clin. Pharmacol. Ther. **6**, 65 (1965).

—, and J. F. SMITH: The use of steroids in the treatment of the nephrotic syndrome in adults. Quart. J. Med. **32**, 65 (1963).

SALA, G., and J. A. LUETSCHER JR.: The effect of sodium-retaining corticoid, electrocortin, dexoxycorticosterone, and cortisone on renal function and excretion of sodium and water in adrenalectomized rats. Endocrinology **55**, 516 (1954).

SAMUELS, L. T., and T. UCHIKAWA: Biosynthesis of adrenal steroids. In: The adrenal cortex. Ed. by A. B. EISENSTEIN. Boston: Little, Brown and Company 1967, p. 61.

SCHATTENFROH, C.: Aldadiene-Kalium in der Bauchchirurgie. Postoperative Störungen des Elektrolyt- und Wasserhaushaltes. Pathophysiologie und Therapie. Stuttgart-New York: F. K. Schattauer 1968, S. 225.

SCIAN, L. F., C. D. WESTERMAN, O. R. KRUESI, and J. G. HILTON: Effect of ACTH and vasopressin on aldosterone secretion. Fed. Proc. **18**, 545 (1959).

SEDLÁK, J., u. M. PIZL: Progesteron als Aldosteron-Antagonist in der Therapie kardialer Ödeme. Klin. Wschr. **40**, 360 (1962).

SENFT, G.: Membrantransport und Pharmaka. In: Transport und Funktion intracellulärer Elektrolyte. München-Berlin: Urban u. Schwarzenberg 1967, S. 169.

— Hormonal control of carbohydrate and lipid metabolism and drug induced alterations. Vortrag auf d. gemeinsamen Tagung der Deutschen Pharmakologischen Gesellschaft und der British Pharmacological Society. Cambridge, 6.—8. 9. 1967. Naunyn-Schmiedebergs Arch. Pharmak. exp. Path. **259**, 117 (1968).

SHALDON, S., J. R. MCLAREN, and S. SHERLOCK: Resistant ascites treated by combined diuretic therapy (spironolactone, mannitol, and chlorothiazide). Lancet **1960/I**, 609.

SHARP, G. W. G., and A. LEAF: Mode of hormone action: Studies on the mode of action of aldosterone. In: Recent progress of hormone research **22**, 431 (1966). Ed. by G. PINCUS. New York-London: Academic Press 1966.

—, C. H. COGGINS, N. S. LICHTENSTEIN, and A. LEAF: Evidence for a mucosal effect of aldosterone on sodium transport in the toad bladder. J. clin. Invest. **45**, 1640 (1966).

SHIELDS, R., A. D. MULHOLLAND, and R. G. ELMSLIE: Action of aldosterone upon the intestinal transport of potassium sodium and water. Gut **7**, 686 (1966).

SIEGENTHALER, W.: Klinische Physiologie und Pathologie des Wasser- und Salzhaushaltes. Mit besonderer Berücksichtigung der Beziehungen Aldosteron-Ödeme-Diuretica. Berlin-Göttingen-Heidelberg: Springer 1961.

—, A. DOWDY, and J. A. LUETSCHER JR.: Determination of the secretion rate of aldosterone in normal man by use of 7-H^3-d-aldosterone and acid hydrolysis of urine. J. clin. Endocr. **22**, 172 (1962).

—, u. B. TRUNIGER: Aldosteron und Aldosteronantagonisten in der Pathogenese und Therapie des Ödems. Dtsch. med. Wschr. **86**, 213 (1961).

Silber, R. H., R. D. Busch, and R. Oslapas: Practical procedure for estimation of cortico-sterone and hydrocortisone. Clin. Chem. **4**, 278 (1958).

Simpson, S. A., and J. F. Tait: Recent progress in methods of isolation, chemistry, and physiology of aldosterone. Recent Progr. Hormone Res. **11**, 183 (1955).

— — A. Wettstein, R. Neher, J. v. Euw u. T. Reichstein: Isolierung eines neuen kristallisierten Hormones aus Nebennieren mit besonders hoher Wirksamkeit auf den Mineralstoffwechsel. Experientia (Basel) **9**, 333 (1953).

— — — — — O. Schindler u. T. Reichstein: Konstitution des Aldosterons des neuen Mineralocorticoids. Experientia (Basel) **10**, 132 (1954a).

— — — — — — — Aldosteron, Isolierung und Eigenschaften: Über Bestandteile der Nebennierenrinde und verwandte Stoffe. Helv. chim. Acta. **37**, 1163 (1954b).

— — — — — — — Die Konstitution des Aldosterons: Über Bestandteile der Neben-nierenrinde und verwandte Stoffe. Helv. chim. Acta, **37**, 1200 (1954c).

Singer, B.: Aldosterone in the adrenal vein blood of nephrotic rats. Endocrinology **60**, 420 (1957).

Slater, J. D. H., A. Moxham, R. Hurter, and J. D. N. Nabarro: Clinical and metabolic effects of aldosterone antagonists. Lancet **1959/II**, 931.

Sleisenger, M. H., J. Richard, O. D. Kowlessar, and R. E. Peterson: Effects of spiro-lactones on excretion of water and electrolytes and on aldosterone metabolism in cirrhosis. J. clin. Invest. **38**, 1043 (1959).

Sonnenblick, F. H., P. J. Cannon, and J. H. Laragh: The nature of the action of intra-venous aldosterone: Evidence for a role of the hormone in urinary dilution. J. clin. Invest. **40**, 903 (1961).

Sperber, I.: The excretion of piperidine, guanidine, methylguanidine and N-methylnicotin-amide in the chicken. Ann. roy. agric. Coll. (Sweden) **16**, 49 (1948).

— Competitive inhibition and specificity of renal tubular transport mechanism. Arch. int. Pharmacodyn. **97**, 221 (1954).

Stachenko, J., and C. J. P. Giroud: Functional zonation of the adrenal cortex: Pathways of corticosteroid biogenesis. Endocrinology **64**, 730—742 (1959).

Steiger, M., u. T. Reichstein: Desoxy-corticosteron (21-Oxy-progesteron) aus Δ^5-3-Oxy-ätio-cholensäure. Helvet. chim. Acta **20**, 1164 (1937).

Stevens, G. de: Diuretics, chemistry and pharmacology. Chapter VII: Aldosterone: anta-gonists and secretory inhibitors. New York u. London: Academic Press 1963.

Stewart, W. K., and L. W. Constable: The diuretic response to hygroton, mersalyl, and aldactone. Lancet **1961/I**, 523

Sulser, F., u. W. Wilbrandt: Die Wirkung von Corticosteroiden und Herzglykosiden auf Ionentransporte am Erythrocyten. Helvet. physiol. pharmacol. Acta **15**, C 37 (1957).

Swingle, W. W., R. Maxwell, M. Ben, C. Baker, S. J. Le Brie, and M. Eisler: A com-parative study of aldosterone and other adrenal steroids in adrenalectomized dogs. Endo-crinology **55**, 813 (1954).

Thorn, G. W., E. J. Ross, J. Crabbé, and W. van't Hoff: Studies on aldosterone secretion in man. Brit. med. J. **1957/II**, 955

Thurau, K.: Renal hemodynamics. Amer. J. Med. **36**, 698 (1964).

Ulick, S., K. Kusch, and J. T. August: Correction of the structure of a urinary metabolite of aldosterone. J. Amer. chem. Soc., **83**, 4482 (1961).

— J. H. Laragh and S. Lieberman: The isolation of a urinary metabolite of aldosterone and its use to measure the rate of secretion of aldosterone by the adrenal cortex of man. Trans. Ass. Amer. Phycns. **71**, 225 (1958).

—, and S. Lieberman: Evidence for the occurrence of a metabolite of aldosterone in urine. J. Amer. chem. Soc. **79**, 6567 (1957).

— K. K. Vetter, and J. T. August: Identification of 2 C_{18} oxygenate corticosteroids isolated from human urine. J. biol. Chem. **237**, 3364 (1962).

Vander, A. J., R. L. Malvin, W. S. Wilde, J. Lapides, L. P. Sullivan, and V. M. McMur-ray: Effects of adrenalectomy and aldosterone on proximal and distal tubular sodium reab-sorption. Proc. Soc. exp. Biol. (N. Y.) **89**, 323 (1958).

— W. S. Wilde, and R. L. Malvin: A theoretical mode of action of aldosterone. J. theoret. Biol. **2**, 236 (1961).

Vesin, D., O. Blanpin, C. Julien, J. Giboudeau, H. Renault et R. Cattan: Traitement des oedèmes refractaires par les spirolactones (anti-aldostérone). Etude clinique et bio-logique. Bull. Soc. Méd. Paris **75**, 826 (1959).

Weeth, J. B., and A. Segaloff: Diuretic therapy for malignant effusion. J. Amer. med. Ass. **181**, 258 (1962).

Wettstein, A. (with the cooperation of G. Anner): Advances in the field of adrenal cortical hormones. Experientia **10**, 397 (1954).

— Chemie und Biologie neuer Corticoide. Verh. dtsch. Ges. inn. Med. **62**, 214 (1956).

—, F. W. Kahnt, and R. Neher: Ciba Foundation Colloquia on Endocrinology **8**, 170 (1955).

WHITE, A. G., H. GORDON, and L. LEITER: Studies in edema. II. Effect of congestive heart failure on saliva. J. clin. Invest. **29**, 1445 (1950).

WIEDERHOLT, M.: Mikropunktionsuntersuchungen am proximalen und distalen Konvolut der Rattenniere über den Einfluß von Actinomycin D auf den mineralocorticoidabhängigen Na-Transport. Pflügers Arch. ges. Physiol. **292**, 334 (1966).

—, K. HIERHOLZER, G. RUMRICH u. H. HOLZGREVE: Transtubuläre Natriumströme im proximalen und distalen Tubulus adrenalektomierter Ratten. Pflügers Arch. ges. Physiol. **281**, 96 (1964).

WIGGINS, R. A., M. F. HUTCHIN, J. V. CARBONE, and P. D. DOOLAN: Effect of spirolactone SC 8109 on renal function in normal human subjects. Proc. Soc. exp. Biol. med. **100**, 625 (1959).

WILBRANDT, W.: Permeability and transport-systems in living cells. J. Pharm. Pharmacol. **11**, 65 (1959).

— Probleme des aktiven Transports. Naunyn-Schmiedebergs Arch. exp. Path. Pharmak. **245**, 28 (1963).

WILDHIRT, E.: Aldadiene-Kalium und portokavaler Shunt. Postoperative Störungen des Elektrolyt- und Wasserhaushaltes. Pathophysiologie und Therapie. Stuttgart-New York: F. K. Schattauer 1968, S. 237.

WILLIAMSON, H. E.: Mechanism of the antinatriuretic action of aldosterone. Biochem. Pharmacol. **12**, 1449 (1963).

WINTERSTEINER, O., H. M. VARS, and J. J. PFIFFNER: Chemical investigation on the cortical hormone of the adrenal gland. J. biol. Chem. **119**, lvi (1937).

WOLFF, H. P., L. BETTE, H. BLAISE, G. DÜSTERDIECK, J. JAHNECKE, T. KOBAYASHI, F. KRÜCK, D. LOMMER, and H. SCHIEFFER: Role of aldosterone on edema formation. Ann. N. Y. Acad. Sci. **139**, Art. 2, 285 (1966).

— — W. JESCH u. E. BUCHBORN: Untersuchungen über die Aldosteronausscheidung bei Leberkranken. Klin. Wschr. **34**, 366 (1956).

—, KH. R. KOCZOREK, E. BUCHBORN u. M. KÖHLER: Über die Aldosteronaktivität und Natriumretention bei Herzkranken und ihre pathologische Bedeutung. Klin. Wschr. **34**, 1105 (1956).

— D. LOMMER, J. JAHNECKE, and M. TORBICA: Hyperaldosteronism in oedema. In: Aldosterone, a symposium organized by The Council for International Organizations of Medical Sciences, established under the joint auspices of UNESCO and WHO, Chairman: R. S. MACH, ed. by E. E. BAULIEU, and P. ROBEL. Oxford: Blackwell Scientific Publications 1964, p. 471.

WOOLLEY, D. W.: Arzneimittel und Antimetaboliten. Naunyn-Schmiedebergs Arch. exp. Path. Pharmak. **228**, 68 (1956).

ZEH, E., u. F. KRÜCK: Aldactone bei der Behandlung der chronischen Herzinsuffizienz. In: Klinische Anwendung der Aldosteron-Antagonisten. Herausgeg. von F. KRÜCK, KH. R. KOCZOREK u. G. BETZIEN. Stuttgart: Thieme 1962, S. 67.

ZIMMERMANN, B., J. H. CASEY, H. S. BLOCK: Mechanism of sodium regulation in the surgical patient. Surgery **39**, 161 (1956).

— — —, and E. Y. BICHEL: Excretion of aldosterone by the postoperative patient. Surg. Forum clin. Congress 1955. Vol. VI American College of Surgeons, Chicago 1956.

Pseudo-Antialdosterone

H. Herken

Mit 29 Abbildungen

I. Terminologie

Die Analyse der im Endharn ausgeschiedenen Ionen, die als Beweis für die Veränderung tubulärer Funktionen angesehen werden können, hat gezeigt, daß erhebliche Unterschiede in der Qualität der Wirkungen bei den verschiedenen Diuretica vorhanden sind. Die Aufstellung von Ionogrammen hat ergeben, daß eine störende Begleiterscheinung jeder diuretischen Therapie in den erhöhten *Kaliumverlusten* besteht. Dabei übersteigt die Kaliumausscheidung im Harn die Menge an Kaliumionen, die unter vergleichbaren Bedingungen in 1 Liter extracellulärer Flüssigkeit enthalten sind. Nach Anwendung der meisten Diuretica werden daher bei der Elimination einer definierten Menge Natrium mit dem Wasser stets mehr Kaliumionen ausgeschieden als dem extracellulären Konzentrationsverhältnis beider Ionen entspricht. Selbst nach vollständiger Einstellung der Natrium- und Kaliumaufnahme finden sich bei praktisch natriumfreiem Harn noch immer verhältnismäßig große Kaliumausscheidungen. Der menschliche und tierische Organismus ist gegen Kaliumverluste schlecht geschützt. Natrium- und Kaliumionen werden in gleicher Weise glomerulär filtriert und beim Durchlaufen des Primärharns durch das Nephron tubulär resorbiert.

Nach einer These von Berliner, die inzwischen durch zahlreiche Befunde gestützt wurde, soll der Primärharn am Ende des proximalen Tubulusabschnittes nur noch sehr wenig Kalium enthalten (Berliner, Kennedy Jr. u. Hilton, 1950; Berliner, 1961). Clearance-Untersuchungen und Stop-Flow-Studien haben ergeben, daß der distale Abschnitt der Nephrons der wichtigste Ort für die Nettosekretion von Kaliumionen in den tubulären Harn ist (Berliner, Kennedy Jr. u. Hilton, 1950; Berliner, Kennedy Jr. u. Orloff, 1951; Pitts, Gurd, Kessler u. Hierholzer, 1958; Jaenike u. Berliner, 1960; Aukland u. Kill, 1961; Berliner, 1961; Vander, 1961; Walker, Cooke, Payne, Baker u. Andrew, 1961). Das Ausmaß der distalen Kaliumsekretion ist sehr variabel und auch von verschiedenen Zuständen des Stoffwechsels abhängig. Die Größe des Kaliumeinstroms in das Lumen wird erheblich von der luminalen Natrium-Konzentration bestimmt (Berliner, Kennedy u. Orloff, 1954). Auch hat sich gezeigt, daß der Natriumhaushalt die Sekretion von Kaliumionen durch die tubuläre Membran beeinflußt (Kruhoffer, 1960; Berliner, 1961). Mikropunktionsversuche, mit deren Hilfe die Konzentration von Natrium- und Kaliumionen und ebenso die von Inulin in den einzelnen distalen Proben unter verschiedenen experimentellen Bedingungen gemessen wurden, sprechen für Beziehungen zwischen der Natrium-Rückgewinnung im distalen Tubulusabschnitt und dem Sekretionsprozeß für Kalium (Marsh, Ullrich u. Rumrich, 1963; Giebisch u. Windhager, 1964; Malnic, Klose u. Giebisch, 1966). Eine gute Übersicht, die den gegenwärtigen Stand der Untersuchungen über den renalen Kaliumtransport wiedergibt, stammt von GIEBISCH, KLOSE u. MALNIC (1967). Die dort angeführten Untersuchungen bestätigen, daß der größte Teil des glomerulär filtrierten Kaliums im proximalen Tubulus und in der Henleschen Schleife zurückgewonnen wird. Bei ausreichender Natrium- und Kaliumzufuhr stammen 60—90% der Kaliumionen im Endharn aus der distalen tubulären Sekretion.

Die Natriumionen verhalten sich grundsätzlich anders. Am Ende des proximalen Tubulusabschnittes ist lediglich das Volumen des Primärharns vermindert, die Konzentration an Natriumionen aber fast unverändert. Sie steigt durch den Konzentrierungsvorgang, der auf der Wasserresorption im Gegenstromsystem der Henleschen Schleife beruht, sogar noch an, so daß erhebliche Mengen an Kochsalz das distale Tubuluslumen erreichen. Dort findet unter Mitwirkung des Aldosterons eine weitere Rückgewinnung von Natriumionen in wechselndem Umfang statt, wobei Wasserstoffionen und Kaliumionen aus der Zelle ins Tubuluslumen abgegeben werden. Die Mehrausscheidung von Kaliumionen kann daher die Folge eines physiologischen oder auch eines pathologischen (z. B. sekundärer Aldosteronismus) Prozesses sein, der bei dem großen Kaliumgehalt der Nahrung im allgemeinen nicht zu einem Kaliumdefizit führt. Dies wird erst unter der Wirkung solcher Diuretica anders, die eine unphysiologische Mehrausscheidung von Kaliumionen durch Hemmung biologisch wichtiger Vorgänge, z. B. der Wasserstoffsekretion, verursachen können.

Es war daher naheliegend, daß bei der Entwicklung neuer Diuretica besonderer Wert auf solche Substanzen gelegt wurde, die neben der Steigerung der Kochsalz- und Wasserausscheidung zu einer Einschränkung der Kaliumverluste führen. Bei der Untersuchung verschieden strukturierter s-Triazinderivate, über deren diuretische Wirkung zum ersten Male von LIPSCHITZ und HADIDIAN (1944) berichtet wurde, ist festgestellt worden, daß Chlorazanil (N-p-Chlorphenyl-2,4,-diamino-s-triazin) die renale Natriumausscheidung steigerte, ohne die Kaliumelimination wesentlich zu beeinflussen (KÜHN, 1957a u. 1957b; FRANK u. DENTLER, 1958; WILLIAMSON, SHIDEMAN u. LESHER, 1959; SKULAN u. SHIDEMAN, 1965). Die Sym-Triazine waren wirksamer als die älteren Derivate des Xanthins, erzeugten jedoch eine Reihe unangenehmer Nebenerscheinungen (FORD, 1958; FORD, ROCHELLE, HANDLEY, MOYER u. SPURR, 1958). Sie haben keine Bedeutung für die Therapie von Ödemkrankheiten erlangt. Auch die tierexperimentellen Untersuchungen haben keine neuen Befunde geliefert, die für die Erklärung des Wirkungsmechanismus der Diuretica, insbesondere der Eingriffe in den renalen Natrium- und Kaliumtransport bedeutsam sind. Auch ein anderes Derivat des Triazins, das 2,4-Diaminotriazin, das von LUDWIG (1946) klinisch geprüft wurde, hat sich in der Praxis nicht durchgesetzt. Erst die Feststellungen, daß Aldosteron-Antagonisten vom Typ der Spirolactone Kaliumverluste auch beim Menschen verhindern können, haben zu der Suche nach weiteren Verbindungen mit ähnlichen Eigenschaften geführt.

Bestimmte Substanzen mit der Grundstruktur des *Pteridins* und auch einige Derivate des *Pyrazins* wirken aber auch am *adrenalektomierten* Tier und unterscheiden sich dadurch von den echten Aldosteron-Antagonisten, die nur bei Anwesenheit der Nebennierenrinde wirksam sind. Mit dem Problem des Antagonismus verschiedener Pharmaka untereinander und ebenso gegenüber endogenen Substanzen hat sich A. J. CLARK (1937) eingehend beschäftigt und dabei drei Grundformen diskutiert. Er spricht von dem chemischen Antagonismus in vitro, dem physiologischen Antagonismus und dem spezifischen Antagonismus. Es existieren keine Unterlagen darüber, daß die beiden zuerst genannten Definitionen für das Zustandekommen der diuretischen Wirkung von Pteridin- und Pyrazin-Derivaten Gültigkeit haben. Der spezifische Antagonismus im Sinne von CLARK, bei dem ein Pharmakon die Wirkung einer anderen Substanz auf lebende Zellen behindert, ohne daß eine chemische Reaktion zwischen beiden Pharmaka eintritt, trifft für die echten Aldosteron-Antagonisten zu, aber nicht für die oben erwähnten Verbindungen. Zur Vermeidung von Mißverständnissen scheint daher die Bezeichnung *„Pseudo-Antialdosterone"* angebracht. Dies ist auch deswegen zweckmäßig, weil der Wirkungsmechanismus dieser Verbindungen noch nicht geklärt ist und ein Eingriff in die durch Aldosteron stimulierte Reaktionskette, die zur Natriumretention und Kaliumelimination führt, nicht vollständig auszuschließen ist. Die Verbindungen sind im Diureseversuch an Tieren mit erhaltenen Nebennieren wirksamer als am adrenalektomierten Tier. Dies betrifft sowohl die Natriumelimination als auch die Reduktion der Kaliumausscheidung.

II. 2,4,7-Triamino-6-phenyl-pteridin (Triamteren) und andere Pteridin-Derivate

Wiebelhaus, Weinstock, Brennan, Sosnowski u. Larsen (1961) berichteten als erste über die pharmakologischen Eigenschaften des *2,4,7-Triamino-6-phenyl-pteridins* (SK&F 8452), einer Verbindung, die in Zusammenarbeit mit Taylor, Weinstock, Osdene u. Grannells synthetisiert worden war und später den generic name „Triamteren" erhielt. Über die chemischen Eigenschaften von Pteridinen liegen Übersichten von Albert (1952, 1954), Polonovsky (1954) und Pfleiderer (1963) vor. Nach Angaben von Maass und Wiebelhaus (1967) sollen seit 1957 etwa 500 Pteridin-Derivate auf ihre diuretische Wirksamkeit geprüft worden sein, unter denen das Triamteren pharmakologisch und klinisch besonders günstig beurteilt wurde.

Wiebelhaus, Weinstock, Brennan, Sosnowski u. Larsen (1961) stellten fest, daß Triamteren die renale Natriumausscheidung bei Ratten nach oraler Verabfolgung fördert, wobei die Kaliumelimination unverändert blieb oder sogar eingeschränkt wurde. Die bei adrenalektomierten Ratten durch kristallines Aldosteron erzeugte Natriumretention und Kaliummehrausscheidung wurde aufgehoben, wenn die Tiere zusammen mit dem Hormon Triamteren bekamen. Bei Hunden, die hohe Dosen von 9-α-Fluorohydrocortison erhalten hatten, erzeugte SK&F 8542 eine starke Diurese unter vermehrter Ausscheidung von Natrium- und Chlorionen, die Kaliumausscheidung blieb unverändert. Nach den Angaben der

Tabelle 1. *Elektrolytausscheidung bei einem Hund, der isotonische Kochsalzlösung und 9-α-Fluorohydrocortison erhielt, nach i.v. Gabe von Triamteren.* (Wiebelhaus, Brennan, Sosnowski, Maass, Weinstock u. Bender, 1967)

Zeit (min)	Urin ml/min	pH	GFR ml/min	Plasma (mval/l)			UV (μval/min)			mosmol/l		CH$_2$O ml/min
				Na$^+$	K$^+$	Cl$^-$	Na$^+$	K$^+$	Cl$^-$	Urine	Plasma	
−110	Infusion von 0,9%iger NaCl-Lösung (3 ml/min) während des Versuches											
− 70	0,15	7,9	45	144	4,5	112	17	19	14	2246	302	− 0,97
− 60	0,12	7,8	52	142	4,3	109	19	18	17	2246	300	− 0,84
− 60	9-α-Fluorohydrocortison (2,5 mg als Anfangsdosis und 2,5 mg/Std in der Infusionsflüssigkeit während des weiteren Versuchsablaufes)											
− 10	0,28	7,8	65	148	4,3	111	45	21	23	1248	306	− 0,89
0	0,28	7,8	65	149	4,3	114	52	22	42	1315	300	− 0,98
0	Triamteren (0,5 mg/kg, i.v. als Anfangsdosis, anschließend 0,5 mg/kg/Std als Zusatz zur Infusionslösung)											
20	0,31	7,8	62	146	4,4	115	78	7	45	1147	303	− 0,87
30	0,31	7,8	62	149	4,5	118	82	8	50	1289	301	− 1,01

Autoren wurde die Wasserstoffionen-Konzentration des Harns vermindert, die glomeruläre Filtration blieb konstant oder wurde geringfügig gesteigert (WIEBELHAUS, WEINSTOCK, BRENNAN, SOSNOWSKI u. LARSEN, 1961; WIEBELHAUS, BRENNAN, SOSNOWSKI, MAASS, WEINSTOCK u. BENDER, 1967) (Tabelle 1). Ähnliche Wirkungen wurden auch bei Hunden beschrieben, die relativ hohe Dosen von Aldosteron erhalten hatten. Der diuretische Effekt des Pteridin-Derivates konnte durch BAL aufgehoben werden (WIEBELHAUS, WEINSTOCK, BRENNAN, SOSNOWSKI u. LARSEN, 1961; WIEBELHAUS, BRENNAN, SOSNOWSKI, MAASS, WEINSTOCK u. BENDER, 1967), was wir jedoch durch eigene, unveröffentlichte Versuche nicht bestätigen konnten. Unter den gewählten Bedingungen sollte das Pteridin-Derivat an Ratten und Hunden wirksamer sein als die Spirolactone. Aus der Aufhebung der Aldosteronwirkungen wurde von WIEBELHAUS, WEIN-STOCK, BRENNAN, SOSNOWSKI u. LARSEN (1961) geschlossen, daß 2,4,7-Triamino-6-phenyl-pteridin ein Aldosteron-Antagonist sei. Die Mitteilung enthält aber keine Angaben darüber, wie die Substanz an adrenalektomierten Tieren wirkt. Dies ist natürlich zur Beurteilung der Frage wesentlich, ob Triamteren tatsächlich ein Aldosteron-Antagonist ist. An weißen Wistar-Ratten erzeugte Triamteren nach oraler Applikation eine statistisch gesicherte Mehrausscheidung von Natrium, Chlorid und Bicarbonat gegenüber den Kontrollen. Die Kaliumausscheidung war

Tabelle 2. *Einfluß von Triamteren auf Urinvolumen, pH, Na^+-, K^+-, Cl^-- und HCO_3^--Aus-scheidung von Ratten. Die Mittelwerte wurden aus Messungen berechnet, bei denen der Urin aus Gruppen von je drei Ratten gesammelt wurde. (BABA, TUDHOPE u. WILSON, 1964)*

Pharmakon	Urin (ml/3 Std)	pH	Na^+ (mval/3 Std)	K^+	Cl^- (mval/3 Std)	HCO_3^-
Kontrollen (6 Gruppen)						
Mittelwert	14	6,8	0,27	0,15	0,18	0,09
S.D.	± 1,0	± 0,1	± 0,06	± 0,03	± 0,08	± 0,02
Triamteren (3 mg/kg) (3 Gruppen)						
Mittelwert	18	7,5	0,98	0,04	0,43	0,51
S.D.	± 1,2	± 0,1	± 0,11	± 0,01	± 0,15	± 0,08

Tabelle 3. *Der Einfluß von Triamteren auf die Osmolalität des Urins und des Serums, auf die Freiwasserclearance, das Urinvolumen und die Elektrolytausscheidung. Jede Beobachtung bezieht sich auf den Urin, der von Gruppen zu je drei Ratten gesammelt wurde, die einer Wasserdiurese unterworfen wurden. (BABA, TUDHOPE u. WILSON, 1964)*

Pharmakon	Urin-osmolalität (mosmol/kg)	Serum-osmolalität (mosmol/kg)	Freiwasser-clearance (ml/min)	Urinausscheidung Volumen (ml/3 Std)	Na^+ (mval/3 Std)	K^+
Kontrollen (6 Gruppen)						
Mittelwert	68	307	0,454	105	0,63	0,30
± S.D.	± 5,6	± 12,8	± 0,028	± 5,6	± 0,087	± 0,025
Triamteren (3 mg/kg) Mittelwert						
aus 3 Gruppen	71	308	0,441	103	1,23	0,18
± S.D.	± 5,3	± 7,2	± 0,023	± 3,7	± 0,570	± 0,026

vermindert. Der Harn wurde alkalischer (Tabelle 2) (BABA, TUDHOPE u. WILSON, 1964). Auch unter den Bedingungen der Wasserdiurese erzeugt Triamteren eine *Mehrausscheidung von Natrium* bei gleichzeitiger *Minderung der Kaliumelimina-*

tion. Die Auswirkungen auf die Urin-Osmolalität und die freie Wasser-Clearance sind geringfügig (Tabelle 3).

Die Verbindung war auch am Menschen wirksam. Sie steigerte die renale Natrium- und Chlorausscheidung bei gleichzeitiger Erniedrigung der Kalium-elimination (Baba, Tudhope, Wilson, 1962) (Abb. 1). Dabei wurde festgestellt, daß Triamteren bei erhöhter Aldosteroninkretion wirksamer ist als bei normaler Abgabe des Hormones, auch konnte die durch Aldosteron erzeugte Hypokaliämie und Alkalose durch das Diureticum beseitigt werden (Laragh, Reilly, Stites u. Angers, 1961; Crosley, Ronquillo u. Alexander, 1961; Crosley, Ronquillo, Strickland u. Alexander, 1962; Donnelly, Turner u. Sowry, 1962).

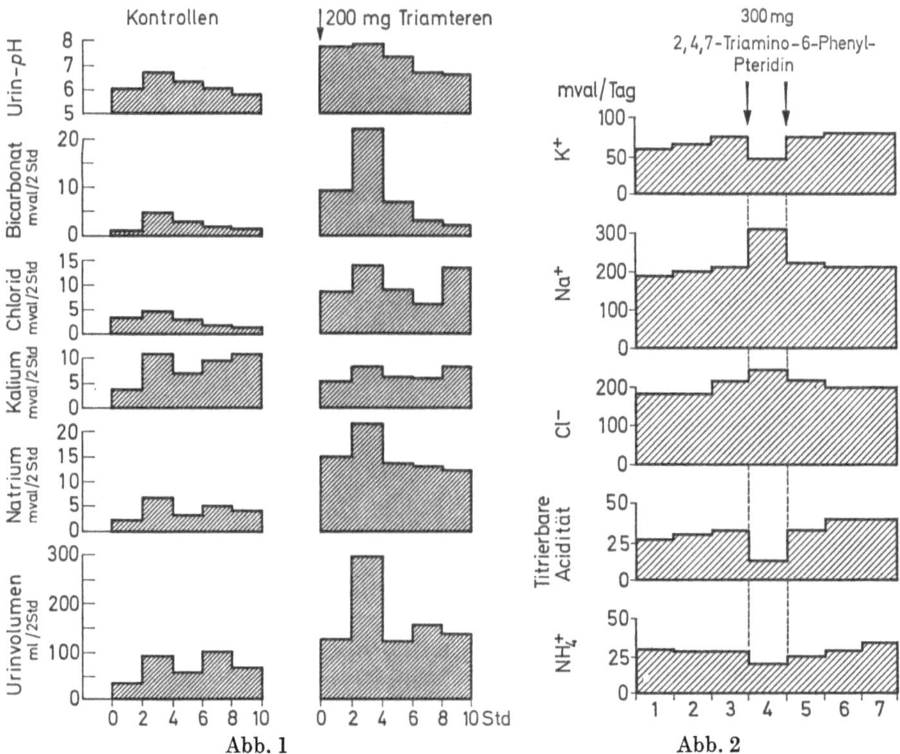

Abb. 1. Einfluß von Triamteren auf den Urin-pH, die Natrium-, Kalium-, Chlorid- und Bicarbonatausscheidung bei einer gesunden Versuchsperson, die eine normale Diät erhielt. Der Urin wurde in zweistündigen Abständen gesammelt. (Baba, Tudhope, Wilson, 1962)

Abb. 2. Einfluß von Triamteren auf die Elektrolytausscheidung einer adrenalektomierten Patientin, die als Erhaltungsdosis täglich 3mal 0,5 mg Dexamethason und eine Diät mit 180 mval Na+/Tag erhielt. (Liddle, 1961)

1. Diuretische Wirkungen von Triamteren nach Adrenalektomie

Diese Befunde waren zunächst noch mit der Annahme in Einklang zu bringen, daß Triamteren ebenso wie die Spirolactone durch Ausschaltung des Aldosterons wirkt und dadurch eine Natriumelimination mit Kaliumretention herbeiführt, indem es den Effekt des Hormones am Tubulusepithel kompetitiv hemmt.

Erste Bedenken traten auf, als Herken u. Senft (1961) fanden, daß die Kaliumausscheidung durch Triamteren auch am adrenalektomierten Tier beträchtlich gehemmt wird. Die Erniedrigung der Kaliumausscheidung muß daher auf einem vom Aldosteron unabhängigen Eingriff in den tubulären Transport dieses Kations beruhen, da die Menge der glomerulär filtrierten Kaliumionen konstant blieb. Unter den gewählten Versuchsbedingungen zeigte sich allerdings, daß die hemmende Wirkung des Triamterens auf den tubulären Natriumtransport in Gegenwart von Aldosteron größer war als an den adrenalektomierten Tieren. Die gleichzeitige Gabe von Spironolacton und Triamteren erzeugte in Gegenwart der Nebennierenrindenhormone einen sehr viel stärkeren natriuretischen Effekt als ihn maximal wirksame Dosen von Triamteren alleine bewirkten (LIDDLE, 1961). Diese Befunde sprachen dafür, daß beide Verbindungen einen verschiedenen Wirkungsmechanismus haben. Derselbe Autor fand, daß Triamteren im Gegensatz zu Spironolacton auch bei Nebennierenrinden-Insuffizienz zu einer Mehrausscheidung von Natrium führte, so daß von einem spezifischen Aldosteron-Antagonismus keine Rede sein konnte. Er konnte auch eine diuretische Wirkung von Triamteren bei Menschen nachweisen, bei denen die Nebennieren operativ entfernt worden waren (Abb. 2). In Übereinstimmung mit den Versuchsergebnissen von HERKEN und SENFT (1961) fand SCHAUMANN (1962) eine signifikante Retention von Kalium bei adrenalektomierten Ratten nach Gabe von Triamteren. Darüber hinaus konnte er zeigen, daß auch eine deutliche Mehrausscheidung von Natrium zustande kommt, wenn eine 0,4 oder 0,9%ige Kochsalzlösung infundiert wurde. Die Retention von Kalium wurde unter diesen Bedingungen durch das Pteridin-Derivat viel weniger gesteigert als die Mehrausscheidung von Natrium, so daß keine äquivalenten Beziehungen festgestellt wurden (Tabelle 4). Diese Versuchsergebnisse an adrenalektomierten Ratten beweisen, daß Triamteren *kein* Aldosteron-Antagonist ist. Zu gleichen Feststellungen kamen BABA, TUDHOPE u. WILSON (1962). Es handelt sich um eine Verbindung mit *direkter* Wirkung auf den tubulären Ionentransport. Lediglich die Ähnlichkeit der Auswirkungen auf den tubulären Natrium- und Kaliumtransport hat zu dem Mißverständnis Anlaß gegeben. Im Prinzip ist dieses Pteridin-Derivat ein Diureticum, das sich von den übrigen besonders durch die Hemmung der Kaliumausscheidung unterscheidet.

Tabelle 4. *Einfluß von Triamteren auf die Elektrolytausscheidung epinephrektomierter Ratten unter verschiedenen Versuchsbedingungen* (SCHAUMANN, 1962)

Triamteren mg/kg	Flüssigkeit		mval/kg/$2^1/_2$ Std		
	vor dem Versuch	zum Versuch	Na	K	Cl
1	2	3	4	5	6
—	10% Glucose	Wasser	$0,94 \pm 0,15$	$0,51 \pm 0,07$	$0,98 \pm 0,16$
5			$1,22 \pm 0,17$	$0,24 \pm 0,03$	$0,92 \pm 0,17$
—	10% Glucose	0,4% NaCl	$1,73 \pm 0,21$	$0,77 \pm 0,08$	$2,21 \pm 0,27$
5			$2,95 \pm 0,22$[a]	$0,32 \pm 0,04$[a]	$2,53 \pm 0,18$
—	0,9% NaCl	0,9% NaCl	$5,65 \pm 0,40$	$1,10 \pm 0,11$	$6,19 \pm 0,50$
5			$7,15 \pm 0,52$[a]	$0,72 \pm 0,08$[a]	$6,84 \pm 0,46$
—	10% Glucose	0,4% NaCl	$2,54 \pm 0,27$	$0,97 \pm 0,11$	$3,08 \pm 0,33$
5			$4,60 \pm 0,45$[a]	$0,52 \pm 0,09$[a]	$4,87 \pm 0,57$[a]
—	10% Glucose	0,4% NaCl	$1,61 \pm 0,17$	$1,11 \pm 0,17$	$2,66 \pm 0,31$
5		+ 1 µg Aldosteron	$3,92 \pm 0,29$[a]	$0,57 \pm 0,08$[a]	$3,75 \pm 0,30$[a]

[a] bedeutet $P < 0,05$.

2. Beziehungen zwischen Struktur und Wirkung der Pteridin-Derivate

Die pharmakologischen Untersuchungen über die Wirkungen verschiedener Derivate des Pteridins auf die renale Natrium- und Kaliumausscheidung sind schwer zu vergleichen, weil die Versuchsbedingungen stark variieren und auch die

Tabelle 5. *Wasser- und Elektrolytausscheidung nach oraler Gabe von Wy-3654 und Triamteren bei Hunden, die Kochsalz erhalten haben*
(Rosenthale u. van Arman, 1963)

Dosis mg/kg oral	Anzahl der Versuche **	Volumen (ml)		Natrium (mval)		Chlorid (mval)		Kalium (mval)	
		Kontroll-tag	Mittlere Änderung in 5 Std *	Kontroll-tag	Mittlere Änderung in 5 Std *	Kontroll-tag	Mittlere Änderung in 5 Std *	Kontroll-tag	Mittlere Änderung in 5 Std *
0	18 (12)	408 ± 25	13 ± 58	$56,2 \pm 2,9$	$2,3 \pm 1,9$	$62,8 \pm 3,3$	$2,5 \pm 2,6$	$8,14 \pm 1,47$	$1,52 \pm 1,64$
					Wy-3654				
1,5	6 (6)	321 ± 45	77 ± 21[b]	$45,0 \pm 6,3$	$10,7 \pm 5,1$[a]	$47,4 \pm 5,1$	$14,6 \pm 6,8$[a]	$6,80 \pm 2,08$	$0,12 \pm 1,32$
3,0	6 (6)	196 ± 29	101 ± 35[a]	$35,4 \pm 3,7$	$16,9 \pm 4,9$[b]	$38,5 \pm 3,2$	$17,1 \pm 5,3$[a]	$3,95 \pm 1,35$	$2,26 \pm 0,69$[a]
6,0	18 (12)	316 ± 23	109 ± 13[c]	$54,6 \pm 2,5$	$24,6 \pm 2,6$[c]	$49,9 \pm 4,5$	$21,7 \pm 5,0$[c]	$6,33 \pm 0,99$	$- 0,05 \pm 1,44$
12,0	12 (12)	340 ± 33	102 ± 27[c]	$39,7 \pm 3,7$	$30,9 \pm 5,1$[c]	$58,8 \pm 8,5$	$26,6 \pm 6,2$[c]	$9,33 \pm 2,02$	$1,67 \pm 1,70$
					Triamteren				
1,5	6 (6)	407 ± 53	-22 ± 33	$38,0 \pm 8,5$	$7,5 \pm 5,3$	$63,3 \pm 7,2$	$-6,7 \pm 4,9$	$14,17 \pm 2,61$	$-11,00 \pm 2,53$[a]
6,0	6 (6)	282 ± 41	76 ± 31	$33,9 \pm 8,1$	$17,6 \pm 3,9$[c]	$43,5 \pm 3,8$	$5,2 \pm 4,1$	$8,79 \pm 2,56$	$- 6,82 \pm 2,59$[a]

* Differenz zwischen Versuchstag und Kontrolltag. Die Resultate und statistischen Berechnungen basieren auf einem Vergleich mit den Kontrollwerten des Vortages. Die Signifikanzen wurden nach dem t-Test von Student berechnet. Während des gesamten Versuches wurden die gleichen 12 Hunde benutzt.
** Anzahl der verschiedenen verwendeten Hunde.
$\pm$ S.E., [a] $p < 0,05$, [b] $p < 0,02$, [c] $p < 0,01$.

Streuung der Versuchsergebnisse in vielen Fällen nicht ermittelt wurde. In der Literatur wird über Derivate des Pteridins berichtet, bei denen die Substituenten an C 2, 4, 6 und 7 variiert wurden (Abb. 3). Die Änderung des Substituenten an C 6 führt anscheinend zu einer vermehrten Kaliumausscheidung, wie der Vergleich der Wirkungen des Triamterens (6-Phenyl) mit den Verbindungen SK & F 6874 (Carboxamidgruppe in C 6) und SK & F 371 (Methylgruppe in C 6) erkennen läßt. Die von MAASS u. WIEBELHAUS (1967) mitgeteilten Ergebnisse geben allerdings weder die Zahl der Versuche noch die biologischen Streuungen wieder, so daß eine genauere Beurteilung nicht möglich ist. Pharmakologisch ergiebigere Untersuchungen über Triamteren wurden von WIEBELHAUS, BRENNAN, SOSNOWSKI, MAASS, WEINSTOCK u. BENDER (1967) sowie über die Pteridin-Derivate 4,7-Diamino-N-(2-morpholinoäthyl)-2-phenyl-6-pteridincarboxamid und 4-Amino-7-(2-methoxyäthylamino)-N-(2-methoxyäthyl)-2-phenyl-6-pteridincarboxamid von ROSENTHALE u. VAN ARMAN (1963) und ROSENTHALE, OSDENE, KASSARICH u. SCHNEIDER (1966) durchgeführt (s. Abb. 3). Zur Beurteilung der Beziehungen zwischen chemischer Struktur und Wirkung wurde für die vergleichenden Versuche Triamteren herangezogen (Tabelle 5). Die Tabelle 5 ergibt einen Überblick über die Wasser- und Elektrolytausscheidung nach Applikation von

Strukturformel	Name der Substanz
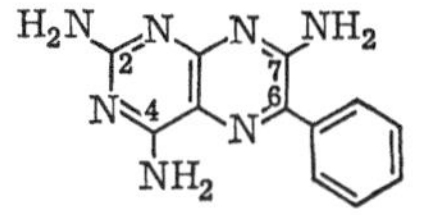	2-, 4-, 7-Triamino-6-phenylpteridin[a,b] SK&F 8542, Triamteren, Jatropur[R]
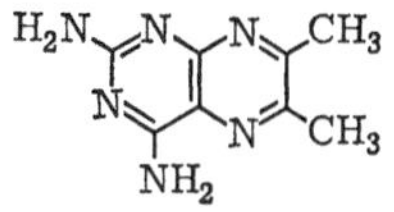	2-, 4-Diamino-6-, 7-dimethylpteridin[b] SK&F 371
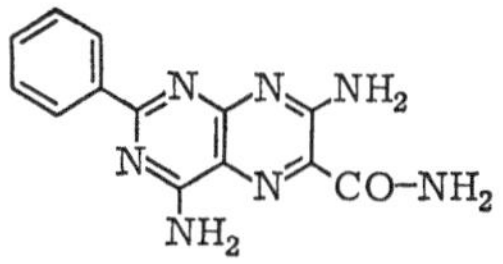	2-Phenyl-4,-7-diamino-6-pteridin-carboxamid[b] SK&F 6874
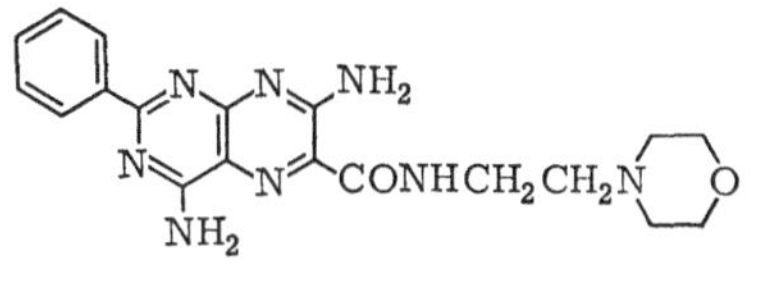	4-, 7-Diamino-N-(2-morpholinoäthyl)-2-phenyl-6-pteridincarboxamid[c,d] Wy—3654
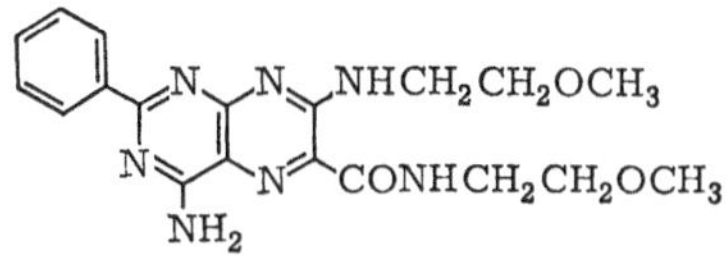	4-Amino-7-(2-methoxyäthylamino)-N-(2-methoxyäthyl)-2-phenyl-6-pteridincarboxamid[d] Wy—5256

Abb. 3. Strukturformeln und Namen von Pteridinderivaten. ([a] WIEBELHAUS, WEINSTOCK, BRENNAN, SOSNOWSKI, LARSEN, 1961. [b] MAAS u. WIEBELHAUS, 1967. [c] ROSENTHALE u. VAN ARMAN, 1963. [d] ROSENTHALE, OSDENE, KASSARICH u. SCHNEIDER, 1966)

4,7-Diamino-N-(2-morpholinoäthyl)-2-phenyl-6-pteridincarboxamid und Triamteren. Beide Verbindungen besitzen annähernd gleiche Wirksamkeit. Das Pteridin-Derivat 4,7-Diamino-N-(2-morpholinoäthyl)-2-phenyl-6-pteridincarboxamid wirkt ebenso wie Triamteren auch am adrenalektomierten Tier (Tabelle 6).

Tabelle 6. *Wirkung von Wy-3654 bei adrenalektomierten Ratten*
(ROSENTHALE u. VAN ARMAN, 1963)

Subcutane Dosis von Wy-3654 mg	Anzahl der Gruppen zu 2 Ratten	Mittelwerte pro 2 Ratten			
		Urinvolumen ml	Natrium mval	Chlorid mval	Kalium mval
0	4	$2{,}4 \pm 0{,}37$	$27{,}5 \pm 3{,}8$	$46{,}8 \pm 5{,}4$	$33{,}8 \pm 3{,}7$
3	4	$4{,}5 \pm 0{,}45$[a]	$60{,}0 \pm 11{,}0$	$73{,}5 \pm 6{,}7$[a]	$38{,}3 \pm 2{,}3$
10	4	$4{,}0 \pm 0{,}57$	$70{,}8 \pm 9{,}5$[a]	$80{,}0 \pm 6{,}5$[b]	$39{,}3 \pm 4{,}2$
30	4	$5{,}4 \pm 0{,}55$[b]	$92{,}0 \pm 11{,}2$[b]	$107{,}5 \pm 14{,}0$[b]	$49{,}0 \pm 4{,}5$

[a] $p < 0{,}05$, [b] $p < 0{,}01$, Gruppenvergleich nach dem t-Test.

Nach den Feststellungen von ROSENTHALE und VAN ARMAN (1963) wirkt die Verbindung schnell und zeigt den größten diuretischen Effekt bei Hunden 2 Std nach oraler Verabreichung. Nach intravenöser Injektion ist eine maximale Steigerung der Harnausscheidung schon nach 10 min zu erkennen. Die glomeruläre Filtration und der renale Plasmafluß waren unter diesen Bedingungen erhöht. Die Filtrationsfraktion blieb unverändert. Diese Effekte wurden mit einer Vasodilatation der afferenten Arteriolen in Zusammenhang gebracht, doch scheint diese Wirkung auf die renale Hämodynamik für das Zustandekommen des diuretischen Effektes unwesentlich zu sein. Die Messung von glomerulärer Filtration und tubulärer Rückgewinnung ergab vielmehr, daß Eingriffe in tubuläre Funktionen für das Zustandekommen der diuretischen Wirkung verantwortlich zu machen sind.

Der Vergleich von 4,7-Diamino-N-(2-morpholinoäthyl)-2-phenyl-6-pteridincarboxamid und 2,4,7-Triamino-6-phenyl-pteridin zeigt nur geringfügige Unterschiede in ihren renalen Wirkungen. Sie sollen besonders die Ausscheidung von Chloridionen und Kalium betreffen. Im Gegensatz zu Triamteren, das unter bestimmten Bedingungen Kaliumretentionen bei Hunden, Ratten und Menschen erzeugen kann (WIEBELHAUS et al., 1961; BABA et al., 1962; CATTELL u. HAVARD, 1962; CROSLEY et al., 1962) soll die Verbindung 4,7-Diamino-N-(2-morpholinoäthyl)-2-phenyl-6-pteridincarboxamid hier weniger wirksam sein. Auch im Verhalten adrenalektomierter Tiere ergeben sich einige Unterschiede. Triamteren setzt die Kaliumausscheidung auch bei adrenalektomierten Ratten herab (HERKEN u. SENFT, 1961; SENFT, 1962; BABA et al., 1962). Nach Angaben von ROSENTHALE und VAN ARMAN (1963) hat 4,7-Diamino-N-(2-morpholinoäthyl)-2-phenyl-6-pteridincarboxamid keine Wirkung auf die Kaliumausscheidung an adrenalektomierten Tieren. Die Verbindung hat nur einen geringen oder keinen Einfluß auf die Wasserstoffionenkonzentration des Urins. Triamteren soll dagegen zu einem Anstieg des pH und der Bicarbonatausscheidung führen (BABA, TUDHOPE u. WILSON, 1962). Nach Angaben von WIEBELHAUS et al. (1961) hat Triamteren nur einen geringen Effekt auf die renale Hämodynamik. Erniedrigungen der glomerulären Filtration beim Menschen sind beschrieben (SHALDON u. RYDER, 1962; BABA, TUDHOPE u. WILSON, 1962a). Vergleichbare Untersuchungen mit dem 4,7-Diamino-N-(2-morpholinoäthyl)-2-phenyl-6-pteridincarboxamid an Menschen stehen nicht zur Verfügung. Eine signifikante Erhöhung der glomerulären Filtration und des Plasmastromes ist bisher nur an Hunden beschrieben. Die Untersuchungen von ROSENTHALE, OSDENE, KASSARICH und SCHNEIDER (1966) haben zu dem Ergebnis geführt, daß die Verbindung 4-Amino-7-(2-methoxyäthylamino)-N-(2-methoxy-äthyl)-2-phenyl-6-pteridincarboxamid ähnlich zu beurteilen ist wie 4,7-Di-amino-N-(2-morpholinoäthyl)-2-phenyl-6-pteridincarboxamid. Alle bisher vor-liegenden Arbeiten bestätigen, daß die Pteridin-Derivate keine Aldosteron-Antagonisten sind. Änderungen der Substituenten in der 2-, 4-, 6- und 7-Position führen zu quantitativen und qualitativen Wirkungsänderungen. Änderungen des Substituenten in C 6 beeinflussen die renale Kaliumelimination, wie der Vergleich des Triamterens mit den Verbindungen 4,7-Diamino-N-(2-morpholino-äthyl)-2-phenyl-6-pteridincarboxamid, 4-Amino-7-(2-methoxyäthylamino)-N-(2-methoxyäthyl)-2-phenyl-6-pteridincarboxamid, 2,4-Diamino-6,7-dimethyl-pteri-din und 2-Benzo-4,7-diamino-6-formylamino-pteridin zeigt. Gleichzeitige Ände-rung der Substituenten in C 6 und C 2 beeinflußt die Bicarbonatausscheidung im Harn und verändert die Wasserstoffionenkonzentration (ROSENTHALE u. VAN ARMAN, 1963). Die beobachteten Abweichungen sind aber offenbar klinisch nicht besonders bedeutsam, da bisher nur Triamteren (2,4,7-Triamino-6-phenyl-pteri-din) in der Praxis Anwendung gefunden hat. Eine Zusammenstellung über Be-ziehungen zwischen Struktur und diuretischer Wirksamkeit zahlreicher Pteridin-Derivate wurde von WEINSTOCK, WILSON, WIEBELHAUS, MAASS, BRENNAN u. SOSNOWSKI (1968) veröffentlicht.

3. Nachweis von Triamteren und seinen Stoffwechselprodukten

Der Nachweis von Triamteren beruht auf der Eigenschaft der Substanz, im ultravioletten Licht zu fluorescieren. BABA, TUDHOPE und WILSON haben 1962 eine Methode angegeben, die zur *quantitativen* Bestimmung des Diureticums im Urin geeignet ist. Sie gingen dabei von einer Stammlösung aus, die 400 µg Triam-teren/ml in 98%iger Ameisensäure enthielt. Hieraus wurden durch Verdünnung mehrere Lösungen mit Konzentrationen von 0,005 bis 0,1 µg/ml hergestellt, denen normaler Urin im Verhältnis 1 : 2000 zugesetzt wurde. In gleicher Weise wurden Urinproben mit 0,02%iger Ameisensäure verdünnt, so daß die Eich- und Meß-lösungen den gleichen Anteil Harn und Ameisensäure enthielten. Als Leerwert diente eine nach gleichem Verfahren verdünnte Urinprobe, die vor der Injektion des Triamterens gewonnen wurde. Die Fluorescenz der Leer-, Eich- und Meßwerte wurde mit einem Hilger H 700 Uvispek Spektralphotometer unter Einschaltung eines Fluorescenzvorsatzes Hilger H 730 bestimmt. Genauere Angaben über das Aktivierungsspektrum von Triamteren und die Wellenlänge der maximalen Emission, die zur Beurteilung spektrofluorometrischer Untersuchungen wertvoll ist, sind in der Arbeit nicht gemacht.

Da Ameisensäure ebenfalls stark fluoresciert und die Messungen des Triam-terens dadurch stören kann, wurde diese Methode bei unseren eigenen Untersuchun-gen durch Verwendung eines anderen Lösungsmittels modifiziert. 2,5 mg Triam-teren wurden in 15 ml absolutem, unvergälltem Methylalkohol unter leichtem Anwärmen gelöst und mit 0,2 M Trispuffer, dessen pH mit 0,2 n HCl auf 7,0 ein-gestellt worden war, auf 250 ml aufgefüllt. Diese Eichlösung enthielt 10 µg/ml Triamteren. Durch Verdünnung mit Trispuffer wurden zur Eichung der Methode Lösungen hergestellt, deren Konzentration zwischen 0,01 und 0,1 µg/ml lagen. Urinproben, deren Triamterengehalt bestimmt werden sollte, sowie entsprechende Kontrollproben des Harns vor der Gabe des Pharmakons wurden ebenfalls mit 0,2 M Trispuffer (pH 7,0) im Verhältnis 1 : 100 verdünnt. Die *Aktivierungs-* und *Fluorescenzspektren*, die mit einem Spektrofluorometer der Firma Aminco-

Bowman aufgenommen wurden, ergaben ein Maximum der Aktivierung bei 365 mμ und eine maximale Emission bei 465 mμ (s. Abb. 4). Nach Aufstellung einer Eichkurve, die in den zur Untersuchung kommenden Konzentrationen linear verlief, wurden die Mengen an Triamteren im Urin nach Abzug der Leerwerte ermittelt. Im Harn treten schon 20 min nach Einnahme von

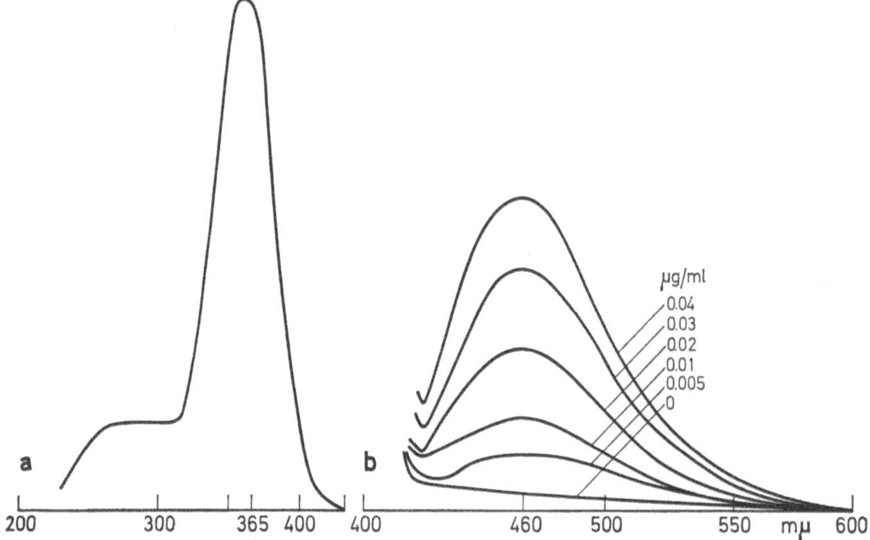

Abb. 4. a Aktivierungsspektrum von Triamteren. Fluorescenz: $\lambda = 460$ mμ; b Fluorescenzspektrum einer Triamtereneichreihe. Aktivierung: $\lambda = 365$ mμ

Triamteren fluorescierende Ausscheidungsprodukte auf. Die höchsten Konzentrationen finden sich nach 3 bis 6 Std. Nach 24 Std ist die Ausscheidung praktisch beendet (LEHMANN, 1965). Nur ein geringer Teil dieser ausgeschiedenen Substanzen besteht aus unverändertem Triamteren. Daneben wird in größerer Menge ein charakteristisch hellblau fluorescierendes Abbauprodukt eliminiert.

Die Auftrennung der im Harn erscheinenden Metaboliten durch Ionenaustausch- (Dowex 1X2) und Papierchromatographie ergab, daß 70% auf den Schwefelsäureester des 2,4,7-Triamino-6-p-hydroxyphenylpteridins entfallen (LEHMANN, 1965) (Abb. 5).

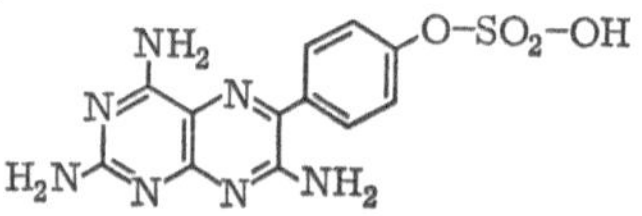

Abb. 5. Der Schwefelsäureester des 2,4,7-Triamino-6-p-hydroxyphenylpteridins, ein Metabolit des Triamterens. (LEHMANN, 1965)

Durch Untersuchungen anderer Pteridine war schon vorher bekannt, daß sie im Organismus durch die Xanthinoxydase verändert werden können. Oxydationen sind in den Stellungen 2, 4 und 7 des Pteridin-Moleküls beschrieben. REMBOLD u. GUTENSOHN (1968) fanden eine Hydroxylierung an C6. 2,4-Diamino-6,7-dimethyl-pteridin kann im Organismus zu 2,4-Diamino-7-methyl-pteridin-carbonsäure-(6) oxydiert werden (EDER u. REMBOLD, 1968). Endprodukt dieser Oxydation war in den meisten Fällen das 2,4,7-Trihydroxypteridin (BERGMANN u. KWIETNY, 1958, 1959; FORREST, HANLEY u. LAGOWSKI, 1961). LEHMANN (1965) konnte keine Veränderungen an den Aminogruppen der Ausscheidungsprodukte nachweisen. Neben dem Hauptmetaboliten, dem Schwefelsäureester des 2,4,7-Triamino-6-p-hydroxyphenylpteridins wurden 2,4,7-Triamino-6-p-hydroxyphenylptheridin und ein Glucuronid des Triamterens gefunden. Ein weiteres Ausscheidungsprodukt konnte nicht identifiziert werden. Etwa 20% des applizierten Triamterens gingen unverändert in den Harn über. Die Tabellen 7 und 8 enthalten einige Charakteristika der im Harn nachgewiesenen Ver-

Tabelle 7. *R_F-Werte von 2,4,7-Triamino-6-phenyl-pteridin-Derivaten* (LEHMANN, 1965)

Substanz	Papier-chrom. Bande	Säulen-chrom. Bande	$R_F \times 100$ in Laufmittel				Fluores-cenzfarbe im UV
			1	2	3	4	
Triamteren (I)	III	A	60	50	20	25	blau
Schwefelsäureester des 2,4,7-Triamino-6-p-hydroxyphenyl-pteridins (II)	II	G	38	13	22	20	hellblau
2,4,7-Triamino-6-p-hydroxyphenyl-pteridin (III)	I a	A 1	33	38	12	15	blaugrün
N-Glucuronid des Triamterens	II a	C	38	30	50	40	blau
2,4,7-Triamino-6-p-methoxyphenyl-pteridin (VI)	—	—	55	50	25	10	blaugrün
2,4,7-Trihydroxy-6-p-hydroxyphenyl-pteridin (IV)	—	—	24	25	17	23	blaugrün
Methyl-Derivat von 2,4,7-Triamino-6-p-hydroxy- bzw. p-methoxy-phenyl-pteridin (V)	—	—	49	58	28	35	blaugrün

Laufmittel (die Zahlen bedeuten Volumina) — Laufzeit:
1. i-Propanol-Wasser-25% Ammoniak   140:50:10 — 15 Std
2. n-Butanol-Eisessig-Wasser   4: 1: 1 — 15 Std
3. 3%ige wäßrige Lösung von Ammonchlorid   — 6 Std
4. 4%ige wäßrige Lösung von tert. Na-citrat   — 6 Std

Tabelle 8. *UV-Absorption von 2,4,7-Triamino-6-phenylpteridin-Derivaten* (LEHMANN, 1965)

Substanz	Ladungs-zustand	pH	$\lambda_{max}(\log \varepsilon)$ (mμ)	λ_{min} (mμ)	$\lambda_{max}(\log \varepsilon)$ (mμ)	λ_{min} (mμ)
Triamteren (I)	Kation	3,0	358 (4,32)	307	254 (4,17)	234
	Neutr.-Mol.	10,4	367 (4,28)	314	269 (4,15)	256
Schwefelsäureester des 2,4,7-Triamino-6-p-hydroxyphenyl-pteridins (II)	Anion	13	369 (4,32)	315	270 (4,20)	256
2,4,7-Triamino-6-p-hydroxyphenyl-pteridin (III)	Anion	13	383 (4,12)	333	274 (4,07)	260
N-Glucuronid des Triamterens	?	4,5	358	310	259	
Methyl-Derivat von 2,4,7-Triamino-6-p-hydroxy- bzw. p-methoxy-phenyl-pteridin (V)	?	4,0	366	316	263	255

bindungen. Weitere Einzelheiten, deren Kenntnis für die Isolierung und Identifizierung der Metaboliten wichtig sind, finden sich in der Arbeit von Lehmann (1965).

4. Lokalisation der tubulären Wirkung von Triamteren

Clearance-Untersuchungen an Ratten (Herken u. Senft, 1961; Senft, 1962) und Hunden (Maass u. Wiebelhaus, 1967) ergaben, daß Triamteren die glomeruläre Filtration nicht oder nur unwesentlich erniedrigt, so daß die Steigerung der Natriumausscheidung auf einer *Hemmung* der *tubulären Rückgewinnung* des Kations beruhen muß. Die Erniedrigung der *Kalium*ausscheidung kann durch eine *Verminderung* der *tubulären Sekretion* des Elektrolyten verursacht werden. Rowe, Afonso, Castillo, Lowe u. Crumpton (1962) fanden auch beim Menschen keine Änderung der glomerulären Filtration unter dem Einfluß von Triamteren. Shaldon u. Ryder (1962) beschrieben allerdings eine Minderung des glomerulären Filtrates, die aber offenbar praktisch bedeutungslos war.

Untersuchungen über die Lokalisation der tubulären Wirkung ergaben bei Ratten unter Verwendung der Stop-Flow-Technik einen *distalen Angriff* der Verbindung (Senft, 1962) (Abb. 6). Aus dem Autoradiogramm eines isolierten

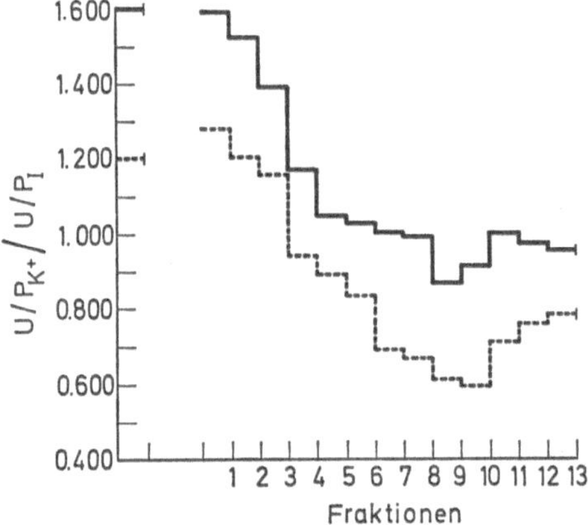

Abb. 6. Hemmung der tubulären Sekretion von Kaliumionen durch ------ 2,4,7-Triamino-6-Phenylpteridin. Verschlußperiode $2^1/_2$ min; Volumen einer Fraktion 15 µl (Senft, 1962)

Nephrons einer Ratte, die 3 Std nach Verabreichung von ^{3}H-Triamteren getötet wurde, ließ sich erkennen, daß der größere Teil der Radioaktivität im distalen Abschnitt des Tubulus abgelagert wurde (Baba, Tudhope u. Wilson, 1964). Diese Befunde stehen im Einklang mit Untersuchungen von Ball u. Greene (1963) sowie Ball u. Wilde (1963), die in Stop-Flow-Untersuchungen an Ratten und Hunden den Hauptanteil der Wirkung im distalen Abschnitt des Nephrons lokalisieren konnten. Auch beim Schwein wurde von Nielsen u. Lassen (1963) eine distale Wirkung festgestellt. Maass u. Wiebelhaus (1967) schlossen aus ihren Versuchsergebnissen, daß eine Hemmung der tubulären Rückgewinnung von Natriumionen im proximalen Konvolut, im aufsteigenden Schenkel der Henleschen Schleife und im distalen Tubulus unter der Einwirkung des Diureticums stattfindet, es liegen aber keine Mikropunktionsergebnisse vor, die diese Befunde bestätigen. Aus der Interferenz der Wirkungen von 6-Aminonicotinamid und Triamteren haben Herken, Senft u. Zemisch (1964) geschlossen, daß beide Verbindungen einen gemeinsamen distalen Wirkungsort haben. Mikropunktionsversuche von WIEDERHOLT, HIERHOLZER, SENFT u. HERKEN haben ergeben, daß die Wirkung von 6-Aminonicotinamid auf den tubulären Natrium- und Kaliumtransport im distalen Abschnitt des Nephrons lokalisiert ist.

Die Annahme, daß Triamteren den aktiven Natriumtransport im aufsteigenden Teil der Henleschen Schleife hemmt, stützt sich auf die festgestellte Erniedrigung des corticopapillären Natriumkonzentrationsgradienten. Leider enthalten die Befunde keine Angaben über die Streuung der Versuchsergebnisse, so daß die Bewertung dadurch erschwert wird. Besonders auffällig waren die starken Abweichungen des Harnstoff-Gradienten beim Vergleich der linken, unbehandelten und der rechten, mit Triamteren infundierten Niere (Tabelle 9).

Tabelle 9. *Harnstoff- und Ionenkonzentration im Nierengewebe* (MAASS u. WIEBELHAUS, 1967)

| Linke Niere | | | | | Rechte Niere | | | |
| | | | | | Triamteren-Infusion in die rechte Nierenarterie (0,522 mg/min während 40 min) | | | |
Nierenschnitt	Na$^+$	K$^+$	Cl$^-$	Harnstoff	Na$^+$	K$^+$	Cl$^-$	Harnstoff
Rinde äußeres	72,43	38,90	59,18	6,70	77,79	40,52	65,33	6,12
Mark inneres	107,82	33,69	95,96	12,73	96,62	34,39	81,06	10,31
Mark	158,35	30,76	135,96	45,83	102,23	24,54	107,61	15,01
Papille	211,92	48,47	173,41	91,85	114,84	33,00	111,37	21,90
Gradient	2,93	1,25	2,93	13,71	1,48	0,81	1,70	3,58

Na, K, Cl — µÄq/g Feuchtgewicht.   Harnstoff — µM/g Feuchtgewicht.

Weitere Untersuchungen über tubuläre Wirkungen des Triamterens haben ergeben, daß die Wasserstoffionenkonzentration des Harns nach Gabe von Triamteren abfällt. Dies wurde damit erklärt, daß die Hemmung der tubulären Rückgewinnung von Natriumionen auf einer Störung des Austausches von Natrium- gegen Wasserstoffionen in der Niere beruht (KRÜCK, 1963). Der Anstieg der Natriumelimination ist nach Gabe von Triamteren beim Menschen von einer Steigerung der Chlor- und Bicarbonatausscheidung begleitet (KRÜCK u. HILD, 1961, 1962). Die titrierbare Acidität und der Ammoniumgehalt des Urins nehmen dabei ab.

5. Wirkungen des Triamterens auf den Zellstoffwechsel

a) Renal

Über die Wirkungen des Triamterens auf den Stoffwechsel der Zelle, die zu den Veränderungen des Natrium-Kalium-Transportes durch die Membranen des Tubulusepithels führen, ist fast nichts bekannt. Die beobachtete verminderte Ausscheidung von Bicarbonat und Wasserstoffionen wird nicht durch eine Hemmung der Carboanhydratase verursacht (SENFT, 1962; NIELSEN u. LASSEN, 1963). BABA, TUDHOPE u. WILSON (1964) haben die Carboanhydratase in Nierenhomogenaten mit der manometrischen Methode von MELDRUM u. ROUGHTON (1933) untersucht und dabei ebenfalls keine Hemmung der Aktivität dieses Fermentes nach Zusatz von Triamteren gefunden. Zum Vergleich wurden Chlorothiazid und Acetazolamid herangezogen. Die Abb. 7 und 8 vermitteln einen Einblick in die gewonnenen Resultate. Inzwischen sind andere Verbindungen bekannt geworden, die ähnlich wie Triamteren zu einer vermehrten Natriumelimination bei gleichzeitiger Reduktion der Kaliumausscheidung im Harn führen. Zu ihnen gehört auch das 6-Aminonicotinsäureamid (6-AN), das wegen seiner hohen

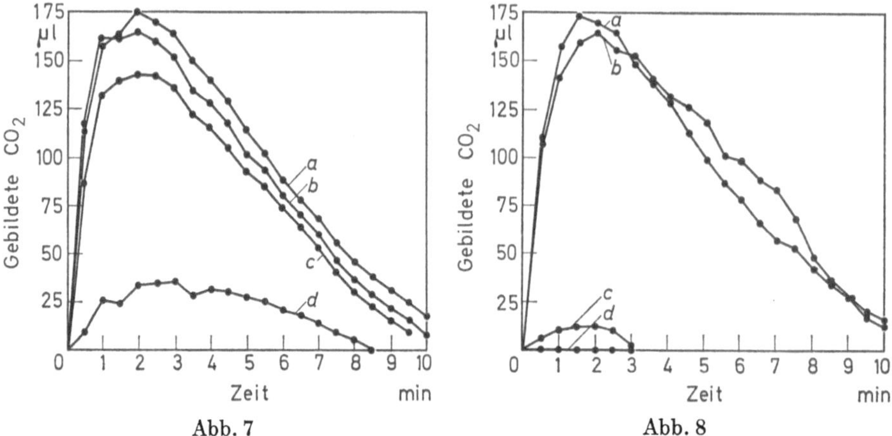

Abb. 7. Carboanhydrataseaktivität in Nierenhomogenaten 3 Std nach Gabe von Triamteren (b), Chlorothiazid (c) und Acetazolamid (d) im Vergleich mit dem Nierenhomogenat einer nicht behandelten Ratte (a). Alle 4 Kurven sind um den Leerwert eines Versuches ohne Homogenat korrigiert. Die Kontrollen stellen einen Mittelwert aus 8 Versuchen dar (Baba, Tudhope, Wilson, 1964)

Abb. 8. Carboanhydrataseaktivität in Nierenhomogenaten nach Inkubation mit Triamteren (b), Chlorothiazid (c) und Acetazolamid (d). Die Kurve A stellt einen Versuch ohne Zusatz eines Diureticums dar. Alle Kurven sind um den Leerwert korrigiert. Die Kontrollkurve (a) stellt die Mittelwerte aus 8 Versuchen dar (Baba, Tudhope, Wilson, 1964)

Neurotoxicität allerdings für praktische Anwendungen nicht in Frage kommt (Übersicht bei Coper u. Herken, 1962). Diese Verbindung ist aber deswegen interessant geworden, weil eingehendere Untersuchungen über den *Wirkungsmechanismus* vorliegen und die festgestellte gegenseitige Beeinflussung der Wirkungen von 6-AN und Triamteren auch Einblick in bestimmte celluläre Reaktionen des Triamterens geben kann. Behandlung von Ratten mit 25—50 mg/kg 6-Aminonicotinsäureamid erzeugt nach einer Latenzzeit von 2 Std einen starken natriumdiuretischen Effekt, der sein Maximum in der 5.—6. Std erreicht. Gleichzeitig kommt es zu einer Reduktion der Kaliumausscheidung, die aber im Vergleich zu der vermehrten Natriumelimination gering ist (Herken, Senft u. Zemisch, 1964). Durch Aufnahmen von Autoradiogrammen der Niere, die nach Gabe von ^{14}C-markiertem 6-Aminonicotinsäureamid erhalten wurden, zeigte sich, daß die Verbindung überwiegend in der Rinde gespeichert wird. Die äußere und innere Markzone enthielt nur eine verhältnismäßig geringe Aktivität. Die Analyse der Nierenfunktion ergab, daß die glomeruläre Filtration nur unwesentlich vermindert, die tubuläre Rückgewinnung von Natriumionen aber stark reduziert wurde. Darauf beruht der diuretische Effekt. Die Lokalisation der Wirkung mit der Stop-Flow-Technik sprach für einen distalen Angriffsort (Herken, Senft u. Zemisch, 1964). Diese Befunde wurden durch Wiederholt, Hierholzer, Senft u. Herken (1968) in Mikropunktionsexperimenten mit der Öltropftechnik von Gertz (1963) bestätigt. Bei diesen Versuchen fanden sich im proximalen Tubulus keine Veränderungen, dagegen war die Resorption einer isotonischen Natriumchloridlösung im distalen Segment des Nephrons gegenüber den Kontrollen deutlich verlangsamt. Damit ist ausgeschlossen, daß die erhöhte Natriumkonzentration im Endharn durch einen proximalen Effekt der Verbindung verursacht ist. Auch eine Hemmung des proximalen Natriumtransportes, welche im gleichen Segment kompensiert wird und deshalb nicht direkt in Erscheinung tritt, ist unwahrscheinlich. Eine solche Kompensation könnte darauf beruhen, daß die Transporthemmung durch Weiterstellung der Tubuli und dadurch bedingte Verlängerungen der proximalen Passagezeit ausgeglichen wird, wie es von HIERHOLZER et al. (1966) bei adrenalektomierten Ratten und von HIERHOLZER et al. (1965) und RECTOR et al. (1966) bei Ratten beobachtet wurde, die mit Diuretica behandelt wurden. Die Messung der lokalen Transportfähigkeit des Tubulusepithels und der Verweildauer der Tubulusflüssigkeit im proximalen und distalen Abschnitt des Nephrons ergab, daß sowohl die Passage des mit Lissamingrün gefärbten Urins als auch die auf die Flächeneinheit des Tubulusepithels bezogene Größe des Transports nach Einwirkung von 6-AN im proximalen Abschnitt unverändert ist. Im distalen Konvolut war die stationäre Natriumkonzentration der Tubulusflüssigkeit erhöht. Die Lokalisation der Mikropunktionskanülen in diesen Versuchen ließ allerdings noch offen, ob die gefundene Hemmung des Natriumtransportes auf das distale Konvolut beschränkt ist oder den aufsteigenden, dicken Schleifenschenkel und die Sammelrohre mit einbezieht. Eine Wirkung der 6-Aminonicotinsäureamid enthaltenden Nucleotide auf die Funktion der aufsteigenden Schleifenschenkel ist durchaus möglich, zumal es sich hier um Abschnitte des Nephrons mit hohem Energieverbrauch handelt.

Die mit zwei verschiedenen Methoden gewonnenen Ergebnisse können als Beweis dafür angesehen werden, daß 6-AN die Rückgewinnung von Natriumionen nur im distalen Abschnitt inhibiert. Bei der gleichzeitigen Anwendung verschiedener Diuretica zusammen mit 6-Aminonicotinsäureamid ergaben sich einige auffällige Unterschiede in der Elimination von Natrium- und Kaliumionen, die gewisse Rückschlüsse auf den verschiedenen Angriffspunkt der Diuretica in den einzelnen Abschnitten des Nephrons zulassen. Die Literatur über den Angriffsort der Diuretica innerhalb des Nephrons ist voll von Widersprüchen. Dies ist auf die sehr differenten Versuchsbedingungen, die Art der benutzten Methoden und wahrscheinlich auch auf die großen Unterschiede in der applizierten Dosis der einzelnen Pharmaka zurückzuführen, die in verschiedenen Untersuchungen, in denen die Mikropunktionstechnik zur Anwendung kam, außerordentlich hoch sind. Sie übersteigen bei weitem die Menge, die zur Erzeugung optimaler diuretischer Wirkungen am Tier benötigt werden. Die älteren Ansichten über die überwiegend proximale Wirkung verschiedener Diuretica sind durch Mikropunktionsanalysen modifiziert und korrigiert worden (BERLINER, DIRKS u. CIRKSENA, 1966; LEVITT, GOLDSTEIN, LENZ u. WEDEEN, 1966). Auf Grund von Untersuchungen über die Ausscheidung von freiem Wasser (''free water clearance'') vor und nach Anwendung der Diuretica neigen verschiedene Autoren zu der Ansicht, daß der Wirkungsort der Diuretica mit der Grundstruktur des Benzothiadiazins, des Furosemids und wahrscheinlich auch der quecksilberhaltigen Diuretica im distalen Abschnitt des Nephrons zu suchen ist (HEINEMANN, DEMARTINI u. LARAGH, 1959; EARLEY, KAHN u. ORLOFF, 1961; SUKI, RECTOR JR. u. SELDIN, 1965; SELDIN, EKNOYAN, SUKI u. RECTOR JR., 1966). Weitere Angaben über die Festlegung des Angriffsortes der verschiedenen Diuretica mit Hilfe von Mikropunktionsstudien finden sich in den Beiträgen von HEIDENREICH (S. 95) und PETERS u. ROCH-RAMEL (S. 292, 395, 419).

Die biochemische Ausschaltung der Funktion distaler Tubulusabschnitte durch Synthese 6-Aminonicotinsäureamid enthaltender Nucleotide ergab Befunde, die mit diesen Vorstellungen nicht vollständig in Einklang zu bringen sind. So führt die gleichzeitige Gabe von Chlorothiazid, das im Gegensatz zu älteren Angaben nunmehr überwiegend distal wirken soll, und 6-Aminonicotinsäureamid zu einer

Steigerung der Natriumelimination im Harn von Ratten, die weit über die Addition der Wirkungen beider Pharmaka hinausgeht (Herken, 1968). Der Befund wurde folgendermaßen erklärt: Chlorothiazid hemmt die Rückgewinnung von Natriumionen im proximalen Abschnitt des Nephrons, so daß mehr Elektrolyte in den distalen Teil einströmen als bei einem normalen, nicht behandelten Tier. Sie werden auch in Gegenwart des Diureticums partiell resorbiert. 6-Aminonicotinsäureamid verringert diese distalen resorptiven Fähigkeiten, so daß sich nicht nur die Wirkungen beider Substanzen addieren, sondern auch eine bestimmte Menge an Natriumionen hinzukommt, die sonst im distalen Abschnitt des Nephrons zurückgewonnen werden. Damit hängt wahrscheinlich auch die Abnahme der Kaliumausscheidung zusammen, die sich in analoger Form bei der kombinierten Anwendung von Hydroflumethiazid und Triamteren (Herken u. Senft, 1961) und ebenso bei gleichzeitiger Gabe von Chlorothiazid und Triamteren findet (Krück u. Hild, 1961; Cristini, 1962; Shaldon u. Ryder, 1962; Cattell u. Havard, 1962; Penati u. Sala, 1963; Cattell, 1963; Havard, 1963; Hansen u. Bender, 1967b; Lachnit u. Carniel, 1967). Die Kombination der Pteridin-Verbindung Wy-3654 mit anderen Diuretica (Mercaptopurin, Hydrochlorothiazid und Acetazolamid) wurde von Rosenthale (1965) an nicht narkotisierten Hunden untersucht.

Anders als beim Chlorothiazid führt die gleichzeitige Gabe von Furosemid und 6-Aminonicotinsäureamid nicht zu einer verstärkten Wirkung beider Substanzen. Es ließ sich noch nicht einmal eine Addition der Effekte auf die renale Natriumausscheidung erreichen (Herken, 1967). Dies kann durch einen gemeinsamen Wirkungsort beider Substanzen im distalen Tubulusabschnitt erklärt werden und würde damit die Ergebnisse der Mikropunktionsversuche über den distalen Angriffsort des Furosemids im Prinzip bestätigen (Deetjen, 1965 u. 1966). Da Änderungen in der Frei-Wasser-Clearance, wie sie nach Einwirkung von Furosemid festgestellt wurden (Seldin, Eknoyan, Suki u. Rector Jr., 1966), auch für den Effekt des Pharmakons im aufsteigenden Schenkel der Henleschen Schleife sprechen, ist zunächst nicht ausgeschlossen, daß auch die 6-AN enthaltenden Dinucleotide hier angreifen. Die Versuche zeigen, daß eine *Differenzierung des Wirkungsmechanimsus* und *des Angriffsortes* verschiedener Diuretica mit Hilfe der *Biosynthese abnorm strukturierter Pyridinnucleotide* in den verschiedenen Tubuluszellen des Nephrons möglich ist.

Nach einer Arbeitshypothese von Beyer u. Baer (1961) soll der kaliumeliminierende Effekt der Diuretica mit der Grundstruktur des Benzothiadiazins als Folge des vermehrten Angebotes von Natriumionen eintreten, die in die distal vom Wirkungsort des Pharmakons gelegenen Abschnitte einströmen und dort resorbiert werden. Diese Resorption ist offenbar zu einem Teil mit der Abgabe von Kaliumionen aus der Zelle verbunden (Berliner, Kennedy Jr. u. Orloff, 1954; Giebisch, Klose u. Malnic, 1967). Reduktionen der Kalium- und Wasserstoffionenausscheidung bei vermehrter Elimination von Natriumionen sprechen für die Wirkung der Diuretica im distalen Tubulusabschnitt und in den Sammelrohren (Seldin, Eknoyan, Suki u. Rector Jr., 1966; Giebisch, Klose u. Malinic 1967). Die distale Leistungsminderung für den Transport von Natriumionen aus dem Tubuluslumen in die Zelle, die sowohl nach Gabe von 6-AN wie von Triamteren registriert werden kann, verringert diese Korrektur. 6-AN ist ebenso wenig wie Triamteren ein Aldosteron-Antagonist (Herken, Senft u. Zemisch, 1964). Auch bei adrenalektomierten Tieren haben beide Verbindungen im Prinzip ähnliche Wirkungen auf die Natrium- und Kaliumelimination im Harn.

Im Gegensatz zu den Versuchen mit Chlorothiazid gelingt es durch gleichzeitige Anwendung von Triamteren und 6-AN nicht, die diuretischen Wirkungen der einen oder anderen Substanz zu steigern. Es wird auch keine Addition der Effekte erreicht. Das Gegenteil ist der Fall: Nach Vorbehandlung mit Triamteren ist 6-AN ohne Wirkung und umgekehrt verhindert die Applikation von 6-AN das Zustandekommen eines zusätzlichen Triamtereneffektes (HERKEN, SENFT u. ZEMISCH, 1964) (Tabellen 10 und 11). Die folgende Abbildung (Abb. 9) zeigt das Verhalten der Natrium- und Kaliumionen, wobei festgestellt wird, daß eine weitere Reduktion der Kaliumausscheidung im Urin durch gleichzeitige Behandlung mit Triamteren und 6-AN nicht erreicht werden kann. Auf der rechten Seite der Abbildung ist die theoretisch mögliche Ausscheidung an Natrium- und Kaliumionen dargestellt, wenn beide Pharmaka additiv wirken würden.

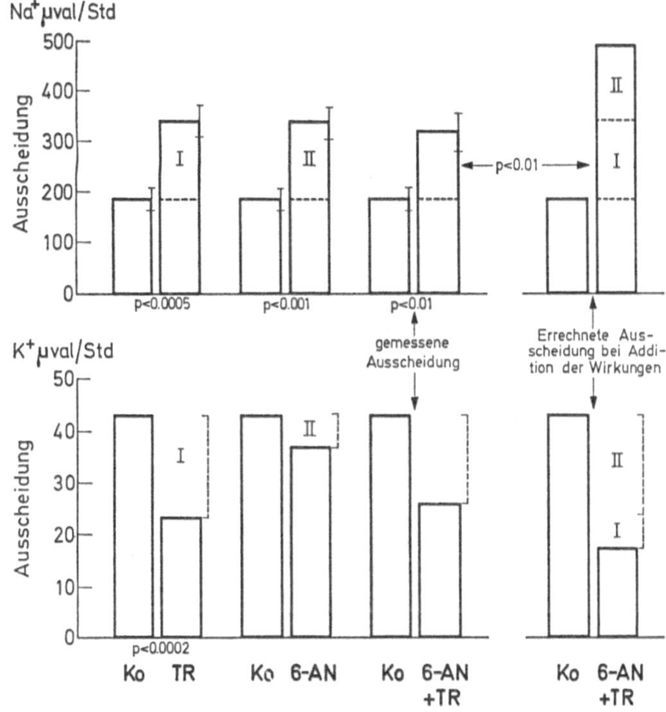

Abb. 9. Verhinderung des Triamtereneffekts durch Gabe von 6-AN (HERKEN, 1968)

Die renale Clearance beider Substanzen blieb in diesen Experimenten unverändert, so daß die antagonistischen Wirkungen nicht durch eine Minderung der glomerulären Filtration oder durch gegenseitige Behinderung der tubulären Diffusion oder Sekretion erklärt werden können (ZEMISCH, 1965).

Nach Gabe von 6-AN entstehen durch enzymatischen Austausch gegen Nicotinsäureamid abnorm strukturierte Pyridinnucleotide innerhalb der Zellen. Dies gab Veranlassung, die biochemischen Umsetzungen nach Verabfolgung von 6-AN und Triamteren zu analysieren, um festzustellen, welche Eingriffe in den Zellstoffwechsel das Ausmaß der renalen Wirkungen begrenzen.

Die Beobachtungen über die Latenzzeit, die bis zum Auftreten der tubulären Funktionsänderung nach Gabe von 6-AN vergeht, läßt darauf schließen, daß die pharmakologisch aktive Verbindung erst im Stoffwechsel der Tubuluszellen entsteht. JOHNSON u. McCOLL (1956) haben bei ihren Untersuchungen an Mäusen gefunden, daß 6-Aminonicotinsäureamid in das NAD der Leber und der Niere anstelle von Nicotinsäureamid transferiert wird. DIETRICH, FRIEDLAND u. KAPLAN (1958) haben diese Befunde bestätigt und erweitert. Die Autoren ent-

Tabelle 10. *Wirkungsverlust des Triamterens durch Vorbehandlung mit 6-Aminonicotinsäureamid* (Herken, Senft u. Zemisch, 1964)

	Natriumausscheidung (µval/Tier · 2 Std)			
			mit 6-AN vorbehandelte Tiere (5.+6. Std nach i.v. Injektion von 50 mg/kg)	
	Kontrollen	+ Triamteren (2 mg/Tier)		+ Triamteren (2 mg/Tier)
	406,6 ± 39,9	610,3 ± 35,1	709,1 ± 66,2	597,4 ± 45,31
		$p < 0,005$		
Natriumeliminierender Effekt des Triamterens (µval/Tier · 2td)	203,7 ± 26,6		—	

Tabelle 11. *Aufhebung der 6-AN-Wirkung durch Triamteren* (Herken, Senft u. Zemisch, 1964)

Zeit (Std)	Natriumausscheidung (µval/Tier · Std)			
	Kontrollen	6-AN (i.v. Injektion von 50 mg/kg zu Beginn des Versuches)	Triamteren (2 mg/Tier · Std) + 6-AN (i.v. Injektion von 50 mg/kg zu Beginn des Versuches)	
1.	145,6 ± 10,6	131,7 ± 14,0	210,9 ± 19,1	225,6 ± 19,7
2.	167,8 ± 13,0	178,9 ± 28,0	252,8 ± 32,1	290,1 ± 15,0
3.	148,6 ± 11,7	194,7 ± 23,6	275,0 ± 21,8	268,2 ± 17,7
4.	179,9 ± 20,6	260,6 ± 47,0	195,7 ± 15,0	181,4 ± 25,3
5.	185,3 ± 31,4	416,5 ± 56,0	261,0 ± 18,3	269,1 ± 41,0
6.	209,3 ± 31,3	382,0 ± 44,0	284,1 ± 17,1	278,5 ± 34,9
1.—6.	1036,5 ± 53,0	1564,4 ± 97,3	1479,5 ± 52,2	1512,9 ± 66,8
		$p < 0,0002$		$p > 0,7$
Natriummmehrausscheidung durch 6-AN (µval/6 Std)	527,9 ± 55,4		33,4 ± 42,4	

deckten auch ein entsprechendes Derivat des NADP in der Leber und der Niere, wobei allerdings keine quantitativen Angaben über den Umfang dieser Biosynthesen gemacht wurden. Über Funktionsstörungen in diesen Organen wurde von den Autoren nicht berichtet.

Das Enzym, das 6-Aminonicotinsäureamid anstelle von Nicotinamid auf die Coenzyme NAD und NADP der Dehydrogenasen und Reduktasen transferiert, ist eine Nucleosidase (Glykohydrolase), die in dem endoplasmatischen Reticulum verschiedener Zellen nachgewiesen wurde (Kaplan u. Ciotti, 1954, 1956). Das Enzym hat eine hydrolysierende und eine transferierende Aktivität, die nicht genügend spezifisch ist, so daß durch enzymatische Fehlleistung auch solche Verbindungen auf Adenosindiphosphatribose übertragen werden können, die strukturelle Ähnlichkeit mit der natürlichen Wirkungsgruppe des NAD und NADP, dem Nicotinsäureamid, besitzen. Dadurch wird der Wasserstofftransport zwischen Substrat und Enzym extrem verlangsamt oder unmöglich gemacht, so daß eine genauere Analyse des Wirkungsmechanismus solcher abnorm strukturierter Pyridinnucleotide neue Einblicke in den Mechanismus renaler Ionentransportprozesse geben kann.

Die Nucleosidase (Glykohydrolase) spaltet nur die oxydierten Pyridinnucleotide zwischen der Ribose und dem Stickstoff des Pyridin-Derivates. Die reduzierte Verbindung wird nicht hydrolysiert, wie MCILWAIN u. RODNIGHT (1949a, b) zuerst fanden. Es ist wahrscheinlich, daß die Aufnahme eines Protons in den Stickstoff der oxydierten Pyridinverbindungen zu einer Haftung an einem zweiten aktiven Zentrum der Nucleosidase führt, so daß die Hydrolyse eingeleitet werden kann. Auf Grund ihrer Untersuchungen haben KAPLAN und seine Mitarbeiter folgendes Schema für die Hydrolyse und den Austausch von Nicotinsäureamid gegen ähnlich strukturierte Pyridinverbindungen angegeben, das hier am Beispiel des 6-Aminonicotinsäureamids in etwas modifizierter Form wiedergegeben wird (Abb. 10).

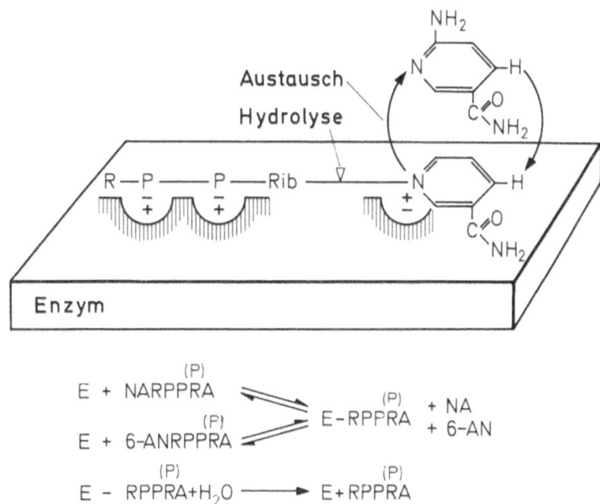

Abb. 10. Hydrolyse von NAD(P) und Synthese von 6-ANAD(P) durch die Nucleosidase (Glykohydrolase) des endoplasmatischen Reticulums. Erklärung s. Text

Nach Bindung des natürlichen Substrates NAD(P) an das Enzym erfolgt eine Hydrolyse in Nicotinamid und Adenosindiphosphatribose. Nicotinamid ist ein Hemmstoff dieser Reaktion, so daß die Hydrolyse mit steigender Konzentration an freiem Nicotinsäureamid verlangsamt wird. Die Austauschreaktion bleibt davon unberührt, so daß Adenosindiphosphatribose als Akzeptor für 6-AN und Nicotinamid dienen kann. Dieser Mechanismus folgt dem Prinzip des kompetitiven Antagonismus, wobei die Erhöhung der Konzentration der einen oder der anderen Substanz den Umfang des Transfers bestimmt. Die Konzentration von 6-Amino-nicotinsäureamid muß fast 10fach höher sein als die von Nicotinamid, damit die Synthese in vivo oder in vitro funktioniert. Der kompetitive Antagonismus erklärt, warum die renale Wirkung von 6-AN ebenso wie die Ausbildung neurologischer Vergiftungssymptome durch frühzeitige Injektion hoher Dosen von Nicotinamid verhütet werden kann.

Das Schema zeigt, daß die mangelnde Spezifität der Nucleosidase die Synthese abnorm strukturierter Nucleotide erlaubt, wenn sie auf Grund ihrer chemischen Eigenschaften ähnlich wie Nicotinsäureamid mit dem Ferment reagieren können. Die Synthese verlangt, daß unverändertes NAD oder NADP zur Verfügung stehen. Die nach vollständiger Spaltung der Coenzyme eintretende hydrolytische Ablösung der Adenosindiphosphatribose von der Glykohydrolase beendet zugleich auch die Transferreaktion.

Aus der Niere von Ratten, die mit 50 mg/kg 6-AN behandelt wurden, konnten reine, 6-AN enthaltende Nucleotide isoliert und mit Hilfe von spektrophotometrischen und chemischen Methoden als 6-Aminonicotinsäureamid-adenindinucleotid und 6-Aminonicotinsäureamid-adenin-dinucleotid-phosphat identifiziert werden. Mit Hilfe eines spektrofluorometrischen Verfahrens fanden Herken u. Neuhoff(1964), daß auf dem Höhepunkt der renalen Wirkungen bis zu 71% des natürlichen NADP als 6-AN enthaltendes Nucleotid vorlagen. Von dem Coenzym NAD waren etwa 38% in die analoge, 6-AN enthaltende Verbindung umgewandelt. Diese Befunde sprechen für einen Zusammenhang zwischen der Bildung von 6-ANAD oder 6-ANADP und der tubulären Leistungsminderung. Die abnorm strukturierten Nucleotide können keinen Wasserstoff zwischen Dehydrogenasen, Reduktasen und ihren spezifischen Substraten übertragen, wie zuerst von Dietrich, Friedland und Kaplan (1958) gezeigt wurde. Diese Befunde wurden von Coper und Neubert (1964) bestätigt, wobei gleichzeitig gefunden wurde, daß die intracellulär synthetisierten abnorm strukturierten Nucleotide weitere pharmakologische Wirkungen besitzen. Sie hemmen auch in Gegenwart der natürlichen Coenzyme die Funktion verschiedener Dehydrogenasen und Reduktasen. 6-ANADP war besonders aktiv. Auffallend waren die großen Unterschiede in der Empfindlichkeit der Enzyme. Die Funktion des „malic enzyme" und der Glucose-6-phosphatdehydrogenase wurde bereits durch 6-ANADP in solchen Konzentrationen gehemmt, die niedriger waren als die der natürlichen Coenzyme (Coper u. Neubert, 1964). Das spricht dafür, daß 6-ANADP die natürlichen Pyridinnucleotide durch kompetitiven Antagonismus vom Rezeptor des Enzymproteins verdrängen kann.

Bei der Analyse dieser enzymatischen Reaktionen war auffallend, daß die Umwandlung von Malat in Pyruvat durch das Ochoa-Enzym (decarboxylierende Malatdehydrogenase) in Gegenwart von 6-AN-haltigen Nucleotiden besonders stark gehemmt wurde, während die Reaktion Pyruvat zu Malat unbeeinflußt blieb (Neubert u. Coper, 1965). Es ist allerdings bisher nicht bekannt, ob dieses Enzym eine Bedeutung als Energiequelle für den Ionentransport hat. Das Ferment spielt offenbar eine wichtige Rolle bei der Lipogenese durch Bereitstellung von $NADPH_2$ (Tepperman u. Tepperman, 1964; Wise u. Ball, 1964; Pande, Parvin Khan u. Venkitasubramanian, 1964). Dabei wurden auch experimentelle Unterlagen für die Umwandlung von $NADH_2$ zu $NADPH_2$ unter Einschaltung der decarboxylierenden Malatdehydrogenase und der Malatdehydrogenase in Präparationen von Leber- und epididymalen Fettzellen beigebracht (Pande et al., 1964). Für die Niere liegen solche Untersuchungen noch nicht vor.

Die quantitative Bestimmung des oxydierten und reduzierten Anteiles des natürlichen Coenzyms NADP in der Niere und seiner Derivate, die nach Applikation von 6-AN entstehen, ließ darauf schließen, daß eine beträchtliche Neubildung des unnatürlich strukturierten 6-ANADP aus den Vorstufen stattfand (Herken u. Neuhoff, 1964; Neuhoff u. Desselberger, 1965).

Die auffallenden Befunde über die gegenseitige Beeinflussung der renalen Wirkungen von 6-AN und Triamteren gaben Veranlassung zur Analyse des Stoffwechsels der Pyridinnucleotide nach Verabreichung beider Pharmaka. Dabei wurde festgestellt, daß *Triamteren* die *Biosynthese* von *6-AN enthaltenden Nucleotiden* in der Niere *einschränken* oder *vollständig verhindern* kann. Die Abb. 11 zeigt im oberen Teil ein Ionenaustausch-Chromatogramm der Nierenextrakte von Ratten, die mit 6-Aminonicotinamid behandelt waren. Neben den natürlichen Nucleotiden NAD und NADP wurden 6-AN enthaltende Derivate

nachgewiesen. Gleichzeitige Behandlung der Tiere mit einer hohen Dosis 6-Amino-
nicotinamid und wiederholten Gaben von Triamteren führte zu einer Verminderung
der Biosynthese von 6-ANAD und vollständigem Verschwinden des 6-AN ent-

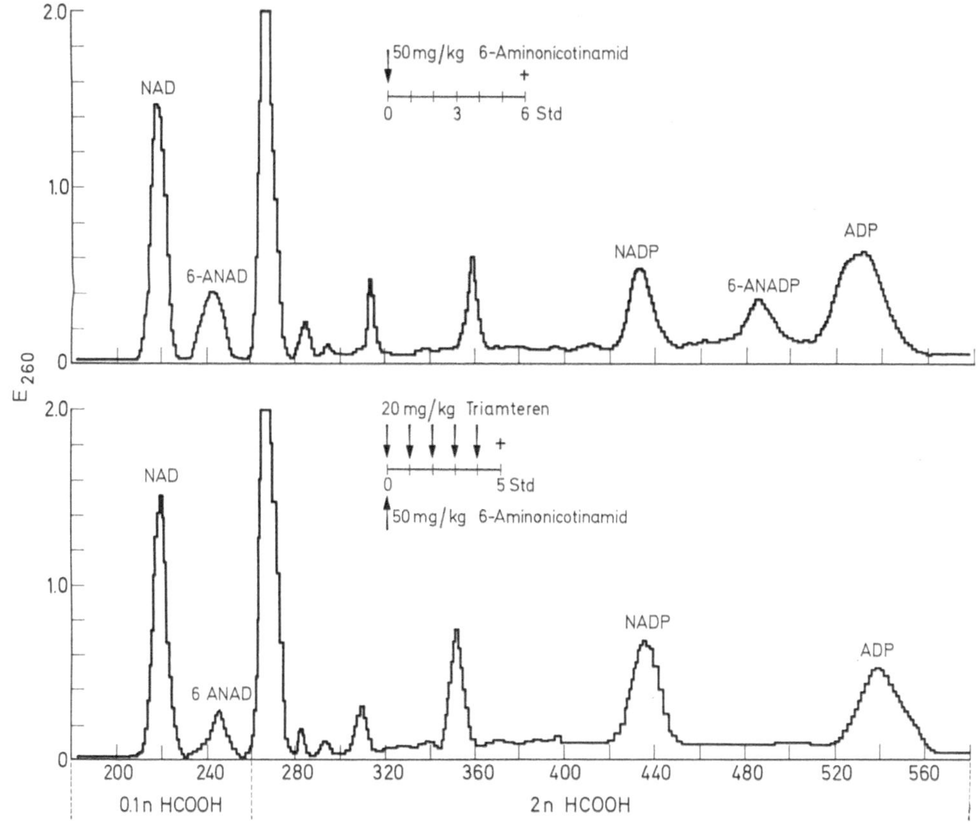

Abb. 11. Dowex 1×2 (200 bis 400 mesh)/Formiatform/Säule: 1×80 cm (Herken u.
Neuhoff, 1964, Herken, 1968)

haltenden NADP-Derivates (Herken u. Neuhoff, 1964; Herken, 1965, 1968)
(Abb. 11). Die gleiche Hemmung der Synthese 6-AN enthaltender Nucleotide wurde
auch nach Gabe kleinerer Dosen von Triamteren beobachtet, wie die spektrofluorometrische Analyse solcher Nierenextrakte
nach der Methode von Herken u. Neuhoff ergeben hat (Abb. 12). Die Resultate
erklären die beobachtete Verhinderung der
tubulären Wirkungen von 6-AN durch Vorbehandlung mit Triamteren. Sie sprechen
dafür, daß die Biosynthese von abnorm
strukturierten Nucleotiden in die Störung
des tubulären Ionentransportes eingeschaltet ist. Die Versuche erklären allerdings
nicht, warum eine Vorbehandlung der Tiere
mit 6-AN auch die renalen Wirkungen des
Triamterens behindert. Dieser Befund zwingt
zu der Annahme, daß 6-AN die Kapazität

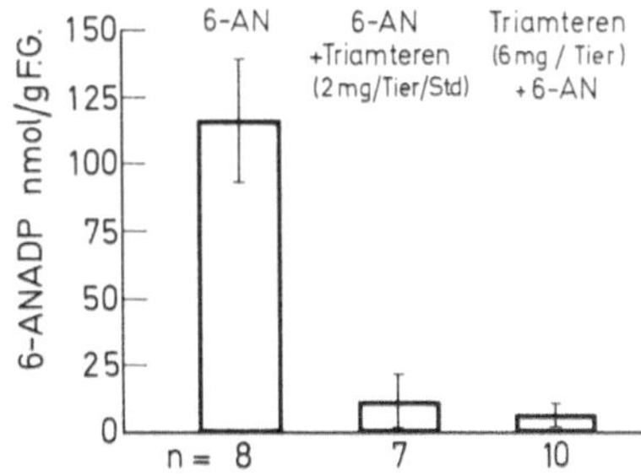

Abb. 12. Abnahme der Biosynthese von
6-ANADP in der Niere nach Gabe von
Triamteren. 6-AN: 50 mg/kg, 6 Std
(Zemisch, 1965)

eines Enzymsystems in der distalen Tubuluszelle beansprucht, das möglicherweise auch für das Zustandekommen der Triamterenwirkungen wichtig ist. Frühere Beobachtungen über die Biosynthese von Triamteren enthaltenden Nucleotiden in der Niere (Herken, Neuhoff u. Senft, 1965), die möglicherweise 6-AN durch kompetitiven Antagonismus verdrängen, ließen sich nicht bestätigen. Bei der ursprünglich isolierten Verbindung scheint es sich nicht um ein Derivat des unveränderten Ausgangsmaterials zu handeln. Die Mengen waren überdies zu gering, um die hemmenden Wirkungen des Triamterens auf die Biosynthese von 6-AN enthaltenden Nucleotiden erklären zu können (Herken u. Zemisch).

Es ist noch kein abschließendes Urteil darüber möglich, welche Stoffwechselprozesse für die Veränderungen im Ionentransport der Niere verantwortlich gemacht werden können. Da die Pyruvatkinase (Pyruvatphosphotransferase) zu den Enzymen gehört, deren Aktivität durch 6-AN enthaltende Nucleotide gehemmt werden kann, ist eine Störung energieliefernder Reaktionen möglich. Bisher liegen allerdings nur Untersuchungen mit dem 6-Aminonicotinsäureamid-adenindinucleotid vor. Die zur Hemmung der Pyruvatphosphotransferase notwendigen Konzentrationen sind sehr hoch und werden wahrscheinlich in vivo nicht erreicht (v. Bruchhausen, 1964). Die Wirkung des 6-AN enthaltenden Derivats des NADP wurde bisher noch nicht geprüft. Im Verlaufe von Untersuchungen, die sich mit den tubulären Wirkungen von 6-AN und Dinitrophenol befaßten, wurden auffallende Differenzen gefunden. Nach Applikation hoher, toxischer Dosen von Dinitrophenol, die zu einer erheblichen Reduktion des energiereichen Phosphats, gemessen an der ATP-Konzentration, führten, zeigt sich im Urin nur eine bemerkenswerte Steigerung der Kaliumelimination. Die Natriumausscheidung ist unverändert. Diese Befunde stimmen mit Beobachtungen von Fujimoto, Nash u. Kessler (1964) überein. Die renale ATP-Konzentration wird auch durch die Biosynthese von 6-AN enthaltenden Nucleotiden behindert, aber weniger als durch Injektion von Dinitrophenol. In diesem Fall ist die Ausscheidung von Natriumionen im Harn beträchtlich gesteigert, die Kaliumelimination dagegen geringfügig reduziert (Senft, 1964; Senft, Losert, Sitt, McEvoy u. Kaess, 1966).

Die Selektion der Wirkungen auf die renale Natrium- und Kaliumausscheidung ist besonders auffällig (Abb. 13). Die Messung der stationären ATP-Konzentration gibt keine Auskunft über den Umsatz der Verbindung. Die gefundenen Differenzen sind aber deswegen bemerkenswert, weil beide Pharmaka auf Stoffwechselprozesse einwirken, die in verschiedenen Räumen der Zelle lokalisiert sind. Die 6-AN enthaltenden Nucleotide werden ausschließlich extramitochondrial durch die Glykohydrolase des endoplasmatischen Reticu-

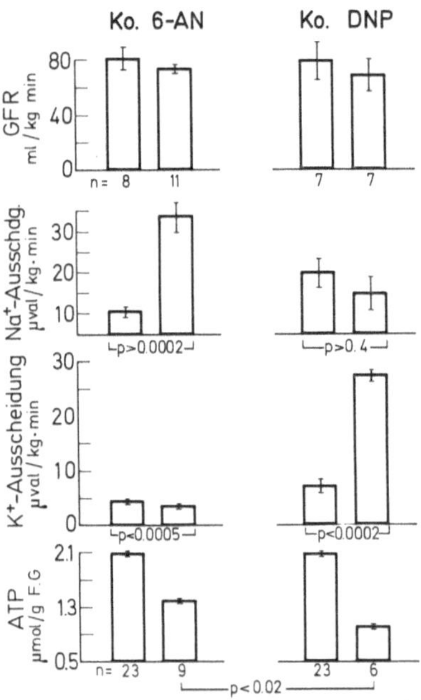

Abb. 13. Einfluß von 6-AN und 2,4-DNP auf die renale Na⁺- und K⁺-Ausscheidung. Infusionsversuche: Einfuhr: 5 ml/Tier · Std einer 0,2%igen NaCl- + 4,3%igen Glucoselösung. Dauer der Clearanceperioden: 15 min. Beginn der Clearanceperioden: 6-AN: 6 Std nach i.p. Injektion von 50 mg/kg; 2,4-DNP: 30 min nach s.c. Injektion von 40 mg/kg. (Nach Senft, Losert, Sitt, McEvoy u. Kaess, 1966)

lums synthetisiert, in den Mitochondrien wurden nur kleine Mengen nachgewiesen. Sekundäre Auswirkungen auf mitochondriale Funktionen sind dabei nicht vollständig ausgeschlossen. Die Störungen extramitochondrial gelegener Reaktionen führen in diesem Falle zu einer Änderung des renalen Natriumtransportes. Die Rückgewinnung von Natrium im distalen Abschnitt des Tubulus wird durch 6-AN reduziert, aber nicht durch Dinitrophenol, obwohl es die Atmungskettenphosphorylierung in den Mitochondrien entkoppelt.

Diese Resultate unterstützen die Annahmen anderer Autoren, daß die aus der Atmungskette stammende Energie nicht direkt auf das Kationen transportierende System der Zelle übertragen wird. Die Ähnlichkeit der Wirkungen von 6-AN und Triamteren auf die Natrium- und Kaliumausscheidung im Harn läßt darauf schließen, daß beide mit einem Schlüsselenzym der distalen Tubuluszelle reagieren, dessen Funktionsänderung mit dem Natriumtransport der Zelle gekoppelt ist.

Es ist schwer zu erklären, warum Triamteren und 6-AN ganz überwiegend Funktionen im distalen Abschnitt des Nephrons beeinflussen. Synthesen von 6-AN enthaltenden Nucleotiden werden wahrscheinlich in allen Zellen der Niere ablaufen. Auch in der Leberzelle führen diese Biosynthesen zu einer Störung des Natrium-Kalium-Transportes (HERKEN, SENFT u. ZEMISCH, 1966). Es ist daher sehr überraschend, daß der tubuläre Natriumtransport anscheinend nur in dem distalen Abschnitt des Nephrons behindert wird. Dies ist ein weiteres Beispiel für die Spezifität pharmakologischer Reaktionen, deren Mechanismus auch in diesem Falle nicht ausreichend erklärt werden kann. Histochemische Untersuchungen haben eine bevorzugte Anreicherung von Glucose-6-phosphatdehydrogenase, insbesondere in der Macula densa, ergeben (HESS, 1959).

b) Extrarenal

Extrarenale Wirkungen von Triamteren sind an verschiedenen Geweben studiert worden. Im Gegensatz zum Spironolacton hat Triamteren keinen Einfluß auf den Natrium/Kalium-Quotienten des Speichels (LIDDLE, 1966). Auch diese Beobachtung spricht für einen grundsätzlich anderen Wirkungsmechanismus und beweist ebenso wie andere Befunde, daß Triamteren kein Aldosteron-Antagonist ist.

Untersuchungen am epididymalen Fettgewebe der Ratte haben ergeben, daß Triamteren den insulinstimulierten *Glucosetransport* in Abhängigkeit von der Dosis hemmt. Er wurde bei einer Konzentration von $5 \cdot 10^{-5}$ M um etwa 50% eingeschränkt (v. BRUCHHAUSEN u. HERKEN, 1966) (Abb. 14). Dabei ist allerdings zu berücksichtigen, daß die große Lipoidlöslichkeit der Substanz eine genaue Bestimmung der an den Membranen zur Einwirkung kommenden Mengen erschwert. Die basale, nicht hormonal stimulierte Glucoseaufnahme wird durch Triamteren nicht reduziert.

Das Fettgewebe besitzt einen aktiven Pentose-Phosphat-Cyclus (FLATT u. BALL, 1964; WEBER, HIRD, STAMM u. WAGLE, 1965), der die anfallende Menge Glucose-6-phosphat nach Dehydrierung durch die Glucose-6-phosphat-dehydrogenase und 6-Phosphogluconsäure-dehydrogenase an C 1 decarboxyliert. Diese Umsetzungen sind auch zur Testung von Insulin benutzt worden (WINEGRAD u. RENOLD, 1958; DITSCHUNEIT, AHN, PFEIFFER u. PFEIFFER, 1959). Bei der Messung der gebildeten $^{14}CO_2$ aus $[1\text{-}^{14}C]$-Glucose wurde gefunden, daß Triamteren auch diesen Vorgang behindert (Abb. 15). Die Menge der gebildeten Kohlensäure wird bei den insulinhaltigen Ansätzen durch Triamteren auf Basalwerte reduziert. Die Korrelation zwischen Glucoseaufnahme und Kohlensäurebildung, die unter Normalbedingungen, d.h. für den basalen Transport und die insulinstimulierte Reaktion, linear verläuft, wird in den Ansätzen mit Triamteren und Insulin leicht verschoben. Der Quotient weicht zugunsten der Kohlensäurebildung um etwa

30—50% von der Konstanz ab (Abb. 16). Andere Diuretica, wie Chlorothiazid, Hydrochlorothiazid und Furosemid hatten keinen Einfluß auf den insulinstimulierten Glucosetransport (Kaiser, 1967). Das stimmt mit Befunden von Field u. Mandell (1964) sowie von Barnett u. Whitney (1966) überein, die ebenfalls

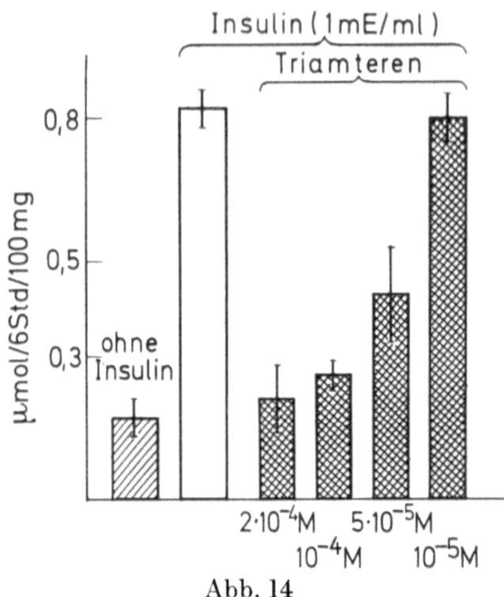
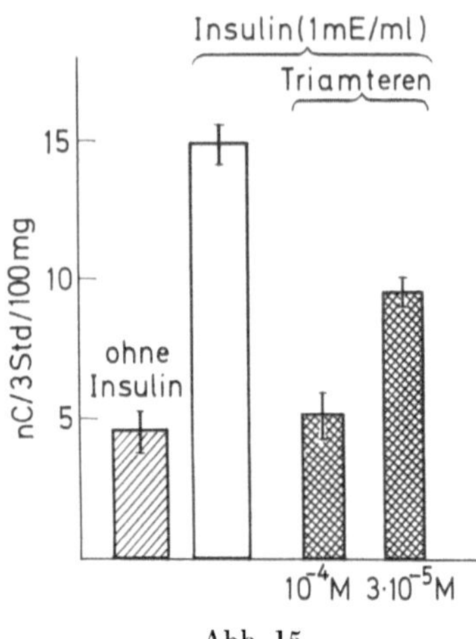

Abb. 14   Abb. 15

Abb. 14. Glucoseaufnahme ins Fettgewebe unter Insulin sowie Insulin und Triamteren verschiedener Konzentration. Die Ansätze enthalten in 5 ml Krebs-Henseleit Bicarbonatpuffer 5 μmol Glucose und 1% Gelatine. Mindestens 4 0,1 ml Proben werden über 6 Std entnommen und auf Glucosegehalt untersucht. Berechnung in μmol/6 Std/100 mg Frischgewicht. Streuungen als mittlere Fehler des Mittelwertes. Mittelwerte aus 4 Bestimmungen
(v. Bruchhausen, Herken, Voss u. Merker, 1967)

Abb. 15. Wirkung von Triamteren auf die insulinstimulierte Kohlendioxydbildung aus [1-^{14}C]-Glucose. Ansätze wie in Abb. 14. Zusätzlich 0,2 μC/Ansatz [1-^{14}C]-Glucose und Auffanggläschen mit 0,4 ml Hyamin. Abstoppen der Inkubation bei 37° mit 0,25 ml 10% Schwefelsäure. Berechnung der ausgezählten Radioaktivität in nC/3 Std/100 mg Fettgewebe (v. Bruchhausen, Herken, Voss u. Merker, 1967)

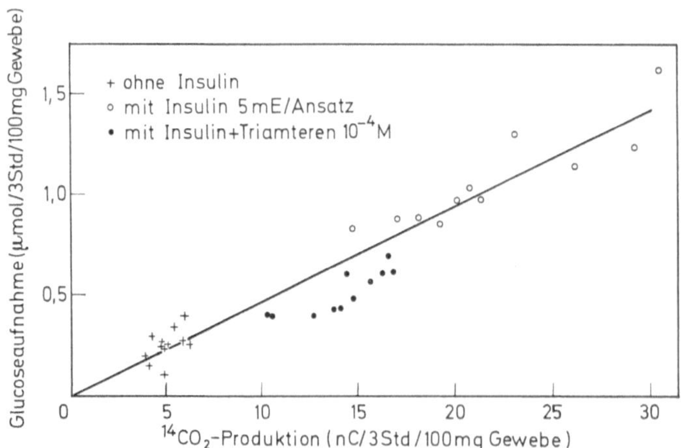

Abb. 16. Korrelation zwischen Werten der Glucoseaufnahme in μmol/3 Std/100 mg Gewebe und der $^{14}CO_2$-Bildung aus [1-^{14}C]-Glucose in nC/3 Std/100 mg Fettgewebe. Die Quotienten aus $^{14}CO_2$-Bildung und Glucoseaufnahme unterscheiden sich mit $p = 0,0002$ signifikant für die Gruppe Triamteren + Insulin gegen die Insulingruppe. Gegen die Kontrollgruppe errechnet sich für die Insulingruppe ein $p = 0,31$, für die Gruppe Triamteren + Insulin ein $p = 0,0002$
(v. Bruchhausen, Herken, Voss u. Merker, 1967)

keine Wirkungen von Chlorothiazid bzw. Hydrochlorothiazid auf den Glucosetransport im epididymalen Fettgewebe in Gegenwart von Insulin feststellen konnten.

Von BARNETT u. BALL (1959) wurde nachgewiesen, daß Vesikulationsvorgänge
an der Membran als Folge der Wirkung von Insulin auf den Glucosetransport auftreten können, die als *Pinocytose* bezeichnet werden. Die morphologischen Veränderungen, die Insulin im elektronenmikroskopischen Bild der Fettzelle in Form
von Mikropinocytosen oder Mikrovesikeln erzeugt, sind wahrscheinlich nicht spezifisch, da sie auch an anderen Geweben beobachtet wurden. Bei den morphologischen Untersuchungen ergab sich, daß die durch Insulin angeregte Vermehrung
von Bläschen in allen Ausbildungsstadien — von der Einstülpung der Zellmembran
bis zur abgeschnürten Vesikel — durch Triamteren unterdrückt wird. Das
elektronenmikroskopische Bild solcher Gewebe gleicht dem unbehandelter Kontrollen, wenn man zahlreiche Zellen prüft. Streckenweise fehlt der Vesikelbesatz
überhaupt, was bei Insulinbehandlung allein nicht festzustellen ist. Die folgende
Abbildung (17A—C) gibt Membranausschnitte von typischen Fettgewebszellen

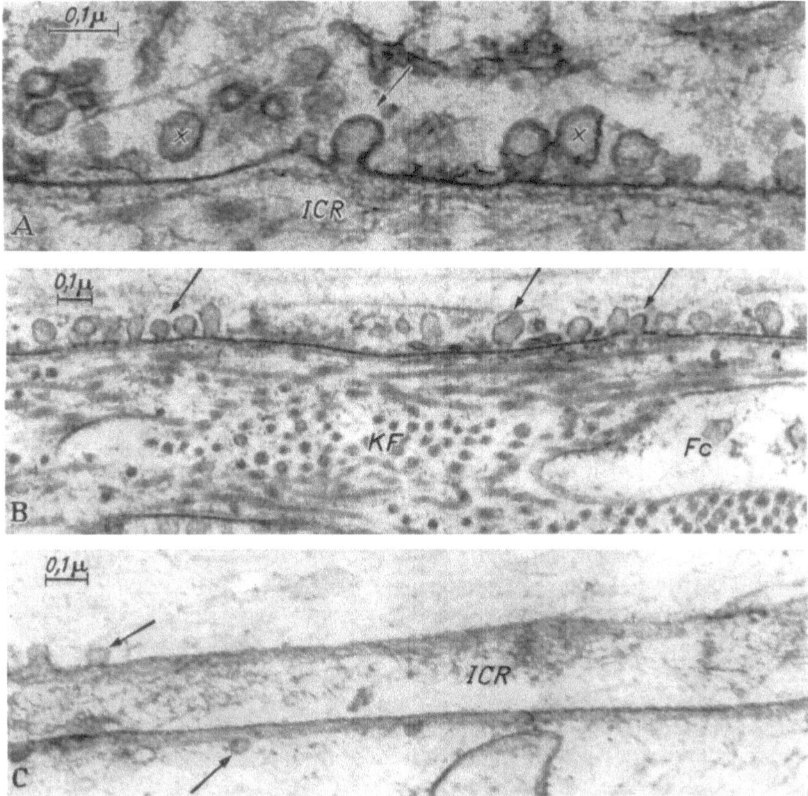

Abb. 17A—C. Elektronenmikroskopische Aufnahmen der Zellmembranen von Fettzellen.
A Unbehandelte Ratte. Vesikulationsvorgänge. Einstülpungen von pinocytotischen Bläschen
(←) und intracelluläre Bläschen (×). *ICR* Intercellulärraum. Vergrößerung 1 : 92000. B Insulinvorbehandlung. Zahlreiche Vesikulationsvorgänge (←) an der Oberfläche von Fettzellen.
FC Fibrocytenfortsatz. *KF* Kollagene Fibrillen im interstitiellen Raum. Vergrößerung
1 : 40000. C Zwei benachbarte Fettzellen nach kombinierter Insulin- und Triamteren-Vor-
behandlung. Nur sehr wenige Bläschen (←) an der Zellmembran. Vergrößerung 1 : 56000
(v. BRUCHHAUSEN, HERKEN, VOSS u. MERKER, 1967)

nach Insulinvorbehandlung und nach kombinierter Einwirkung von Insulin und Triamteren wieder. *Triamteren* ist *demnach* ein *Hemmstoff* für die Ausbildung der Pinocytose.

Triamteren erzeugt in vivo *keine Hyperglykämie*, wie sie nach Gabe von 6-Aminonicotinamid gefunden wurde (v. Bruchhausen, 1965). Dafür ist außer der kurzen Wirkungsdauer des Pteridin-Derivates möglicherweise die Bildung eines Hydroxylierungsproduktes verantwortlich. Lehmann (1965) fand ein am Phenylkern in Parastellung hydroxyliertes Derivat im Harn nach Gabe von Triamteren. Diese hydroxylierte Verbindung kann die hemmende Wirkung des Triamterens auf den Glucosetransport aufheben.

Die Versuche mit Triamteren bestätigen, daß offenbar Unterschiede im *Mechanismus* der *Glucoseaufnahme* bei dem basalen und dem insulinstimulierten Transport bestehen (Fain, 1964; Crofford u. Renold, 1965). Crofford und Renold haben Beweise für den Angriff des Insulins auf den Transportmechanismus der Zellmembran im Fettgewebe geliefert. Es ist daher möglich, daß der Ort der Wirkung des Triamterens ebenfalls in der Membran der Fettgewebszellen zu suchen ist. Die festgestellte Reduktion der $^{14}CO_2$-Bildung aus $[1\text{-}^{14}C]$-Glucose kann im wesentlichen Folge der gehemmten Glucoseaufnahme sein, doch schließen vergleichende Versuche mit 6-Aminonicotinamid, nach dessen Anwendung es zur Biosynthese von 6-ANADP kommt, nicht aus, daß die erste NADP-abhängige enzymatische Reaktion im Pentose-Phosphat-Cyclus, nämlich die Dehydrierung von Glucose-6-phosphat durch die Glucose-6-phosphat-dehydrogenase, besonders leicht durch 6-ANADP auch in Gegenwart des natürlichen Coenzyms behindert wird (Coper u. Neubert, 1964).

Es existieren aber weitere Befunde, aus denen hervorgeht, daß die Wirkung des Triamterens auf den Stoffwechsel der Fettgewebszellen nicht mit der des 6-Aminonicotinsäureamids identisch ist. Triamteren hemmt die insulinstimulierte Glucoseaufnahme in die Fettzellen unmittelbar nach dem Zusatz des Pharmakons. Beim 6-Aminonicotinsäureamid vergeht eine Latenzzeit von 1—2 Std, die offenbar zur Biosynthese der 6-AN enthaltenden Nucleotide benötigt wird. Die Effekte des Pyridin-Derivates sind durch Nicotinamid und ebenso durch das natürliche Pyridinnucleotid NAD aufzuheben (v. Bruchhausen u. Herken, 1966). Die Wirkung des Triamterens bleibt unbeeinflußt.

Über den Mechanismus der stimulierenden Wirkung von Insulin auf den Glucosetransport, die als „facilitated diffusion" bezeichnet wird, und ebenso über die Vorgänge, die zur Ausbildung der Pinocytose führen, ist viel gearbeitet worden. Untersuchungen über die Beteiligung des cyclischen 3′,5′-AMP an diesen Veränderungen haben noch zu keinem eindeutigen Ergebnis geführt (Edelman, Edelman u. Schwartz, 1966; Edelman u. Schwartz, 1966; Jungas, 1966; Butcher, Sneyd, Park u. Sutherland, 1966; Schultz, Senft u. Munske, 1966 u. 1967). Die Analyse cellulärer Reaktionen nach Anwendung von Triamteren und 6-AN ergab, daß abgesehen von den gleichen Wirkungen auf den Membrantransport der Glucose Unterschiede in der Beeinflussung enzymatischer Umsetzungen innerhalb der Fettgewebszellen bestehen. Nach Zusatz von 1-^{14}C-markierter Glucose ließ sich in Gegenwart von 6-AN eine starke Zunahme der Radioaktivität im Fettgewebsglykogen erkennen, die wahrscheinlich nicht auf einer erhöhten Synthese, sondern eher auf einer Störung des Glykogenabbaus beruht. Der Umsatz der Glucose im Glykogen des Fettgewebes ist nach Untersuchungen von Shafrir, Shapiro u. Wertheimer (1965) verhältnismäßig hoch. v. Bruchhausen (1964) hat nachgewiesen, daß die Funktion der Phosphorylase-b-Kinase aus der Muskulatur durch 6-AN enthaltende Nucleotide gehemmt werden kann. Unter den enzymatischen Reaktionen, die nicht in den intracellulären Wasserstofftransport eingeschaltet sind, scheint der Transfer von Phosphat innerhalb der Zellen besonders empfindlich zu sein. Die Aktivierung der Glykogensynthetase durch 6-AN-haltige Nucleotide ist noch nicht untersucht.

Triamteren hat keinen Einfluß auf den Einbau von ^{14}C-markierter Glucose in das Glykogen der Fettgewebszellen. Die Befunde sprechen dafür, daß Störungen enzymatischer Umsetzungen in diesem Teil des Stoffwechsels nicht als Erklärung für die Einschränkung des Glucosetransportes herangezogen werden können (Abb. 18).

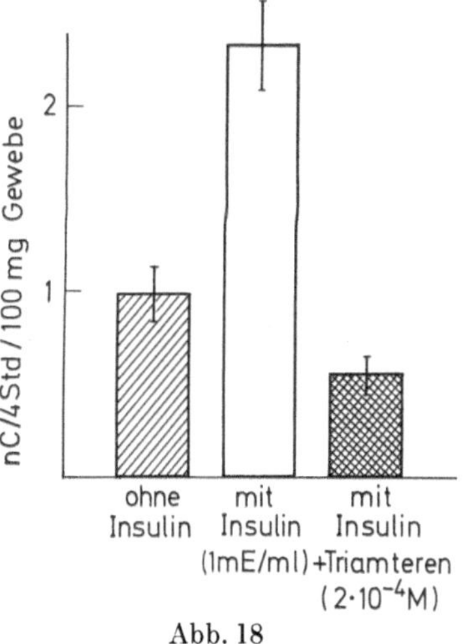

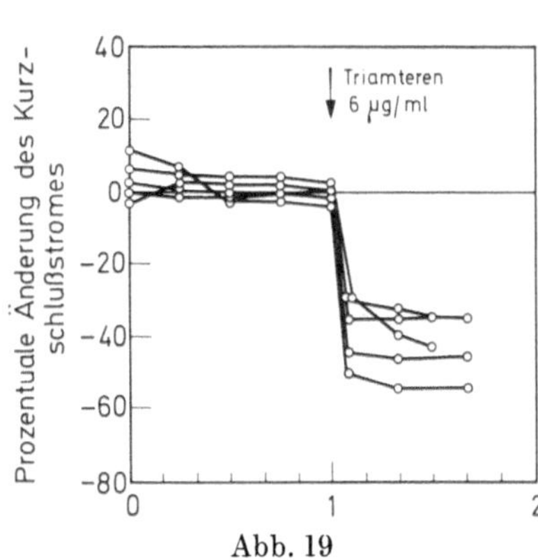

Abb. 18   Abb. 19

Abb. 18. Einbau von [1-^{14}C]-Glucose in Fettgewebsglykogen. Die Ansätze enthalten in 5 ml Krebs-Henseleit Bicarbonatpuffer 5 μmol Glucose und 1% Gelatine. Zusätzlich 1 μC [1-^{14}C]-Glucose. Kalilaugenaufschluß des Fettgewebes am Ende der Inkubation unter Zusatz von je 20 mg Trägerglykogen. Angaben in nC/4 Std/100 mg Gewebe (v. BRUCHHAUSEN, HERKEN, VOSS u. MERKER, 1967)

Abb. 19. Einfluß von Triamteren auf den Kurzschlußstrom (short circuit current = S.C.C.). Die S.C.C.-Änderungen sind in Prozent des mittleren S.C.C. angegeben, der 1 Std vor Zugabe des Pharmakons gemessen wurde (BABA, TUDHOPE u. WILSON, 1964)

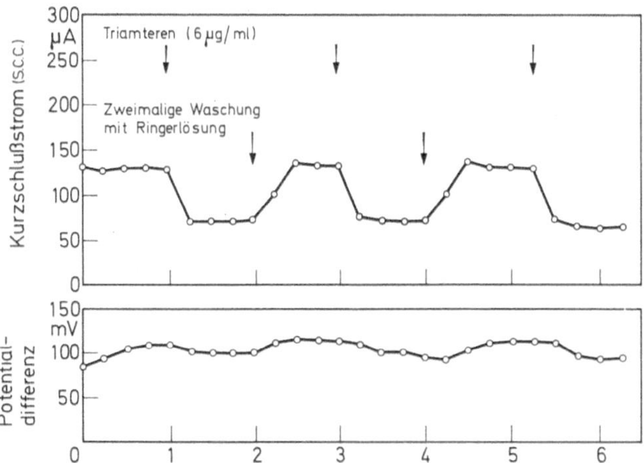

Abb. 20. Einfluß einer Waschung mit Ringerlösung auf den Hemmeffekt von Triamteren auf den Natriumtransport durch die Froschhaut, gemessen an der Veränderung der Potentialdifferenz und dem Kurzschlußstrom (S.C.C.) (BABA, TUDHOPE u. WILSON, 1964)

Die Hemmung des Glucosetransportes ist wahrscheinlich auch mit einer Änderung der *Ionenbewegungen* durch die Zellmembran gekoppelt. An der Nierenzelle ist festgestellt worden, daß Triamteren den Ausstrom von Kalium hemmt (Lassen u. Nielsen, 1963). Baba, Tudhope u. Wilson (1964) untersuchten die Wirkung von Triamteren auf den Natriumtransport durch die Krötenhaut. Mit Hilfe der von Ussing u. Zerahn (1951) entwickelten Methode fanden sie eine prompte Veränderung des Kurzschlußstromes nach Gabe von Triamteren. Die Verbindung war aber nur wirksam, wenn sie auf die äußere Oberfläche der Haut einwirken konnte. In den gleichen Experimenten wurde auch der Influx und Efflux von Natriumionen unter Zuhilfenahme von ^{24}Natrium durch die Krötenhaut studiert. Die Abb. 19 und 20 zeigen die prompte Veränderung des Kurzschlußstromes nach Zugabe von Triamteren und die Reversibilität des Effektes nach Auswaschen mit Ringerlösung. Eine ähnliche Wirkung läßt sich auch an der Krötenhaut mit Mersalyl erreichen, doch ist dieser Effekt nicht durch Ringerlösung auswaschbar (Baba, Tudhope u. Wilson, 1964).

Triamteren erzeugt einen Abfall sowohl der Potential-Differenz als auch des Kurzschlußstromes. Es reduziert den Influx und Efflux von Natriumionen durch Erhöhung des Widerstandes für Ionenbewegungen (Tabellen 12 und 13). Triamteren scheint den aktiven Transport von Natriumionen zu blockieren. Die Reversibilität des Effektes durch Waschen mit Ringerlösung läßt darauf schließen, daß Triamteren von den Zellen des Stratum germinativum nur sehr locker gebunden wird, die nach Angaben von Ussing (1949) einen besonders aktiven Mechanismus für die Passage von Natriumionen durch die Krötenhaut besitzen (Koefoed-Johnson u. Ussing, 1958). Bisher gibt es natürlich noch keine Beweise dafür, daß der Natriumtransport durch die Krötenhaut mit dem der Nierentubuli biophysikalisch und biochemisch identisch ist. Es ist aber auch nicht ausgeschlossen, daß die Triamterenwirkungen auf extrarenale Membranen auf ähnlichen Mechanismen beruhen.

Auch die Insulinwirkung ist offensichtlich mit einer Ionenverschiebung durch die Zellmembran gekoppelt, da sie in gleicher Weise wie im Muskel (Zierler, 1959a, b) auch am Fettgewebe (Beigelman u. Hollander, 1964) zu einem

Tabelle 12. *Der Einfluß von Triamteren auf den Natriuminflux durch die Froschhaut und auf den mittleren Kurzschlußstrom (S.C.C.). Nach der Kontrollperiode folgen ein oder zwei Versuchsperioden von je 1 Std. nach Applikation des Pharmakons auf die äußere Hautoberfläche* (Baba, Tudhope, Wilson. 1964)

Experiment Nr.	Na$^+$-Influx (μval/cm²/Std)	Na$^+$-Influx (mCoul/cm²/Std)	Mittlerer Kurzschlußstrom (S. C. C.) (μA/Std)	Mittlerer Kurzschlußstrom (S. C. C.) (mCoul/cm²/Std)
1 Kontrolle	2,29	221	120	191
Triamteren	1,95	188	75	119
Triamteren	1,23	117	65	103
2 Kontrolle	3,14	303	150	239
Triamteren	2,10	203	110	175
Triamteren	1,75	169	90	143
3 Kontrolle	3,16	305	150	239
Triamteren	1,50	145	65	103
Triamteren	1,21	117	50	80
4 Kontrolle	2,60	250	139	221
Triamteren	2,11	203	114	182
5 Kontrolle	2,28	220	105	167
Triamteren	1,50	145	65	103

Tabelle 13. *Einfluß von Triamteren auf den Natriumefflux, den mittleren Kurzschlußstrom, die elektromotorische Kraft (E_{Na^+}) des Natriumtransportmechanismus und den Teilwiderstand pro* cm^2(R_{Na^+}) *gegenüber dem Flux der Natriumionen durch die Froschhaut (short circuit current method* USSING u. ZERAHN) (BABA, TUDHOPE, WILSON, 1964)

Experiment Nr.	Na+-Efflux (µval/cm²/ Std)	Na+-Efflux (mCoul/cm²/ Std)	Mittlerer Kurzschlußstrom (S.C.C.) (µA/Std)	(mCoul/cm²/ Std)	E_{Na^+} (mV)	R_{Na^+} (Ω/cm²)
6 Kontrolle	0,35	34	115,8	184,0	47,7	1144
Triamteren	0,08	7,70	58,0	92,0	65,8	2799
7 Kontrolle	0,08	7,70	86,5	138,0	75,1	2086
Triamteren	0,06	5,80	58,0	74,0	67,3	3558
8 Kontrolle	0,17	16,4	80,0	127,0	55,6	1805
Triamteren	0,23	22,2	47,5	76,0	38,0	2570
9 Kontrolle	0,58	56,0	100	159,0	34,5	1207
Triamteren	0,53	51,1	55	88,0	25,5	2550
10 Kontrolle	0,064	6,20	145	230,6	95,0	1527
Triamteren	0,049	4,70	95	151,1	93,0	2291

Anstieg des Membran-Ruhepotentials führt. An isolierten Fettzellen (MILLER, SCHLOSSER u. BEIGELMAN, 1966) konnten Potentialänderungen nach Zusatz von Insulin nachgewiesen werden. Die Kaliumanreicherung unter Insulin ist am verminderten Ausstrom auch am Fettgewebe erkennbar, jedoch hebt Triamteren diesen Effekt des Insulins nicht auf (BARTELHEIMER u. v. BRUCHHAUSEN, 1966).

Die Entfernung von Natrium- oder Kaliumionen aus der Flüssigkeit des Außenmediums hatte keinen Einfluß auf den hemmenden Effekt des Triamterens bei der Glucoseaufnahme. Im natriumfreien, kaliumangereicherten Milieu wurde diese Wirkung sogar verstärkt und griff auf die basale Glucoseaufnahme über. CARRUTHERS u. WINEGRAD (1962), CHRISTOPHE (1963) sowie HERRERA u. RENOLD (1965) haben festgestellt, daß radioaktiv markierte Aminosäuren in die Proteine des Fettgewebes eingebaut werden. Es wurden Beweise dafür beigebracht, daß es sich dabei nicht um eine unspezifische Austauschreaktion handelt, sondern um eine echte Proteinsynthese. Beim Studium des Einbaus von ^{14}C-markiertem Leucin in die Proteine des Fettgewebes wurde gefunden, daß sowohl Triamteren als auch 6-Aminonicotinsäureamid eine deutliche inhibierende Wirkung besitzen (Abb. 21). Diese Hemmung betrifft nur den insulinstimulierten Anteil. Durch vergleichende Untersuchungen mit α-Aminobuttersäure, die als unphysiologische Aminosäure nicht in Proteine trans-

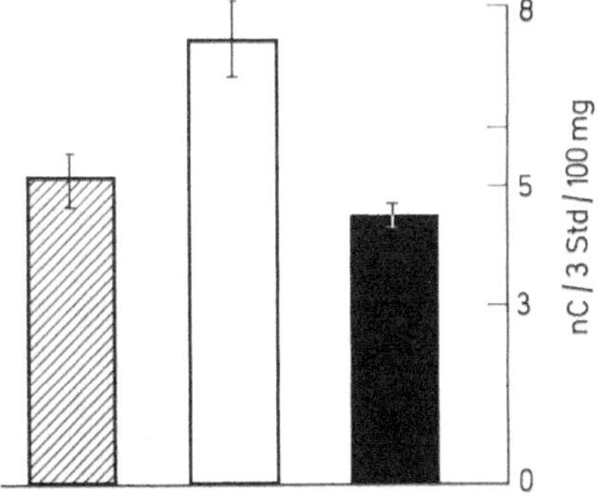

Abb. 21. Leucin-Einbau in das Restprotein des epididymalen Fettgewebes

feriert werden kann, ließ sich zeigen, daß weder Triamteren noch 6-AN den Transport von Aminosäuren durch die Membran des Fettgewebes beeinträchtigen. Es ist möglich, daß eine hormonal induzierte Enzymsynthese sowohl durch 6-AN als auch durch Triamteren unterbrochen werden kann.

Bisher ist nicht bekannt, welche Proteine betroffen sind. CHRISTOPHE u. WODON (1963) haben gefunden, daß die Zellen des Fettgewebes Proteine in folgenden Mengen enthalten: 16% bestehen aus Kollagen, 7% sind Nucleoproteide und ungefähr 70% entfallen auf lösliche cytoplasmatische Proteine. Weder Triamteren noch 6-AN können den Aufbau von Strukturproteinen beeinflussen, die an der Bildung der Basalmembran oder der Zellgrenzen beteiligt sind. Wahrscheinlich handelt es sich um Proteine mit einem schnelleren Stoffwechsel, die innerhalb der Zellen entstehen, so daß Untersuchungen an ribosomalen, Protein synthetisierenden Systemen erst weitere Aufklärung geben können. Solche Versuche sind auch für die Klärung des noch immer ungelösten Carrier-Mechanismus notwendig.

6. Toxicität von Triamteren im Tierversuch

Es liegen nur wenige Angaben über die Bestimmung der *akuten* und *chronischen* Toxicität des Triamterens vor. Die LD_{50} für Mäuse soll 380 mg/kg betragen, Ratten vertrugen im akuten Versuch höhere Dosen. MAASS und WIEBELHAUS (1967) geben an, daß chronische Versuche für die Dauer eines Jahres an Hunden und Affen durchgeführt wurden, und zwar in einer Dosierung, „die die menschliche Dosis bis um das Zehnfache übertraf". Genaue Angaben über die Dosis werden nicht gemacht. Aus einem späteren Zitat kann entnommen werden, daß etwa 30 mg/kg gegeben wurden. Bei Ratten führte eine Dosis von 100 mg/kg nach 30 Versuchstagen zum Tod der Tiere. Es wurden dabei keine Erosionen des Darmkanals und keine Veränderungen des Blutbildes gefunden, die für einen Folsäuremangel charakteristisch waren. Gaben von 30 mg/kg, die täglich über 6 Monate appliziert wurden, bewirkten bei Hunden ein Ansteigen der SGOT und SGPT sowie der alkalischen Phosphatase. Massive Leberschäden wurden nicht beobachtet.

Wegen der Ähnlichkeit der *Struktur* des *Triamterens* mit der *Folsäure* und einiger Beobachtungen über das Auftreten von Leukopenien bei der Behandlung ist intensiv geprüft worden, ob Triamteren die Eigenschaften eines Folsäure-Antagonisten besitzt. Triamteren hemmt das Wachstum von Streptococcus faecalis, wenn die Bakterienkultur gerade die zur Vermehrung notwendigen Mengen an Folsäure enthält. Die zur Hemmung der Folsäurereduktase in vitro benötigten Konzentrationen sind allerdings mit 10^{-7} M 100 bis 1000mal größer als diejenigen, die zur Erzielung eines gleichen Effektes mit dem Folsäure-Antagonisten Aminopterin notwendig sind (WIEBELHAUS, WEINSTOCK, BRENNAN, SOSNOWSKI, LARSEN u. GAHAHAN, 1961; MAASS u. WIEBELHAUS, 1967). Eine Hemmung der aus der Leber und Niere von Ratten gewonnenen *Folsäurereduktase* durch Triamteren wurde auch von MIKOLAJEWSKI (1968) gefunden. In vitro wurde eine starke Herabsetzung der enzymatischen Aktivität gemessen, wenn das Diureticum in einer Konzentration von $4,4 \cdot 10^{-6}$ M dem Inkubationsansatz zugesetzt wurde. Der Hemmtyp erwies sich als kompetitiv. Bei der maximal diuretisch wirksamen Dosis von 10 mg Triamteren/kg war in vivo an den Fermenten beider Organe kein Effekt nachweisbar. Die Erhöhung der Dosis auf 60 mg/kg bewirkte eine kurzfristige Aktivitätssteigerung der Folsäurereduktase in der Leber, die nach mehrmaliger Applikation der Substanz abnahm und schließlich aufgehoben wurde. In der Niere nahm die Aktivität des Fermentes zunächst ebenfalls zu, 2 Std nach Gabe von 60 mg/kg des Diureticums wurde jedoch eine geringere enzymatische Leistung gemessen als bei den Kontrollen. Nach mehrfacher Applikation von Triamteren traten diese Effekte in abgeschwächter Form auf, bei chronischer Gabe waren sie nicht mehr nachweisbar. Da auch ein Metabolit des Triamterens, das 2,4,7-Triamino-6-p-oxy-phenyl-pteridin, in vivo zu einer Zunahme der Folsäurereduktaseaktivität führte, wurden die nach Gabe des Diureticums beobachteten vorübergehenden Aktivitätssteigerungen auf den Einfluß von Stoffwechselprodukten des Triamterens zurückgeführt.

Das Pteridinderivat 4,7-Diamino-N-(2-morpholinoäthyl)-2-phenyl-6-pteridincarboxamid (WY-3654) ist ebenfalls kein Folsäure-Antagonist, wie ROSENTHALE und VAN ARMAN (1963) festgestellt haben. Die Autoren fanden, daß das Wachstum des Streptococcus faecalis, eines Keims, der Folsäure benötigt, durch Zusatz von WY-3654 in Konzentrationen bis zu 100 µg/ml nicht gehemmt wird. Im gleichen Test führte jedoch Triamteren zu einer Wachstumshemmung dieses Mikroorganismus, die bei einer Konzentration des Diureticums von 10 µg/ml einen Wert von 100% erreichte. Gaben von 10 mg/kg täglich hatten keinen Einfluß auf die Fruchtbarkeit von Ratten. MAASS u. WIEBELHAUS (1967) zitieren Versuche von NELSON, der mit einer Dosierung von 30 mg/kg Triamteren, die etwa dem Zehnfachen der beim Menschen angewandten therapeutischen Dosis entsprach, bei schwangeren Ratten keine Mißbildungen oder Resorptionen der Frucht erzielen konnte. Auch das intrauterine Wachstum wurde nicht verlangsamt. Unter den gleichen Bedingungen erzeugte 9-Methyl-Folsäure, ein schwacher Folsäure-Antagonist, teratogene Wirkungen.

7. Klinische Anwendung von Triamteren

Die unter den verschiedenen pathologischen Bedingungen vorgenommenen klinischen Untersuchungen bestätigen die Ergebnisse der Tierversuche und ebenso die Befunde über Veränderungen im Elektrolyt- und Wasserhaushalt, die bei gesunden Versuchspersonen erhoben wurden. Auch bei den Untersuchungen an Patienten, bei denen kein Anhalt für eine erhöhte Aldosteroninkretion bestand, wirkte Triamteren diuretisch bei gleichzeitiger Reduktion der Ausscheidung von Kaliumionen (KRÜCK, 1963). Bei Patienten mit Lebercirrhose und Ascites erzeugte Triamteren gleiche Effekte mit einer Abnahme der H-Ionen-Ausscheidung im Harn (GINSBERG, SAAD u. GABUZDA, 1964). Die Befunde über die Elektrolyt- und Wasserausscheidung, die LIDDLE (1961) an adrenalektomierten Patienten erhoben hatte, bewiesen, daß Triamteren kein Aldosteron-Antagonist ist. Therapeutische Effekte wurden bei verschiedenen Ödemkrankheiten gesehen. Eine renale Elimination des Ödems ist bei Patienten mit *Herzsuffizienz* (BABA, TUDHOPE u. WILSON, 1962; JOOSSENS, VERWILGHEN u. VERBERCKMOES, 1962; ESCH u. KRAMMER, 1963; POLZER u. ESCH, 1967), mit *Lebercirrhose* (CATTELL u. HAVARD, 1962; SHALDON u. RYDER, 1962; NEUMAYR u. PESCHL, 1967) und beim *nephrotischen Syndrom* (CATTELL u. HAVARD, 1962) erreicht worden. Da sich die natriumeliminierende Wirkung sulfonamidierter Benzothiadiazine und die des Triamterens addieren, wobei die durch die Benzothiadiazinderivate erzeugten Kaliumverluste eingeschränkt werden (HERKEN u. SENFT, 1961; PENATI u. SALA, 1963), wurde eine kombinierte Anwendung auch beim Menschen geprüft. Die Ergebnisse entsprachen den im Tierexperiment gewonnenen Resultaten (KRÜCK u. HILD, 1961; CRISTINI, 1962; SHALDON u. RYDER, 1962; CATTELL u. HAVARD, 1962; CATTELL, 1963; HAVARD, 1963; PENATI u. SALA, 1963; SAARIMAA, 1965; LACHNIT u. CARNIEL, 1967).

Bei der Behandlung der dekompensierten Lebercirrhose mit Triamteren halten NEUMAYR u. PESCHL (1967) den schnellen *Wirkungseintritt* für günstig. Es bestand ein deutlicher Unterschied gegenüber der Wirkung des Spironolactons, die erst nach einer verschieden langen Latenzzeit erkennbar war. Eine vollständige Ausschwemmung des Ascites bei der dekompensierten Lebercirrhose wurde mit der Kombination von Triamteren und anderen Diuretica, z. B. Chlorothiazid und Furosemid erzielt. Die *Verhinderung* von *Kaliumverlusten* wird erwähnt. Auf Störungen im Kaliumstoffwechsel muß bei der Behandlung der Lebercirrhose besonders geachtet werden. Weitere klinische Einzelheiten finden sich in der Monographie von Fellinger „Therapie mit Triamteren" (Bericht über ein Symposium in Wien, 1966).

Antihypertensive Wirkungen wurden sowohl nach Gabe von Triamteren allein als auch in Kombination mit Hydrochlorothiazid gefunden (Heath u. Freis, 1963; Spiekerman, Berge, Thurber, Gedge u. McGuckin, 1966). Im Gegensatz zu Spironolacton kann Triamteren zur Behandlung des Pseudo-Aldosteronismus benutzt werden, da es sowohl in Gegenwart als auch in Abwesenheit von Aldosteron zu einer vermehrten Natriumausscheidung bei verminderter Elimination von Kaliumionen führt (Liddle, Bledsoe u. Coppage Jr., 1963). Der Befund, daß Spironolacton und Triamteren in ihrem Wirkungsmechanismus differieren, hat auch therapeutischen Wert. Spironolacton und Triamteren allein gegeben sind diuretisch nicht besonders wirksam. Beide zusammen haben dagegen einen verstärkten Effekt (Liddle, 1961).

Praktisch bedeutsam war die Bearbeitung der Frage, in welchem Umfang sich die durch längere Anwendung verschiedener Diuretica erzeugten Hypokaliämien mit Hilfe von Triamteren verhindern lassen. Auf Grund von Angaben aus Arbeiten von Hollander, Cobabian u. Wilkins (1959), Sperber, Fisch, DeGraff u. Freudenthal (1965) sowie von Gifford (1965) kann angenommen werden, daß unter der länger dauernden Behandlung mit Chlorothiazid oder Hydrochlorothiazid in etwa 24 bis 40% der Fälle Hypokaliämien auftreten. Remenchick, Miller, Talso u. Willoughby (1966) fanden, daß die Hypokaliämie meist mit einer erheblichen Minderung der Kalium-Konzentration in den Zellen einhergeht. Der Vorschlag, diese Kaliumverluste durch gleichzeitige Verabreichung der Diuretica mit Kaliumsalzen in Dünndarm-löslichen Dragees zu verhindern, hat sich praktisch nicht bewährt, weil Ulcerationen im Dünndarm beobachtet wurden, die auf die lokale Wirkung der Kaliumsalze zurückgeführt wurden (Baker, Schrader u. Hitchcock, 1964; Lawrason, Alpert, Mohr u. McMahon, 1965; Herken, 1965).

Auf die Möglichkeit, negative Kaliumbilanzen durch kombinierte Anwendung der Diuretica mit Spironolacton oder Triamteren zu verhindern, haben Kagawa u. Drill (1962), Ginsberg et al. (1964), Berliner (1966) sowie Brest u. Moyer (1966) aufmerksam gemacht. Alkalosen, die durch Diuretica erzeugt werden können, wurden durch Triamteren reduziert oder ausgeglichen. Allerdings kann es bei dieser Therapie zu einer *Hyperkaliämie* kommen, wenn die Nierenfunktion der Patienten eingeschränkt ist (Hunt u. Maher, 1966). Eine größere Zusammenstellung über die Veränderungen des Serumkaliums bei Patienten, die mit Triamteren allein und einer Kombination von Triamteren und Hydrochlorothiazid behandelt wurden, stammt von Hansen u. Bender (1967b). Der Bericht erfaßt die Serumkalium-Werte von insgesamt 583 Patienten, die mit Triamteren allein behandelt wurden, 484 wurden mit der Kombination Triamteren und Hydrochlorothiazid behandelt und 82 mit Hydrochlorothiazid.

Hansen u. Bender (1967b) beschreiben, daß die vorher erniedrigte Kalium-Konzentration im Serum während einer Behandlung mit Triamteren in einer Dosis von 200 mg/Tag in den meisten Fällen anstieg (Tabelle 14). Die kalium-eliminierende Wirkung von Hydrochlorothiazid, die bei 22% der Patienten zu einer Hypokaliämie führte, wurde fast vollständig aufgehoben, wenn Triamteren mit dem Benzothiadiazinderivat zusammen gegeben wurde. Bei kombinierter

Tabelle 14. *Veränderungen in der K+-Konzentration des Serums bei Patienten nach Behandlung mit Triamteren.* Dosierung: 200 mg Triamteren/Tag. (HANSEN u. BENDER, 1967b)

K+-Konz. im Serum vor der Behandlung (mval/l)	Anzahl der Patienten	K+-Konzentration im Serum (mval/l) während der Behandlung		
		< 3,5	3,5—5,4	> 5,4
			(Anzahl der Patienten)	
< 3,5	49	9	34	6
3,5—5,4	494	11	427	56
> 5,4	40	0	18	22
insgesamt	583	20	479	84

Tabelle 15. *Auftreten von Hyper- und Hypokaliämien bei Patienten nach Behandlung mit Hydrochlorothiazid, Triamteren und einer kombinierten Gabe beider Diuretica.* Dosierung: [a] 100—200 mg pro Tag; [b] 200 mg/Tag; [c] 100 mg/Tag; [d] 50 mg/Tag. (HANSEN u. BENDER, 1967b)

Diureticum	Anzahl der Patienten mit normaler K+-Konzentration im Serum vor der Behandlung	Anzahl (und Prozentsatz) der Patienten, bei denen während der Behandlung eine Hyperkaliämie oder Hypokaliämie auftrat	
Hydrochlorothiazid[a]	82	3 (4%)	18 (22%)
Triamteren[b]	494	56 (12%)	11 (2%)
Triamteren[c] + Hydrochlorothiazid[d]	406	30 (7,5%)	23 (6%)

Behandlung mit beiden Diuretica trat eine Abnahme der Kaliumkonzentration im Serum nur bei 6% der Patienten auf (Tabelle 15).

Eine Hyperkaliämie (extracelluläres K+ höher als 5,4 mval/l) entwickelte sich bei 7,5% der Patienten, die mit dieser Kombination behandelt wurden. Bei längerer Gabe von Triamteren allein lag der Anteil der Fälle mit Hyperkaliämie zwischen 12 und 19%.

Triamteren hat keine Wirkung beim Diabetes insipidus. Bei der Untersuchung der Elektrolyt- und Wasserausscheidung nach Gabe von Triamteren zeigte sich kein Einfluß der Verbindung auf die freie Wasser-Clearance.

MAASS u. WIEBELHAUS (1967) geben an, daß keine Schäden des Foetus bei Frauen beobachtet wurden, die im letzten Drittel der Schwangerschaft Triamteren erhielten. Solche Beobachtungen sagen natürlich nichts über mögliche teratogene Wirkungen des Pteridinderivates aus, weil die stärkste Gefährdung des Embryos durch Pharmaka im frühen Stadium der Schwangerschaft zum Zeitpunkt der Organogenese besteht. Auf Grund der chemischen Struktur und der an Mikroorganismen festgestellten Eigenschaften sollte von der Verwendung der Substanz in der Gravidität abgesehen werden.

Eine Prüfung der Wirkung von Triamteren auf die *Hämodynamik* wurde von ROWE, AFONSO, CASTILLO, LOWE u. CRUMPTON (1962) sowie von ROWE, CASTILLO CROSLEY JR., MAXWELL u. CRUMPTON (1962) durchgeführt, wobei besonders das Verhalten des Blutdruckes, des peripheren Gefäßwiderstandes und der Coronargefäße untersucht wurde. Dabei wurde eine Verringerung der Herzförderleistung, eine Senkung des zentralen Venendruckes und ein Anstieg des peripheren Gefäßwiderstandes gefunden (s. auch HANSEN u. BENDER, 1967a).

Auf die zahlreich erschienenen klinischen Untersuchungen über Triamteren, bei denen es sich oft nur um Beobachtungen an einer kleinen Zahl von Patienten handelt, soll hier nicht eingegangen werden, weil dabei keine pharmakologisch interessanten Befunde erhoben wurden, die über die schon zitierten hinausgehen.

8. Nebenwirkungen des Triamterens bei der klinischen Anwendung

Bei der Behandlung von Patienten sind verschiedene Nebenwirkungen des Triamterens beobachtet worden, die zum Teil auch als Folgeerscheinungen der diuretischen Effekte angesehen werden können. Sie betreffen vor allem die Veränderungen der Hämodynamik (Rowe, Afonso, Castillo, Lowe u. Crumpton, 1962; Rowe, Castillo, Crosley Jr., Maxwell u. Crumpton, 1962) und sekundär auch die Nierenfunktion. Crosley, Ronquillo, Strickland u. Alexander (1962) beschreiben nach einer Einzeldosis von 300 mg Triamteren ein beträchtliches *Absinken* der *Inulin-* und *Kreatinin*-Clearance. Außerdem kam es zu einer Einschränkung der PAH-Clearance. Auch Shaldon u. Ryder (1962) beobachteten Senkungen der glomerulären Filtration. Dagegen fanden Cattell u. Havard (1962) bei der Behandlung von Patienten und gesunden Menschen mit einer Dosis von 200 mg Triamteren täglich keine signifikante Änderung der glomerulären Filtration und keinen Anstieg der Blutharnstoff-Konzentration bei den Patienten.

Andere Autoren beschrieben dagegen eine *Erhöhung* des *Rest-N* (Kroogsgaard, 1964; Esch u. Krammer, 1963; Holtmeier, 1967). Unter 53 Fällen bei Patienten mit Lebercirrhose wurde von Neumayr u. Peschl (1967) achtmal ein Anstieg der Reststickstoff-Werte auf 50—70 mg-%, in einem Fall sogar bis auf 110 mg-% beobachtet. Die Kreatinin-Werte waren meist niedrig und betrugen nur in dem erwähnten Falle mit hohem Rest-N 1,8—2,3 mg-%. Laragh et al. (1961), Donnelly et al. (1962), Joossens et al. (1962) sowie Quan u. Kahana (1964) fanden nach länger dauernder Verabreichung von Triamteren einen Anstieg der Harnstoff-Konzentration im Blut.

Die Kombination von Triamteren mit Kalium eliminierenden Diuretica verhindert sehr häufig das Auftreten einer Hypokaliämie, wie sie als Folge einer langdauernden Behandlung mit den Diuretica allein registriert werden kann, doch besteht andererseits auch die Gefahr einer *Hyperkaliämie*. Sie wird begünstigt durch Gabe von Kaliumsalzen bei gleichzeitiger Anwendung von Triamteren oder Spironolacton. Das Risiko der Erzeugung einer Hyperkaliämie wird durch Nierenfunktionsstörungen erhöht. So wird verständlich, daß die *Hyperkaliämie* zu den *am häufigsten* beschriebenen *Nebenwirkungen* gehört. Cattell u. Havard (1962) beobachteten nach Gabe von Triamteren einen Anstieg des Serumkaliums auf den hohen Wert von 6,2 mval/l. Weitere Fälle mit Hyperkaliämie sind von Crosley, Ronquillo, Strickland u. Alexander (1962), Donnelly, Turner u. Sowry (1962), Joossens, Vervilghen u. Verberckmoes (1962), Anichin, Gargano u. Bartorelli (1963), sowie von Cohen (1966) beschrieben worden. Cohen (1966) beobachtete unter 10 älteren Patienten mit Herzinsuffizienz, die mit einer Kombination von 100 mg Triamteren und 0,5 g Chlorothiazid behandelt wurden, 5 Patienten mit einem Serumkalium-Anstieg auf über 6 mval/l. Er berichtete über den Tod von 2 Patienten mit Hyperkaliämie, bei denen angenommen wurde, daß die Verabreichung von Triamteren und Hydrochlorothiazid zum Exitus beigetragen haben könnte. Ein ähnlicher Todesfall mit Hyperkaliämie wurde auch nach Anwendung von Spironolacton beobachtet (Sjoberg u. Kreisle, 1962). Bei der Anwendung der Diuretica, die eine Reduktion der Kaliumausscheidung durch die Niere herbeiführen, ist eine sorgfältige Kontrolle des Kaliumhaushaltes notwendig. In seltenen Fällen wurde die Hyperkaliämie von Herzrhythmusstörungen begleitet (PDR, 1967).

Holtmeier (1967) hat eine Auswertung der Nebenwirkungen bei 2271 Fällen vorgenommen. Er stützte sich dabei auf Angaben der Literatur und eigene Beobachtungen. Unter der Behandlung mit Triamteren wurde eine vermehrte Ausscheidung von Harnsäure beobachtet. In einigen Fällen wurde dabei gleichzeitig

Triamteren und Chlorothiazid gegeben. Ein *Anstieg* des *Rest-N* und ebenso der Kalium-Konzentration des Plasmas gehörten zu den am häufigsten festgestellten Störungen. Auch gastrointestinale Reaktionen wie Übelkeit und Erbrechen wurden relativ oft gefunden (SPIEKERMAN, BERGE, THURBER, GEDGE u. McGUCKIN, 1966). Änderungen der Serumenzym-Konzentrationen scheinen seltener zu sein. HOLT-MEIER (1967) erwähnt 15 Fälle mit einem Anstieg der SGP-Transaminase. Als Folge der Therapie mit Triamteren ist auch eine vermehrte Abgabe von Aldosteron gefunden worden. *Hyponatriämien* sind besonders bei Patienten mit Lebercirrhose beschrieben worden, wenn Triamteren mit anderen Diuretica kombiniert wurde.

LARAGH, REILLY, STITES u. ANGERS (1961) erwähnen 4 Fälle, bei denen eine reversible *Granulocytopenie* im Verlauf der Behandlung mit Triamteren auftrat. Es konnte aber nicht mit Sicherheit ausgeschlossen werden, daß daran auch die Erkrankung selbst beteiligt war. DONNELLY, TURNER u. SOWRY (1962) geben an, daß hämatologische Abweichungen selten sind. Unter 13 Patienten beschrieben die Autoren allerdings einen Fall, bei dem nach 47 Tage langer Behandlung mit SK & F 8542 (Triamteren) in einer Dosis von 100 mg und gleichzeitiger Gabe von Chlorothiazid ein Abfall der weißen Blutzellen von 14000 auf 6500/mm³ eintrat.

CATTELL u. HAVARD (1962) geben an, daß sie bei einer täglichen Dosierung von 200 mg Triamteren keine Schädigung des Knochenmarks oder der Leberfunktion gefunden haben. MAASS u. WIEBELHAUS (1967) erwähnen 5 cirrhotische Patienten, bei denen der Folsäuremangel durch hohe Formimino-Glutaminsäure-Ausscheidung nach Histidingabe nachgewiesen wurde. Triamteren in einer Dosis von 200 mg/Tag verschlechterte diesen Zustand nicht. Die Formimino-Glutaminsäure-Ausscheidung soll dabei sogar auf normale Werte zurückgegangen sein, obwohl die Patienten zusätzlich keine Folsäure erhielten.

III. Halopyrazincarboxamide

Beobachtungen über die Wirkung von 3-Amino-6-bromopyrazincarboxamid auf die Na^+-, K^+- und Cl^--Ausscheidung im Harn normaler Ratten gaben Anlaß zur Synthese und pharmakologischen Prüfung einer größeren Zahl von Pyrazincarboxamiden (BICKING, MASON, WOLTERSDORF JR., JONES, KWONG, ROBB u. CRAGOE JR., 1965; CRAGOE JR., WOLTERSDORF JR., BICKING, KWONG u. JONES, 1967). Eine Verbindung aus dieser Reihe, und zwar *N-Amidino-3-amino-6-chlorpyrazincarboxamid* (ACP) steigerte die *Natriumelimination* und *reduzierte* die *Kaliumausscheidung* bei normalen und adrenalektomierten Ratten (GLITZER u. STEELMAN, 1965). Die adrenalektomierten Ratten erhielten 12 mg Desoxycorticosteronacetat oder 0,5 µg d-Aldosteron-21-monoacetat. Unter diesen Versuchsbedingungen wurden die Wirkungen des ACP mit denen des Triamterens und des Spironolactons verglichen. Die Auswertung der Versuche erfolgte nach dem Verfahren von KAGAWA, CELLA u. VAN ARMAN (1957), das zur Bestimmung der Wirkungsintensität von Spirolactonen unter Zugrundelegung des aus der Natrium- und Kaliumausscheidung gebildeten Quotienten $\log \frac{Na^+ \cdot 10}{K^+}$ benutzt wurde (Tabelle 16).

ACP wirkt ähnlich wie Triamteren auch an *adrenalektomierten* Tieren, die nicht mit Mineralocorticoiden substituiert waren. Es ist im Gegensatz zum Spironolacton kein Aldosteron-Antagonist. Aus diesem Grunde ist auch der Hinweis von GLITZER u. STEELMAN mißverständlich, daß ACP bei oraler Gabe während eines 7stündigen Versuches 12,5mal wirksamer war als der echte Aldosteron-Antagonist. Auf Grund ihrer Versuche kommen die Autoren selbst zu der Überzeugung, daß ACP kein spezifischer Inhibitor der Aldosteronwirkung im Sinne der Definition

Tabelle 16. *Einfluß einer oralen Gabe von Spironolacton, Triamteren und N-Amidino-3-amino-6-chlor-pyrazin-carboxamid (ACP) auf die Na$^+$- und K$^+$-Ausscheidung adrenalektomierter Ratten, die mit Desoxycorticosteron (DOCA) behandelt wurden* (Glitzer u. Steelman, 1965)

Substanz	Behandlung/Ratte Dosis (μg)	DOCA (μg)	Tiere pro Gruppe	Mittlere Gesamtelektrolytausscheidung (mval/7 Std) Na$^+$	K$^+$	Mittlerer $\log \dfrac{Na^+ \cdot 10}{K^+}$ $\pm$ S.E.
—	—	—	20	0,60	0,13	1,63 $\pm$ 0,03
—	—	12	18	0,22	0,21	1,00 $\pm$ 0,02
Spironolacton	200	12	20	0,32	0,19	1,22 $\pm$ 0,03
Spironolacton	400	12	8	0,39	0,17	1,36 $\pm$ 0,04
Spironolacton	800	12	20	0,44	0,16	1,45 $\pm$ 0,02
Spironolacton	1600	12	21	0,49	0,14	1,55 $\pm$ 0,02
Spironolacton	3200	12	15	0,50	0,14	1,54 $\pm$ 0,03
Spironolacton	6400	12	7	0,43	0,10	1,61 $\pm$ 0,07
Triamteren	10	12	7	0,37	0,19	1,29 $\pm$ 0,03
Triamteren	100	12	7	0,50	0,15	1,53 $\pm$ 0,03
Triamteren	800	12	6	0,69	0,10	1,74 $\pm$ 0,04
Triamteren	3200	12	7	0,47	0,09	1,71 $\pm$ 0,06
N-Amidino-3-amino-6-chloropyrazin-carboxamid	10	12	15	0,29	0,18	1,22 $\pm$ 0,03
	100	12	15	0,47	0,16	1,48 $\pm$ 0,03
	200	12	8	0,46	0,13	1,55 $\pm$ 0,02
	800	12	15	0,77	0,12	1,80 $\pm$ 0,02
	1600	12	8	0,75	0,05	2,14 $\pm$ 0,07
	3200	12	13	0,85	0,07	2,03 $\pm$ 0,05

von Liddle (1961) ist. In den Experimenten fiel überdies auf, daß eine orale Dosis von 900 μg ACP/Tier den Na$^+$/K$^+$-Quotienten auf einen Wert erhöhte, der größer war als bei Tieren, die kein Aldosteron erhalten hatten. ACP blockierte unter diesen Bedingungen nicht nur die Aldosteronwirkung, sondern zeigte auch einen von dem Hormon unabhängigen Effekt. Aus den mitgeteilten Befunden kann geschlossen werden, daß ACP annähernd gleich wirksam ist wie Triamteren. Die Versuche sprechen dafür, daß die Derivate des Halopyrazincarboxamids zu der Gruppe der Pseudo-Antialdosterone gehören, die eine vermehrte Natriumausscheidung bei gleichzeitiger Reduktion der Kaliumelimination im Harn erzeugen.

1. Struktur und Wirkung

Bei der Untersuchung der verschiedenen Derivate des Halopyrazincarboxamids ergaben sich Unterschiede in der Intensität und Dauer der Wirkung. Vergleichbare Ergebnisse liegen bisher nur für N-Amidino-3-amino-6-chlorpyrazincarboxamid (ACP) und für *N-Amidino-3,5-diamino-6-chlorpyrazincarboxamid* (DCP) vor. Solche Untersuchungen über diese beiden Substanzen stammen von Glitzer u. Steelman (1966). Daraus geht hervor, daß 100 μg DCP/Ratte etwa gleich wirksam waren wie 800 μg ACP/Ratte. Die Auswertung erfolgte auch hier an adrenalektomierten Tieren im Kagawa-Test bei einer Substitution mit 12 μg Desoxycorticosteron (Tabelle 17) bzw. 0,5 μg Aldosteron (Tabelle 18). DCP ist wie ACP auch am *adrenalektomierten Tier wirksam* und daher kein Aldosteron-Antagonist. Glitzer u. Steelman schlossen aus den Ergebnissen des Kagawa-Testes, daß DCP etwa 15mal wirksamer ist als ACP und 180mal wirksamer als Spironolacton, wenn die Änderung der Natrium-/Kaliumausscheidung nach vorheriger Gabe von Desoxycorticosteron nach dem

Tabelle 17. *Einfluß einer oralen Behandlung mit ACP oder DCP (Amilorid) auf die Elektrolytausscheidung adrenalektomierter Ratten, die Desoxycorticosteron (DOCA) erhalten haben* (GLITZER u. STEELMAN, 1966)

Substanz	Behandlung/Ratte		Anzahl der Tiere pro Gruppe	Mittlere Gesamtelektrolytausscheidung (mval/ 7 Std)		Mittlerer $\log \frac{\mathrm{Na^+} \cdot 10}{\mathrm{K^+}}$
	Dosis (μg)	DOCA (μg)		$\mathrm{Na^+}$	$\mathrm{K^+}$	$\pm$ S.E.
—	—	—	8	0,66	0,14	1,70 $\pm$ 0,02
—	—	12	8	0,23	0,23	1,00 $\pm$ 0,02
ACP	100	12	8	0,43	0,18	1,37 $\pm$ 0,09
ACP	200	12	8	0,57	0,12	1,68 $\pm$ 0,07
ACP	400	12	8	0,71	0,14	1,73 $\pm$ 0,04
ACP	800	12	8	0,85	0,11	1,90 $\pm$ 0,03
DCP	5	12	8	0,37	0,18	1,30 $\pm$ 0,04
DCP	10	12	8	0,45	0,13	1,52 $\pm$ 0,03
DCP	50	12	8	0,77	0,09	1,93 $\pm$ 0,05
DCP	100	12	8	0,91	0,08	2,05 $\pm$ 0,03

Tabelle 18. *Einfluß einer oralen Gabe von N-Amidino-3-amino-6-chlorpyrazincarboxamid (ACP) auf die Elektrolytausscheidung adrenalektomierter Ratten, die Aldosteron erhalten haben* (GLITZER u. STEELMAN, 1965)

Substanz	Dosis (μg)	Mineralocorticoid	Dosis (μg)	Tiere pro Gruppe	Mittlere Gesamtelektrolytausscheidung (mval/7 Std)		Mittlerer $\log \frac{\mathrm{Na^+} \cdot 10}{\mathrm{K^+}}$
					$\mathrm{Na^+}$	$\mathrm{K^+}$	$\pm$ S.E.
—	—	—	—	8	0,67	0,15	1,67 $\pm$ 0,04
—	—	Aldosteron	0,5	8	0,19	0,18	0,99 $\pm$ 0,05
ACP	100	Aldosteron	0,5	7	0,41	0,15	1,43 $\pm$ 0,05
ACP	900	Aldosteron	0,5	8	0,79	0,09	1,94 $\pm$ 0,02

oben genannten Quotienten festgelegt wird. Im Abschnitt über die Auswertung der Spirolactone im Kagawa-Test wurde bereits ausgeführt, daß solche Bewertungen sehr wenig über die praktische Brauchbarkeit der Verbindungen aussagen. Quantitative Angaben über Unterschiede in der Leistungsfähigkeit der Pharmaka

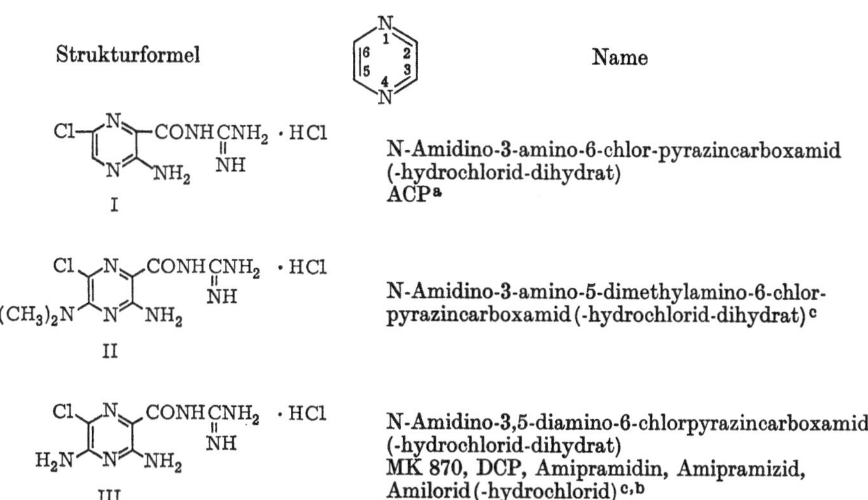

Abb. 22. Strukturformeln und Namen diuretisch wirksamer Pyrazinderivate ([a]GLITZER u. STEELMAN, 1965), ([b] GLITZER u. STEELMAN, 1966), ([c] BAER, JONES, SPITZER u. RUSSO, 1967)

gelten nur für die jeweiligen standardisierten Bedingungen. Baer, Jones, Spitzer u. Russo (1967) haben Beziehungen zwischen Struktur und Wirkung der Halopyrazincarboxamide auf Grund von Dosiswirkungskurven geprüft. Es handelt sich um folgende Substanzen (Abb. 22). Unter Zugrundelegung der natriumeliminierenden Wirkung kamen die Autoren zu folgendem Ergebnis: Die Einführung einer $N(CH_3)_2$-Gruppe (II) in Position 5 steigerte die Wirksamkeit gegenüber (I) um das 3fache. Eine weitere 5fache Wirkungssteigerung resultierte, wenn die beiden Methylgruppen durch Wasserstoff ersetzt wurden (III). Das am schwächsten wirksame Halopyrazinderivat soll unter diesen Bedingungen 1,4mal wirksamer sein als Triamteren. In eigenen Versuchen, die allerdings unter anderen Bedingungen durchgeführt wurden, ließen sich diese Angaben nicht bestätigen. Mit der von Herken, Senft, Schwarz u. Merker (1963) angegebenen Infusionsmethode wurden die Dosen ermittelt, die zu einer maximalen Elimination von Natriumionen im Harn führen. Dabei war Amilorid etwa 5fach wirksamer als Triamteren. Die Kaliumelimination wurde aber durch Amilorid stärker eingeschränkt als durch Triamteren (Abb. 23). Zum Vergleich wurden 5 mg/kg ACP getestet, deren reduzierende Wirkung auf die Kaliumausscheidung ebenfalls größer war als die des Triamterens. Die Verbindung hatte allerdings einen geringeren natriumeliminierenden Effekt.

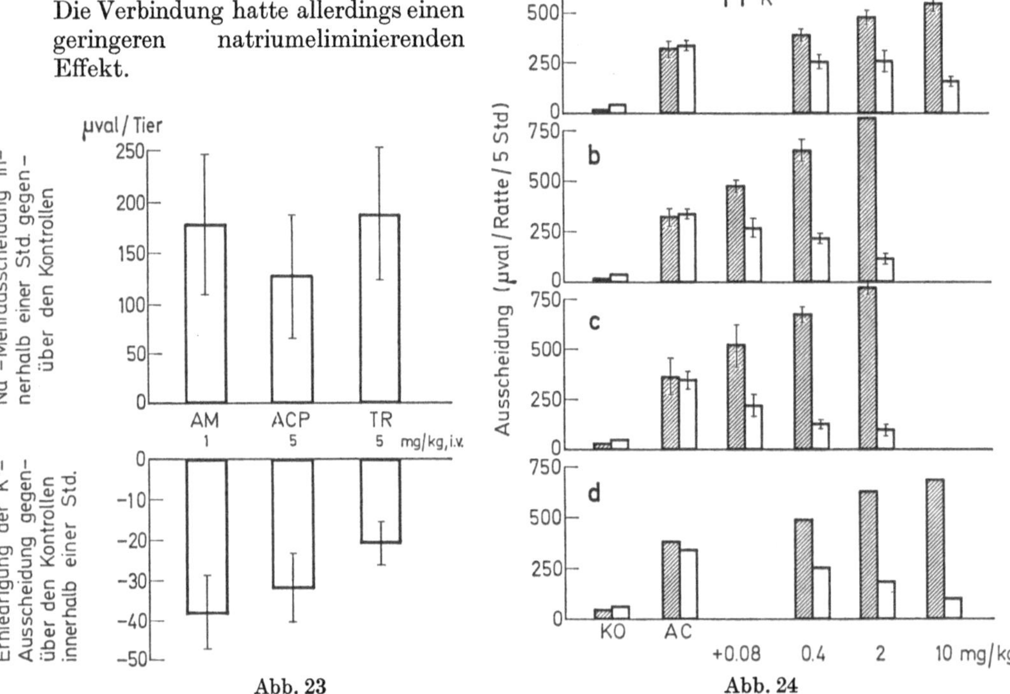

Abb. 23   Abb. 24

Abb. 23. Vergleich der Dosen von Amilorid (AM), N-Amidino-3-amino-6-chlor-pyrazincarboxamid (ACP) und Triamteren (TR), die eine maximale Na^+-Mehrausscheidung und K^+-Retention bewirken (Herken, 1967)

Abb. 24. Ausscheidung von Na^+ und K^+ innerhalb von 5 Std bei Ratten, die mit einer maximal natriuretischen Dosis (25 mg/kg, i.p.) von Acetazolamid (AC) allein oder in Kombination mit drei verschiedenen Dosen von (a) N-Amidino-3-amino-6-chlor-pyrazincarboxamid, (b) N-Amidino-3-amino-5-dimethylamino-6-chlor-pyrazincarboxamid, (c) Amilorid oder (d) Triamteren behandelt wurden. Eine Steigerung der Na^+-Ausscheidung und Einschränkung der K^+-Ausscheidung wird mit allen drei Substanzen erreicht. KO = Kontrollen (Baer, Jones, Spitzer u. Russo, 1967)

Die kaliumretinierende Wirkung der Pseudo-Antialdosterone läßt sich besser erkennen, wenn Pharmaka gegeben werden, die bei den Kontrolltieren zu einer vermehrten Elimination von Kaliumionen im Harn führen. Dies kann z. B. durch Gabe von Acetazolamid oder Chlorothiazid erreicht werden. BAER, JONES, SPITZER u. RUSSO (1967) haben solche Versuche mit Acetazolamid durchgeführt und festgestellt, daß die kaliumkonservierende Wirkung des Amilorids schon nach Gabe sehr niedriger Dosen ($<$ 0,5 mg/kg) unter solchen Bedingungen eintritt. Die *Natriumausscheidung* wurde durch gleichzeitige Gabe der Halopyrazinderivate und Acetazolamid *synergistisch vermehrt*. Die entgegengesetzte Wirkung der Pyrazinderivate auf die Natrium- und Kaliumausscheidung führt zu einer erheblichen *Veränderung des Na^+/K^+-Quotienten*. Die Ergebnisse solcher Versuche sind in der Abb. 24 dargestellt. Als weitere Substanz wurde zum Vergleich Triamteren herangezogen.

Die *Reduktion der Kaliumausscheidung* ist in allen Versuchen gegenüber der Gruppe, die nur Acetazolamid erhalten hatte, deutlich. Aus den Resultaten läßt sich entnehmen, daß Amilorid (III) auch unter diesen Bedingungen die wirksamste Substanz ist. Die Unterschiede in der Wirkungsintensität entsprechen ungefähr denjenigen, die in den eigenen Versuchen (HERKEN, 1967) registriert wurden.

Synergistische Wirkungen auf die Natriumelimination und starke Reduktion der Kaliumausscheidung wurden auch nach kombinierter Gabe von Amilorid mit anderen Diuretica (Hydrochlorothiazid und Merallurid) gefunden. Amilorid war auch unter diesen Bedingungen das am stärksten wirksame Halopyrazinderivat. Die Natrium-Mehrausscheidung und die Reduktion der Kaliumelimination standen in keinem äquimolaren Verhältnis. Die überschießende Natriumausscheidung war von einer Bicarbonatelimination begleitet. Amilorid ist aber kein Hemmstoff der Carboanhydratase (PORTER, 1967; GUIGNARD, 1967).

2. Nachweis von Amilorid (Amipramizid)

Amilorid kann *spektrofluorometrisch* nachgewiesen werden. BAER, JONES, SPITZER u. RUSSO (1967) versetzten 1 ml Serum, Blutplasma oder Urin mit 2 ml gesättigter Natriumcarbonatlösung und extrahierten anschließend mit 25 ml Äthylacetat. Nach Zentrifugation wurden 20 ml der Äthylacetatphase abgehoben und in eine Flasche gefüllt, die 5 ml 0,1 N Salzsäure enthielt. Nach Schütteln wurde zentrifugiert und die Intensität der Fluorescenz der wäßrigen Phase in einem Spektrofluorometer ($\lambda_{act} = 365$ mμ, $\lambda_{emit} = 420$ mμ) gemessen. Durch vergleichende Untersuchungen mit Lösungen bekannter Konzentrationen wurde festgestellt, daß ungefähr 99% des Amilorids wiedergefunden wurden, wenn die Standardlösungen etwa 10 μg enthielten. Bei kleineren Mengen waren die Verluste größer (bei 1 μg wurden etwa 87% wiedergefunden). Gleiche Ergebnisse wurden beim Nachweis von Amilorid im Blutplasma erzielt. Papierchromatographische oder dünnschichtchromatographische Trennung ist notwendig, wenn neben Amilorid ähnlich strukturierte Substanzen in den untersuchten Körperflüssigkeiten vorkommen.

Untersuchungen über die Plasmakonzentration, Ausscheidung der Substanz im Urin und Verteilung im extracellulären Raum und Gesamtkörperwasser sind von BAER, JONES, SPITZER u. RUSSO durchgeführt worden. Der größte Teil wird mit dem Urin und dem Stuhl eliminiert, weniger als 2% erschienen in der Galle. Bei intraperitonealer Gabe von ^{14}C-Amilorid wurden bei Ratten innerhalb von 3 Tagen über 90% in unveränderter Form im Urin ausgeschieden. Untersuchungen der Organe ergaben, daß 24 Std nach *oraler* Gabe von 5 mg/kg ^{14}C-Amilorid nur noch der Magen und der Darm eine nachweisbare Radioaktivität ($<$ 1% der verabreichten Dosis) aufwiesen. Nach 72 Std wurden nur noch Spuren im Organismus gefunden.

Bei 4 Patienten, die einige Tage lang 2mal täglich 5 bzw. 10 mg Amilorid erhalten hatten, wurde die Urinausscheidung untersucht. Während der Medikation wurden ungefähr 67% (mit einer Streuung von 27% bis 79%) der täglichen Gabe im Urin ausgeschieden. Die Menge, die in den ersten 24 Std eliminiert wurde, war etwas geringer als an den folgenden Tagen. Bei der Untersuchung der Urinausscheidung von Amilorid bei je 8 gesunden Menschen, die *orale Einzelgaben* von 5 bzw. 20 mg Amilorid bekommen hatten, wurden ungefähr 25% (mit der großen Streuung von 11—51%) in den ersten 10 Std nach Applikation des Pharmakons ausgeschieden. Nachweisbare Mengen von Amilorid konnten im Urin schon innerhalb der ersten 2 Std festgestellt werden. Die Substanz wird offenbar nach oraler Gabe schnell resorbiert. Das *Maximum der Ausscheidung* wurde im allgemeinen nach 4—6 Std gefunden (Baer, Jones, Spitzer u. Russo, 1967).

3. Biochemische Umwandlung von N-Amidino-3-amino-5-dimethylamino-6-chlorpyrazincarboxamid (-hydrochlorid-dihydrat) in N-Amidino-3,5-diamino-6-chlorpyrazincarboxamid (-hydrochlorid-dihydrat)

Versuche an Hunden ergaben, daß die Wirkung von N-Amidino-3-amino-5-dimethylamino-6-chlorpyrazincarboxamid (-hydrochlorid-dihydrat) (II) (s. Abb. 22) auch nach intravenöser Injektion sehr viel langsamer eintritt als die von Amilorid. Es wurde angenommen, daß die Verbindung durch den Stoffwechsel in eine aktivere Substanz umgewandelt wird. Papierchromatographische Untersuchungen des Harns von Ratten haben ergeben, daß nach Gabe von II zwei

Tabelle 19. *Charakterisierung und quantitative Bestimmung der Urinausscheidungsprodukte an drei aufeinander folgenden Tagen während der 21. Woche einer Behandlung mit 20 oder 30 mg/kg (oral) 3-Amino-6-chlor-5-dimethylaminopyrazinoyl)-guanidin-hydrochlorid (II) bei Hunden* (Baer, Jones, Spitzer u. Russo, 1967)

| Hund | Tag | Tägliche Ausscheidung II[a] und Metaboliten | Metaboliten[b] | R_F und relative Fluorescenz Amilorid | | Monomethyl-Derivat | | Berechnetes Amilorid |
| | | | | R_F | µg/ml | R_F | µg/ml | |
		mg	mg					mg/Tag
009	1	44,7	27,1	0,66	150	0,77	86	17,3
(150 mg)[d]	2	69,5	40,3	0,67	100	0,77	68	24,2
	3	71,4	40,9	0,64	131	0,75	95	23,7
010	1	51,4	40,4	0,66	105	0,77	17	35,0
(190 mg)[d]	2	69,3	40,7	0,67	100	0,77	57	26,2
	3	61,6	38,1	0,65	108	0,75	67	23,6
051	1	103,2	60,9	0,65	63	0,76	45	52,4
(228 mg)[d]	2	80,3	69,4	0,65	86	0,76	12	61,0
	3	106,4	69,1	0,64	73	0,75	45	38,4
058	1	89,9	70,5	0,65	80	0,76	18	55,5
(306 mg)[d]	2	103,5	73,3	0,66	127	0,77	48	53,4
	3	92,0	58,4	0,65	76	0,76	45	36,8
Prozent der Dosis		36	24					17

[a] Durch UV-Absorption gemessen. [b] Durch Fluorescenz gemessen. [c] Als µg/ml Amilorid in 5,0 ml 0,1 n HCl. R_F für reines Amilorid: 0,64, für das Monomethylderivat: 0,76. [d] Gesamtmenge/Tag.

fluorescierende Verbindungen abgetrennt werden konnten, die als Monoalkyl-
Analoges bzw. als Amilorid identifiziert werden konnten. Die Versuche sprechen
dafür, daß II durch Desalkylierung zunächst in die Monomethylverbindung und
anschließend in das stärker wirksame Amilorid umgewandelt wird (Tabelle 19).

4. Lokalisation der Wirkung

Die Bestimmung der renalen Clearance zeigte, daß die diuretische Wirkung
von Amilorid nicht durch Steigerung der glomerulären Filtration erklärt werden
kann. Die Verbindung hat einen *tubulären* Wirkungsort. Dafür spricht auch

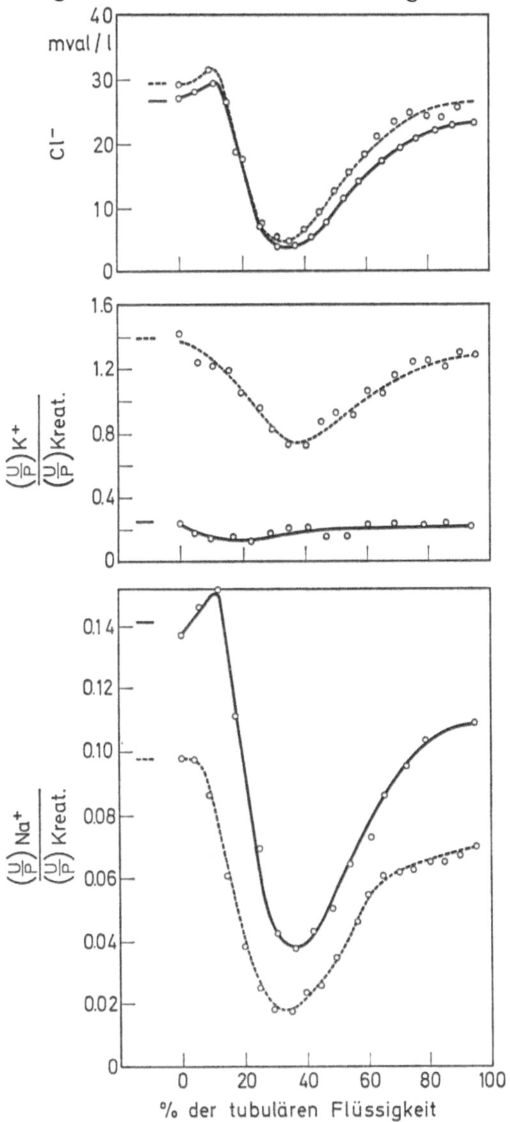

Abb. 25. Wirkung von 0,5 mg/kg Amilorid im Stop-Flow-Experiment bei einem Hund, der
mit KCl vorbehandelt wurde. Während der Kontrollphase (unterbrochene Linie) ist ein typisches distales Na$^+$-Minimum und ein K$^+$-„Peak" vorhanden. Nach Gabe von Amilorid (aus-
gezogene Linie) steigt der Quotient (U/P) Na$^+$ an und der Quotient (U/P) K$^+$ fällt ab (BAER,
JONES, SPITZER u. RUSSO, 1967)

die starke Einschränkung der Kaliumsekretion durch das Pharmakon. Stop-Flow-Untersuchungen ergaben, daß die Halopyrazinderivate die *distale Kaliumnettosekretion* bei Hunden herabsetzen (Abb. 25). Die Bestimmung der Urin/Plasma-Konzentration für Kalium, korrigiert durch die Urin/Plasma-Kreatinin-Konzentration, die eine Senkung des Quotienten von 1,2 auf weniger als 1 ergibt, zeigt die Hemmung der Kaliumsekretion im distalen Abschnitt des Nephrons durch Amilorid an. In diesen Experimenten war die Kaliumausscheidung in dem Kontrollabschnitt sehr hoch, weil die Tiere mit Kaliumchlorid vorbehandelt wurden. Baer u. Mitarb. (1967) berichten darüber, daß eine Unterdrückung der Kaliumsekretion auch bei solchen Tieren gefunden wurde, die kein Kaliumchlorid in der Vorperiode erhalten hatten.

Die Natrium-Konzentration im distalen tubulären Harn ist erhöht. Auffällig war, daß keine Veränderung in der Chlorionen-Konzentration der tubulären Flüssigkeit nach Gabe von Amilorid gefunden wurde. Die Autoren schließen aus ihren Versuchen, daß dieses Anion nicht direkt an der Wirkung von Amilorid beteiligt ist. Die pH-Werte lagen in den distalen Abschnitten nach Applikation des Pharmakons höher als bei den Kontrollen. Dies spricht dafür, daß die distale Säuerung des Urins eingeschränkt wurde. Bei der kombinierten Gabe von Hydrochlorothiazid und Amilorid wurde in den Stop-Flow-Experimenten gefunden, daß die durch das Thiazidderivat induzierte distale Kaliumsekretion durch Amilorid dosisabhängig vermindert werden kann.

5. Wirkungen des Amilorids (Amipramizids) auf den Zellstoffwechsel

a) Renal

Über den Mechanismus, der zur Hemmung der distalen Kaliumsekretion durch Amilorid führt, ist noch nichts bekannt. Es ist bemerkenswert, daß kein kompensatorischer Anstieg der H-Ionenausscheidung im Zusammenhang mit der Kaliumretention festgestellt wurde. Obwohl Ähnlichkeiten in den Wirkungen von Triamteren und Amilorid beschrieben wurden, die auch für die distale Lokalisation des Angriffsortes und den Einfluß auf den tubulären Ionenaustausch gelten (Ball u. Greene, 1963; Nielsen u. Lassen, 1963), scheinen dennoch *Unterschiede* im *biochemischen Mechanismus* der Effekte zu bestehen. Die kombinierte Anwendung von 6-Aminonicotinsäureamid (6-AN) und Triamteren ergibt keine Addition beider Wirkungen. Die Gründe dafür wurden in dem Abschnitt über Triamteren eingehend besprochen. Versuche, die unter gleichen Bedingungen mit 6-Aminonicotinsäureamid und Amilorid durchgeführt wurden, lieferten einen additiven Effekt beider Pharmaka (Herken, 1967, 1968) (Abb. 26). Untersuchungen der Pyridinnucleotide aus der Niere der mit 6-AN vorbehandelten Tiere ergaben, daß Amilorid keinen Einfluß auf die Biosynthese von 6-Aminonicotinsäureamid-adenin-dinucleotid(-phosphat) (6-ANAD und 6-ANADP) hat. Hier zeigt sich ein grundsätzlicher Unterschied im Verhalten von Triamteren und Amilorid im intermediären Stoffwechsel der Tubuluszellen, für den noch keine Erklärung gegeben werden kann, da Triamteren keine direkte Wirkung auf die isolierte NAD- und NADP-Nucleosidase aus Organmikrosomen besitzt.

Baer, Jones, Spitzer u. Russo (1967) berichten über negative Ergebnisse an der Carboanhydratase und an der Ouabain-empfindlichen Adenosintriphosphatase aus der Membran von Nierenzellen. Die Carboanhydratase wurde auch bei Konzentrationen von $1 \cdot 10^{-4}$ M nicht gehemmt (Porter, 1967). Die Aktivität der Adenosintriphosphatase blieb bei den hohen Konzentrationen von $5 \cdot 10^{-4}$ M unbeeinflußt (Duggan, 1967). Ebenso soll Amilorid kein Hemmstoff der Folsäuresynthese sein (Skeggs, 1967). Bei der Untersuchung verschiedener Enzyme fanden Losert, Sitt, Senft u. Zesch (1968) keine Beeinflussung derjenigen Enzyme des Tricarbonsäurecyclus, deren Funktionssteigerung mit der Aktivierung des Natriumtransportes nach Gabe von Aldosteron in Verbindung gebracht wurde (FIMOGNARI, PORTER u. EDELMAN, 1967). Dagegen nahm die Aktivität der renalen α-Ketoglutaratdehydrogenase 60 min nach intravenöser Injektion von 2 mg/kg Amiloridhydrochlorid gegenüber den Kontrollen um 17% ab. Dieser Effekt war auch an adrenalektomierten Tieren nachweisbar und hat

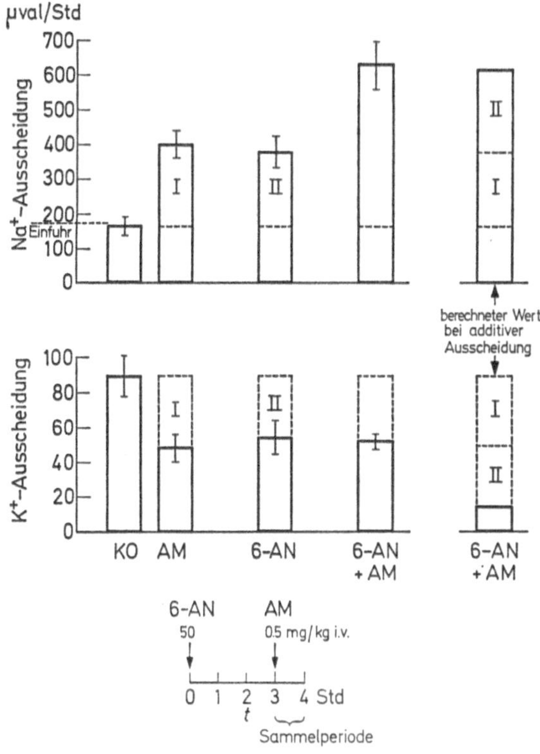

Abb. 26. Additiver Effekt von Amilorid (AM) und 6-Aminonicotinsäureamid (6-AN) auf die renale Na⁺-Ausscheidung. KO = Kontrollen (HERKEN, 1967, 1968)

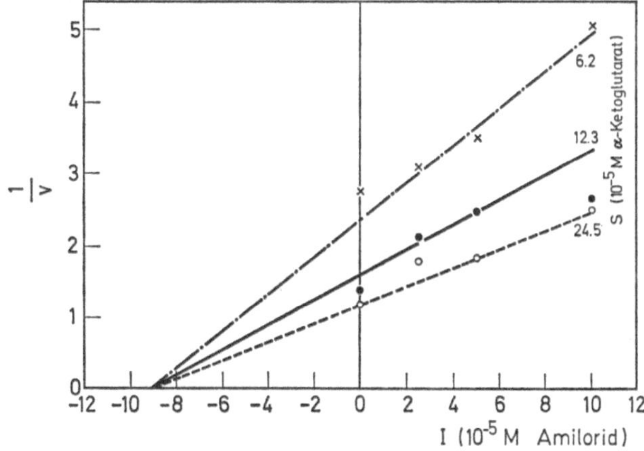

Abb. 27. Hemmung der α-Ketoglutaratdehydrogenase aus Rattennierenmitochondrien durch Amilorid (LOSERT, SITT, ŠENFT u. ZESCH, 1968)

daher nichts mit der Ausschaltung eines hormonal induzierten Prozesses zu tun. Nach Entfernung der Nebennieren war die Aktivität des Enzyms gegenüber adrenalektomierten Kontrollen nach Injektion der gleichen Dosis um 20% erniedrigt (v. Bergmann, 1968; Senft, 1968). Versuche, die in vitro an einer aus Nierenmitochondrien hergestellten Enzympräparation vorgenommen wurden, ergaben, daß die Aktivität der α-Ketoglutaratdehydrogenase durch Amilorid auch unter diesen Bedingungen eingeschränkt wird. Eine 50%ige Hemmung wurde bei einer Amilorid-Konzentration von $9 \cdot 10^{-5}$ M erreicht (Abb. 27). Die Hemmung ist nicht kompetitiv (Losert, Sitt, Senft u. Zesch, 1968; Losert, Sitt, Schultz, v. Bergmann, Hoffmann, Marx, Zesch u. Bartelheimer, 1968). Die zur Hemmung des Enzyms notwendige Konzentration entspricht in der Größenordnung derjenigen, die eine Stunde nach Injektion von 2 mg/kg Amilorid im Gewebswasser der Nieren gemessen wurde. Es ist nicht sicher, ob dieser Effekt eine Bedeutung für das Zustandekommen der natriumeliminierenden oder der kaliumretinierenden Wirkung des Halopyrazinderivates hat.

b) Extrarenal

Über extrarenale Wirkungen des Amilorids ist noch wenig bekannt. Beim Studium der Effekte auf den *Glucosetransport* des epididymalen Fettgewebes der Ratte ergab sich, daß sowohl der basale wie der insulinstimulierte Anteil durch Amilorid dosisabhängig gehemmt werden. Die Konzentration, die zu einer 50%igen Hemmung der $^{14}CO_2$-Produktion aus $[1\text{-}^{14}C]$-Glucose im epididymalen Fettgewebe der Ratte führte, betrug in Gegenwart von Insulin 10^{-4} M (v. Bruchhausen, Herken u. Kaiser, 1968) (Abb. 28). Über die Beziehungen, die zwischen

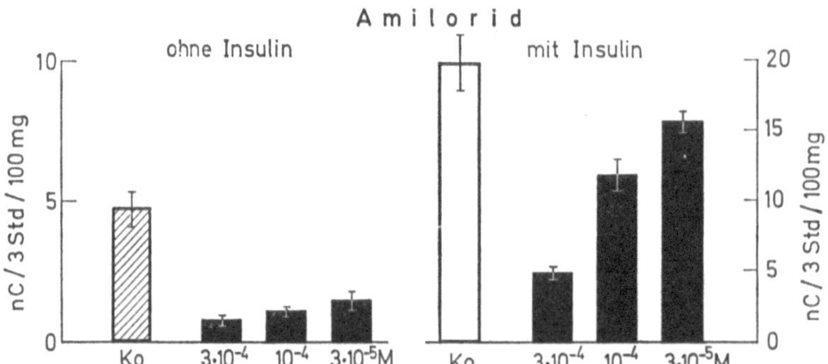

Abb. 28. $^{14}CO_2$-Bildung aus $[^{14}C\text{-}1]$-Glucose im Fettgewebe (v. Bruchhausen, Herken u. Kaiser, 1968)

Natrium- und Glucosetransport durch die Membran des Fettgewebes bestehen, wurde im Abschnitt über extrarenale Wirkungen des Triamterens berichtet. Die bisher vorliegenden Ergebnisse lassen keine grundsätzlichen Unterschiede in den Wirkungen auf den Glucosetransport durch die Zellmembran der Fettzellen zwischen Triamteren und Amilorid erkennen. Der basale Glucosetransport wird allerdings durch Amilorid stärker als durch Triamteren reduziert.

Auch der *Einbau* von ^{14}C-markiertem *Leucin* in das Fettgewebsprotein wird durch Amilorid ebenso wie durch Triamteren gehemmt. Allerdings scheint Amilorid auch den nicht insulinstimulierbaren Anteil der Proteinsynthese zu inhibieren. Auf den Transport der Aminosäure durch die Membran hat Amilorid nach den bisher vorliegenden Befunden keinen Einfluß (v. Bruchhausen, Herken u. Kaiser, 1968) (Abb. 29).

EIGLER, KELTER u. RENNER (1967) und EIGLER u. CRABBÉ (1968) untersuchten die Wirkungen von Amilorid an der Frosch- und Krötenhaut sowie der Krötenblase und dem Colon mit der von USSING u. ZERAHN (1951) entwickelten

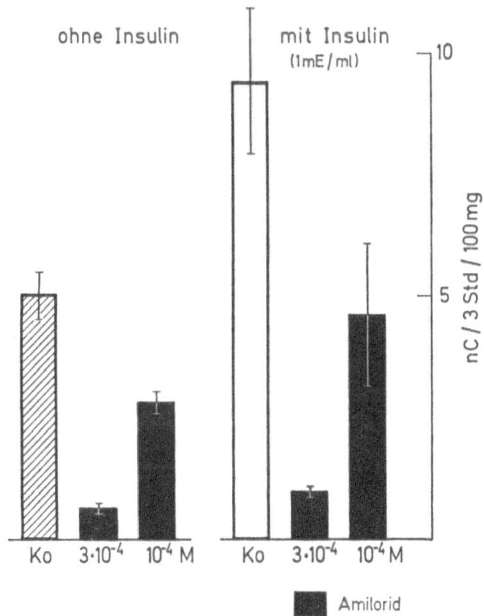

Abb. 29. Einbau von Leucin ins Restprotein des isolierten Fettgewebes (v. BRUCHHAUSEN, HERKEN u. KAISER, 1968)

elektrophysiologischen Methodik. Ähnlich wie bei den Versuchen mit Triamteren, die von BABA, TUDHOPE u. WILSON 1964 publiziert wurden, hatte die Zugabe von Amilorid auf die Außenseite der isolierten Froschhaut einen prompten Abfall des Kurzschlußstromes und der Potentialdifferenz zur Folge. Eine Konzentration von 0,1 µg Amilorid/ml Frosch-Ringerlösung war wirksam. Die Autoren teilen mit, daß ein Effekt sogar noch bei einer Konzentration von 0,01 µg/ml beobachtet werden konnte. Die Bindung des Pharmakons an den noch unbekannten Receptor auf der Außenseite der Froschhaut ist offenbar nicht sehr fest, denn die Wirkung war durch Auswaschen schnell rückgängig zu machen. Bei Einwirkung des Pharmakons von der Innenseite der Membran her war eine Konzentration von 10 µg/ml Badlösung auch bei einer Einwirkungsdauer von 100 min ohne Erfolg. Ähnliche Befunde wurden inzwischen auch von BABA, LANT, SMITH, TOWNSHEND u. WILSON (1968) erhoben. Gleiche Wirkungen hatte Amilorid an Krötenhaut, -blase und -colon (EIGLER u. CRABBÉ, 1968). Die erhaltenen Befunde sprechen dafür, daß der *Nettotransport* von *Natriumionen* gestört wird. Dabei muß die Frage noch offenbleiben, ob Amilorid den passiven Einstrom von Natriumionen in das Zellinnere blockiert oder Stoffwechselvorgänge hemmt, die an dem aktiven Transport von Natriumionen durch die Zellmembran beteiligt sind (s. hierzu EHRLICH, CRABBÉ u. SCARLATA, 1968). Die an der Fettgewebsmembran erhaltenen Befunde sprechen dafür, daß sowohl Triamteren als auch Amilorid einen Stoffwechselprozeß inhibieren, der unmittelbar mit dem Membrantransport zu tun hat. Ob diese Befunde auch für die Deutung der an der Krötenhaut gewonnenen Ergebnisse in Frage kommen, ist noch nicht geprüft.

6. Klinische Anwendung

Ein erster Bericht über die Wirksamkeit von Amilorid (MK 870, Moduretic, Colectril) auf den Elektrolyt- und Wasserhaushalt von Patienten mit *Lebercirrhose* stammt von Moukheibir u. Kirkendall (1965). Ähnliche Befunde wurden von Reynolds u. Pelle (1966) sowie Sperber u. Fisch (1966) erhoben. Bei gesunden Versuchspersonen wurde eine geringfügige Mehrausscheidung von Natriumbicarbonat und Wasser bei erheblicher Reduzierung der Kaliumelimination im Harn erreicht (Wilson, Richmond, Simmonds u. North, 1966; Gombos, Freis u. Moghadam, 1966). Auch die im Tierexperiment gefundene Steigerung der Natriumausscheidung bei gleichzeitiger Gabe von Amilorid und Hydrochlorothiazid bzw. Äthacrynsäure wurde in klinischen Untersuchungen bestätigt (Singh, Richmond, Wilson, Simmonds u. North, 1967; Kampffmeyer u. Conway, 1968). Ebenso wie in den Tierexperimenten kam es zu einer erheblichen Einschränkung der Kaliumelimination, die nicht auf einer Minderung der glomerulären Filtration beruhte. Nach Gabe von Amilorid fand sich ein Anstieg des Urin-pH. Weitere pharmakologische Untersuchungen an Tieren und vergleichende Analysen zwischen den Wirkungen von Amilorid und Triamteren am gesunden Menschen sind von Baba, Lant, Smith, Townshend u. Wilson (1968) durchgeführt worden.

Steigerungen der *Natriumexkretion* bei gleichzeitiger *Kaliumretention* wurden auch von Wilson, Richmond, Simmonds u. North (1966), Brunner (1967) sowie Hitzenberger, Kampffmeyer u. Conway (1968) beschrieben. Es wurde ein rascher Wirkungseintritt mit einem Maximum der Natriumausscheidung in den ersten 4 Std nach Gabe von 20 mg Amilorid gefunden. Die Reduktion der Kaliumausscheidung hält länger an und war noch nach 20 Std feststellbar. Die Dauer des antikaliuretischen Effekts entsprach etwa der diuretischen Wirkungsdauer einiger Thiazid-Diuretica.

Nach Angaben von Brunner (1967) und Alter, Cushman u. Hilton (1967) hat sich die Kombinationstherapie von Amilorid mit Hydrochlorothiazid und Äthacrynsäure bei Patienten mit *Lebercirrhose* und *Herzinsuffizienz* bewährt. Thiazidhaltige Diuretica bewirken nicht nur Kaliumverluste, sondern stimulieren indirekt auch die Säureausscheidung (Kassirer, Berkman, Lawrenz u. Schwartz, 1965; Laragh, Cannon, Stason u. Heinemann, 1966). Die dadurch bedingte metabolische Alkalose wird durch Amilorid kompensiert (Brunner, 1967). Bei vermehrter Natriumausscheidung verhindert Amilorid negative Kaliumbilanzen. Außerdem wurde von Bull u. Laragh (1968) ein Anstieg der Aldosteroninkretion und eine Zunahme des Plasmarenins gefunden. Ähnlich wie beim Triamteren wurde eine Abnahme der Wasserstoffionen-Konzentration und der titrierbaren Säure bei gleichzeitiger Zunahme der Bicarbonatausscheidung im Harn festgestellt (Wilson, Richmond, Simmonds u. North, 1966; Bull u. Laragh, 1968). Veränderungen der Kreatinin- und der osmolaren Clearance wurden nicht gefunden. Auch die Ammoniakausscheidung veränderte sich nicht. Die metabolische Acidose, die nach alleiniger Gabe von Amilorid gefunden wurde, soll geringer sein als die nach Triamterenapplikation (Hitzenberger, Kamffmeyer u. Conway, 1968).

Heidland, Klütsch u. Moormann (1967) beschreiben nach oraler Gabe von 20 mg Amilorid bei 23 Patienten eine signifikante Abnahme der Kaliumausscheidung von $66{,}8 \pm 26{,}4$ auf $18{,}2 \pm 11{,}4$ μval/min ($p < 0{,}0005$) innerhalb von 3 Std. Die Natriumausscheidung war signifikant erhöht von $335{,}3 \pm 124{,}9$ auf $495{,}2 \pm 191{,}3$ μval/min ($p < 0{,}0025$). Die Erhöhung der Chlorionenausscheidung war statistisch nicht zu sichern. Die Autoren fanden allerdings keine Zunahme der Wasserausscheidung, die osmolare Clearance nahm geringfügig zu. Das pH des Harns stieg von $6{,}12 \pm 0{,}56$ auf $7{,}88 \pm 0{,}47$ ($p < 0{,}0005$). Das glomeruläre Filtrat blieb unverändert. Das Gleiche galt für die PAH-Clearance. Auch die

Phenolphtalein-Clearance war nach Gabe von 20 mg Amilorid unverändert. Die Kontrollen der Plasmaelektrolyte ergaben bei chronischer Verabfolgung von 10 bzw. 15 mg Amilorid/Tag einen Anstieg des Plasmakaliums von 3,91 $\pm$ 0,74 mval/l auf 4,38 $\pm$ 0,43 mval/l und des Cl von 93,5 $\pm$ 4,1 mval/l auf 97,5 $\pm$ 5,85 mval/l. Die Unterschiede waren nicht signifikant. Die Natriumkonzentration blieb unverändert. Ein Anstieg des Rest-N wurde nicht gefunden. Das Kreatinin im Serum stieg geringfügig an, die Harnsäurekonzentration ging von 5,3 $\pm$ 0,265 mg-% auf 3,2 $\pm$ 0,8 mg-% zurück. Die gleichen Autoren berichten, daß im chronischen Versuch (Dauer nicht angegeben) Inulin-, PAH- und PSP-Clearance um 6, 12 bzw. 7% abfielen. Signifikante Änderungen der Kreatinin- und Harnsäurekonzentrationen wurden nicht gefunden.

SENEWIRATNE u. SHERLOCK (1968) berichten über die Behandlung von 24 Patienten mit *Lebercirrhose* und *Ascites*, bei denen eine Kombination von Amilorid und Furosemid bzw. Äthacrynsäure gegeben wurde. Bei 23 war die Therapie erfolgreich. Zusätzliche Kaliumgaben wurden nicht verabreicht. Bei 5 Patienten wurden allerdings Kaliumverarmungen festgestellt, obwohl 4 von ihnen normale Serumkalium-Werte hatten. Sie wurden durch zusätzliche Applikation von Kaliumsalzen beseitigt. Bei 3 Patienten kam es nach einer initialen positiven Kaliumbilanz zu späteren Kaliumverlusten, die auf einen sekundären Hyperaldosteronismus zurückgeführt wurden. Er konnte nicht durch Amilorid blockiert werden. Bei 2 von 4 Fällen mit Hypokaliämie war eine Korrektur mit Spironolacton möglich. Es wurde angenommen, daß die kombinierte Therapie von Amilorid mit einem stark wirksamen Diureticum zu einer vermehrten Abgabe des Aldosterons führt. Ein Anstieg der Serumbicarbonat-Konzentration wurde nur bei einem der Patienten festgestellt. Im allgemeinen wird die Bicarbonatausscheidung im Harn durch Amilorid erhöht (REYNOLDS u. PELLE, 1966). SENEWIRATNE u. SHERLOCK (1968) halten eine kombinierte Therapie mit Furosemid, Äthacrynsäure und Amilorid bei Patienten mit Lebercirrhose für günstiger als andere Kombinationen. Das beobachtete Krankengut ist zu klein, um eine statistisch gesicherte Aussage zu ermöglichen.

Untersuchungen des Amilorids bei Patienten mit *Hypertension* haben keine signifikanten Differenzen zwischen den Wirkungen von Amilorid, Hydrochlorothiazid und der kombinierten Gabe beider Pharmaka bei der Auswertung der Blutdrucksenkung ergeben (GOMBOS, FREIS u. MOGHADAM, 1966; PATERSON, DOLLERY u. HASLAM, 1968). KAMPFFMEYER u. CONWAY (1968) sahen keine blutdrucksenkenden Effekte von Amilorid allein oder in Kombination mit Hydrochlorothiazid bei Patienten, die 12 Wochen lang beobachtet wurden.

Ein abschließendes Urteil über die klinische Brauchbarkeit ist noch nicht möglich.

7. Nebenwirkungen des Amilorids (Amipramizids) bei der klinischen Anwendung

BRUNNER (1967) beschreibt einen Anstieg des *Serumkreatinins* und des *Serumharnstoffs* um mehr als 50% des normalen Wertes offensichtlich als Folge einer verminderten glomerulären Filtration. GOMBOS et al. (1966) fanden erhöhte Blutharnstoff- und Serumkreatinin-Werte nach kombinierter Anwendung von Amilorid und Hydrochlorothiazid. Bei Patienten mit Bluthochdruck bestand eine Beziehung zwischen der antihypertensiven Wirkung und dem Anstieg des Blutharnstoffs und des Serumkreatinins. Es existieren aber keine Anhaltspunkte dafür, daß Amilorid eine stärkere Stickstoffretention verursacht als Hydrochlorothiazid. Von 22 Patienten mit Lebercirrhose und Ascites, die vor der Behandlung mit Amilorid normale Blutharnstoff- und Serumkreatinin-Werte hatten, zeigten 8 einen Anstieg der Blutharnstoff- und Serumkreatinin-Werte unter der Therapie. BRUNNER (1967) beschreibt eine signifikante Erhöhung des *Serumharnsäurespiegels* um mehr als

1,5 mg-%. Lundvall und Berlind (1967) fanden keine wesentliche Änderung des
Serumkreatinins und der Harnsäurewerte im Plasma nach Behandlung mit MK-870
(Amilorid). Die Beurteilung dieser Nebenwirkungen wird dadurch erschwert, daß
Amilorid meist in Kombination mit anderen Diuretica angewandt wurde. Hitzenberger u. Mitarb. (1968) sind der Ansicht, daß noch kein abschließendes Urteil
über die Wirkung des Amilorids auf die Harnsäureausscheidung abgegeben werden
kann. In einer späteren Untersuchung fanden Kampffmeyer u. Conway (1968)
keine Änderungen der Glucose-, Harnsäure- oder Chloridkonzentration im Serum.
Im Gegensatz zu den Beobachtungen von Moukheibir u. Kirkendall (1965)
fanden Senewiratne u. Sherlock (1968) einen Anstieg des Serumkreatinins und
des Harnstoffs. Diese Autoren sehen darin einen ernsthaften Nachteil dieser
Therapie. Bei Absetzen der Diuretica gingen die erhöhten Blutharnstoff- und
Serumkreatinin-Werte zurück. Ein Fortschreiten der Schädigung bis zum Endzu-
stand einer Niereninsuffizienz wurde bei einem Patienten mit Lebercirrhose gesehen.

Gastrointestinale Unverträglichkeitserscheinungen wurden von Paterson,
Dollery u. Haslam (1968) beobachtet. Es handelt sich um 2 Patienten, bei denen
Erbrechen und ein allgemeiner Schwächezustand nach Ausscheidung großer Urin-
mengen festgestellt wurden. Beide Patienten verloren 2,7 kg Gewicht in drei
Tagen, so daß es sich möglicherweise nicht um direkte Nebenwirkungen der kombinierten Anwendung von Hydrochlorothiazid und Amilorid handelt, sondern um
die Folgen extremer Wasser- und Salzverluste. Brunner (1967) beobachtete keine
gastrointestinalen Unverträglichkeitserscheinungen und ebenso keine allergischen
Symptome in Gestalt von Exanthemen. Senewiratne u. Sherlock (1968) erwähnen zwei Patienten mit *Hautallergie* und einen Fall, bei dem die Zahl der
weißen Blutkörperchen von 4000 auf 1800/mm^3 reduziert wurde. Die drei Patienten
hatten Furosemid und Amilorid erhalten, so daß nicht feststeht, ob diese Nebenwirkung auf Amilorid allein zurückgeführt werden kann. Ein Fall von Eosino-
philie wurde beschrieben (Donnelly, Turner u. Sowry, 1962).

Die wichtigste Nebenwirkung besteht zweifellos wie beim Triamteren im Auftreten von *Hyperkaliämien* (Brunner, 1967). Bei einem Patienten mit einer
Kimmelstiel-Wilsonschen Erkrankung stieg das Serumkalium bei täglicher Gabe
von nur 5 mg Amilorid auf 6,5 mval/l an. Diese Störung wurde auf eine verminderte Kaliumsekretion bei einem diabetischen Nierenleiden zurückgeführt. Über
Intensität und Umfang der Hyperkaliämien, die auf der Reduktion der renalen
Kaliumelimination durch das Pharmakon bei den Erkrankungen beruhen, läßt
sich noch kein genaues Bild gewinnen.

Nach Anwendung von Amilorid wurden *ventrikuläre Arrhythmien* beim Menschen beschrieben (Wilson, Richmond, Simmonds u. North, 1966). Schwere
Herzrhythmusstörungen, die in einigen Fällen zum Tode der Versuchstiere führten, konnten auch bei Hunden festgestellt werden (Mitteilung des Herstellers,
zitiert nach Wilson, Richmond, Simmonds u. North, 1966). Diese Veränderungen
wurden mit einer Hyperkaliämie in Verbindung gebracht.

Bei 5 von 12 Patienten mit Lebercirrhose, die vor der Behandlung Serum-
natrium-Konzentrationen von mehr als 130 mval/l hatten, kam es zu einer *Hyponatriämie.* Zwei davon zeigten Symptome allgemeiner Schwäche, bei den drei anderen verlief diese Störung des Elektrolythaushaltes symptomlos (Senewiratne
u. Sherlock, 1968). Nach Ansicht der Autoren ist aber die Hyponatriämie bei
bestehendem Ascites keine Kontraindikation für eine diuretische Therapie. Patienten, bei denen schon vor der Behandlung eine Hyponatriämie festgestellt
wurde, sollen keine Verschlechterung unter der Behandlung gezeigt haben.

Die bisher vorliegenden Untersuchungsergebnisse sind noch nicht ausreichend,
um ein Urteil über mögliche Nebenwirkungen des Amilorids auf die Kohlenhydrat-
toleranz beim Diabetes mellitus abgeben zu können (Brunner, 1967).

Literatur

ALBERT, A.: Quart. Rev. **6**, 197 (1952).
— In: Progress in the chemistry of organic natural products XI. Ed. by L. ZECHMEISTER. Wien: Springer 1954, p. 350.
ALTER, S., P. CUSHMAN, and J. G. HILTON: A new guanidine diuretic, amipramizide: Reduction of the kaliuretic effect of ethacrynic acid in man. Clin. Pharmacol. Therap. **8**, 243 (1967).
ANICHINI, M., N. GARGANO et C. BARTORELLI: Presse méd. **71**, 123 (1963).
AUKLAND, K., and F. KILL: Renal handling of potassium studied by ordinary and modified stop-flow techniques. Scand. J. clin. Lab. Invest. **13**, 87 (1961).
BABA, W. I., A. F. LANT, A. J. SMITH, M. M. TOWNSHEND, and G. M. WILSON: Pharmacological effects in animals and normal human subjects of the diuretic amiloride hydrochloride (MK-870). Clin. Pharmacol. Therap. **9**, 318 (1968).
—, G. R. TUDHOPE, and G. M. WILSON: Triamterene, a new diuretic drug. I. Studies in normal man and in adrenalectomized rats. Brit. med. J. **1962/II**, 756.
— — — Triamterene, a new diuretic drug. II. Clinical trial in oedematous patients. Brit. med. J. **1962a/II**, 760.
— — — Site and mechanism of action of the diuretic, triamterene. Clin. Sci. **27**, 181—193 (1964).
BAER, J. E., C. B. JONES, S. A. SPITZER, and H. F. RUSSO: The potassium-sparing and natriuretic activity of N-amidino-3,5-diamino-6-chloropyrazinecarboxamide hydrochloride dihydrate (amiloride hydrochloride). J. Pharmacol. exp. Ther. **157**, No. 2, 472 to 485 (1967).
BAKER, D. R., W. H. SCHRADER, and C. R. HITCHCOCK: Small bowel ulceration apparently associated with thiazide and potassium therapy. J. Amer. med. Ass. **190**, 586 (1964).
BALL, G. M., and J. A. GREENE jr.: Localization of the site of action of triamterene diuretic. Proc. Soc. exp. Biol. (N.Y.) **113**, 326 (1963).
—, and W. S. WILDE: Localization of the site of action of triamterene diuretic. Fed. Proc. **22**, 599 (1963).
BARNETT, C. A., and J. E. WHITNEY: The effect of diazoxide and chlorothiazide on glucose uptake in vitro. Metabolism **15**, 88 (1966).
BARNETT, R. J., and E. G. BALL: Morphologic and metabolic changes produced in rat adipose tissue in vitro by insulin. Science **129**, 1282 (1959).
BARTELHEIMER, H. K., u. F. v. BRUCHHAUSEN: Unveröffentlichte Untersuchungen 1966.
BEIGELMAN, P. M., and P. B. HOLLANDER: Effects of hormones upon adipose tissue membrane electrical potential. Proc. Soc. exp. Biol. (N. Y.) **116**, 31 (1964).
BERGMANN, F., u. H. KWIETNY: Biochim. biophys. Acta (Amst.) **28**, 613 (1958); **33**, 29 (1959).
v. BERGMANN, K.: Einfluß von d-Aldosteron, Triamteren und Amilorid auf die Aktivität mitochondraler, hyalo-plasmatischer und mikrosomaler Enzyme in der Rattenniere. Inaug.-Diss., bei der Med. Fak. d. Freien Univ. Berlin eingereicht (1968).
BERLINER, R. W.: Renal mechanisms for potassium excretion. Harvey Lect. **55**, 141 (1961).
— Use of modern diuretics. Circulation **33**, 802 (1966).
—, J. H. DIRKS, and W. J. CIRKSENA: Action of diuretics in dogs studied by micropuncture. Ann. N. Y. Acad. Sci. **139**, Art. 2, 424 (1966).
—, T. J. KENNEDY JR., and J. G. HILTON: Renal mechanisms for excretion of potassium. Amer. J. Physiol. **162**, 348 (1950).
— —, and J. ORLOFF: Relationship between acidification of the urine and potassium metabolism. Amer. J. Med. **11**, 274 (1951).
— — — Factors affecting the transport of potassium and hydrogen ions by the renal tubules. Arch. int. Pharmacodyn. **97**, 299 (1954).
BEYER, K. H., and J. E. BAER: Physiological basis for the action of newer diuretic agents. Pharmacol. Rev. **13**, 517 (1961).
BICKING, J. B., J. W. MASON, O. W. WOLTERSDORF JR., J. H. JONES, S. F. KWONG, C. M. ROBB, and E. J. CRAGOE JR.: Pyrazine diuretics. I. N-amidino-3-amino-6-halopyrazinecarboxamides. J. med. pharm. Chem. **8**, 638—642 (1965).
BREST, A. N., and J. H. MOYER: Clinical pharmacology of diuretic agents. Am. J. Cardiol. **17**, 626—630 (1966).
v. BRUCHHAUSEN, F.: Hemmung von Phosphokinasen durch das 6-Aminonikotinamid-Analoge (6-ANAD) des Nicotin-adenin-dinucleotids (NAD). Naunyn-Schmiedebergs Arch. exp. Path. Pharmak. **247**, 87 (1964).
— Zum Mechanismus der Hyperglykämie bei der 6-Aminonicotinamidvergiftung der Ratte. Naunyn-Schmiedebergs Arch. exp. Path. Pharmak. **250**, 241 (1965).
—, u. H. HERKEN: Wirkung des 6-Aminonicotinsäureamids auf die insulinabhängige Glukoseaufnahme in das epididymale Fettgewebe. Naunyn-Schmiedebergs Arch. Pharmak. exp. Path. **254**, 388 (1966).
— — u. I. KAISER: Unveröffentlichte Untersuchungen (1968).
— —, H. J. VOSS und H.-J. MERKER: Wirkung von Triamteren auf insulinstimulierbare Prozesse des Fettgewebes. Naunyn-Schmiedebergs Arch. Pharmak. exp. Path. **256**, 416 (1967).

Brunner, F. P.: Klinische Erfahrungen mit dem neuen kaliumsparenden Diureticum Amilorid (Moduretic, Colectril, MK-870). Schweiz. med. Wschr. **97**, 1542 (1967).

Bull, M. B., and J. H. Laragh: Amiloride: a potassium-sparing natriuretic agent. Circulation **37**, 45 (1968).

Butcher, R. W., J. G. T. Sneyd, C. R. Park, and E. W. Sutherland: Effect of insulin on adenosine 3′,5′-monophosph. in the rat epididymal fat pad. J. biol. Chem. **241**, 1651 (1966).

Carruthers, B. M., and A. I. Winegrad: Effects of insulin on amino acid and ribonucleic acid metabolism in rat adipose tissue. Amer. J. Physiol. **202**, 605 (1962).

Cattell, W. R.: Currrent therapeutics: triamterene. Practitioner **190**, 794 (1963).

—, and C. W. H. Havard: Diuretic action of triamterene in man. Brit. med. J. **1962/II**, 1362.

Christophe, J. (1963): Zitiert bei Herrera, M. G., and A. E. Renold: Amino acid and protein metabolism. In: Handbook of physiology, Section 5: Adipose tissue, p. 375. American Physiological Society, Washington, D. C. (1965).

—, and C. Wodon: Amino acid composition of normal rat epididymal adipose tissue. Arch. intern. Physiol. Biochim. **71**, 720 (1963).

Clark, A. J.: General Pharmacology. Handb. d. exp. Pharmakologie. Begr. v. A. Heffter. Ergänzungswerk, 4. Band. Berlin: Julius Springer 1937.

Cohen, A. B.: Ann. intern. Med. **65**, 521 (1966).

Coper, H., u. H. Herken: Schädigung des Zentralnervensystems durch Antimetaboliten des Nikotinsäureamids. Dtsch. med. Wschr. **88**, 2025 (1963).

—, u. D. Neubert: Einfluß von NADP-Analogen auf die Reaktionsgeschwindigkeit einiger NADP-bedürftiger Oxydoreduktasen. Biochim. biophys. Acta **89**, 23 (1964).

Cragoe, E. J., Jr., O. W. Woltersdorf Jr., J. B. Bicking, S. F. Kwong, and J. H. Jones: Pyrazine diuretics. II. N-amidino-3-amino-5-substituted 6-halopyrazines. J. med. pharm. Chem. **10**, 66—75 (1967).

Cristini, M.: Esperienze cliniche sull' attività diuretica di un derivato pteridinico (triamterene). Settim. Med. Supplemento Dez. 1962.

Crofford, O. B., and A. E. Renold: Glucose uptake by incubated rat epididymal adipose tissue. Rate limiting steps and site of insulin action. J. biol. Chem. **240**, 14 (1965).

Crosley, A. P., Jr., L. Ronquillo, and F. Alexander: Studies of a non-steroidal aldosterone antagonist (SK & F 8542) in man. Fed. Proc. **20**, 410 (1961).

— —, W. H. Strickland, and F. Alexander: Triamterene, a new natriuretic agent: Preliminary observations in man. Ann. intern. Med. **56**, 241 (1962).

Deetjen, P.: Mikropunktionsunters. zur Wirkung von Furosemid. Pflügers Arch. **284**, 184 (1965).

— Micropuncture studies on site and mode of diuretic action of furosemide. Ann. N. Y. Acad. Sci. **139**, Art. 2, 408 (1966).

Dietrich, L. S., I. M. Friedland, and L. A. Kaplan: Pyridine nucleotide metabolism: mechanism of action of the niacin antagonist 6-aminonicotinamide. J. biol. Chem. **233**, 964 (1958).

Ditschuneit, H., C. S. Ahn, M. Pfeiffer u. E. F. Pfeiffer: Über die Bestimmung von Insulin im Blute am epididymalen Fettanhang der Ratte mit Hilfe markierter Glukose. Klin. Wschr. **37**, 1234 (1959).

Donnelly, R. J., P. Turner, and G. S. C. Sowry: Clinical trial of new oral diuretic — SK & F 8542. Lancet **1962/I**, 245.

Duggan, D. E. (1967): Persönliche Mitteilung. Zitiert in: Baer, J. E., C. B. Jones, S. A. Spitzer, and H. F. Russo: The potassium sparing and natriuretic activity of N-amidino-3,5-diamino-6-chloropyrazinecarboxamide hydrochloride dihydrate (amiloride hydrochloride). J. Pharmacol. exp. Ther., **157**, 472 (1967).

Earley, L. E., M. Kahn, and J. Orloff: The effects of infusions of chlorothiazide on urinary dilution and concentration in the dog. J. clin. Invest. **40**, 857 (1961).

Edelman, P. M., J. C. Edelman, and I. L. Schwartz: Insulin-like effects of adenosine-3′, 5′-monophosphate on rat striated muscle. Nature **210**, 1017 (1966).

—, and I. L. Schwarz: Subcellular distribution of I^{131}-insulin in striated muscle. Amer. J. Med. **40**, 695 (1966).

Eder, J., u. H. Rembold: Zum Wirkungsmechanismus der Pteridindiuretica. I. Einfluß auf die Harnsäureausscheidung und Inaktivierung von 2,4-Diamino-6,7-dimethyl-pteridin. Fresenius' Z. analyt. Chem. **237**, 50 (1968).

Ehrlich, E. N., J. Crabbé, and J. Scarlata: The mechanism of action of amipramizide. Pflügers Arch. ges. Physiol. **302**, 79 (1968).

Eigler, J., and J. Crabbé: Effects of diuretics on active sodium transport in amphibian membranes. In: Renaler Transport u. Diuretica. Intern. Symp. Feldafing, 21.—2 3.6.1968. Hrsg.: K. Thurau, H. Jahrmärker. Berlin-Heidelberg-New York: Springer 1969, S. 195.

—, J. Kelter u. E. Renner: Wirkungscharakt. eines neuen Acylguanidins — Amiloride-HCL (MK 870) — an der isolierten Haut von Amphibien. Klin. Wschr. **45**, 737 (1967).

Esch, I., u. J. Krammer: Klinischer Bericht über die Behandlung der kardialen Dekompensation mit 2,4,7-Triamino-6-phenylpteridin. Wien. klin. Wschr. **75**, 634 (1963).

FAIN, J. N.: Effects of dexamethasone and 2-deoxy-D-glucose on fructose and glucose metabolism by incubated adipose tissue. J. biol. Chem. **239**, 958 (1964).

FELLINGER, K.: Therapie mit Triamteren, Wiener Symposion über Triamteren. Veranst. v. d. II. Med. Univ.-Klinik, Wien, am 8. 6. 1966. Stuttgart: Thieme 1967.

FIELD, J. B., and S. MANDELL: Effects of thiazides on glucose uptake and oxidation of rat muscle and adipose tissue. Metabolism **13**, 959 (1964).

FIMOGNARI, G. M., G. A. PORTER, I. S. EDELMAN: The role of the tricarboxylic acid cycle in the action of aldosterone on sodium transport. Biochim. biophys. Acta **135**, 89 (1967).

FLATT, J. P., and G. E. BALL: Studies on the metabolism of adipose tissue. XV. Evaluation of the major pathways of glucose catabolism as influenced by insulin and epinephrine. J. biol. Chem. **239**, 675 (1964).

FORD, R. V.: Diuretic therapy of congestive heart failure. Ann. N. Y. Acad. Sci. **35**, 779 (1956).
— Diuretic therapy of congestive heart failure. Ann. N. Y. Acad. Sci. **71**, 397 (1958).
—, J. B. ROCHELLE, C. A. HANDLEY, J. H. MOYER, and C. L. SPURR: Choice of a diuretic agent based on pharmacological principles. J. Amer. med. Ass. **166**, 129 (1958).

FORREST, H. S., E. W. HANLEY, I. M. LAGOWSKI: Biochim. biophys. Acta (Amst.) **50**, 596 (1961).

FRANK, H., u. H. DENTLER: Die Wirkung des p-Chlorphenyldiaminotriazins auf den Wasser- und Elektrolyt-Haushalt des Menschen. Arzneimittel-Forsch. **8**, 223 (1958).

FUJIMOTO, M., F. D. NASH, and R. H. KESSLER: Effects of cyanide, Q_0 and dinitrophenol on renal sodium reabsorption and oxygen consumption. Amer. J. Physiol. **206**, 1327 (1964).

GERTZ, K. H.: Transtubuläre Natriumchloridflüsse u. Permeabilität für Nichtelektrolyte im proximalen u. distalen Konvolut der Rattenniere. Pflügers Arch. ges. Physiol. **276**, 336 (1963).

GIEBISCH, G., and E. E. WINDHAGER: Renal tubular transfer of sodium, chloride and potassium. Amer. J. Med. **36**, 643 (1964).
—, R. M. KLOSE, and G. MALNIC: Renal tubular potassium transport. Bull. schweiz. Akad. med. Wiss. **23**, 287 (1967).

GIFFORD, R. W., JR.: The new oral diuretics and their clinical applications. Postgrad. med. J. **37**, 65—74 (1965).

GINSBERG, D. J., A. SAAD, and G. J. GABUZDA: Metabolic studies with the diuretic triamterene in patients with cirrhosis and ascites. New Engl. J. Med. **271**, 1229 (1964).

GLITZER, M. S., and S. L. STEELMAN: N-amidino-3-amino-6-chloropyrazine-carboxamide; a new diuretic which antagonizes the renal actions of aldosterone. Proc. Soc. exp. Biol. Med. **120**, 364—367 (1965).
— — N-amidino-3,5-diamino-6-chloro-pyrazine-carboxamide; a potent diuretic in the carboxamide series which antagonizes the renal actions of aldosterone. Nature (Lond.) **212**, 191—193 (1966).

GOMBOS, E. A., E. D. FREIS, and A. MOGHADAM: Effects of MK-870 in normal subjects and hypertensive patients. New Engl. J. Med. **275**, 1215 (1966).

GUIGNARD, J. P.: Effets de l'amipramizide sur la kaliurèse et l'acidification urinaire. Helv. physiol. pharmacol. Acta **25**, 191 (1967).

HANSEN, K. B., u. A. D. BENDER: Triamteren und seine Wirkung auf die Nierenfunktion. In: Therapie mit Triamteren. Stuttgart: Thieme 1967a, S. 78.

HANSEN, K. B., and A. D. BENDER: Changes in serum potassium levels occurring in patients treated with triamterene and a triamterene-hydrochlorothiazide combination. Clin. Pharm. Ther. **8**, 392 (1967b).

HAVARD, C. W. H.: Recent advances in diuretic therapy. Med. Proc. **92**, 3037 (1963).

HEATH, W. C., and E. D. FREIS: Triamterene with hydrochlorothiazide in the treatment of hypertension. J. amer. med. Ass. **186**, 119 (1963).

HEIDENREICH, O.: Quecksilberhaltige Diuretica. In: Handbuch d. exp. Pharmakol., Bd. XXIV. Berlin-Heidelberg-New York: Springer 1969, S. 95.

HEIDLAND, A., K. KLÜTSCH u. A. MOORMANN: Zur renalen Kalium-Retention nach Verabreichung von Amilorid-HCl. Arzneimitt.-Forsch. **17**, 1314 (1967).

HEINEMANN, H. O., F. E. DEMARTINI, and J. H. LARAGH: The effect of chlorothiazide on renal excretion of electrolytes and free water. Amer. J. Med. **26**, 853 (1959).

HERKEN, H.: Zur Pharmak. therap. wichtiger Diuretika. Münch. med. Wschr. **107**, 883 (1965).
— Regulation tubulärer und glomerulärer Funktionsstörungen durch Pharmaka. Vortrag auf dem Bielefelder Ärztlichen Fortbildungskurs, 8. 2. 1967.
— Inhibition of membrane transport in kidney and adipose tissue due to the synthesis of nucleotides containing 6-aminonicotinamide. Vortrag an Columbia Univers., New York, 1967.
— Biosynthesis and action of dinucleotides containing 6-aminonicotinamide on membrane transport processes. Arzneimitt.-Forsch. **18**, 1235 (1968).
—, u. V. NEUHOFF: Spektrofluorometrische Bestimmung des Einbaues von 6-Aminonicotinsäureamid in die oxydierten Pyridinnucleotide der Niere. Naunyn-Schmiedebergs Arch. exp. Path. Pharmak. **247**, 187 (1964).
—, V. NEUHOFF u. G. SENFT: Biosynthese eines pteridinhaltigen Nucleotids in der Niere nach Applikation von Triamteren. Klin. Wschr. **43**, 960 (1965).

Herken, H., u. G. Senft: 2-, 4-, 7-Triamino-6-phenyl-pteridin als „Aldosteronantagonist". Klin. Wschr. **39**, 1205 (1961).

— —, W. Schwarz u. H. J. Merker: Struktur und Funktion der Glomerula nach Einwirkung von Glucocorticoiden bei der Aminonucleosidnephrose. Naunyn-Schmiedebergs Arch. exp. Path. Pharmakol. **245**, 389 (1963).

— — u. B. Zemisch: Die Einschränkung des tubulären Natrium- und Kaliumtransportes durch Biosynthese 6-Aminonicotinsäureamid enthaltender Nucleotide. Naunyn-Schmiedebergs Arch. Pharmak. exp. Path. **249**, 54 (1964).

— — — Der Einfluß von 6-Aminonicotinsäureamid auf die Verteilung der Natrium- und Kaliumionen zwischen dem extra- und intracellulären Raum in der Leber und der Skeletmuskulatur. Naunyn-Schmiedebergs Arch. exp. Path. Pharmak. **253**, 364 (1966).

—, u. B. Zemisch: Unveröffentlichte Untersuchungen.

Herrera, M. G., and A. E. Renold: Amino acid and protein metabolism. In: Handbook of physiology. Section 5: Adipose tissue, p. 375. Amer. Physiol. Society, Washington, D.C. (1965).

Hess, R.: Die histochemische Analyse enzymatischer Vorgänge im Nierentubulus. In: Diurese und Diuretica, ein internationales Symposion. Hrsg. v. E. Buchborn u. K. D. Bock. Berlin-Göttingen-Heidelberg: Springer-Verlag 1959, S. 124.

Hierholzer, K., M. Wiederholt, H. Holzgreve, G. Giebisch, R. M. Klose, and E. E. Windhager: Micropuncture study of renal transtubular concentration gradients of sodium and potassium in adrenalectomized rats. Pflügers Arch. ges. Physiol. **285**, 193 (1965).

— — u. H. Stolte: Hemmung der Natriumresorption im proximalen und distalen Konvolut adrenalektomierter Ratten. Pflüger's Arch. ges. Physiol. **291**, 43 (1966).

Hitzenberger, G., H. Kampffmeyer, and J. Conway: The diuretic effect of desmethylpipazuroyl-guanidine (MK-870) in man. Clin. Pharmacol. Ther. **9**, 71 (1968).

Hollander, W., A. V. Cobabian, and R. W. Wilkins: Diuretic compounds in arterial hypertension, with particular reference to the actions of chlorothiazide dihydrochlorothiazide, and „steroidal antagonists". In: J. H. Moyer (Ed.): Hypertension. Philadelphia: W. B. Saunders Comp. 1959, p. 575.

Holtmeier, H. J.: Nebenwirkungen eines Diureticums. Aus: Therapie mit Triamteren. Stuttgart: Thieme 1967, S. 88.

Hunt, J. C., and F. T. Maher: Diuretic drugs in patients with impaired renal function. Amer. J. Cardiol. **17**, 642—647 (1966).

Jaenike, J. R., and R. W. Berliner: A study of distal renal tubular functions by a modified stop-flow technique. J. clin. Invest. **39**, 481 (1960).

Johnson, W. J., and J. D. McColl: Antimetabolic activity of 6-aminonicotinamide. Fed. Proc. **15**, 284 (1956).

Joossens, J. V., R. Verwilghen, and R. Verberckmoes: Clinical trial of new oral diuretic, SKF 8542. Lancet **1962/II**, 200.

Jungas, R. L.: Role of cyclic 3′,5′-AMP in the response of adipose tissue to insulin. Proc. nat. Acad. Sci. (Wash.) **56**, 757 (1966).

Kagawa, C. M., J. A. Cella, and C. G. van Arman: Action of New Steroids in Blocking Effects of Aldosterone and Desoxycorticosterone on Salt. Science **126**, 1015 (1957).

—, and V. A. Drill: Influence of Spironolactone in Modifying the Renal Electrolyte Effects of Hydrochlorothiazide in Laboratory Animal. Arch. int. Pharmacodyn. **136**, 283 (1962).

Kaiser, I.: Inauguraldissertation in Vorbereitung. Medizinische Fakultät der Freien Universität Berlin, 1967.

Kampffmeyer, H., and J. Conway: The antihypertensive and diuretic effects of amiloride and of its combination with hydrochlorothiazide. Clin. Pharmacol. Therap. **9**, 318 (1968).

Kaplan, N. O., and M. M. Ciotti: The 3-acetylpyridine analogue of DPN. J. Amer. chem. Soc. **76**, 1713 (1954).

— — Chemistry and properties of the 3-acetylpyridine-analogue of DPN. J. biol. Chem. **221**, 823 (1956).

Kassirer, J. P., P. M. Berkman, D. R. Lawrenz, and W. B. Schwartz: Amer. J. Med. **38**, 172 (1965).

Koefoed-Johnson, V., and H. H. Ussing: The nature of the frog skin potential. Acta physiol. scand. **42**, 298 (1958).

Kroogsgaard, A. R.: Triamteren, ein Kalium-sparendes Diureticum: Klinische Prüfungen an Patienten mit Ödem. Ugeskr. Laeg. **126**, 298 (1964).

Krück, F.: Klinische Pharmakologie des 2,4,7-Triamino-6-Phenyl-Pteridin, einer neuartigen diuretisch wirksamen Substanz. Aus: Das nephrotische Syndrom. Herausgeg. v. F. Reubi, H. G. Pauli. Stuttgart: Thieme 1963.

—, u. R. Hild: Untersuchungen über die Wirkung von 2-, 4-, 7-Triamino-6-phenylpteridin am Menschen. Klin. Wschr. **39**, 1300 (1961).

— — Untersuchungen zur Lokalisation des Angriffspunktes von 2-, 4-, 7-Triamino-6-phenyl-pteridin am Nephron. Verh. dtsch. Ges. inn. Med. **68**, 685 (1962).

Kruhøffer, P.: In: Handb. exp. Pharm. XIII, 293. Berlin-Göttingen-Heidelberg: Springer 1960.

Kühn, G.: Wirkungsvergleich verschiedener Diuretica unter spezieller Berücksichtigung des N-p-Chlorphenyl-2,4-diamino-s-triazins (Orpidan). Klin. Wschr. 35, 346 (1957a).
— Die Wirkung des N-p-Chlorphenyl-2,4-diamino-s-triazins auf die Kochsalzausscheidung der Ratte. Naunyn-Schmiedebergs Arch. Pharmak. exp. Path. 232, 263 (1957b).
Lachnit, V., u. M. Carniel: Triamteren in Kombination mit Sulfonamiddiuretica. Aus: Therapie mit Triamteren. Stuttgart: Thieme 1967.
Laragh, J. H., P. J. Cannon, W. B. Stason, and H. O. Heineman: Physiologic and clinical observations on furosemide and ethacrynic acid. Ann. N.Y. Acad. Sci. 139, Art. 2, 453 (1966).
—, E. B. Reilly, T. B. Stites, and M. Angers: Pteridine compound as an inhibitor of aldosterone action in man. Fed. Proc. 20, 410 (1961).
Lassen, J. B., and O. E. Nielsen: Investigation into the diuretic effect and elimination of triamterene. Acta pharmacol. (Kbh.) 20, 309 (1963).
Lawrason, F. D., E. Alpert, F. L. Mohr, and F. G. McMahon: Ulcerative obstructive lesions of the small intestine. J. Amer. med. Ass. 191, 641—644 (1965).
Lehmann, K.: Trennung, Isolierung und Identifizierung von Stoffwechselprodukten des Triamterens. Arzneimittel-Forsch. 15, 812 (1965).
Levitt, M. F., M. H. Goldstein, P. R. Lenz, and R. Wedeen: Mercurial diuretics. Ann. N. Y. Acad. Sci. 139, Art. 2, 375 (1966).
Liddle, G. W.: Specific and non-specific inhibition of mineralocorticoid activity. Metabolism 10, 1021 (1961).
—, T. Bledsoe, and W. S. Coppage Jr.: A familial renal disorder simulating primary aldosteronism but with negligible aldosterone secretion. Trans. Assoc. Am. Physicians 76, 199 (1963). Zitiert nach: Liddle, G. W.: Aldosterone Antagonists and Triamterene. Ann. N. Y. Acad. Sci. 139, Art. 2, 470 (1966).
Lipschitz, W. L., and Z. Hadidian: J. of Pharmacol. 81, 84 (1944).
Losert, W., R. Sitt, G. Senft, and A. Zesch: Biochemical studies on mechanism of action of compounds influencing tubular Na+ transport: I. Aldosterone, amiloride, triamterene. Sympos. der Gesellschaft für Nephrologie, Lausanne, Schweiz, Sept. 1967. Im Druck (1968).
— —, G. Schultz, K. v. Bergmann, M. Hoffmann, P. Marx, A. Zesch und H. K. Bartelheimer: Neuere Befunde zum Wirkungsmechanismus von Aldosteron und Diuretica. Arzneimitt.-Forsch., im Druck (1969).
Ludwig, H.: Über die diuretische Wirkung des 2,4-Diaminotriazins am Menschen. Schweiz. med. Wschr. 76, 822 (1946).
Lundvall, O., and S. Berlind: Clinical trial of a potassium-sparing saluretic pyrazine derivative (MK-870). Acta med. scand. 181, 457 (1967).
Maass, A. R., u. V. D. Wiebelhaus: Die biologischen und diuretischen Eigenschaften von Triamteren. Aus: Therapie mit Triamteren. Stuttgart: Thieme 1967.
Malnic, G., R. M. Klose, and G. Giebisch: Micropuncture study of distal tubular potassium and sodium transport in the rat nephron. Amer. J. Physiol. 211, 529 (1966).
Marsh, D. J., K. J. Ullrich, and G. Rumrich: Micropuncture analysis of the behaviour of potassium ions in rat renal cortical tubules. Pflügers Arch. ges. Physiol. 277, 107 (1963).
McIlwain, H., and R. Rodnight: Breakdown of cozymase by a system from nervous tissue. Biochem. J. 44, 470 (1949a).
— — Breakdown of the oxidized forms of coenzymes I and II by an enzyme from the central nervous system. Biochem. J. 45, 337 (1949b).
Meldrum, N. U., and F. J. W. Roughton: Carbonic anhydrase. Its preparation and properties. J. Physiol. (Lond.) 80, 113 (1933).
Mikolajewski, V.: Beeinflussung der Folatreduktase durch Triamteren und Triamterenderivate. Inauguraldissertation, Med. Fak. d. Freien Universität Berlin (1968).
Miller, L. V., G. H. Schlosser, and P. M. Beigelman: Electrical potentials of isolated fat cells. Biochim. biophys. Acta (Amst.) 112, 375 (1966).
Moukheibir, N. W., and W. M. Kirkendall: Effect of amipramizide (MK 870) on electrolyte and water balance in patients with cirrhosis of the liver. Clin. Res. Proc. 13, 425 (1965).
Neubert, D., u. H. Coper: Die Geschwindigkeit der "malic enzyme"-Reaktion in Gegenwart von NADP-Analoga. Biochem Z. 341, 485 (1965).
Neuhoff, V., u. E. Desselberger: Bestimmung und Stabilität von Pyridinnucleotiden in Organextrakten. Naunyn-Schmiedebergs Arch. exp. Path. Pharmak. 252, 43 (1965).
Neumayr, A., u. L. Peschl: Triamteren bei dekompensierten Lebercirrhosen. Aus: Therapie mit Triamteren. Stuttgart: Thieme 1967.
Nielsen, O. E., and J. B. Lassen: Triamterene activity investigation by the stop-flow technique and in vitro studies on carbonic anhydrase. Acta pharmacol. toxicol. 20, 351 (1963).
Pande, S. V., R. Parvin Khan, and T. A. Venkitasubramanian: Nicotinamide adenine dinucleotide phosphate-specific dehydrogenases in relation to lipogenesis. Biochim. biophys. Acta 84, 239 (1964).

Paterson, J. W., C. T. Dollery, and R. M. Haslam: Amiloride Hydrochloride in hypertensive patients. Brit. med. J. 1968/I, 422.

Penati, M. R., e G. Sala: Studio sperimentale sull' effetto diuretico del triamterene. Gazz. med. ital. 122 (1963).

Peters, G., and F. Roch-Ramel: Thiazide diuretics and related drugs. In: Handb. d. exp. Pharmakol. XXIV. Berlin-Heidelberg-New York: Springer 1969), S. 292.

— — Furosemide. In: Handb. d. exp. Pharmakol. XXIV. Berlin-Heidelberg-New York: Springer 1969, S. 395.

— — Ethacrynic acid and related drugs. In: Handb. d. exp. Pharmakol. XXIV. Berlin-Heidelberg-New York: Springer 1969, S. 419.

Pfleiderer, W.: Neuere Entwickl. in der Pteridin-Chemie. Angew. Chemie 75, 993 (1963).

Physicians' Desk Reference to pharmaceutical specialties and biologicals, PDR, 21. Aufl., Medical Economics, Inc., Oradell, N. J., 1967, Supplement C, S. C 30 (1967).

Pitts, R. F., R. S. Gurd, R. H. Kessler, and K. Hierholzer: Localization of acidification of urine, potassium and ammonia secretion and phosphate reabsorption in the nephron of the dog. Amer. J. Physiol. 194, 125 (1958).

Polonovski, M.: In: Ciba Foundation Symposium on Chemistry and Biology of Pteridines. London: Churchill 1954, p. 171.

Polzer, K., u. J. Esch: Triamteren in der Kardiologie. Aus: Therapie mit Triamteren. Stuttgart: Thieme 1967.

Porter, C. C.: Persönliche Mitteilung. Zitiert nach: Baer, J. E., C. B. Jones, S. A. Spitzer, and H. F. Russo: The potassium sparing and natriuretic activity of N-amidino-3,5-diamino-6-chloropyrazinecarboxamide hydrochloride dihydrate (amiloride hydrochloride). J. Pharmacol. exp. Ther. 157, 472 (1967).

Quan, K. C., and L. Kahana: Curr. Ther. Res. 6, 27 (1964).

Rector, F. C., Jr., F. P. Brunner, J. C. Sellman, D. W. Seldin: Pitfalls in the use of micropuncture for the localization of diuretic action. Ann. N. Y. Acad. Sci. 139, Art. 2, 400 (1966).

Rembold, H., u. W. Gutensohn: 6-hydroxylation of the pteridine ring by xanthine oxidase. Biochem. biophys. Res. Comm. 31, 837 (1968).

Remenchick, A. D., C. Miller, P. H. Talso, and E. O. Willoughby: Depletion of body potassium by diuretics. Circulation 33, 796—801 (1966).

Reynolds, T. B., and H. C. Pelle: Effects of a new diuretic amipramidine (MK-870) in patients with cirrhosis and ascites. Clin. Res. Proc. 14, 184 (1966).

Rosenthale, M. E.: The pteridine Wy-3654 and its relationship to some other diuretic agents. J. Pharmacol. exp. Therap. 147, 399 (1965).

Rosenthale, M. E., and C. G. van Arman: A pteridine diuretic, Wy-3654. J. Pharmacol. exp. Ther. 142, 111 (1963).

—, and T. S. Osdene with the technical assistance of Kassarich and Schneider: Renal Pharmacology of the Pteridine Diuretic Wy-5256. Arch. int. Pharmacodyn. 164, 11 (1966).

Rowe, G. G., S. Afonso, C. A. Castillo, W. G. Lowe, and C. W. Crumpton: Systemic and coronary hemodynamic effects of triamterene (2-, 4-, 7-Triamino-phenylpteridine). Proc. Soc. exp. Biol. Med. (N. Y). 110, 27 (1962).

—, C. A. Castillo, A. P. Crosley, Jr., G. M. Maxwell, and C. W. Crumpton: Acute systemic and coronary hemodynamic effects of chlorothiazide in subjects with systemic arterial hypertension. Amer. J. Cardiol. 10, 183 (1962).

Saarimaa, H. A.: Eine Kombination von Triamteren und Thiazid zur Behandlung der Oedeme Herzkranker. Curr. Ther. Res. 7, 91 (1965).

Schaumann, W.: Zum Wirkungsmechanismus von 2-, 4-, 7-Triamino-6-phenylpteridin (Triamteren). Klin. Wschr. 40, 756 (1962).

Schultz, G., G. Senft u. K. Munske: Der Einfluß von Insulin auf die enzymatische Regulation der Glykogenolyse. Naturwissenschaften 53, 529 (1966).

— — — Die Abhängigkeit glykogenauf- und abbauender enzymatischer Reaktionen von der Insulininkretion. Naunyn-Schmiedebergs Arch. Pharmak. exp. Path. 257, 62 (1967)

Seldin, D. W., G. Eknoyan, W. N. Suki, and F. C. Rector Jr.: Localisation of diuretic action from pattern of water and electrolyte excretion. Ann. N. Y. Acad. Sci. 139, Art. 2, 328 (1966).

Senewiratne, B., and S. Sherlock: Amiloride ("MK 870") in patients with ascites due to cirrhosis of the liver. Lancet 1968/I, 120.

Senft, G.: Über den Mechanismus und die Lokalisation der renalen Wirkung von 2, 4, 7-Triamino-6-phenylpteridin. Naunyn-Schmiedebergs Arch. exp. Path. Pharmak. 243, 352 (1962).

— Membrantransport und Pharmaka. In: Normale und pathologische Funktionen des Nierentubulus. S. 63. Bern und Stuttgart: Huber 1964.

— Hormonal control of carbohydrate and lipid metabolism and drug induced alterations. Naunyn-Schmiedebergs Arch. Pharmak. exp. Path. 259, 117 (1968).

— W. Losert, R. Sitt, J. McEvoy u. H. Kaess: Vergleichende Untersuchungen über den Einfluß von 6-Aminonicotinamid und 2,4-Dinitrophenol auf den Natrium- und Kaliumtransport verschiedener Gewebe. Naunyn-Schmiedebergs Arch. Pharmak. exp. Path. 255, 388 (1966).

SHAFRIR, E., B. SHAPIRO, and E. WERTHEIMER: Glycogen metabolism in adipose tissue. In: Handbook of physiology. Section 5: Adipose tissue, p. 313. American Physiological Society, Washington, D. C. (1965).

SHALDON, S., and J. A. RYDER: Use of a pteridine diuretic (triamterene) in treatment of hepatic ascites. Brit. med. J. 1962/II, 764.

SINGH, B. N., D. E. RICHMOND, J. D. WILSON, H. A. SIMMONDS, and J. D. K. NORTH: Evaluation of MK-870: a new potassium sparing diuretic. Brit. med. J. 1967/I, 143.

SJOBERG, W. E., and J. E. KREISLE: Tex. St. J. Med. 58, 1022 (1962).

SKEGGS, H. (1967): Zitiert nach: BAER, J. E., C. B. JONES, S. A. SPITZER, and H. F. RUSSO: The potassium sparing and natriuretic activity of N-amidino-3,5-diamino-6-chloropyrazine-carboxamide hydrochloride dihydrate (amiloride hydrochloride) J. Pharmacol. exp. Ther. 157, 472 (1967).

SPERBER, R. J., and S. FISCH: Studies with MK 870-A New, Non-Steroid Potassium-Sparing Diuretic. Clin. Res. 14, 262 (1966).

− −, A. C. DEGRAFF, and R. R. FREUDENTHAL: Correction of diuretic-induced hypokalemia and hyperuricemia. Amer. J. med. Sci. 249, 269−272 (1965).

SPIEKERMAN, R. E., K. G. BERGE, D. L. THURBER, S. W. GEDGE, and W. F. McGUCKIN: Potassium-sparing effects of triamterene in the treatment of hypertension, Circulation 34, 524 (1966).

SUKI, W., F. C. RECTOR Jr., and D. W. SELDIN: The site of action of furosemide and other sulfonamide diuretics in the dog. J. Clin. Invest. 44, 1458 (1965).

TAYLOR, E. C., J. WEINSTOCK, T. S. OSDENE, and J. GRANNELS: U.S.Pat. 2963479, Dec. 6, 1960; U.S.Pat. 2963480, Dec. 6, 1960; U.S.Pat. 2963481, Dec. 6, 1960; U.S.Pat. 2975180, March, 14, 1961; U.S.Pat. 2998420, Aug. 20, 1961; U.S.Pat. 3012034, Dec. 6, 1961; U.S.Pat. 3028387, Apr. 3, 1962; U.S.Pat. 2963233, Jan. 30, 1962.

TEPPERMAN, H. M., and J. TEPPERMAN: Patterns of dietary and hormonal induction of certain NADP-linked liver enzymes. Am. J. Physiol. 206, 357 (1964).

USSING, H. H.: The active ion transport through the isolated frog skin in the light of tracer studies. Acta physiol. scand. 17, 1 (1949).

−, and K. ZERAHN: Active transport of sodium as the source of electric current in the short circuited isolated frog skin. Acta physiol. scand., 23, 110 (1951).

VANDER, A. J.: Potassium secretion and reabsorption in the distal nephron. Amer. J. Physiol. 201, 505 (1961).

WALKER, W. G., C. R. COOKE, J. N. PAYNE, C. R. F. BAKER, and D. J. ANDREW: Mechanism of renal potassium secretion studied by a modified stop-flow technique. Amer. J. Physiol. 200, 1133 (1961).

WEBER, G., H. J. HIRD, N. B. STAMM, and D. S. WAGLE: Enzymes involved in carbohydrate metabolism in adipose tissue. Handbook of Physiology (Washington) 5, 225 (1965).

WEINSTOCK, J., J. W. WILSON, V. D. WIEBELHAUS, A. R. MAASS, F. T. BRENNAN, and G. SOSNOWSKI: Pteridines. XII. Structure-activity relationship of some pteridine diuretics. J. med. Chem. 11, 573 (1968).

WIEBELHAUS, V. D., F. T. BRENNAN, G. SOSNOWSKI, A. R. MAASS, J. WEINSTOCK, and A. D. BENDER: The natriuretic and diuretic characteristics of triamterene in the dog. Arch. int. Pharmak. exp. Path. 169, 143 (1968).

− J. WEINSTOCK, F. T. BRENNAN, G. SOSNOWSKI, and T. J. LARSEN: A potent non-steroidal orally active antagonist of aldosterone. Fed. Proc. 20, 409 (1961).

− − − −, T. LARSEN, and K. GAHAHAN: Further laboratory studies on triamterene, SK+F 8542. Pharmacologist 3, 59 (1961).

WIEDERHOLT, M., K. HIERHOLZER, G. SENFT, und H. HERKEN: Lokalisation der natriuretischen Wirkung von 6-Aminonicotinamid in der Rattenniere. Naunyn-Schmiedebergs Arch. Pharmak. exp. Path., 261, 143 (1968).

WILLIAMSON, H. E., F. E. SHIDEMAN, and D. A. LESHER: Antagonism of effects of certain steroids on the renal excretion of water and electrolytes by 2-amino-4-(p-chloroamilino)-s-triazine. J. Pharmacol. exp. Ther. 126, 82 (1959).

WILSON, J. D., D. E. RICHMOND, H. A. SIMMONDS, and J. D. K. NORTH: MK 870: a new potassium-sparing diuretic. N. Z. med. J. 65, 505 (1966).

WINEGRAD, A. J., and A. E. RENOLD: Studies on adipose tissue in vitro. II. Effects of insulin on the metabolism of specifically labeled glucose. J. biol. Chem. 233, 273 (1958).

WISE, E. M., and E. G. BALL: Malic enzyme and lipogenesis. Proc. nat. Acad. Sci. (Wash.) 52, 1255 (1964).

ZEMISCH, B.: Unveröffentlichte Untersuchungen (1965).

ZIERLER, K. L.: Effect of insulin on membrane potential and potassium content of rat muscle. Amer. J. Physiol. 197, 515 (1959a).

− Hyperpolarization of muscle by insulin in a glucose-free environment. Amer. J. Physiol. 197, 524 (1959 b).

Glucocorticoids as Diuretic Agents

G. Senft †

With 6 Figures

I. Influence of Glucocorticoids on Water Diuresis of Adrenalectomized Mammals

Since the studies in Addisonian patients performed by Rowntree and Snell (1931) it has been known that there is a retarded urinary water diuresis[1] due to a lack of adrenocortical hormones. Unequivocal evidence for the general validity of this finding was provided by numerous authors, e.g. Silvette and Britton (1933), who reported that adrenalectomized cats are unable to maintain urinary water output at the same level as non-adrenalectomized animals when hydrated with large amounts of water. The same phenomenon was observed by Rigler (1935) studying water excretion in mice, Swingle, Parkins, Taylor, and Hays (1937) in dogs, and Stolte, Brecht, Wiederholt, and Hierholzer (1968), Hierholzer (1964) in rats (Fig. 1). The rate of water excretion was used by the latter author to

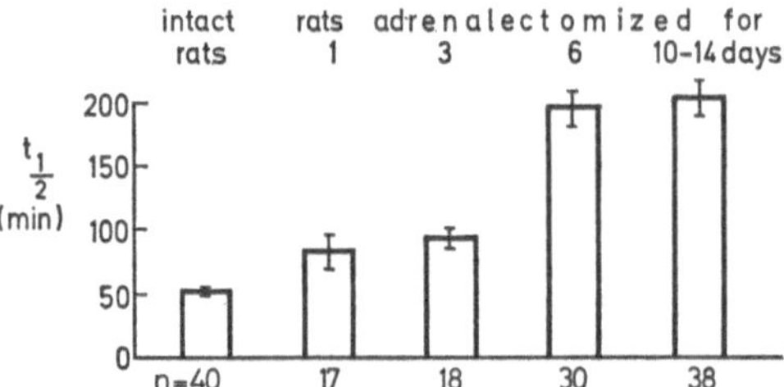

Fig. 1. Increased time for 50% excretion of an oral water load (5 ml/100 g body weight) in adrenalectomized rats. (From data of Stolte, Brecht, Wiederholt, and Hierholzer, 1968)

judge the completeness of adrenalectomy. For further literature concerning the impaired water diuresis in adrenalectomized animals, the reader is referred to the articles of Gaunt and Eversole (1949), Gaunt, Birnie, and Eversole (1949), Gaunt (1951), Gross (1956), Peters (1960), Gaunt and Chart (1962).

It has been shown that application of glucocorticoids to adrenalectomized animals in doses comparable to the normal secretion rate normalizes the rate of water excretion (Gaunt, Birnie, and Eversole, 1949; Gaunt, 1951; Peters, 1960; Gaunt and Chart, 1962). In contrast, doses of mineralocorticoids equivalent to their physiological secretion rate are unable to restore the renal capacity for water excretion (Senft, 1960; Stolte, Brecht, Wiederholt, and Hierholzer, 1968).

---

† Deceased October 31, 1967.

[1] The terms water diuresis, urinary water output, water excretion are used to denote the renal excretion of greater amounts of hypotonic urine after oral or parenteral application of water free of solutes or of hypo- to isotonic solutions the solutes of which are metabolized or retained in the organism.

Contradictory results with respect to the influence of aldosterone on renal water output in adrenal insufficiency were, however, reported in connection with the application of pharmacological doses of the mineralocorticoid (GAUNT, RENZI, and CHART, 1955; RENZI, RENZI, CHART, and GAUNT, 1955, 1956; DESAULLES, 1958). It can thus be concluded that glucocorticoids play an important role as an extrarenal factor regulating the renal handling of water.

1. Nature of the Renal Impairment in Glucocorticoid Deficiency

The delay in water excretion in adrenalectomized animals was not only demonstrated under conditions of sodium depletion (FRIEDMAN, NAKASHIMA, and FRIEDMAN, 1958) and of a subsequent fall in glomerular filtration rate but also in adrenalectomized animals prevented from sodium depletion by giving them isotonic saline solution as drinking fluid thus maintaining glomerular filtration at a normal rate (LOTSPEICH, 1949). This provides evidence for a tubular disturbance, i. e. an increase in tubular reabsorption of water to account for the retarded urinary water flow in glucocorticoid deficiency.

Two mechanisms were taken into consideration:

a) An increase in *proximal* tubular reabsorption (KENNEDY, 1959; PETERS, 1960; WIEDERHOLT, STOLTE, BRECHT, and HIERHOLZER, 1966; WIEDERHOLT and WIEDERHOLT, 1968) caused by the prolongation of transit time of the tubular fluid (HIERHOLZER, 1964; HIERHOLZER, WIEDERHOLT, and STOLTE, 1966) and

b) an increase in *distal* tubular water reabsorption (STOLTE, BRECHT, WIEDERHOLT, and HIERHOLZER, 1968; WIEDERHOLT and WIEDERHOLT, 1968). It has been suggested that this may either be a direct consequence of the absence of glucocorticoid action or mediated by an increase in the activity of antidiuretic hormone (vasopressin, ADH) (SILVETTE, and BRITTON, 1938; BRITTON and COREY, 1941; GAUNT, BIRNIE, and EVERSOLE, 1949; GAUNT, 1951; NABARRO, 1956; HERKEN, 1957; GAUNT and CHART, 1962; AHMED, 1967).

ad a) As has been measured by use of lissamin green (STEINHAUSEN, LORETH, and OLSON, 1965) *proximal* tubular transit time is prolonged in adrenalectomized animals (HIERHOLZER, 1964; HIERHOLZER, WIEDERHOLT, and STOLTE, 1966;

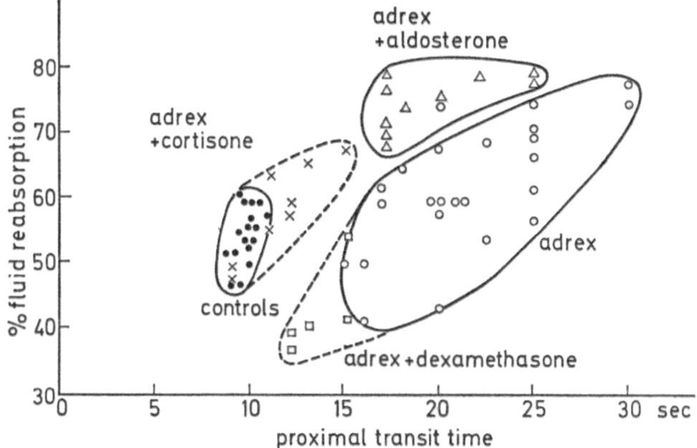

Fig. 2. Prolongation of proximal transit time in adrenalectomized rats (adrex). Thereby, decreased local reabsorptive capacity for sodium ions caused by aldosterone deficiency, is compensated and % fluid reabsorption is maintained. Shortening of proximal transit time by treatment with a glucocorticoid [dexamethasone 0.05 mg/(100 g · d) or cortisone 2.5 mg/(100 g · d)]. (Adapted from WIEDERHOLT, STOLTE, BRECHT, and HIERHOLZER, 1966)

Bartelheimer, Losert, Senft, and Sitt, 1967). In spite of the simultaneous decrease in the local reabsorptive capacity of the proximal tubular cells for sodium due to the lack of aldosterone, proximal over-reabsorption occurs (Hierholzer, Wiederholt, and Stolte, 1966; Wiederholt, Stolte, Brecht, and Hierholzer, 1966) (Fig. 2). This is explained by the number of changes in renal function after adrenalectomy: The increase in proximal tubular transit time is greater than the decrease in local tubular reabsorptive capacity. The latter defect does not result in a decreased reabsorption of proximal tubular fluid as there is an over-compensation due to the prolonged contact between tubular fluid and epithelium (Hierholzer, 1964; Hierholzer, Wiederholt, and Stolte, 1966). Proximal over-reabsorption is, however, considered to be of minor importance for the delayed urinary water excretion in adrenalectomized rats (Stolte, Brecht, Wiederholt, and Hierholzer, 1968; Wiederholt and Wiederholt, 1968). Although proximal tubular transit time as well as local proximal reabsorptive capacity were shown to be normalized 60 min after i. m. application of 25 mg/kg cortisone (suspension of crystalline cortisone acetate), there was no simultaneous improvement of the ability of adrenalectomized rats for water excretion.

ad b) In the course of their studies to explain the mechanism of impaired water excretion in adrenal insufficiency, Kleeman, Czaczkes, and Cutler (1964) suggested that glucocorticoids decrease *distal* tubular epithelial permeability to water thus decreasing reabsorption of free water. Consequently, the lack of glucocorticoids in adrenalectomized animals would lead to an increase in distal tubular water reabsorption. In micropuncture (Wiederholt and Wiederholt, 1968) and microperfusion experiments (Stolte, Brecht, Wiederholt, and Hierholzer, 1968) this theory was confirmed by measuring the permeability of the distal convoluted tubules (Stolte, Brecht, Wiederholt, and Hierholzer, 1968). It was found to be increased in adrenalectomized rats and to be normalized following application of a glucocorticoid (dexamethasone, cortisone) improving the ability for water excretion (Table 1).

Table 1. *Influence of glucocorticoids on the permeability of distal convoluted tubules to water. Efflux of water out of the tubules perfused with a hypotonic fluid was determined cryoscopically and by measuring the increase in inulin concentration. (Real values of water permeability have to be assumed to be between the values obtained by both methods). Cortisone: 2.5 mg/(100 g · d) for 3 days. Dexamethasone: 0.25 mg/(100 g · d) for 3 days* (From data of Stolte, Brecht, Wiederholt, and Hierholzer, 1968)

| | | filtration permeability $[10^{-8}\ \mathrm{ml} \cdot \mathrm{cm}^{-2} \cdot \mathrm{sec}^{-1} \cdot (\mathrm{cm\ H_2O})^{-1}]$ | |
		cryoscopically	inulin method
control rats		4.9 ($p < 0.005$)	2.7 ($p < 0.001$)
adrenalectomized rats		6.9	5.1
adrenalectomized rats treated with	cortisone	4.2	3.2
	dexa-methasone	4.7	2.1

2. Time-dependent Changes of Renal Function Resulting from Adrenalectomy

In contrast to the decrease in tubular reabsorption of sodium, which was finally demonstrated to occur already within the first 30 hours after adrenalectomy (Kagawa, Shipley, and Meyer, 1952; Desaulles, Tripod, and Schuler, 1953; Hollmann, Senft, and Werner, 1964); and the increase in tubular reabsorption of sodium, which was demonstrated as early as 40—60 minutes after a single injection of aldosterone (BARGER, BERLIN, and TULENKO, 1958; GANONG and MULROW, 1958; SONNENBLICK, CANNON, and LARAGH, 1961; HOLLMANN, SENFT, and WERNER, 1964; WIEDERHOLT, STOLTE, BRECHT, and HIERHOLZER, 1966), the development of the impaired water excretion (GAUNT, BIRNIE, and EVERSOLE, 1949; PETERS, 1959a) and its normalization by application of glucocorticoids requires much more time. STOLTE, BRECHT, WIEDERHOLT, and HIERHOLZER (1968) measured an increase in the time needed for 50% excretion of a given water load (5 ml/100 g body weight orally) from 51 min in the controls to 195 min which was reached on the 6th day after adrenalectomy (see Fig. 1). To repair this defect a period of 3 days with daily injections of cortisone acetate (25 mg/kg on the 1st and 2nd day, 12.5 mg/kg on the 3rd day) was required (Fig. 3). A similar dependence

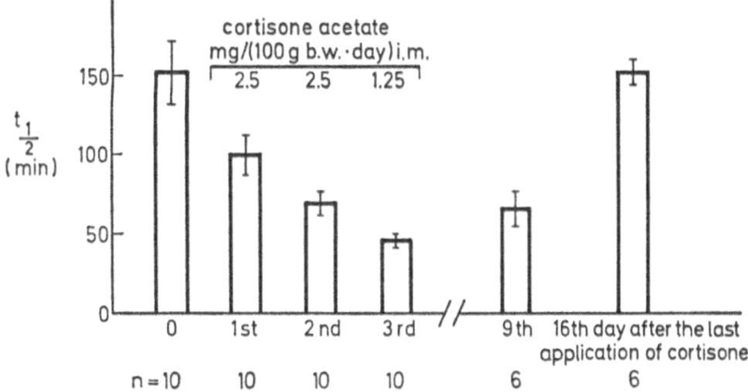

Fig. 3. Glucocorticoid-induced decrease in the time required for 50% excretion of an oral water load (5 ml/100 g body weight). (From data of STOLTE, BRECHT, WIEDERHOLT, and HIERHOLZER, 1968)

on time was observed with dexamethasone (as hemisulfate sodium 2.5 mg/kg and day). Comparable results with other glucocorticoids were obtained by various other authors (RAISZ, MCNEELY, SAXON, and ROSENBAUM, 1957; PETERS, 1959a; KENNEDY, 1960; for further references see GAUNT and CHART, 1962; SOFFER, GUTMAN, GELLER, and GABRILOVE, 1957). Studies pertaining to the mode of action by which glucocorticoids depress permeability will be discussed in a separate chapter.

3. Influence of Glucocorticoids on Water Diuresis in Intact Mammals

Glucocorticoids not only increase urinary water excretion in glucocorticoid deficient men or animals, but also the maximal water diuresis of *normal* men (RAISZ, MCNEELY, SAXON, and ROSENBAUM, 1957; KLEEMAN, KOPLOWITZ, MAXWELL, CUTLER, and DOWLING, 1960) and of patients with vasopressin sensitive and ADH resistant diabetes insipidus without a significant increase in glomerular filtration rate, renal plasma flow, or solute excretion (VESIN, 1959; CUTLER, KLEEMAN, MAXWELL, and DOWLING, 1962; CZACZKES and KLEEMAN, 1964). This indicates the possibility of an exaggeration of the physiological effect of the glucocorticoids on renal water excretion which is independent of the presence or action of ADH. Glucocorticoids which improve urinary water output of adrenalectomized animals, were also found to be able to increase water diuresis in the intact animal (BRUNNER, KUSCHINSKY, and PETERS, 1956b; PETERS, 1959a). However, under the latter conditions higher doses of glucocorticoids are necessary. Lower doses which increase urinary water diuresis in adrenalectomized animals have been found ineffective in normal rats (PETERS, 1959a).

4. The Influence of Adrenalectomy and Glucocorticoids on Diuresis Induced by Application of Isotonic Saline Solution

Diuresis induced by oral or intravenous infusion of 0.9% saline solution, was reported to be decreased by adrenalectomy in dogs (GAUNT, BIRNIE, and EVERSOLE, 1949) and rats (KELLOGG and BURACK, 1954; PETERS, 1959a). The reduction of urinary water flow was improved (DESAULLES, 1958) or abolished by application of cortisol or cortisone (PETERS, 1959a). The same effect was obtained by chronic treatment with high doses of desoxicorticosterone (PETERS, 1959a) as well as by corticosterone (MARCUS, ROMANOFF, and PINCUS, 1952) or by prednisolone (HERKEN, SENFT, and WILUTZKY, 1956). Cortisone and desoxicorticosterone in a dose of 20 or 25 mg/kg and day, respectively, were also shown to increase isotonic saline diuresis in intact rats (BRUNNER, KUSCHINSKY, and PETERS, 1956b).

5. Influence of Adrenalectomy and Glucocorticoids on Diuresis Induced by Application of Hypertonic Solutions

In adrenalectomized rats, diuresis initiated by oral infusion of hypertonic NaCl solution was found to be reduced, too (JONES, 1957). Osmotic diuresis provoked by a single intravenous injection of a sevenfold hypertonic sodium sulfate solution was found to be reduced by about 50% in adrenalectomized rats and to be normalized by cortisone (PETERS, 1959c). There is also a marked decrease in osmotic diuresis following intravenous injection of mannitol. Application of cortisone to these adrenalectomized rats was found to repair the reduction in urinary water flow (PETERS, 1959c).

6. Concerning the Mechanisms of Impaired Urinary Water Flow in Adrenalectomized Mammals and of the Diuretic Action of Glucocorticoids

In adrenal-insufficient men, adrenalectomized dogs, or rats, water diuresis was found impaired although ADH plasma concentration was not increased (KLEEMAN, CZACZKES, and CUTLER, 1964). The opposite was also reported in the earlier (GAUNT and CHART, 1962) and recent (AHMED, 1967) literature. But ADH does not seem to account for the impaired water excretion in adrenalectomized subjects. This statement is mainly based on the following findings. As has been mentioned above the delay in renal water excretion was demonstrated following intravenous or oral infusion of isotonic or hypertonic saline solutions, i. e. under conditions preventing an antidiuretic action of exogenous vasopressin (FRASER, 1942; SAWYER, 1952; BRUNNER, KUSCHINSKY, and PETERS, 1956a; JACOBSON and KELLOGG, 1956; HERKEN, SENFT, and SCHAPER, 1957; PETERS, 1959c; SCHRÖDER and NIETMANN, 1961; SCHRÖDER, MEYER-BURGDORFF, ROTT, and BRAHMS, 1961). Furthermore, GREEN, HARRINGTON, and VALTIN (1966) are able to show an impaired water diuresis in adrenalectomized rats with hereditary hypothalamic diabetes insipidus, i.e. in animals with an impaired ADH production and undetectable ADH secretion (SAWYER and VALTIN, 1965). Oxytocin, known to inhibit the antidiuretic action of vasopressin in non-adrenalectomized rats under the condition of water diuresis (BRUNNER, KUSCHINSKY, and PETERS, 1956a; SAWYER and VALTIN, 1965), does not improve the impaired water diuresis of adrenalectomized rats (PETERS, 1959d). Application of prednisolone was found to improve the retardation in renal water excretion of rats with hereditary hypothalamic diabetes insipidus (GREEN, HARRINGTON, and VALTIN, 1966), a finding corresponding to the observation that glucocorticoids increase maximal water diuresis of patients with diabetes insipidus centralis or renalis (CUTLER, KLEEMAN, KOPLOWITZ, MAXWELL, and DOWLING, 1962; CZACZKES and KLEEMAN, 1964). Thus, it can be concluded that the diuretic effects of glucocorticoids are not caused by a decrease in ADH secretion or efficacy. Direct action of glucocorticoids can also be concluded from the experiments performed by KOSHIKAWA and MARUMO (1966) who demonstrated a decrease in the water permeability of the urinary bladder of the toad *(Bufo marinus)* by addition of steroids. A biochemical basis for the glucocorticoid-induced decrease in water-permeability has not yet been established. It has been found that glucocorticoids reduce $3',5'$-AMP phosphodiesterase activity in the rat kidney (SENFT, SCHULTZ, MUNSKE, and HOFFMANN, 1968), thereby probably increasing the concentration of $3',5'$-AMP, the nucleotide which promotes the permeability to water (ORLOFF and HANDLER, 1962, 1964; GRANTHAM and BURG, 1966). This finding does not contradict the decrease in the osmotic water permeability of the distal convoluted tubules (STOLTE, BRECHT, WIEDERHOLT, and HIERHOLZER, 1968). It must be taken into consideration that the reduced enzymic degradation may be confined to the proximal convoluted tubules and that glucocorticoids have a strong influence on the velocity of renal gluconeogenesis (HENNING, STUMPF, OHLY, and SEUBERT, 1966), whereas antidiuretic action of vasopressin seems to depend upon an increased glycolysis leading to an increased formation of pyruvate (HANDLER, PETERSEN, and ORLOFF, 1966).

On the other hand, it cannot be generalized that glucocorticoids depress the permeability of cellular membranes. The opposite was found in studies concerning sucrose distribution volume in rat liver and muscle which is increased following treatment with 8 mg cortisone acetate per rat and day for a period of 14 days. Dexamethasone (0.4 mg/rat, 2 s.c. injections/day for a period of 3 days) led to an increase in sucrose distribution space in the liver but not in the muscle (GOECKE, GÜNTHER, DULCE, and MERKER, 1967). As sucrose distribution volume exceeded sodium distribution volume, this finding was interpreted as a penetration of sucrose into the intracellular space inaccessible to sucrose in untreated animals (DEANE, SCHREINER, and ROBERTSON, 1951).

II. Influence of Adrenalectomy and of Glucocorticoids on Renal Sodium and Potassium Excretion

Since the studies performed by LOEB (1932, 1942), adrenalectomy has been known to result in a renal loss of sodium, which is mainly responsible for the decrease in the sodium content of the extracellular space. The increase of renal sodium excretion was found to be caused by a decrease of tubular sodium reabsorption due to the lack of mineralocorticoid activity (ROEMMELT, SARTORIUS, and PITTS, 1949), later recognized to be due to aldosterone (SIMPSON, WETTSTEIN, NEHER, EUW, and REICHSTEIN, 1953). ROEMMELT, SARTORIUS, and PITTS (1949) showed that application of desoxicorticosterone acetate to adrenalectomized dogs was able to normalize the decreased tubular reabsorption of Na^+. However, these dogs were unable to excrete water loads normally. Impaired water diuresis in adrenal insufficiency has been shown not to be corrected by desoxicorticosterone in men, too (GARROD and BURSTON, 1952). Renal sodium loss as a consequence of adrenalectomy is, however, not a general feature. It occurs only under conditions of small or moderate intake of Na^+ (ANDERSON and JOSEPH, 1939) or in water diuresis initiated by oral application of water (PETERS, 1959a) (Table 2). Infusion of hypotonic NaCl solutions into rats resulted in a greater excretion of NaCl if the animals were adrenalectomized (COLE, 1954; MARX, 1966). With increasing NaCl concentration in the infusate, Na^+ excretion of adrenalectomized rats was found to be lower than that of the intact controls as has been shown in experiments with isotonic (Peters, 1959a) or hypertonic (Jones, 1957; Peters, 1959b) NaCl solutions (see Fig. 5).

Table 2. *Influence of sodium intake on adrenalectomy-induced changes of renal sodium excretion.* a *after oral application of 18 ml distilled water.* b *after oral application of 12 ml isotonic saline solution.* c *after i. v. injection of 5 ml/kg 5 fold hypertonic saline solution.* d *12 days after adrenalectomy.* e *6 days after adrenalectomy. (From data of* Peters, *1959 a, c.)*

	water load [a]	isotonic saline load [b]	hypertonic saline load [c]
controls	3 ± 1 (n = 14) p < 0.01	46 ± 4 (n = 15) p < 0.001	40 ± 1 (n = 4) p < 0.001
adrenalectomized rats	11 ± 3 (n = 6) [d]	25 ± 2 (n = 10) [d]	14 ± 3 (n = 6) [e]

The inability of the tubules of adrenalectomized animals to adapt tubular sodium reabsorption to sodium intake, may be described as a loss of flexibility as there is underreabsorption in the case of low Na+ intake and overreabsorption in the case of high Na+ intake. The mechanism of tubular overreabsorption of filtered Na in adrenalectomized animals has not been analyzed in detail.

1. Sodium-Diuretic Effect of Various Natural and Synthetic Glucocorticoids [1]

Cortisone was shown to increase Na+ excretion in adrenalectomized rats as was found by use of the test designed by Kagawa, Shipley, and Meyer (1952). As this

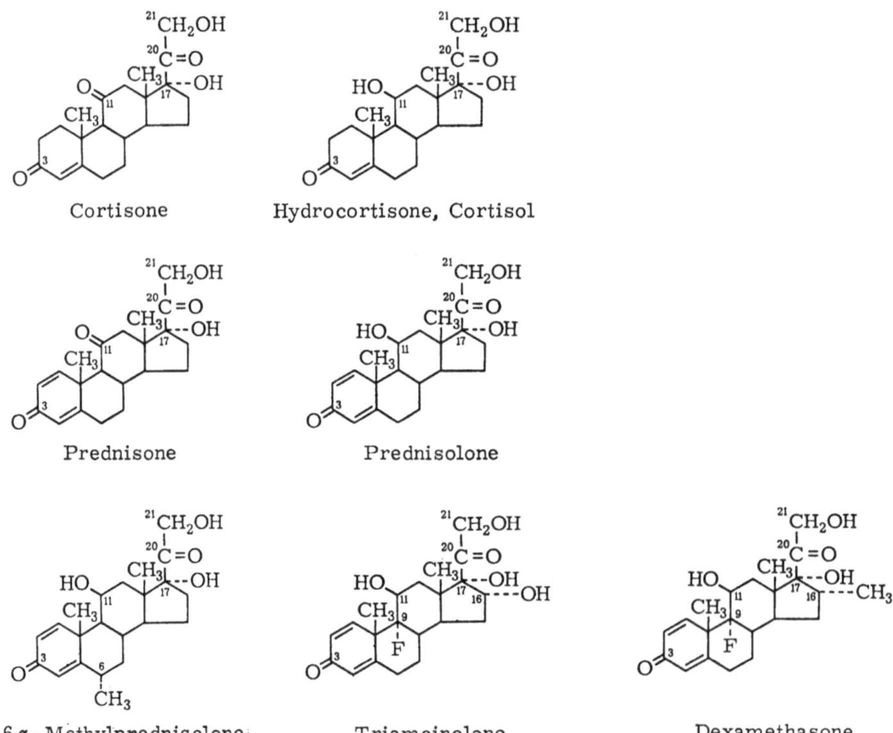

Fig. 4. Structure of naturally occurring and of synthetic glucocorticoids

[1] The structure of naturally occurring and synthetic glucocorticoids which have been found effective in increasing urinary water and electrolyte excretion is shown in Fig. 4.

test is generally used for evaluation of the mineralocorticoid activity in biological fluids, one must be aware of the result that the Na^+-diuretic effect of cortisone may overcome the Na^+-retaining effect of aldosterone (SALA and LUETSCHER, 1954). In order to cause Na^+ diuresis in intact rats, higher doses of cortisone are required than in adrenalectomized rats (BRUNNER, KUSCHINSKG, and PETERS, 1956a). The Na^+-diuretic effect of cortisone was also reported to occur in intact rabbits (RAPHAEL, SPARE, MELLOR, and LYNCH, 1959) and in rats under the condition of an isotonic saline diuresis (MARCUS, ROMANOFF, and PINCUS, 1952). Cortisol was found to have a similar sodium-diuretic action to cortisone in adrenalectomized rats (KAGAWA and VAN ARMAN, 1957). A cortisol-induced increase in renal Na^+ excretion was also found in men not suffering from adrenal insufficiency (MILLS and THOMAS, 1958). Natriuresis has also been observed with synthetic gluco-corticoids such as methylprednisolone (KOPLOWITZ, KLEEMAN, MAXWELL, and DOWLING, 1959; V. STUCKRAD, 1962), prednisone (HEILDORN and SCHEMM, 1955; GUTNER, MOSES, DANN, and KUPPERMAN, 1957; RIEMER, 1958) prednisolone (HERKEN, SENFT, and WILUTZKY, 1956; HERKEN and SENFT, 1960), dexamethasone (HERKEN and SENFT, 1960; V. STUCKRAD, 1962) and triamcinolone (V. STUCKRAD, 1962) in intact and adrenalectomized rats (Fig. 5).

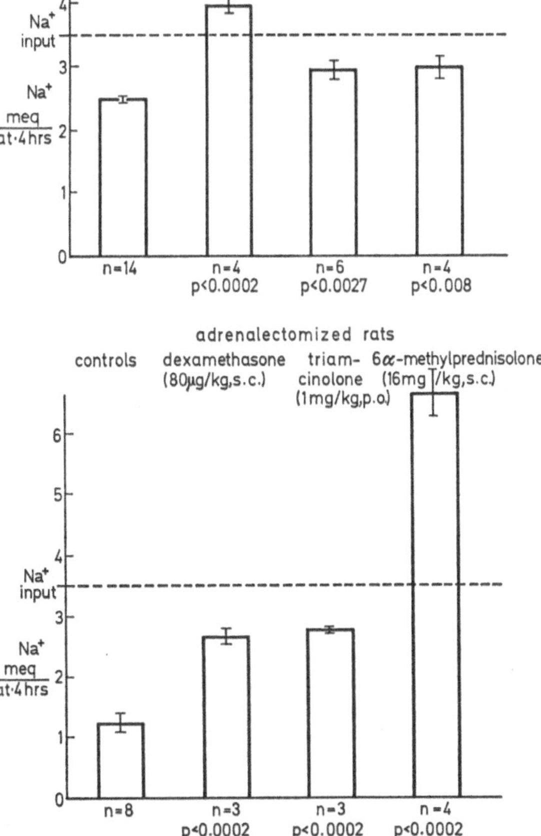

Fig. 5. Influence of a single dose of dexamethasone, triamcinolone or 6-methylprednisolone on urinary Na^+ excretion of intact and adrenalectomized rats. (From data of V. STUCKRAD, 1962)

2. Influence of Glucocorticoids on Renal Potassium Excretion

Glucocorticoids and mineralocorticoids both have the property of increasing potassium excretion. This was shown among others by LIDDLE, RICHARD, and TOMKINS (1956) who used adrenalectomized dogs for their studies. This must be remembered if errors are to be avoided in the evaluation of steroids with mineralocorticoid activity by use of the ratio Na^+/K^+ excretion, as a marked increase in urinary potassium output with an unchanged or slightly increased urinary sodium output results in a lower ratio which may erroneously be considered to be an index for mineralocorticoid activity. As can be concluded from the data of LIDDLE, RICHARD, and TOMKINS (1956), potassium excretion is increased to a lesser degree by glucocorticoids than by mineralocorticoids.

The nature of the potassium secreting action of the glucocorticoids is not yet quite known. As it occurs together with the increase of Na^+ output within the first hours after glucocorticoid application (GAUNT and CHART, 1962), K^+ loss cannot be attributed to the catabolic action of these steroids, although this may be a contributory factor in subjects chronically treated with glucocorticoids (KOPLOWITZ and KLEEMAN, 1962). This must also be concluded from the occurrence of hyperkalemia in patients with diminished glomerular filtration rate and renal plasma flow who are unable to excrete K^+ liberated from the cells as a result of the catabolic action of the glucocorticoids (KOPLOWITZ and KLEEMAN, 1962).

The renal action of glucocorticoids on K^+ transport seems to be localized in the distal tubular system. In this segment the ability of the epithelium to develop and maintain transtubular K-concentration gradients is impaired by adrenalectomy (HIERHOLZER, WIEDERHOLT, HOLZGREVE, GIEBISCH, KLOSE, and WINDHAGER, 1965). Fractional K^+ reabsorption of adrenalectomized rats substituted with dexamethasone was normalized in distal surface tubules (WIEDERHOLT and WIEDERHOLT, 1968).

It was stated by STEELMAN and HIRSCHMANN (1967) that, in adrenalectomized rats, glucocorticoids produce an excellent dose related output of K^+. Thus, urinary K^+ output may be used for evaluating glucocorticoid activity. According to the same authors there is a good correlation between the glucocorticoid induced augmentation of K^+ excretion in adrenalectomized rats and their anti-inflammatory activity. Furthermore, glucocorticoids were shown to produce a phosphaturetic response which, in general, parallels the increase in K^+ excretion (STOERK and ARISON, 1961).

3. Influence of Glucocorticoids on Renal Function in Aminonucleoside Nephrosis

The nephrotic syndrome produced by chronic administration of aminonucleoside (6-demethyl-aminopurin-3-amino-d-ribose) is in many ways identical with the nephrotic syndrome observed in man (FRENK, ANTONOWICZ, CRAIG, and METCOFF, 1955; DAS GUPTA and GIROUD, 1958; DAS GUPTA, KALANT, and GIROUD, 1959): hypalbuminemia, hyperglobulinemia, proteinuria, increased aldosterone secretion, renal Na^+ retention, leading to generalized edema (SENFT and v. STUCKRAD, 1961; HERKEN, SENFT, and v. STUCKRAD, 1961a). Studies on the ability of glucocorticoids to prevent or reduce fluid accumulation in aminonucleoside-nephrotic rats, led to the following results: 6α-Methylprednisolone (20 mg/kg and day for a period of 6 days) caused a more than threefold increase in urinary water and sodium excretion of the nephrotic rats which, however, did not reach the values measured in the non-nephrotic controls. Glomerular filtration rate, reduced to 1/3 in the nephrotic rats, was found to be normal in the 6-methylprednisolone

Table 3. *Reduced glomerular filtration rate and increased tubular reabsorptive capacity for Na$^+$ in aminonucleoside-nephrotic rats. Decrease in tubular Na$^+$ reabsorption by treatment with triamcinolone (2 mg/kg/day for 3 days). Restoration of glomerular filtration rate by treatment with 6 α-methylprednisolone (20 mg/kg/day for 7 days).* (From data of HERKEN, SENFT, VON STUCKRAD, 1961 a; HERKEN, SENFT, SCHWARZ and MERKER, 1963)

	controls	aminonucleoside-nephrotic rats treated with	
		triam-cinolone	6 α-methyl-prednis-olone
GFR (ml/kg/min)	9.3±1.4	2.9±0.9	3.3±0.6	11.0±0.9
Na$^+$ filtered (μval/kg/min)	1339.0	432.0	462.0	1694.0
Na$^+$ reabsorbed (μval/kg/min)	1283.0	431.5	452.2	1674.9
% of filtered	95.9	99.9	97.9	98.9
Na$^+$ excreted (μval/kg/min)	56.0	0.5	9.8	19.1

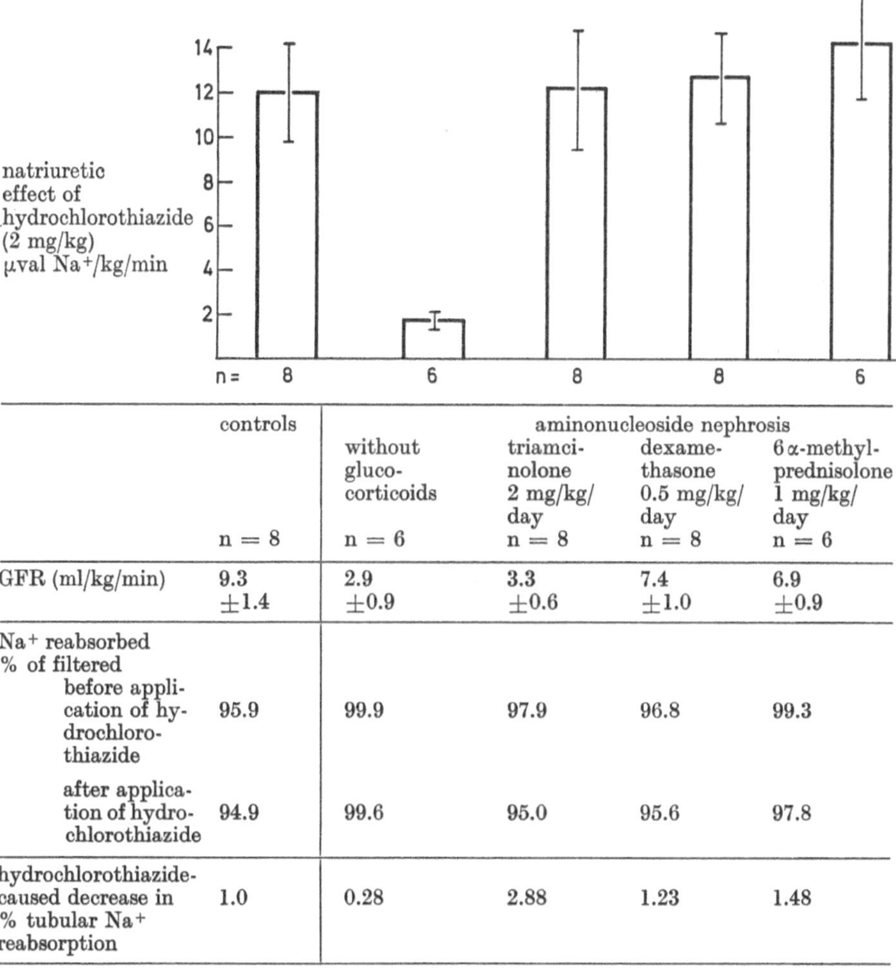

	controls	aminonucleoside nephrosis			
		without gluco-corticoids	triamci-nolone 2 mg/kg/day	dexame-thasone 0.5 mg/kg/day	6 α-methyl-prednisolone 1 mg/kg/day
	n = 8	n = 6	n = 8	n = 8	n = 6
GFR (ml/kg/min)	9.3 ±1.4	2.9 ±0.9	3.3 ±0.6	7.4 ±1.0	6.9 ±0.9
Na$^+$ reabsorbed % of filtered before application of hydrochlorothiazide	95.9	99.9	97.9	96.8	99.3
after application of hydro-chlorothiazide	94.9	99.6	95.0	95.6	97.8
hydrochlorothiazide-caused decrease in % tubular Na$^+$ reabsorption	1.0	0.28	2.88	1.23	1.48

Fig. 6. Influence of glucocorticoids on the natriuretic effect of hydrochlorothiazide (2 mg/kg) in aminonucleoside-nephrotic rats. (SENFT, 1964)

treated nephrotic rats. These data provided evidence that there is an amino-nucleoside-induced increase in tubular reabsorption of Na^+, which is independent of the decreased glomerular filtration rate occurring after the application of the nucleoside (Table 3) (HERKEN, SENFT, and v. STUCKRAD, 1961b; v. STUCKRAD, 1962).

This effect could also be demonstrated in experiments in which the influence of another synthetic glucocorticoid on GFR and tubular Na^+ reabsorption has been studied in nephrotic rats. Triamcinolone in a dose of 2 mg/kg and day for a period of three days did not lead to an increase of the glomerular filtration rate of the nephrotic rats. The simultaneous increase of urinary Na^+ excretion was consequently attributable to a decrease of tubular reabsorption of Na^+ (SENFT, 1961; v. STUCKRAD, 1962; HERKEN, SENFT, SCHWARZ, and MERKER, 1963) (Table 3).

As this effect was also demonstrated in adrenalectomized nephrotic rats (SENFT, unpublished results), triamcinolone-induced suppression of tubular reabsorption of Na^+ cannot be explained by an action of the glucocorticoid antagonistic to aldosterone (SENFT, 1960; SENFT and v. STUCKRAD, 1961; v. STUCKRAD, 1962). Independent of their influence on glomerular filtration rate, triamcinolone (HERKEN, 1961), 6-methylprednisolone and dexamethasone restored the effectiveness of hydrochlorothiazide in aminonucleoside-nephrotic animals (HERKEN, SENFT, SCHWARZ, and MERKER, 1963; SENFT, 1964) (Fig. 6). A decreased natriuretic action and an increased kaliuretic action of acetazolamide, chlorothiazide and chloromerodrine in aminonucleoside-nephrotic rats was reported by BRUNNER (1960).

4. Glucocorticoids as Diuretic Agents in Edematous States of Man

There are several reports dealing with intractable edema, i.e. fluid accumulation refractory to application of mercurial or sulfamoyl diuretics in congestive heart failure (TORRE, 1952; HEIDORN and SCHEMM, 1955; GUTNER, MOSES, DANN, and KUPPERMAN, 1957; RIEMER, 1958; CATTAN and VESIN, 1960; GREENE, GORDON, and BOLTAX, 1960; SARRE, 1960) and in liver cirrhosis (MORRISON and CHALMERS, 1959; REDEKER, KUZMA, and REYNOLDS, 1959). Application of glucocorticoids was shown to provoke a diuresis occurring during steroid therapy or beginning within a few days after cessation of the treatment (ADAMS, BERNSTEIN, and MAXWELL, 1962). Mostly glucocorticoids are given to patients who, being at first unresponsive, regain responsiveness after application of the steroids (SCHEMM and CAMARA, 1954; HEIDORN and SCHEMM, 1955; HEIDORN and LAYNE, 1955; WOLFF, 1960; BEICKERT, 1964). The reason for the restoration of the effectiveness of the conventional diuretics has not yet been elucidated. A glucocorticoid-induced increase in glomerular filtration rate may contribute to this effect although normalized response of the tubular cells to sulfamoyl diuretics was observed in spite of lowered glomerular filtration in animal experiments (SENFT, 1961).

Concluding Comment

There is general agreement that application of glucocorticoids to adrenal-ectomized mammals leads to a normalization of the impaired water diuresis. There is convincing evidence that this action is caused by a decrease in permeability of the distal part of the nephron to water. Such an effect has the appearance of an action antagonistic to ADH. Several findings are, however, contradictory to the assumption that the diuretic action of glucocorticoids is brought about by depressing the action or secretion of ADH. An ADH-independent reduction of water permeability seems to be the most likely explanation for the glucocorticoid-induced water diuresis.

Glucocorticoids do not only promote water excretion, but also urinary Na^+ output. This effect may be explained by a diminution of contact time between tubular fluid and the tubular epithelium. Shortening of transit time may compensate for an increase in local reabsorptive capacity for Na^+ induced by aldosterone and provide an explanation for the so called antimineralocorticoid activity of the glucocorticoids.

The alterations in renal function serve as a rationale for the use of glucocorticoids as diuretic agents.

References

ADAMS, D. A., D. BERNSTEIN, and M. H. MAXWELL: Nephrotic syndrome, glomerulonephritis, and other edematous states. In: Clinical uses of adrenal steroids. Ed. by J. Brown and C. M. Pearson. New York, Toronto, London: McGraw-Hill Book Company 1962.

AHMED, A. B. J.: Increased plasma arginine vasopressin in clinical adrenocortical insufficiency and its inhibition by glucosteroids. J. clin. Invest. 46, 111 (1967).

ANDERSON, E., and M. JOSEPH: Electrolyte excretion studies in rats maintained on low-Na and low-K diets. Proc. Soc. exp. Biol. Med. 40, 344 (1939).

BARGER, A. C., R. D. BERLIN, and J. F. TULENKO: Infusion of aldosterone, 9α-fluorohydrocortisone and antidiuretic hormone into the renal artery of normal and adrenalectomized unanesthetized dogs: effect on electrolyte and water excretion. Endocrinol. 62, 804 (1958).

BARTELHEIMER, H. K., W. LOSERT, G. SENFT u. R. SITT: Hemmung der extrarenalen Wirkung von d-Aldosteron durch Actinomycin D. Naunyn-Schmiedebergs Arch. Pharmak. exp. Path. 258, 372 (1967).

BEICKERT, A.: Die Glukokorticoid-Therapie innerer Erkrankungen. Jena: VEB Gustav Fischer 1964.

BRITTON, S. W., and E. L. COREY: Antagonistic adrenal and pituitary effects on body salts and water. Science 93, 405 (1941).

BRUNNER, H.: Renale Wirkungen von Acetazolamid, Chlorothiazid und Chlormerodrin bei Ratten mit Aminonucleosidnephrose. Naunyn-Schmiedebergs Arch. exp. Path. Pharmak. 240, 28 (1960).

—, G. KUSCHINSKY u. G. PETERS: Die Wirkung von Vasopressin auf die renale Wasser- und Salzausscheidung der Ratte über Veränderungen der Salzkonzentration des Trinkwassers und nach Nierenparenchymresektionen. Naunyn-Schmiedebergs Arch. exp. Path. Pharmak. 228, 434 (1956a).

— — — Die Beeinflussung der renalen Wasser- und Salzausscheidung normaler und hypophysektomierter Ratten durch Nebennierenrindenhormone. Naunyn-Schmiedebergs Arch. exp. Path. Pharmak. 228, 578 (1956b).

— — — Der Einfluß von Oxytocin auf die renale Wasser- und Salzausscheidung der Ratte. Naunyn-Schmiedebergs Arch. exp. Path. Pharmak. 228, 457 (1956c).

CATTAN, R., et P. VÉSIN: Résultats cliniques et mécanisme du traitement des œdémes par les corticoides. Pathologie et Biologie 8, 527 (1960).

COLE, D. F.: Effects of desoxycorticosterone acetate and cortisone on the excretion of hypotonic saline by adrenalectomized rats. J. Endocrin. 11, 261 (1954).

CUTLER, R. E., C. R. KLEEMAN, J. KOPLOWITZ, M. H. MAXWELL, and J. T. DOWLING: Mechanisms of impaired water excretion in adrenal and pituitary insufficiency. III. The effect of extracellular or plasma volume expansion or both, on the impaired diuresis. J. clin. Invest. 41, 1524 (1962).

— — M. H. MAXWELL, and J. T. DOWLING: Physiologic studies in nephrogenic diabetes insipidus. J. clin. Endocr. 22, 827 (1962).

CZACZKES, J. W., and C. R. KLEEMAN: The effect of various states of hydration and the plasma concentration on the turnover of antidiuretic hormone in mammals. J. clin. Invest. 43, 1649 (1964).

DAS GUPTA, D., and C. J. P. GIROUD: Experimental aminonucleoside nephrosis: I. Action of cortisone on aldosterone and corticosterone production. Proc. Soc. exp. Biol. 98, 334 (1958).

—, N. KALANT, and C. J. P. GIROUD: Experimental aminonucleoside nephrosis: II. Effect of adrenalectomy on fluid retention of aminonucleoside nephrosis. Proc. Soc. exp. Biol. 100, 602 (1959).

Deane, N., G. E. Schreiner, and J. S. Robertson: The velocity of distribution of sucrose between plasma and interstitial fluid, with reference to the use of sucrose for the measurement of extracellular fluid in man. J. clin. Invest. **12**, 1463 (1951).

Desaulles, P.: Comparison of the effects of aldosterone, cortexone and cortisol on adrenalectomized rats under various salt loads. In: An international symposium on aldosterone. Ed. by A. F. Muller and C. M. O'Connor. London: J. & A. Churchill 1958.

—, J. Tripod u. W. Schuler: Wirkung von Elektrocortin auf die Elektrolyt- und Wasserausscheidung im Vergleich zu Desoxycorticosteron. Schweiz. med. Wschr. **83**, 1088 (1953).

Frenk, S., I. Antonowicz, J. M. Craig, and J. Metcoff: Experimental nephrotic syndrome induced in rats by aminonucleoside. Renal lesions and body electrolyte composition. Proc. Soc. exp. Biol. **89**, 424 (1955).

Fraser, A. M.: The action of the oxytocic hormone of the pituitary gland on urine secretion. J. Physiol. **101**, 236 (1942).

Friedman, S. M., M. Nakashima, and C. L. Friedman: The extrarenal effect of adrenalectomy on sodium and potassium distribution in the rat. Endocrinology **62**, 259 (1958).

Ganong, W. F., and P. J. Mulrow: Rate of change in sodium and potassium excretion after injection of aldosterone into the aorta and renal artery of the dog. Amer. J. Physiol. **195**, 337 (1958).

Garrod, O., and R. A. Burston: The diuretic response to ingested water in Addisons's disease and panhypopituitarism and the efficacy of cortisone thereon. Clin. Sci. **11**, 113 (1952).

Gaunt, R.: The adrenal cortex in salt and water metabolism. Rec. Progr. Hormone Res. **6**, 247, 1951.

—, J. H. Birnie, and W. J. Eversole: Adrenal cortex and water metabolism. Physiol. Rev. **29**, 281 (1949).

—, and J. J. Chart: Mineralocorticoid action of adrenocortical hormones. In: Handbuch der experimentellen Pharmakologie. Vol. 14/I. The adrenocortical hormones. Ed. by O. Eichler, A. Farah, and H. Wendler Deane. Berlin-Göttingen-Heidelberg: Springer 1962.

—, and W. J. Eversole: Notes on the history of the adrenal cortical problem. Ann. N. Y. Acad. Sc. **50**, 511 (1949).

—, A. A. Renzi, and J. J. Chart: Aldosterone — a review. J. clin. Endocrin. **15**, 621 (1955).

Goecke, C., Th. Günther, H. J. Dulce u. H. J. Merker: Änderung der Zellpermeabilität durch Cortison und Dexamethason. Naunyn-Schmiedebergs Arch. Pharmak. exp. Path. **256**, 79 (1967).

Grantham, J. J., and M. B. Burg: Effect of vasopressin and cyclic AMP on permeability of isolated collecting tubules. Amer. J. Physiol. **211**, 255 (1966).

Green, H. H., A. R. Harrington, and H. Valtin: Impaired water diuresis in rats with hereditary hypothalamic diabetes insipidus (DI) after adrenalectomy. Int. Congr. Nephrol. Washington, 1966, p. 202.

Greene, M. A., A. Gordon, and A. J. Boltax: Clinical and cardiodynamic effects of adrenocortical steroids in congestive heart failure. Circulation **21**, 661 (1960).

Gross, F.: Nebennierenrinde und Wasser-Salzstoffwechsel unter besonderer Berücksichtigung von Aldosteron. Klin. Wschr. **34**, 929 (1956).

Gutner, L. B., J. B. Moses, S. Dann, and H. S. Kupperman: The use of prednisone in congestive heart failure. Amer. J. med. Sci. **234**, 281 (1957).

Handler, J. S., M. Petersen, and J. Orloff: Effect of metabolic inhibitors on the response of the toad bladder to vasopressin. Amer. J. Physiol. **211**, 1175 (1966).

Heidorn, G. H., and J. A. Layne: The varied patterns of water and sodium during corticotropin (ACTH) therapy of the nephrotic syndrome. Amer. J. med. Sci. **229**, 180 (1955).

—, and F. R. Schemm: The clinical use of corticotropin (ACTH) and adrenal corticosteroids in the therapy of intractable edema. Amer. J. med. Sci. **229**, 621 (1955).

Henning, H. V., B. Stumpf, B. Ohly, and W. Seubert: On the mechanism of gluconeogenesis and its regulation. III. The gluconeogenic capacity and the activities of pyruvate carboxylase and PEP-carboxylase of rat kidney and rat liver after cortisol treatment and starvation. Biochem. Z. **344**, 274 (1966).

Herken, H.: Die Rolle des Vasopressins in der Pathogenese des Ödems. Dtsch. med. Wschr. **82**, 2177 (1957).

— Diuretica und tubuläre Funktionen der Niere. Dtsch. med. Wschr. **86**, 2091 (1961).

—, u. G. Senft: zitiert nach: G. Senft, Die Wirkung der Corticosteroide auf die Nierenfunktion. Dtsch. med. J. **11**, 353 (1960).

— —, u. J. Schaper: Die Beteiligung des Vasopressins an der Entstehung des Ödems. Naunyn-Schmiedebergs Arch. exp. Path. Pharmak. **230**, 284 (1957).

— — W. Schwarz u. H. J. Merker: Struktur und Funktion der Glomerula nach Einwirkung von Glucocorticoiden bei der Aminonucleosidnephrose. Naunyn-Schmiedebergs Arch. exp. Path. Pharmak. **245**, 289 (1963).

— —, u. H. v. STUCKRAD: Die Störungen der Nierenfunktion nach Einwirkung von Amino-nucleosid. Naunyn-Schmiedebergs Arch. exp. Path. Pharmak. **240**, 394 (1961a).

— — — Der Einfluß von Aminonucleosid auf die tubuläre Rückgewinnung von Natrium-ionen. Klin. Wschr. **39**, 1159 (1961b).

— —, u. H. WILUTZKY: Diuretische und antidiuretische Wirkungen einiger Cortinoide. Klin. Wschr. **24**, 781 (1956).

HIERHOLZER, K.: Analyse der Natrium-Transportstörung in der Niere adrenalektomierter Ratten. Untersuchungen am Einzelnephron. Habilitationsschrift Berlin 1964.

—, M. WIEDERHOLT, H. HOLZGREVE, G. GIEBISCH, R. M. KLOSE, and E. E. WINDHAGER: Micropuncture study of renal transtubular concentration gradients of sodium and potassium in adrenalectomized rats. Pflügers Arch. ges. Physiol. **285**, 193 (1965).

— — u. H. STOLTE: Hemmung der Natriumresorption im proximalen und distalen Konvolut adrenalektomierter Ratten. Pflüg. Arch. ges. Physiol. **291**, 43 (1966).

HOLLMANN, G., G. SENFT u. C. WERNER: Tubuläre Wirkungen und renale Elimination von Spirolactonen. Naunyn-Schmiedebergs Arch. exp. Path. Pharmak. **247**, 419 (1964).

JACOBSON, H. N., and R. H. KELLOGG: Isotonic NaCl diuresis in rats. Antidiuresis and chloruresis produced by posterior pituitary extracts. Amer. J. Physiol. **182**, 376 (1956).

JONES, I. C.: Comparative aspects of adrenocortical-neurohypophysial relationship. In: The neurohypophysis. Proc. 8th Symp., Colston Re. Soc. Ed. by H. Heller. London: Butter-worth Sci. Publ. 1957.

KAGAWA, C. M., and C. G. VAN ARMAN: Effect of hydrocortisone on sodium excretion in adrenalectomized rats. Proc. Soc. exp. Biol. Med. **94**, 683 (1957).

—, E. G. SHIPLEY, and R. K. MEYER: A biological method for determining small quantities of sodium retaining substances. Proc. Soc. exp. Biol. Med. **80**, 281 (1952).

KELLOGG, R. H., and W. R. BURACK: Effect of adrenalectomy upon the diuresis produced by isotonic saline solutions in rats. Amer. J. Physiol. **177**, 38 (1954).

KENNEDY, G. C.: The effect of adrenal steroids upon the secretion of hypotonic urine by the rat. J. Endocrinol. **20**, 365 (1960).

KLEEMAN, C. R., J. W. CZACZKES, and R. CUTLER: Mechanisms of impaired water excretion in adrenal and pituitary insufficiency. IV. Antidiuretic hormone in primary and secondary adrenal insufficiency. J. clin. Invest. **43**, 1641 (1964).

—, J. KOPLOWITZ, M. H. MAXWELL, R. CUTLER, and J. T. DOWLING: Mechanisms of impaired water excretion in adrenal and pituitary insufficiency. II. Interrelationships of adrenal cortical steroids and antidiuretic hormone in normal subjects and in diabetes insipidus. J. clin. Invest. **39**, 1472 (1960).

KOPLOWITZ, J. M., and C. R. KLEEMAN: Effect of steroids on water and electrolyte metabolism and on renal function. In: Clinical uses of adrenal steroids. Ed. by J. Brown and G. M. Pearson. New York, Toronto, London: McGraw-Hill Book Company 1962.

— — M. H. MAXWELL, and J. T. DOWLING: Mineralocorticoid-glucocorticoid antagonism with reference to sodium excretion. Clin. Research **7**, 65 (1959).

KOSHIKAWA, S., and F. MARUMO: The effect of steroids on water permeability of toad bladder. Int. Congr. Nephrol. Washington, 1966, p. 225.

LIDDLE, G. W., J. E. RICHARD, and G. M. TOMKINS: Studies of structure-function relationships of steroids: the 2-methylcorticosteroids. Metabolism **5**, 384 (1956).

LOEB, R.: Chemical changes in the blood in Addison's disease. Science **76**, 420 (1932).

— Adrenal cortex and electrolyte behavior. (Harvey lecture). Bull. N. Y. Acad. Med. **18**, 263 (1942).

LOTSPEICH, W. D.: The effect of adrenalectomy on the renal tubular reabsorption of water in the rat. Endocrinology **44**, 314 (1949).

MARCUS, F., L. P. ROMANOFF, and G. PINCUS: The electrolyte-excretory activity of adreno-cortical substances. Endocrinology **50**, 286 (1952).

MARX, P.: Renale Wirkungen des d-Aldosterons und seines Antagonisten Spironolacton. Inaug. Diss. Med. Fak. F. U. Berlin, 1966.

MILLS, J. N., and S. THOMAS: The acute effects of cortisone and cortisol upon renal function in man. J. Endocrinol. **17**, 41 (1958).

MORRISON, R. S., and T. C. CHALMERS: Combined diuretic and steroid therapy in cirrhosis with ascites. Clin. Res. **7**, 37 (1959).

NABARRO, J. D. N.: The adrenal cortex and renal function. In: Modern views on the secretion of urine. The Cushny Memorial Lectures. Ed. by F. R. Winton. London: J. & A. Churchill 1956.

ORLOFF, J., and J. S. HANDLER: The similarity of effects of vasopressin, 3′,5′-AMP (cyclic AMP) and theophylline on the toad bladder. J. clin. Invest. **41**, 702 (1962).

— — The cellular mode of action of antidiuretic hormone. Amer. J. Med. **36**, 686 (1964).

PETERS, G.: Der Einfluß von Nebennierenrindenhormonen auf die renale Wasser- und Elektrolytausscheidung bei adrenalektomierten und normalen Ratten nach Gabe von Wasser oder isotonischer NaCl-Lösung und im Durst. Naunyn-Schmiedebergs Arch. exp. Path. Pharmak. **235**, 155 (1959a).
— Die renale Elektrolytausscheidung normaler und adrenalektomierter Ratten nach intravenösen Salzinjektionen und ihre Beeinflussung durch Corticosteroide. Naunyn-Schmiedebergs Arch. exp. Path. Pharmak. **235**, 185 (1959b).
— Der Einfluß von Adrenalektomie und Nebennierenrindenhormonen auf die renalen Clearancen von Inulin, p-Aminohippurat, echtem endogenem Kreatinin und Harnstoff bei der Ratte. Naunyn-Schmiedebergs Arch. exp. Path. Pharmak. **235**, 312 (1959c).
— Nebennieren und renale Oxytocinwirkungen bei der Ratte. Naunyn-Schmiedebergs Arch. exp. Path. Pharmak. **235**, 335 (1959d).
— Nebennierenrinden-Inkretion und Wasser-Elektrolythaushalt. Leipzig: G. Thieme 1960.
RAISZ, L. G., W. F. MCNEELY, L. SAXON, and J. D. ROSENBAUM: The effects of cortisone and hydrocortisone on water diuresis and renal function in man. J. clin. Invest. **36**, 767 (1957).
RAPHAEL, S. S., P. D. SPARE, L. D. MELLOR, and M. J. G. LYNCH: Serum magnesium and corticosteroids in chronic alcoholism. Lancet 1959 II, 355.
REDEKER, A. G., O. KUZMA, and T. B. REYNOLDS: An effective form of therapy of refractory ascites in cirrhosis of the liver. Clin. Res. **7**, 71 (1959).
RENZI, A. A., M. RENZI, J. J. CHART, and R. GAUNT: Effect of aldosterone and other steroids on renal functions and water intoxication. J. clin. Endocrin. **15**, 853 (1955).
— — — — The effects of aldosterone and other steroids on water intoxication and renal function. Acta endocr. **21**, 47 (1956).
RIEMER, A. D.: Application of the newer corticosteroids to augment diuresis in congestive heart failure. Amer. J. Cardiol. **1**, 488 (1958).
RIGLER, R.: "Water intoxication" und Wasserdiurese bei der Nebenniereninsuffizienz; die Bedeutung der Nebennieren für die Osmoregulation. Klin. Wschr. **14**, 227 (1935).
ROEMMELT, J. C., O. W. SARTORIUS, and R. F. PITTS: Excretion and reabsorption of sodium and water in the adrenalectomized dog. Amer. J. Physiol. **159**, 124 (1949).
ROWNTREE, L. G., and A. M. SNELL: A clinical study of Addison's disease. Philadelphia: Saunders & Co. 1931.
SALA, G., and J. A. LUETSCHER, JR.: The effect of sodium-retaining corticoid, electrocortin, desoxycorticosterone and cortisone, on renal function and excretion of sodium and water in adrenalectomized rats. Endocrinology **55**, 516 (1954).
SARRE, H. J.: Behandlung der Herzkrankheiten mit Kortikosteroiden. Verh. dtsch. Ges. Kreisl. Forsch. **26**, 68 (1960).
SAWYER, W. H.: Pituitary and salt excretion. Amer. J. Physiol. **169**, 583 (1952).
—, and H. VALTIN: Inhibition of vasopressin antidiuresis by extracts of pituitaries from rats with hereditary hypothalamic diabetes insipidus and by oxytocin. Endocrinology **76**, 999 (1965).
SCHEMM, F. R., and A. A. CAMARA: The correction of electrolyte deficits in cardiovascular-renal disease. Circulation **10**, 430 (1954).
SCHRÖDER, R., C. MEYER-BURGDORFF, D. ROTT u. O. BRAHMS: Vergleichende Untersuchungen über die Wirkung von ADH, Hypertensin und Renin auf die renale Wasser- und Elektrolytausscheidung der Ratte. Naunyn-Schmiedebergs Arch. exp. Path. Pharmak. **240**, 285 (1961).
—, u. E. NIETMANN: Untersuchungen über die Wirkungsumkehr des antidiuretischen Hormons. Klin. Wschr. **39**, 246 (1961).
SENFT, G.: Die Wirkung der Corticosteroide auf die Nierenfunktion. Dtsch. med. J. **1960**, 353.
— Der Einfluß von Glucocorticosteroiden auf die Wirkungen von Hydrochlorothiazid bei Ratten mit einer Aminonucleosidnephrose. Naunyn-Schmiedebergs Arch. exp. Path. Pharmak. **241**, 555 (1961).
— Zur Pharmakologie neuerer Diuretica. Melsunger med. Mitt. **38**, Heft 102 (1964).
—, G. SCHULTZ, K. MUNSKE, and M. HOFFMANN: Influence of glucocorticoids on 3′,5′-AMP phosphodiesterase activity and their permissive action in the regulation of the enzymatic activity by insulin. Diabetologia **4**, Nr. 6 (1968).
—, u. H. VON STUCKRAD: Die Wirkung von Corticosteroiden bei der Aminonucleosidnephrose der Ratte. Naunyn-Schmiedebergs Arch. exp. Path. Pharmak. **241**, 145 (1961).
SILVETTE, H., and S. W. BRITTON: Effects of adrenalectomy and corticoadrenal extract on renal excretion and tissue fluids. Amer. J. Physiol **104**, 399 (1933).
— — A theory of cortico-adrenal and postpituitary influence on the kidney. Science 88, 150 (1938).
SIMPSON, S. A., A. WETTSTEIN, R. NEHER, J. v. EUW u. T. REICHSTEIN: Isolierung eines neuen kristallisierten Hormons aus Nebennieren mit besonders hoher Wirksamkeit auf den Mineralstoffwechsel. Experientia **9**, 333 (1953).

Soffer, L. J., A. Gutman, J. Geller, and J. L. Gabrilove: The role of adrenal steroids on renal function and electrolyte metabolism. Bull. N. Y. Acad. Med. **33**, 665 (1957).

Sonnenblick, E. H., P. J. Cannon, and J. H. Laragh: The nature of the action of intravenous aldosterone: evidence for a role of the hormone in urinary dilution. J. clin. Invest. **40**, 903 (1961).

Steelman, S. L., and R. Hirschmann: Synthetic analogs of the adrenal cortical steroids. In: The adrenal cortex. Ed. by A. B. Eisenstein. London: J. & A. Churchill 1967.

Steinhausen, M., A. Loreth u. S. Olson: Messungen des tubulären Harnstromes, seine Beziehungen zum Blutdruck und zur Inulin-Clearance. Intravitalmikroskopische Untersuchungen an der Nierenrinde von Ratten und Katzen. Pflügers Arch. ges. Physiol. **286**, 118 (1965).

Stoerk, H. C., and R. N. Arison: Parathyroid activity in hydrocortisone-injected rats. In: Inflammation and diseases of connetive tissue. Ed. by L. C. Mills and J. H. Moyer. Philadelphia: W. B. Saunders 1961.

Stolte, H., J. P. Brecht, M. Wiederholt u. K. Hierholzer: Einfluß von Adrenalektomie und Glucocorticoiden auf die Wasserpermeabilität corticaler Nephronabschnitte der Rattenniere. Pflügers Arch. ges. Physiol. **299**, 99 (1968).

von Stuckrad, H.: Störungen der Nierenfunktion bei der Aminonucleosidnephrose und ihre Beeinflussung durch Corticosteroide. Inaug. Diss. Med. Fak. F. U. Berlin, 1962.

Swingle, W. W., W. M. Parkins, A. R. Taylor, and H. W. Hays: The influence of adrenal cortical hormone upon electrolyte and fluid distribution in adrenalectomized dogs maintained on a sodium and chloride free diet. Amer. J. Physiol **119**, 684 (1937).

Torre, J. M.: Arch. Inst. cardiol. México **3**, 357, 1952, cited by: A. Beickert, Die Glukokortikoid-Therapie innerer Erkrankungen. Jena: VEB G. Fischer 1964.

Vesin, P.: Etude critique de certains aspects de la physiologie rénale. Presse méd. **67**, 2095 (1959).

Wiederholt, M., H. Stolte, J. P. Brecht u. K. Hierholzer: Mikropunktionsuntersuchungen über den Einfluß von Aldosteron, Cortison und Dexamethason auf die renale Natriumresorption adrenalektomierter Ratten. Pflügers Arch. ges. Physiol. **292**, 316 (1966).

—, and B. Wiederholt: Der Einfluß von Dexamethason auf die Wasser- und Elektrolytausscheidung adrenalektomierter Ratten. Pflügers Arch. ges. Physiol. **302**, 57 (1968).

Wolff, H. P.: Diuretica in der Behandlung der Herzinsuffizienz Internist 1, 14 (1960).

Inhibitors of Biosynthesis of Corticosteroids as Diuretics

G. SENFT †

With 7 Figures

1. Methopyrapone as Inhibitor of 11 β-hydroxylation

Among the drugs which impair the synthesis of adrenocortical hormones, *methopyrapone* (metopirone, SU 4885, 2-methyl-1.2-bis-(3-pyridyl)-1-propanone (Fig. 1) is the most widely used compound of this type. It was shown by JENKINS,

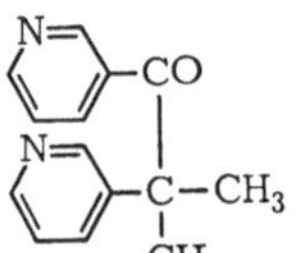

Fig. 1. Structure of methopyrapone (metapirone, SU 4885, 2-methyl-1.2 bis -(3-pyridyl)-1-propanone)

MEAKIN, NELSON, and THORN (1958) and by LIDDLE, ISLAND, LANCE, and HARRIS (1958) that methopyrapone is a preferential inhibitor of 11 β-hydroxylation (see Fig. 2) thereby reducing the biosynthesis of cortisol, corticosterone, and aldosterone with simultaneous accumulation of 11-deoxysteroids including 11-deoxy-cortisol (substance S) and 11-deoxycorticosterone (DOC). With continued application of methopyrapone, inhibition of cortisol production and secretion leads to an increased secretion of adrenocorticotropical hormone (ACTH) which in turn stimulates steroid production (LIDDLE, ESTEP, KENDALL, WILLIAMS, and TOWNES, 1959). By inhibition of 11 β-hydroxylation, there is a further increase in 11-deoxycortisol and 11-deoxy-corticosterone concentration. Since 11-deoxycorticosterone enhances tubular reabsorption of sodium similar to aldosterone, the decreased production of aldosterone does not result in an increased Na⁺ excretion (COPPAGE, ISLAND, SMITH, and LIDDLE, 1959; HOLUB and JAILER, 1960) (Fig. 3). Methopyrapone can, however, be used as a Na⁺ diuretic agent if increased ACTH secretion resulting from the decreased cortisol plasma concentration is prevented by application of glucocorticoids (COPPAGE, ISLAND, SMITH, and LIDDLE, 1959; MARTINI, FOCHI, GAVAZZI, and PECILE, 1962).

Substitution with these steroids can also prevent the symptoms expected to occur because of a methopyrapone-induced decrease in cortisol production. For this purpose, methopyrapone therapy has been combined with application of dexamethasone (HIERHOLZER, 1964), prednisone (COPPAGE, ISLAND, SMITH, and LIDDLE, 1959) or prednisolone (COPPAGE, ISLAND, SMITH, and LIDDLE, 1959; HIERHOLZER, 1964).

According to MILNE (1962), the combined use of methopyrapone and gluco-corticoids in diuretic therapy is only indicated in edema refractory to conventional diuretics provided that there is an increase in aldosterone secretion responsible for

---

† Deceased October 31, 1967

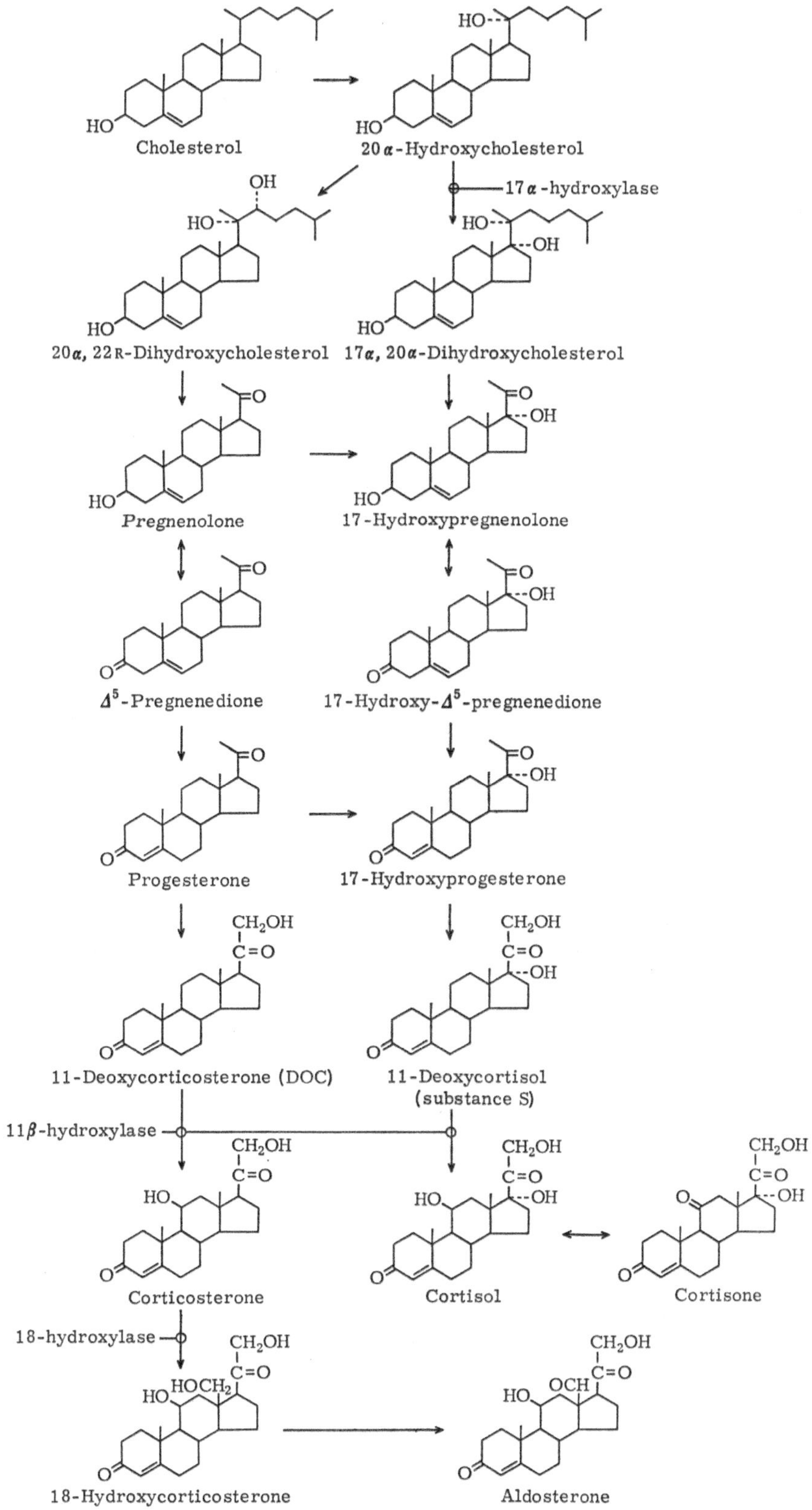

Fig. 2. Steroid synthesis in the adrenal glands (schematic)

sodium retention. The efficacy of this therapy was proven in patients with congestive heart failure and liver cirrhosis (Franken et al., 1962; Schröder, 1962; Hierholzer, 1964). The last author, however, has stated that for clinical use

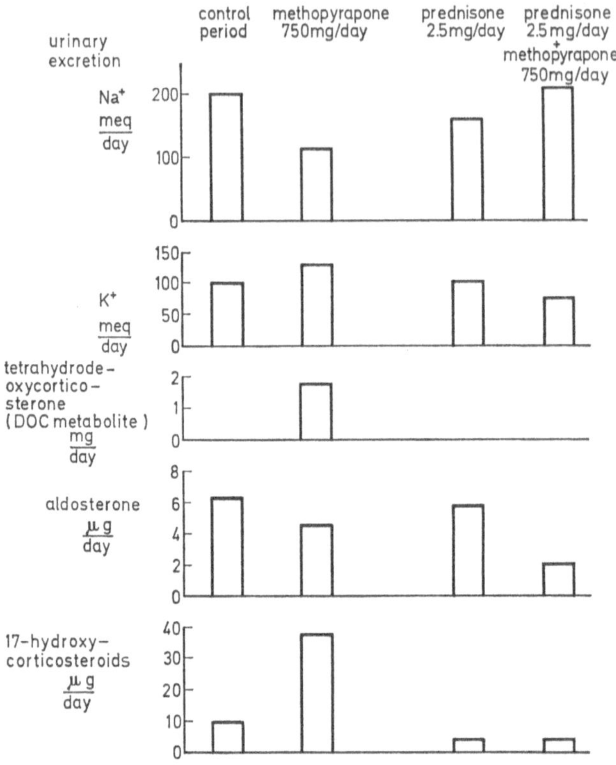

Fig. 3. Influence of methopyrapone or a combined application of methopyrapone and prednisone on urinary Na+, K+, tetrahydrodeoxicorticosterone, aldosterone and 17-hydroxycorticosteroid excretion in a normal man. Methopyrapone-induced increase in deoxicorticosterone secretion leading to Na+ retention and increase in K+ excretion. Inhibition of these side effects by prednisone. (From data of Coppage, Island, Smith, and Liddle, 1959)

spironolactone should be preferred. It was also suggested to combine methopyrapone and glucocorticoids with an aldosterone antagonist to block the action of the remaining mineralocorticoid secretion on the tubular level (Holub and Jailer, 1960; de Filippis, 1961).

2. SU 9055 as Inhibitor of 17 α- and 18 hydroxylation

Various compounds which inhibit *17α-hydroxylation* reactions in steroid biosynthesis (see Fig.2) were described by Chart, Sheppard, Mowles, and Howie (1962). The results of pharmacological studies with these substances were presented in detail by the same authors (Chart and Sheppard, 1964). Among them only *SU 9055* [3- (1.2.3.4-tetrahydro-1-oxo-2-naphthyl)-pyridine] (Fig. 4) was reported to have been tested for natriuretic activity (Bledsoe, Island, Riondel, and Liddle, 1964). This may be due to the work of Müller (1964) and Kahnt and Neher (1962) who showed that SU 9055 inhibits the conversion of corticosterone to aldosterone in vitro indicating that SU 9055 may inhibit *18-hydroxylation* in addition to 17α-hydroxylation. In fact, BLEDSOE, ISLAND, RIONDEL, and LIDDLE (1964) in their studies on human subjects were able to demonstrate a striking decrease in aldosterone secretory rates accompanied by an increase in corticosterone

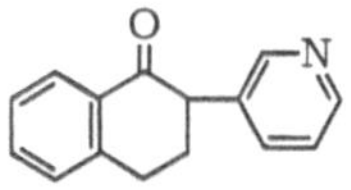

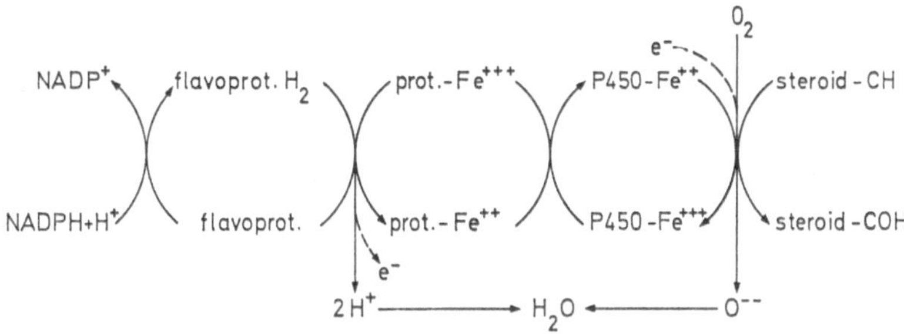

Fig. 4. Structure of SU 9055 (3-(1.2.3.4-tetrahydro-1-oxo-
-2-naphthyl)-pyridine)

secretory rates. With decreased aldosterone secretion, urinary Na⁺ output increased. Evidence that SU 9055 does not inhibit the renal action of aldosterone, was provided by the absence of a natriuretic effect in adrenalectomized subjects (BLEDSOE, ISLAND, RIONDEL, and LIDDLE, 1964).

3. The Function of Hydroxylases in Adrenal Steroid Hormone Biosynthesis

Among the enzymes required for biosynthesis of steroid hormones in the adrenal glands, the hydroxylase systems which are mixed function oxydases (MASON, FOWLKS, and PETERSON, 1955) are of special pharmacological interest.

Studies on the mechanism of action indicate that the different hydroxylase systems are likely to be composed of similar factors (RYAN and ENGEL, 1957; ESTABROOK, COOPER, and ROSENTHAL, 1963; HARDING, WONG, and NELSON, 1964; NAKAMURA and TAMAOKI, 1965). NADPH₂ serves as donor of reducing equivalents which are transferred to Fe⁺⁺⁺ of a hemoprotein, cytochrome P 450, by the action of a flavoprotein dehydrogenase. According to HARDING, WONG, and NELSON (1964) the electrons are first accepted by a nonheme iron protein which then transfers them to cytochrome P 450. The reduced cytochrome P 450 activates oxygen leading to hydroxylation of the steroid. This reaction is coupled with a simultaneous oxidation of Fe⁺⁺ to Fe⁺⁺⁺ of cytochrome P 450. A scheme of these reactions is illustrated in Fig. 5.

Fig. 5. Steroid hydroxylation by mixed function oxidation (schematic). The donor of reducing equivalents is NADPH which is assumed to reduce cytochrome P 450 through a flavoprotein dehydrogenase and a non-heme protein containing Fe. The reduced cytochrome P 450 activates oxygen toward mixed function hydroxylation and reduction

4. Concerning the Mechanism of Methopyrapone Inhibition of Adrenal Steroid 11 β-hydroxylase

Two possibilities were taken into consideration with respect to the mechanism of action of methopyrapone.

1. Since NADPH₂ is obligatory for the function of the hydroxylase system, methopyrapone may interfere with the formation of NADPH₂.

2. Methopyrapone may block the site of the enzyme system to which deoxycorticosterone is bound (DOMINGUEZ and SAMUELS, 1963).

ad 1) Evidence was presented that methopyrapone does not reduce the formation of $NADPH_2$ by a regenerating system. Furthermore, addition of $NADPH_2$ did not lead to a reversal of methopyrapone-induced inhibition of 11 β-hydroxylation (Ertel and Ungar, 1964).

ad 2) There is unequivocal evidence that methopyrapone inhibits the enzymic conversion of deoxycorticosterone to corticosterone. Contradictory results were, however, published with respect to the type of inhibition. Sharma, Forchielli, and Dorfman (1963) reported that the inhibition of the 11 β-hydroxylating system by methopyrapone is noncompetitive with respect to deoxycorticosterone since addition of increasing quantities of this substrate could not overcome the inhibition. In contrast, Dominguez and Samuels (1963) showed that the inhibition of the 11β-hydroxylase system by methopyrapone is competitive to deoxycorticosterone. This finding is in accordance with the results published by Williamson and O'Donnell (1967). Kinetic studies performed by these authors revealed the k_m for the 11β-hydroxylation of corticosterone to be 1.8×10^{-5} M and the k_i for methopyrapone to be 3.2×10^{-7} M. This indicates that the affinity of methopyrapone for the 11 β-hydroxylating system is more than 50 times greater than that of deoxycorticosterone. The finding that, on a molar basis, the presence of methopyrapone in 1/50 of the concentration of that of deoxycorticosterone suffices for 50% inhibition of 11 β-hydroxylation, may explain the discrepancy mentioned that according to Sharma, Forchielli, and Dorfman (1963), methopyrapone acts as a noncompetitive inhibitor. Under the experimental conditions used by these authors, the highest deoxycorticosterone concentration added was only 4 times greater than that of methopyrapone, and therefore apparently too low to produce a measurable reduction of inhibition.

Williamson and O'Donnell (1967) also proposed a theory for the mechanism of methopyrapone-induced inhibition of 11β-hydroxylation on the basis of their own results and that of other authors:

1. Methopyrapone inhibition of 11β-hydroxylation is competitive to deoxycorticosterone.

2. The ketonic group of methopyrapone is reduced to a hydroxyl function by rat adrenal glands and the reduced derivative is no longer an inhibitor of 11 β-hydroxylation (Birmingham and Kraulis, 1966).

3. Addition of methopyrapone (in a concentration 27 times higher than that required for 5% inhibition of deoxycorticosterone 11β-hydroxylation) to an incubation medium containing $NADPH_2$ and a soluble 11β-hydroxylation enzyme system extracted from an acetone powder of bovine adrenal mitochondria, produced a twofold increase in $NADPH_2$ oxidation in the *absence* of the natural substrate, i.e. deoxycorticosterone. The theory provides that methopyrapone binds to the same enzyme of the 11β-hydroxylase system as deoxycorticosterone. Since the affinity of methopyrapone for the enzyme is much greater than that of deoxycorticosterone, thereby 11β-hydroxylation of deoxycorticosterone is inhibited. In the bound state methopyrapone may utilize $NADPH_2$ and the pathway of reduction equivalents of the 11β-hydroxylase system. Thereby the ketone group is reduced to a hydroxyl group. The velocity of methopyrapone reduction is supposed to be much lower than that of deoxycorticosterone hydroxylation.

The structural features of methopyrapone that enable a binding of the drug to the enzyme system have not yet been elucidated. The finding that methopyrapone inhibition follows competitive kinetics does not necessarily imply that the inhibitor competes with deoxycorticosterone for the same binding site (isosteric inhibition). Williamson and O'Donnell (1967) have considered the possibility that methopyrapone acts as an allosteric competitive inhibitor.

5. Aminoglutethimide as an Inhibitor of Adrenal Pregnenolone Synthesis

Among the compounds that interfere with adrenal steroid synthesis, certain glutarimide derivatives have recently gained special pharmacological interest. CHART, SHEPPARD, and RENZI (1967) reported that application of aminoglutethimide (α-ethyl-α-p-aminophenylglutarimide) (Fig. 6) used clinically as an anti-

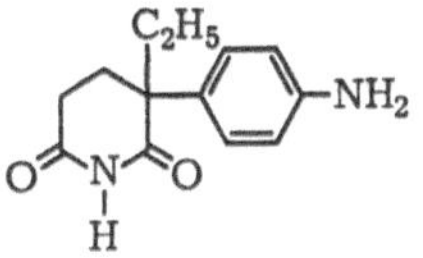

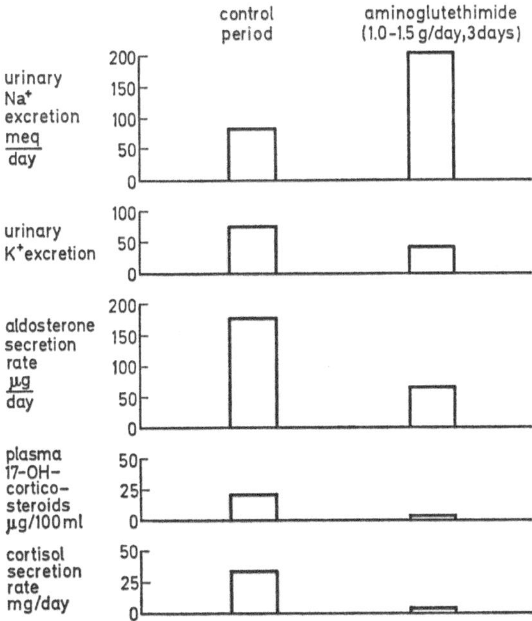

Fig. 6. Structure of aminoglutethimide (α-ethyl-α-p-aminophenylglutarimide)

convulsant, leads to an inhibition of cortisol synthesis in the dog. Studies on the mode of action have indicated that aminoglutethimide inhibits the synthesis of cortisol by interfering with an early step in steroid biosynthesis, i.e. the enzymic conversion of cholesterol into pregnenolone (KAHNT and NEHER, 1966; DEXTER, FISHMAN, NEY, and LIDDLE, 1967). In view of the route of formation of adrenal corticoid steroids, this site of action implies a reduced synthesis of all gluco- and mineralocorticoids as well as androgens. It can therefore be expected that by reducing cortisol synthesis, aminoglutethimide, like methopyrapone, leads to a compensatory increase in ACTH secretion, as has been found in human subjects treated with the compound (FISHMAN, LIDDLE, ISLAND, FLEISCHER, and KÜCHEL, 1967). Unlike methopyrapone, aminoglutethimide is not expected to lead to an accumulation of deoxycorticosterone as this mineralocorticoid is formed in a step beyond the drug-induced impairment of steroid synthesis. Studies in human subjects treated with aminoglutethimide in doses of 0.7—2.0 g/d demonstrated the

Fig. 7. Influence of aminoglutethimide on urinary Na+ and K+ excretion, aldosterone and cortisol secretion rate, and plasma 17-OH-corticosteroid concentration in a man with an adrenal adenoma (primary hyperaldosteronism). (From data of FISHMAN, LIDDLE, ISLAND, FLEISCHER, and KÜCHEL, 1967)

most striking inhibition of cortisol secretion rate in a patient with Cushing's syndrome as a result of an adrenal adenoma (Fig. 7). In normal subjects, however, cortisol secretion was only found minimally reduced by the drug. This can be explained by the observation that there were major increases in plasma ACTH concentration maintaining cortisol secretion rate near to the pretreatment level. As discussed by Fishman, Liddle, Island, Fleischer, and Küchel (1967) increase in ACTH plasma concentration was not accompanied by an increase in cortisol production adequate to the target hormone secretion, indicating an inhibitory effect of aminoglutethimide on cortisol synthesis. Interestingly enough, the most consistent effect of aminoglutethimide on adrenal steroid secretion was a striking decrease in aldosterone secretion rate accompanied by an increased urinary sodium excretion and a decreased urinary potassium excretion. The greater decrease in aldosterone secretion was not explained and requires elucidation by further studies.

Concluding Comment

Application of compounds inhibiting the synthesis of adrenocortical hormones leads to a reduced aldosterone and cortisol secretion rate. The decreased cortisol plasma concentration promotes the secretion of ACTH which in turn stimulates adrenal steroid production. The inhibition of 11β-(methopyrapone) or 17α-, and 18-hydroxylation (SU 9055) causes an accumulation of steroids which enhance tubular reabsorption Na^+ similar to aldosterone. ACTH secretion resulting from the decreased cortisol plasma concentration is prevented by treatment with glucocorticoids. For this reason the additional application of glucocorticoids is necessary in diuretic therapy with inhibitors of adrenocortical biosynthesis.

An accumulation of compounds with mineralocorticoid activity does not occur if adrenal steroid hormone biosynthesis is inhibited at an earlier step of steroid formation, e.g. by application of aminoglutethimide inhibiting the conversion of cholesterol into pregnenolone.

References

Birmingham, M. K., and I. Kraulis: 2nd Intern. Congr. Hormonal Steroids, Milan, Abstr. No 454, 1966.
Bledsoe, T., D. P. Island, A. M. Riondel, and G. W. Liddle: Modification of aldosterone secretion and electrolyte excretion in man by a chemical inhibitor of 18-oxidation. J. clin. Endocr. 24, 740 (1964).
Chart, J. J., and H. Sheppard: Studies on adrenocortical inhibitors. In: Hormonal Steroids. 1. ed. by L. Martini and A. Pecile. New York and London: Academic Press 1964.
—, —, T. Mowles, and N. Howie: Inhibitors of adrenal corticosteroid 17α-hydroxylation. Endocrinology 71, 479 (1962).
—, —, and A. A. Renzi: cited in: Fishman, L. M., G. W. Liddle, D. P. Island, N. Fleischer, and O. Küchel: Effects of aminoglutethimide on adrenal function in man. J. clin. Endocr. 27, 481 (1967).
Coppage, W. S., D. Island, M. Smith, and G. W. Liddle: Inhibition of aldosterone secretion and modification of electrolyte excretion in man by a chemical inhibitor of 11β-hydroxylation. J. clin. Invest. 38, 2101 (1959).
Dexter, R. N., L. M. Fishman, R. L. Ney, and G. W. Liddle: Inhibition of adrenal corticosteroid synthesis by aminoglutethimide: Studies of the mechanism of action. J. clin. Endocr. 27, 473 (1967).
Dominguez, O. V., and L. T. Samuels: Mechanism of inhibition of adrenal steroid 11β-hydroxylase by methopyrapone (Metopirone). Endocrinology 73, 304 (1963).
Ertel, R. J., and F. Ungar: In vitro effect of 2-methyl-1.2-bis(3-pyridyl)-1-propanone (Su-4885) and NADPH in the mouse adrenal. Endocrinology 75, 949 (1964).
Estabrook, R. W., D. Y. Cooper, and O. Rosenthal: The light reversible carbon monoxide inhibition of the steroid C-21-hydroxylase system of the adrenal cortex. Biochem. Z. 338, 741 (1963).

DE FILIPPIS, V.: SU-4885 in oedema. Lancet 1961 II, 153.

FISHMAN, L. M., G. W. LIDDLE, D. P. ISLAND, N. FLEISCHER, and O. KÜCHEL: Effects of aminoglutethimide on adrenal function in man. J. clin. Endocr. 27, 481 (1967).

FRANKEN, F. H., K. IRMSCHER u. H. A. v. SCHWEINITZ: Studien mit SU 4885 (Metopiron) bei Patienten mit therapierefraktärem Ascites und Ödemen. Klin. Wschr. 40, 137 (1962).

HARDING, B. W., S. H. WONG, and D. H. NELSON: Carbon monoxide-combining substances in rat adrenal. Biochim. Biophys. Acta 92, 415 (1964).

HIERHOLZER, K.: Über die diuretische Wirkung des Adrenostatikums Methopyrapon. Dtsch. med. Wschr. 80, 1124, 1167 (1964).

HOLUB, D. A., and J. W. JAILER: Sodium and water diuresis in cirrhotic patients with intractable ascites following chemical inhibition of aldosterone synthesis. Ann. intern. Med. 53, 425 (1960).

JENKINS, J. S., J. W. MEAKIN, D. H. NELSON, and G. W. THORN: Inhibition of adrenal steroid 11-oxygenation in the dog. Science 128, 478 (1958).

KAHNT, F. W., and R. NEHER: On the specific inhibition of adrenal steroid biosynthesis. Experientia 18, 499 (1962).

— — Über die adrenale Steroid-Biosynthese in vitro. III. Selektive Hemmung der Nebennierenrinden-Funktion. Helv. Chim. Acta 49, 725 (1966).

LIDDLE, G. W., H. L. ESTEP, J. W. KENDALL, W. C. WILLIAMS, and A. TOWNES: Clinical application of a new test of pituitary reserve. J. clin. Endcor. 19, 875 (1959).

—, D. ISLAND, E. M. LANCE, and A. P. HARRIS: Alterations of adrenal steroid patterns in man resulting from treatment with a chemical inhibitor of 11 β-hydroxylation. J. clin. Endocr. 18, 906 (1958).

MARTINI, L., M. FOCHI, G. GAVAZZI, and A. PECILE: Inhibitory action of steroids on the release of corticotropin. Arch. int. Pharmacodyn. 140, 156 (1962).

MASON, H. S., W. L. FOWLKS, and E. PETERSON: Oxygen transfer and electron transport by the phenolase complex. J. Amer. chem. Soc. 77, 2914 (1955).

MILNE, M. D.: Diuretics and electrolyte balance. In: Recent advances in pharmacology. Ed. by J. M. Robson and R. S. Stacey. London: J. & A. Churchill 1962.

MÜLLER, A. F.: Aldosterone antagonism and aldosterone inhibition. In: Hormonal steroids. 1. ed. by L. MARTINI and A. PECILE. New York, London: Academic Press 1964.

NAKAMURA, Y., and B. I. TAMAOKI: Personal communication, 1965, cited by: L. T. SAMUELS and T. UCHIKAWA: Biosynthesis of adrenal steroids. In: The adrenal cortex. Ed. by A. B. EISENSTEIN. London: J. & A. Churchill 1967.

RYAN, K. J., and L. L. ENGEL: Hydroxylation of steroids at Carbon 21. J. biol. Chem. 225, 103 (1957).

SHARMA, D. C., E. FORCHIELLI, and R. J. DORFMAN: Inhibition of enzymatic steroid 11 β-hydroxylation by androgens. J. biol. Chem. 238, 572 (1963).

SCHRÖDER, R.: Ein neues Adrenostatikum. Untersuchungen über Methopyrapon (Metopiron®) unter besonderer Berücksichtigung der Behandlung therapierefraktärer Ödeme. Dtsch. med. Wschr. 87, 237 (1962).

WILLIAMSON, D. G., and V. J. O'DONNELL: Mechanism of metopirone inhibition of a soluble adrenal steroid 11 β-hydroxylase. Canad. J. Biochem. 45, 153 (1967).

Kationenaustauscher als Diuretica

Martin Wolf

Mit 3 Abbildungen

Diuretische Wirkungen der enteralen Na-Bindung und fäkalen Na-Ausscheidung

Die pharmakologischen Wirkungen der Kationenaustauscher beruhen auf der Fähigkeit dieser Substanzen, im Verdauungstractus erhebliche Mengen von Kationen zu binden, deren Resorption damit verhindert wird. Die gebundenen Kationen werden mit dem unlöslichen und nicht resorbierbaren Austauscher im Stuhl ausgeschieden. Bei der Behandlung von Patienten mit Ödemen hat vor allem die bevorzugte Bindung von Na-Ionen an den Austauschern praktische Bedeutung und therapeutischen Wert.

Bei der Bildung von Ödemen vermindern die Nieren die Ausscheidung von Wasser und Elektrolyten und ermöglichen so die pathologische Retention von Extracellularflüssigkeit.

Bei der Verwendung von Kationenaustauschern gelingt es, Natrium vorwiegend im Stuhl auszuscheiden und so eine negative Na-Bilanz unter Umgehung der Niere zu erzielen. Tierexperimentelle, vor allem aber umfangreiche klinische Untersuchungen haben gezeigt, daß die Verlegung der Na-Elimination in den Darm eine verstärkte Diurese bewirkt. Die restlichen in den Ödemen enthaltenen Elektrolyte und das Ödemwasser müssen dagegen auf dem physiologischen Wege durch die Nieren ausgeschieden werden. Kationenaustauscher sind daher Diuretica besonderer Art, die nicht direkt an der Niere wirken und auch nicht resorbiert werden. Durch einen gezielten Eingriff in den gestörten Wasser- und Elektrolythaushalt binden sie vorwiegend Na im Darm, das in den Faeces ausgeschieden wird.

Physiologisch hat der Verdauungstractus nur eine ganz untergeordnete Bedeutung für die Ausscheidung von Natrium. Normaler, geformter Stuhl enthält pro Tag im Durchschnitt nur ca. 2 (0,5—5,0) mval Na. Selbst bei streng natriumarmer Diät wird daher im Stuhl wesentlich weniger Na ausgeschieden, als mit der Kost in den Verdauungstractus gelangt. Die auszuscheidende Ödemflüssigkeit enthält dagegen ca. 140 mval Na pro Liter. Eine erhebliche Na-Anreicherung im Darm und in den Faeces ist daher erforderlich, wenn durch enterale Na-Elimination eine negative Na-Bilanz erzielt werden soll. Dock hat 1946 erstmals die Anwendung von Kationenaustauschern zum Natriumentzug und als Diuretica vorgeschlagen. Seine Versuche an Ratten hatten ergeben, daß die Beimischung von 10—20% Kationenaustauschern zum Futter den Na-Gehalt der Faeces etwa auf das 10fache erhöht.

Physikalisch-chemische Daten über die Funktion der Kationenaustauscher

Die Funktion der Kationenaustauscher wird hier nur kurz, vor allem in ihrer Beziehung zur therapeutischen Anwendung beim Menschen beschrieben. Mineralische, in der Natur vorkommende Ionenaustauscher sind altbekannt und haben als

Schmelzpermutite nur in der Technik Verwendung gefunden. Erst die Herstellung von ionenaustauschenden Kunstharzen durch ADAMS und HOLMES, die ein hohes Kationenbindungsvermögen bei außerordentlicher Stabilität und minimaler Löslichkeit aufwiesen, ermöglichte es, an ihre Verwendung als Medikament zu denken.

Die Grundsubstanzen dieser in die Therapie eingeführten Austauscher sind Kunststoffe mit mikroporöser Struktur (Abb. 1).

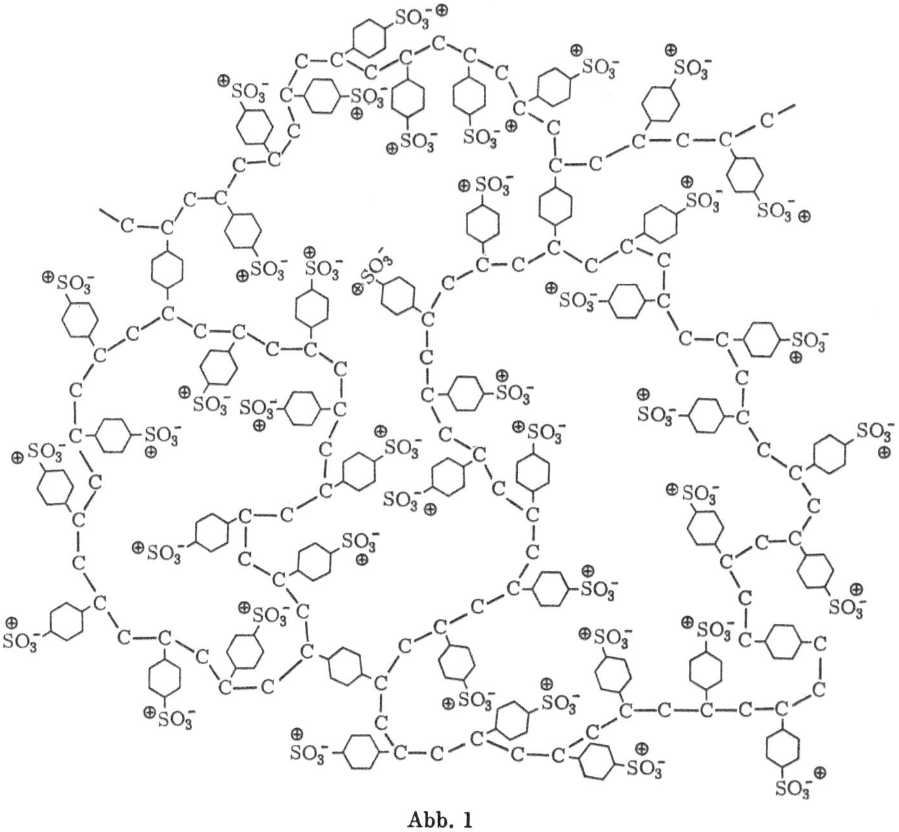

Abb. 1

Die Poren sind nur so groß, daß kleinere Moleküle und Ionen hineindiffundieren können. An diesem Grundgerüst sind in gleichmäßiger Verteilung die eigentlichen funktionellen Gruppen in fester chemischer Bindung verankert. Diese Gruppen sind Sulfosäurereste, Carbonsäurereste oder phenolische Hydroxyle, die ihre chemischen Eigenschaften als Säure und ihre Neigung zur Salzbildung trotz der Fixierung an das organische Grundgerüst entfalten. Je nach dem Angebot verschiedener Kationen in einer den Austauscher umgebenden Lösung werden die einzelnen Salze ineinander übergeführt, d.h. ihre Kationen ausgetauscht, gemäß der Gleichung

$$X^+ + AY \rightleftharpoons AX + Y^+ \qquad (A = \text{Symbol für Austauscher}).$$

Sind die funktionellen Gruppen mit H-Ionen beladen, so liegt der Austauscher in seiner Säure- bzw. H-Form vor, bei Beladung mit Na-Ionen dagegen in seiner Na-Form, usw. Die Zahl der Milliäquivalente eines Ions, die von 1 g wasserfreier Substanz gebunden werden können, bezeichnet man als Kapazität des Austauschers. (1 Milliäquivalent [mval] ist das Äquivalentgewicht in Milligramm; 1 mval H = 1 mg H; 1 mval Na = 23 mg Na). Feuchtigkeit und Ionenbindungsvermögen müssen in Paralleluntersuchungen bestimmt werden, da die Austauscherharze bei völliger Entwässerung im Trockenschrank ihr Ionenbindungsvermögen weitgehend verlieren. „Lufttrockene" Austauscherharze enthalten etwa 10—25% Wasser. Im Kontakt mit wäßrigen Lösungen steigt der Wassergehalt auf 30—50% an. Von den verfügbaren Kationenaustauschern haben die Harze mit phenolischen Gruppen eine so geringe Acidität, daß bei den im Verdauungstractus vorkommenden pH-Werten keine Ionenaustausch stattfindet. Für die Therapie kommen daher nur die Sulfo- und Carboxylharze in Frage.

Die Ionenabsorption der Austauscher zeigt einige grundlegende Unterschiede gegenüber der bekannten Adsorption durch Aktivkohle und andere Adsorbentien. Bei den Austauschern sind aus Gründen der Elektroneutralität alle aktiven Stellen immer mit Kationen besetzt, die nicht ausgewaschen werden können, wenn nicht zum Austausch andere Kationen angeboten werden. Deswegen kann z.B. auch die H-Form die Wasserstoffionenkonzentration von reinem Wasser nicht ändern, da dieses als einziges Kation nur H-Ionen enthält und somit nur ein Austausch von H^+ gegen H^+ stattfindet, dagegen werden Salzlösungen durch die H-Form mehr oder weniger angesäuert. Die Austauscherbeladung ist nicht abhängig von der absoluten Konzentration der umgebenden Lösung, sondern nur vom Verhältnis der Ionenkonzentrationen, unter der Voraussetzung, daß die beteiligten Ionen die gleiche Wertigkeit besitzen. Durch den Zerkleinerungsgrad wird sie nur unwesentlich beeinflußt.

Die Austauschgleichgewichte lassen sich wohl am besten mit Hilfe des Massenwirkungsgesetzes formulieren. Sie sind als Verteilungsgleichgewicht der Ionen zwischen 2 Phasen anzusehen. Die Kenntnis der Gleichgewichtkonstanten einer Austauschreaktion gestattet die Berechnung der absorbierten Mengen der einzelnen Ionen, wenn das Verhältnis der Konzentrationen in der mit dem Austauscher im Kontakt stehenden Lösung bekannt ist. Mit der Konstanten der Reaktion

$$Na^+ + AH = H^+ + ANa \quad (A = \text{Symbol für Austauscher})$$

läßt sich auch eine Gleichung für die sog. Titrationskurven aufstellen. Diese Kurven werden experimentell gewonnen, indem man 1 g der H-Form eines Austauschers in eine Salzlösung bekannter Konzentration gibt und aus einer Bürette 0,1 n-Lauge zufließen läßt. Nach Einstellung des Gleichgewichtes wird der pH-Wert gemessen. Die pH-Werte werden als Funktion der zugegebenen Laugemenge aufgetragen. Der Verlauf der so gewonnenen Kurven ist für verschiedene Austauscherharze in Abb. 2 dargestellt.

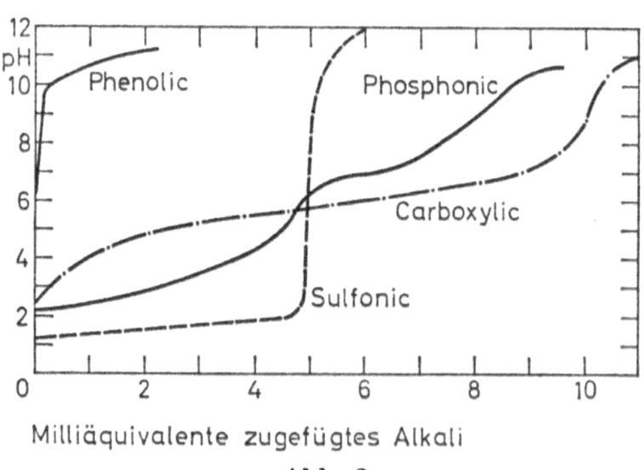

Abb. 2

Aus den Diagrammen läßt sich entnehmen, daß bei Sulfoharzen bereits bei einem pH von 5 die H-Ionen des Austauschers vollständig verdrängt sind. Bei den

Carboxylharzen ist dies erst bei einem pH-Wert von 11 der Fall. Sulfoharze werden demnach unter physiologischen Bedingungen im Darmtrakt ausschließlich in Salzform vorhanden sein, während bei den Carboxylharzen erhebliche Mengen in der H-Form vorliegen können, so daß immer nur ein Teil ihrer Kapazität für den Kationenentzug ausgenutzt wird. Weiter ergibt sich hieraus, daß Carboxylharze auch bei Verabreichung in Salzform, z.B. mit NH_4-Ionen beladen, im sauren Magensaft in weit höherem Prozentsatz in ihre H-Form verwandelt werden als die Sulfoharze.

Die Größen der Gleichgewichtskonstanten steigen in vergleichbaren Reihen mit der Wertigkeit und dem Atomgewicht der in den Austauscher eintretenden Ionen, d.h. also für die hier in Betracht kommenden Ionen in der Reihe Na^+, NH_4^+, K^+, Ca^{++}. Solange nur Coulombsche Kräfte für die Haftfestigkeit eines Ions am Austauscher maßgebend sind, ist die Gleichgewichtskonstante von der Art der funktionellen Gruppen wenig abhängig. Erst wenn andere Bindungskräfte eine Rolle spielen, wird ihre Größe erheblich durch die Art der Gruppen beeinflußt. Die Verschiedenheit der Affinität des H-Ions zu den Sulfo- und Carboxylgruppen ist schon aus den Titrationskurven ersichtlich. Entsprechendes gilt vom Calcium, das von den Carboxylharzen wahrscheinlich zum Teil komplex gebunden wird. Zu diesen hat es daher eine weit größere Affinität als zu den Sulfoharzen.

Die benötigte Zeit zur Einstellung des Gleichgewichtes beträgt im allgemeinen nur wenige Minuten, spielt also meist für unsere Betrachtungen keine Rolle. Eine Ausnahme macht aber die Umwandlung der H-Formen der Carboxylharze in die Salzformen. Bei der Bestimmung der Halbwertzeit des Ionenaustausches fand STACH für die Reaktion $Ca^{++} + 2\,AH \rightarrow A_2Ca + 2\,H^+$ bei Sulfoharzen einen Wert von 0,15—3,3 min, bei Carboxylharzen von 60—70 min.

Bei der großen Affinität der Carboxylharze zu den H-Ionen (vgl. auch Titrationskurven) und der langen Zeit, die andere Kationen benötigen, um diese vom Austauscher zu verdrängen, werden oral genommene Carboxylharze mit dem Kot in erheblichen Mengen als H-Form ausgeschieden. Dies gilt auch, wenn sie als NH_4- oder K-Form verabreicht werden, da sie ja im Magensaft zu einem erheblichen Teil in die H-Form überführt werden. Bei den Sulfoharzen spielen die Geschwindigkeitsphänomene der Gleichgewichtseinstellungen bei der therapeutischen Anwendung keine Rolle.

Resorption und Ausscheidung der Elektrolyte im Verdauungstractus

In definierten Lösungen und Volumina lassen sich das Verhalten und die Wirkung der Kationenaustauscher klar beschreiben und experimentell darstellen. Im ca. 5 m langen Darmtractus des Menschen sind die Bedingungen des Ionenaustausches variabel und weniger übersichtlich. Das muß schon bei der Untersuchung der physiologischen Verhältnisse bei gesunden Versuchspersonen berücksichtigt werden. Extreme Streuung der ermittelten Werte ist trotz Anwendung exakter Methoden und sorgfältiger Überwachung der Versuche häufig. So fanden LEVITAN u. INGELFINGER, daß die Na-Resorption aus dem Dickdarm bei 9 gesunden Versuchspersonen und standardisierten Bedingungen 0,03—0,7 mval Na pro Minute betrug. Bei mehreren Einzelbestimmungen im Verlaufe von 5 Stunden bei der gleichen Versuchsperson waren aber die Resorptionsquoten ziemlich einheitlich. Auch bei der Wiederholung der Versuche am folgenden Tag stimmten die individuellen Werte recht gut überein.

BERGER et al. (1959a) haben an isolierten Darmschlingen, deren Öffnung in die Bauchhaut eingenäht war, die Na-Resorption aus dem Lumen beim gleichen Hund über 4 Jahre fortlaufend gemessen. Es ergaben sich von einer Stunde zur anderen erhebliche Schwankungen, die manchmal die Maximal- und Minimalwerte der langjährigen Messungen fast erreichten. Austauscher, die im Magen-Darmtractus Kationen freigeben und dafür andere aufnehmen, stören das an sich schon labile Gleichgewicht und erschweren die Beurteilung der erhaltenen Befunde.

Anfänglich glaubte man, daß Kationenaustauscher den Na-Gehalt der Kost vermindern, also vor allem dem Speisebrei im Verdauungstractus Na entziehen. Die Na-arme Kost sollte so verbessert oder dem Patienten eine kleine Salzzulage gestattet werden, die später im Darm durch Bindung an Kationenaustauscher wieder eingefangen und unschädlich gemacht werden sollte. Mit dieser „Diätverbesserung" wurden aber keine oder nur geringe negative Na-Bilanzen erzielt. Der Na-Gehalt der normalen Kost (ca. 100—200 mval) spielt im Magen-Darm-Tractus nur eine relativ geringe Rolle. Verdauungssekrete, die im Verlauf von 24 Std in den Darm gelangen, enthalten zusammen wesentlich mehr Na als die normale Kost. Angaben über ihre normale Menge und Elektrolytzusammensetzung schwanken beträchtlich. In der folgenden Tabelle werden die in der Literatur am häufigsten genannten Werte benutzt (Herken u. Wolf):

Tabelle 1. *Volumina der Verdauungssekrete und die darin enthaltenen Na- und K-Mengen. Die nicht eingeklammerten Zahlen wurden für die Berechnung der täglichen Kationenmengen benutzt*

	Menge pro die Liter	Kalium mval pro die	Natrium mval pro die
Speichel	(1)—1,5	21,6	13,1
Magensaft	1,5	7,5	75
Pankreassaft	(1)—1,5	7,5	210
Galle	0,5—(1,1)	2,5	72
		39,1	370,1

Unter physiologischen Bedingungen werden die aus der Kost und den Verdauungssekreten stammenden Elektrolyte fast vollständig aus dem Darm resorbiert. Eine weitgehende oder völlige Hemmung der Wasser- und Elektrolytresorption führt in wenigen Tagen zu einer erheblichen, wenn nicht tödlichen Störung des Wasser- und Salzhaushaltes, zu Symptomen, die dem Kliniker bei der Cholera und den schweren Säuglingsdiarrhöen bekannt sind.

Die Anwendung der Kationenaustauscher bewirkt dagegen eine relativ spezifische, kontinuierliche Steigerung der Na-Ausscheidung mit dem Stuhl.

Die verfügbaren Austauscher können unter günstigsten Bedingungen im Darm nur 1—2 mval Na pro Gramm Austauscher binden. Die geringe Na-Bindung läßt sich nicht durch Erhöhung der Tagesdosis kompensieren. Wegen der sandigen Beschaffenheit der Kunstharzaustauscher nehmen auch willige Patienten täglich kaum mehr als 60 g. Bei Dauerbehandlung muß man die Dosis meist noch etwas reduzieren. 60 g Austauscher, die während der Magen-Darm-Passage pro Gramm durchschnittlich 1 mval Na binden, ergeben pro Tag nur eine fäkale Na-Ausscheidung von 60 mval. Das reicht bei weitem nicht aus, um den Na-Gehalt der normalen Kost, ca. 100—200 mval. zu binden und auszuscheiden. Die streng Na-arme Diät, möglichst weniger als ein Gramm Na Cl täglich, ist daher eine wichtige Voraussetzung für eine erfolgreiche Therapie mit Kationenaustauschern. Wenn der Patient täglich nur 10 mval Na mit der Kost erhält aber 60 mval an den Austauscher gebunden im Kot ausscheidet, dann wird eine negative Bilanz von 50 mval täglich erreicht, die aus den Verdauungssekreten und damit aus dem Na-Bestand des Körpers stammen. Dieser ständige, wenn auch relativ geringe Na-Entzug würde zu einer Verringerung der Na-Konzentration in der Extracellularflüssigkeit führen. Sie wird durch eine entsprechende Wasserdiurese kompensiert. Da die Na-Konzentration in der Extracellularflüssigkeit ca. 140 mval/l beträgt, müssen die Nieren, bei einem Na-Verlust von 50 mval im Stuhl, täglich ca. 0,3—0,4 Liter Wasser zusätzlich ausscheiden, um die Natriumkonzentration konstant zu halten. Diese Bilanzrechnung zeigt zugleich die begrenzte Wirksamkeit der Kationenaustauscher-Therapie. Ödempatienten, die noch gut auf Diuretica ansprechen, scheiden in den ersten Tagen der Behandlung häufig zusätzlich 2—3 Liter Harn aus, die 100—140 mval Na im Liter enthalten. Bei einer negativen Na-Tagesbilanz von ca. 300 mval spielt der Na-Gehalt der Kost nur noch eine geringere Rolle. Die neueren oralen Diuretica erlauben daher dem Patienten eine größere Salzmenge in der Kost, ein Ziel, das man anfänglich als besonderen Vorteil der Kationenaustauscher ansah. Der Na-Entzug durch Kationenaustauscher gewinnt bei Patienten mit resistenten Ödemen erst dann Bedeutung, wenn die Na-Ausscheidung im Harn auf wenige mval täglich absinkt und auch durch intensive Behandlung mit Diuretica nicht oder nur unwesentlich gesteigert werden kann.

Die Eignung verschiedener Austauschertypen für die Na-Bindung im Verdauungstractus

Die Titrationskurven der verschiedenen Austauscher (Sulfo-, Carboxyl- und Phosphonium-Kunstharze) zeigen deutlich die erhebliche Abhängigkeit der Ionenbeladung der Austauscherarten vom pH der umgebenden Lösung. Sulfoharze tauschen den Wasserstoff ihrer funktionellen Gruppen schon bei pH 4 vollständig aus und erreichen ihre volle Austauschkapazität von ca. 4—5 mval pro Gramm Austauscher. Die H-Form schmeckt stark sauer, da bereits das Na des Speichels Wasserstoff vom Austauscher verdrängt und in den Speichel gelangen läßt. Die Carboxylharze geben dagegen mit steigenden pH ihren Wasserstoff nur langsam in einer flachen Titrationskurve frei. Die volle Austauschkapazität wird erst bei einem pH von 12 erreicht. Über das pH des Darminhaltes, besonders der unteren Abschnitte, die für die endgültige Beladung entscheidend sind, war wenig bekannt. Bei pH 8 könnten Carboxylharze 9 mval/g Austauscher binden, während die maximale Kapazität der Sulfoharze nur ca. 5 mval/g beträgt, die bereits bei pH 4—5 erreicht wird. Im langwierigen Bilanzversuchen und durch Bestimmung des Na-Gehaltes im Kot bei Versuchstieren und Menschen hat man versucht, die bessere Ionenbindung des einen oder des anderen Harzes unter den im Magen-Darm-Tractus gegebenen Bedingungen nachzuweisen. Dabei ergaben sich, je nach der Versuchsanordnung, bei den Tierversuchen deutliche, beim Menschen geringere Differenzen zwischen den beiden Harzen. Eine klare Entscheidung dieser lange umstrittenen und therapeutisch wichtigen Frage brachte ein einfacher Selbstversuch. Je 50 g eines Carboxyl- und eines Sulfoharzes wurden gleichzeitig als Einzeldosis eingenommen und hatten damit die gleichen Chancen für die Na-Bindung im Verdauungskanal. Aus den nachfolgenden einzelnen Stuhlportionen wurde der

Tabelle 2

Zeit zwischen Austauschergabe und Defäkation	Na-Bindung des Austauschers in mval/g	
	Sulfoharz	Carboxylharz
12 Std	2,18	1,68
48 Std	1,18	1,00
60 Std	0,7	0,7

körnige Austauscher mit destilliertem Wasser ausgewaschen und separiert. Das ist nicht schwierig, denn die Carboxylharze sind spezifisch leichter als die Sulfoharze und unterscheiden sich deutlich durch ihre weiße Farbe von den tiefbraunen Sulfoharzen. 12, 48 und 60 Std nach Einnahme der gemischten Testdosis wurde je eine Stuhlportion entleert und der darin enthaltene Austauscher separiert. Die Na-Beladung der Carboxyl- und Sulfoharze war annähernd gleich (Wolf).

Die in der Titrationskurve gezeigten Phosphoniumaustauscher haben in vitro zwar kein besseres Ionenbindungsvermögen, aber eine stärkere Affinität für Natrium (Root). Aus einer äquimolaren KCl- und NaCl-Lösung absorbieren sie anteilig mehr Na als die Carboxyl- und Sulfoharze (Heming u. Flanagan). Bei Versuchen an Hunden (Heming u. Flanagan) und Ratten (Root) war aber ihre Na-Bindung im Kot der Tiere stets unter 0,1 mval/g, also etwa 10mal geringer als die der üblichen Harze. Aus einigen Meeresalgen läßt sich Alginsäure, ein natürlicher Ionenaustauscher mit funktionellen Carboxylgruppen gewinnen. In vitro erreicht sie schon bei pH 5 eine Austauschkapazität von 11 mval/g. Wegen ihrer schleimigen, gelartigen Konsistenz läßt sie sich leichter einnehmen als die harten, sandartigen Kunstharzaustauscher. Im Tierversuch (Heming u. Flanagan) und beim Menschen (Feldman et al.) erreicht die Alginsäure aber etwa nur 20% der Na-Bindung der gebräuchlichen Sulfo- und Carboxylharze. Die Alginsäure zersetzt sich offenbar durch Hydrolyse im Magen-Darm-Tractus und verliert weitgehend ihr Ionenbindungsvermögen.

In den letzten Jahren sind vor allem die Kunstharzaustauscher für ihre Anwendung in der Technik und im Laboratorium verbessert und verfeinert worden, Es ist aber nicht gelungen, stabile Harze mit höherem Ionenbindungsvermögen bei pH 6—7 herzustellen oder die Affinität für Na gegenüber den anderen Ionen des Darminhaltes wesentlich zu erhöhen. Trotz der großen Fortschritte in der Kunststoffchemie sind die Aussichten, solche Harze herzustellen, gering. Solange die Tagesdosis der Austauscher wegen ihrer geringen in vivo Kapazität ca. 60 g täglich beträgt, können sie sich neben den wirksamen modernen Diuretica nicht behaupten.

Ionenbindung und Verweildauer der Austauscher im Darm

Bei der Sektion eines Patienten, der an einer progredienten Herzinsuffizienz starb und unter anderem auch mit Austauschern behandelt worden war, wurde im Dickdarm eine größere Austauschermenge gefunden, die mehreren Tagesdosen entsprach (Dietrich et al.). Die Kaliumbeladung war mit 3,01 mval sehr hoch und die Na-Beladung mit 0,17 mval/g entsprechend gering. Der Patient hatte 6 Tage vor seinem Tod die letzte Austauscherdosis bekommen, die sich aber wegen einer erheblichen Obstipation noch nicht entleert hatte. Dieser Befund war der Anlaß für genauere Untersuchungen über den Einfluß der Passagegeschwindigkeit der Austauscher im Darm auf ihre Ionenbeladung (Dietrich et al.). 3 Versuchspersonen erhielten 3 Tage eine Na-arme Kost (13 mval Na). Die Na-Ausscheidung im Harn sank am 3. Tag auf 2—4 mval ab. Der Organismus und vor allem die Niere war auf Natriumretention und Einsparung eingestellt. Am 3. Tag wurden 40 g eines Sulfoharzes in einer Dosis eingenommen. Durch gleichzeitige Gabe von Laxantien wurde die Passage des Austauschers durch den Magen-Darmkanal beschleunigt, so daß die ersten Partikel bei einer Versuchsperson bereits nach 4 Std im Stuhl entleert wurden. Bei allen 3 Versuchspersonen enthielten die innerhalb 12 Std nach der Gabe entleerten Austauscher viel Na (2—2,5 mval/g). 80—100 mval Na waren also an die 40 g Austauscher gebunden und wurden mit dem Kot entleert. Bei einer Na-Zufuhr mit der Kost von 13 mval täglich ergibt das eine deutliche negative Bilanz, zu der die Na-Eliminationen durch die Niere mit 2—4 mval nur wenig beiträgt. In einem zweiten Versuch nahmen die gleichen Versuchspersonen zusammen mit dem Austauscher Opium-Tropfen ein und sorgten so für eine erhebliche Passageverzögerung der Austauscher im Darm. Erst 3—5 Tage nach der Einnahme wurden die Kunstharzpartikel ausgeschieden. Ihre Na-Bindung war mit 0,1—0,3 mval/g minimal. Die gesamte Austauscherdosis hatte weniger Na gebunden als die Kost enthielt, nämlich ca. 8 mval Na in 40 g Austauscher gegen 13 mval Na in der streng Na-armen Diät.

Die langsame Darmpassage und die verzögerte Ausscheidung der Austauscher vermindert nicht nur die erwünschte Na-Bindung, sondern erhöht zugleich die unerwünschte Kaliumbindung der Austauscher. Nach schneller Darmpassage lag die K-Beladung bei 1—1,5 mval/g Austauscher. Die therapeutisch angewandten Austauscherpräparate enthielten ohnehin ca. 1,5 mval Kalium pro Gramm. Sie nahmen also bei der Darmpassage kein zusätzliches Kalium auf, sondern konnten sogar noch Kalium abgeben und dafür vermehrt Na aufnehmen. Bei Ostipation und einer Verweildauer im Darm von mehreren Tagen kann die Kalium-Beladung des Austauschers dagegen auf 1,9—3,0 mval/g ansteigen und zu einer negativen Kaliumbilanz beitragen. Wenn die Austauscher-Tagesdosis von 40 g mit 1,5 mval/g Kalium, also insgesamt mit 60 mval Kalium vorbeladen ist, bei Obstipation aber 1,5 mval Kalium/g zusätzlich bindet, resultiert ein fäkaler K-Verlust von 60 mval, also ca. 2,4 g Kalium. In der Gesamtbilanz kann dieser K-Verlust durch verminderte K-Ausscheidung im Harn teilweise kompensiert werden. K-Mangel verursacht häufig Dermatonie und damit Obstipation und verlangsamte Passage der Austauscher im Darm, die ihrerseits die K-Bindung der Austauscher erhöht und die Bilanz verschlechtert. So ergibt sich ein „circulus vitiosus", der sicher öfter die Wirksamkeit der Therapie mit Austauschern beeinträchtigt hat.

Auch SPENCER u. LLOYD-THOMAS haben auf die günstigen Wirkungen einer schnellen Magen-Darm-Passage der Austauscher hingewiesen und versucht, mit Laxantien zwei Stuhlentleerungen täglich zu erzielen. Bei 13 von 39 Patienten mit Ödemen verschiedener Genese konnten sie durch Kationenaustauscher die Diurese gut in Gang bringen und das Körpergewicht um mehr als 6,4 kg vermindern.

Die geringe Na- und hohe K-Bindung der Austauscher bei längerer Verweildauer besonders in den unteren Darmabschnitten ist bei der Behandlung der Hyperkaliämie wichtig. Patienten mit Niereninsuffizienz können häufig nicht genügend Kalium im Harn ausscheiden. Die Diät dieser Patienten enthält nur minimale K-Mengen, aber durch Gewebsabbau wird im Körper mehr Kalium frei als die Nieren ausscheiden können. Wenn das Serum-Kalium auf mehr als 8 mval/l ansteigt, können schwere Herzrhythmusstörungen oder ein akuter Herzstillstand auftreten. Neben der Dialyse hat sich vor allem die enterale K-Bindung an Austauscher als günstig erwiesen. Da unter diesen Bedingungen eine möglichst hohe K-Beladung erforderlich ist, um ohne Beteiligung der insuffizienten Nieren, eine negative K-Bilanz zu erzielen, ist eine langsame Darmpassage und längere Verweildauer der Austauscher in den unteren Darmabschnitten wichtig. BERLYNE et al. berichten über die Anwendung eines Sulfoharzes „Zeo-Karb 225", das mit Ca vorbeladen ist. Sie fanden in festgeformtem Stuhl eine K-Beladung des Austauscher von 1,27 mval/g Austauscher. In weichem Stuhl waren es nur 0,39 mval/g und in flüssigem Stuhl verringerte sich die K-Beladung auf 0,19 mval/g Austauscher.

Um die unterschiedliche Beladung der Austauscher in den Faeces zu verstehen, muß kurz auf die physiologischen Elektrolytkonzentrationen in den einzelnen Abschnitten des Verdauungstractus und die variable Resorption der einzelnen Elektrolyte eingegangen werden. Den Dünndarm passieren täglich bis zu 800 mval Na und 80 mval K (KORANSKY u. WOLF). Das Na stammt zum größten Teil aus den Verdauungssekreten, das K dagegen zu etwa gleichen Teilen aus den Verdauungssekreten und der Nahrung. Der normale geformte Stuhl enthält aber deutlich weniger Na als K. Die Na-Resorption aus dem Darm ist mit ca. 99% wesentlich effektiver als die K-Resorption, die nur ca. 80% beträgt. Entsprechend verändert sich auch das Konzentrationsverhältnis von Na zu K. In den obersten Darmabschnitten beträgt es 10:1 und kehrt sich im Verlaufe der Darmpassage in 1:5 um. Ganz ähnlich liegen die Verhältnisse bei der Nierenfunktion. Das wird besonders deutlich, wenn die Nieren, ebenso wie der Darm nur eine elektrolytkonservierende Funktion haben. Bei extrem Na- und K-armer Kost wird mehr K als Na im Harn ausgeschieden, obwohl im Glomerulusfiltrat die Na-Konzentration ca. 30mal höher ist als die des K.

Die Austauscherbeladung hängt von den relativen Konzentrationen der einzelnen Ionen im umgebenden Medium ab. Die Na-Beladung ist daher in den oberen Darmabschnitten hoch, die K-Beladung entsprechend geringer. Bei physiologischer Passagegeschwindigkeit und entsprechender Verweildauer der Austauscher im Darm, kann die K-Beladung in den Faeces höher werden als die Na-Beladung. Die unterschiedliche Beladung der Austauscher ist also ein Spiegelbild der relativen Ionenkonzentrationen in den einzelnen Darmabschnitten. Diese Unterschiede wurden im Tierversuch beim Hund mit Iliumfisteln festgestellt (Field et al.). Wichtiger sind aber Befunde beim Menschen (Spencer et al.). Die Austauscher wurden aus den verschiedenen Darmabschnitten entweder durch Aspiration mit einer Miller-Abbot-Sonde, durch Iliostomiefisteln oder bei der Sektion gewonnen. Die folgende Tabelle zeigt die gefundenen Durchschnittswerte:

Tabelle 3. *Beladung von Austauscherproben aus verschiedenen Darmabschnitten*

Dünndarm		Proximales Colon	Distales Colon
Na/mval/g	1,4	0,9	0,4
K/mval/g	0,5	0,8	1,1
Na:K	2,8	1,1	0,36

Diese Beladungsverhältnisse wurden bei Patienten mit Ödemen während einer längeren Austauscherbehandlung gefunden. Höhere Na-Werte am Austauscher fand Hempel nach einmaliger Gabe des Austauschers bei gesunden Versuchspersonen und ödemfreien Patienten, bei denen kurz zuvor aus chirurgischer Indikation eine Darmfistel angelegt worden war. Im Duodenalsaft betrug die Na-Beladung des Austauschers 3 mval/g, also $^2/_3$ der gesamten Austauschkapazität von 4,5 mval/g des hier verwendeten Sulfoharzes. Auch nach Passage des Dünndarms wurde in dem Sekret von Ileocöcalfisteln noch Austauscher mit einer Na-Beladung von 2,7 mval/g gefunden.

Die erheblichen Unterschiede in der Na-Bindung der Austauscher sind wohl so zu erklären, daß die erste Patientengruppe mit Ödemen und streng salzarmer Kost eine ausgeprägte Na-Retention und verstärkte Na-Resorption aus dem Darm hatte. Bei der zweiten Versuchsgruppe war dagegen die Na-Bilanz ausgeglichen und die Na-Zufuhr in der Kost normal, die Voraussetzungen für eine höhere Na-Beladung des Austauschers waren daher besser. In langfristigen Versuchen an Hunden haben Field et al. gezeigt, daß bei streng natriumarmen Futter die Na-Konzentration im Inhalt einer terminalen Ileumfistel von 78 auf 16 mval/l abnimmt. Die K-Konzentration stieg dagegen im gleichen Versuch von 17 auf 89 mval/l an. Am Ende jeder 5 bis 10 Wochen anhaltenden Fütterungsperiode erhielten die Hunde kurzfristig Austauscher. Bei normalem Salzgehalt des Futters

war das Beladungsverhältnis Na:K am Austauscher 5,4:1, bei extrem natriumarmen Futter dagegen 1:5. Der Na-Mangel im Futter stimuliert die Na-Rückresorption nicht nur in den Nieren und im Colon, sondern bereits im unteren Dünndarm, dementsprechend nahm die Na-Beladung der Austauscher in diesem Bereich
von 3,7 mval/g auf 0,24 mval/g ab.

Die Elektrolytkonzentrationen in den einzelnen Darmabschnitten dürfen aber
nicht nur einseitig unter dem Gesichtspunkt der Resorption aus dem Darm betrachtet werden. Aus dem Blut gelangen nämlich ständig auch Elektrolyte in den
Darm hinein. Das ist schon 1944 von VISSCHER et al. bei Hunden gezeigt worden
(VISSCHER). Bei den Versuchstieren wurden Darmschlingen im Bereich des Je-
junems, des Ileums und des Colons isoliert. Die Darmschlingen werden mit der
Bauchhaut vernäht, so daß von außen zugängliche Fisteln entstehen. Diese
Thiry-Vella-Fisteln bleiben über Monate und Jahre funktionsfähig, so daß man
unter den verschiedensten Bedingungen die Resorption aus den Darmschlingen
und zugleich den Einstrom messen kann. VISSCHER hat radioaktives Na in die
einzelnen Darmschlingen eingebracht und die Konzentrationsverminderung durch
Resorption gemessen. Im Jejunum vermindert sich die Konzentration des markierten Na in 8 min um 50%. Wird das markierte Na aber in die Blutbahn einge-
spritzt, so erscheint es innerhalb von wenigen Minuten in der Jejunumschlinge
und erreicht nach 10 min bereits die gleiche Konzentration wie bei direkter Gabe
in die Darmschlinge. Da Resorption und Einstrom von Na gleich groß sind, bleibt
die Na-Konzentration in der Jejunumschlinge konstant. Die Umsatzgeschwindigkeit des Na in einem dynamischen Gleichgewicht ist also außerordentlich hoch.
Dagegen verläuft der Natrium Aus- und Einstrom in Colonschlingen wesentlich
langsamer. Nach 10 min sind nur ca. 18% des markierten Na resorbiert. Bei Injektion des markierten Na in die Blutbahn ist der Einstrom in die Colonschlinge
kleiner als die Na-Resorption, so daß sich die Na-Konzentration im Verlauf der
30minütigen Beobachtung deutlich vermindert. Dieser Befund erklärt die geringe
Na-Beladung der Austauscher in den unteren Darmabschnitten und zugleich die
Tatsache, daß während der Austauscherbehandlung das freie, nicht an den Austauscher gebundene Na im Stuhl erheblich zunimmt. Wenn der Austauscher im
Colon K aufnimmt und entsprechend Na abgibt, so wird dieses Na nur langsam
resorbiert. Bei schneller Passage des Colons verbleibt daher ein wesentlicher Anteil
des vom Austauscher abgegebenen Na in den Faeces und nur bei Obstipation und
entsprechend verlängerter Verweildauer reicht die Resorptionskapazität des Dick-
darmes aus, um das abgegebene Na zu resorbieren und allmählich dem Austauscher
weiteres Na zu entziehen. In den langfristigen Bilanzuntersuchungen von KORANS-
KY u. WOLF wird in einigen Bilanzperioden mehr Na frei im Stuhl als an den Austauscher gebunden ausgeschieden. Auch SPENCER et al. erwähnen den hohen, nicht
an den Austauscher gebundenen Anteil des Na in den Faeces. In der gleichen
Arbeit beschreiben die Autoren Versuche an Ratten, bei denen ^{24}Na und ^{40}K
entweder an den Austauscher gebunden in isolierte Darmschlingen eingebracht
wurden, oder intravenös gespritzt auf dem Blutwege an den Austauscher in die
isolierten Darmschlingen gelangte. Wie nach den erwähnten Untersuchungen von
VISSCHER zu erwarten, war die Na-Aufnahme im Dünndarm hoch (1,2—1,6 mval
Na/g Austauscher), während in den Dickdarmschlingen der Austauscher im Verlauf von 2 Std 0,4—0,8 mval Na/g Austauscher abgab. Aus diesen Versuchen wird
auch die hohe Austauschrate des Na zwischen dem Darmtrakt und Gesamtbestand
an Na im Organismus erkennbar. Nach der Einstellung eines dynamischen Gleich-
gewichts zwischen Na-Resorption aus dem Darm und dem Na-Einstrom in die
Dünndarmschlingen blieb das ^{24}Na nicht am Austauscher fixiert, sondern wurde
durch inaktives Na ersetzt. Die Berechnung ergab, daß 5 g Austauscher im Dünn-

darm der Ratte im Verlauf von 2 Std etwa das gesamte austauschbare Na der Ratte binden und wieder freigeben, daß es also vergleichsweise in dieser Zeit durch den Darm und den darin enthaltenen Austauscher „hindurchwandert"!

Bei der Betrachtung der Elektrolytverhältnisse, die der Austauscher bei seiner Passage durch den Magen-Darmkanal antrifft, wird man also nicht nur den Na-Gehalt der Kost und die in den Verdauungssekreten enthaltenen Na-Mengen, sondern vor allem die hohe Austauschrate des Na zwischen dem Darm und Natriumbestand des Körpers berücksichtigen müssen.

Der Einfluß von Mineralocorticoiden und einigen Diuretica auf den Wasser- und Ionentransport durch die Darmwand

Die effektive und für die Erhaltung des Na-Bestandes im Organismus wichtige Na-Resorption aus dem Verdauungstrakt wird durch Mineralocorticoide gesteuert, die auch in gleicher Weise an der Niere wirksam sind. Dennis u. Wood fanden bei Hunden mit Thiry-Fisteln, daß der Na-Gehalt der Darmschlingen nach Adrenalektomie zunahm und durch Injektion von Nebennierenextrakten vermindert oder normalisiert wurde. Levitan u. Ingelfinger stellten bei gesunden Versuchspersonen fest, daß die Na-Resorption aus dem Colon 24 Std nach Gabe von 1 mg d-Aldosteron i.v. hochsignifikant von 0,41 auf 0,67 mval/min ansteigt. Die Wirkung setzte erst 7 Std nach der Injektion ein. Die hohe Resorptionsrate kommt durch eine Perfusion des Colons mit einer 0,85%igen Na Cl-Lösung zustande, von der 10 ml/min in das proximale Colon infundiert wurden. An der Niere beginnt die Aldosteronwirkung ebenfalls nach intravenöser Gabe beim Menschen schon 20—60 min nach der Injektion (Sonnenblick et al.). Die unterschiedliche Latenzzeit der Aldosteronwirkung am Darm und an der Niere könnte durch die Hypothese erklärt werden, daß für die Aktivierung des Na-Transportes durch „Induktion" jeweils spezifische Proteine neu gebildet werden müssen, diese Synthese aber im Darm langsamer abläuft als in der Niere.

Desoxycorticosteron vermindert beim Menschen die Na-Beladung der Austauscher in den Faeces (Berger et al., 1951). Bei Patienten mit starker Na-Retention und erhöhter Aldosteronbildung bindet der Austauscher im Stuhl weniger Na als bei gesunden Versuchspersonen (Berger u. Steele). Die Ausschaltung der Mineralocorticoide durch Adrenalektomie steigert dagegen die Na-Beladung der Austauscher erheblich. Das demonstrierten Emerson et al. (1953) bei einem Patienten, dem wegen malignen Bluthochdruckes beide Nebennieren entfernt wurden. Wegen persistierender Ödeme erhielt er 3 Tage lang je 45 g Kationenaustauscher und eliminierte in dieser Periode 252 mval Na im Stuhl. Der Austauscher war mit 5 mval Na/g bis an die Grenze seiner Kapazität beladen. Die so erzielte negative Bilanz führte zu schneller und vollständiger Ausscheidung der Ödeme. Wurde aber gleichzeitig mit dem Austauscher Desoxycorticosteron gegeben, dann verminderte sich die Na-Beladung erheblich. Schließlich haben Duncan et al. bei Patienten nachgewiesen, daß sich die Aldosteronausscheidung im Harn und die Na-Beladung des Austauschers im Stuhl umgekehrt proportional verhalten. In Hundeversuchen wurde von Davis et al. die Vena cava inferior dicht unterhalb der Leber eingeengt. Gleichzeitig mit dem so entstehenden Aszites nahm der Na-Gehalt der Faeces ab und der K-Gehalt zu; die Aldosteronausscheidung im Harn stieg an. Nach Adrenalektomie normalisierte sich die Relation von Na zu K im Stuhl. Berger et al. (1959a) haben durch Versuche mit radioaktivem Na festgestellt, daß Desoxycorticosteron den Na-Einstrom in das Darmlumen nicht verändert, aber die Na-Resorption verstärkt, so daß sich die Na-Konzentration im Dickdarm vermindert. Der K-Transfer wurde in beiden Richtungen gesteigert, jedoch nahm nach Desoxycorticosteron der Kaliumeinstrom stärker zu als die K-Resorption aus dem Dickdarm, so daß sich die K-Konzentration im Darmlumen erhöhte (BERGER et al., 1959b). Die Befunde beweisen, daß die Mineralocorticoide am Darm, ebenso wie in der Niere, den Na-Transfer wesentlich beeinflussen und so die Na-Ausscheidung im Harn und in den Faezes maßgeblich regulieren.

Auch einige Diuretika haben an der Niere und am Darm offenbar ähnliche Wirkungen: Sie hemmen vor allem die Rückresorption von Na, weniger die des K. BLICKENSTAFF stellte nach Injektion des organischen Hg-Diureticums Merallurid in das Jejunum fest, daß dadurch die Resorption von Chlor, Natrium und Wasser gehemmt wurde. RUMMEL u. STUPP haben die Wirkungen von 2 Diuretika an isolierten Dünndarmabschnitten der Ratte und auch am Ganztier in vivo untersucht. Wenn Mersalyl ($5 \cdot 10^{-4}$M) und Hydrochlorothiazid ($2 \cdot 10^{-3}$M) der Perfusionsflüssigkeit der isolierten Darmstücke zugesetzt wurde, ergab sich eine Hemmung der Wasser- und Na-Resorption um 25—30%. Die Na-Konzentration in der aus dem Darmabschnitt resorbierten Flüssigkeit blieb mit ca. 120 mval/l gegenüber den Kontrollen konstant. Die Cl-Resorption wird in diesen Versuchen dagegen offenbar spezifisch gehemmt, denn die Cl-Konzentration nimmt in der resorbierten Flüssigkeit deutlich ab. Auch am Darm wird, ebenso wie am Nierentubulus der Anionentransport durch die beiden Diuretika primär und stärker gehemmt als die Na- und Wasserresorption. Die Glucose-Resorption aus dem Darm blieb bei diesen Versuchen intakt und wurde erst mit 10fach höheren Konzentrationen von Mersalyl ähnlich wie durch das nicht diuretisch wirkende p-Chlormercuribenzoat, gehemmt. Auch in vivo wurde bei Ratten die Wasserresorption aus abgebundenen Darmabschnitten durch Mersalyl i.v. oder Hydrochlorothiazid bei lokaler Applikation in den Darm deutlich vermindert.

Für die Beladung der Austauscher ist jedoch die Na-Konzentration im Colon wichtiger als im oberen Ileum. Sie wurde von BERGER bei Hunden untersucht. Nach 0,1 mg Mersalyl i.v. änderte sich die Na-Resorption aus dem Colon nicht oder stieg sogar noch etwas an, aber der Na-Einstrom in das Colon nahm erheblich zu. So bewirkt Mersalyl im Ileum und im Colon eine Zunahme des Na-Gehaltes, die aber auf verschiedenen Wirkungsmechanismen beruht.

Für die Na-Bindung der Austauscher im Colon und in den Faezes ist neben der im Colon enthaltenen Natriummenge vor allem seine Konzentration und die Relation zu anderen Kationen wichtig. Substanzen, die den Na-Transport aus dem Lumen hemmen und zugleich den K-Transport fördern, ergäben günstige Voraussetzungen für eine hohe Na-Beladung der Austauscher im Colon. Triamteren hat diese Eigenschaft am Nierentubulus. Wenn das auch für den Darm und vor allem das Colon zuträfe, ließe sich der therapeutische Wert der Kationenaustauscher als Diuretika wesentlich erhöhen.

Wirkungsverlust der Kationenaustauscher bei langer Anwendung

Die Wirksamkeit der Kationenaustauscher läßt bei normalen Versuchstieren und bei gesunden Versuchspersonen im Verlaufe einiger Tage deutlich nach. Die anfänglich negative Na-Bilanz wird trotz weiterer Gabe des Austauschers ausgeglichen. Es wird nur ein relativ kleiner Anteil des Gesamtbestandes an Na mobilisiert und eliminiert. Er beträgt beim Menschen ca. 140—280 mval Na und entspricht einer Gewichtsabnahme von 1—2 kg, die in 2—3 Tagen erreicht wird. Patienten mit ausgedehnten Ödemen haben dagegen erhebliche pathologische Na-Depots in der Ödemflüssigkeit. Glücklicherweise bleibt bei ihnen die Wirksamkeit der Austauscher meist so lange erhalten, bis das in den Ödemen enthaltene Na ausgeschieden ist. DUNCAN hat auf Grund seiner Untersuchungen bei Patienten angenommen, daß die Austauscherbeladung mit Na vom Ausmaß der Ödeme abhängt. Das ist wohl nur bedingt richtig, denn in langfristigen Bilanzuntersuchungen von Koransky u. Wolf wurde bei langer Verweildauer des Austauschers im Darm die Na-Beladung sehr gering, obwohl noch reichlich Ascites und Ödeme vorhanden waren. Eine Wirkungsminderung trat erst nach einer Gewichtsabnahme von 21,5 kg und fast vollständiger Ödem- und Ascitesausschwemmung ein. Pathologische Na-Speicher in Ödemen oder Ascites sind bei Dauerbehandlung mit Austauschern eher eine Voraussetzung, keinesfalls aber eine Garantie für eine hohe Na-Beladung des Austauschers. Der sogenannte „Wirkungsverlust" nach Ausscheidung der Ödeme oder des leicht mobilisierbaren Na beim Gesunden ist eine nützliche Gegenregulation, die eine Na-Verarmung des Organismus verhindert. Leider tritt bei einigen Patienten die Wirkungsminderung der Austauscher bereits ein, wenn bei extremer Na-Retention die Ödeme nur teilweise ausgeschieden sind.

Die Kalium-Bilanz während der Behandlung mit Austauschern

Auch hier ergeben sich interessante Vergleiche mit den Wirkungen der eigentlichen Diuretica, die direkt an der Niere wirken. Saluretica und organische Hg-Präparate vermehren die K-Ausscheidung und können bei forcierter Behandlung zu einer mehr oder minder ausgeprägten K-Verarmung führen. Austauscher in der reinen Wasserstoff- oder Ammoniumform nehmen in jedem Falle bei der Passage durch den Magen-Darmkanal Kalium auf. Wenn dieser zustäzliche und manchmal erhebliche fäkale Kalium-Verlust nicht ausreichend durch eine verringerte renale Kalium-Elimination kompensiert wird, kann die Kalium-Gesamtbilanz negativ werden. Chrismon hat diese Gefahr erkannt und die Verwendung von Austauschern vorgeschlagen, die teilweise mit Kalium vorbeladen waren. Bei Verwendung von Austauschern, die 1,5 mval Kalium/g enthielten, ergab sich bei gesunden Versuchspersonen keine zustäzliche Kalium-Bindung bei der Ausscheidung der Austauscher im Stuhl, wenn die Darmpassage durch Laxantien beschleunigt wurde (Dietrich et al.). Bei Patienten wurden in längeren Bilanzuntersuchungen meist ausgeglichene, manchmal aber negative Kalium-Bilanzen festgestellt. Wenn der mit 1,5 mval Kalium/g vorbeladene Austauscher innerhalb 12 Std den Magen-Darmtrakt passiert, ist eine zusätzliche Kalium-Aufnahme nicht festgestellt worden. Laxantien garantieren diese schnelle Darmpassage nicht immer. Auch der Appetitverlust der Patienten und die dadurch bedingte verminderte Kalium-Zufuhr mit der Kost ist zu berücksichtigen. Die anhaltende negative Na-Bilanz während der erfolgreichen Austauscherbehandlung steigert die Aldosteronsekretion, die ihrerseits die Kalium-Ausscheidung im Harn und auch im Darm verstärkt. Aus allen diesen Gründen sind von verschiedenen Untersuchern Symptome des Kalium-Mangels und negative Kalium-Bilanzen festgestellt worden. Kontrollen der Serumkaliumwerte und — wenn erforderlich — zusätzliche Gaben von Kaliumsalzen werden daher empfohlen.

Die Bindung anderer Ionen an Austauscher

Hier ist vor allem das Ca wichtig, da es eine größere Affinität zum Austauscher hat als Na und K. Die Ca-Konzentration im Darm ist aber wesentlich geringer als die des Na, so daß schon aus diesem Grunde keine stärkere Ca-Bindung zu erwarten war. Immerhin gelangt mit den Verdauungssekreten ca. 0,7 g Ca pro Tag in den Darm. Dieses sozusagen endogene Ca und eine der Ca-Ausscheidung im Harn äquivalente Ca-Menge muß aus dem Darm resorbiert werden, um eine negative Ca-Bilanz zu vermeiden. Das in den Darm gelangende Ca wird ohnehin vorwiegend im Stuhl ausgeschieden. Für die Ca-Bilanz ist es daher unerheblich, ob ein Teil dieses Ca an Austauscher gebunden oder frei im Stuhl enthalten ist. Bei Ratten wurde die Ca-Bilanz negativ, wenn das Futter wenig Ca enthielt und Austauscher in hohen Dosen (10% der Futtermenge) gegeben wurden. Bei normalem Ca- und geringem Salzgehalt des Futters war die Ca-Bilanz positiv (McCHESNEY u. McAULIFF; HEGSTED et al.; CH'EN u. FREEMAN).

Bei 12 Patienten wurde die Ca-Ausscheidung im Stuhl und im Harn während der Austauscherbehandlung von SPENCER u. LLOYD-THOMAS bestimmt. Die Ca-Zufuhr mit der Kost betrug im Durchschnitt 631 mg. Die fäkale Ca-Ausscheidung stieg während der Austauscherbehandlung von 405 auf 518 mg aber gleichzeitig verringerte sich die Ca-Menge im Harn von 251 auf 106 mg. Nur bei 2 Patienten ergab sich eine leicht negative Ca-Bilanz. Damit werden die Befunde von IRWIN et al. bestätigt, die während der Austauscherbehandlung keine eindeutige Zunahme der fäkalen Ca-Ausscheidung fanden. Das an den Austauscher gebundene Ca wurde in einigen Stuhlproben mit 0,4—0,8 mval Ca je Gramm Austauscher bestimmt (HERKEN u. WOLF). SPENCER et al. bestimmten den Ca-Gehalt von Austauscherproben aus verschiedenen Darmabschnitten. Im Dünndarm war die Ca-Bindung gering und stieg im distalen Colon bis auf 0,3 mval/Ca/g an. Tetanische Symptome sind nur ganz vereinzelt im Zusammenhang mit der Austauscherbehandlung beobachtet worden (DOCK u. FRANK; MARTZ et al.; EMERSON et al., 1951). Ob die Austauschertherapie in diesen Fällen die Tetanie verursacht hat, ist nicht mit Sicherheit festzustellen. Viele Patienten wurden mehrere Monate und einzelne länger als 2 Jahre mit Austauschern behandelt (EMERSON et al., 1951; VOYLES u. ORGAIN), ohne daß Symptome eines Ca-Mangels beobachtet wurden. Bei der Beurteilung der Ca-Bilanz während der Austauscherbehandlung muß auch die größere Affinität des Ca zu den Carboxylharzen berücksichtigt werden (HERKEN u. WOLF). Die geringere Ca-Bindung der Sulfoharze wird dagegen als Vorteil angeführt (McCHESNEY et al.).

Da bei älteren Menschen die Ca-Resorption aus dem Darmtrakt manchmal vermindert ist und sowohl die Sulfo- als auch die Carboxylharze Ca binden, sollte bei einer Langzeitbehandlung mit Kationenaustauschern auf Symptome des Ca-Mangels geachtet werden.

Auch Magnesium hat als zweiwertiges Kation ebenso wie Ca eine stärkere Affinität zum Austauscher als die einwertigen Kationen. SPENCER et al. haben die Magnesium-Beladung der Austauscher und die Magnesium-Bilanz beim Menschen untersucht. Bei einer Magnesium-Zufuhr mit der Kost von 312 mg stieg die Ausscheidung im Stuhl während der Austauscherbehandlung von 215 auf 311 mg täglich. Gleichzeitig verminderte sich die Mg-Ausscheidung im Harn von 152 auf 64 mg täglich. Im Durchschnitt ergab sich in diesen Versuchen eine leicht negative Mg-Bilanz. Im Dünndarm nahm der Austauscher pro Gramm nur ca. 0,2 mval Mg auf, im distalen Colon stieg die Beladung auf ca. 0,6 mval. Ob die in diesen relativ kurzfristigen Versuchen festgestellte negative Mg-Bilanz auch bei längerer Behandlung fortbesteht, ist fraglich. Jedenfalls haben sich bei der Dauerbehandlung mit Austauschern keine erkennbaren Magnesium-Mangelsyndrome ergeben. Die Bindung anderer Kationen wurde von FLANAGAN et al. bei Hunden untersucht. Die Ausscheidung von Kupfer, Kobalt, Eisen und Mangan in den Faeces änderte sich während der Austauschergabe nicht. Auch beim Menschen wurden entsprechende Mangelsymptome nicht beobachtet.

Veränderung des Säure-Basengleichgewichts durch Kationenaustauscher

Bei Anwendung der Kationenaustauscher spielen nicht nur die vom Austauscher im Darmtrakt absorbierten, sondern auch die freigegebenen Kationen eine Rolle, mit denen der Austauscher bei der Einnahme beladen war. Die Vorbeladung von 20—30% der gegebenen Dosis mit Kalium ist für die Aufrechterhaltung einer ausgeglichenen Kalium-Bilanz erforderlich und wurde bereits erwähnt. Die verbleibende Kapazität ist bei den therapeutisch angewandten Sulfo- und Carboxylharzen durch Wasserstoff oder Ammonium abgesättigt. Die im Darmtrakt abgegebenen H und NH_4-Ionen verursachen eine mehr oder minder ausgeprägte metabolische Azidose. Für je 100 mval Kationen — also vorwiegend Na und K — die ca. 20 bis 30 g Austauscher im Verdauungstrakt aufnehmen, werden 100 mval H oder NH_4 abgegeben. Das entspricht 100 ml normaler Salzsäure oder 5,4 g Ammoniumchlorid. Aus den abgegebenen Ammoniumionen bildet sich im Darm Ammoniumchlorid, das nach seiner Resorption in der Leber zu Harnstoff und Salzsäure umgesetzt wird. Dieser beachtliche zusätzliche Säurenüberschuß muß durch die Niere eliminiert werden. Eine erhebliche Ansäuerung des Harnes bis auf pH 4,5 wurde schon bei der ersten Anwendung der Ionenaustauscher beim Menschen beobachtet (Greenblatt u. Gilwood). Gleichzeitig wurden hyaline Cylinder im Harnsediment festgestellt. Sie verschwanden bei Reduzierung der extrem hohen Austauscherdosis, die in Einzelfällen 200 g täglich betrug. Die Einweißausscheidung nahm nicht zu. Eine Nierenschädigung war daher auszuschließen, zumal die Austauscher ja nicht resorbiert werden. Zudem ist das Vorkommen von Cylindern bei starker Annäherung des Harnes durch Ammoniumchlorid bekannt. Friedman et al. haben bei einer Verminderung des Harn pH auf 6 oder weniger ebenfalls Cylinder im Sediment beobachtet. Diesen Befund konnten sie bei Ratten durch Gabe von Austauschern reproduzieren. Obwohl die Versuchstiere 80 Tage lang Cylinder ausschieden, waren bei der histologischen Untersuchung keine Nierenveränderungen festzustellen. Die Ansäuerung des Harns läßt sich durch die Bestimmung der titrierbaren Azidität erfassen. Sie steigt im Beginn der Austauscherbehandlung bis auf 40 mval im 24-Std-Harn an. Das reicht jedoch nicht aus, weil 20—30 g Austauscher ca. 100 mval H^+ oder NH_4^+ im Austausch gegen andere Kationen im Darm abgeben können. Die verbleibenden Säuremengen müssen durch Ammoniumionen neutralisiert und als Ammoniumchlorid ausgeschieden werden. Dafür steht das vom Austauscher abgegebene Ammonium nicht mehr zur Verfügung, da es bereits bei der Passage durch die Leber zu Harnstoff umgesetzt wird. Das erforderliche Ammonium wird daher in der Niere aus Aminosäuren, vor allem der Glutaminsäure gebildet. Es dauert 1—3 Tage bis eine ausreichende Ammonium-Synthese in der Niere in Gang kommt. Da Na und K vorwiegend mit dem Austauscher im Stuhl ausgeschieden werden, tritt NH_4 im Harn als Ersatz auf und macht das Hauptkation aus. Irwin et al. haben bei einer gesunden Versuchsperson einen Anstieg des Ammoniums im Harn von 25 mval in der Kontrollperiode auf 211 mval während der Austauschergabe festgestellt. Die Fähigkeit zu einer ausreichenden Ammoniumbildung ist meist auch bei sonstigen Funktionseinschränkungen der Niere noch erhalten, so daß die metabolische Acidose kompensiert bleibt. Besonders im Beginn der Behandlung sollte aber das Standard Bicarbonat im Serum kontrolliert werden. Ein leichter Abfall bis auf 30 Vol.-% CO_2 ist unbedenklich. Er verändert das pH des Serums nicht und tritt auch bei der Gabe von Ammoniumchlorid als Diureticum auf. Sicher kann die leichte metabolische Acidose ebenso wie bei der Behandlung mit Ammoiniumchlorid auch während der Austauschergabe zur Ausscheidung monovalenter Kationen im Harn beitragen. Hg-Diuretica verursachen, besonders bei häufig wiederholten Injektionen, eine metabolische Alkalose und verlieren dadurch an Wirksamkeit. Während der Behandlung mit Kationenaustauschern wurde öfters ein verstärkter diuretischer Effekt der Hg-Präparate festgestellt (Elkinton et al.). Er dürfte auf der metabolischen Acidose beruhen und läßt sich auch durch Ansäuerung mit Ammoniumchlorid erreichen.

Meist nimmt in den zahlreichen Bilanzuntersuchungen die Na-Ausscheidung im Harn etwa im gleichen Maße ab wie der Na-Gehalt der Faeces zunimmt. Spencer u. Lloyd-Thomas fanden dagegen bei 12 Patienten auch im Harn durchschnittlich während der Austauschergabe eine Steigerung der Na-Elimination von

6 mval in der Kontrollperiode auf 39 (4—58) mval in der Behandlungsperiode. Die Mehrausscheidung an Na gegenüber den Kontrollperioden erfolgte zu 58% im Harn und nur zu 42% im Stuhl. Da alle Patienten nur 15 mval Na mit der Diät erhielten, kann aus der geringen Na-Ausscheidung in den Kontrollperioden nicht zwangsläufig auch eine starke Na-Retention abgeleitet werden. Die ungewöhnlich hohe Na-Elimination im Harn während der Austauscherbehandlung könnte durch die metabolische Acidose bei geringer Tendenz zur Na-Retention erklärt werden. Statt entsprechende Mengen NH_4 als „Ersatzkation" zu bilden, wird die überschüsige Säure weitgehend durch Salzbildung mit Na neutralisiert und im Harn ausgeschieden.

Es ist verschiedentlich versucht worden, die metabolische Acidose durch gleichzeitige Gabe von Anionenaustauschern, meist in der OH-Form zu vermindern. Eine häufig angewandte Mischung enthielt 12% Polyamin-Anionenaustauscher und 88% Carboxyl-Kationenaustauscher (29% in der K-Form und 59% in der H-Form). MARTZ et al. haben mit dieser Mischung bei einigen Patienten eine geringere Azidose und sogar bessere Na-Bindung an den Kationenaustauscher beobachtet. Diese Befunde wurden aber von DANOWSKI u. GREENMAN nicht bestätigt. Offenbar reichen 12% Anionenaustauscher nicht aus, um die metabolische Acidose wesentlich zu vermindern. Höhere Beimischungen würden den Anteil der Kationenaustauscher und damit die enterale Na-Bindung zu stark reduzieren.

Toxische Wirkungen der Ammoniumform der Kationenaustauscher

Bei Patienten mit Lebercirrhose, die wegen eines Aszites mit Kationenaustauschern behandelt werden, kann das vom Austauscher freigegebene Ammonium schwere Komplikationen verursachen und ein Leberkoma einleiten. Ammonium ist toxisch. Es wird nach der Resorption aus dem Darm in der Leber in Harnstoff umgewandelt und so zugleich entgiftet. Wenn die Leberfunktion durch den cirrhotischen Prozeß weitgehend eingeschränkt ist, kann das resorbierte Ammonium nicht schnell genug und quantitativ in Harnstoff umgewandelt werden. GABUZDA et al. beobachtete bei 6 von 8 Patienten mit Lebercirrhose, die mit Austauschern in der Ammoniumform behandelt wurden, einen grobschlägigen Tremor der Arme und Hände und zugleich Apathie und Verwirrungszustände. Diese neurologischen Symptome sind als Initialstadium des Leberkomas bekannt. Sie sistieren 1—2 Tage nach Absetzen der Ammoniumzufuhr. PHILLIPS et al. konnten später teilweise bei den gleichen Patienten die Symptome des beginnenden Leberkomas auch durch orale Gabe von Ammoniumchlorid auslösen. Die dafür erforderlichen Mengen Ammoniumchlorid entsprachen recht genau dem an den Austauscher gebundenen Ammonium in den früheren Versuchen. Die Ammoniumkonzentration im Blut war bei ausgeprägten klinischen Symptomen meist deutlich erhöht. Austauscher in der Wasserstofform verursachten keine neurologischen Symptome, obwohl sie auch zu Hypokaliämie und metabolischer Acidose führten. Das neurologische Prodomalstadium des hepatischen Komas wird daher durch eine Ammoniumintoxikation ausgelöst. Auch Harnstoff und reichliche Proteinzufuhr kann die gleichen Störungen erzeugen, weil einige Darmbakterien aus dem darin enthaltenen Stickstoff Ammonium bilden. Bei gleichzeitiger Gabe von Antibiotika wird die Darmflora stark reduziert und so die Stickstofftoleranz der Patienten verbessert. Für die Ausschwemmung des Ascites bei Lebercirrhose sollen nur ammoniumfreie Austauscher verwendet werden. Eine stärkere Beimischung der Kaliumform ist günstig, da bei diesen Patienten ohnehin eine Tendenz zu Kaliumverlusten und Hypokaliämie besteht. Bei erheblichem und rezidivierendem Ascites sind die üblichen an der Niere angreifenden Diuretica häufig relativ unwirksam. Mit Kationenaustauschern und enteralem Na-Entzug sind dagegen öfter Erfolge mit Gewichtsabnahmen bis 18 kg erzielt worden (Gabuzda et al.).

Zusammenfassende Darstellung der Na- und K-Bilanz während der Therapie mit Kationenaustauschern

Koransky u. Wolf haben die Wirkung eines Gemisches aus 30% Kaliumform und 70% H-Form eines Sulfoharzes bei einer Patientin mit Lebercirrhose und starkem Ascites in einer langfristigen Bilanzuntersuchung analysiert. Die graphische Darstellung der Ergebnisse ist besonders instruktiv (Abb. 3).

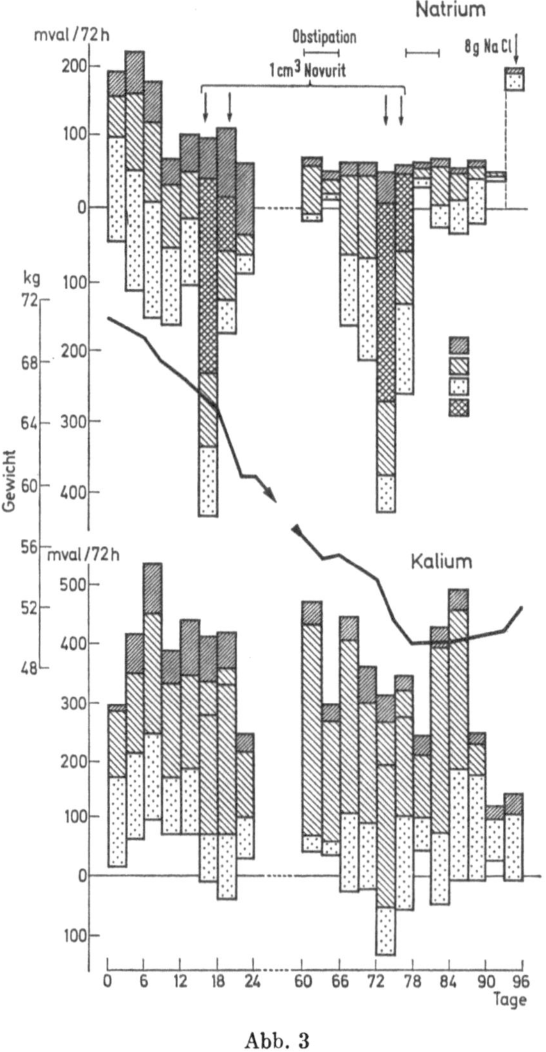

Abb. 3

Der Gewichtsverlust von 71 auf 49 kg demonstriert den Therapieerfolg bei einer Patientin, die zuvor viele Wochen mit salzarmer Kost, Hg-Diuretica und mehreren Ascitespunktionen erfolglos behandelt worden war. Am Ende der Behandlungsperiode mit Kationenaustauschern und nur 4 Injektionen eines Hg-Diureticums waren die Ödeme und der Ascites ausgeschieden. Eine Punktion war nicht erforderlich. Die Ausscheidung von Na und K ist in dieser Bilanz nicht nur wie üblich für Harn und Stuhl angegeben. Die Austauscherpartikel wurden vom Stuhl separiert und der Na- und K-Gehalt des Austauschers und des Stuhles gesondert bestimmt. Die typischen durch den Austauscher erzeugten Veränderungen der Na- und K-Bilanz sind deutlich zu erkennen. Sie werden — zugleich als Zusammenfassung der bereits diskutierten Befunde — nochmals hervorgehoben:

Natriumbilanz

1. Die Na-Ausscheidung im Harn ist gering, nur ein Bruchteil des mit der Kost zugeführten Na wird durch die Niere ausgeschieden.

2. Die Na-Bilanz wird durch den hohen Na-Gehalt des Stuhles negativ. Er enthält mehr als Na mit der Kost zugeführt wird.

3. Bei langsamer Darmpassage des Austauschers (Obstipation) ist seine Na-Beladung gering, die Na-Bilanz wird positiv.

4. Die zuvor unwirksamen Hg-Diuretica führen wieder zu einer starken renalen Na-Ausscheidung.

5. Nur ca. 50% des im Stuhl enthaltenen Na ist fest vom Austauscher gebunden; der Rest befindet sich frei im Stuhl.

6. Nach Absetzen des Austauschers wird die starke Na-Retention in der letzten Bilanzperiode deutlich. Von 50 mval Na, die binnen 3 Tagen mit der streng salzarmen Kost zugeführt wurden, werden nur ca. 10 mval im Harn und Stuhl ausgescheiden. Auch eine Einzeldosis von 8 g NaCl in Oblatenkapseln gegeben, wird fast vollständig retiniert und erhöht das Körpergewicht um 1 kg.

Kaliumbilanz

1. Die K-Zufuhr ist durch die K-Vorbeladung des Austauschers besonders hoch.

2. Die K-Bilanz ist im ganzen ausgeglichen. Sie wird nur in den Bilanzperioden deutlich negativ, in denen neben dem Austauscher auch ein Hg-Diureticum injiziert wurde.

3. Die erheblich verstärkte fäkale K-Ausscheidung wird durch eine verminderte renale Elimination kompensiert. Im Urin wird in den meisten Bilanzperioden wesentlich weniger Kalium ausgeschieden als mit der Diät zugeführt wurde.

Literatur

ADAMS, B. A., and E. L. HOLMES: Adsorptive properties of synthetic resins, Part 1. J. Soc. Chem. Ind., Trans. sec. **54**, 1 (1935).

BERGER, E. Y.: Intestinal absorption and excretion. In: Mineral metabolism. Ed. by C. L. COMAR and F. BRONNER. New York: Academic Press 1960.

—, G. KANZAKI, M. A. HOMER, and J. M. STEELE: Simultaneous flux of sodium into and out of the dog intestine. Amer. J. Physiol. **196**, 74—82 (1959a).

— —, and J. M. STEELE: Simultaneous flux of potassium into and out of the dog intestine. Amer. J. Physiol. **196**, 1270—1273 (1959b).

—, G. P. QUINN, and M. A. HOMER: Effect of desoxycorticosterone on the colon: its relation to the action of cation exchange resins in man. Proc. Soc. exp. Biol. Med. **76**, 601—604 (1951).

—, and J. M. STEELE: Suppression of sodium excretion by the colon in congestive heart failure and cirrhosis of the liver demonstrated by the use of cation exchange resins. J. clin. Invest. **31**, 451—456 (1952).

BERLYNE, G. M., K. JANABI, A. B. SHAW, and A. G. HOCKEN: Treatment of hyperkalaemia with a calcium-resin. Lancet **1966I**, 169—172.

BLICKENSTAFF, D. D.: Effect of meralluride and of mercuric chloride on intestinal absorption of 0,9% Na Cl solution. Amer. J. Physiol. 178, 371—374 (1954).

CH'EN, J. S., and S. FREEMAN: The removal of cations from solutions and the rats alimentary canal by H-form resins. J. lab. clin. Med. 35, 99—110 (1950).

CHRISMON, J. M.: Na und K depletion in rats by means of cation exchange resins mixed with the food. Fed. Proc. 8, 30 (1949).

DANOWSKI, T. S., and L. GREENMAN: Changes in fecal and serum constituents during ingestion of cation and anion exchangers. Ann. N. Y. Acad. Sci. 57, 273—279 (1954).

DAVIS, J. O., W. C. BALL, R. C. BAHN, and M. J. GOODKIND: Relationship of adrenocortical and anterior pituitary function to fecal excretion of sodium and potassium. Amer. J. Physiol. 196, 149—152 (1959).

DENNIS, C., and E. H. WOOD: Intestinal absorption in the adrenalectomized dog. Amer. J. Physiol. 129, 182—190 (1940).

DIETRICH, H., H. HERKEN u. M. WOLF: Enterale Natrium- und Kaliumbeladung des Kationenaustauschers „Natrantit" bei verschiedener Verweildauer im Magen-Darmtrakt. Klin. Wschr. 31, 178—180 (1953).

DOCK, W.: Sodium depletion as a therapeutic procedure: The value of Ion-exchange resins in withdrawing sodium from the body. Trans. Ass. Amer. Phycns 59, 282—285 (1946).

—, and N. R. FRANK: Cation exchangers: their use and hazards as aids in managing edema. Amer. Heart J. 40, 638—645 (1950).

DUNCAN, L. E., JR.: Effect of edema and dietary sodium on efficacy of sodium removal by cation exchange resin. Amer. Heart J. 45, 802—808 (1953).

— G. W. LIDDLE and F. BARTTER: The effect of changes in body sodium on extracellular fluid volume and aldosterone and sodium excretion by normal and edematous men. J. clin. Invest. 35, 1299—1305 (1956).

ELKINTON, J. R., R. D. SQUIRES, and W. C. KLINGENSMITH JR.: Cation exchange resin in the treatment of congestive heart failure. Circulation 5, 747—753 (1952).

EMMERSON, K., JR., S. S. KAHN, and D. JENKINS: The role of the gastro-intestinal tract in the adaption of the body to the prevention of sodium depletion by cation exchange resins. Ann. N. Y. Acad. Sci. 57, 280—290 (1953).

— — J. W. VESTER, and K. D. NELSON: Oral use of action exchange resins in treatment of edema. Arch. int. Med. 88, 605 (1951).

FELDMAN, H. S., K. URBACH, CH. F. NAEGELE, F. D. REGAN, and A. A. DOERNER: Cation adsorption by alginic acid in humans. Proc. Soc. exp. Biol. Med. 79, 439—441 (1952).

FIELD, H., JR., L. SWELL, R. E. DAILEY, E. C. TROUT JR., and R. S. BOYD: Electrolyte changes in ileal contents and in feces during restriction of dietary sodium with and without the administration of cation exchange resin. Circulation 12, 625—629 (1955).

FLANAGAN, T. L., M. F. SAX, and A. E. HEMING: Toxicity studies on amberlite XE-96, a corboxylic type cation exchange resin. J. Pharmacol. 103, 215—221 (1951).

FRIEDMAN, I. S., S. ZUCKERMAN, and T. D. COHN: The production of urinary casts during the use of cation exchange resins. Amer. J. med. Sci. 221, 672—677 (1951).

GABUZDA, G. J., JR., G. B. PHILLIPS, and CH. S. DAVIDSON: Reversible toxic manifestations in patients with cirrhosis of the liver given cation-exchange resins. New Engl. J. Med. 246, 124—130 (1952).

GREENBLATT, I. J., and M. E. GILWOOD: Removal of sodium in vivo by Permutit Z. Abstracts, 113th meeting Amer. chem. Soc., 2c (April 1948).

HEGSTED, D. M., D. WILSON, G. MCPHEE, and F. J. STARE: Effect of feeding perutit Z on mineral metabolism of rats. Amer. J. Physiol. 164, 695—701 (1951).

HEMING, A. E., and TH. L. FLANAGAN: Considerations in the selection of cation exchange resins for therapeutic use. Ann. N. Y. Acad. Sci. 57, 239—251 (1953).

HEMPEL, R.: Konzentrationsverhältnisse von Natrium und Kalium in den Säften des Magen-Darmkanals. Dissertation Freie Universität Berlin 1956. Zitiert nach HERKEN, H.: Pharmakologische Grundlagen. Z. Kinderheilk. 76, 440—453 (1955) (also das folgende Zitat).

HERKEN, H.: Pharmakologische Grundlagen der Therapie mit Kationenaustauschern. Z. Kinderheilk. 76, 440—453 (1955).

—, u. M. WOLF: Über die therapeutische Verwendung von Kationenaustauschern. Klin. Wschr. 30, 529—537 (1952).

IRWIN, L., E. Y. BERGER, B. ROSENBERG, and R. JACKENTHAL: The effect of a cation exchange resin on electrolyte balance and its use in edematous states. J. clin. Invest. 28, 1403—1411 (1949).

KORANSKY, M., u. M. WOLF: Über die Beeinflussung der enteralen Natrium- und Kaliumbindung an Kationenaustauscher. Arch. exp. Path. Pharmakol. 224, 232—242 (1955).

LEVITAN, R., and F. J. INGELFINGER: Effect of d-aldosterone on salt and water absorption from the intact human colon. J. clin. Invest. 44, 801—808 (1965).

MARTZ, B. L., K. G. KOHLSTAEDT, and O. M. HELMER: Use of a combination of anion and cation exchange resins in the treatment of edema and ascites. Circulation 5, 524—533 (1952).

McCHESNEY, E. W., W. DOCK, and M. L. TAINTER: Ion exchange resins in edema. Medicine 30, 183—195 (1951).

—, and J. P. McAULIFF: Effects of some ion exchange resins on the mineral metabolism of rats. Amer. J. Physiol. 160, 264—276 (1950).

PHILLIPS, G. B., R. SCHWARTZ, G. J. GABUZDA JR., and CH. S. DAVIDSON: The syndrome of impending hepatic coma in patients with cirrhosis of the liver given certain nitrogenous substances. New Engl. J. Med. 274, 239—246 (1952).

ROOT, M. A.: Comparison of the vivo sodium-removing activity of various types of ion exchange resins in rats. J. lab. clin. Med. 42, 430—437 (1953).

RUMMEL, W., and H. F. STUPP: The influence of diuretics on the absorption of salts, glucose and water from the isolated small intestine of the rat. Experientia 18, 303—309 (1952).

SONNENBLICK, E. H., P. J. CANNON, and J. H. LARAGH: The nature of the action of intravenous aldosterone: evidence for a role of the hormone in urinary dilution. J. clin. Invest. 40, 903 (1961).

SPENCER, A. G., and H. G. L. LLOYD-THOMAS: A critical analysis of cation-exchange therapy. Brit. med. J. 1954 I, 597—603.

— E. J. ROSS, and H. G. L. LLOYD-THOMAS: Cation exchange in the gastro-intestinal tract. Brit. med. J. 1954 I, 603—606.

STACH, H.: Bewertung von Ionenaustauschern unter besonderer Berücksichtigung ihrer Austauschgeschwindigkeit. Angew. Chemie 63, 263—267 (1951).

VISSCHER, M. B.: Electrolyte and water movement across the intestinal wall. Ann. N. Y. Acad. Sci. 57, 291—297 (1953).

—, E. S. FETCHER, C. W. CARR, H. P. GREGOR, M. S. BUSHEY, and D. E. BARKER: Isotopic tracer studies on the movement of water and ions between intestinal lumen and blood. Amer. J. Physiol. 142, 550—575 (1944).

VOYLES, C., JR., and E. S. ORGAIN: Prolonged cation exchange resin therapy in congestive heart failure. New Engl. J. Med. 245, 808 (1951).

WOLF, M.: La variabilité d'absorption du sodium et du potassium par les résines suivant la rapidité de leur passage dans les voies digestives. Thérapie 8, 775—778 (1953).

Xanthinderivate als Diuretica

G. Fülgraff

I. Einleitung

Im Jahre 1920 erschien der erste Halbband des II. Bandes dieses Handbuches, das nach dem Vorwort des Herausgebers auf 3 Bände berechnet war. Dieser erste Teil enthielt ein Kapitel über Purinderivate von Bock, in dem die gesamte ältere Literatur zu diesem Thema zusammengestellt ist, so daß die vorliegende Übersicht im Jahre 1921 beginnen kann. Von den früheren, zum Teil sehr sorgfältigen und einfallsreichen Arbeiten, die unter der besonderen Schwierigkeit litten, die Wirkung von Diuretica erklären zu sollen, ohne die normale Funktion der Niere zu kennen, sollen nur wenige in einem kurzen historischen Überblick erwähnt werden.

Die erste Beobachtung über harntreibende und ödemausschwemmende Wirkungen einer Substanz dieser Reihe stammt von Koschlakoff (1864). Er beschrieb die gesteigerte Harnausscheidung nach wiederholten Gaben von Coffein bei 2 Patienten mit kardialen Ödemen und chronischen Nierenleiden und ebenso die Gewöhnung an Coffein, da nach etwa 14 Tagen, die Harnmenge trotz der Behandlung zurückging, und die Ödeme wieder die ursprünglichen Formen annahmen. Die ersten experimentellen Untersuchungen führte v. Schröder (1887) im Labor Schmiedebergs an Kaninchen durch. Er fand, daß Coffein die Sekretion der Niere anregt, war sich aber unklar darüber, ob diese Sekretionssteigerung primär in den Glomerula oder in den Kanälchen stattfand, da er Blutdruckveränderungen als Ursache der Diurese ausschließen konnte. Er zeigte außerdem, daß Theobromin stärker diuretisch wirksam war als Coffein, und daß dessen Wirkung durch ein gleichzeitig gegebenes Narkoticum zu verbessern war (v. Schröder, 1888). Dreser (1904) beschrieb die überlegene Wirkung des Theophyllins bei Mensch und Hund gegenüber Theobromin und Coffein. v. Sobieranski (1895) nahm an, daß die Harnmenge durch Zusammenwirken einer Filtration in den Glomerula und eines Eindickungsapparates in den Tubuli contorti reguliert wird. Coffein und coffeinartige Stoffe sollten die tubuläre Resorption vermindern. v. Sobieranskis Hypothesen wurden allgemein abgelehnt. Demgegenüber vertrat Loewi (1905) die Auffassung, daß die coffeinbedingte Zunahme des Blutstroms durch die Niere, die auch an denervierten Nieren zu beobachten war, Ursache der Diurese sei, während Cushny (1917) der Meinung war, daß die Diurese glomerulären Ursprungs sei, jedoch nicht durch Vasodilatation und Zunahme des Blutflusses, sondern durch Herabsetzung des Filtrationswiderstandes an der Glomerulumkapsel entstehe. Die Untersuchungen der folgenden 30 Jahre dienten im wesentlichen dazu, die Richtigkeit einer dieser früh aufgestellten Hypothesen zu beweisen und die Frage des renalen oder extrarenalen Angriffsortes der Xanthindiuretica zu klären. Vor und auch noch während der Ära der organischen Quecksilberverbindungen hatten die Xanthinderivate große Bedeutung als Diuretica, die sie erst mit der Entwicklung der modernen Benzothiadiazinderivate einbüßten, vor allem da es nicht gelang, stärkere und sicherer wirksame Derivate zu synthetisieren (SPRAGUE, 1958). Zahlreiche Übersichten haben sich nach BOCK (1920) mit Xanthindiuretica befaßt: DE STEVENS (1963) gibt vor allem einen Überblick über die Wirksamkeit vieler Derivate und Substitutionsprodukte; EICHLER (1938) beschränkt sich auf Coffein; ELLINGER (1922 u. 1929) betont insbesondere die extrarenalen Angriffspunkte, während MERKLEN u. JACOB (1934), NONNENBRUCH (1924), SCHROEDER (1951) und VOGL (1953) die klinischen Gesichtspunkte hervorheben. Demgegenüber stehen die experimentellen Befunde bei FREY u. FREY (1950), KRUHOFFER, THAYSEN u. THORN (1960), MUDGE u. WEINER (1958), PITTS (1958 u. 1959), PITTS u. SARTORIUS (1950) und SMITH (1951) im Vordergrund.

II. Chemie der Xanthinderivate, Struktur und Wirkung

Xanthin, dessen Abkömmlinge hier besprochen werden sollen, leitet sich vom Purin ab. Purin ist ein Doppelring aus einem Pyrimidin- und einem Imidazolgerüst. Die übliche Numerierung der einzelnen Bausteine ist in der Abb. angegeben. Oxydation des Purins in Stellung 2 und 6 führt zum Xanthin.

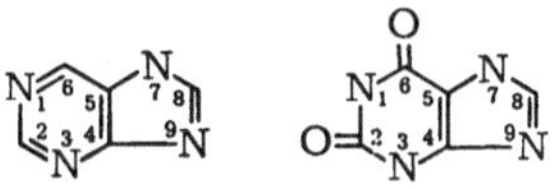

Strukturformeln von Purin (7 H-Imidazo(4,5-d)-pyrimidin) links und Xanthin (2,6-Dioxypurin) rechts

HAAS (1943) prüfte in Diureseversuchen an Ratten in Stellung 6 oder 2 und 6 substituierte Purinderivate. Er fand, daß im allgemeinen eine gleichzeitige Substitution in 2 und 6 für die diuretische Wirkung günstig ist, während die Art des Substituenten zweitrangig schien. Die 1-Methylierung verminderte die diuretische Wirksamkeit von Xanthin, während 3- oder 7-Methylierung sie erhöhte. Die Bindung von Pentosen oder Hexosen in Stellung 9 verbesserte die Wirkung nur dann, wenn diese Zucker gleichzeitig mit Phosphorsäure verestert waren (HAAS, 1943).

Tabelle 1 enthält die verschiedenen Mono-, Di- und Trimethylxanthine. Die erste systematische und vergleichende Untersuchung der diuretischen Wirksamkeit aller Methylxanthine incl. des 1,7,9-Trimethylxanthin, stammt von ACH (1900) am Kaninchen, dem nur das 1-Methylxanthin nicht zur Verfügung stand. Er fand, daß die mehrfach methylierten Verbindungen das Harnvolumen in der

Tabelle 1. *Methylxanthine*

1-Methylxanthin	
3-Methylxanthin	
7-Methylxanthin	Heteroxanthin
1,3-Dimethylxanthin	Theophyllin
1,7-Dimethylxanthin	Paraxanthin
3,7-Dimethylxanthin	Theobromin
1,3,7-Trimethylxanthin	Coffein

Reihenfolge Theophyllin > Paraxanthin > Theobromin > Coffein vermehrten, während die einfach methylierten Verbindungen ohne Wirkung waren. Er bestätigte den Wirkungsmechanismus v. SCHRÖDERS (1887), d.h., eine gesteigerte

38*

Sekretion der Niere im Sinne der Heidenhainschen Theorie. Für 3- und das etwas schwächere 7-Methylxanthin wurde allerdings beim Kaninchen eine diuretische Wirksamkeit von derselben Stärke wie für Coffein oder Theobromin beschrieben, während beide beim Hund unwirksam sein sollen (Albanese, 1900). An Ratten konnte bei unbestritten stärkster Wirksamkeit des Theophyllins auch eine geringe Erhöhung des Harnvolumens nach 7- oder 3-Methylxanthin bestätigt werden, die etwas schwächer war als nach Coffein oder Theobromin. Paraxanthin und 1-Methylxanthin waren wirkungslos (Haas, 1943). Demgegenüber fanden Unna u. Winiwarter (1937) an Hunden, daß 0,5 g Paraxanthin eine ähnlich starke Wirkung wie 0,3 g Theophyllin hatten, was dem Verhältnis der toxischen Dosen bei der Ratte entsprach. Das Interesse der pharmakologischen und klinischen Forschung konzentrierte sich fast ausschließlich auf Theophyllin, Theobromin und Coffein.

Als Alkaloidbasen sind diese 3 Stoffe in Wasser schwer löslich. Auf verschiedene Weisen wurde daher versucht, lösliche Präparate herzustellen. Durch Bildung von Salzen oder Doppelsalzen wurde zwar die Löslichkeit verbessert, doch war sie vielfach für injizierbare Präparate noch zu gering oder extreme pH-Reaktionen machten subcutane und intramuskuläre Applikation unmöglich. Schon sehr früh wurden daher besonders für Theophyllin Lösungsvermittler gesucht, die entweder selbst pharmakologisch inert sein sollten oder die Wirksamkeit und Verträglichkeit des Theophyllins erhöhen und/oder seine Toxicität vermindern sollten (Chen, 1932; Fowell et al., 1949; Kohlstaedt u. Lürmann, 1947; Krecke et al., 1965; Loeser, 1953; Maloney et al., 1937; Marquardt u. Koch, 1946; Oelkers, 1941). In den Tabellen 2 bis 4 sind die wichtigsten Salze und Kombinationen mit Lösungsvermittlern zusammengestellt, die bei pharmakologischen und klinischen Experimenten im Rahmen dieses Themas verwendet wurden.

Ein anderer Weg bestand in der Herstellung wasserlöslicher Derivate, wobei zunächst umstritten war, ob dadurch oder durch Lösungsvermittler die pharmakologischen Eigenschaften des Theophyllins stärker verändert würden (Hauschild, 1953; Hildebrandt, 1953; Loeser, 1953). Die Tabellen 5 bis 7 bringen eine Übersicht über die Derivate des Theophyllins, des Theobromins und weiterer

Tabelle 2. Theophyllinverbindungen

Trivialname	% Theophyllinbase	Handelsname
Theophyllin-Na-acetat	55—65 Ph. J. [a]	Theocin soluble
Theophyllin-Na-ascorbinat	43	
Theophyllin-Na-glycinat	49—52	Cinaphyl
		Dorsaphyllin
		Glynazan
		Glutheonate
		Theoglycinate
Theophyllin-Na-nitrit	62	
Theophyllin-Na-salicylat	47	
Theophyllin-Ca-salicylat	47	
Cholintheophyllinat	64	Choledyl
Theophyllin-Äthylendiamin	78—82,5 DAB [a]	Aminophylline
	75—82 USP [a], Ph.J. [a]	Euphyllin
Theophyllin-Diäthanolamin	50	Deriphyllin
Theophyllin-Isobutanolamin	67	Butaphyllin
Theophyllin-Isopropanolamin		Theopropanol
Theophyllin-Methylglucamin	50	Glucophylline
Theophyllin-Monoäthanolamin	77	Unophyllin
		Monotheamin

[a] Im Deutschen Arzneibuch bzw. der Pharmacopeia of the USA bzw. der Pharmacopoea Internationalis angegebene Konzentrationen.

Tabelle 3. *Theobrominverbindungen*

Trivialname	% Theobrominbase	Handelsname
Theobromin-Ca-Salicylat	50	Ca-Diuretin Theocalcin
Theobromin-Na-acetat	55—65 Ph. J.[a]	
Theobromin-Na-salicylat	45—50 DAB[a] 46—52 Ph. J.[a]	Diuretin

[a] Im Deutschen Arzneibuch bzw. der Pharmacopoea Internationalis angegebene Konzentrationen.

Tabelle 4. *Coffeinverbindungen*

Trivialname	% Coffeinbase
Coffeincitrat	48,5—50,8
Coffein-Na-acetat	70
Coffein-Na-benzoat	39—42 DAB[a] 47—50 Ph. J.[a], USP[a]
Coffein-Na-salicylat	39—42 DAB[a] 44—46 Ph. J.[a]

[a] Im Deutschen Arzneibuch bzw. der Pharmacopeia of the USA bzw. der Pharmacopoea Internationalis angegebene Konzentrationen.

Tabelle 5. *Derivate des Theophyllins*

Chemische Bezeichnung	Autoren
7-Allyltheophyllin	McCall et al., 1956a
7-(β-Aminoäthyl)-theophyllin	Hildebrandt, 1952
7-(β-Benzylsulfoxyäthyl)-theophyllin	Maj et al., 1962a u. b
7-Chloräthyltheophyllin	McCall et al., 1956a
7-(β-Cyclohexylaminoäthyl)-theophyllin	Daweke u. Oberdorf, 1958
7-(2-Diäthylaminoäthyl)-theophyllin	Chabrier et al., 1949; Hildebrandt, 1952; Livesay u. Moyer, 1953; Silverthorn u. Moyer, 1954
7-(2,3-Dihydroxypropyl)-theophyllin	Altshuler, 1960; Hildebrandt, 1952; Hiller, 1953; Jacobi et al., 1956; McCall et al., 1956a; Schmid et al., 1955; Schütterle u. Staib, 1958
7-(β-Hydroxyäthyl)-theophyllin	Altshuler, 1960; Gavend, 1961; Hackel, 1963; Hazard et al., 1961; Hensel, 1954; Hildebrandt, 1952; Jacobi et al., 1956; Lürmann u. Böres, 1952; McCall et al., 1956a; Schmid et al., 1955; Schütterle u. Staib, 1958; Schwalb, 1954
7-(β-Hydroxypropyl)-theophyllin	Altshuler, 1960; Jacobi et al., 1956; Roth et al., 1957
7-Isoamyltheophyllin	McCall et al., 1956
7-(β-Methoxy-8-hydroxypropyl)-theophyllin	McCall et al., 1956
7-[β-(β-Phenyläthyl)-aminoäthyl]-theophyllin	Daweke u. Oberdorf, 1958
7-(Phenylisopropylaminoäthyl)-theophyllin	Daweke u. Oberdorf, 1958
2-Amino-2-methylpropanol-1-8-bromtheophyllin	Doherty u. Beard, 1953
3-(Methoxyäthylamino)-2-oxypropyl-theophyllin	Hackel, 1963
Nitrotheophyllin	Oettel, 1943
8-Aminotheophyllin	Hensala et al., 1961
8-Chlortheophyllin	Green et al., 1949; Light, 1959
1,3-Dimethylxanthosin	Haas, 1943
Theophyllinglycosid	Haas, 1943
1,3-Dimethylxanthylsaures-Na	Haas, 1943
1,3-Dimethylxanthylsäuremethylester	Haas, 1943

Xanthinabkömmlinge, bei denen experimentell eine Wirkung auf die Harnausscheidung festgestellt werden konnte. Die in der Zusammenstellung jeweils
angeführten Autoren vergleichen die Wirksamkeit zumeist mit den unsubstituier-

Tabelle 6. *Derivate des Theobromins*

Chemische Bezeichnung	Autoren
1-Acetyltheobromin	Vieth u. Leube, 1925
1-Allyltheobromin	Heymans, 1921; McCall et al., 1956; Ritz, 1921; Roch u. Katzenelbogen, 1921; Scott et al., 1946
1-Äthyltheobromin	Scott u. Chen, 1944; Scott et al., 1946
1-Butyltheobromin	Scott et al., 1946
1-Diäthylaminoäthyltheobrominbromäthylat	Häusler et al., 1954
1-(2,3-Dihydroxypropyl)-theobromin	Scott u. Chen, 1944; Scott et al., 1946
1-(β-Hydroxypropyl)-theobromin	Barberi u. Lomeo, 1962; Borney, 1959; Cafiero u. Eliseo, 1962; Conti, 1961; Lomeo u. Barberi, 1962
1-Hexyltheobromin	Ramos et al., 1965
1-Isoamyltheobromin	Scott et al., 1946
1-Methallytheobromin	Scott et al., 1946
1-Methoxyäthyltheobromin	Scott et al., 1946
1-Nitrotheobromin	Vieth u. Leube, 1925
1-Propyltheobromin	Scott et al., 1946

Tabelle 7. *Weitere untersuchte Xanthinderivate*

Chemische Bezeichnung	Autoren
8-Paraaminobenzylcoffein	Burgison et al., 1957
8-Dimethylaminoparaxanthin	Forschbach u. Weber, 1907
1-Äthyl-3-methyl-8-chlorxanthin	Kattus et al., 1951
1-Äthyl-3-methylxanthin	Kattus et al., 1951
3-Butylxanthin	Kattus et al., 1951
1,3-Diäthylxanthin	Kattus et al., 1951
1,3-Diäthyl-8-bromxanthin	Green et al., 1949; Kattus et al., 1951
1,3-Diäthyl-2-thioxanthin	Kattus et al., 1951
1,3-Dibutylxanthin	Kattus et al., 1951
2-Methyl-3-äthylxanthin	Kattus et al., 1951
Xanthosin	Haas, 1943
1-Methylxanthosin	Haas, 1943
Xanthylsäure	Haas, 1943

ten Dimethylxanthinen und geben auch Daten über Toxicität und Verträglichkeit
an. Die Zahl der untersuchten und als diuretisch nicht wirksam beschriebenen
Verbindungen würde den Rahmen dieses Artikels sprengen. Erwähnt sei nur, daß
die 6-Thioverbindungen des Theophyllins, Theobromins und Coffeins keine
diuretische Wirksamkeit besaßen (Armitage et al., 1961). Auch einige 7-Theo-
phyllinessigsäurehydroxyalkylamide, Diäthylaminoalkylamide und deren Metho-
bromide waren ohne Wirkung (Oelssner, 1961), während einige Derivate der
7-Theophyllinessigsäure bei geringer Toxicität größere diuretische Effekte als
Theophyllin hervorriefen (Ruffini u. Casentini, 1955).

Die Diskussion der Effekte von Xanthinderivaten auf die Nierenfunktion wird sich im folgenden auf die allen wirksamen Glieder dieser Gruppe gemeinsamen Mechanismen konzentrieren und weniger die spezifischen Unterschiede zwischen einzelnen Substanzen betonen. Die meisten Befunde wurden mit Theophyllinsalzen oder mit Aminophyllin erhoben, ältere Autoren verwendeten auch Coffein oder Theobromin. Diese Stoffe werden im folgenden im Vordergrund stehen.

III. Die Art der diuretischen Wirkung

1. Wirkungsstärke

An aglomerulären Nieren sind Coffein und Theobromin wirkungslos. Daraus wurde geschlossen, daß offenbar das Glomerulum für die diuretische Wirkung entscheidend ist (BIETER, 1931). Mehrere Untersucher zweifelten aber überhaupt den Wert der Xanthinderivate als Diuretica an. An Ratten, die sich hinsichtlich ihres Flüssigkeitshaushaltes im Gleichgewicht befanden, verstärkte Theophyllin die flüssigkeitsretinierende Wirkung von ATP und hatte allein gegeben keinen diuretischen Effekt im Gegensatz zum Hund, wo es Diurese auslöste (ALEXANDER, 1965). Aber auch an Hunden wurde für Coffein, Theobromin und Theophyllin keine oder eine eher antidiuretische Wirkung beschrieben (SAGER, 1930; UNDERHILL u. PACK, 1923; WALLACE u. PELLINI, 1926). Aufgrund von Untersuchungen an gesunden und ödematösen Menschen wurde der klinische Nutzen dieser Diuretica als gering, die Substanzen selbst wurden im Vergleich zu den Effekten des Acetazolamids und der Diuretica mit der Grundstruktur des Benzothiadiazins als wenig wirksam bezeichnet (DE GRAFF u. LYON, 1964; GOLD, 1944; HECHT u. NOBEL, 1923; HERKEN, 1960 u. 1961; KEITH, 1931; KEMPMANN u. MENSCHEL, 1925; MERTZ, 1950; WENNIG u. SCHMÖR, 1965). Die Wirkungen sind inkonstant (GOLDRING, 1929; MARVIN, 1926; SCHROEDER, 1951) und auf bestimmte Arten von Ödemkrankheiten beschränkt (BOYER, 1943; RÖMER u. MEYER, 1933). Im Gegensatz dazu stehen Befunde an Menschen und an allen gebräuchlichen Laboratoriumstieren — besonders geeignet sind Kaninchen —, die deutliche Wirkungen auf die Ausscheidungsfunktion der Niere zeigen. Beim Gesunden führt beispielsweise nur coffeinhaltiger Kaffee — verwendet wurde Santos-Kaffee mit einem Coffeingehalt von 1,05% — nicht aber Kaffee-Hag mit nur 0,03% Coffein zu Harndrang (MAIER, 1921).

Von klinischer Seite wurde insbesondere Theophyllin als starkes Diureticum bezeichnet, das vorübergehende Harnvolumensteigerungen bis auf das Zehnfache mit lang anhaltender Wirkung verbinden soll (BECKH-WIDMANSTÄTTER, 1938; BROCKMANN, 1950; BOURGSDORF, 1939; PLÜGGE, 1936). Die 24 Std-Harnmenge kann bei Ödemkranken um 70—1750 ml/Tag oder 30—280% gesteigert werden (STOCKTON, 1930), die Wirkungsstärke soll kaum unter der von organischen Hg-Verbindungen liegen (BLUMGART et al., 1932). Bei einem Vergleich zwischen Theophyllin, Aminometradin, Acetazolamid und Chlorothiazid an Ratten, Kaninchen und Menschen erfuhr Theophyllin sogar die günstigste Beurteilung, weil es gleich starke Steigerungen des Harnvolumens und der Ausscheidung von Na und Chlorid hervorrief wie die anderen Substanzen, ohne deren Wirkung auf die Ausscheidung von K und Bicarbonat zu besitzen (NIELSEN, 1961). Nach Injektion in eine Flügelvene von Hühnern hatten 27 mg/kg Aminophyllin etwa die gleiche Wirkungsstärke wie Mercaptomerin (4 mg Hg/kg) und wie 5 mg/kg Hydrochlorothiazid. 9—11% des glomerulär filtrierten Chlorids wurden zur Ausscheidung gebracht (NECHAY, 1967). HILDEBRANDT (1936) verglich an Ratten die Ausscheidungsgeschwindigkeit einer vorher verabreichten Wassermenge nach Gabe eines Teeaufgusses verschiedener Drogen und Heilkräuter. Chinesischer Tee hatte die stärkste harntreibende Wirkung und auch Aufgüsse von Ackerschachtelhalm und Thymian waren noch wirksamer als Theobromin, das etwa der Species diuretica (DAB 6) und dem Aufguß aus Schlüsselblumen vergleichbar war. Lipschitz u. Mitarb. (1943) stellten Dosis-Wirkungs-Kurven an Ratten für verschiedene Diuretica in einem log-log-Maßstab auf, darunter auch für Theophyllin und Theobromin. Sie waren nur bei niedrigen Dosen linear, knickten jedoch bei höheren Dosen ab. Die Wirkung wurde mit zunehmender Dosis relativ geringer. Die diuretische Aktivität betrug auf Harnstoff bezogen für Theobromin 7,2, für Coffein 32 und Theophyllin 115 bei vergleichsweise 400 für Mersalyl. Bei dem Versuch, Mäuse als routinemäßiges Testobjekt für die Prüfung von Diuretica einzuführen, erwies sich Theophyllin ebenfalls als wirksam. 14% der tödlichen Dosis s.c. gegeben, erhöhten das Harnvolumen in den ersten 4 Std auf das Vierfache gegenüber einer Kochsalzkontrolle (Bonsmann, 1934). Dasselbe Experiment wurde an insgesamt je 4 Mäusen mit Aminophyllin, Coffein und Theobromin wiederholt (Ogawa, 1954).

2. Zeitverlauf der Wirkung

Die Ausscheidungssteigerung soll nach oraler Gabe bei Ratten (Haas, 1943) ebenso wie nach intravenöser Gabe bei Kaninchen (Cushny u. Lambie, 1921) und Menschen (Davis u. Shock, 1949) rasch in den ersten Minuten einsetzen. Bei Kaninchen nahm das Harnminutenvolumen nach 20 mg Coffein i.v. in den ersten 5 min nach der Injektion zu, um dann langsam wieder zur Norm abzusinken (Cushny u. Lambie, 1921). Auch beim Menschen wirkt Theophyllin oder Theobromin am stärksten in der ersten Stunde (Biancardi, 1933; Davis u. Shock, 1949) oder jedenfalls im ersten gemessenen Zeitintervall, danach geht die Harnausscheidung auf das Ausgangsniveau zurück und nach 4,5 Std kann sogar eine Retention von Flüssigkeit festgestellt werden (Blumgart et al., 1934; Cloëtta, 1934). In mehrtägigen Bilanzversuchen an gesunden Versuchspersonen mit gleichbleibendem Speise- und Trinkplan hatten täglich 3,0 g Theobromin keinen Einfluß auf das Körpergewicht (Blumgart et al., 1934). An Kaninchen, die 4 Tage lang täglich 3mal mit verschiedenen Theophyllin- und Theobrominsalzen in Dosen von 10—400 mg/kg behandelt wurden, war die Wirkung am ersten Tag am stärksten. Die Harnmenge lag an allen 4 Tagen über den Kontrollwerten und war noch ca. 2 Tage nach dem Absetzen erhöht (Bliss u. Morrison, 1933).

Ein sequentieller Versuchsplan zur Prüfung von Diuretica an Ratten, bei dem als Kriterium für gute Wirkung im Einzelversuch eine Zunahme des Harnvolumens auf das Dreifache der Kontrolle galt, erbrachte beim Vergleich der Harnvolumina der ersten 4 Std schon nach 4 Versuchen ein positives Resultat für Theophyllin, während der 24-Std-Wert keine Entscheidung erlaubte (Cummings et al., 1960). Auch dies ist ein Zeichen dafür, daß die Theophyllinwirkung nur kurze Zeit anhält. Kaninchen, denen vor dem Versuch 100 ml Wasser in den Magen gegeben worden waren, schieden nach Theophyllin s. c. in den ersten beiden Stunden 330% der Flüssigkeitsmenge der Kontrolltiere aus, in den ersten 4 Std nur noch 210% und in den ersten 6 Std nur noch 191%. Die Na-Exkretion betrug 664% in den ersten 2 Std und 502% in den ersten 6 Std (Lindemeier, 1940). Die Ausscheidungssteigerung war also in den ersten 2 Std am höchsten.

Widersprechende Befunde liegen nur von Vollmer (1939 und 1940) vor, der mit einer Einzeldosis Coffein s. c. an Ratten noch nach 7 Tagen ein erhöhtes Harnvolumen und eine veränderte Mineralausscheidung fand. Bemerkenswert ist an seinen Versuchen außerdem, daß die Na-Ausscheidung nach Coffein nur im Winter zunahm, während sie im Sommer eher verringert wurde (Vollmer, 1940).

3. Wirkungsverlust bei wiederholter Gabe

REES (1924) gab Kaninchen 4 Tage lang täglich Coffein, Theobromin oder Theophyllin und maß die Ausscheidung von vorher oral gegebenem Wasser im Vergleich zu einer ebenfalls viertägigen Kontrollperiode. Nur am ersten Tag der Behandlung war die Diurese stark erhöht, nach Theophyllin $\gg$ Theobromin $>$ Coffein. Am 2. bis 4. Tag verhielt sich die Wasserausscheidung wie an den Kontrolltagen. Daher tritt auch bei täglicher Gabe von Theobromin für 5 bis 9 Tage bei Kaninchen keine Gewichtsveränderung auf (KERPEL-FRONIUS u. BUTLER, 1935). Kaninchen entwickeln nach einer 4 Monate langen Behandlung mit steigenden Dosen auch gegen 50—90 mg/kg Coffein eine vollständige Toleranz ohne histologische Veränderungen an den Nieren (MYERS, 1924a). Diese besteht dann auch gegen Theobromin und Theophyllin (GÜNZBURG, 1922; MYERS, 1924b). Menschen, die starken Kaffeegenuß gewohnt sind, zeigen keine diuretische Wirkung nach Coffein, Theophyllin oder Theobromin (EDDY u. DOWNS, 1928). Die Toleranz läßt sich mit jeder der 3 Substanzen innerhalb von 4 bis 6 Monaten hervorrufen und besteht dann auch gegenüber den beiden anderen (KIHARA, 1928).

Ratten vertragen über mehrere Monate eine tägliche Gabe von 25—50 mg/kg Coffein s.c., ohne daß sich ihre Gewichtsentwicklung von der unbehandelter Tiere unterscheidet. Unmittelbar nach dem Absetzen des Coffeins ist die Ausscheidung von Na und K vermindert, am 2. Tag dann jedoch erhöht. Eine sonst wirksame Coffeindosis löst auch 4 bis 5 Tage nach dem Absetzen noch nicht wieder eine Diurese aus (VOLLMER u. RICHTER, 1940).

4. Abhängigkeit der diuretischen Wirkung von Bedingungen des Versuchstieres

a) Wirkungslosigkeit bei Neugeborenen

Bei Säuglingen konnte weder mit Coffein noch mit Theobromin eine Diurese erzeugt werden; die Harnmenge wurde sogar vermindert (HECHT u. NOBEL, 1932; SEREBRIJSKI u. VOLLMER, 1925). Nur sehr hohe Dosen von Theophyllin vermehrten den Harnfluß (BAUMECKER, 1927), doch ist die Toxicität von Theophyllin gerade bei Säuglingen und Kindern besonders hoch (s. S. 622). An neugeborenen Hunden und Ratten war Theophyllin ebenfalls wirkungslos (DICKER, 1952; STEGAJLO, 1951).

b) Wirkungsverstärkung durch positive Flüssigkeitsbilanz

Wurden bei nicht zu alten Ratten durch orale Dauerinfusionen von NaCl-Lösungen über 24 Std Ödeme erzeugt, so lösten 30 mg/kg Theophyllin starken Harnfluß mit negativer Na- und Wasserbilanz aus. Bei über 400 Tage alten Ratten blieb die Na- und Wasserbilanz positiv. Die Theophyllinwirkung war aber bei beiden Gruppen schwächer als nach 5 mg/kg Acetazolamid (HERKEN et al., 1956). Auch ASTON (1959) und DICKER (1946) sahen nach vorheriger Gabe von Wasser oder NaCl-Lösung bei Ratten nach Theophyllin einen besonders starken Anstieg des Harnvolumens. Nicht vorbehandelte Hunde reagierten auf Coffein überhaupt nicht und auf Theobromin nur schwach, doch wurde die Ausscheidung von Wasser oder NaCl-Lösung, die vorher mit der Schlundsonde verabreicht worden war, durch beide Substanzen beschleunigt. Auch beim Menschen wird die Ausscheidung oral aufgenommener Flüssigkeit oder Salzlösung durch Xanthindiuretica beschleunigt (LIE, 1930; STUBER u. NATHANSON, 1925). Während einer i.v. Infusion von 25 ml/min 3—5%iger Glucoselösung konnten 0,35 g Theophyllin beim Menschen Harnflüsse bis zu 50 ml/min auslösen (EK, 1955). NONNENBRUCH (1924) stellte analog unter klinischen Bedingungen fest, daß Xanthine nur dann wirksam sind, wenn der Wasser- oder Na-bestand nicht bereits „unter das physiologische Optimum abgesunken ist".

c) Einfluß des Säure-Basen-Haushaltes

Bei Hunden (Nechay, 1961; Tiffeneau et al., 1931) und Menschen (Oehme, 1924) ist die diuretische Wirkung der Xanthinderivate in leicht alkalischer Stoffwechsellage verstärkt. Acidose ändert die Wirkung der Xanthine entweder gar nicht (Berenzon, 1936; Nechay, 1961; Oehme, 1923) oder vermindert sie (Tiffeneau et al.,1931). Nur Günzburg (1922) erhob für Theobromin am Menschen gegenteilige Befunde: die Diurese war stärker in Acidose, abgeschwächt in Alkalose.

d) Der Einfluß anderer Pharmaka auf die Wirkung der Xanthindiuretica

Werden Hühner mit 1 mg/kg Reserpin vorbehandelt, so bleibt Theophyllin ohne Wirkung (Nechay u. Sanner, 1961b). Durch Infusion von Dopamin konnte die Theophyllinwirkung wieder hergestellt werden (Sanner, 1965).

Hexamethonium vermindert trotz Senkung des Blutdruckes die diuretische Wirkung von Theophyllin nicht (Schwalb, 1954). In Chloralhydratnarkose ist die diuretische Wirkung von Coffein und Theobromin vermindert (Molitor u. Pick, 1927; Nyary, 1931), nicht dagegen nach Luminal (Nyary, 1931) oder nach Paraldehyd (Molitor u. Pick, 1927). Daraus wird geschlossen, daß die Wirkung vom Reizzustand eines Diuresezentrums im Zwischenhirn abhänge (Molitor u. Pick, 1927). Die Antidiurese nach Pituitrin konnte an Hunden durch Xanthindiuretica nicht durchbrochen werden (Molitor u. Pick, 1924), an Kaninchen wirkte Theophyllin trotz vorheriger Gabe von Pituitrin diuretisch (Walker et al., 1937). Es ist aber schwer zu verstehen, daß Pituitrin in der Lage sein soll, an Hunden die diuretische Wirkung von Theophyllin zu verstärken (Unna u. Walterskirchen, 1937).

Antipyrin, Pyramidon, Acetanilid, Phenacetin und Chinin verzögern an Kaninchen die Ausscheidung von oral gegebenem Wasser. Coffein beseitigt diese Wirkung (Averbuck, 1930). Ebenso verhindert Theophyllin die Flüssigkeitsretention, die bei der Morphinentziehung auftritt, und verringert dadurch die Abstinenzerscheinungen (Adler, 1930). An Ratten hemmen auch Desoxycholsäuren die Harnausscheidung. Theophyllin oder Theobromin können sie nicht restituieren (Hotovy, 1947). Dagegen hat Probenecid keinen Einfluß auf die Wirkung der Xanthindiuretica (Nechay u. Sanner, 1961).

e) Die Wirkung der Xanthindiuretica an der denervierten und geschädigten Niere, nach Adrenalektomie und unter verschiedenen anderen Bedingungen

Durchtrennung des Nervus splanchnicus oder des Vagus ändert die diuretische Wirksamkeit der Xanthine bei Hunden nicht (Kusakari, 1930). An den Hals verpflanzte Nieren zeigen ebenfalls normale Wirkungen (Holloway, 1926), ebenso wie isoliert perfundierte Nieren (s. S. 608). Die Nervenversorgung ist demnach für die Entstehung dieser Diurese nicht erforderlich.

An der bei Hunden durch Injektion von Terpentin (Stejnberg, 1959) oder an Kaninchen mit K-Bichromat (Frandsen u. Möller, 1928) experimentell geschädigten Niere vermehrten die Xanthinderivate ebenfalls das Harnvolumen und die Elektrolytausscheidung. Sie durchbrachen auch die Oligurie nach experimentellen Verbrennungen an Hunden (Barac, 1957).

An adrenalektomierten Ratten war Theophyllin wirkungslos. Prednisolon, 25 mg/kg in Gummi arabicum per os, stellte die Na-eliminierende Wirkung von Theophyllin wieder her (Natzschka, 1959).

Dyspnoe verminderte an Kaninchen mit denervierter Niere die diuretische Wirkung von Theophyllin (NAKAO, 1926). In Meereshöhe gut wirksames Theobromin war bei Versuchen an Kaninchen auf dem Ätna in 2941 m ü. M. wirkungslos (MASCHERPA, 1938). Die Diurese soll danach von der O_2-Versorgung der Nieren abhängen. Während starker Muskelarbeit tritt beim Menschen nach Theobromin ebenfalls keine Diurese auf (WÜSCHER, 1925). Über den Flüssigkeitsverlust durch Schwitzen sind keine Angaben gemacht.

5. Verstärkung der Wirkung durch Kombination mit anderen Pharmaka

Die Kombination von Theophyllin mit Hg-Diuretica wird an anderer Stelle dieses Handbuches ausführlich dargestellt (s. S. 66 u. S. 127). Besonders die Erhöhung der glomerulären Filtrationsrate durch Theophyllin wurde von klinischer Seite bei dieser Kombination als vorteilhaft angesehen (WESTON et al., 1952; VOGL u. ESSERMAN, 1951).

Die gleichzeitige Gabe von Acetazolamid und Theophyllin (BONOMINI u. PRETOLANI, 1957; NECHAY, 1964) oder 8-Chlortheophyllin (LIGHT, 1959) hatte eine größere Wirkung als es der Summe der Einzeleffekte entsprach. Theophyllin und Trichlormethiazid (CAFIERO u. ELISEO, 1962; MAREN, 1961; NECHAY, 1961) oder Hydrochlorothiazid (LOUYOT u. GAUCHER, 1962) verhielten sich dagegen additiv.

Gleichzeitige oder vorherige Gabe von Ca verstärkte oder verlängerte die Wirkung von Theophyllin (KEMPMANN, 1929; KEMPMANN u. MENSCHEL, 1925; RACHMILEWTIZ u. STRANSKY, 1930; ZWYER, 1929) ähnlich wie das ja auch für eine Reihe anderer Diuretica gezeigt werden konnte (FÜLGRAFF, 1967; FÜLGRAFF et al., 1967). Theophyllin-Ca-salicylat und Theobromin-Ca-salicylat waren daher an Kaninchen auch stärker wirksam als die entsprechenden Na-Salze (BLISS u. MORRISON, 1933). Wurde Theophyllin zusammen mit einer Na-Sulfatinfusion gegeben, so war die Diuresesteigerung ebenfalls überadditiv. Sulfat soll nach MÖLLER (1927b) Chlorid aus dem Gewebe mobilisieren, so daß dieses für die Theophyllinwirkung an der Niere disponibel wird.

HEIDENREICH (1957) fand schließlich eine überadditive Erhöhung des Harnvolumens nach Gabe von Coffein und Alkohol beim Hund. Da auch an hypophysektomierten Hunden mit Coffein eine stärkere Diurese als an normalen Tieren zu erzielen war, nahm er an, daß Coffein neben einer diuresefördernden renalen Wirkung auch die Ausschüttung von Vasopressin stimuliert, wodurch normalerweise das Harnvolumen nur wenig ansteigt.

IV. Wirkung der Xanthindiuretica auf die Zusammensetzung des Harns

1. Wirkung auf die Wasserausscheidung und auf das Verhältnis von Wasser zu Soluta im Harn

HOFF u. WERNER (1928) fanden nach Theophyllin vermehrt Pituitrin im Liquor von Hunden und Menschen und auch SMITH (1951) vermutete, daß die Xanthine als zentral erregende Stoffe eine ADH-Ausschüttung provozieren könnten. Dazu würde passen, daß sie in einer Wasserdiurese gegeben, die Harnkonzentration von Na und Chlorid erhöhen (MUDGE u. WEINER, 1958), die Wasserdiurese hemmen (UNDERHILL u. PACK, 1923) und beim Menschen bei gesteigerter Diurese und GFR die Resorption von osmotisch freiem Wasser vermehren (NATOCHIN et al., 1965). Theophyllin hat allerdings bei renalem Diabetes insipidus keinen Einfluß auf die Wasserresorption (NATOCHIN et al., 1965). Die genannten Befunde könnten auch mit der vasopressinähnlichen Wirkung der Xanthindiuretica selbst in der Niere erklärt werden (s. S. 613).

Es fehlt jedoch nicht an Berichten, wonach Xanthinderivate an Menschen und Rhesusaffen das Verhältnis von Wasser- und Soluten-Ausscheidung nicht verändern (Blumgart et al., 1934; Chakravarty et al., 1954) oder sogar spezifisch die Ausscheidung von freiem Wasser erhöhen (Buchborn et al., 1961; Cushny u. Lambie, 1921; Krecke et al., 1965; Krück, 1962). Von anderen Autoren wurde Theophyllin in dieser Hinsicht als unspezifisches Diureticum wie Mannit, Sulfat oder Harnstoff bezeichnet. Es vermehrt beim Menschen unter Wasserbelastung die Clearance des freien Wassers und die Clearance der osmotisch wirksamen Soluta (C_{osm}) in gleicher Weise (Goldstein et al., 1961). Umgekehrt steigt im Wassermangel die $T^c_{H_2O}$ proportional der C_{osm} (Porush, 1961). Ein solches Verhalten ist immer dann zu erwarten, wenn durch ein Diureticum in der Henle'schen Schleife vermehrt Na und Chlorid angeboten wird, sei es durch Erhöhung der GFR oder durch Hemmung der tubulären Resorption im proximalen Konvolut. Entsprechend konnte Theophyllin die Konzentrierungsschwäche, die bei salzarm ernährten Personen zu beobachten war, dann beheben, wenn die GFR vorher niedriger war und durch Theophyllin erhöht wurde (Stein et al., 1962). In einem solchen Sinne ist wohl auch die Bezeichnung „Filtrationsdiurese" (Frey et al., 1954) zu verstehen, da die Clearance der Soluta nach Kaffeegenuß mit zunehmendem Harnvolumen ansteigt. Frey u. Schirmeister (1954) glaubten die Wirkung von Kaffee auf die Wasserresorption beim Menschen noch weiter differenzieren zu können. Danach soll die C_{osm} bis zu einem Harnvolumen von 4—6 ml/min stärker ansteigen als das Harnvolumen, die Resorption von Wasser also zunehmen. Der weitere Anstieg des Harnvolumens soll bei konstanter C_{osm} erfolgen, was bedeuten würde, daß die Mehrausscheidung durch zusätzliche Exkretion von osmotisch freiem Wasser zustande kommt. Beim letzten Anstieg des Harnvolumens soll die C_{osm} der Isotonielinie folgen, d.h., die Resorption von Wasser wäre dann proportional dem Harnvolumen.

Die vorübergehende Harnvolumensteigerung bei konstanter C_{osm} könnte durch die Versuche von Buchborn u. Mitarb. (1961) eine Erklärung finden. Diese Autoren maßen die maximale Wasserrückresorption $Tm^c_{H_2O}$ beim Menschen in Mannitdiurese mit Zusatz von ADH. Diese $Tm^c_{H_2O}$ wird normalerweise bei Harnflüssen zwischen ca. 10 und 40 ml/min sehr konstant gefunden und entspricht dem osmotisch freien Wasser, das aus den Sammelrohren in das Nierenmark zurückströmt. Nach i.v. Injektion von Aminophyllin nahm die $Tm^c_{H_2O}$ innerhalb von 5—7 min signifikant ab, d.h., der Rückstrom von Wasser aus den Sammelrohren war akut vermindert. Der Mannitdiurese wurde also eine Wasserdiurese „beigemischt". Bei weiterem Anstieg des Harnvolumens folgte die C_{osm} fast der Isotonielinie, die $Tm^c_{H_2O}$ war nahe O. Buchborn u. Mitarb. (1961) erklärten ihre Befunde damit, daß die durch Theophyllin gesteigerte Markdurchblutung den Na-Pool im Nierenmark auswasche (s. S. 610). Tatsächlich wurde die Na-Konzentration in der Nierenpapille von Ratten 10—15 min nach einer Injektion von Aminophyllin erniedrigt gefunden (Heller et al., 1965).

2. Wirkung auf die Ausscheidung von Na und Chlorid

Theophyllin erhöht beim Menschen (Crutchfield u. Wood, 1948; Gukelsberger, 1954; Merzon, 1964; Schwalb u. Hensel, 1954), bei Hunden (Fulton et al., 1934; Natochin u. Sokolova, 1957) bei Kaninchen (Möller, 1927c; Sakata, 1925) und an Herz-Lungen-Nierenpräparaten von Hunden (Gremels, 1928b; Verney u. Winton, 1930) nicht nur die Ausscheidung, sondern auch die

Harnkonzentration von Na bzw. Chlorid. Die NaCl-Exkretion nimmt also stärker zu als das Harnvolumen. Dasselbe wurde beim Menschen nach Coffein (GUKELS-BERGER, 1954) beobachtet. VOLLMER u. RISCHER (1941) fanden an Ratten nur im Winter eine verstärkte Chloridausscheidung nach Coffein, die außerdem vom Chloridgehalt der Nahrung abhängig war. An Kaninchen war nach Coffein zunächst nur das Harnvolumen erhöht, während die Chloridexkretion erst am vierten und fünften Tag nach der einmaligen Gabe von 30 mg/kg anstieg (VOLLMER u. GRÜNIG, 1939). Die Ergebnisse dieser Versuche streuen allerdings sehr stark.

Versuchspersonen, die kochsalzarm ernährt werden, erleiden durch die Theophyllinbehandlung einen Gewichtsverlust, der bei Fortdauern der NaCl-armen Ernährung bestehen bleibt, jedoch durch Kochsalzgabe prompt behoben wird (BOGENDÖRFER, 1921). Theophyllin vermindert nach einmaliger Gabe an Ratten, die 6 Std nach der Injektion getötet wurden, den Chloridgehalt von Blut, Niere, Lunge, Leber, Milz, Hoden und Muskulatur, was besonders deutlich wird, wenn die Konzentration auf Trockensubstanz bezogen ist. Nach 6-tägiger Behandlung mit Theophyllin ist die Chloridkonzentration allerdings nur noch im Magen und in der Niere vermindert (WINTER, 1934). Theobromin vermindert nach einmaliger oder chronischer Gabe die Chloridkonzentration in allen Organen von Kaninchen (SAKATA, 1925).

3. Wirkung auf die Ausscheidung anderer Elektrolyte

Theophyllin vermehrt bei Hunden in Wasserdiurese die Ausscheidung von K im selben Verhältnis wie die von Na. Während einer Infusion von KCl hat es dagegen auf die K-Exkretion keine sichere Wirkung (MUDGE et al., 1950). Die Sekretion von K wird also nicht gehemmt wie bei Hg-Diuretica (MUDGE u. WEINER, 1958). An normalen Hunden (NATOCHIN u. SOKOLOVA, 1967) sowie Kaninchen, Ratten und Menschen (NIELSEN, 1961) wurde ebenfalls eine der Harnvolumensteigerung entsprechende Zunahme der K-Ausscheidung gefunden. An Schnitten von Kaninchennieren war die Wiederaufnahme von K durch Theophyllin signifikant vermindert (MUDGE, 1951). An K-arm ernährten Ratten wurde die K-Ausscheidung nach Coffein im Vergleich zur K-Ausscheidung vorher stärker erhöht als an normal ernährten Tieren (VOLLMER u. PIETSCH, 1942/43). Merkwürdig ist, daß nach s.c. Gabe von Coffein mehr K ausgeschieden werden soll, als nach oraler Gabe (VOLLMER u. FLÖHR, 1942/43).

Die Ausscheidung von Ca wird an Kaninchen durch Coffein ebenfalls erhöht (RACHMILEWITZ u. STRANSKY, 1930), während alle 3 Xanthindiuretica bei Hunden die Phosphatkonzentration im Harn vermindern (BOLLINGER, 1928).

4. Wirkung auf die Ausscheidung von Nichtelektrolyten

Harnstoff wird von Hunden (BOURQUIN u. LAUGHTON, 1925) und Menschen (SCHWALB u. HENSEL, 1954; LITZNER et al., 1924; POLLAND, 1928) durch Xanthine vermehrt ausgeschieden. Die Harnstoffausscheidung wird am stärksten durch Theophyllin vermehrt (POLLAND, 1928). Am Herz-Lungen-Nierenpräparat von Hunden nimmt die Harnstoffexkretion zwar zu, nicht aber die Konzentration im Harn (VERNEY u. WINTON, 1930). PAGE (1933), der die Harnstoff-Clearance maß, fand, daß Coffein und Theophyllin die Fähigkeit zur Harnstoff-Exkretion nicht erhöhen.

An Schnitten von Kaninchennieren vermindern Xanthinderivate die Akkumulation von PAH (DESPOPOULOS, 1956; HUANG et al., 1958). Das Tm PAH wird allerdings bei Hunden durch Theophyllin ebenso wenig wie das Tm Glucose beeinflußt (Handley, 1949). Andererseits sollen Milchzucker (Litzner et al., 1924), Glukose (Raulston, 1927) und Jod (Litzner et al., 1924; Tsurumaki, 1927) nach Xanthindiuretica unabhängig vom Plasmaspiegel vermehrt ausgeschieden werden.

V. Renaler oder extrarenaler Wirkungsort der Xanthindiuretica

1. Extrarenale Ursachen der Diurese

„Je nach der Theorie, zu der sich die einzelnen Forscher bekannten, haben sie ihren Befunden eine entsprechende Deutung gegeben und sich nicht immer davor bewahrt, die eine oder die andere Seite des Problems, sei es die renale oder die extrarenale, einseitig zu betrachten" (Serebrijski u. Vollmer, 1925).

Es ist vielfach versucht worden, die Diuresesteigerung der Xanthine ausschließlich mit extrarenalen Wirkungen zu erklären. Veränderungen der Zellpermeabilität oder der Wasserbindungsfähigkeit der Kolloide sollten Flüssigkeit und Elektrolyte mobilisieren, die dann von der Niere nur noch dem größeren Angebot entsprechend auszuscheiden wären. Die Arbeiten sind zum Teil mit veralteten Methoden durchgeführt. Die Deutung der Befunde ist schwierig, weil sie von überholten physiologischen Vorstellungen über das Zustandekommen diuretischer Effekte ausgeht. Dennoch spielen neben den im folgenden Abschnitt 6 besprochenen direkten renalen Mechanismen sicher *auch* extrarenale wie die Erhöhung des Herzminutenvolumens bei der Entstehung der Diurese eine Rolle.

Die wichtigste extrarenale Wirkung der Xanthindiuretica und besonders des Coffeins wurde in der Herabsetzung des Quellungsdrucks und damit des Wasserbindungsvermögens der Plasmaeiweißkolloide gesehen (Ellinger et al., 1921; Heymann, 1925; Kylin, 1932 a u. b; Neuschloss, 1924; Stuber u. Nathanson, 1923; Szelöczey, 1929), obwohl andere Autoren den kolloidosmotischen Druck des Plasmas nach Coffein nicht verändert fanden (Faludy, 1929; Krogh u. Nakazawa, 1927). Durch die verminderte Bindungsfähigkeit der Eiweißkörper sollte Wasser im Blut mobilisiert, leichter glomerulär filtriert und dann ausgeschieden werden können. Gerade nach Theophyllin wurde aber der kolloidosmotische Druck sogar erhöht gefunden (Kylin, 1932 a u. b; Meyer, 1931; Shida, 1939). Daher wurde von diesen Autoren die Diurese mit der verstärkten wasserbindenden Kraft des Blutes erklärt, die zu einem Wassereinstrom aus den Geweben ins Blut führe. Malorny (1952) fand den spezifischen kolloidosmotischen Druck (= kolloidosmotischer Druck/g Eiweiß) nach kleinen Dosen (3—20 mg/kg) aller 3 Xanthinderivate erniedrigt. Nach größeren Dosen Coffein war er wenig erhöht, nach größeren Dosen Theobromin unverändert. Kleine Dosen dieser Diuretica können daher nach Ansicht des Autors primär durch die Senkung des kolloidosmotischen Drucks diuretisch wirken. Malorny (1952) stellte fest, daß „das im Verlauf einer Diurese zur Ausscheidung gelangende Wasser niemals dem Blut allein entstammen kann". Ein Säftestrom müsse nach Meinung des Autors der eigentlichen Diurese vorauseilen, die Wasser- und Mineralverschiebungen seien primär. Die von ihm erhobenen Befunde, daß die Trockensubstanz der Muskulatur relativ zunimmt und die K-Konzentration nach Gabe von Xanthindiuretica ansteigt, können allerdings auch eine Folge der Diurese sein.

Eine gesteigerte Durchlässigkeit der Gefäßwände und Zellmembranen wurde ebenfalls als Ursache einer primären Mobilisierung von Flüssigkeit und Elektrolyten durch Xanthinderivate angesehen. Wurden Hinterbeine von Fröschen mit Salzlösung durchströmt, so entstand schneller ein Ödem, wenn der Lösung Theocin zugesetzt worden war (Sato, 1928). Andererseits wanderten Farbstoffe, Jodkalium oder Glucose am selben Präparat nach Zusatz von Theophyllin nur in geringerem Umfang aus der Lösung ins Gewebe (Fröhlich u. Zak, 1929a). Nierengewebsstücke sollen in destilliertem Wasser oder Ringerlösung weniger stark quellen, wenn Coffein oder Theobromin zugesetzt werden (Schulze, 1923). Lazarew u. Magath (1925) zweifelten dieses Ergebnis aufgrund ausgedehnter eigener Versuche und Statistiken allerdings an. Permeabilitätswirkungen der Xanthindiuretica zeigten sich auch darin, daß verschiedene sonst unwirksame oder erst in höheren Konzentrationen wirksame Pharmaka wie saure Farbstoffe, Morphin, Magnesium oder Uranium an Fröschen, Katzen und Kaninchen bei gleichzeitiger Gabe von Theophyllin stark wirksam oder giftig waren. Sie sollen sich wegen der allgemein erhöhten Permeabilität schneller und intensiver in den Geweben verteilen (Fröhlich u. Zak, 1927 u. 1929b). Verschiedene Pharmaka wurden unter dieser Xanthinwirkung aus der Subcutis schneller resorbiert (Donath u. Tanne, 1927). Der Stoffaustausch zwischen Blut und Geweben war beschleunigt, die Kreatin- und Kreatininkonzentration des Blutes nahm nach Xanthinen zu (Laufberger, 1923). Die Blut-Kammerwasser-Schranke (Ackermann, 1928; Franceschetti, 1927; Franceschetti u. Wieland, 1928) wurde durchlässiger, allerdings nicht die Blut-Hirn- oder Blut-Liquor-Schranke (Stern u. Kassil, 1934). Theophyllin steigerte auch die extrarenale Wasserabgabe durch die Perspiration insensibilis (Jores, 1931) und den Lymphfluß im Ductus thoracicus (Yamakoshi, 1937).

Eiweißbeladene Kollodiummembranen wurden durch Coffein reversibel durchlässiger (Brinkmann u. v. Szent-Györgyi, 1923; Brühl, 1929; Handovsky u. Uhlenbruck, 1925; Himmelreich, 1937). Handovsky u. Uhlenbruck (1925) schlossen daraus allerdings nicht auf extrarenale Xanthinwirkungen, sondern nahmen eine Verminderung des Filtrationswiderstandes an der Glomerulummembran an.

Bei Patienten wurde nach Theophyllin in Versuchen mit Evansblau keine gesteigerte Gefäßpermeabilität gefunden (Steinberg u. Jensen, 1946; Steinberg et al., 1965).

Als weiteres Argument für die primär extrarenalen Wirkungen der Xanthine sind Veränderungen des Plasmavolumens oder der Konzentration bestimmter Plasmabestandteile, die auch ohne oder vor der Diurese auftreten sollen, herangezogen worden. Theophyllin soll z.B. die Absorption von Carminfarbstoff an Kanincheneiweiß verstärken, was Ausdruck einer Plasmaveränderung sein soll (Teploff, 1929). Calvin u. Mitarb. (1940) und Decherd u. Mitarb. (1940) beschrieben bei Ödempatienten nach Aminophyllin einen Anstieg des Plasmavolumens um 400–1200 ml während der ersten 30 min, der mit dem Höhepunkt der Diurese zusammenfiel und danach bei anhaltender Diurese wieder zurückging. Die Ursache der Diurese wurde in der Mobilisierung von Flüssigkeit und Elektrolyten gesehen. Auch Litzner (1930) fand die zirkulierende Blutmenge nach Theophyllin erhöht. Möller (1927a) fand sowohl an normalen wie an nephrektomierten Kaninchen nach Theophyllin einen vermehrten Einstrom von Flüssigkeit und Elektrolyten in die Blutbahn. Die Zunahme des Blutvolumens wurde auch an Tieren im Wassermangel festgestellt, bei denen keine Diurese auftrat (Möller, 1927a). Dem stehen die Befunde von Kimura (1930) gegenüber, wonach der Wasser- und NaCl-Gehalt des Blutes an normalen und nierenlosen Kaninchen nach Theophyllin bei gleichzeitiger Zunahme der Erythrocytenzahl und der Eiweißkonzentration abnahm. Beide Autoren erklärten trotzdem die Diurese mit den von ihnen beschriebenen gegenteiligen Ergebnissen. Nach Nonnenbruch (1921) folgt einem initialen Ausstrom von Flüssigkeit aus dem Blut ein überschießender Einstrom verbunden mit einem gleichzeitigen Eiweißeinstrom, da das Serumeiweiß im Vergleich zur Erythrocytenzahl ebenfalls zunahm.

Bauer u. Aschner (1922) bestätigten den erhöhten Serumeiweißgehalt 20—30 min nach der Injektion von Theophyllin, der unabhängig von der Diurese auftrat. Theobromin verminderte die Konzentration des Serumeiweiß. Die Kochsalzkonzentration des Plasmas war nach Theophyllin erhöht, nach Aminophyllin erniedrigt. Ein Kausalzusammenhang zwischen extrarenalen Effekten und Diurese wurde wegen des inkonstanten Auftretens der ersteren von den Autoren abgelehnt. Xanthine können eine starke Diurese ohne Änderung der Eiweiß- oder NaCl-Konzentration des Blutes hervorrufen (Bauer u. Aschner, 1922). In sorgfältigen Untersuchungen mit Evansblau fanden Chachutow u. Schwab (1953), daß Aminophyllin bei gesunden Versuchspersonen das Plasmavolumen im Mittel um 3,1 ml/kg und bei Ödempatienten um 4,5 ml/kg vermindert. Die entstandene Diurese vermag diese Abnahme voll zu erklären.

Eine Mobilisierung von Chlorid mit Anstieg der Chloridkonzentration im Blut wurde von Curtis (1925a) als erste Wirkung von Theophyllin postuliert. Erst einige Zeit danach soll dann die Diurese einsetzen, die ganz ausbleiben soll, wenn die vorherige Zunahme des Plasmachlorids fehlt. Durch Injektion von 100 ml 6,7%iger Zuckerlösung (Curtis, 1925a u. b) oder 100 ml destilliertem Wasser (Curtis, 1927, 1929a) konnte die diuretische Wirkung von Theophyllin an normalen Kaninchen oder an Kaninchen mit denervierten Nieren (Curtis u. Shambaugh, 1927) blockiert werden. War das Exsudat in der Peritonealhöhle durch NaCl-Einstrom isotonisch geworden (Curtis, 1927) oder wurden gleich 100 ml isotoner NaCl-Lösung intraperitoneal injiziert (Curtis, 1925a), so trat nach Theophyllin eine starke Diurese auf. Curtis (1925a u. b, 1929b) nimmt an, daß die primäre Theophyllinwirkung an den Geweben erfolgt, daß dort die Permeabilität verändert wird und so Elektrolyte zum Einstrom ins Blut veranlaßt werden, wobei unklar bleibt, welche treibende Kraft dafür zur Verfügung steht. Ein Mehr an Elektrolyten regt dann die Niere zu verstärkter Harnbildung an. Die Ablenkung der Elektrolyte in die Bauchhöhle durch i. p. Injektion elektrolytfreier Lösung, verhinderte daher eine Diurese. Es sei hinzugefügt, daß die Versuchsergebnisse die Annahme extrarenaler Wirkungen nicht erforderlich machen, da auch sicher renal wirkende Diuretica das Harnvolumen und die Elektrolytausscheidung dann nicht steigern können, wenn Flüssigkeit und Elektrolyte in einem "third space" sequestriert sind.

2. Versuche an isolierten Nieren

Die Bedeutung aller angeführten extrarenalen Effekte der Xanthinderivate für die diuretische Wirkung wird durch die positiven Versuche an isolierten Nierenpräparaten fragwürdig. Coffein und Theophyllin konnten an isoliert perfundierten Nieren von Fröschen (Hartwich, 1926; Schmidt, 1922; Wohlenberg, 1927) oder von Kröten (Fukuhara, 1941; Izumida, 1939; Tada u. Saito, 1930) die aus dem Ureter austropfende Harnmenge reversibel, konzentrationsabhängig und bei mehrmaliger Durchströmung reproduzierbar vermehren. Tada u. Saito (1930) fanden eine stärkere Wirkung, wenn das Coffein von der Nierenpfortader aus angeboten wurde, Izumida (1939) bei Angebot von der Nierenarterie. Büchler (1931) fand an einem Herz-Nieren-Präparat von Fröschen zwar ebenfalls eine größere Harnabsonderung nach Theophyllin, brauchte aber eine Konzentration von 0,24 g Aminophyllin/l Durchströmungslösung (= 1 : 4000) gegenüber einer Konzentration von 1 : 250000 bei anderen Autoren (Hartwich, 1926). Büchler (1931) verneinte daher die Bedeutung der an seinem Präparat gefundenen renalen Wirkung für die Diurese in vivo und sah kleine xanthinbedingte Anstiege der Kochsalzkonzentration als die entscheidende Ursache an. Es sei jedoch noch

einmal betont, daß Coffein und Theophyllin am isolierten Kaltblüternieren-
präparat in wesentlich geringeren Konzentrationen wirksam sind. Auch an
isolierten und durchströmten Nieren von Kaninchen (LEMESIC, 1923), am Herz-
Lungen-Nieren- (GREMELS, 1928a u. b; VERNEY u. WINTON, 1930) und Pumpen-
Lungen-Nieren-Präparat (KUPFER et al., 1951) von Hunden sowie an einem
Pumpen-Lungen-Nieren-Präparat einer nicht genannten Tierart (Ziege?) (JACOBJ
u. LOEFFLER, 1928) vermehrten Xanthindiuretica direkt das Harnvolumen und
die Elektrolytausscheidung. Über die Wirkungen auf die Durchflußgeschwindig-
keiten des Perfusats und auf die GFR wird unten berichtet. Als weiteren
Hinweis auf eine direkte renale Wirkung können auch die Versuche gelten, in
denen die Diuretica direkt in eine Nierenarterie von Hunden injiziert wurden.
Kleine Dosen von Theophyllin verursachten nur an der Niere eine Diurese, in deren
Arterie die Substanz injiziert wurde. Nach größeren Dosen war die Wirkung beider
Nieren gleich, nach sehr großen Dosen war die Wirkung der Kontrollniere sogar
stärker (BARTRAM, 1932; CHRISTIAN u. BARTRAM, 1932). Die Autoren nahmen an,
daß nach sehr großen Dosen eine toxische Wirkung des Theophyllins die Diurese
der injizierten Niere verminderte. Coffein, Theobromin (CHRISTIAN u. BARTRAM,
1932) und merkwürdigerweise auch Aminophyllin (BARTRAM, 1932) wirkten auch
bei intraarterieller Injektion immer gleich stark auf beiden Nieren. Eine vorwiegend einseitige Wirkung von Aminophyllin und Theophyllin fanden NECHAY
u. SANNER (1961a) und SANNER (1965) nach Injektion in eine Beinvene von
Hühnern, die über die Nierenpfortader drainiert wird und daher spezifisch die
Tubuli einer Niere erreicht.

Die Ergebnisse an isolierten Nieren und nach Injektion in eine Nierenarterie
beweisen einen direkten Angriff der Xanthindiuretica an der Niere. Der renale
Mechanismus soll im folgenden näher betrachtet werden.

VI. Wirkung der Xanthindiuretica auf die Nierenfunktion. Mechanismus der diuretischen Wirkung

1. Wirkung auf die Durchblutung der Niere

Mit einer großen Zahl von Methoden, wie Onkometrie, Messung des venösen
Ausstroms, Thermostromuhr, Blasenstromuhr, elektromagnetischen Flußmessern
oder unblutig mit der Clearance von Paraaminohippurat (PAH), Dioden oder
Diodrast wurden die Effekte der 3 Xanthindiuretica auf den Blutfluß durch die
Nieren untersucht. Fast alle Autoren stimmen darin überein, daß die Nieren-
durchblutung zunimmt, wenngleich eine Diurese auch bei konstanter Durchblutungsgröße auftreten kann. Der Blutfluß steigt in aller Regel sofort nach der
Aufnahme der Xanthine. Diese Wirkung hält meist nur 5—30 min an, während der
Höhepunkt der Diurese zeitlich mit dem Abklingen der Mehrdurchblutung zusammenfällt und die Diurese von längerer Dauer ist. Solche Ergebnisse wurden
an isolierten Froschnieren (HARTWICH, 1926), an Kaninchen (SCHMIDT, 1924;
TASHIRO u. HIDEICHIRO, 1922; WALKER et al., 1967) an Kaninchen nach Durchtrennung des Nervus splanchnicus und konstant gehaltenem Blutdruck (OZAKI,
1927), an isolierten Kaninchennieren abhängig von der Xanthinkonzentration
(WOICHANSKY, 1932) an Katzen, auch wenn vorher die Durchblutung durch Angiotensin, Vasopressin oder Bradykinin vermindert war (BARER, 1963), an Hunden
(BRINGS u. MOLITOR, 1931; LUDENS u. WILLIAMSON, 1966; LUDENS et al., 1967),
an decerebrierten Hunden (JANSSEN u. REIN, 1928), an isoliert perfundierten
Hundenieren (Kupfer et al., 1951; VERNEY u. WINTON, 1920) und an gesunden
und ödemkranken Menschen (BUCHBORN et al., 1961; CHASIS et al., 1947; DAVIS

u. Shock, 1949; Ek, 1955; Escher et al., 1948; Merzon, 1964; Sinclair-Smith et al., 1949; Schwalb u. Hensel, 1954) erhoben. Schmidt (1922) fand an isolierten Froschnieren ebenfalls eine Steigerung des Perfusatdurchflusses. Der Fluß kehrte nach Umschalten auf eine xanthinfreie Lösung zum Kontrollniveau zurück, während die Diurese weiter anhielt. An isolierten Krötennieren verhinderte Fukuhara (1940) die sonst auftretende Durchflußsteigerung durch Senkung des Perfusionsdruckes, ohne damit die Diurese zu unterbinden. An einem Präparat mit 2 isoliert perfundierten Nieren eines Hundes wurde einer Niere Coffein angeboten und darauf der Perfusionsdruck an der anderen Nieren soweit erhöht, bis die resultierende Diurese gleich war. Der Perfusionsfluß war auf der Coffeinseite dennoch größer (Verney u. Winton, 1930). Daher muß der Gefäßwiderstand in der Niere abgenommen haben (Kupfer et al., 1951; Verney u. Winton, 1930). Grupp (1959) stellte fest, daß Theophyllin an Hunden die Fähigkeit der Niere zur Autoregulation aufhebt, d.h., die Durchblutung der Niere nahm mit steigendem Druck linear zu; der Gefäßwiderstand hatte abgenommen, während der Schwellendruck für die Nierendurchblutung unverändert geblieben war (Grupp, 1959). Wenn Hundenieren mit heparinisiertem konserviertem Blut perfundiert werden, nimmt der Blutfluß drastisch ab. 20—50 mg-% Coffein steigern den Blutstrom und vermindern die Vasokonstriktion (Cuypers, 1958). Nur in 2 Arbeiten mit Clearance-Untersuchungen an Kaninchen (Forster u. Maes, 1946) und Menschen (Moeller u. Gülke, 1954) wurde nach Xanthindiuretica keine Änderung des renalen Plasmaflusses beobachtet. Allerdings liegt die Größenordnung der Zunahme gerade bei den Versuchen an Menschen auch sonst häufig im Rahmen der Fehlerbreite der Clearance-Methoden.

Frey (1951) wollte die Zunahme der Durchblutung der Glomerula durch direkte Beobachtung beweisen. Er nahm Flachschnitte an lebenden Kaninchennieren in situ vor und stellte fest, daß die Schnittfläche nach Coffeingabe wieder zu bluten begann, und daß die Glomerula eine dunklere Farbe annehmen. An Mäusen, die in verschiedenen Abständen nach einer Theophyllininjektion getötet wurden, konnte postmortal keine stärkere Blutfüllung der Nierenrinde als die, die etwa auch nach intraperitonealer Injektion von hypertoner NaCl-Lösung auftrat, nachgewiesen werden (Kuschinsky u. Vorherr, 1950).

2. Wirkung auf die Durchblutung des Nierenmarks

Auf Seite 604 wurde bereits auf die Befunde von Buchborn u. Mitarb. (1961) hingewiesen. Sie fanden, daß die Abnahme der $Tm^c_{H_2O}$ und die Zunahme der C_{PAH} miteinander korreliert sind. Sie schließen aus der Abnahme der $Tm^c_{H_2O}$ in forcierter osmotischer Diurese mit ADH-Zusatz auf eine Auswaschung der hohen Na-Konzentration im Nierenmark, was durch Heller u. Mitarb. (1965) an Ratten nachgewiesen wurde. Als Ursache wird eine Steigerung der Markdurchblutung angesehen (Buchborn u. Anastasakis, 1961; Buchborn et al., 1961). Eine Zunahme der Markdurchblutung nach Aminophyllin wurde auch bei Wüstennagern (Meriones) gezeigt (Hummel, 1963). Cotaescu u. Mitarb. (1964) ermittelten mit ^{86}Rb getrennt die Mark- und Rindendurchblutung und fanden nach Xanthindiuretica einen zwar geringen Anstieg des Blutflusses durch das Mark, dem sie aber eine Bedeutung beim Zustandekommen der Diurese zusprachen. Ludens u. Williamson (1966) maßen an Hunden mit einem elektromagnetischen Flußmesser die Gesamtdurchblutung einer Niere und benutzten die C_{PAH} als Maß für den Plasmafluß durch die Nierenrinde, aus dem sie den Blutfluß durch die Rinde errechneten. Die Differenz zwischen beiden ergab die Größe der Markdurchblutung. Nach 1 mg/kg Aminophyllin stieg die Gesamtdurchblutung der

Niere um 75%. Im einzelnen war die Rindendurchblutung um den Faktor 1,5, die Markdurchblutung aber auf das Dreifache erhöht. Auch bei kleineren Dosen Aminophyllin stieg die Markdurchblutung stärker an als die Rinden- oder Gesamtdurchblutung der Niere (LUDENS u. WILLIAMSON, 1966).

3. Wirkung auf die glomeruläre Filtrationsrate

Die Bedeutung der glomerulären Wirkung der Xanthindiuretica wird dadurch unterstrichen, daß Coffein und Theobromin an aglomerulären Nieren unwirksam sind (BIETER, 1931). Die glomeruläre Filtrationsrate (GFR) wird durch die Xanthindiuretica nach übereinstimmenden Berichten vieler Autoren prozentual stärker und über längere Zeit erhöht als der Blutfluß durch die Niere. BIETER u. HIRSCHFELDER (1924) fanden mit der von RICHARDS u. SCHMIDT (1924) entwickelten Methode der direkten mikroskopischen Beobachtung von Froschglomerula, daß die Zahl der filtrierenden Glomerula nach Theobromin zunahm. RICHARDS (1925) beschrieb eine verstärkte glomeruläre Filtration nach Coffein bei Kaninchen. An Ratten stieg die GFR nach Theophyllin, gemessen als C_{In} im gleichen Verhältnis wie das Harnvolumen (DICKER, 1932; FÜLGRAFF u. GREVEN, 1968). Beide nahmen nach 10 mg/kg subcutan im Mittel um etwa 80% zu, wobei der prozentuale Anstieg der GFR, der im Einzelfall bis zu 400% des Ausgangswertes betragen konnte, um so größer war, je niedriger die Filtration unter Kontrollbedingungen gewesen war (FÜLGRAFF u. GREVEN, 1968). Auch an Hunden nahm die Filtrationsrate nach Theophyllin zu, während die Na-Resorption in Prozent der filtrierten Beladung unverändert blieb. Die erhöhte Filtrationsrate erklärte allein die Diuresesteigerung (HIRATSUKI, 1937; VAN RIEZEN, 1964; SCHMITZ, 1932). VAN RIEZEN (1964) beobachtete diese Änderung der GFR ohne gleichzeitigen Anstieg der C_{PAH}, also des effektiven renalen Plasmaflusses. Eine Zunahme des Glomerulumfiltrats wurde nach Xanthindiuretica auch an gesunden und ödemkranken Menschen gefunden (BERGLUND u. SUNDH, 1935; BUCHBORN et al., 1961; EK, 1955; HERRMANN, SCHWAB, STONE u. MARR, 1933; HERRMANN, STONE u. SCHWAB, 1932; HERRMANN, STONE, SCHWAB u. BONDURAND, 1932; LANGERON et al., 1950; POPPER u. MANDEL, 1937; ROLLER u. WIEDEMANN, 1942; SINCLAIR-SMITH et al., 1949). Sie war häufig stärker als die Erhöhung des renalen Plasmaflusses, so daß die Filtrationsfraktion, d.h. der Anteil des Gesamtplasmastromes der Niere, der in den Glomerula abfiltriert wird, zunahm (CHASIS et al., 1947; DAVIS u. SHOCK, 1949; ESCHER et al., 1948; MERZON, 1964). Einige Autoren betonten, daß der GFR-Anstieg beim Menschen nicht regelmäßig erfolgte, und daß die diuretische Wirkung auch bei konstanter oder sogar bei abnehmender Filtrationsrate zu sehen war (MOELLER u. GÜLKE, 1954; SCHWALB u. HENSEL, 1954; WALKER et al., 1937). GUKELSBERGER (1944) bestimmte beim Menschen die Clearance von Inulin und Kreatinin und fand nach Coffein einen Anstieg der C_{In} um 67% und der C_{Kr} um 17%, nach Aminophyllin einen Zuwachs der C_{In} um 9,7% und einen Abfall der C_{Kr} um 17%. Eine Erklärung für diesen merkwürdigen Befund wurde nicht gegeben. In anderen Versuchen schwankten die Kreatininblutspiegel so stark, daß die Ergebnisse nicht verwertbar erscheinen (CHROMETZKA u. UNGER, 1932). An Hunden fanden DAVENPORT u. Mitarb. (1934) nach Xanthindiuretica keine GFR-Änderungen, wohl aber eine Zunahme der C_{Kr} nach Gaben von Kreatinin, weshalb die Ergebnisse angezweifelt werden müssen. Nur FORSTER u. MAES (1946) berichten von Kaninchen über eine starke Diurese nach Theophyllin ohne jede Änderung der GFR.

39*

4. Wirkung auf die tubuläre Resorption

Es wurde bereits erwähnt, daß die Diurese nach Xanthinderivaten auch ohne
Änderungen der GFR oder der Nierendurchblutung auftreten kann, daß also eine
Zunahme der GFR nicht Voraussetzung für die Wirkung ist. Aufgrund derartiger
Versuche an Kaninchen (Forster u. Maes, 1946), Hunden (Maren, 1961),
isolierten Hundenieren (Kupfer et al., 1951) oder Menschen (Popper u. Mandel,
1937; Schwalb u. Hensel, 1954) wurde daher die Meinung vertreten, daß eine
Hemmung der tubulären Resorption von NaCl und Wasser der für das Zustandekommen der Diurese entscheidende oder wenigstens mitentscheidende Vorgang
sei. An Hunden hielten Ludens u. Mitarb. (1967) den elektromagnetisch ohne
Öffnung des Gefäßes gemessenen Blutfluß durch die Niere, in deren Arterie
Theophyllin infundiert wurde, mit einer Aortenschlinge konstant. Der Blutdruck
mußte, um einen Anstieg der Durchblutung in dieser Niere zu vermeiden, durch
die Schlinge um ca. 20 mm Hg gedrosselt werden. Die Na-Ausscheidung der unbehandelten Nieren nahm dadurch absolut und in Prozent der filtrierten Menge ab,
während sie auf der mit Theophyllin behandelten Niere unverändert blieb. Die
Autoren schlossen daraus, daß die Zunahme des renalen Blutflusses als Erklärung
für die Diurese allein nicht ausreicht (Ludens et al., 1967). An Ratten konnte
eine Abnahme der prozentualen Resorption im proximalen Tubulus nach Theophyllin in Mikropunktionsversuchen nachgewiesen werden (Fülgraff u. Meiforth, 1968). Die Resorptionskapazität des proximalen Tubulusepithels kann
dadurch gemessen werden, daß man das Verschwinden eines kleinen Tröpfchens
einer NaCl-Lösung, das zwischen Ölblockaden in einen Tubulus plaziert wurde,
beobachtet und mit photographischen Serienaufnahmen dokumentiert. Wird die
Volumenabnahme dieses Tröpfchens in Prozent des Ausgangsvolumens logarithmisch gegen die Zeit aufgetragen, so erhält man eine Gerade, aus der die Halbwertszeit der Resorption abgelesen werden kann (Gertz, 1963). Sie beträgt normalerweise $9{,}0 \pm 0.4$ sec (Fülgraff u. Heidenreich, 1967) und mit $1{,}5 \cdot 10^{-4}$ M/l
($= 3$ mg-%) Theophyllin in der intratubulären Lösung $10{,}4 \pm 0{,}7$ sec. Sie liegt
damit noch im Bereich der Vertrauensgrenzen des Normalwertes (Fülgraff u.
Meiforth, 1968). 20 mg/kg Theophyllin s.c. verlängern die Halbwertszeit mit
$10{,}6 \pm 0{,}4$ sec dagegen signifikant. Die Passagezeit des Primärharns durch das
proximale Konvolut von Glomerulum bis zum Ende des sichtbaren Teils, aus der
zusammen mit der Halbwertszeit die prozentuale Resorption in diesen Nephronabschnitten errechnet werden kann, betrug in Kontrollversuchen vor Gabe von
Theophyllin $8{,}4 \pm 0.3$ sec, danach $6{,}6 \pm 0.2$ sec. Diese signifikante Beschleunigung des tubulären Flüssigkeitsstromes führt dazu, daß in den Kontrollversuchen
bei Übertragung auf Freiflußbedingungen 48% der filtrierten Menge resorbiert
werden, nach Theophyllin jedoch nur noch 35%. Die prozentuale Resorption ist
also nach Theophyllin dadurch erniedrigt, daß die Kontaktzeit der Tubulusflüssigkeit mit dem resorbierenden Epithel verkürzt und die Resorptionskapazität
des Epithels vermindert ist (Fülgraff u. Meiforth, 1968). Es sei angemerkt,
daß Aminophyllin auch die NaCl-Sekretion in der nasalen Salzdrüse von Möwen
hemmen kann (Nechay et al., 1960).

5. Wirkung auf die Wasserpermeabilität der Nierentubuli

Sammelrohrfragmente von Kaninchennieren können in einer Badflüssigkeit
suspendiert und isoliert durchströmt werden. In das Medium zugegebenes ADH
oder cyclisches 3',5'-Adenosinmonophosphat (c-AMP) vermehrte an diesem
Präparat sowohl den Nettofluß von Wasser aus dem Sammelrohr ins Medium,
wenn ein osmotischer Gradient zwischen Lumen und Badflüssigkeit vorlag, als

auch die Diffusionspermeabilität für Wasser gemessen mit THO (GRANTHAM u. BURG, 1966). Derselbe Effekt konnte mit Theophyllin beobachtet werden (GRANTHAM u. ORLOFF, 1967). Prostaglandin E_1 hob die Wirkung von ADH auf, verstärkte die von Theophyllin und ließ die von c-AMP unbeeinflußt (GRANTHAM u. ORLOFF, 1968). Ähnliche Ergebnisse an der Froschhaut und Krötenblase werden im Abschnitt VII, der Mechanismus dieser Wirkung wird in Abschnitt VIII diskutiert. ADH stimuliert die Bildung von c-AMP, während Theophyllin seinen Abbau hemmt. Daher ist die c-AMP-Konzentration der Niere bei durstenden Ratten höher als bei gewässerten Tieren (SENFT, HOFFMANN et al., 1968). c-AMP seinerseits soll dann die Permeabilität verändern. Prostaglandin E_1 interferiert offensichtlich mit der Bildung von c-AMP (GRANTHAM u. ORLOFF, 1968).

6. Wirkung auf den Nierenstoffwechsel

TAYLOR (1963) untersuchte die Wirkung von Aminophyllin auf die Nierenzell-ATP-ase von Kaninchen. Weder die Aktivität der Na-K-stimulierten, noch die der unstimulierten ATP-ase wurde verändert. Der Auf- und Abbau energiereicher Phosphate wurde in Nierenschnitten durch Aminophyllin nicht beeinflußt (DE GROOT u. WEBER, 1955).

Wirkungen auf den O_2-Verbrauch sind mit zuverlässigen Methoden auch in neuerer Zeit nicht untersucht worden. Der O_2-Verbrauch von Froschnierenschnitten soll durch hohe Konzentrationen von Coffein vermindert werden (ANSELMINO, 1929), während FREY (1952) von einer Zunahme an Nierenhomogenat berichtet. An isolierten Hundenieren soll der O_2-Verbrauch durch Xanthinderivate ansteigen (GREMELS, 1929), an Hunden (HAYMAN u. SCHMIDT, 1928) und an Kaninchen (FREY, 1951) soll er nach Coffein unverändert sein. Keine dieser Untersuchungen kann nach heutigen Kriterien methodisch bestehen. Die Messung des O_2-Verbrauches der Niere ist wegen der hohen Durchblutung und wegen der dadurch bedingten geringen A-V-Differenz besonders schwierig.

7. Zusammenfassende Beurteilung des renalen Wirkungsmechanismus der Xanthindiuretica

Xanthindiuretica bewirken meist, wenn auch nicht immer, eine Mehrdurchblutung der Niere mit spezieller Steigerung des Blutflusses durch das Nierenmark. Zugleich nimmt offenbar der Widerstand der Vasa afferentia stärker ab, als der der Vasa efferentia, so daß die glomeruläre Filtrationsrate größer wird. Im proximalen Konvolut wird ein kleiner Prozentsatz des vergrößerten Filtrats zurückgenommen, so daß mehr Primärharn als unter Normalbedingungen in die Henlesche Schleife einströmt, deren Na-Resorption sogar verstärkt sein dürfte, wie aus den Ergebnissen von GOLDSTEIN et al. (1961) und PORUSH et al. (1961) hervorgeht. Die erhöhte Durchblutung des Nierenmarks verhindert den Aufbau bzw. die Aufrechterhaltung der hohen osmotischen Konzentration im Mark, so daß die vasopressinähnliche Wirkung der Xanthine auf die Wasserpermeabilität keine Effekte hervorrufen kann. Die Diurese resultiert also aus der erhöhten GFR, der verminderten Resorption im proximalen Konvolut, die zum Teil in späteren Abschnitten kompensiert wird und der Auswaschung des Nierenmarks durch die gesteigerte Markdurchblutung.

VII. Wirkungen der Xanthinderivate auf andere resorbierende oder sezernierende Gewebe

HUF u. Mitarb. (1957) wiesen nach, daß Theophyllin in Konzentrationen von $1 \cdot 10^{-5}$ bis $2 \cdot 10^{-4}$ M/l den NaCl-Transport durch die Froschhaut stimuliert, ohne die Elektrolytkonzentration in der Haut zu verändern. Vorher hatte LINDERHOLM

(1952) festgestellt, daß Aminophyllin die Froschhaut ganz allgemein für Elektrolyte permeabler mache und die Fähigkeit des Na-Carriers zum Transport von Na steigere. Zwar änderte sich in seinen Versuchen das Na-Transportpotential nicht nach Aminophyllin, aber der innere Widerstand der Na-Pumpe nahm bei gleichzeitig verminderter Sauerstoffaufnahme ab. Die Diffusionspermeabilität der Haut für schweres Wasser wurde durch 50 mg-% Aminophyllin kaum beeinflußt (GARBY u. LINDERHOLM, 1953). ORLOFF u. HANDLER (1961) beschrieben die Ähnlichkeit der Wirkungen von cyclischem 3′,5′-AMP (c-AMP), Vasopressin und Theophyllin auf die Na- und H_2O-Bewegung durch die Wand der Harnblase von Kröten. Alle 3 Substanzen verstärkten den Wasserstrom aus einem Blasensack entlang einem osmotischen Konzentrationsgefälle in gleicher Weise reversibel, wenn sie auf der serosalen Seite zugegeben wurden (ORLOFF u. HANDLER, 1962 u. 1963). Theophyllin potenzierte die Wirkung von c-AMP (STRAUCH u. LANGDON, 1964). Außerdem erhöhten alle 3 Stoffe den Kurzschlußstrom und die elektrische Potentialdifferenz zwischen den Lösungen auf beiden Seiten der Blasenwand als Zeichen gesteigerten Na-Transportes (ORLOFF u. HANDLER, 1962 u. 1963). Inkubation der Krötenblase mit 10 mM/l Theophyllin steigerte die Konzentration von c-AMP ebenso signifikant wie eine Inkubation mit 100 mE/ml Vasopressin. Beide zusammen wirkten synergistisch (HANDLER et al., 1965). Wenn Harnblasen von Rana esculenta für eine Woche bei 2 °C gehalten wurden, so reagierten sie danach nicht mehr auf Theophyllin. Allerdings wirkten kleine Konzentrationen von Oxytocin nach vorheriger Theophyllin-Gabe wesentlich stärker auf den osmotischen Wasserfluß, als wenn Oxytocin allein zugefügt worden wäre. Die Hemmung des c-AMP-Abbaus durch Theophyllin (s. unten) genügt also dann nicht, um wirksame c-AMP-Konzentrationen herzustellen, wenn die Produktion von c-AMP durch vorangehende Maßnahmen stark gedrosselt wurde (BOURGUET, 1967).

Durch N-äthylmaleinimid (ORLOFF u. HANDLER, 1962), Ansäuerung auf pH 6,5 (ORLOFF u. HANDLER, 1963) — das pH-Optimum für die Wirkung von Theophyllin liegt bei 8,4 (GULYASSY u. EDELMAN, 1967) — wurde die Wirkung von ADH und Theophyllin aufgehoben. Auch Zugabe von Cystein verhinderte in Konzentrationen von 1 mM/l die Wirkung von 1 mE/ml Pitressin oder Oxytocin und schon in Konzentrationen von 0,1 mM/l den Effekt von 10 mM/l Theophyllin. Die Wirkungen von c-AMP blieben unbeeinflußt (HANDLER u. ORLOFF, 1964). Die Autoren nehmen an, daß das c-AMP die Mediatorsubstanz für die Wirkung auf Permeabilität und Na-Transport darstellt und daß Vasopressin durch Stimulierung der c-AMP-Bildung und Theophyllin durch Hemmung des c-AMP-Abbaus ihre Effekte ausüben. N-äthylmaleinimid soll durch Blockierung von SH-Gruppen, Cystein und Thioglykollat aufgrund reduzierender Eigenschaften die intracelluläre c-AMP-Produktion und damit die Wirkung von ADH und Theophyllin hemmen. Auch Etacrynsäure beeinflußt die Wirkung von ADH auf die Permeabilität der Krötenblase, ohne aber mit den Effekten von Theophyllin oder c-AMP zu interferieren. Dieses Ergebnis wird so gedeutet, daß Etacrynsäure die Wirkung von ADH an seinem Receptor, also an der Adenylcyclase (s. S. 616) blockiert, daß aber die Fähigkeit der Zellen zur Bildung von c-AMP unverändert ist (COBB u. McMAGNUS, 1966). Adrenalin verminderte die Reaktion der Krötenblase auf ADH um 78% und auf Theophyllin um 89%, ohne die Wirkung von c-AMP zu beeinflussen (HANDLER et al., 1967 u. 1968; STRAUCH u. LANGDON, 1967). Phenoxybenzamin blockierte die Adrenalinhemmung, steigerte, ohne Adrenalin gegeben, die ADH-Wirkung um 17% und zusammen mit Isoprenalin gegeben, sogar um 47%. Weder Adrenalin noch Isoprenalin oder Phenoxybenzamin haben alleine eine Wirkung auf die Wasserpermeabilität. Man kann daher annehmen, daß an der Krötenblase α-Sympathomimetica die Stimulierung der Adenylcyclase und damit die Steigerung der Produktion von c-AMP verhindern (HANDLER et al., 1967), während diskutiert wird, ob β-Receptoren mit der Adenylcyclase identisch sind (ROBISON et al., 1967). Dieser Effekt von Adrenalin auf die Adenylcyclase der Krötenblase steht im Gegensatz zu seiner stimulierenden Wirkung auf dasselbe Enzym in anderen Geweben (KLAINER et al., 1962; MURAD et al., 1962; Übersichten bei BRODIE et al., 1966; HOLTZ u. PALM, 1966; SUTHERLAND et al., 1962).

Die vasopressinartige Wirkung der Xanthine auf die Krötenblase wurde von ORLOFF u. HANDLER (1964 u. 1967) im Rahmen ihrer Hypothese über den Mechanismus der ADH-Wirkung in Übersichten dargestellt. Sie nehmen dabei auch zu der Frage Stellung, wieso Theophyllin, das selbst ein Diureticum ist, gleichzeitig vasopressinähnlich, also antidiuretisch, wirken kann. Theophyllin soll im proximalen Konvolut durch Hemmung der NaCl-Resorption so stark diuretisch wirken, daß die Effekte auf die Wasserresorption maskiert werden. Eine weitere Erklärung dafür, daß die Wirkung der Xanthindiuretica auf die Wasserpermeabilität nicht mit der diuretischen Wirkung konkurriert, wurde auf S. 613 vorgeschlagen. Theophyllin stimuliert aber an der Krötenblase auch den Na-Transport, den es im proximalen Konvolut der Niere offensichtlich hemmt. Die Wirkung von ADH (ARGY et al., 1967; PETERSEN u. EDELMAN, 1964) und Theophyllin (ARGY et al., 1967) auf Na-Transport einerseits und Wasserpermeabilität andererseits konnten an der Krötenblase durch Erhöhung der Ca-Konzentration im Medium dissoziiert werden. Ca hemmte die Permeabilitätserhöhung für Wasser, nicht aber die Steigerung des Na-Transports. ARGY u. Mitarb. (1967) schlossen daraus, daß c-AMP an 2 verschiedenen cellulären Orten entstehe, und daß es an einer Stelle die Permeabilität, an der anderen den Na-Transport kontrolliere. Man müßte also fordern, daß Xanthine in den proximalen Tubuluszellen die Konzentration von c-AMP nicht an einem Ort erhöhen, an dem c-AMP den Na-Transport stimuliert, oder daß sie auf eine andere Weise trotz erhöhter c-AMP-Konzentration zusätzlich hemmend in die Na-Resorption eingreifen.

Analoge Wirkungen wie die an der Krötenblase beschriebenen, wurden an der Ileumschleimhaut von Kaninchen beobachtet. 50—400 mE/l Vasopressin, 5—10 mM/l Theophyllin oder 3—7,5 mM/l c-AMP erhöhen den Kurzschlußstrom und somit den Elektrolyttransport, wenn sie auf der Serosaseite zugegeben werden (FIELD et al., 1968). Schon früher wurde eine vermehrte Produktion von Magensaft mit hoher Chloridkonzentration an Ratten nach Coffein oder Theophyllin beobachtet (EBEL u. MAUTNER, 1934). Alle 3 Xanthine regen die Wasserstoffionensekretion der Magenschleimhaut von Fröschen in Konzentrationen von $2 \cdot 10^{-3}$—10^{-2} mol/l von der submucosalen Seite aus an, wobei Theophyllin stärker wirkt als Coffein oder Theobromin und ebenfalls stärker als Histamin (ALONSO u. HARRIS, 1965). Dabei nimmt der O_2-Verbrauch der Schleimhaut ebenso zu wie die Konzentration von c-AMP (HARRIS u. ALONSO, 1965).

Schon früh wurde auch beobachtet, daß Frösche in Coffeinlösung durch eine Ausbreitung der Melanophoren in den Zellen ihrer Haut dunkler werden (THIENES, 1926). Auch diese Wirkung wird wahrscheinlich durch c-AMP hervorgerufen, das dieselben Effekte wie Coffein oder Theophyllin auslöst (BITENSKY u. BURSTEIN, 1965).

VIII. Gemeinsamer Wirkungsmechanismus der vasopressinähnlichen Wirkung und der Stoffwechselwirkungen der Xanthindiuretica

Sutherland u. Rall (1958) berichteten zuerst über eine Phosphodiesterase (PDE), die cyclisches 3',5'-AMP (c-AMP) durch Hydrolyse in Stellung 3' inaktiviert, so daß ein 5'-AMP resultiert. Diese PDE konnte durch Coffein gehemmt werden. Die Untersucher zeigten ebenfalls, daß Gewebspartikel in der Lage sind, in Gegenwart von Magnesium und ATP c-AMP zu bilden. Die erzielte c-AMP-Konzentration wurde durch gleichzeitige Coffeingabe gesteigert (Rall u. Sutherland, 1958). Die PDE-Aktivität wurde durch alle 3 Methylxanthine vermindert und zwar durch Theophyllin ca. 6mal stärker als durch Coffein oder Theobromin (Butcher u. Sutherland, 1962). Verschiedene Diuretica konnten die PDE aus Rinderherzen in vitro hemmen, wobei die für 50% Hemmung erforderlichen Konzentrationen bei Theophyllin $1,6 \cdot 10^{-4}$ M/l, bei Etacrynsäure $4 \cdot 10^{-4}$ M/l, bei Chlorthalidon $25 \cdot 10^{-4}$ M/l, bei Acetazolamid $60 \cdot 10^{-4}$ M/l (Senft, Munske et al., 1968) bei Furosemid $5 \cdot 10^{-4}$ M/l, bei Hydrochlorothiazid $15 \cdot 10^{-4}$ M/l (Senft et al., 1966) und für das nichtdiuretisch wirksame Diazoxid $4 \cdot 10^{-4}$ M/l (Schultz u. Senft, 1967) betrugen. Theophyllin war also in dieser Beziehung wirksamer als alle anderen Diuretica. Hydrochlorothiazid und Furosemid verminderten an Ratten nach intravenöser Injektion auch in vivo die PDE-Aktivität der Niere (Senft, 1967), während Theophyllin auch in dreifach höherer Dosis als Furosemid ebenso wirkungslos war wie Etacrynsäure oder Acetazolamid (Senft, Munske et al., 1968). Durch die Hemmung der PDE-Aktivität kann die intracelluläre Konzentration von c-AMP ansteigen.

Die Bildung von c-AMP aus ATP erfolgt durch die Adenylcyclase (Rall u. Sutherland, 1958; Sutherland u. Rall, 1960; Sutherland et al., 1962), die durch Vasopressin stimuliert wird (Orloff u. Handler, 1964). Im Falle einer Hemmung der c-AMP-Inaktivierung durch Xanthine steigt daher die c-AMP-Konzentration bei zusätzlicher ADH-Gabe schneller und stärker an (Handler et al., 1965). c-AMP ist der gemeinsame Mediator der Wirkung von ADH und Theophyllin an der Krötenblase. Eine Hemmung der Inaktivierung des c-AMP, wie sie von den Xanthindiuretica hervorgerufen wird, hat daher dieselbe Wirkung wie eine Stimulation der Adenylcyclase.

Auf dieselbe Weise können die Stoffwechselwirkungen der Xanthindiuretica erklärt werden. Auch dabei zeigt sich die Ähnlichkeit mit Vasopressin oder Oxytocin, die beide an Hunden die Plasmaglucosekonzentration dosisabhängig erhöhen (Heidenreich et al., 1961). Eine Hyperglykämie oder Glucosurie wurde an Kaninchen nach Coffein und Theobromin (Bardier et al., 1922a), an Katzen nach Theobromin (Fujii, 1930; Tanaka, 1937) und an Ratten nach Coffein (Buchs, 1949) beobachtet. Beim Menschen fand Deakins (1939) in 8 Versuchen an derselben Versuchsperson keine Veränderungen des Nüchternblutzuckers oder des Glucosebelastungstests nach 0,5 g Coffein, doch beschrieb Benacchio (1939) bei 4 von 10 Personen einen Anstieg des Nüchternblutzuckers und bei 5 von 10 Personen einen Anstieg der Blutzuckerkurve bei Glucosebelastung nach derselben Coffeindosis.

Die im Tierversuch beschriebenen Hyperglykämien und Glucosurien blieben aus, wenn vor der Verabreichung der Xanthine der Nervus splanchnicus durchtrennt worden war (Bardier et al., 1922b; Fujii, 1923). Löhr (1923) wies bereits auf die große Ähnlichkeit der Hyperglykämie nach Coffein und nach Adrenalin bei Meerschweinchen hin. In vitro konnten Xanthine den Glykogenabbau in der Muskulatur erhöhen (Gemmil, 1947). Triner u. Nahas (1966) fanden bei Ratten 40 min nach intraperitonealer Injektion von 45—90 mg/kg Theophyllin eine dosisabhängige Zunahme des Blutzuckerspiegels. An Hunden wurde die Konzentration von Glucose im Blut nach 45 mg/kg Aminophyllin ebenfalls erhöht gefunden. Respiratorische Acidose verminderte den Blutzuckeranstieg (POYART u. NAHAS, 1967). An isoliert durchströmten Rattenlebern verursachen 0,002 mg c-AMP/ml Blut eine Hyperglykämie. Dieselbe Wirkung des c-AMP an intakten Ratten wird durch Theophyllin potenziert (NORTHROP u. PARKS, 1964). Diese Wirkung der Xanthine ist ebenso eine Folge der PDE-Hemmung wie die von ihnen verursachte Erhöhung der freien Fettsäuren im Blut (HYNIE et al., 1966; JEANRENAUD, 1968; RIZACK, 1964). Die intracelluläre Konzentration von c-AMP wird durch Hemmung der PDE erhöht, wodurch die Phosphorylase und die Lipase aktiviert werden. Theophyllin vermag an Ratten auch die Insulinsekretion zu stimulieren. Diese Theophyllinwirkung wird ähnlich wie an der Krötenblase durch Adrenalin abgeschwächt, durch sympathische α-Blocker verstärkt und durch β-Blocker unterdrückt (SENFT, 1968; TURTLE et al., 1967). Theophyllin wirkt synergistisch mit β-Receptoren bei der Erhöhung der Konzentration von c-AMP das seinerseits in den Inselzellen Insulin freisetzt.

Die Wirkung der Xanthinderivate auf die Permeabilität von Krötenblase, Froschhaut und distalem Nephronabschnitt von Warmblütern, auf den Kohlehydratstoffwechsel und auf den Fettstoffwechsel könnte demnach über denselben Mechanismus der Hemmung der Phosphodiesterase zustande kommen.

IX. Applikationsformen, Resorption, Blutspiegel, Körperverteilung und Ausscheidung der Xanthindiuretica

1. Resorption und Blutspiegel nach verschiedenen Applikationsformen

Die Untersuchungen über Resorption und Blutspiegel wurden fast ausschließlich mit Theophyllin vorgenommen. Die nach intravenösen Injektionen von Theophyllinpräparaten erzielbaren hohen Plasmakonzentrationen sind durch keine andere Applikationsform zu erreichen. Voraussetzung ist die Verwendung löslicher Theophyllin-Salze,-Verbindungen oder-Derivate.

Der Abfall der nach der Injektion hohen Plasmaspiegel von Theophyllin erfolgt besonders in der ersten Stunde rasch, danach langsamer (BRODWALL, 1953). Die Konzentration im Plasma beträgt nach Injektion von 0,2 g nach 4 Std noch über 0,3 mg-% (ISAKSSON u. LINDHOLM, 1962), erreicht nach 0,25 g nach 9 Std nicht mehr meßbare Werte unter 1 µg-% (WAXLER u. SCHACK, 1950) und nach Injektion von 0,5 g nach 8 Std 0,12 mg-% (TRUITT u. McKUSICK, 1950). Im Mittel verschwinden nach intravenöser Injektion von 0,5 g Aminophyllin in 1 Std jeweils 0,12 mg-% aus dem Plasma (TRUITT u. McKUSICK, 1950). Beiderseitige Nephrektomie verzögert die Abnahme des Theophyllinspiegels im Plasma nur wenig (WAXLER u. SCHACK, 1951). Plasmaspiegel von Theobromin und Coffein wurden an Katzen nach intravenöser Injektion bestimmt. Die Plasmakonzentration sank innerhalb von 5 min nach der Injektion rasch ab, danach über viele Stunden langsamer. Nach 30 min waren die Spiegel nach i.v. Injektion und nach oraler Gabe gleich (HATCHER u. KWIT, 1934). Beim Menschen wurde der Coffeinspiegel im Plasma nach i.v. Injektion ebenso wie nach oraler Einnahme von 0,5 g nicht höher als 1 mg-% gefunden. Die biologische Halbwertszeit betrug 3,5 Std, pro Stunde verschwanden 12—22% aus dem Blut (AXELROD u. REICHENTHAL, 1953). SANT'AMBROGIO u. Mitarb. (1964) fanden einen ersten raschen Abfall der Coffein-Konzentration mit einer Halbwertszeit von 90 sec, den sie der Diffusion ins Gewebe zuschreiben und ein anschließendes langsames Absinken mit einer Halbwertszeit von 3 Std 50 min, die dem Coffeinabbau entspricht. An Kaninchen fand Loeb (1920) so lange eine Diurese, wie er nach i.v. Injektion Coffein im Blut nachweisen konnte.

Viele Theophyllinzubereitungen sind trotz guter Löslichkeit zu einer intramuskulären Injektion dennoch ungeeignet, weil sie wegen extremer pH-Werte lokal das Gewebe reizen. Sie wurden deshalb häufig zusammen mit Lokalanaesthetica verwendet. Die substituierten Derivate des Theophyllins, die teilweise in Lösung neutrale Reaktionen geben, stellten daher einen großen Fortschritt dar.

Bei gleichen Dosen von Aminophyllin sind die maximalen Plasmaspiegel von Theophyllin nach intravenöser oder oraler Gabe höher als nach intramuskulärer Injektion. Das Maximum der Plasmakonzentration wurde 1—2 Std nach der i.m. Injektion beobachtet. Es ist konstant für etwa 2—3 Std (Brodwall, 1953; Isaksson u. Lindholm, 1962; Waxler u. Schack, 1950). Nach 8—9 Std sind nur noch Spuren von Theophyllin nachweisbar (Brodwall, 1953). Nach 0,5 g Aminophyllin ist das Theophyllin im Blut für mehr als 13 Std nachweisbar (Waxler u. Schack, 1950). Auch die Coffein-Konzentration erreicht 60 min nach i.m. Injektion im Plasma ihr Maximum (Sant'Ambrogio et al., 1964).

Die orale Gabe ist durch die starke Reizwirkung auf die Magenschleimhaut beeinträchtigt und erlaubt meist nicht die Anwendung großer Dosen beim Menschen (Lockett, 1957; Vogl, 1963). Daher wurde für Theobromin die häufige und intermittierende Gabe kleiner Dosen vorgeschlagen (Scherf u. Boyd, 1947). Für Theophyllin wurden dünndarmlösliche sog. „enteric coated" Tabletten empfohlen. Aus ihnen wird Theophyllin aber langsamer, in geringerem Ausmaß und unregelmäßig resorbiert (Vogl, 1953; Waxler u. Schack, 1950). Kombination mit Glycin (Krantz et al., 1947; Paul u. Montgomery, 1948) oder gleichzeitige Gabe von Aluminiumhydroxyd (Cronheim et al., 1953; Justice et al., 1952) vermindern die lokale Magenreizung und erlauben die orale Zufuhr höherer Dosen. Theophyllin-Na-Glycinat wird allerdings ebenso wie Dihydroxypropyltheophyllin schlechter resorbiert als Aminophyllin (Isaksson u. Lindholm, 1962; Turner-Warwick, 1957), während nach gleichen Dosen Theophyllin-Isopropanolamin noch höhere Theophyllin-Plasmaspiegel als nach Aminophyllin gemessen wurden (Vivino, 1954). In einer Lösung, die 20% Alkohol enthält, ist basisches Theophyllin besser magenverträglich als in wäßriger Lösung und wird außerdem schneller resorbiert (Gries, 1963; Jörgensen u. Möller, 1961; Schluger et al., 1957).

Nach oraler Einnahme von 0,16 oder 0,3 g Aminophyllin oder Theophyllin-Isopropanolamin sind nach 10—15 min bereits meßbare Konzentrationen von Theophyllin im Blut vorhanden (Vivino, 1954; Waxler u. Schack, 1950). Nach 30 min werden therapeutische Konzentrationen erreicht (Boswell u. McGinn, 1964). Das Maximum wurde nach 1—3 Std gemessen (Brodwall, 1953; Gries, 1963; Seppälä u. Kärkelä, 1959; Swarbrick u. Farthing, 1963; Vivino, 1954; Waxler u. Schack, 1950). Es ist gleich oder sogar höher als das Maximum nach intramuskulärer Injektion gleicher Dosen (Brodwall, 1953; Waxler u. Schack, 1950) und beträgt noch 65% der Konzentration des im gleichen zeitlichen Abstand nach der intravenösen Injektion gemessenen Spiegels (Truitt u. McKusick, 1950). Nach 8—10 Std ist Theophyllin noch im Blut nachweisbar (Brodwall, 1953; Swarbrick u. Farthing, 1963; Truitt u. McKusick, 1950; Vivino, 1954; Waxler u. Schack, 1950). Nach oraler Aufnahme von Coffein wird das Maximum der Plasmakonzentration bereits nach 30 min erreicht (Sant'Ambrogio et al., 1964).

Aus dem Magen von Ratten wird Coffein aus einer Lösung von 200 µg/ml in 1 Std zu 24% resorbiert (Schanker et al., 1957). Bei Durchströmung des Dünndarms von Ratten mit Ringerlösung wird Theophyllin aus einer Konzentration von 1 mM/l bei einmaliger Perfusion zu 29% aufgenommen (SCHANKER et al., 1958).

Theophyllin wird nach rectaler Applikation in Form von Zäpfchen langsamer resorbiert als nach oraler Gabe. Der maximale Blutspiegel wird erst in der 4. Std erreicht. Er ist nach 0,5 g rectal etwa gleich hoch wie nach 0,2—0,3 g oral (BRODWALL, 1953; GLASS et al., 1956; ISAKSSON u. LINDHOLM, 1962; SWARBRICK u. FARTHING, 1963; WAXLER u. SCHACK, 1950), bleibt aber dann länger hoch, so daß nach 9 bzw. 10 Std höhere Blutkonzentrationen als nach jeder anderen Applikationsart zu messen sind (ISAKSSON u. LINDHOLM, 1962; WAXLER u. SCHACK, 1950). TRUITT u. Mitarb. (1950) fanden nach rectaler Anwendung von Suppositorien ebenfalls eine sehr langsame Resorption. Nach einem Theophyllin-Klistier stieg der Blutspiegel jedoch fast so schnell an, wie nach intravenöser Injektion, war im Maximum höher als nach oraler Gabe und hielt länger als nach i.v. Injektion an. Die Verabreichung als Klistier wurde bereits früher empfohlen (BARACH, 1945). Der Blutspiegel von Theophyllin muß für eine diuretische Wirkung mindestens 0,5 mg-% betragen (TRUITT et al., 1950), ein Wert, der nach 0,5 g rectal erreicht werden kann.

Schließlich wurde Aminophyllin Kaninchen auch in die Trachea insuffliert. Die Plasmaspiegel waren nach 5 min bis 6 Std gleich denen nach i.v. Injektionen gleicher Dosen, danach sogar höher (WAXLER u. MOY, 1951).

2. Bestimmungsmethoden für Xanthinderivate in Körperflüssigkeiten

Xanthinderivate wurden früher biologisch (FRIEDBERG, 1921) oder durch Stickstoffbestimmung nach möglichst spezifischer Extraktion bestimmt. Problematisch war dabei die Abtrennung anderer stickstoffhaltiger Substanzen (STEUDEL u. CHOU, 1921). KUNZ (1935) konnte nach einem ähnlichen Prinzip Coffein in Konzentrationen von 0,05—20 mg-% messen. Später wurde eine kolorimetrische Methode für Theophyllin (TRUITT et al., 1947) und eine UV-spektrometrische für Theophyllin und Theobromin (SCHACK u. WAXLER, 1949) angegeben. Besonders dieses letzte Verfahren von SCHACK u. WAXLER (1949), das für Konzentrationen von 1 µg/ml empfindlich ist, fand weite Verbreitung für die auf S. 617 angeführten Untersuchungen. Theophyllin kann in Blut und Urin auch titrimetrisch geschätzt werden (PLUMMER, 1948). Coffein kann mit einem selektiven Extraktionsverfahren aus biologischem Material gereinigt werden und durch UV-Absorption gemessen werden (AXELROD u. REICHENTHAL, 1953; FISHER et al., 1949), oder es wird nach Extraktion aus Urin chromatographisch abgetrennt und mittels Infrarot-Spektrometrie nachgewiesen (MORGAN, 1961). Dünnschichtchromatographisch können die verschiedensten Xanthinderivate und Substitutionsprodukte aus Blut oder Urin voneinander getrennt werden (PAULUS et al., 1966). Schließlich können Theobromin und seine Metaboliten (SCHMIDT u. HEUNISCH, 1966) bzw. Coffein und seine Metaboliten (SCHMIDT u. SCHOYERER, 1966) aus Harn papierchromatographisch getrennt und im UV-Licht oder nach Entwickeln semiquantitativ geschätzt werden.

3. Verteilung im Organismus

Coffein ist im menschlichen Plasma zu ca. 15% an nicht diffusible Bestandteile gebunden, wie aus Dialyseversuchen mit Kollodiummembranen hervorging (AXELROD u. REICHENTHAL, 1953). Bei einem Hund, der 3 Std nach intraperitonealer Injektion von 84 mg Coffein getötet wurde, war die Coffeinkonzentration bezogen auf den Wassergehalt in allen untersuchten Organen — Leber, Lunge, Herz,

Muskulatur, Niere, Milz, Gehirn, Erythrocyten — (Axelrod u. Reichenthal, 1953) ebenso wie bei einer Ziege 2 Std nach 20 g Coffein pro 25 kg (Krupski et al., 1934a) gleich hoch wie im Plasma und Liquor. In einem Fall von tödlicher Coffeinvergiftung beim Menschen betrug die Konzentration von Coffein in mg/100 g Gewebe in der Niere 12,9, in der Leber 32,9 und im Gehirn 7,5. Eine analoge Verteilung wurde an Ratten nach 50 mg/kg Coffein gefunden: Niere 0,88, Leber 1,4, Gehirn 0,64 (Parish et al., 1965).

Theophyllin ist im zirkulierenden Plasma von Kaninchen und Maus locker an Protein gebunden und gleichmäßig im Extracellulärraum verteilt. Die Erythrocyten bleiben davon frei (Schack u. Waxler, 1949). Bei Hunden sind ebenfalls etwa 15% an Plasmaproteine gebunden (Shore et al., 1957). In autoradiographischen Studien mit Theophyllin-H^3 an Nieren von Mäusen und Ratten wurde über der Nierenrinde eine stärkere Aktivität als im Blut gefunden. Außerdem war die Konzentration im Papillengewebe relativ hoch (Taugner u. Iravani, 1965).

4. Stoffwechsel und Ausscheidung

Nach einer i.v. Injektion von *Theophyllin* scheiden Hunde innerhalb von 90 min nur 1,8% der injizierten Menge mit dem Urin aus (Plummer, 1948). Insgesamt sollen etwa 10% des aufgenommenen Theophyllins unverändert ausgeschieden werden, während ca. 50% zu Dimethylharnsäure oxydiert werden sollen (Brodie et al., 1952). Die Ausscheidung kolorimetrisch nachgewiesener Harnsäure im Urin wurde beim Menschen nach Theophyllin ebenso wie nach Coffein, nicht aber nach Theobromin, erhöht gefunden, wobei unsicher war, ob nicht auch methylierte Harnsäuren beim Farbtest mitreagiert haben (Myers u. Wardell, 1928; Wardell u. Myers, 1926). Ein großer Teil des Theophyllins wird jedenfalls in oxydierter Form als 1,3-Dimethyl- und teilweise demethyliert als 1-Methylharnsäure ausgeschieden, während eine 3-Methylharnsäure offenbar nicht vorkommt (Buchanan et al., 1945; Myers u. Hanzal, 1946; Weinfeld, 1951; Weinfeld u. Christman, 1953). Quantitativ konnten beim Menschen innerhalb von 48 Std nach Aufnahme von 1 g Theophyllin 77% in Form von Methylxanthinen bzw. Methylharnsäuren wiedergefunden werden, wobei letztere überwogen (Cornish u. Christman, 1957). Bei Hunden wurde Theophyllin auch im Magensaft gefunden. Die Konzentration war 1,5mal so hoch wie im Plasma (Shore et al., 1957).

Bei 2 jugendlichen Versuchspersonen wurden nach oraler Einnahme von *Theobromin* weniger als 10% unverändert im Harn gefunden (Schmidt u. Heunisch, 1966). Die Oxydation von Theobromin in Stellung 8 zu 3,7-Dimethylharnsäure galt als fraglich, da dieses Produkt schwer nachzuweisen war (Myers u. Hanzal, 1946). Buchanan u. Mitarb. (1945) fanden keine Ausscheidung methylierter Harnsäuren nach Theobromin, während Cornish u. Christman (1957) innerhalb von 48 Std 62% des aufgenommenen Theobromins zwar größtenteils als Methylxanthin aber auch als Methylharnsäure im Urin identifizierten. Kühe, die 3 Wochen lang täglich 9 g Theobromin erhielten, schieden dieses mit der Milch aus, wobei die höchste Konzentration 7 mg/l betrug (Dowden, 1938).

Die Harnausscheidung von Coffein soll von der Diuresegröße abhängen und mit ihr zunehmen (Friedberg, 1921; Okushima, 1922). Nur 1% des aufgenommenen Coffeins wird beim Menschen innerhalb von 24 Std (Schmidt u. Schoyerer, 1966) und nur 1,2—2,5% werden insgesamt nach der Aufnahme (Krupski et al., 1936) unverändert im Urin wiedergefunden. Nach großen Dosen (3mal 0,2 g pro Tag) können bis zu 6,7% unverändert im Harn erscheinen (Repkewitz, 1938). Der Urin ist erst nach 1—2 Tagen coffeinfrei (Eichler, 1938).

Bei Meerschweinchen werden 20% des Coffeins in 47 Std im Kot und Urin gefunden, ca. 70% sollen metabolisiert werden (KRUPSKI et al., 1934a). Beim Pferd war die Coffeinkonzentration im Urin höher als im Plasma. In 5—7 Tagen wurden 7—16% des Coffeins mit dem Urin ausgeschieden (KRUPSKI et al., 1934b). FISHER et al. (1949) fanden beim Pferd nur 2,9% und beim Hund 5,1% im Urin unverändert. Coffein erscheint auch im Magensaft (HUBER, 1922), tritt in menschliche Milch, Placenta und Fetus über (EICHLER, 1938) und durchdringt auch bei Hund und Kaninchen die Placentarschranke (FABRE u. REGNIER, 1934).

Der größte Teil des *Coffeins* wird im Organismus teilweise entmethyliert und/oder oxydiert. Daher wurden bei Menschen, Kaninchen und Ratte vermehrt verschiedene Mono- und Dimethylxanthine und entsprechende Harnsäuren im Urin festgestellt (BUCHANAN et al., 1945; MYERS u. HANZAL, 1946; REPKEWITZ, 1938; SCHMIDT u. SCHOYERER, 1966; WEINFELD 1951; WEINFELD u. CHRISTMAN, 1953). Auch die übrigen untersuchten Methylxanthine (1-, 3-, 3,7- und 3,9-) werden zum Teil vor der Ausscheidung in Position 8 oxydiert (MYERS u. HANZAL, 1946). CORNISH u. CHRISTMAN (1957) fanden nach Aufnahme von 1 g Coffein beim Menschen nach 48 Std 66% im Urin wieder und zwar zu gleichen Teilen in Form von Methylxanthinen und Methylharnsäuren. Coffein wird von Lebermikrosomen auch in vitro demethyliert (FRANKLIN, 1965).

X. Toxicität der Xanthindiuretica

KOCH (1954) hat in einem sorgfältigen Überblick über die Literatur die toxischen und tödlichen Dosen von Theophyllin, Aminophyllin, verschiedenen Theophyllinsalzen und Theophyllin mit verschiedenen Lösungsvermittlern ebenso wie die Vergiftungserscheinungen bei Mensch, Hund, Katze, Kaninchen, Meerschweinchen, Ratte, Maus, Frosch und Rotauge zusammengestellt. Für die ältere Literatur sei auf diese Darstellung verwiesen. KOCH (1954) gibt ferner die LD_{50} und die minimale und absolute tödliche Dosis an Mäusen für eine Reihe von Lösungsvermittlern des Theophyllin an. Die subcutane LD_{50} von Aminophyllin beträgt bei Mäusen 186 mg/kg (KÜHN, 1956), von Theophyllin-Na-acetat 189 mg/kg und von basischem Theophyllin 184 mg/kg, jeweils bezogen auf den Theophyllingehalt (KOCH, 1954). Auch mit anderen Lösungsvermittlern wie Isobutanolamin (THOMPSON u. WARREN, 1946), Diäthanolamin oder Nicotinsäureamid war kein Unterschied der LD_{50} festzustellen (KOCH, 1954). OELKERS (1941) hatte für Theophyllin-Na-acetat mit 200 mg/kg eine größere mittlere Letaldosis angegeben, als z.B. für Aminophyllin mit 140 mg/kg. Substituierte Theophyllin-Derivate sind zum Teil wesentlich ungiftiger (KOCH, 1954; McCALL et al., 1956b). So beträgt etwa die LD_{50} von Dihydroxypropyltheophyllin 1052 mg/kg (KOCH, 1954). Nach tödlichen Dosen von Theophyllin oder Theobromin zeigten Ratten nach 10 bis 15 min der Lethargie eine gesteigerte Spontanmotorik und spastische Zuckungen. Der Tod trat in Atemnot mit steifgestreckten Gliedern ein (POE u. JOHNSON, 1953). Bei Kaninchen scheint die tödliche Dosis von Aminophyllin niedriger zu sein. LUDUEÑA (1942) injizierte Kaninchen verschiedene Dosen intravenös. Nach 250 mg/kg starb ein Tier bereits nach 12 min, nach 200 ml/kg nach 20 Std, nach 150 mg/kg starben 3 Tiere innerhalb von 24 Std, während 3 weitere überlebten. Vier weitere Kaninchen erhielten 30 Tage lang 100 mg/kg (= 2/3 LD_{50}). Sie zeigten bei der Autopsie eine leichte chronische Meningitis und hyaline und granulierte Cylinder in den Nierentubuli. Nach 7 mg/kg, also etwa der therapeutischen Dosis beim Menschen, waren nach 30tägiger Behandlung keine pathologischen Veränderungen nachweisbar. THOMPSON u. WARREN (1946) gaben eine LD_{50} nach intravenöser Gabe von Aminophyllin an Kaninchen von 150 mg/kg an. Nach i.v. Injektion oder Verfütterung von 20 mg/kg an Hunde waren nach 12 Wochen keine toxischen Erscheinungen zu beobachten.

Beim Menschen stehen nach oraler Gabe Übelkeit und Erbrechen als Ausdruck einer Magenreizung im Vordergrund (s. oben). Die i.v. Injektion muß langsam erfolgen. Es sind mehrere plötzliche Todesfälle während und unmittelbar nach der intravenösen Injektion von Aminophyllin aufgetreten (Bresnick, 1948; Merril, 1943). Von anderen Autoren wurde allerdings darauf hingewiesen, daß sich diese Patienten bereits vorher in letalem Zustand befanden, weshalb die beschriebenen Exitus auf ein Zusammenwirken von Grundkrankheit und zu rascher Theophyllininjektion zurückgeführt werden (Unger, 1944; Vogl, 1953). Bei langsamer Injektion werden als erste Warnsymptome subjektiv Hitzegefühl und Kitzeln in der Zunge und objektiv Tachypnoe bemerkt (Ludueña, 1942). Bei fortgesetzter Injektion können Kopfschmerzen, Verwirrtheitszustände, Schwindel, Angst, Ohrensausen und Tachykardie und schließlich Übelkeit, Blässe, Erbrechen und Ohnmacht auftreten (Lockett, 1957; Vogl, 1953).

Daneben ist zu beachten, daß Theophyllin wie auch die anderen Xanthindiuretica bei Menschen und Laboratoriumstieren zu einer Hyperprothrombinämie führt und die Prothrombinzeit und Plasmacoagulationszeit verlängert (Field et al., 1947; Scherf u. Schlachman, 1946). Auch ein Fall allergischer Hautreaktionen wurde beschrieben (Stritzler u. Kopf, 1960).

Theophyllin ist bei Kindern besonders giftig, weshalb eine Dosis von 3,5 mg i.m. oder per os bzw. 5 mg/kg rectal pro 8 Std nicht überschritten werden sollte (Lust u. Mabille, 1962; Menner u. Heye, 1964; White u. Daeschner, 1956). Eine große Zahl von Theophyllinvergiftungen bei Kindern, darunter viele mit tödlichem Ausgang wurden in der Literatur beschrieben (Cohen, 1958; Eliachar et al., 1962; Lust u. Mabille, 1962; Menner u. Heye, 1964; Nolke, 1956; Soifer, 1957; White u. Daeschner, 1956). Die ersten Symptome sind Ruhelosigkeit, Reizbarkeit, Verwirrtheit, Erbrechen mit Hämatemesis, dann Erregung, Krämpfe, Albuminurie bzw. Anurie, Dyspnoe, Cyanose, Tachykardie, Hyperpyrexie und schließlich Schock, Koma und Tod (Couch et al., 1958; Lust u. Mabille, 1962; Menner u. Heye, 1964; Nolke, 1956; Soifer, 1957; White u. Daeschner, 1956). Die Therapie ist symptomatisch. Couch u. Mitarb. (1958) fanden bei der Obduktion eines 4jährigen Jungen, der 4,5 g Theophyllin per os eingenommen hatte eine Perforation des distalen Oesophagus, multiple Ulcera des dilatierten Magens, Trachea und Bronchien mit bräunlicher Flüssigkeit gefüllt, Schwellung der Leberzellen und Nekrosen der Lymphknoten und Milzfollikel. Die höchsten Theophyllinkonzentrationen wurden in Leber, Gehirn und Niere gemessen.

Die toxischen Dosen und Wirkungen von Coffein wurden von Peters (1967) in einer Übersicht dargestellt. Die LD_{50} nach oraler Gabe an Ratten beträgt 192 mg/kg. Der Tod tritt im Mittel nach 30 Std ein. Voran gehen Verwirrtheit, Hyperreflexie, Ataxie, Diarrhoe und Anurie. Die Autopsie zeigte Gastroenteritiden, Anschoppung der Lunge, Hepatitiden, und Nephritiden (Boyd, 1959). Nach intraperitonealer Injektion betrug die LD_{50} bei erwachsenen Ratten 167 mg/kg, junge Ratten waren demgegenüber weniger empfindlich (200 mg/kg). Als erste Symptome traten nach 4 min tetanische Krämpfe auf (Poe u. Johnson, 1953). Auch bei oraler Verabreichung nimmt die Coffeinempfindlichkeit von Ratten mit dem Alter zu. Weibliche Tiere sind resistenter als männliche (Peters u. Boyd, 1967). Starker Futtermangel erhöht bei Ratten die Coffeintoxicität. Es kommt dann zu zusätzlichem starkem Gewichtsverlust, Diurese mit folgender Anurie, Haarausfall und Tod nach Dosen, die sonst toleriert werden. Trotz des Futtermangels steigt der Blutzucker vorübergehend an (Peters, 1966). Die maximale

Coffeindosis, die Ratten per os 100 Tage lang verabreicht werden konnte, betrug 110 mg/kg. Wachstum, Nahrungs- und Trinkmenge, sowie Harnvolumen waren unverändert. Die Autopsie zeigte Magengeschwüre, Hypertrophie von Speicheldrüsen, Leber, Herz, Nieren und Lunge. Die LD_{50} bei 100-tägiger Behandlung, die bei 150 mg/kg lag, verursachte Polydipsie und Polyurie. Bei der pathologischen Untersuchung fand sich eine Nephritis. Die noch höhere Dosis, die einer LD_{100} bei einer Langzeitbehandlung von 100 Tagen entsprach, führte zu denselben Erscheinungen, wie sie oben für die akute Vergiftung beschrieben sind. Nach Absetzen des Coffeins verschwanden die Symptome innerhalb von 8 Tagen (BOYD et al., 1965). Kurioserweise wurde auch untersucht und beschrieben, daß die Toxicität von oral gegebenem Coffein in einer Lösung mit 20% Milch oder 5% Kondensmilch an Ratten nicht vermindert ist (NEUMANN, 1962).

An Kaninchen wurden Vergiftungserscheinungen nach 150 mg/kg Coffein i. v. beobachtet, während 150—200 mg/kg zum Tode führten. 40—100 mg/kg erregten nur vorübergehend die Atmung und die Spontanmotorik. Bei s. c. Injektion soll die Giftigkeit viermal geringer sein (SCHOEN, 1926). Im Kaffee liegt Coffein als chlorogensaures Kalicoffein vor. In dieser Form ist die akute Toxicität an Kaninchen auf die Hälfte vermindert (GEBHARDT, 1939).

Die Coffeinempfindlichkeit ist bei Menschen individuell sehr verschieden. Ein Patient verstarb, nachdem er im Insulinschock anstelle von Glucose versehentlich 3,2 g Coffein erhalten hatte nach Krämpfen im Atemstillstand (JOKELA u. VARTIAINEN, 1959), während andererseits 20 g Coffein per os, die allerdings zum Teil erbrochen wurden, und 11,4 per os überlebt wurden (KOPF, 1946; SZEMZÖ, 1934). Bei einem Fall wurde der Blutzucker kontrolliert und eine beträchtliche Hyperglykämie mit Glucosurie gefunden. Die Diurese war bei diesem Patienten so stark, daß halbstündlich katheterisiert werden mußte (SZEMZÖ, 1934). Todesfälle sind in der Literatur nach Dosen von 10 g aufwärts beschrieben worden (MOESCHLIN, 1964). Die ersten Symptome, die bei labilen Personen schon nach 0,2 g auftreten können (LEWIN, 1928) sind Tachykardie und Extrasystolie, nach höheren Dosen Erregung, Tremor, Schlaflosigkeit, Durchfall, Harndrang, schließlich Krämpfe, Erbrechen, Delirien, Rauschgefühl und Temperaturanstieg (KOPF, 1946; LOCKETT, 1957; MOESCHLIN, 1964).

Literatur

ACH, N.: Über die diuretische Wirkung einiger Purinderivate. Arch. exp. Path. Pharmakol. 44, 319—348 (1900).

ACKERMANN, E.: Über die Wirkung des Theophyllins auf die Durchlässigkeit der Blutkammerwasserschranke des menschlichen Auges. Arch. Augenheilk. 99, 611—618 (1928).

ADLER, A.: Die Störung des Wasserhaushalts während der Morphiumentziehung und deren therapeutische Beeinflussung durch Euphyllin. Klin. Wschr. 9, 2011—2015 (1930).

ALBANESE, M.: Über die Wirkungen des 7- und des 3-Methylxanthins. Arch. exp. Path. Pharmakol. 43, 305—310 (1900).

ALEXANDER, C. S.: The effect of 3′, 5′-cyclic AMP and other nucleotides on urine flow and hemodynamics in the rat. J. clin. Invest. 44, 1025 (1965).

ALONSO, D., and J. B. HARRIS: Effect of xanthines and histamine on ion transport and respiration by frog gastric mucosa. Amer. J. Physiol. 208, 18—23 (1965).

ALTSHULER, R. N.: The pharmacology of 7-(oxyalkyl)-theophilline replacements. Farmakol. i Toksikol. 23, 29—37 (1960).

ANSELMINO, K. J.: Über die Harnbildung in der Froschniere. XVI. Mitteilung. Über die Wirkung des Coffeins auf den Sauerstoffverbrauch der Niere und über den Mechanismus der Coffeindiurese. Pflügers Arch. ges. Physiol. 221, 633—640 (1929).

ARGY, W. JR., J. S. HANDLER u. J. ORLOFF: Unveröffentlicht. Zitiert nach: ORLOFF, J., and J. S. HANDLER: The role of adenosine 3′, 5′-phosphate in the action of antidiuretic hormone. Amer. J. Med. 42, 757—768 (1967).

Armitage, A. K., J. Boswood, and B. J. Large: Structure activity relationships in a series of 6-thioxanthines with bronchodilator and coronary dilator properties. Brit. J. Pharmacol. 17, 196—207 (1961).

Aston, R.: A rat diuretic screening procedure. Toxicol appl. Pharmacol. 1, 277—282 (1959).

Averbuck, S. H.: Über die Diuresehemmung durch Antipyretika. Arch. exp. Path. Pharmakol. 157, 330—341 (1930).

Axelrod, J., and J. Reichenthal: The fate of caffeine in man and a method for its estimation in biological material. J. Pharmacol. exp. Ther. 107, 519—523 (1953).

Barac, G.: Sur l'effet diurétique de la caféine chez le chien brûlé. C. R. Soc. Biol. 151, 1973—1975 (1957).

Barach, A. L.: Rectal instillation of aminophylline in intractable asthma. J. Amer. med. Ass. 128, 589 (1945).

Barberi, M., e A. M. Lomeo: L'azione di un nuovo derivato solubile della teobromina su alcuni indici di funzionalità renale in cardiopatiche in gravidanza. Minerva ginec. 14, 730—735 (1962).

Bardier, E., P. Duchein et A. Stillmunkés: Remarques sur la glycosurie caféinique. C. R. Soc. Biol. 86,4—6 (1922a).

— — — Sympathique et glycosurie caféinique. C. R. Soc. Biol. 86, 6—8 (1922b).

Barer, G. R.: The action of vasopressin, a vasopressin analogue (PLV2), oxytocin, angiotensin, bradykinin and theophylline ethylene diamine on renal blood flow in the anaesthetized cat. J. Physiol. (Lond.) 169, 62—72 (1963).

Bartram, E. A.: Experimental observations on the effect of various diuretics when injected directly into one renal artery of the dog. J. clin. Invest. 11, 1197—1219 (1932).

Bauer, J., u. B. Aschner: Über Austauschvorgänge zwischen Blut und Geweben. I. Mitteilung. Der Einfluß der Diuretica. Dtsch. Arch. klin. Med. 138, 270—290 (1922).

Baumecker, W.: Über die Wirkung einiger Diuretica beim Säugling. Mschr. Kinderheilk. 36, 193—207 (1927).

Beckh-Widmanstätter, E.: Über Fortschritte in der Euphyllintherapie. Wien. med. Wschr. 88, 107—108 (1938).

Benacchio, L.: Azione della caffeina sulla glicemia a digiuno e sulla curva glicemica da carico di glucosio. Fisiol. e Med. 10, 299—312 (1939).

Berenzon, J.: L'influence de quelques diurétiques sur la filtration et l'absorption rétrograde au niveau des reins, dans le régime acidifiant et dans l'acidification artificielle de l'organisme. C. R. Soc. Biol. 122, 713—716 (1936).

Berglund, H., and B. Sundh: The effect of salyrgan, theophylline and caffeine on diuresis, glomerular filtration and proteinuria. Acta med. scand. 86, 216—232 (1935).

Biancardi, S.: L'azione della teofillina, della tiroxina e dell' insulina sulla diuresi da fleboclisi clorurata isotonica. Fisiol. e Med. 4, 133—156 (1933).

Bieter, R. N.: The action of some diuretics upon the aglomerular kidney. J. Pharmacol. exp. Ther. 43, 399—406 (1931).

—, and A. D. Hirschfelder: The excretion of dyes and other substances in the frog's kidney and its bearing upon the theories of renal secretion. Amer. J. Physiol. 68, 326—337 (1924).

Bitensky, M. W., and S. R. Burstein: Effects of cyclic adenosine monophosphate and melanocyte-stimulating hormone on frog skin in vitro. Nature 208, 1282—1284 (1965).

Bliss, R., and R. W. Morrison: A comparative study of certain xanthine diuretics. J. lab. clin. Med. 19, 248—265 (1933).

Blumgart, H. L., D. R. Gilligan, R. C. Levy, and M. G. Brown: The effect of diuretics on water and salt metabolism. Trans. Ass. Amer. Physicians 47, 304—307 (1932).

— — — —, and M. C. Volk: Action of diuretic drugs. I. Action of diuretics in normal persons. Arch. intern. Med. 54, 40—85 (1934).

Bock, J.: Die Purinderivate. In: A. Heffter (Hrsg.): Handbuch der experimentellen Pharmakologie II, 1. Berlin: Springer 1920.

Bogendörfer, L.: Über das Verhalten des Blutes und Körpergewichts nach Schweißverlusten und Theocingaben bei halogenreicher und halogenarmer Ernährung. Arch. exp. Path. Pharmakol. 89, 252—262 (1921).

Bolliger, A.: The influence of the purine diuretics on inorganic phosphates of blood and urine. J. biol. Chem. 76, 797—807 (1928).

Bonomini, V., e E. Pretolani: Studi sulla funzionalità renale. L'azione diuretica dell' associazione acetazolamide di colina-teofillinato di colina. Minerva med. 48, 1476—1484 (1957).

Bonsmann, M. R.: Diureseversuche an der Maus. II. Mitteilung. Arch. exp. Path. Pharmakol. 175, 322—327 (1934).

Borney, G.: Alcuni atteggiamenti funzionali del rene dopo somministrazione di un nuovo derivato solubile della teobromina. Minerva med. 50, 1326—1327 (1959).

BOSWELL, R., and J. T. McGINN: Blood levels produced by three oral theophylline-containing preparations. Double-blind crossover study. N. Y. J. Med. **64**, 887—890 (1964).

BOURGSDORF, E. V.: Contribution à l'étude du mécanisme de l'effet diurétique de la théophilline. Eksper. Med. **5/6**, 67—73 (1939).

BOURGUET, J.: Unveröffentlicht. Zitiert nach: ORLOFF, J., and J. S. HANDLER: The role of adenosine 3′, 5′-phosphate in the action of antidiuretic hormone. Amer. J. Med. **42**, 757—768 (1967).

BOURQUIN, H., and N. B. LAUGHTON: Factors influencing the excretion of urea. II Diuresis and Caffeine. Amer. J. Physiol. **74**, 436—450 (1925).

BOYD, E. M.: The acute oral toxicity of caffeine. Toxicol. appl. Pharmacol. **1**, 250—257 (1959).

—, M. DOLMAN, L. M. KNIGHT, and E. P. SHEPPARD: The chronic oral toxicity of caffeine. Canad. J. Physiol. **43**, 995—1007 (1965).

BOYER, N. H.: Aminophylline and related xanthine derivatives. J. Amer. med. Ass. **122**, 306—309 (1943).

BRESNICK, E., W. K. WOODARD, and C. B. SAGEMAN: Fatal reactions to administration of aminophylline. J. Amer. med. Ass. **136**, 397—398 (1948).

BRINGS, L., u. H. MOLITOR: Über die Beziehungen zwischen onkometrisch verzeichneten Größenänderungen der Niere und Diurese. Arch. exp. Path. Pharmakol. **159**, 710—723 (1931).

BRINKMAN, R., u. A. v. SZENT-GYÖRGYI: Studien über die physikalisch-chemischen Grundlagen der vitalen Permeabilität. II Mitteilung: Die Wirkung von Alkaloiden und Purinbasen auf die Permeabilität von Kollodiummembranen. Biochem. Z. **139**, 270—273 (1923).

BROCKMANN, A. W.: Die Entwicklung der Theophyllin-Therapie und ihre klinische Bedeutung. Arzneimittelforsch. **4**, 444—449 (1950).

BRODIE, B. B., J. AXELROD, and J. REICHENTHAL: Metabolism of theophylline (1,3-dimethylxanthine) in man. J. biol. Chem. **194**, 215—222 (1952).

—, J. I. DAVIES, S. HYNIE, G. KRISHNA, and B. WEISS: Interrelationships of catecholamines with other endocrine systems. Pharmacol. Rev. **18**, 273—289 (1966).

BRODWALL, E. K.: The resorption of theophyllamine (theophylline ethylene-diamine). Acta med. scand. **146**, 123—126 (1953).

BRÜHL, H.: Untersuchungen zur Membran- und Eiweißwirkung des Coffeins. Biochem. Z. **212**, 291—317 (1929).

BUCHANAN, O. H., A. A. CHRISTMAN, and W. D. BLOCK: The metabolism of the methylated purines. II. Uric acid excretion following the ingestion of caffeine, theophylline and theobromine. J. biol. Chem. **157**, 189—201 (1945).

BUCHBORN, E., u. S. ANASTASAKIS: Störungen der Harnkonzentrierung. Internist, Berl. **2**, 611—623 (1961).

— — u. H. EDEL: Zum Wirkungsmechanismus des Euphyllin als Diureticum. Klin. Wschr. **39**, 784—790 (1961).

BUCHS, S.: Über den Mechanismus der Coffeinhyperglykämie. Arch. exp. Path. Pharmakol. **206**, 240—250 (1949).

BÜCHLER, H. W.: Fortgesetzte Untersuchung über die Wirkungsweise der Diuretica. Biochem. Z. **234**, 441—461 (1931).

BURGISON, R. M., W. E. O'MALLEY, C. K. HEISSE, and J. C. KRANTZ JR.: Pharmacologic studies with 8-(paraaminobenzyl)-caffeine and certain related compounds. J. Pharmacol. exp. Ther. **119**, 107—113 (1957).

BUTCHER, R. W., and E. W. SUTHERLAND: Adenosine-3′,5′-phosphate in biological materials. I. Purification and properties of cyclic 3′,5′-nucleotide phosphodiesterase and use of this enzyme to characterize adenosine 3′,5′-phosphate in human urine. J. biol. Chem. **237**, 1244—1250 (1962).

CAFIERO, M., e V. ELISEO: Ricerche sull'azione diuretica dell'1 (beta-idrossipropil) teobromina sperimentata isolatamente ed in associazione all'idroclorotiazide. Gaz. med. ital. **121**, 229—234 (1962).

CALVIN, D. B., G. DECHERD, and G. HERRMANN: Response of plasma volume to diuretics. Proc. Soc. exp. Biol. (N.Y.) **44**, 529—531 (1940).

CARNOT, P., F. RATHERY et P. GÉRARD: La technique de la perfusion rénale appliquée à l'étude des diurétiques. C. R. Soc. Biol. **85**, 442—444 (1921).

CHABRIER, P., A. QUEVAUVILLER et H. MORIN: Recherches chimiques et pharmacodynamiques dans la série des purines. I Diéthylaminoéthylthéophylline et dérivés. Thérapie **4**, 28—41 (1949).

CHACHUTOW, D., u. M. SCHWAB: Der Einfluß von Euphyllin (Aminophyllin) auf das Plasmavolumen beim herzgesunden und herzinsuffizienten Menschen. Klin. Wschr. **31**, 501—504 (1953).

CHAKRAVARTY, N. K., K. L. MUKHERJEE, and G. WERNER: Effect of theophylline and some of its conjugates on the renal tubular activity. Arch. int. Pharmacodyn. **99**, 442—450 (1954).

Chasis, H., H. A. Ranges, W. Goldring, and H. W. Smith: The control of renal blood flow and glomerular filtration in normal man. J. clin. Invest. **17**, 683—697 (1947).

Chen, A. L.: Preliminary observations with theophylline monoethanolamine. J. Pharmacol. exp. Ther. **45**, 1—5 (1932).

Christian, H. A., and E. A. Bartram: Experimental observations on the action of diuretics. Trans. Ass. Amer. Physicians **47**, 292—303 (1932).

Chrometzka, F., u. K. Unger: Untersuchungen über die Größe des Glomerulusfiltrats unter dem Einfluß von Diureticis und Hormonen. Z. ges. exp. Med. **80**, 261—277 (1932).

Cloëtta, M.: Grundsätzliches zur Diuresetherapie. Schweiz. med. Wschr. Jg. 1934, 1101 bis 1103.

Cobb, F. R., and T. F. McMagnus: Inhibition of neurohypophyseal hormone action by ethacrynic acid. Abstracts. III Internat. Congr. Nephrology. Washington 1966, p. 172.

Cohen, N. J.: Aminophylline poisoning. Ann. paediat. **191**, 16—26 (1958).

Conti, E.: Studio clinico sull'effetto diuretico della somministrazione associata di 1-beta-idrossi-propilteobromina e 6-cloro-7-sulfamil-1,2,4-benzotiodiazina-1,1-diossido in cardiopatici con ritenzione idrica. Gaz. med. ital. **120**, 152—154 (1961).

Cornish, H. H., and A. A. Christman: A study of the metabolism of theobromine, theophylline and caffeine in man. J. biol Chem. **228**, 315—323 (1957).

Cotăescu, I., G. Deutsch u. O. Dreichlinger: Experimentelle Untersuchungen über die Änderungen des Nierenkreislaufs unter der Wirkung von harn- und salztreibenden Substanzen. Fisiol. norm. pat. **10**, 215—222 (1964).

Couch, R. D., M. Franz, and R. B. Forney: Aminophylline poisoning. Report of a case with complete pathologic and toxicologic findings. Amer. clin. J. Path. **30**, 435—438 (1958).

Cronheim, G., T. T. Justice, and S. J. King: A new approach to increasing tolerance to oral aminophylline. Zit. nach: Vogl, A.: Diuretic therapy. Baltimore: Williams & Wilkins 1953.

Crutchfield, A. J., Jr., and J. E. Wood Jr.: Urine volume and total renal sodium excretion during water diuresis. Ann. intern. Med. **28**, 28—40 (1948).

Cummings, J. R., J. D. Haynes, L. M. Lipchuk, and M. A. Ronsberg: A sequential probability ratio method for detecting compounds with diuretic activity in rats. J. Pharmacol. exp. Ther. **128**, 414—418 (1960).

Curtis, G. M.: Die Wirkungsweise der spezifischen Diuretica. Klin. Wschr. **4**, 824—825 (1925 a).

— Die Wirkungsweise der spezifischen Diuretica nebst Beiträgen zur Lehre von der Harnabsonderung. Biochem. Z. **163**, 109—160 (1925 b).

— Fortgesetzte Untersuchungen über die Wirkungsweise der spezifischen Diuretica. Die Blockierung der normalen Reaktion durch die intraperitoneale Injektion von destilliertem Wasser. Biochem. Z. **186**, 95—111 (1927).

— The action of specific diuretics: The inhibiting effect of intraperitoneal distilled water. Proc. Soc. exp. Biol. (N.Y.) **27**, 238—240 (1929a).

— The action of specific diuretics. J. Amer. med. Ass. **93**, 2016—2018 (1929b).

— u. N. F. Shambaugh: Fortgesetzte Untersuchungen über die Wirkungsweise der spezifischen Diuretica. Die Blockierung der normalen Reaktion bei Kaninchen mit entnervten Nieren. Biochem. Z. **186**, 112—129 (1927).

Cushny, A. R.: The secretion of the urine. London: Longmans, Green & Co. 1917.

—, and C. G. Lambie: The action of diuretics. J. Physiol. (Lond.) **55**, 276—286 (1921).

Cuypers, Y.: Influence de la caféine et de l'histamine sur le débit sanguin des reins perfusés artificiellement. Arch. int. Physiol. **66**, 457—459 (1958).

Davenport, L. F., M. N. Fulton, H. A. van Auken, and R. J. Parsons: The creatinine clearance as a measure of glomerular filtration in dogs with particular reference to the effect of diuretic drugs. J. Physiol. (Lond.) **108**, 99—106 (1934).

Davis, J. O., and N. W. Shock: The effect of theophylline ethylene diamine on renal function in control subjects and in patients with congestive heart failure. J. clin. Invest. **28**, 1459 bis 1468 (1949).

Daweke, H., u. A. Oberdorf: Neue Aminoalkyl-Derivate des Theophyllins. Arzneimittelforsch. **8**, 190—196 (1958).

Deakins, M.: Effects of caffeine on human sugar-tolerance curves. Proc. Soc. exp. Biol. (N.Y.) **40**, 588—589 (1939).

Decherd, G. M. Jr., D. B. Calvin, and G. Herrmann: Blood plasma volume changes following the administration of diuretics. J. clin. Invest. **19**, 777—778 (1940).

De Graff, A. C., and A. F. Lyon: Diuretic therapy. Part I. Amer. Heart J. **67**, 840—843 (1964).

De Groot, C. A., and J. F. Weber: Effects of euphylline on phosphate metabolism in rat kidneys. Acta physiol. pharmacol. neerl. **4**, 371—377 (1955).

DESPOPOULOS, A.: Renal excretory transport of organic acids: inhibition by oxypurines. Amer. J. Physiol. **197**, 1107—1110 (1959).

DICKER, S. E.: The action of mersalyl, calomel, and theophylline sodium acetate on the kidney of the rat. Brit. J. Pharmacol. **1**, 194—209 (1946).

— Effect of diuretics in new born rats and puppies. J. Physiol. (Lond.) **118**, 384—394 (1952).

DOHERTY, J. E., and O. W. BEARD: A study of diuretic action of pamabrom (2-amino-2-methyl-propanol-1-8-bromotheophylline) in cardiac failure. Amer. Heart J. **46**, 288—290 (1953).

DONATH, F., u. B. TANNE: Über die Resorption aus der Subkutis, zugleich ein Beitrag zum Studium der Gewebsfunktion. Arch. exp. Path. Pharmakol. **119**, 222—239 (1927).

DOWDEN, H. C.: Note on the quantity of theobromine in the milk of cows fed on a diet including this alkaloid. Biochem. J. **32**, 71—73 (1938).

DRESER, H.: Über das 1,3-Dimethylxanthin und seine diuretische Wirkung beim gesunden Menschen. Pflügers Arch. ges. Physiol. **102**, 1—35 (1904).

EBEL, A., u. H. MAUTNER: Zur Wirkung der Diuretica auf den Magendarmkanal. Arch. exp. Path. Pharmakol. **175**, 128—145 (1934).

EDDY, N. B., and A. W. DOWNS: Tolerance and cross-tolerance in the human subject to diuretic effect of caffeine, theobromine and theophylline. J. Pharmacol. exp. Ther. **33**, 167—174 (1928).

EICHLER, O.: Kaffee und Coffein. Pharmakologische Wirkungen. Arch. exp. Path. Pharmakol. **190**, 123—155 (1938).

EK, J.: The influence of heavy hydration on the renal function in normal and hypertensive man. Scand. J. clin. Lab. Invest. Suppl. 7, 1955.

ELIACHAR, E., R. TASSY et A. FABRE: Encore une intoxication grave par la théophylline. Arch. franç. Pédiat. **20**, 242—246 (1962).

ELLINGER, A.: Die Angriffspunkte der Diuretica. Klin. Wschr. **1**, 249—253 (1922).

— P. HEYMANN u. G. KLEIN: Die treibenden Kräfte für den Flüssigkeitsstrom im Organismus. II. Quellungsdruck der Eiweißkörper und Diurese. Zur Wirkungsweise des Coffeins als Diuretikum. Arch. exp. Path. Pharmakol. **91**, 1—36 (1921).

ELLINGER, P.: Die Absonderung des Harns unter verschiedenen Bedingungen einschließlich ihrer nervösen Beeinflussung und der Pharmakologie und Toxikologie der Niere. Handbuch der normalen und pathologischen Physiologie. IV. Resorption und Exkretion. Berlin: Springer 1929.

ESCHER, D. J. W., R. E. WESTON, G. LEINER, L. LEITER, and S. GOLDAT: The effect of aminophylline on cardiac output and renal hemodynamics in man. Fed. Proc. **7**, 31 (1948).

FABRE, R., et M. T. RÉGNIER: De la perméabilité placentaire aux substances médicamenteuses ou toxiques. Cafféine. C.R. Soc. Biol. **116**, 155—156 (1934).

FALUDY, F.: Über die Coffeindiurese. Z. ges. exp. Med. **62**, 242—248 (1928).

FIELD, J. B., E. G. LARSEN, L. SPERO, and K. P. LINK: Studies on the hemorrhagic sweet clover disease. XIV. Hyperprothrombinemia induced by methylxanthines and its effect on the action of 3',3'-methylenebis-(4-hydroxycoumarin). J. biol. Chem. **156**, 725—737 (1944).

FIELD, M., G. R. PLOTKIN, and W. SILEN: Effects of vasopressin, theophylline and cyclic adenosine monophosphate on short-circuit current across isolated rabbit ileal mucosa. Nature (Lond.) **217**, 469—471 (1968).

FISHER, R. S., E. J. ALGERI, and J. T. WALKER: The determination and the urinary excretion of caffeine in animals. J. biol. Chem. **179**, 71—79 (1949).

FORSCHBACH, J., u. S. WEBER: Dimethylaminoparaxanthin, seine diuretische Wirksamkeit und sein Abbau im Organismus des Menschen. Arch. exp. Path. Pharmakol. **56**, 186—200 (1907).

FORSTER, R. P., and J. P. MAES: Renal function in the rabbit as influenced by the administration of water, anaesthetics and diuretics. Fed. Proc. **5**, 29 (1946).

FOWELL, D. M., J. A. WINSLOW, V. P. SYDENSTRICKER, and N. C. WHEELER: Circulatory and diuretic effects of theophylline isopropanolamine. Arch. intern. Med. **83**, 150—157 (1949).

FRANCESCHETTI, A.: Über pharmakologische Beeinflussung der intraokularen Flüssigkeiten. Schweiz. med. Wschr. **57**, 1089—1090 (1927).

—, u. H. WIELAND: Durchbrechung der Blut-Liquor- und der Blut-Augenflüssigkeit-Schranke durch Diuretica. Klin. Wschr. **7**, 876—881 (1928).

FRANDSEN, J., u. K. O. MÖLLER: Untersuchungen über die Wirkung des Theophyllins auf die Chlorid- und Wasserausscheidung bei Kaninchen mit artifizieller chronischer tubulärer Nephritis. Acta med. scand. **68**, 385—402 (1928).

FRANKLIN, M.: Studies on the N-demethylation of morphine and other compounds. Canad. J. Biochem. **43**, 1053—1062 (1965).

FREY, E.: Nierentätigkeit und Wasserhaushalt. Berlin-Göttingen-Heidelberg: Springer 1951.

—, u. J. FREY: Die Funktionen der gesunden und der kranken Niere. Berlin-Göttingen-Heidelberg: Springer 1950.

Frey, J.: Die Filtrationsdiurese in ihrer klinischen Bedeutung. Verh. dtsch. Ges. inn. Med. **58**, 200—204 (1952).
—, u. J. Schirmeister: Über Besonderheiten der Filtrationsdiurese. Arch. exp. Path. Pharmakol. **223**, 122—126 (1954).
— — u. H. Henning: Die „Clearance der Harnfixasumme" (CΣ) unter verschiedenen Absonderungsarten der gesunden Nieren und ihre Beziehungen zur renalen Wasserbearbeitung. Arch. exp. Path. Pharmakol. **223**, 107—116 (1954).
Friedberg, E.: Quantitative Messung der zeitlichen Coffeinausscheidung beim Menschen nach einer neuen biologischen Methode. Biochem. Z. **118**, 164—184 (1921).
Fröhlich, A., u. E. Zak: Theophyllin und seine Gewebswirkung als Mittel zur Potenzierung von Giften und Arzneien. Arch. exp. Path. Pharmakol. **121**, 108—130 (1927).
— — Permeabilitätsstudien am durch Theophyllin beeinflußten Laewen-Trendelenburgschen Präparat. Arch. exp. Path. Pharmakol. **141**, 351—365 (1929a).
— — Der Ablauf von Vergiftungen an mit Theophyllin vorbehandelten Tieren. Arch. exp. Path. Pharmakol. **143**, 310—320 (1929b).
Fülgraff, G.: Die Wirkung von Calciumionen auf die renale Ausscheidung und tubuläre Resorption von Wasser und Elektrolyten. Habilitationsschrift, Freiburg, 1967.
—, u. J. Greven: Noch unveröffentlichte Befunde, 1968.
—, u. O. Heidenreich: Mikropunktionsuntersuchungen über die Wirkung von Calciumionen auf die Resorptionskapazität und auf die prozentuale Resorption im proximalen Konvolut von Ratten. Arch. Pharmak. exp. Path. **258**, 440—451 (1967).
— —, H. Laaff u. G. Schulz: Die Nierenwirkung von Calciumsalzen bei verschiedenen Diuresezuständen des Hundes. Arch. Pharmak. exp. Path. **257**, 20 (1967).
—, u. A. Meiforth: Noch unveröffentlichte Befunde, 1968.
Fujii, T.: Sur l'hyperglycémie et glycosurie provoquée par la diurétine chez le chat. J. Biophysics **1**, 5 (1923).
— Diuretine hyperglycaemia in cats. Tohoku J. exp. Med. **15**, 285—323 (1930).
Fukuhara, H.: Über die diuretische Wirkung des Theophyllin-Äthylendiamins. Okayama-Igakkai-Zasshi **52**, 2820—2828 (1940).
Fulton, M. N., H. A. van Auken, R. J. Parsons, and L. F. Davenport: The comparative effect of various diuretics in dogs with special reference to the excretion of urine, chloride, and urea. J. Pharmacol. exp. Ther. **50**, 223—239 (1934).
Gavend, M.: Diss. in Pharmazie, Marseille, 1953. Zit. nach: Hazard, R., J. Cheymol, M. Beauvallet, A. Carayon-Gentil et M. A. Tenenbaum: Contribution à l'étude chimique et pharmacologique des dérivés de l'acide orthophosphorique. III. Actions diurétiques comparées de la théophylline et deux de ses dérivés. Thérapie **16**, 373—376 (1961).
Garby, L., and H. Linderholm: The permeability of frog skin to heavy water and to ions, with special reference to the effect of some diuretics. Acta physiol. scand. **28**, 336—346 (1953).
Gebhardt, H.: Über das chlorogensaure Kalicoffein. Arch. exp. Path. Pharmakol. **191**, 696—705 (1939).
Gemmil, C. L.: The effects of caffeine and theobromine derivatives on muscle glycolysis. J. Pharmacol. exp. Ther. **91**, 292—297 (1947).
Gertz, K. H.: Transtubuläre Natriumchloridflüsse und Permeabilität für Nichtelektrolyte im proximalen und distalen Konvolut der Rattenniere. Pflügers Arch. ges. Physiol. **276**, 336—356 (1963).
Glass, G. B. J., H. Barowsky, L. J. Boyd, M. Rich, and L. Ebin: Theophylline concentration in blood plasma following rectal administration of aminophylline. Amer. J. med. Sci. **231**, 51—60 (1956).
Gold, H.: In: Conferences on therapy. Treatment of edema by drugs. N.Y. St. J. Med. **44**, 280—287 (1944).
Goldring, W.: Edema in congestive heart failure. Effectiveness of diuretics as a guide to prognosis. Arch. intern. Med. **44**, 465—476 (1929).
Goldstein, M. H., M. F. Levitt, A. D. Hauser, and D. Polimeros: Effect of meralluride on solute and water excretion in hydrated man: Comments on site of action. J. clin. Invest. **40**, 731—742 (1961).
Grantham, J. J., and M. B. Burg: Effect of vasopressin and cyclic AMP on permeability of isolated collecting tubules. Amer. J. Physiol. **211**, 255—259 (1966).
—, u. J. Orloff: Unveröffentlicht. Zitiert nach: Orloff, J., and J. S. Handler: The role of adenosine 3′,5′-phosphate in the action of antidiuretic hormone. Amer. J. Med. **42**, 757—768 (1967).
— — Effect of prostaglandin E_1 on the permeability response of the isolated collecting tubule to vasopressin, adenosine 3′,5′-monophosphate, and theophylline. J. clin. Invest. **47**, 1154—1161 (1968).

GREEN, D. M., W. C. BRIDGES, A. D. JOHNSON, J. H. LEHMANN, F. GRAY, and L. FIELD: Xanthine studies: 1. Effects of aminophylline, 1,3-diethyl-8-bromoxanthine and 1,3-dimethyl-8-chloroxanthine on cardiac output. Fed. Proc. 8, 296 (1949).
— — — — — — Xanthine studies: 2. Effects of aminophylline, 1,3-diethyl-8-bromoxanthine and 1,3-dimethyl-8-chloroxanthine on water and sodium excretion. Fed. Proc. 8, 296 (1949).
GREMELS, H.: Über die Wirkung einiger Diuretika am Starlingschen Herz-Lungen-Nierenpräparat. Arch. exp. Path. Pharmakol. 130, 61—88 (1928a).
— Zur Pharmakologie der Diurese. Klin. Wschr. 7, 1791—1793 (1928b).
— Über den Einfluß von Diureticis auf den Sauerstoffverbrauch am Starlingschen Nierenpräparat. Arch. exp. Path. Pharmak. 140, 205—219 (1929).
GRIES, G.: Zur Frage der enteralen Resorption von Theophyllin und einigen Derivaten. Med. Klin. 58, 1384—1385 (1963).
GRUPP, G.: Über den Einfluß von Narcotica und vasokonstriktorisch wirkenden Pharmaka auf die Autoregulation der Nierendurchblutung. Arch.exp.Path.Pharmakol. 235, 261 (1959).
GÜNZBURG, L.: Über Theobrominausscheidung und Theobromindiurese. Biochem. Z. 129, 549—562 (1922).
GUKELSBERGER, M.: Über das Wesen der natürlichen und künstlichen Diurese. Helvet. Med. Acta 11, 17—25 (1944).
GULYASSY, P. F., and J. S. EDELMAN: Effect of pH and theophylline on uptake, elution, and antidiuretic action of cyclic AMP. Amer. J. Physiol. 212, 740—746 (1967).
HAAS, H. T. A.: Beziehungen zwischen Konstitution und Wirkung in der Purinreihe. Arch. exp. Path. Pharmakol. 201, 589—610 (1943).
— Beziehungen zwischen Konstitution und Wirkung in der Purinreihe. Ergänzung und Berichtigung. Arch. exp. Path. Pharmakol. 203, 146—150 (1944).
HÄUSLER, H. P., C. JOB u. H. ZELLNER: Bericht über die pharmakologische und klinische Prüfung eines wasserlöslichen Theobromin-Derivates. Wien. med. Wschr. 104, 499 (1954).
HACKEL, F.: Clearanceuntersuchungen über den Einfluß vasoaktiver Substanzen auf Durchblutung und glomeruläre Filtration der Nieren. Med. Klin. 58, 1145—1149 (1963).
HANDLER, J. S., R. BENSINGER, and J. ORLOFF: The effect of adrenergic agents on the response of the toad urinary bladder to vasopressin. J. clin. Invest. 46, 1066 (1967).
— — — Effect of adrenergic agents on toad bladder response to ADH, 3′,5′-AMP, and theophylline. Amer. J. Physiol. 215, 1024—1031 (1968).
—, R. W. BUTCHER, E. W. SUTHERLAND, and J. ORLOFF: The effect of vasopressin and of theophylline on the concentration of adenosine 3′,5′-phosphate in the urinary bladder of the toad. J. biol. Chem. 240, 4524—4526 (1965).
—, and J. ORLOFF: Cysteine effect on toad bladder response to vasopressin, cyclic AMP, and theophylline. Amer. J. Physiol. 206, 505—509 (1964).
HANDLEY, C. A., J. TELFORD, and M. LA FORGE: Xanthine and mercurial diuretics and renal tubular transport of glucose and P-aminohippurate in the dog. Proc. Soc. exp. Biol. 71, 187—188 (1949).
HANDOVSKY, H., u. P. UHLENBRUCK: Beiträge zum Mechanismus der Coffeinwirkung. Klin. Wschr. 4, 1401—1402 (1925).
HARRIS, J. B., and D. ALONSO: Stimulation of the gastric mucosa by adenosine 3′,5′-monophosphate. Fed. Proc. 24, 1368—1376 (1965).
HARTWICH, A.: Einfluß pharmakologisch wirksamer Substanzen auf die isolierte Froschniere. II. Mitteilung: Diuretika und andere Substanzen. Arch. exp. Path. Pharmakol. 111, 206—217 (1926).
HATCHER, R. A., and N. T. KWIT: The elimination of theobromine and caffeine from the circulation. J. Pharmacol. exp. Ther. 52, 430—436 (1934).
HAUSCHILD, O.: Diskussionsbemerkung. Arch. exp. Path. Pharmakol. 218, 62 (1953).
HAYMAN, J. M., and C. F. SCHMIDT: The gaseous metabolism of the dogs kidney. Amer. J. Physiol. 83, 502—512 (1928).
HAZARD, R., J. CHEYMOL, M. BEAUVALLET, A. CARAYON-GENTIL et M. A. TENENBAUM: Contribution à l'étude chimique et pharmacologique des dérivés de l'acide orthophosphorique. III. Actions diurétiques comparées de la théophylline et deux de ses dérivés. Thérapie 16, 373—376 (1961).
HECHT, A. F., u. E. NOBEL: Über die Beeinflussung der Harnabsonderung durch Diuretica unter Berücksichtigung der Nahrungskonzentration. Z. ges. exp. Med. 34, 213—233 (1923).
HEIDENREICH, O.: Die diuretische Wirkung von Coffein und Alkohol bei normalen und hypophysektomierten Hunden. Arzneimittelforsch. 7, 439—442 (1957).
—, Y. KOOK u. E. REUS: Quantitative Untersuchungen über die blutzuckersteigernde Wirkung von synthetischem Oxytocin und Vasopressin sowie über das Auftreten dieses Hormoneffektes unter physiologischen Bedingungen. Arch. exp. Path. Pharmakol. 243, 136—147 (1962).

HELLER, H., V. SKRHOVA, and J. VOSTAL: The effect of various diuretic agents on renal electrolyte and urea concentration gradients in rats. Experientia **21**, 454—455 (1965).

HENSALA, J. C., R. M. BURGISON, and J. C. KRANTZ JR.: The pharmacologic response to 8-aminotheophylline. J. Pharmacol. exp. Ther. **131**, 261—264 (1961).

HENSEL, H.: Über die diuretische Wirkung des Oxyaethyltheophyllins. Münch. med. Wschr. **96**, 381—382 (1954).

HERKEN, H.: Die Regulation der gestörten Diurese durch Pharmaka. Arch. exp. Path. Pharmakol. **238**, 158—194 (1960).

— Diuretica und tubuläre Funktion der Niere. Dtsch. med. Wschr. **86**, 2091—2100 (1961).

—, G. SENFT u. H. WILUTZKY: Die Erzeugung von Natrium- und Wasserretentionen zur Prüfung der Diuretica. Arch. exp. Path. Pharmakol. **229**, 123—138 (1956).

HERRMANN, G., E. H. SCHWAB, C. T. STONE, and W. L. MARR: On the adventage of alternating the vegetable and metallic diuretics in the treatment of edema of congestive heart failure. J. Lab. Clin. Med. **18**, 902—915 (1933).

—, C. T. STONE, and E. H. SCHWAB: Some studies in the mechanism of diuresis in patients with congestive heart failure. Trans. Ass. Amer. Physicians **47**, 277—291 (1932).

— — — and W. W. BONDURANT: Diuresis in patients with congestive heart failure. J. Amer. med. Ass. **99**, 1647—1652 (1932).

HEYMANN, P.: Einige Bemerkungen zu Diuresefragen. Münch. med. Wschr. **72**, 435—436 (1925).

HEYMANS, C.: L'action diurétique de l'allylthéobromine. Arch. int. Pharmacodyn. **25**, 485—492 (1921).

HILDEBRANDT, F.: Die diuretische Wirkung der in Naturheilkunde und Volksmedizin angewandten harntreibenden Mittel. Münch. med. Wschr. **83**, 1999 (1936).

— Über die diuretische Wirkung einiger neuer Theophyllinderivate. Dtsch. med. Wschr. **77**, 13—15 (1952).

— Diskussionsbemerkung. Arch. exp. Path. Pharmakol. **218**, 63 (1953).

HIMMELREICH, H.: Über die Beeinflussung der Permeabilität eines Kollodiumfilters durch Diuretica. Inauguraldissertation, Köln 1937.

HILLER, E.: Klinische und oszillographische Untersuchungen über die Wirksamkeit eines neuen wasserlöslichen Theophyllinderivates (DHT). Dtsch. med. Wschr. **1**, 17—19 (1953).

HIRATSUKI, G.: Pharmakologische Beeinflussung der glomerulären Filtration und tubulären Rückresorption. I. Einflüsse der Diuretica. Tohoku J. exp. Med. **31**, 153—170 (1937).

HOFF, H., u. P. WERNER: Untersuchungen über die Sekretion des Pituitrins unter dem Einfluß harntreibender Mittel. Arch. exp. Path. Pharmakol. **133**, 84—96 (1928).

HOLLOWAY, J. K.: The effect of diuretics on transplanted kidneys. J. Urol. **15**, 111—131 (1926).

HOTOVY, R.: Über die Wirkung verschiedener galletreibender Mittel auf die Diurese der Ratte. Arch. exp. Path. Pharmakol. **204**, 758—762 (1947).

HOLTZ, P., u. D. PALM: Brenzkatechinamine und andere sympathicomimetische Amine. Biosynthese und Inaktivierung. Freisetzung und Wirkung. Erg. Physiol. **58**, (1966).

HUANG, K. C., N. B. KING, and E. GENAZZANI: Effects of xanthine diuretics on renal tubular transport of PAH and glycine conjugation of PABA. Amer. J. Physiol. **192**, 373—378 (1958).

HUBER, K. J.: Über die Ausscheidung subkutan einverleibter Alkaloide durch die Magenschleimhaut und die Speicheldrüsen. Arch. exp. Path. Pharmakol. **94**, 327—351 (1922).

HUF, E. G., N. S. DOSS, and J. P. WILLS: Effects of metabolic inhibitors and drugs on ion transport and oxygen consumption in isolated frog skin. J. gen. Physiol. **41**, 397—417 (1957).

HUMMEL, R.: Untersuchungen über den Elektrolyt- und Wasserhaushalt von Meriones Shawii Shawii (Duvernoy). Helvet. physiol. pharmacol. acta, Suppl. **14**, 1—76 (1963).

HYNIE, S., G. KRISHNA, and B. B. BRODIE: Theophylline as a tool in studies of the role of cyclic adenosine 3′,5′-monophosphate in hormone-induced lipolysis. J. Pharmacol. exp. Ther. **153**, 90—96 (1966).

ISAKSSON, B., and B. LINDHOLM: Blood plasma level of different theophylline derivatives following parenteral, oral and rectal administration. Acta med. scand. **171**, 33—38 (1962).

IZUMIDA, M.: Über den Einfluß von spezifischen Diureticis auf die Kochsalzausscheidung durch die gesunde sowie pathologische Niere (Studien über Flüssigkeitsaustausch. XXX. Mitt.). Tohoku J. exp. Med. **36**, 63—81 (1939).

JACOBI, H., A. LANGE u. K. PFLEGER: Vergleichende Untersuchungen wasserlöslicher Theophyllin-Derivate. Arzneimittelforsch. **6**, 41—63 (1956).

JACOBJ, C., u. L. LOEFFLER: Weitere Beiträge zur Methode der Durchblutung isolierter überlebender Organe. Teil II: Untersuchungen über die Mechanik der Harnsekretion an der überlebenden, künstlich durchbluteten Niere. Arch. exp. Path. Pharmakol. **136**, 300—330 (1928).

Janssen, S., u. H. Rein: Über die Zirkulation und Wärmebildung der Niere unter Einfluß von Giften. Arch. exp. Path. Pharmakol. 128, 107—108 (1928).

Jeanrenaud, B.: Adipose tissue dynamics and regulation, revisited. Erg. Physiol. 60, 57—140 (1968).

Jörgensen, M., and P. Möller: Intestinal absorption of theophylline from an aqueous alcoholic solution. Acta pharmacol. toxicol. 18, 129—132 (1961).

Jokela, S., and A. Vartiainen: Caffeine poisoning. Acta pharmacol. toxicol. 15, 331—334 (1959).

Jores, A.: Perspiratio insensibilis. II. Mitteilung. Über die Beziehungen zwischen renaler und extrarenaler Wasserausscheidung. Z. ges. exp. Med. 74, 757—768 (1931).

Justice Jr., T. T., G. W. Allen, and G. E. Cronheim: Studies with two new theophylline preparations. Amer. J. med. Sci. 224, 647—652 (1952).

Kattus, A. A., E. V. Newman, and J. Franklin: The diuretic activity of compounds related to xanthines, uracils and triazines as determined in dogs. Bull. Johns Hopk. Hosp. 89, 1—8 (1951).

Keith, N. M.: The action of diuretics in the normal individual. Amer. J. Physiol. 97, 536 (1931).

Kempmann, W.: Elektrolyteinflüsse auf Wasserbindung, Diurese und Diuretica mit besonderer Berücksichtigung des Calciums und des Euphyllins. Z. klin. Med. 111, 771—786 (1929).

—, u. H. Menschel: Zur Wirkung der Euphyllin-Diurese auf den normalen und gestörten Wasserhaushalt. Klin. Wschr. 4, 308—310 (1925).

Kerpel-Fronius, E., and A. M. Butler: Salt and water losses in diuretin diuresis and their relation to serum non-protein nitrogen and electrolyte concentrations. J. exp. Med. 60, 157—172 (1935).

Kihara, G.: Toleration of the diuretic action of caffeine. Proc. Imp. Acad. Tokyo 4, 418—420 (1928).

Kimura, T.: Über Theophyllinwirkung auf Blut, Gewebe- und Hautblasenflüssigkeit. Okayama-Igakkai-Zasshi 42, 238—252 (1930).

Klainer, L. M., Y.-M. Chi, S. L. Friedberg, T. W. Rall, and E. W. Sutherland: Adenyl cyclase. IV. The effects of neurohormones on the formation of adenosine 3′-5′-phosphate by preparations from brain and other tissues. J. biol. Chem. 237, 1239—1243 (1962).

Koch, R.: Zur Toxikologie verschiedener Theophyllinverbindungen und -derivate sowie einiger Lösungsvermittler. Arzneimittelforsch. 4, 649—654 (1954).

Kohlstaedt, E., u. O. W. Lürmann: Über das Theophyllin und seine Lösungsvermittler. Pharmazie 2, 305—310 (1947).

Kopf, H.: Über einen Fall von akuter Coffeinvergiftung. Med. Klinik 41, 516 (1946).

Koschlakoff: Beobachtungen über die Wirkung des citronensauren Coffeins. Virchow's Arch. path. Anat. 31, 436—445 (1864).

Krantz, J. C., Jr. J. M. Holbert, H. K. Iwamoto, and C. J. Carr: Sodium theophylline glycinate. J. Amer. med. Ass. 36, 248 (1947).

Krecke, H. J., G. Schütterle u. U. Engert: Zur Wirkung verschiedener Theophyllinverbindungen auf die Excretionsraten von Erythrocyten und Leukocyten im Urin. Verh. dtsch. Ges. inn. Med. 71, 915—919 (1965).

Krogh, A., u. F. Nakazawa: Beiträge zur Messung des kolloid-osmotischen Druckes in biologischen Flüssigkeiten. Biochem. Z. 188, 241—258 (1927).

Krück, F.: Pathophysiologie und klinische Pharmakologie des Ödems. Fortschr. Med. 80, 542—548 (1962).

Kruhoffer, P., J. H. Thaysen, and N. A. Thorn: The alkali metal ions in the organism. In: Eichler, O., u. A. Farah (Hrsg.): Handbuch der experimentellen Pharmakologie. XIII. The alkali metal ions in biology, S. 410—415. Berlin-Göttingen-Heidelberg: Springer 1960.

Krupski, A., A. Kunz u. F. Almasy: Über den Verbleib des Coffeins im tierischen Organismus. Versuche mit Ziegen und Meerschweinchen. Biochem. Z. 273, 317—320 (1934a).

— — — Versuche über den Verbleib des Coffeins im tierischen Organismus. Schweiz. med. Wschr. 64, 191—197 (1934b).

— — — Versuche über den Verbleib des Coffeins im menschlichen Organismus. Schweiz. med. Wschr. 66, 246—249 (1936).

Kühn, G.: Beitrag zur Pharmakologie des N-Methylpyridins. Arch. exp. Path. Pharmakol. 228, 183—184 (1956).

Kunz, A. F.: Die Bestimmung von Coffein in biologischen Flüssigkeiten und Geweben. Biochem. Z. 275, 270—285 (1935).

Kupfer, S., D. D. Thompson, and R. F. Pitts: The isolated kidney and its response to diuretic agents. Amer. J. Physiol. 167, 703—713 (1951).

Kusakari, H.: Über die Beziehungen der Nierenfunktion zum vegetativen Nervensystem. III. Einfluß der Splanchnici und des Vagus auf die Coffeindiurese. (Ein Beitrag zum Mechanismus der Coffeindiurese.) Tohoku J. exp. Med. 16, 553—569 (1930).

Kuschinsky, G., u. H. Vorherr: Gefäß- und Tubulusweite der Niere bei osmotischer und Wasserdiurese und nach Theophyllininjektionen. Arch. exp. Path. Pharmakol. 238, 281—291 (1960).

Kylin, E.: Studien über den kolloidosmotischen (onkotischen) Druck. XVIII. Mitteilung: Über die Einwirkung verschiedener Diuretika auf den kolloidosmotischen Druck. Arch. exp. Path. Pharmakol. 164, 33—39 (1932a).

— Studien über den kolliodosmotischen (onkotischen) Druck. XX. Mitteilung: Über den Einfluß von Coffein und Euphyllin auf den kolloidosmotischen Druck des Blutes an nephrektomierten Kaninchen. Arch. exp. Path. Pharmakol. 164, 621—625 (1932b).

Langeron, L., M. Paget, V. Nolf et J. Duriez: Influence de la théophyllinethanoate de diéthylène diamine sur la biochimie rénale. Sem. Hôp. Par. 26, 3255—3257 (1950).

Laufberger, W.: Über Austauschvorgänge zwischen dem Blute und den Geweben unter dem Einfluß der Diuretica der Purinreihe. Arch. exp. Path. Pharmakol. 99, 79—95 (1923).

Lazarew, N. W., u. M. A. Magath: Wird die Quellung in vitro von Nierenrinden und -marksubstanz tatsächlich durch Coffein beeinflußt? Z. ges. exp. Med. 45, 475—478 (1925).

Lemesić, M.: Prüfung diuretischer Mittel an der isolierten Kaninchenniere. Klin. Wschr. 31, 1455—1456 (1923).

Lewin, L.: Gifte und Vergiftungen. Lehrbuch der Toxikologie. Berlin: Springer 1928.

Lie, E.: Caffein and diuresis in man. Amer. J. Physiol. 92, 619—624 (1930).

Light, A. E.: Diuretic activity of various compounds as determined by urinary excretion studies in rats. J. Amer. pharm. Ass. (Sci. Ed.) 48, 335—345 (1959).

Lindemeier, H.: Experimentelle Untersuchungen über die diuretische Wirkung einiger Theophyllinpräparate im Vergleich zu Euphyllin. Inauguraldissertation. Gießen 1940.

Linderholm, W.: Active transport of ions through frog skin with special reference to the action of certain diuretics. Acta physiol. scand. 27, Suppl. 97, 1—144 (1952).

Lipschitz, W. L., E. Hadidian, and A. Kerpscar: Bioassay of diuretics. J. Pharmacol. exp. Ther. 79, 97—110 (1943).

Litzner, S.: Experimentelle und klinische Untersuchungen über das Verhalten der Blutmenge bei Nierenerkrankungen. Z. klin. Med. 112, 93—123 (1930).

—, E. Bernheim u. C. R. Schlayer: Studien über Diurese beim Menschen. Z. klin. Med. 98, 1—20 (1924).

Livesay, W. R., and J. H. Moyer: The renal hemodynamic effects of a xanthine compound, diethylaminoethyl theophylline hydrochloride (parephyllin). J. Pharmacol. exp. Ther. 109, 123—135 (1953).

Lockett, S.: Clinical Toxicology. The clinical Diagnosis and treatment of poisoning. London: Kimpton 1957.

Loeb, L. F.: Über die Coffeinkonzentration im Blut und Harn beim Kaninchen nach parenteraler Einverleibung. Biochem. Z. 129, 570—575 (1922).

Löhr, H.: Über die Wirkung von Coffein auf den respiratorischen Stoffwechsel des Meerschweinchens. Biochem. Z. 139, 38—46 (1923).

Loeser, A.: Lösungsmittel und Lösungsvermittler. Arch. exp. Path. Pharmakol. 218, 36 (1953).

Loewi, O.: Untersuchungen zur Physiologie und Pharmakologie der Nierenfunction. III. Mitteilung: Über den Mechanismus der Coffeindiurese. Arch. exp. Path. Pharmakol. 53, 15—32 (1905).

Lomeo, A. M., e M. Barberi: Modificazioni dell'atteggiamento funzionale del rene per effetto di un nuovo derivato xantinico nelle cardiopatie in gravidanza. Minerva ginec. 14, 754—756 (1962).

Louyot, P., et A. Gaucher: Etude de l'élimination rénale avec une association de dihydrochlorothiazide et de théobromine. Thérapie 17, 1095—1102 (1962).

Ludens, J. H., and H. E. Williamson: Enhancement of renal medullary blood flow by aminophylline. Clin. Res. 14, 447 (1966).

—, L. R. Willis, and H. E. Williamson: Relationship of aminophylline induced increases in sodium excretion and renal blood flow. Pharmacologist 9, 196 (1967).

Ludueña, F. P.: Bronchial antispasmodic actions of theophylline derivatives, including effects of continued administration. J. Pharmacol. exp. Ther. 75, 316—327 (1942).

Lürmann, O. W., u. W. Böres: Klinische Erfahrungen mit einer neuen Theophyllinverbindung (Oxyäthyltheophyllin). Dtsch. med. Wschr. 77, 15—17 (1952).

Lust, M., et H. Mabille: Intoxication thérapeutique du jeune enfant par la théophylline. Scalpel 115, 265—269 (1962).

Maier, H. W.: Untersuchungen über die Wirkungen des Coffeins und des Kaffees auf den Menschen. An Hand von Experimenten mit gewöhnlichem Kaffee und Kaffee „Hag". Schweiz. Arch. Neurol. Psychiat. 9, 244—269 (1921) und 10, 80—99 (1921).

MAJ, J., H. SOWIŃSKA, and M. SYPNIEWSKA: Pharmacologie properties of sulphur derivatives of theophylline. Arch. Immunol. Ther. exp. 10, 141—149 (1962a).
— — — On the diuretic activity of a new sulphur derivative of theophylline. Arch. Immunol. Ther. exp. 10, 151—159 (1962b).
MALONEY, A. H., A. F. BURTON, and J. W. L. ROBINSON: The diuretic action of glucophylline. J. Lab. clin. Med. 22, 600—606 (1937).
MALORNY, G.: Extrarenale Wirkungen diuresewirksamer Stoffe. I. Mitteilung: Biphasische Wirkungen der Purinkörper in vivo auf den Kolloiddruck und auf die Eiweißzusammensetzung des Serums sowie auf den Wasserhaushalt des Blutes. Arch. exp. Path. Pharmakol. 215, 619—648 (1952).
MAREN, T. H.: The additive renal effect of oral aminophylline and trichlormethiazide in man. Clin. Res. 9, 57 (1961).
MARQUARDT, P., u. R. KOCH: Probleme um das Theophyllin. Pharmazie 1, 59—63 (1946).
MARVIN, H. M.: The value of xanthine diuretics in congestive heart failure. J. Amer. med. Ass. 87, 2043—2046 (1926).
MASCHERPA, P.: Pharmakologische Studien auf dem Ätna. Die Wirkung des Diuretins auf die Diurese im Höhenklima. Arch. exp. Path. Pharmakol. 190, 376—383 (1938).
McCALL, J. D., J. M. PARKER, and J. K. W. FERGUSON: Evaluation of some 1- and 7-substituted methylated xanthines as diuretics in the rat. J. Pharmacol. exp. Ther. 118, 162—167 (1956a).
— — — A comparison of the relative toxic, emetic and convulsive actions of a series of methylated xanthine derivatives. J. Pharmacol. exp. Ther. 116, 343—350 (1956b).
MENNER, K., u. D. HEYE: Mitteilung einer tödlichen Vergiftung durch ein theophyllinhaltiges Arzneimittel. Kinderärztliche Praxis 32, 215—217 (1964).
MERKLEN, P., et A. JACOB: Les diurétiques. Leur mécanisme d'action. Rév. Méd. 51, 379—390 (1934).
MERRIL, G.: Aminophylline deaths. J. Amer. med. Ass. 123, 1115 (1943).
MERTZ, D. P.: Pharmakologische Eigenschaften von Hydrochlorothiazid im Vergleich zur Wirkung anderer Diuretica. Arch. exp. Path. Pharmakol. 237, 71—93 (1950).
MERZON, A. K.: Der Einfluß von Euphyllin auf die Nierenfunktion und -haemodynamik bei Herzinsuffizienz. Terap. arch. (Moskva) 36, 88—100 (1964).
MEYER, P.: Untersuchungen über den kolloidosmotischen Druck des Blutes. III. Die Euphyllindiurese. Z. klin. Med. 116, 687—696 (1931).
MOELLER, J., u. K. GÜLKE: Die Wirkung von Pervitin, Arterenol, Coffein, Euphyllin, Cordalin und Strophanthin auf die Nierenfunktion. Z. klin. Med. 151, 301—312 (1954).
MÖLLER, K. O.: Flüssigkeits- und Chloridaustausch zwischen Blut und Geweben nach Theophyllingabe. Arch. exp. Path. Pharmakol. 126, 143—158 (1927a).
— Untersuchungen über die Sulfatdiurese und über die kombinierte Sulfat-Theophyllindiurese. Arch. exp. Path. Pharmakol. 126, 159—179 (1927b).
— Die Wirkung des Theophyllins auf die Chlorid- und Wasserausscheidung. Arch. exp. Path. Pharmakol. 126, 180—203 (1927c).
MOESCHLIN, S.: Klinik und Therapie der Vergiftungen. Stuttgart: Thieme 1964.
MOLITOR, H., u. E. P. PICK: Zur Kenntnis der Pituitrinwirkung auf die Diurese. Arch. exp. Path. Pharmakol. 101, 169—197 (1924).
— — Über zentrale Regulation des Wasserwechsels. IV. Mitteilung: Die Aufhebung der diuretischen Coffein- und Theobrominwirkung durch Zwischenhirnnarkose. Biochem. Z. 186, 130—138 (1927).
MORGAN, P. J.: The identification of small amounts of bases in urine by infra-red spectrophotometry. Analyst. 86, 631—636 (1961).
MUDGE, G. H.: Electrolyte and water metabolism of rabbit kidney slices: effect of metabolic inhibitors. Amer. J. Physiol. 167, 206—223 (1951).
—, A. AMES III., J. FOULKES, and A. GILMAN: Effect of drugs on renal secretion of potassium in the dog. Amer. J. Physiol. 161, 151—158 (1950).
—, and I. M. WEINER: The mechanism of action of mercurial and xanthine diuretics. Ann. N.Y. Acad. Sci. 71, 344—354 (1958).
MURAD, F., Y. M. CHI, T. W. RAU, and E. W. SUTHERLAND: Adenyl cyclase. III. The effect of catecholamines and choline esters on the formation of adenosine 3',5'-Phosphate by preparations from cardiac muscle and liver. J. biol. Chem. 237, 1233—1238 (1962).
MYERS, H. B.: Renal toleration of caffein. J. Pharmacol. exp. Ther. 23, 465—475 (1924a).
— Cross tolerance: Decreased renal response to theobromin and theophyllin in rabbits tolerant toward caffein. J. Pharmacol. exp. Ther. 23, 477—483 (1924b).
MYERS, V. C., and R. HANZAL: The metabolism of methylxanthines and their related methyluric acids. J. biol. Chem. 162, 309—323 (1946).
—, and E. L. WARDELL: The influence of the ingestion of methyl xanthines on the excretion of uric acid. J. biol. Chem. 77, 697—722 (1928).

Nakao, H.: Vergleich der Wirkungsweise der spezifischen Diuretica bei normalen und dyspnoischen Tieren. Biochem. Z. **173**, 41—53 (1926).
Natochin, Y. V., G. M. Golod, and T. M. Natochina: The mechanism of the diuretic action of diaphyllin. Terapevt. Arkh. **37**, 57—64 (1965).
—, and M. M. Sokolova: Effect of diaphyllin on the osmoregulatory function of the dog's kidney. Byul. Eksp. Biol. Med. **61**, 617—620 (1967).
Natzschka, J.: Der Einfluß von Corticoiden auf die Wirkung der Diuretica. Arch. exp. Path. Pharmakol. **236**, 184—186 (1959).
Nechay, B. R.: Aminophylline and its relationship to some other diuretic agents in dogs. J. Pharmacol. exp. Ther. **132**, 339—344 (1961).
— Potentiation of diuretic effects of methyl xanthines and pyrimidines by carbonic anhydrase inhibitors. J. Pharmacol. exp. Ther. **144**, 276—283 (1964).
— Renal effect of ethacrynic acid in chickens, a species with a small countercurrent system. J. Pharmacol. exp. Ther. **158**, 471—474 (1967).
—, J. L. Larimer, and T. H. Maren: Effects of drugs and physiologic alterations on nasal salt excretion in sea gulls. J. Pharmacol. exp. Ther. **130**, 401—410 (1960).
—, and E. Sanner: Theophylline diuresis in the chicken. Acta pharmacol. (Kbh.) **18**, 329—338 (1961a).
— — Interference of reserpine with the diuretic action of theophylline and hydrochlorothiazide on the chicken. Acta pharmacol. (Kbh.) **18**, 339—350 (1961b).
Neumann, K.: Einfluß von Milch auf Toxizität und diuretische Wirkung von Coffein. Med. Ernähr. **3**, 205—208 (1962).
Neuschloss, S. M.: Untersuchungen über den Wirkungsmechanismus der Diuretica. Z. ges. exp. Med. **41**, 664—680 (1924).
Nielsen, O. E.: Comparative studies of the diuretics acetazolamide, aminometradine, chlorothiazide and theophyllin. Acta pharmacol. (Kbh.) **18**, 23—37 (1961).
Nolke, A. C.: Severe toxic effects from aminophylline and theophylline suppositories in children. J. Amer. med. Ass. **161**, 693—697 (1956).
Nonnenbruch, W.: Untersuchungen über die Blutkonzentration. 2. Mitteilung: Über die Wirkung der Diuretica der Purinreihe auf den Stoffaustausch zwischen Geweben und Blut. Arch. exp. Path. Pharmakol. **91**, 332—341 (1921).
— Über Diurese. Ergebn. inn. Med. **26**, 119—206 (1924).
Northrop, G., and R. E. Parks Jr.: The effects of adrenergic blocking agents and theophylline on 3',5'-AMP-induced hyperglycemia. J. Pharmacol. exp. Ther. **145**, 87—91 (1964).
Nyary, A. von: Über die Wirkung von Diuretica im Chloreton- und Luminalschlaf. Arch. exp. Path. Pharmakol. **162**, 564—574 (1931).
Oehme, C.: Über den Wassergehalt. Klin. Wschr. **2**, 1—5 (1923).
— Der Wasser-Salzbestand des Körpers in Beziehung zum Säure-Basenhaushalt. I. Mitteilung: Beitrag zu den kolloidchemischen Grundlagen der Purindiurese. Arch. exp. Path. Pharmakol. **102**, 40—62 (1924).
Oelkers, H. A.: Zur Wirkungsweise des Theophyllins. I. Mitteilung. Arch. exp. Path. Pharmakol. **197**, 193—203 (1941).
Oelssner, W.: Zur Pharmakologie neuartiger Methylxanthine. I. In 7-Stellung substituierte Theophyllinabkömmlinge. Pharmazie **16**, 84—89 (1961).
Oettel, H.: Diuretica mit vornehmlich renalem Angriffspunkt. Klin. Wschr. **22**, 724—727 (1943).
Ogawa, Y.: A new experimental method of diuretics using mice and its application to some diuretics. Jap. J. Pharmacol. **3**, 87—98 (1954).
Okushima, K.: Über die Coffeinausscheidung im Harn nach dem Tee- und Kaffeetrinken beim Menschen. Biochem. Z. **129**, 563—569 (1922).
Orloff, J., and J. S. Handler: Vasopressin-like effects of adenosine 3',5'-phosphate (cyclic AMP) and theophylline in the toad bladder. Biochem. biophys. Res. Com. **5**, 63—66 (1961).
— — The similarity of effects of vasopressin, adenosine-3',5'-phosphate (cyclic AMP) and theophylline on the toad bladder. J. clin. Invest. **41**, 702—709 (1962).
— — The effect of adenosine-3',5'-phosphate (cyclic AMP), theophylline, and vasopressin on water movement and sodium transport in the toad bladder. In: Williams, P. C. (Hrsg.): Hormones and the kidney. London and New York: Academic Press 1963.
— — The cellular mode of action of antidiuretic hormone. Amer. J. Med. **36**, 686—697 (1964).
— — The role of adenosine 3',5'-phosphate in the action of antidiuretic hormone. Amer. J. Med. **42**, 757—768 (1967).
Ozaki, M.: Pharmakologie der Nierengefäße. Arch. exp. Path. Pharmakol. **123**, 305—330 (1927).
Page, I. H.: The action of certain diuretics on the function of the kidney as measured by the urea clearance test. J. clin. Invest. **12**, 737—739 (1933).
Parish, R. F., C. Frick, A. B. Richards, and R. B. Forney: Human caffeine fatality. Toxicol. appl. Pharmacol. **7**, 494 (1965).

PAUL, W. D., and A. E. MONTGOMERY: Sodium theophylline glycinate — a new theophylline preparation. J. Iowa St. Med. Soc. 38, 237 (1948).

PAULUS, W., S. GOENECHEA u. G. WIENERT: Dünnschichtchromatographischer Nachweis von Coffein, Theophyllin, Theobromin und einiger ihrer Derivate. Arch. Toxikol. 21, 362—366 (1966).

PETERS, J. M.: Factors effecting caffeine toxicity. A review of the literature. J. clin. Pharmacol. 7, 131—141 (1967).

— Caffeine toxicity in starved rats. Toxicol. appl. Pharmacol. 9, 390—397 (1966).

—, and E. M. BOYD: The influence of sex and age in albino rats given a daily oral dose of caffeine at a high dose level. Canad. J. Physiol. Pharmacol. 45, 305—311 (1967).

PETERSEN, M. J., and I. S. EDELMAN: Calcium inhibition of the action of vasopressin on the urinary bladder of the toad. J. clin. Invest. 43, 583—594 (1964).

PITTS, R. F.: Some reflections on mechanisms of action of diuretics. Amer. J. Med. 24, 745 to 763 (1958).

— The physiological basis of diuretic therapy. Springfield: Charles C. Thomas 1959.

—, and O. W. SARTORIUS: Mechanism of action and therapeutic use of diuretics. Pharmacol. Rev. 2, 161—226 (1950).

PLÜGGE, H.: Über die Verwendbarkeit von Deriphyllin und Deriphyllin comp. (Deriminal) zur Entwässerung dekompensierter Kreislaufkranker. Fortschr. Therapie 12, 418—422 (1936).

PLUMMER, A. J.: A method for the quantitative estimation of theophylline in blood and urine. Application to the dog. J. Pharmacol. exp. Ther. 93, 142—146 (1948).

POE, C. F., and C. C. JOHNSON: Toxicity of caffeine, theobromine and theophylline. Acta pharmacol. (Kbh.) 9, 267—274 (1953).

POLLAND, W. S.: Effect of some diuretics on the urea excreting capacity of the kidney. Amer. J. Physiol. 85, 141—148 (1928).

POPPER, H., u. E. MANDEL: Filtrations- und Resorptionsleistung in der Nierenpathologie. Ergebn. inn. Med. 53, 685—794 (1937).

PORUSH, J. G., M. H. GOLDSTEIN, G. M. EISNER, and M. F. LEVITT: Effect of organomercurials on the renal concentrating operation in hydropenic man: comments on site of action. J. clin. Invest. 40, 1475—1485 (1961).

POYART, C., and G. G. NAHAS: Metabolic effects of theophylline and norepinephrine in the dog at normal and acid pH. Amer. J. Physiol. 212, 1247—1254 (1967).

PREOBRASCHENSKI, A. M.: Über den Mechanismus der Purindiurese bei Hunden und über ihren Zusammenhang mit dem Wasser- und Salzumsatz. Arch. exp. Path. Pharmakol. 132, 330—348 (1928).

RACHMILEWITZ, M., u. E. STRANSKY: Über die Beeinflussung der Kalkausscheidung durch Diuretica. Arch. expl Path. Pharmakol. 158, 129—153 (1930).

RAMOS, A. O., L. RAMOS, A. C. ZANINI, and O. SLEWER: On the pharmacology of 1-hexyl-3,7-dimethylxanthine. Arch. int. Pharmacodyn. 153, 430—435 (1965).

RALL, T. W., and E. W. SUTHERLAND: Formation of a cyclic adenine ribonucleotide by tissue particles. J. biol. Chem. 232, 1065—1076 (1958).

RAULSTON, B. O: Fortgesetzte Untersuchungen zur Lehre von der Harnabsonderung. Die Wirkungen der spezifischen Diuretica im allergischen Zustand. Biochem. Z. 184, 31—57 (1927).

REES, M. H.: Effect of caffein, theocin and diuretin on the daily output of urine in rabbits. Amer. J. Physiol. 68, 136 (1924).

REPKEWITZ, R.: Untersuchungen über den Verbleib des Coffeins und Theobromins im Organismus des Menschen und Hundes. Inaugural-Dissertation. Kiel 1938.

RICHARDS, A. N.: The nature and mode of regulation of glomerular function. Amer. J. med. Sci. 170, 781—803 (1925).

—, and C. F. SCHMIDT: A description of the glomerular circulation in the frogs kidney and observations concerning the action of adrenalin and various other substances upon it. Amer. J. Physiol. 71, 178—208 (1924).

RIEZEN, H. VAN: Evidence for an extra renal factor in the action of diuretics. An experiment in dogs with mercaptomerin, theophylline and chlorothiazide. Arch. int. Pharmacodyn. 147, 83—98 (1964).

RITZ, H.: Recherches expérimentales sur l'action de l'allylthéobromine. Arch. int. Pharmacodyn. 25, 361—378 (1921).

RIZACK, M. A.: Activation of an epinephrine-sensitive lipolytic activity from adipose tissue by adenosine 3′,5′-Phosphate. J. biol. Chem. 239, 392—395 (1964).

ROBISON, G. A., R. W. BUTCHER, and E. W. SUTHERLAND: Adenyl cyclase as an adrenergic receptor. Ann. N.Y. Acad. Sci. 139, 703—723 (1967).

ROCH, M., et S. KATZENELBOGEN: Du théobyl (allylthéobromine) et de son action diuretique et déchlorurante comparée à celle de la théobromine. Schweiz. med. Wschr. 51, 1009—1011 (1921).

RÖMER, C., u. H. A. MEYER: Theophyllin als Diureticum. Dtsch. med. Wschr. **59**, 1391—1392 (1933).

ROLLER, D., u. G. WIEDEMANN: Untersuchungen über das Verhalten der Nierenfunktion unter dem Einfluß von Theophyllinpräparaten (Deriphyllin). Z. klin. Med. **140**, 566—592 (1942).

ROTH, F. E., M. M. WINBURY, and W. M. GOVIER: Hydroxypropyltheophylline: A pharmacological comparison with other theophylline preparations. J. Pharmacol. exp. Ther. **121**, 487—500 (1957).

RUFFINI, R., e S. CASENTINI: Ricerche sulle proprietà farmacologiche di alcuni derivati dell'acido teofillin-7-acetico. Arch. Ist. Biochem. Ital. **17**, 3—22 (1955).

SAGER, B.: Zur Frage der Wirkung von Hypohysis-Hinterlappenextrakt, Morphin und Coffein auf die Tägigkeit der Niere. Arch. exp. Path. Pharmakol. **153**, 331—346 (1930).

SAKATA, S.: Über Änderung der Chlor- und Wasserverteilung im tierischen Körper unter Coffeinwirkung. Arch. exp. Path. Pharmakol. **105**, 11—26 (1925).

SANNER, E.: Studies on biogenic amines and reserpine induced block of the diuretic action of hydrochlorothiazide and theophylline in the chicken. Acta pharmacol. (Kbh.) **22**, Suppl. 1 (1965).

SANT'AMBROGIO, G., P. MOGNONI, and L. VENTRELLA: Plasma levels of caffeine after oral, intramuscular and intravenous administration. Arch. int. Pharmacodyn. **150**, 259—263 (1964).

SATO, C.: Untersuchungen über die Ödembildung. IV. Mitteilung: Über den Einfluß des Novasurols und Theocins auf die Ödembildung bei Durchspülungsversuchen an normalen und experimentell nierenkranken Tieren. Tohoku J. exp. Med. **11**, 246—264 (1928).

SCHACK, J. A., and S. H. WAXLER: An ultraviolet spectrophotometric method for the determination of theophylline and theobromine in blood and tissues. J. Pharmacol. exp. Ther. **97**, 283—291 (1949).

SCHANKER, L. S., P. A. SHORE, B. B. BRODIE, and C. A. M. HOGBEN: Absorption of drugs from the stomach. I. The rat. J. Pharmacol. exp. Ther. **120**, 528—539 (1957).

—, D. J. TOCO, B. B. BRODIE, and C. A. M. HOGBEN: Absorption of drugs from rat small intestine. J. Pharmacol. exp. Ther. **123**, 81—88 (1958).

SCHERF, D., and L. J. BOYD: Cardiovascular diseases. Philadelphia: Lippincott & Co. 1947.

—, and M. SCHLACHMAN: The effect of methylxanthines on the prothrombin time and the coagulation of the blood. Amer. J. med. Sci. **212**, 83—89 (1946).

SCHLUGER, J., J. T. MCGINN, and D. J. HENNESSY: Comparative theophylline blood levels following the oral administration of three different theophylline preparations. Amer. J. med. Sci. **233**, 296—302 (1957).

SCHMID, E., M. V. BUBNOFF u. R. TAUGNER: Zur Kreislaufwirkung der Purinkörper am wachen Hund. Vergleichende Untersuchungen mit Coffein, Theobromin, Theophyllin, Euphyllin, Oxyaethyltheophyllin und Dihydroxypropyltheophyllin. Arzneimittelforsch. **5**, 194—201 (1955).

SCHMIDT, E.: Tierexperimentelle Untersuchungen über die Beeinflussung der Nierenfunktion durch intravenös einverleibtes Sublimat und Neosalvarsan unter besonderer Berücksichtigung des sogenannten Linserschen Gemisches (Neosalvarsan + Sublimat). Arch. exp. Path. Pharmakol. **101**, 66—99 (1924).

SCHMIDT, G., u. E. HEUNISCH: Zum Nachweis von Theobromin und seinen Metaboliten im Harn. Dtsch. Z. ges. gerichtl. Med. **57**, 393—401 (1966).

— u. R. SCHOYERER: Zum Nachweis von Coffein und seinen Metaboliten im Harn. Dtsch. Z. ges. gerichtl. Med. **57**, 402—409 (1966).

SCHMIDT, R.: Über Diureseversuche an überlebenden Froschnieren. Arch. exp. Path. Pharmakol. **95**, 267—280 (1922).

SCHMITZ, H. L.: Studies on the action of diuretics. I. The effect of euphyllin and salyrgan upon glomerular filtration and tubular reabsorption. J. clin. Invest. **11**, 1075—1097 (1932).

SCHOEN, R.: Beiträge zur Pharmakologie der Körperstellung und der Labyrinthreflexe. XXI. Mitteilung: Coffein. Arch. exp. Path. Pharmakol. **113**, 246—256 (1926).

SCHROEDER, H. A.: Studies in congestive circulatory failure. IV. The effect of various diuretics on the excretion of water and chlorides. Circulation **4**, 87—99 (1951).

— Use of diuretic agents. J. Amer. med. Ass. **147**, 1109—1118 (1951).

SCHRÖDER, W. v.: Über die Wirkung des Coffeins als Diureticum. Arch. exp. Path. Pharmakol. **22**, 39—61 (1887).

— Über die diuretische Wirkung des Coffeins und der zu derselben Gruppe gehörenden Substanzen. Arch. exp. Path. Pharmakol. **24**, 85—108 (1888).

SCHÜTTERLE, G., u. I. STAIB: Die Wirkung von Theophyllin-Derivaten auf die Diurese von Ratten. Arzneimittelforsch. **8**, 59—61 (1958).

SCHULTZ, G., u. G. SENFT: Der Einfluß von Diuretica auf die 3',5'-AMP-Phosphodiesterase. Arch. Pharmak. exp. Path. **257**, 61 (1967).

SCHULZE, P.: Über die Beeinflussung der Quellung von Nierenrinde und Nierenmark durch Diuretika. Z. exp. Med. **36**, 95—104 (1923).

SCHWALB, H.: Die Wirkung des Oxyäthyl-Theophyllins auf die Nierenfunktion unter dem Einfluß von Hexamethoniumbromid. Arch. exp. Path. Pharmakol. **221**, 373—380 (1954).

— u. H. HENSEL: Über den Einfluß des Coffeins auf Nierendurchblutung, Glomerulusfiltrat und Diurese des Menschen. Arch. exp. Path. Pharmakol. **221**, 198—208 (1954).

SCOTT, C. C., R. C. ANDERSON, and K. K. CHEN: Further study of some 1-substituted theobromine compounds. J. Pharmacol. exp. Ther. **86**, 113—119 (1946).

—, and K. K. CHEN: Comparison of the action of 1-ethyl theobromine and caffeine in animals and man. J. Pharmacol. exp. Ther. **82**, 89—97 (1944).

SENFT, G.: On the action of benzothiadiazines and related Compounds on enzymic and hormonal regulations of carbohydrate metabolism. Symposium VIII on Salt and Water Balance. III. International Pharmacological Congress, Sao Paulo 1966. Oxford: Pergamon Press 1967.

— Hormonal control of carbohydrate and lipid metabolism and drug induced alterations. Arch. Pharmak. exp. Path. **259**, 117—148 (1968).

—, M. HOFFMANN, K. MUNSKE u. G. SCHULTZ: Effects of hydration and dehydration on cyclic adenosine 3′,5′-monophosphate concentration in the rat kidney. Pflügers Arch. ges. Physiol. **298**, 348—358 (1968).

—, W. LOSERT, G. SCHULTZ, R. SITT u. H. K. BARTELHEIMER: Ursachen der Störungen im Kohlehydratstoffwechsel unter dem Einfluß sulfonamidierter Diuretica. Arch. Pharmak. exp. Path. **255**, 369—382 (1966).

—, K. MUNSKE, G. SCHULTZ u. M. HOFFMANN: Der Einfluß von Hydrochlorothiazid und anderen sulfonamidierten Diuretica auf die 3′,5′-AMP-Phosphodiesterase-Aktivität in der Rattenniere. Arch. Pharmak. exp. Path. **259**, 344—359 (1968).

SEPPÄLÄ, T., and A. KÄRKELÄ: Theophylline plasma levels after oral administration of theophylline sodium glycinate. Ann. Med. exp. Fenn. **37**, 59—62 (1959).

SEREBRIJSKI, J., u. H. VOLLMER: Zur diuretischen Wirkung der Purinkörper im Säuglingsalter. Arch. exp. Path. Pharmacol. **106**, 306—319 (1925).

SHIDA, K.: Studien über die Veränderungen der Eiweißkörper und des kolloid-osmotischen Druckes des zu- und abströmenden Blutes der Niere. III. Einfluß der Diuretica. Tohoku J. exp. Med. **35**, 411—436 (1939).

SHORE, P. A., B. B. BRODIE, and C. A. M. HOGBEN: The gastric secretion of drugs. A pH partition hypothesis. J. Pharmacol. exp. Ther. **119**, 361—369 (1957).

SILVERTHORN, M. C., and J. H. MOYER: Observations on the diuretic response to parephyllin (R-3588), neohydrin and mercuhydrin when administered alone and in combination. Amer. J. med. Sci. **227**, 83—93 (1954).

SINCLAIR-SMITH, B., A. A. KATTUS, J. GENEST, and E. V. NEWMAN: The renal mechanism of electrolyte excretion and the metabolic balances of electrolytes and nitrogen in congestive heart failure: the effects of excercise, rest and aminophylline. Bull. Johns Hopk. Hosp. **84**, 369—394 (1949).

SMITH, H. W.: The physiology of the kidney. New York: Oxford University Press 1951.

SOBIERANSKI, W. v.: Über die Nierenfunction und Wirkungsweise der Diuretica. Arch. exp. Path. Pharmakol. **35**, 144—180 (1895).

SOIFER, H.: Aminophylline toxicity. J. Pediat. **50**, 657—669 (1957).

SPRAGUE, J. M.: The chemistry of diuretics. Ann. N.Y. Acad. Sci. **71**, 328—343 (1958).

STEGAJLO, E. A.: Die Pharmakodynamik der Diuretica während der Ontogenese. Fiziol. Z. **37**, 494—499 (1951).

STEIN, R. M., B. H. LEVITT, M. H. GOLDSTEIN, J. G. PORUSH, G. M. EISNER, and M. F. LEVITT: The effects of salt restriction on the renal concentrating operation in normal, hydropenic man. J. clin. Invest. **41**, 2101—2111 (1962).

STEINBERG, F. U., and J. JENSEN: The effect of theophylline aminoisobutanol on the circulation in congestive heart failure. J. Lab. clin. Med. **31**, 857 (1946).

—, J. R. SMITH, and J. JENSEN: The clinical value of theophylline in heart disease. Amer. Heart J. **40**, 798—804 (1950).

ŠTEJNBERG, A. D.: Der Einfluß von Diuretica auf die Urinausscheidung bei einigen experimentell ausgelösten pathologischen Zuständen der Nieren. Farmakol. i toksikol. (Moskva) **22**, 275 (1959).

STERN, L., et G. KASSIL: L'action de quelques diurétiques de la série purique sur le fonctionnement de la barrière hémato-encéphalique. C.R. Soc. Biol. **115**, 625—627 (1934).

STEUDEL, H., u. S. CHOU: Über die Bestimmung der Purinbasen im Harn. Z. phys. Chem. **116**, 223—225 (1921).

STEVENS, G. DE: Diuretics. Chemistry and pharmacology. New York and London: Academic Press 1963.

Stockton, A. B.: Comparative diuretic actions of bismouth, digitalis and theophylline; changes in blood and urinary metabolites in edema. Proc. Soc. exp. Biol. (N.Y.) 27, 721—722 (1930).

Strauch, B. S., and R. G. Langdon: The role of adenosine 3',5'-phosphate in the action of vasopressin on water permeability of toad bladders. Biochem. Biophys. Res. Com. 16, 27—32 (1964).

— — Unveröffentlicht, zitiert nach: J. Orloff, and J. S. Handler: The role of adenosine 3',5'-phosphate in the action of antidiuretic hormone. Amer. J. Med. 42, 757—768 (1967).

Stritzler, C., and A. W. Kopf: Fixed drug eruption caused by 8-chlorotheophylline in dramamine with clinical and histologic studies. J. invest. Derm. 34, 319—330 (1960).

Stuber, B., u. A. Nathanson: Kolloidchemischer Beitrag zur Wirkungsweise einiger Diuretica. I. Arch. exp. Path. Pharmakol. 98, 296—320 (1923).

— — Diurese und Diureticastudien. II. Dtsch. Arch. klin. Med. 146, 47—50 (1925).

Sutherland, E. W., and T. W. Rall: Fractionation and characterization of a cyclic adenine ribonucleotide formed by tissue particles. J. biol. Chem. 232, 1077—1091 (1958).

— — The relation of adenosine-3',5'-phosphate and phosphorylase to the actions of catecholamines and other hormones. Pharmacol. Rev. 12, 265—299 (1960).

— —, and T. Menon: Adenyl cyclase. I. Distribution, preparation and properties. J. biol. Chem. 237, 1220—1227 (1962).

Swarbrick, J., and C. P. Farthing: Theophylline plasma levels following the oral and rectal administration of theophylline p-aminobenzoate of piperazine. Experientia 19, 407—408 (1963).

Szelöczey, J.: Über die Wirkung des Coffeins auf das Wasserbindungsvermögen der Kolloide. Biochem. Z. 206. 290—300 (1929).

Szemzö, G.: Über einen Fall von Koffeinvergiftung, mit besonderer Berücksichtigung der Wirkung des Koffeins auf den Zuckerhaushalt. Wien. klin. Wschr. 47, 560—562 (1934).

Tada, S., u. H. Saito: Studien über Flüssigkeitsaustausch. IX. Diuretische Wirkung von Novasurol und Coffein auf die isolierte Krötenniere. Tohoku J. exp. Med. 15, 91—104 (1930).

Tanaka, H.: Diuretine hyperglycaemia in splenectomized cats. Tohoku J. exp. Med. 30, 266—278 (1937).

Tashiro, K., and A. Hideichiro: The dependence of the nature of caffeine diuresis upon the dose used. I. Renal oxygen consumption and blood flow during caffeine diuresis. Tohoku J. exp. Med. 3, 142—154 (1922).

Taugner, R., u. I. Iravani: Autoradiographische Untersuchungen zur Verteilung von Hydrochlorothiazid, Chlorthalidon, Aminoisometradin und Theophyllin im Körper und speziell in der Niere. Arzneimittelforsch. 15, 538—542 (1965).

Taylor, C. B.: The effect of mercurial diuretics on adenosinetriphosphatase of rabbit kidney in vitro. Biochem. Pharmacol. 12, 539—550 (1963).

Teploff, L.: Die Purindiurese im Lichte der vitalen Carminfärbung. Z. exp. Med. 69, 159—178 (1929).

Thienes, C. H.: Effects of caffeine and of paraldehyde upon the color of the frog. Proc. Soc. exp. Biol. (N.Y.) 24, 135—137 (1926).

Thompson, C. R., and M. R. Warren: Acute and chronic toxicity studies on theophylline aminoisobutanol and theophylline ethylenediamine. J. Lab. Clin. Med. 31, 1337—1343 (1946).

Tiffeneau, M., J. Lévy et D. Broun: Influence des variations de la réserve alcaline et du pH sanguin sur la diurèse provoquée par l'extrait posthypothysaire et par la théobromine. Schweiz. med. Wschr. 61, 1176—1180 (1931).

Triner, L., et G. G. Nahas: Effects de la théophylline sur le metabolisme des lipides et des glucides chez le rat blanc. C.R. Soc. Biol. 160, 1905—1907 (1966).

Truitt, E. B., J. Carr, H. M. Bubert, and J. C. Krantz: The quantitative estimation of theophylline in blood. J. Pharmacol. exp. Ther. 91, 185—189 (1947).

—, and V. A. McKusick: Theophylline blood levels after oral, rectal and intravenous administration of aminophylline. Fed. Proc. 9, 322 (1950).

— —, and J. C. Krantz: Theophylline blood levels after oral, rectal and intravenous administration, and correlation with diuretic action. J. Pharmac. exp. Ther. 100, 309—315 (1950).

Tsurumaki, R.: Über den Einfluß der Diuretica auf die Giftausscheidung. Folia pharmacol. Japon. 5, 184—200 (1927).

Turner-Warwick, M.: Study of theophylline plasma levels after oral administration of new theophylline compounds. Brit. med. J. 2, 67—69 (1957).

Turtle, J. R., G. K. Littleton, and D. M. Knipis: Stimulation of insulin secretion by theophylline. Nature 213, 727—728 (1967).

UNDERHILL, F. P., and G. T. PACK: The influence of various diuretics on the concentration of the blood. Amer. J. Physiol. 66, 520—552 (1923).

UNGER, L.: Aminophylline deaths. J. Amer. med. Ass. 124, 320 (1944).

UNNA, K., u. L. WALTERSKIRCHEN: Einfluß von Pituitrin auf die Wirkung einiger Diuretika. Arch. exp. Path. Pharmakol. 186, 539—548 (1937).

— u. F. WINIWARTER: Zur Pharmakologie des Paraxanthins. Arch. exp. Path. Pharmakol. 187, 163—169 (1937).

VERNEY, E. B., and F. R. WINTON: The action of caffeine on the isolated kidney of the dog. J. Physiol. 69, 153—170 (1930).

VIETH, H., u. E. LEUBE: Über die diuretische Wirkung einiger Derivate des Theobromins. Biochem. Z. 163, 13—26 (1925).

VIVINO, A. E.: Blood theophylline concentration following the oral administration of theophylline ethylenediamine and theophylline isopropanolamine. J. Amer. Pharmaceut. Ass. (Sci. Ed.) 43, 234—235 (1954).

VOGL, A.: Diuretic therapy. Baltimore: The Williams & Wilkins Co. 1953.

—, and P. ESSERMAN: Aminophylline as supplement to mercurial diuretics in intractable congestive heart failure. J. Amer. med. Ass. 147, 625—630 (1951).

VOLLMER, H.: Bemerkungen zur Technik des Diureseversuches, erläutert an Hand einiger Coffeinversuche. Arch. exp. Path. Pharmakol. 193, 483—490 (1939).

— Über die Wirkung einmaliger Coffeininjektionen auf Mineralausscheidung und Harnmenge. Arch. exp. Path. Pharmakol. 194, 551—572 (1940).

—, u. K. FLÖHR: Versuche über die Wirkung peroraler Gaben von Coffein und chlorogensaurem Kalicoffein auf Mineralausscheidung und Harnmenge. Arch. exp. Path. Pharmak. 200, 600—611 (1942/43).

—, u. H. GRÜNIG: Versuche an Kaninchen über die Beeinflussung von Harnmenge und Harnchlor durch einmalige Injektionen von Coffein und von destilliertem Wasser. Arch. exp. Path. Pharmakol. 193, 539—546 (1939).

—, u. G. PIETSCH: Versuche an kaliumarm ernährten Ratten über die Wirkung der Injektion von Wasser und Coffein auf Harnmenge und Mineralausscheidung. Arch. exp. Path. Pharmakol. 200, 583—599 (1942/43).

—, u. G. RICHTER: Versuche an coffeingewöhnten Ratten über die Wirkung des Coffeins auf Mineralausscheidung und Harnmenge. Arch. exp. Path. Pharmakol. 194, 573—588 (1940).

—, u. F. RISCHER: Untersuchungen über die Beeinflussung von Harnmenge, Harnchlor, Harnkalium und Harnnatrium durch Injektion von Wasser oder Coffein bei variiertem Chlorgehalt der Nahrung. Arch. exp. Path. Pharmakol. 197, 611—619 (1941).

WALKER, A. M., C. F. SCHMIDT, K. A. ELSOM, and C. G. JOHNSTON: Renal blood flow of unanesthetized rabbits and dogs in diuresis and antidiuresis. Amer. J. Physiol. 118, 95—110 (1937).

WALLACE, G. B., and E. J. PELLINI: The anti-diuretic effects of the caffein group in the dog. J. Pharmacol. exp. Ther. 29, 397—406 (1926).

WARDELL, E. L., and V. C. MYERS: The influence of the ingestion of methylated xanthines on the excretion of uric acid. Proc. Soc. exp. Biol. (N.Y.) 23, 828—830 (1926).

WAXLER, S. H., and H. B. MOY: Theophylline blood levels after insufflation of micronized aminophylline powder. J. Allergy 22, 434—436 (1951).

—, and J. A. SCHACK: Administration of aminophylline (theophylline ethylenediamine). J. Amer. med. Ass. 143, 736—739 (1950).

— — The effect of bilateral nephrectomy upon the metabolism of theophylline in the dog. Stanford. med. Bull. 9, 94—95 (1951).

WEINFELD, H.: Metabolism of methylxanthines. Fed. Proc. 10, 267 (1951).

—, and A. A. CHRISTMAN: The metabolism of caffeine and theophylline. J. biol. Chem. 200, 345—355 (1953).

WENNIG, F., u. J. SCHMÖR: Vergleichende Clearanceuntersuchungen über die diuretische Wirkung des Euphyllin und der wasserlöslichen Theophylline. Die Medizinische 1956, 1435—1437.

WESTON, R. E., D. J. W. ESCHER, J. GROSSMAN, and L. LEITER: Mechanisms contributing to unresponsiveness to mercurial diuretics in congestive failure. J. clin. Invest. 31, 901—910 (1952).

WHITE, B. H., and C. W. DAESCHNER: Aminophylline (theophylline ethylenediamine) poisoning in children. J. Pediat. 49, 262—271 (1956).

WINTER, K. A.: Wirkung der Diuretica auf das Chlor der Rattenorgane. Med. Klin. 30, 1727—1728 (1934).

WOHLENBERG, W.: Über die Harnbildung in der Froschniere. XIII. Mitteilung. Untersuchungen über den Mechanismus der Purinkörperdiurese. Pflügers Arch. ges. Physiol. 218, 448—468 (1927).

WOICHANSKY, D.: Über den Einfluß einiger Diuretica auf die Gefäße der isolierten Niere. Z. exp. Med. **82**, 143—150 (1932).

WÜSCHER, H.: Über die Harnabsonderung unter dem Einfluß der Purindiuretica und bei Muskeltätigkeit. Biochem. Z. **156**, 426—453 (1925).

YAMAKOSHI, M.: Über die Wirkung der Diuretica auf Lymph- und Harnsekretion. Folia pharmacol. Jap. **24**, 110—122 (1937).

ZWYER, H.: Fortgesetzte Untersuchung über die chemische Wirkung der spez. Diuretica und über den Einfluß der Geschlechtsorgane auf die Wirkungsweise derselben. Biochem. Z. **216**, 45—65 (1929).

Namenverzeichnis

Die *kursiven* Seitenzahlen beziehen sich auf die Literatur

Sachverzeichnis

Corticosterone, influence on urinary water flow in adrenalectomy 554
—, secretory rates 569
Cortisol 572
—, biosynthesis of 566
— in adrenalectomized rats 557
—, influence on urinary water flow in adrenalectomy 554
— production 572
— secretion 566
— — rate 572
— synthesis, inhibition of 571, 572
Cortison 436
Cortisonacetat 452
Cortison, Isolation und Kristallisation aus Nebennierenrindenextrakten 438
—, Quecksilberdiuretica und 130
Cortisone 552
— in adrenalectomized rats 552, 553, 557
—, influence on isotonic saline diuresis in intact rats 554, 557
—, — — Na^+ excretion in adrenalectomized animals 556
—, — — — — intact animals 557
—, — — sucrose distribution in liver 555
—, — — — — in muscle 555
—, — — urinary water flow in adrenalectomy 554
—, — — — — — in osmotic diuresis in adrenalectomized rats 554
—, — — water excretion in adrenalectomy 553
Coumarin, derivatives of 266
Cow 286
^{14}C-Progesteron 439
Creatinine clearance, effect of acetazolamide 214
CT 267, 268, 269, 272, 273, 274, 276, 277, 285, 303, 304, 320, 324, 326, 342, 344, 348
CT, see also chlorothiazide
—, action on distal tubule 293
—, acute hemorrhagic pancreatitis after 349
—, acute pancreatic atrophy after 349
—, anticoronary-constrictor effect 326
—, antihypertensive activity 326
—, back-diffusion of 277
—, biliary excretion of 277
—, — — —, reduction by probenecid 277
—, chloruretic effect 271
—, chronic administration, calcium excretion in normal man 317
—, clearance of, after probenecid 277
—, C 3-substituents, benzylthiomethyl (in benzthiazide) 269
—, —, cyclohexenyl 269
—, —, cyclopentylmethyl 269
—, —, dichloromethyl 269
—, —, mono-chloro-methyl 269
—, degree of liposolubility 272
—, depression of C_{H_2O} in water diuresis after 293
—, — — the clearance of free water (C_{H_2O}) 307
—, — — distal Cl^--reabsorption by 292
—, — — — — Na^+-reabsorption 292

CT, derivatives of, substituted on C 8 269
—, dihydroxyacetonekinase activity after 340
—, distribution 273, 274
—, — in extracellular space 273
—, effect on tubular sodium reabsorption 283
—, excretion of 273, 278
—, fall in blood pressure 325
—, fasting blood sugar 338
—, hepatic glucokinase after 340
—, hexokinase activity after 340
—, hypertrophy of the thyroid 324
—, hypotensive response to reserpine, influence on 325
—, implantation of crystals of, in the rat's hypothalamus 419
— in isolated Langendorff hearts 326
— — — phrenic nerve-diaphragm preparation 348
— in sciatic nerve-tibial muscle preparation 348
—, increase in glycemia 339
—, influence on glycogenolysis 341
—, — — nasal saltglands 322
—, inhibition of hepatic D-fructose-1-phosphotransferase 340
—, insulin secretion after 340
—, 3-methyl- 304
—, methylation of N 2 269
—, N 7-acetyl derivative 273
—, neonatal jaundice and 348
—, non-ionic back diffusion of 277
—, potassium in nephrectomized dogs after 324
—, proximal secretion 275
—, recovery of the fraction of an oral dose in heart failure 272
—, recovery of the fraction of an oral dose in liver disease 272
—, recovery of the fraction of an oral dose in renal failure in man 272
—, substitutions on 270
—, $T^c_{H_2O}$ after administration of 293
—, total plasma volume, influence on 324
—, tubular accumulation of 276
—, — secretion of 275, 277
—, — — —, inhibition by probenecid 275
—, — — —, inhibition by uric acid 275
—, — — —, pretreatment with probenecid 277
Cushing's syndrome 572
Cyanide 276
Cyclic 3′,5′-adenosine monophosphate (3′,5′-AMP) 313, 333, 335, 336
Cyclisches 3′,5′-Adenosinmonophosphat 612, 613, 614, 616, 617
Cyclisches 3′,5′-AMP 520
Cyclopenthiazide 270, 273, 275, 276, 277, 297, 298, 300, 342
—, daily therapeutic dose in man 260
—, inhibition of carbonic anhydrase 260
—, natriuretic potency 260
—, renal clearances of 277
—, tubular accumulation of 276

Diazoxide, decrease in vascular resistance in coronary and other arterial beds 332
—, depression of contractions in Langendorffer heart 332
—, — — PAH secretion 319
— diabetes 333
—, diabetogenic activity 337
—, differences between suppression of insulin secretion by alloxan and inhibition by 334
—, dilatation of precapillary arterioles 331
—, — — — —, not abolished by atropine 331
—, — — — —, not abolished by decapitation 331
—, — — — —, not abolished by hexamethonium 331
—, — — — —, not abolished by phenoxybenzamine 331
—, — — — —, not abolished by spinalization 331
—, direct glycogenolytic action 336
—, effect of potassium overloading on hyperglycemic activity 337
—, enhancement of glycogenolytic effect of guanethidine 336
—, — — glycogenolytic effect in potassium-depleted rats 337
—, — — the hyperglycemic effect of epinephrine and cyclic AMP 336
—, — — the secretion of epinephrine from adrenal medulla 334
—, glycogenolytic activity 337, 341
—, hyperglycemic action 333, 334
—' and hyperglycemic action of insulin 337
—, hyperglycemic effect, antagonized by tolbutamide 331
—, — —, contribution of release of epinephrine and norepinephrine 335
—, — —, prevented by tolbutamide 333
—, — response in hypophysectomy 335
—, hypertensive effect, antagonized by tolbutamide 331
—, hypotensive action 327
— in acute hypertension 332
— in DOCA-hypertension 331
—, inactivation of glycogen sythetase 336
—, increase of coronary blood flow 332
—, induction of hyperglycemia in pancreatectomized dogs 334
—, influence of beta-blocking agents on the hyperglycemic response 335
—, — — pancreatic secretion of insulin 333
—, — on adenyl-cyclase 336
—, — — baroreceptors 331
—, — — "basal" glucose uptake of the isolated diaphragm 337
—, — — chemoreceptors 331
—, — — contractions produced by Ba^{++} 331
—, — — metabolic degradation of 3',5'-AMP (cyclic AMP) 333
—, — — plasma free fatty acids 336
—, inhibition of "basal" glucose uptake of the diaphragm and epididymal fat pad together with CT 337

Diazoxide, inhibition of insulin release from the pancreas 333, 334
—, — — phosphodiesterase 337
—, intestinal absorption 331
—, LD$_{50}$ 331
—, pharmacological effect 331
— and phosphorylase-phosphatase 337
—, potassium transport in aortic strips 324
—, — — in uterine strips 324
—, prolongation of the effect of epinephrine 337
—, release of norepinephrine from storage sites in sympathetic nerve endings 335
—, side-effect, aggravation of pre-existing diabetic conditions 332
—, sodium-retaining activity 337
—, sodium transport in aortic strips 324
—, — — in uterine strips 324
Dichlorophenamide 225, 234
Dichlorphenamid 30
Dichlorphenamide 263, 267
Dichlorisoproterenol in diazoxide hyperglycemia 335
Dichlotride, see hydrochlorothiazide 259
Diclofenamide 263
—, see Dichlorphenamide
"Different mechanisms of action" 297
Diffusibility of sulfonamide carbonic anhydrase inhibitors 228
Diffusion, carrier exchange 18
—, non-ionic 50
—, single file 18
Digitalis 352
Digitalisintoxikation bei Quecksilberdiuretica 157
Diglucomethoxan 68
4,5-Dihydroaldosteron 445
Dihydroergotamine in diazoxide hyperglycemia 335
Dihydroflumethiazide 275
3β, 16α-Dihydroxy-allopregnan-20-on 451
11β,21-Dihydroxy-3,20-dioxo-4-pregnen-18-al $\rightleftharpoons$ 11β,21-Dihydroxy-3,20-dioxo-4-pregnen-18-al-11,18-halbacetal 438, 439
11β,21-Dihydroxy-3,20-dioxo-4-pregnen-18-al-11,18-halbacetal $\rightleftharpoons$ 11β,21-Dihydroxy-3,20-dioxo-4-pregnen-18-al 438, 439
Dimercaprol 85, 409
—, influence on the diuretic action of ethacrynic acid 412
—, — — the diuretic action of Etozoline 412
—, Quecksilberdiuretica und 157
Dinitrophenol 516
—, 6-AN und, Selektion der Wirkungen auf renale Natrium- und Kaliumausscheidung 516
—, Atmungskettenphosphorylierung in den Mitochondrien nach 517
—, ATP-Konzentration nach 516
—, Kaliumelimination nach 516
—, Natriumausscheidung nach 516
Diodrast 388
Dirnate, see carboxybenzenesulfonamide (CBS)

Herstellung: Konrad Triltsch, Graphischer Betrieb, Würzburg